国家出版基金项目
NATIONAL PUBLICATION FOUNDATION

妇科恶性肿瘤生殖学

ONCOFERTILITY IN GYNECOLOGICAL MALIGNANCIES

主　审　乔　杰　马　丁　魏丽惠　孔北华
主　编　王建六
副主编　陈晓军　鹿　群　李科珍　王冬来

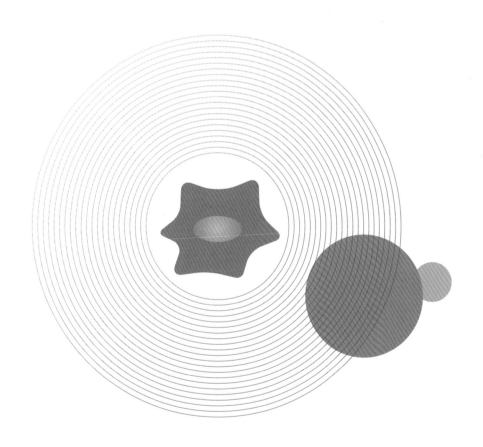

河南科学技术出版社
·郑州·

内容提要

本书共分三篇。"总论篇"介绍了妇科恶性肿瘤对患者生育力的深远影响及患者生育力保护策略、妇科恶性肿瘤患者的生殖风险，以及与之相关的伦理、法律、遗传咨询和心理评估问题。"基础篇"系统性地阐述了妇科恶性肿瘤患者保留生育功能的分子机制及最新研究进展，展现了妇科恶性肿瘤治疗领域的新技术，也为未来的研究提供了启发。"临床篇"详细介绍了宫颈癌、子宫内膜癌、交界性及恶性卵巢肿瘤、滋养细胞肿瘤等不同妇科肿瘤中，保留生育功能的适应证、生育能力评估，以及在治疗过程中可能面临的挑战。本书提供了全面的指南，涵盖了孕期监测、并发症处理、分娩方式选择等内容，旨在确保母婴安全，减少复发风险，能够为妇科肿瘤、生殖医学和围产医学领域专家提供肿瘤生殖方面的参考，助力妇科恶性肿瘤保留生育功能领域的研究与实践，帮助妇科恶性肿瘤患者在肿瘤治疗的同时实现生育的愿望。

图书在版编目（CIP）数据

妇科恶性肿瘤生殖学 / 王建六主编. -- 郑州 : 河南科学技术出版社, 2024. 11. -- ISBN 978-7-5725-1766-2

Ⅰ. R737.3

中国国家版本馆CIP数据核字第20241W7V41号

出版发行：河南科学技术出版社

　　　地址：郑州市郑东新区祥盛街27号　　　邮编：450016

　　　电话：（0371）65788613　65788629

　　　网址：www.hnstp.cn

策划编辑：李喜婷　马艳茹

责任编辑：邓　为　李　林　张　晓

　　　　　王婷婷　李喜婷　马艳茹

责任校对：刘逸群　董静云　李燕华

整体设计：张　伟

责任印制：徐海东

印　　刷：河南瑞之光印刷股份有限公司

经　　销：全国新华书店

开　　本：889 mm×1 194 mm　1/16　印张：34　字数：800千字

版　　次：2024年11月第1版　2024年11月第1次印刷

定　　价：298.00元

如发现印、装质量问题，影响阅读，请与出版社联系并调换。

编写人员名单

主　审　乔　杰　马　丁　魏丽惠　孔北华

主　编　王建六

副主编　陈晓军　鹿　群　李科珍　王冬来

编　委（按姓氏拼音排序）

晁　岚　山东大学齐鲁医院

陈　诚　中国科学院大学附属重庆市人民医院

陈必良　西北大学附属西安市人民医院

陈晓军　复旦大学附属妇产科医院

程　媛　北京大学人民医院

程晓东　浙江大学医学院附属妇产科医院

丛亚丽　北京大学医学部

戴　中　北京大学人民医院

邓　黎　陆军军医大学西南医院

顾　超　复旦大学附属妇产科医院

管丽丽　北京大学第六医院

何翊姣　北京大学人民医院

黄　裕　重庆大学附属重庆市肿瘤医院

李　文　上海交通大学医学院附属国际和平妇幼保
　　　　健院

李科珍　华中科技大学同济医学院附属同济医院

栗宝华　浙江大学医学院附属妇产科医院

梁志清　陆军军医大学西南医院

凌开建　陆军军医大学西南医院

刘瑞爽　北京大学医学人文学院

娄艳辉　青岛大学附属医院

鹿　群　首都医科大学附属北京朝阳医院

马玉燕　山东大学齐鲁医院

阮祥燕　首都医科大学附属北京妇产医院

宋　坤　山东大学齐鲁医院

孙秀丽　北京大学人民医院

谈雅静　上海交通大学医学院附属国际和平妇幼保
　　　　健院

王冬来　中国医学科学院基础医学研究所

王芬芬　浙江大学医学院附属妇产科医院

王建六　北京大学人民医院

王延洲　陆军军医大学西南医院

王益勤　北京大学人民医院

王志启　首都医科大学附属北京友谊医院

吴　鹏　华中科技大学同济医学院附属协和医院

吴小华　复旦大学附属肿瘤医院

向　阳　北京协和医院

徐　阳　北京大学第一医院

严　杰　北京大学第三医院

杨志仙　北京大学人民医院

姚　勤　青岛大学附属医院

张　敏　北京大学人民医院

张　嵘　北京大学医学部

周敬伟　北京大学人民医院

周静怡　北京大学人民医院

訾　聃　贵州医科大学

邹冬玲　重庆大学附属重庆市肿瘤医院

编写人员（按姓氏拼音排序）

晁　岚　山东大学齐鲁医院

陈　诚　中国科学院大学附属重庆市人民医院

陈必良　西北大学附属西安市人民医院

陈君宇　山东大学齐鲁医院

陈泉谕　北京大学人民医院

陈晓军　上海市第十人民医院

程　媛　北京大学人民医院

程晓东　浙江大学医学院附属妇产科医院

池淑琦　山东大学齐鲁医院

丛亚丽　北京大学医学部

戴　中　北京大学人民医院

邓　黎　陆军军医大学西南医院

丁海遐　上海交通大学医学院附属国际和平妇幼保
　　　　健院

方　芳　北京大学人民医院

顾　超　复旦大学附属妇产科医院

管丽丽　北京大学第六医院

何翊姣　北京大学人民医院

黄　裕　重庆大学附属重庆市肿瘤医院

李　文　上海交通大学医学院附属国际和平妇幼保
　　　　健院

李　晓　山东大学齐鲁医院

李　艺　山东大学齐鲁医院

李科珍　华中科技大学同济医学院附属同济医院

李立伟　北京大学人民医院

李梦晨　山东大学齐鲁医院

栗宝华　浙江大学医学院附属妇产科医院

梁志清　陆军军医大学西南医院

凌开建　陆军军医大学西南医院

刘瑞爽　北京大学医学人文学院

娄艳辉　青岛大学附属医院

鹿　群　首都医科大学附属北京朝阳医院

吕巧英　复旦大学附属妇产科医院

罗雪珍　复旦大学附属妇产科医院

马玉燕　山东大学齐鲁医院

阮祥燕　首都医科大学附属北京妇产医院

宋　坤　山东大学齐鲁医院

孙秀丽　北京大学人民医院

谈雅静　上海交通大学医学院附属国际和平妇幼保
　　　　健院

王冬来　中国医学科学院基础医学研究所

王芬芬　浙江大学医学院附属妇产科医院

王建六　北京大学人民医院

王世言　北京大学人民医院

王延洲　陆军军医大学西南医院

王益勤　北京大学人民医院

王志启　首都医科大学附属北京友谊医院

文　佳　中国医学科学院基础医学研究所

吴　鹏　华中科技大学同济医学院附属协和医院

吴小华　复旦大学附属肿瘤医院

武思彤　北京大学人民医院

向　阳　北京协和医院

肖泽睿　北京大学人民医院

徐　阳　北京大学第一医院

许芷莹　复旦大学附属妇产科医院

严　杰　北京大学第三医院

姚　勤　青岛大学附属医院

殷爱军　山东大学齐鲁医院

于　姣　北京大学第一医院

翟梁好　中国人民解放军东部战区空军医院

张　凤　北京大学肿瘤医院

张　敏　北京大学人民医院

张　嵘　北京大学医学部

张　迅　山东大学齐鲁医院

周敬伟　北京大学人民医院

周静怡　北京大学人民医院

訾　聘　贵州医科大学

邹冬玲　重庆大学附属重庆市肿瘤医院

学术秘书　方　芳　北京大学人民医院

序 一

在当代医学的辽阔天地中，生殖医学作为一门专注于人类生育健康的学科，其重要性正日益凸显。不孕症，作为一个全球性的健康挑战，不仅深刻影响着无数家庭的幸福生活，同时也是对医疗工作者智慧和技术的严峻考验。

妇科恶性肿瘤不但影响患者的生命健康，还直接影响患者的生育功能。随着肿瘤治疗的不断进步，早期妇科恶性肿瘤预后显著改善，患者生存时间明显延长，而年轻患者的生育需求已成为肿瘤生殖领域的热点。王建六教授和国内同道共同编写了《妇科恶性肿瘤生殖学》一书，紧扣女性生殖健康的主题，系统论述了妇科恶性肿瘤对患者生育能力的影响，以及生育力保护保存的新技术、新方法，介绍了冷冻胚胎、卵子冷冻保存、卵巢功能保护等辅助生殖技术；探讨了肿瘤治疗对女性生殖功能的影响，特别强调了妇科肿瘤患者所面临的双重挑战——肿瘤和生育，如何在确保肿瘤治疗有效性和安全性的同时，最大限度地保护、保存患者的生殖功能，实现生育愿望。

王建六教授带领的子宫内膜癌保育治疗团队，在基础研究和临床实践方面积累了经验，将基础研究临床转化，结合分子分型精准筛选保育患者，制订个体化肿瘤治疗和生殖功能保护方案，取得了较好的临床效果，初步实现了"患了子宫内膜癌，还能生孩子"的目标。为肿瘤生殖奠定了较好基础。

《妇科恶性肿瘤生殖学》的出版发行，填补了妇科肿瘤生殖领域的空白，为妇科肿瘤治疗对生殖功能影响，以及生殖助孕技术对妇科肿瘤影响的研究，提供了新的视角，让我们更加系统深入地了解妇科恶性肿瘤患者生育问题，也为我们临床实践提供了一本重要参考书。

因此，我诚挚地向所有妇产科同仁推荐《妇科恶性肿瘤生殖学》一书。愿这本书能够助力我国妇科肿瘤患者的生殖健康工作。

中国工程院院士

北京大学常务副校长

北京大学医学部主任

2024年10月于北京

序　二

　　现代医学蓬勃发展，肿瘤治疗技术飞速发展，肿瘤患者的生存时间逐渐延长，但同时也面临着部分瘤种的患者呈现年轻化趋势，而部分年轻患者尚未完成生育，因此面临着年轻患者保留生育功能的巨大挑战。

　　妇科恶性肿瘤的宫颈癌、子宫内膜癌和卵巢癌在全球十大恶性肿瘤中占据三位，严重影响患者的生命和生活质量，尤其是直接影响年轻患者的生育功能。如何保留妇科恶性肿瘤患者生育能力，在保障肿瘤安全性的前提下，保留器官，保护功能，不但是医疗问题，也是社会问题，应引起高度重视。

　　早在10余年前，国外学者就提出了肿瘤生殖学的概念，几年来，我国学者在肿瘤患者生育力保护保存方面做了大量工作，特别是"十三五"和"十四五"科技部重大专项立项支持妇科恶性肿瘤患者生育力保护研究，国内一批专家学者致力于该领域的基础研究和临床诊疗，取得了较好的成效。但仍然存在理念需普及，诊疗欠规范，部分妇科肿瘤保育研究尚薄弱，还有许多问题需要去探索解决等。

　　在此背景下，王建六教授组织国内该领域专家，一起编写《妇科恶性肿瘤生殖学》一书正逢其时，非常必要。

　　该书分为三篇，即总论篇、基础篇和临床篇，系统全面，既有基础知识，又有最新进展；既有理论，又有临床实践。基础篇章，阐述了药物逆转肿瘤的机制、放化疗对生殖功能损害机制等，对相关基础研究有很好的启迪。特别是在临床诊治篇章，详细介绍了常见妇科肿瘤保育诊疗规范、生育力修复与保存的新技术。本书还探讨了生育对肿瘤预后的影响、子代的健康问题，以及伦理和法律的深层次问题，这些都是我们在实际工作中必须认真思考的重要问题。

　　特别值得一提的是，王建六教授与国内妇科肿瘤专家一起，对子宫内膜癌等代表性肿瘤的保育治疗进行了从基础到临床的系统深入研究，积累了丰富经验，为临床诊疗提供了切实可行帮助，助力我国肿瘤生殖学领域的发展。

　　《妇科恶性肿瘤生殖学》的出版，不仅是该领域研究成果的集大成，也是整个临床肿瘤保育治疗和生殖保护领域的重要里程碑。这本书将极大地丰富肿瘤生殖的专业知识和指导临床实践，也将推动该领域的基础研究工作，最终为广大女性的生育健康和福祉贡献力量。

中国工程院院士

华中科技大学同济医学院附属同济医院妇产科主任

2024年10月

前　言

2020年全球癌症年报显示，中国女性新发癌症病例数为209万，其中乳腺癌42万、宫颈癌11万、子宫内膜癌8万、卵巢癌6万，妇科恶性肿瘤的发生率均列于女性新发癌症病例数的前十位。随着医学诊疗技术的进步，女性肿瘤患者预后明显改善，生存期显著延长。让患者在肿瘤治疗期间和治疗后能够正常回归家庭、回归社会，提升生活质量，保障其生理功能和生殖功能受到越来越多的关注。

以往妇科恶性肿瘤的治疗主要是手术治疗，辅以放疗、化疗。无论是手术治疗还是放疗、化疗，都会对女性生殖功能造成不可逆的损害，使患者永久地丧失生育能力，对个人及其家庭带来严重影响。研究表明，大约40%的宫颈癌、12%的卵巢癌及15%的子宫内膜癌发生在育龄期女性，而这些患者大多有生育要求，因此，保留生育功能治疗成为大家关切的热点。保护女性肿瘤患者的生育力，解决年轻肿瘤患者生育需求，已成为妇科恶性肿瘤临床与基础研究领域的重大挑战。

近年来，随着诊疗手段的不断完善，妇科恶性肿瘤患者保留生育功能治疗的有效性和安全性也逐步得到临床证据的支持。2006年美国临床肿瘤学会制定了第一个包括成人及儿童的肿瘤患者保留生育功能治疗的临床指南，2014年我国颁布了第一个《妇科恶性肿瘤保留生育功能临床诊治指南》，有力地推动了该领域发展。

为了总结国内外在肿瘤生殖领域的工作经验，规范和引领该领域发展，我们组织国内专家编写了《妇科恶性肿瘤生殖学》，本书共分三篇。

在"总论篇"部分，探讨妇科恶性肿瘤对患者生育力的深远影响及其保护策略，先从宏观角度分析了妇科恶性肿瘤对生育力的人口学影响，分析了不同群体发病特点；接着深入讨论了肿瘤治疗方式对生育力的影响，并简要总结了当前生育力保存的现状和最新进展。同时，本篇还介绍了保留生育功能的新技术，在关注技术发展的同时，我们也探讨了妇科恶性肿瘤患者的生殖风险，以及与之相关的伦理、法律、遗传咨询和心理评估问题。

在"基础篇"部分，系统性地阐述了妇科恶性肿瘤患者保留生育功能的分子机制及最新研究进展。本篇开篇即对保留生育功能的分子机制进行了全面的概述，为妇科恶性肿瘤保留生育功能研究搭建了一个坚实的理论基础。接着，我们深入探讨了子宫内膜癌的逆转分子机制，并详细分析了化疗与放疗对生殖功能造成的损伤，特别是针对卵巢和子宫的损伤机制，为临床治疗提供了重要的理论支撑。本篇还详细介绍了包括干细胞治疗在修复子宫内膜体系中的应用、基因编辑技术在逆转宫颈癌中的研究进展，以及生物工程在保留生育功能方面的创新应用。这些内容不仅展现了妇科恶性肿瘤治疗领域的新技术，也为未来的研究提供了启发。本篇还讲述了经皮穴位电刺激技术在修复生殖功能中的应用研究、新型卵巢保护剂的开发进展，以及妇科恶性肿瘤患者生育力保存的相关研究成果。同时，也介绍了胚胎、卵母细胞、卵巢组织的冷冻与复苏技术，以及带血管的卵巢及卵巢组织移植、卵巢激活、子宫移植等前沿技术，为临床实践积累了宝贵的经验。在"基础篇"的最后部分，我们分析了生育、妊娠、分娩、哺乳等生命活动对妇科恶性肿瘤复发与转移的可能影响，为患者和临床医生提供了实用的参考信息，旨在帮助他们在治疗和康复过程中做出更明智的决策。

在"临床篇"部分，涉及了从患者评估到治疗策略，再到后续妊娠管理的整个流程。我们详细讨论了宫颈癌、子宫内膜癌、交界性及恶性卵巢肿瘤、滋养细胞肿瘤等不同妇科肿瘤中，保留生育功能的适应证、生育能力评估，以及在治疗过程中可能面临的挑战。我们强调了个体化治疗的重要性，以及如何根据患者的具体情况制订治疗方案。对于治疗方式的选择，本书涵盖了传统手术、微创手术、化疗、放疗等多种手段。特别强调了在治疗过程中如何最大限度地减少对生殖器官功能的损害，以及如何利用辅助生殖技术来提高生育成功率。此外，本篇还详细介绍了助孕方式，包括药物治疗、人工授精、试管婴儿等技术，以及如何在治疗结束后选择合适的时机进行生育。在妊娠期和围产期管理方面，本书提供了全面的指南，涵盖了孕期监测、并发症处理、分娩方式选择等内容，旨在确保母婴安全，减少复发风险。

本书获得了2024年度国家出版基金的资助。国家出版基金是继国家自然科学基金、国家社会科学基金之后的第三大国家设立的基金，旨在资助优秀公益性出版项目。本书能够入选，也体现了本项目在服务"四个面向"，体现重大原创成果和重要科技自立自强与创新性方面的特质。

希望本书的出版，能够为妇科肿瘤、生殖医学和围产医学领域专家提供一本肿瘤生殖方面的参考书，助力妇科恶性肿瘤保留生育功能领域的研究与实践，帮助妇科恶性肿瘤患者在肿瘤治疗的同时实现生育的愿望。

最后，衷心感谢乔杰院士和马丁院士为本书作序，感谢乔杰院士、马丁院士、魏丽惠教授、孔北华教授百忙中审阅指导，感谢所有参与本书撰写和审稿的专家学者，感谢本书学术秘书方芳和出版社编辑，感谢你们的辛勤付出和智慧贡献。由于肿瘤生殖学是一门新兴的交叉学科，基础研究和临床实践尚处于探索阶段，特别是在妇科恶性肿瘤保存生育力的研究与治疗还处于经验积累阶段，因此，本书定会存在不足或不当之处，希冀国内外读者对本书提出宝贵意见，以助于再版时修订更新。

主编 王建六

2024年10月6日

目 录

总论篇

基础篇

临床篇

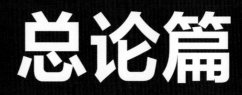

总论篇

Introduction

第一章
妇科恶性肿瘤生殖学概述
Overview of gynecologic malignant tumor

第一节　妇科恶性肿瘤保留生育功能人口学

一、概述

据2020年全球癌症年报显示，中国女性新发癌症病例数为209万，其中前十的癌症病例及数据分别是乳腺癌42万、肺癌28万、结直肠癌24万、甲状腺癌17万、胃癌15万、宫颈癌11万、肝癌11万、食管癌10万、子宫内膜癌8万、卵巢癌6万，妇科恶性肿瘤的病例数均列于前十。2020年中国女性癌症死亡病例数为118万，其中宫颈癌死亡病例数59 060例，占比5.0%；卵巢癌死亡病例数37 519例，占比3.2%[1]。妇科恶性肿瘤的防治工作仍面临较大的挑战。近年来，随着诊疗手段的不断完善及国民健康意识的提高，更多的妇科恶性肿瘤患者能够得到较早的诊治。以往妇科恶性肿瘤的治疗主要是手术治疗，辅以放、化疗。手术治疗通常包括子宫及双附件切除、盆腔淋巴结清扫术。无论是手术治疗还是放、化疗都会对女性生育功能造成不

可逆的损害，使患者永久丧失生育能力；特别是女性生育年龄的普遍推迟及妇科恶性肿瘤发病年轻化的趋势，使得年轻患者尤其是未生育或有再次生育需求的患者留有遗憾。研究表明，大约有40%的宫颈癌、12%的卵巢癌及8%的子宫内膜癌发生在育龄期女性，而这些患者大多仍有生育要求[2, 3]。目前，妇科恶性肿瘤保留生育功能已成为肿瘤治疗的重要组成部分。2006年美国临床肿瘤学会制定了第一个包括成人及儿童的肿瘤患者保留生育功能治疗的临床指南，中国于2014年颁布了第一个《妇科恶性肿瘤保留生育功能临床诊治指南》[4-6]。近年来，妇科恶性肿瘤患者保留生育功能治疗不断发展，其有效性和安全性也逐步得到临床证据的支持，现就妇科恶性肿瘤保留生育功能的人口学进行概述。

二、宫颈癌

宫颈癌是威胁全球妇女健康及生命的主要恶性肿瘤之一，2020年癌症年报显示，全球范围内有宫颈癌新发病例大约60.4万，死亡病例约34.2万[7]；中国新发11万宫颈癌病例，近6万名女性因宫颈癌死亡[1]。近几十年，随着社会经济的发展、生活水平的提高、医学知识的普及、妇女保健意识的增强及医疗水平的提升，宫颈病变"三阶梯"筛查法的广泛应用及宫颈癌普治工作的开展，我国宫颈癌现状呈现出一系列新的变化。

1990—2019年，中国女性宫颈癌发病人数由4.07万增长至10.98万人，增长率为169.78%，宫颈癌死亡人数为5.34万人，相较1990年增加了102.27%，其中1995—2015年呈上升趋势，2015年达到最高，随后略有下降[8]。宫颈癌发病人数的增加可能与国民健康意识提高、宫颈癌筛查力度增大相关，也可能与早期性行为、性伴侣数量增加、长期口服避孕药或吸烟等因素相关。基于医疗水平的提升、宫颈病变筛查手段的规范，宫颈癌可以早发现、早治疗。尽管近年来宫颈癌死亡率有所下降，但宫颈癌的防治仍不容乐观。

中国女性宫颈癌发病呈现年轻化趋势。有学者利用1990—2019年全球疾病负担（global burden of disease，GBD）与《中国卫生健康统计年鉴》数据对女性不同年龄组宫颈癌的发病率和死亡率等数据进行分析，结果表明：1990年发病率最高年龄组出现在70~74岁、75~79岁，而2019年发病率最高年龄组出现在50~54岁、55~59岁；40~44岁年龄组增幅最大[8]。另有研究表明，35岁以下妇女宫颈癌发病率明显上升。1994年首次提出保留子宫体的根治性子宫颈切除术，随后多项回顾性分析研究证实了其安全性，为早期宫颈癌患者带来了生育希望[9-12]。目前，无论美国国立综合癌症网络（national comprehensive cancer network，NCCN），还是中华医学会颁布的《早期宫颈癌保留生育功能治疗指南》，均指出ⅠA2~ⅠB1期宫颈癌可以施行保留子宫体的广泛宫颈切除术。

高危型人乳头瘤病毒（human papilloma virus，HPV）的持续感染是宫颈癌的首要原因。一项分析中国近20年宫颈上皮内瘤变HPV感染的荟萃研究结果表明，宫颈上皮内瘤变患者HPV阳性率大概为84%，而在CIN2/3组HPV阳性率可达87%，其中HPV16、HPV52、HPV58型为主要感染亚型[13]；而90%宫颈癌患者体内可检出HPV阳性[14]。宫颈癌疫苗于2006年开始在全球内广泛应用，2016年在中国得到批准开始投入使用[15]。已有较多研究表明，HPV疫苗可以预防宫颈癌的发生，且对宫颈癌病变及癌前病变均有疗效。合理接种宫颈癌疫苗可以降低未来宫颈癌的发病风险，但近期效果不明显。因此，目前最有效的措施仍旧是加大宫颈癌筛查的力度，WHO推荐30~49岁女性每3~5年进行宫颈细胞学检查，或每5年进行HPV检测，并对宫颈病变进行及时有效的治疗[7]。

有关早期宫颈癌患者行保留生育功能治疗后生育结局的研究较多，结果差异较大，妊娠率为40%~80%，活产率为30%~70%[16]。据北京协和医院报道，早期宫颈癌行根治性宫颈切除术后5年生存率为88%~99%，妊娠率为15%~50%，早产率为12%~28%。以上数据证明早期宫颈癌保留生育功能手术治疗是安全的，但妊娠率并不高，可能与手术操作引起的盆腔粘连和宫颈粘连相关；早产率较高，可能与术后宫颈机能不全有关。

综上所述，中国宫颈癌的发病及死亡人数仍呈现增加趋势。虽然HPV疫苗的接种可有效防止宫颈癌的发生，但其近期效果不明显，目前宫颈癌发病年轻化的趋势为保留生育功能治疗提出了很大的考验。如何规范宫颈癌保育治疗的入组人群及治疗方案成为今后宫颈癌治疗工作的重点。

三、子宫内膜癌

子宫内膜癌是常见的妇科恶性肿瘤之一，2020年癌症年报显示，全球子宫内膜癌新发病例42万，居女性癌症第六位；中国子宫内膜癌新发病例8万[7]。子宫内膜癌好发于绝经后妇女，但仍有5%~10%子宫内膜癌发生于40岁以下[17, 18]患者。年轻的子宫内膜癌患者多为激素依赖型，具有期别早、分化好、孕激素治疗反应良好等特点，是选择保留生育功能治疗的有利条件。

近年来，我国子宫内膜癌发生率不断增加，2015年约有63 400例新发病例，到2020年新发病例已达81 964例，子宫内膜癌发生于未生育女性的比例也呈上升趋势，这可能与子宫内膜癌的流行病学特点相关。子宫内膜癌的高危因素包括年龄、月经、孕育史、代谢性疾病等，生活方式、饮食习惯的改变，以及生育延迟都增加了子宫内膜癌发生的风险。有研究表明，与未生育女性相比，已生育女性患子宫内膜癌风险降低35%[19]。另外，母乳喂养超过18个月的女性患子宫内膜癌风险降低23%[20]。此外，多种内分泌及代谢疾病与子宫内膜癌的发病相关，高血压与子宫内膜癌的发病风险呈正相关[21]；子宫内膜癌患者伴发肥胖的比例高达81%，且超重者和肥胖者的子宫内膜癌患病风险分别是正常人的2.45倍和3.5倍[22]；糖尿病女性患子宫内膜癌风险较正常女性增加72%[23]；多囊卵巢综合征（PCOS）患者的子宫内膜癌风险是正常人的2.8倍[24]。

不同类型的子宫内膜癌具有不同的疾病特点及预后。子宫内膜癌的病理学类型包括子宫内膜样腺癌、浆液性癌、透明细胞癌、未分化癌和癌肉瘤。后四型统称为高危型子宫内膜癌，目前各指南及专家共识一致推荐保留生育功能的治疗只限于子宫内膜样腺癌[25-27]。子宫内膜癌分子分型是近年来子宫内膜癌研究的主要进展，基于TCGA分型，子宫内膜癌分为POLE超突变型、微卫星不稳定型、高拷贝数型和低拷贝数型。其中POLE超突变型预后最好，指南推荐Ⅰ~Ⅱ期POLE超突变型子宫内膜癌患者不需进行辅助治疗，基于分子分型，年轻的早期POLE超突变型子宫内膜癌患者可以考虑保留生育功能治疗[27]。

关于子宫内膜癌保留生育功能治疗的研究较早，治疗方案较成熟。目前有大量研究对早期子宫内膜癌保留生育功能的安全性和妊娠结局进行报道。一项纳入早期子宫内膜癌年轻患者的荟萃分析显示，总体完全缓解率为75%~80%，12个月复发率为9.6%，24个月复发率为29%[28]。另一项纳入22项研究包括351例患者的荟萃分析显示，111例（31.6%）患者至少有一次成功受孕，其中60例（54.1%）通过辅助生殖技术完成生育，29例（26.1%）自然受孕[29]。文献报道的总体缓解率为77%~98%、复发率为4%~32%、妊娠率为30%~50%、活产率为18%~53%。2005—2019年北京大学人民医院完成110例早期子宫内膜癌患者保留生育功能的治疗，初治后93例（84.5%）患者达到完全缓解，27例出现复发，其中25例选择继续保守治疗，包括9例复发性非典型子宫内膜增生和

16例复发性子宫内膜癌。在经继续保守治疗后，9例（100%）复发性非典型子宫内膜增生和12例（75%）复发性子宫内膜癌患者达到完全缓解。经统计，初始保守治疗完全缓解率与再次保守治疗完全缓解率无明显差异（85.5% vs 84%）。在21例复发且经再次保守治疗达到完全缓解的患者中，有12例有生育需求，妊娠率达66.7%（8/12），活产率为50%（6/12），妊娠率和活产率在非典型子宫内膜增生和子宫内膜癌患者中差异并无统计学意义[30]。因此，子宫内膜癌复发并不是终止保育治疗的绝对条件。

综上所述，随着人们生活方式、饮食习惯、环境和心理状态的改变导致内分泌及代谢性疾病罹患人群增加，子宫内膜癌发病率逐年升高，并趋于年轻化，年轻子宫内膜癌患者的生育需求为子宫内膜癌的治疗提出了新的挑战。目前多项研究证实早期子宫内膜癌患者保留生育功能治疗是安全可靠的，但需严格符合适应证。对于有生育意愿的非典型子宫内膜增生和子宫内膜癌患者，生育力评估和病情评估应贯穿治疗始终，积极推进多学科协作，在病情达到完全缓解后应尽快助孕，降低助孕过程中子宫内膜癌复发的风险[31]。国内外多项研究证实，对于保守治疗失败的患者尝试继续保守治疗是安全有效的，在治疗过程中可酌情放宽适应证，如年龄>40岁、肿瘤中分化（G2）或浅肌层浸润等。对于子宫内膜癌保留生育功能的治疗还需要多中心、大样本的随机对照临床试验提供循证学证据。

四、卵巢癌

卵巢癌是常见的妇科恶性肿瘤之一，发病率仅次于宫颈癌和子宫体癌，位居第三，而其致死率却高居榜首，严重威胁女性的生命健康。据报道，2020年癌症年报提示全球新发卵巢癌313 959例，死亡207 252例；其中我国新发病例55 342例，死亡病例37 519例[7]。自2005年之后，卵巢癌代替子宫内膜癌成为我国发病率第二高的妇科恶性肿瘤，且发病率呈持续上升趋势。尽管上皮性卵巢癌好发于老年女性，但仍有约14%的上皮性卵巢癌患者年龄<40岁，7%~8%的Ⅰ期上皮性卵巢癌发生于35岁以下的育龄期女性，且大多数有保留生育功能的意愿[32]。卵巢癌缺乏有效的筛查手段，且早期缺乏特异的症状，为卵巢癌的保育治疗带来了巨大的挑战。

不同病理学类型的恶性卵巢癌的流行情况存在年龄差异。90%的恶性卵巢癌为上皮性，平均发病年龄为50~60岁，起病隐匿，70%的患者就诊时已处晚期，5年生存率仅为30%左右，预后极差。但早期上皮性卵巢癌5年生存率可达90%以上，是上皮性卵巢癌保留生育功能治疗的主要人群。其余10%为非上皮来源；相较上皮性卵巢癌，非上皮性卵巢癌具有较低的侵袭性。此外，卵巢恶性生殖细胞肿瘤好发于青少年或育龄期女性，早期治愈率接近100%，即使是晚期（Ⅲ~Ⅳ期）恶性生殖细胞肿瘤患者，保留生育功能的手术也并不增加患者复发的可能[33, 34]。此外，妊娠是卵巢癌的保护因素，但早产会增加卵巢癌的风险。因此根据疾病预后相关因素筛选适合保留生育功能治疗的患者至关重要[35]。目前关于卵巢癌保留生育功能治疗的适应证尚无统一意见，指南推荐对于Ⅰ期有生育需求的年轻上皮性卵巢癌患者，综合评估后可给予保留生育功能手术治疗，但对于Ⅱ期及以上的患者，由于术后复发率较高，一般给予卵巢根治性手术。

近年来，多个研究探讨早期上皮性卵巢癌保留生育功能手术的安全性及可行性[36, 37]。早期上皮性卵巢癌保留生育功能手术的荟萃分析提示术后总体5年生存率约91.1%，复发率约11.5%，随着肿瘤分期增加和分化越差，预后越差[38]。北京航天总医院[39]报道了2009年12月至2012年11月收治的33例早期上皮性卵巢癌患者，15例选择保留生育功能治疗，18例选择卵巢癌根治性手术，随访期内两种治疗方法生存率无明显差异；保留生育功能治疗组共有8例患者尝试受孕，其中5例孕育成功并分娩。复发部位在卵巢的预后较好，Bentivegna等[40]回顾性分析了545例行保留生育功能手术的早期上皮性卵巢癌患者，63例（11.6%）复发，其中24例复发出现在保留卵巢侧，39例复发出现在卵巢外；卵巢内复发有3例患者死亡，卵巢外复发有24例患者死亡，7例带瘤存活。早期上皮性卵巢癌保留生育功能治疗后具有较好的妊娠结局。Fruscio等[41]报道了242例早期上皮性卵巢癌患者行保留生育功能的治疗，中位随访11.9年，105例术后尝试怀孕，84例（80%）成功分娩。

综上所述，与其他妇科恶性肿瘤相比，卵巢癌的发病率稍低，但由于其缺乏特异的早期症状和有效的筛查手段，诊疗相对困难，死亡率较高。但有生育需求的早期上皮性卵巢癌患者可尝试保留生育功能治疗，多项研究证实早期上皮性卵巢癌保留生育功能术后总体预后较好，妊娠结局良好。选择实施保留生育功能治疗的对象需严格谨慎，充分与患者沟通，同时加强术后随访指导，对于卵巢内复发，详细评估后可继续选择保留生育功能治疗，以期完成生育。

五、肿瘤生殖学

肿瘤生殖学是基于妇科肿瘤、生殖、围生科、麻醉及影像的多学科合作的典范。肿瘤生殖学最初由美国妇产科学Teresa K. Woodruff 教授于2006年提出，将肿瘤学"oncology"和生殖学"fertility"结合在一起形成肿瘤生殖学"oncofertility"。肿瘤生殖学包括肿瘤和生殖两部分：对临床肿瘤医师来说，治疗前结合患者的年龄及生育需求，对妇科恶性肿瘤进行全面评估；对生殖学医师来说，全面评估治疗方案对生殖器官的影响，以及治疗后辅助生殖方案的制订等。

2010年诺贝尔生理学或医学奖颁给了罗伯特·爱德华兹（Robert Edwards），作为人类辅助生殖学技术的开创者，他成功使世界上首例试管婴儿诞生。与此同时，第一例冷冻精子成功、第一例冷冻胚胎复苏成功、第一例卵子冷冻成功等辅助生殖技术的发展使肿瘤患者的生育力保护成为可能。

女性妇科恶性肿瘤保留生育功能后的辅助生殖技术包括：对于成人或青春期后的女孩来说，可以选择卵母细胞或胚胎冷冻保存，但若肿瘤治疗无法延期，可尝试卵巢组织冷冻。对于青春期前女孩，卵巢组织冷冻保存是唯一的策略[42]。目前还有许多新技术还在临床前研究阶段，如间充质干细胞用于卵巢功能保护、人工卵巢等。虽然肿瘤生殖学使肿瘤患者的生育力保护成为可能，但还存在诸多问题，卵母细胞冻存需用外源性激素刺激卵泡成熟，外源性激素对肿瘤的生长是否会产生影响？治疗后怎样选择最佳时机为患者提供相应的助孕方案？这些问题还需要大量临床研究提供依据。

六、小结

　　保留生育功能治疗对罹患妇科恶性肿瘤患者，尤其是育龄期及青春期前女性具有重要意义。妇科恶性肿瘤保留生育功能治疗首先是在保证肿瘤结局、患者生命不受威胁的前提下，满足患者生育需求。妇科肿瘤医生作为治疗中的"决策者"，应详细评估患者病情、了解患者意愿、充分向患者及其家属解释保留生育功能治疗的利弊和风险，对于符合条件者，应由妇科肿瘤学专家、生殖医学专家及新生儿科专家等共同为其制订诊疗计划，以期提高生存率及生育率。近年来的国内外研究报道显示，超出适应证范围的患者也可以达到良好的治疗结果。因此，在临床工作中，可结合具体病例，经充分病情评估和患者的知情同意，在医院具备良好的多学科协作基础的前提下，可适当放宽适应证进行临床探索，提高患者生活质量，维护生殖健康。

（王建六　程媛）

参考文献

[1]CAO W, CHEN H D, YU Y W, et al. Changing profiles of cancer burden worldwide and in China: a secondary analysis of the global cancer statistics 2020. Chin Med J (Engl), 2021, 134(7): 783-791.

[2]SIEGEL R L, MILLER K D, FUCHS H E, et al. Cancer Statistics, 2021. CA Cancer J Clin, 2021, 71(1): 7-33.

[3]杨佳欣, 沈铿, 王遥. 妇科恶性肿瘤保留生育功能治疗的现状与展望. 山东大学学报(医学版), 2018, 56(5): 1-7.

[4]LEE S J, SCHOVER L R, PARTRIDGE A H, et al. American Society of Clinical Oncology recommendations on fertility preservation in cancer patients. J Clin Oncol, 2006, 24(18): 2917-2931.

[5]沈铿. 妇科恶性肿瘤保留生育功能临床诊治指南. 中华妇产科杂志, 2014, 49(4): 243-248.

[6]周彬, 张师前. 妇科恶性肿瘤保留生育功能：希望抑或陷阱. 中华临床医师杂志(电子版), 2015, 9(1): 45-49.

[7]SUNG H, FERLAY J SIEGEL R L, et al. Global Cancer Statistics 2020: GLOBOCAN Estimates of Incidence and Mortality Worldwide for 36 Cancers in 185 Countries. CA Cancer J Clin, 2021, 71(3): 209-249.

[8]孟令昊, 胥秋艳, 李科, 等. 1990～2019年中国女性宫颈癌疾病负担变化的分析. 中国循证医学杂志, 2021, 21(6): 648-653.

[9]DARGENT D.Radical abdominal trachelectomy and pelvic lymphadenectomy with uterine conservation and subsequent pregnancy in the treatment of early invasive cervical cancer. Am J Obstet Gynecol, 2002, 187(6): 1728; author reply 1729.

[10]DARGENT D, MARTIN X, SACCHETONI A, et al. Laparoscopic vaginal radical trachelectomy: a treatment to preserve the fertility of cervical carcinoma patients. Cancer, 2000, 88(8): 1877-1882.

[11]PLANTE M, RENAUD MC, HOSKINS I A, et al.Vaginal radical trachelectomy: a valuable fertility-preserving option in the management of early-stage cervical cancer. A series of 50 pregnancies and review of the literature. Gynecol Oncol, 2005. 98(1): 3-10.

[12]马良坤, 曹冬焱, 杨佳欣, 等. 广泛性子宫颈切除术后妊娠临床分析. 中华妇产科杂志, 2012(12): 883-887.

[13]ZHANG J. CHENG K, Wang Z. Prevalence and distribution of human papillomavirus genotypes in cervical intraepithelial neoplasia in China: a meta-analysis. Arch Gynecol Obstet, 2020, 302(6): 1329-1337.

[14]LI K, LI Q, SONG L, et al. The distribution and prevalence of human papillomavirus in women in mainland China. Cancer, 2019, 125(7): 1030-1037.

[15]JIANG X, TANG H, CHEN T. Epidemiology of gynecologic cancers in China. J Gynecol Oncol, 2018, 29(1): e7.

[16]ENRICA B, AMANDINE M, PATRICIA P, et al. Fertility results and pregnancy outcomes after conservative treatment of cervical cancer: a systematic review of the literature. Fertil Steril, 2016, 106(5): 1195-1211.

[17]狄文, 金明珠. 年轻子宫内膜癌患者保留生育能力治疗的思考. 中国实用妇科与产科杂志, 2020, 36(1): 29-31.

[18]陈晓军, 罗雪珍. 早期子宫内膜癌保留生育力选择与实施. 中国实用妇科与产科杂志, 2019, 35(6): 618-623.

[19]CHO H W, OUH Y T, LEE K M, et al. Long-term effect of pregnancy-related factors on the development of endometrial neoplasia:

A nationwide retrospective cohort study. PLoS One, 2019, 14(3): e0214600.

[20] JORDAN S J, NA R, JOHNATTY S E, et al. Breastfeeding and Endometrial Cancer Risk: An Analysis From the Epidemiology of Endometrial Cancer Consortium. Obstet Gynecol, 2017, 129(6): 1059-1067.

[21] SERETIS A. Association between blood pressure and risk of cancer development: a systematic review and meta-analysis of observational studies. Sci Rep, 2019, 9(1): 8565.

[22] SCHERUBL H. Excess Body Weight and Cancer Risk. Dtsch Med Wochenschr, 2020, 145(14): 1006-1014.

[23] SAED L. The effect of diabetes on the risk of endometrial Cancer: an updated a systematic review and meta-analysis. BMC Cancer, 2019, 19(1): 527.

[24] COONEY L G, A Dokras. Beyond fertility: polycystic ovary syndrome and long-term health. Fertil Steril, 2018, 110(5): 794-809.

[25] 周蓉, 鹿群, 刘国莉, 等. 早期子宫内膜癌保留生育功能治疗专家共识. 中国妇产科临床杂志, 2019, 20(4): 369-373.

[26] 李立伟, 王志启, 王建六. 子宫内膜癌保留生育治疗适应证研究进展. 现代妇产科进展, 2021, 30(5): 386-388.

[27] 程傲霜, 王东雁, 林仲秋. 子宫内膜癌保留生育功能——指南解析. 实用妇产科杂志, 2021, 37(7): 505-509.

[28] GUILLON S. A systematic review and meta-analysis of prognostic factors for remission in fertility-sparing management of endometrial atypical hyperplasia and adenocarcinoma. Int J Gynaecol Obstet, 2019, 146(3): 277-288.

[29] KOSKAS M. Prognostic factors of oncologic and reproductive outcomes in fertility-sparing management of endometrial atypical hyperplasia and adenocarcinoma: systematic review and meta-analysis. Fertil Steril, 2014, 101(3): 785-794.

[30] HE Y. Oncologic and obstetrical outcomes after fertility-preserving retreatment in patients with recurrent atypical endometrial hyperplasia and endometrial cancer. Int J Gynecol Cancer, 2020, 30(12): 1902-1907.

[31] 贺淼, 王建六. 多学科协作在子宫内膜癌保留生育治疗中的重要意义. 实用妇产科杂志, 2021, 37(7): 488-491.

[32] WRIGHT J D. Fertility preservation in young women with epithelial ovarian cancer. Cancer, 2009, 115(18): 4118-4126.

[33] TURKMEN O. Fertility-Sparing Surgery Should Be the Standard Treatment in Patients with Malignant Ovarian Germ Cell Tumors. J Adolesc Young Adult Oncol, 2017, 6(2): 270-276.

[34] NASIOUDIS D. Fertility-preserving surgery for advanced stage ovarian germ cell tumors. Gynecol Oncol, 2017, 147(3): 493-496.

[35] 徐颖, 陈忠绍, 宋坤. 上皮性卵巢癌保留生育功能治疗的临床应用. 中国临床医生杂志, 2020, 48(3): 266-269.

[36] 李娟, 李长忠. 妇科恶性肿瘤保留生育功能肿瘤结局. 中国实用妇科与产科杂志, 2019, 35(6): 638-643.

[37] 张师前, 袁航. 早期卵巢上皮性癌保留生育功能治疗. 中国实用妇科与产科杂志, 2019, 35(6): 623-626.

[38] 奚美丽, 鹿欣. 上皮性卵巢癌保留生育功能的手术治疗. 实用妇产科杂志, 2016, 32(11): 801-803.

[39] 王娜. 早期上皮性卵巢癌保留生育功能手术的安全性及可行性探讨. 实用癌症杂志, 2018, 33(4): 635-637.

[40] BENTIVEGNA E. Long-term follow-up of patients with an isolated ovarian recurrence after conservative treatment of epithelial ovarian cancer: review of the results of an international multicenter study comprising 545 patients. Fertil Steril, 2015, 104(5): 1319-1324.

[41] FRUSCIO R. Long-term results of fertility-sparing treatment compared with standard radical surgery for early-stage epithelial ovarian cancer. Br J Cancer, 2016, 115(6): 641-648.

[42] HARADA M Y. Osuga. Fertility preservation for female cancer patients. Int J Clin Oncol, 2019, 24(1): 28-33.

第二节　妇科恶性肿瘤治疗对生育力的影响

根据美国国家癌症研究所（National Cancer Institute，NCI）登记的癌症患者的数据，共有1 050万的癌症幸存者，其中5%的患者年龄为20~39岁。根据我国国家癌症中心2019年发布的全国癌症报告，女性发病首位为乳腺癌（17.1%），第六位为宫颈癌（6.24%），第八位为子宫体癌（3.88%），虽然报告中40岁以下青年人群中恶性肿瘤发病率处于较低水平，但是年轻的癌症幸存者未来需要面对不同的身体机能和生活质量的新问题，首当其冲的便是生育问题。加之随着社会的发展和教育范围扩大及程度提升等因素，使得生育年龄延迟。其中35岁以上女性的初产率从4%升高至11%。恶性肿瘤年轻化的趋势也造成部分年轻女性患者在诊断为恶性肿瘤时仍未完成生育。

宫颈癌、子宫内膜癌和卵巢癌是妇科常见的三大恶性肿瘤，以20~50岁最常见。妇科恶性肿瘤的治疗可采用手术治疗、化学治疗（化疗）、放射治疗（放疗）和内分泌治疗，但在治疗的同时可能对生殖力的破坏相较于其他恶性肿瘤更为直接、更为显著。手术、化疗和放疗虽然可以延长和保存生命，但是它们都有可能带来严重的后果——加速卵泡的耗竭甚至杀灭卵泡，使生育力不同程度受损，引起卵巢储备功能降低、早发性卵巢功能不全、卵巢早衰及不孕。如何平衡生存问题和生活质量问题，保存患者生育力是当今肿瘤医师面临的非常棘手的难题。

一、精神心理的影响

女性恶性肿瘤的治疗对生殖功能的影响是多方面且复杂的，可能会对下丘脑-垂体-卵巢轴、性腺以及性功能均产生负性影响。年轻女性恶性肿瘤患者最关心的问题是在肿瘤治疗的同时，生育力是否会丧失，是否可能无法再生育后代。这是个体问题、家庭问题也是社会问题。随着社会的进步和医学的发展，更多患者在治疗肿瘤的同时更渴望能保存生育功能，提高愈后的生活质量。妇科恶性肿瘤对患者生育力的影响包括肿瘤本身对患者生育功能的影响，以及肿瘤治疗过程中手术、化疗和放疗对卵巢储备功能、生殖器官的损伤。即使是儿童及青少年妇科恶性肿瘤幸存者将来都会面临过早绝经、生育力下降等问题；而成年女性肿瘤患者承担着更高强度的压力，更易于导致心理障碍，影响家庭及社会的稳定。不良的精神心理状态更会加重那些已经成功保育治疗后肿瘤患者的自身内分泌紊乱，进而影响生育力。所以肿瘤医师在诊治疾病时应同时注重患者的精神心理状况，给予及时正确的疏导。

二、妇科恶性肿瘤治疗对生育力的影响

既往对肿瘤的治疗不可避免地会造成生育力的丧失，对个人及其家庭带来非常严重的影响。近年因受到社会各界的关注，保留生育功能治疗成了大家关切的热点。为了能保护患者的生育力，使其

不仅具有完整的生殖内分泌功能且能获得遗传学后代，肿瘤生殖学应运而生，旨在解决大部分年轻肿瘤患者保留生育功能，尤其是如何减轻妇科恶性肿瘤直接损伤女性生殖器官功能的问题，以及能否成功分娩后代的问题。

（一）保留生育功能的手术治疗

保存生育力首先须有完整且功能正常的女性生殖系统，妇科盆腔手术操作，以及所使用的电、热器械可能直接损伤盆腔组织及其血供，或发生术后盆腔炎等并发症而间接影响患者生殖系统功能。既往传统的妇科恶性肿瘤根治性手术需要完整切除肿瘤原发灶及转移灶，患者丧失生育力；而现今因为部分年轻肿瘤患者的强烈要求，在宫颈癌、卵巢癌及子宫内膜癌的治疗方面的进展，部分早期患者可以采用保留生育功能手术治疗，术后酌情辅以放、化疗，而后成功生育。

1.宫颈癌 能否进行保留生育手术取决于临床分期，传统治疗方法是根治性子宫切除术，术后丧失生育能力。近年对年轻早期宫颈鳞癌（ⅠA1、ⅠA2、ⅠB1）患者进行保育手术。有荟萃分析[1]显示ⅠA2~ⅠB1期宫颈癌患者行广泛宫颈切除术与广泛全子宫切除术相比，5年无复发生存率和5年总生存率无显著差异。而新辅助化疗的应用也使直径2~4 cm的ⅠB期宫颈癌行保育手术成为可能。早期子宫颈鳞癌的卵巢转移率很低，而且卵巢分泌的性激素与子宫颈鳞癌的发生未发现有直接关系，故早期子宫颈鳞癌可常规保留双侧卵巢。宫颈锥形切除或广泛宫颈切除虽然可导致流产或早产，但如果后续不需要放、化疗，那么生育力一般不会受到较大影响。若术后需要盆腔放疗者，在根治性手术治疗的同时采用卵巢移位的方法将卵巢移出盆腔，远离放疗照射区，术后给予淋巴引流区和阴道残端放疗。文献报道[2]对ⅠA1期宫颈癌患者行保育手术，术后妊娠率达40%~80%，但早产率达30%~50%。

2.卵巢恶性肿瘤

（1）卵巢非上皮性恶性肿瘤：卵巢恶性生殖细胞肿瘤包括无性细胞瘤、未成熟性畸胎瘤、胚胎性肿瘤和卵黄囊瘤。其中70%患者为青少年及育龄期女性，文献报道：30岁以下卵巢恶性生殖细胞肿瘤发生率为8%左右，70%~75%诊断时为Ⅰ期，90%以上发生于一侧卵巢，只有无性细胞瘤有10%~15%发生于双侧[3]。该肿瘤恶性程度高，但复发和转移时很少累及对侧卵巢及子宫，肿瘤标志物特异，对化疗敏感。任何期别的恶性生殖细胞肿瘤年轻患者如有生育要求均可考虑实施保留生育功能手术，手术原则为保留子宫和至少一侧卵巢。保育手术并不影响患者的预后。有研究报道[4]病理类型、分期、化疗方案、化疗疗程、对侧卵巢活检与否、是否切除淋巴结或大网膜对患者术后的生育能力无影响。文献[5]报道术后妊娠率可达86.7%。

卵巢性索间质肿瘤包括颗粒细胞瘤、颗粒卵泡膜细胞瘤和支持-间质细胞瘤，均少见，大多数为低度恶性，也多发生于儿童和青少年中。病变局限于一侧卵巢的Ⅰ期患者也可行保留生育功能手术。有文献报道[6]52例卵巢性索间质肿瘤患者保育功能术后辅以规范性化疗后的妊娠率为13.3%~42.3%。

（2）卵巢交界性肿瘤：卵巢交界性肿瘤是一种生长缓慢、低度的恶性肿瘤，5年生存率为92%~98%，预后较好。保育手术方式是在全面分期手术时行单侧卵巢肿瘤剥除术/单侧附件切除术/双侧卵巢肿物剥除术/单侧附件切除术+对侧卵巢肿瘤剥除术。交界性肿瘤患者术后大部分为自然妊娠，少部分需通过辅助生殖技术受孕，自然妊娠率为32%~88.2%[5,7]。经腹腔镜与开腹手术相比，术后妊娠间隔时间、术后妊娠情况无显著差异[8]。Frega[9]等研究中报道卵巢交界性肿瘤患者术后的妊娠率与年龄相关，年龄<35岁的术后妊娠率为42%，35~40岁为22%，>40岁为0。年轻、非浆液性肿瘤、单侧卵巢肿物剥除术者保育术后可获得较好的临床妊娠率。

（3）卵巢上皮性恶性肿瘤：我国指南推荐的有生育要求、年龄<35岁的ⅠA期G1级卵巢上皮癌患者可行保留生育功能手术，手术方式包括全面分期手术同时行患侧卵巢和输卵管切除术，术后不需要辅助化疗。NCCN指南推荐所有病理类型的Ⅰ期卵巢上皮性癌可尝试保留生育功能手术，ⅠA期可行患侧附件切除，ⅠB期行双侧附件切除。欧洲肿瘤内科学会（ESMO）指南认为淋巴结切除应作为全面分期手术的一部分；日本妇科肿瘤学会（JSGO）指南提出保育手术范围应该包括患侧输卵管及卵巢和大网膜、腹腔细胞学检查，并应将对侧卵巢活检、盆腔和腹主动脉旁淋巴结活检及腹腔多部位活检作为分期手术的一部分。文献报道卵巢上皮性癌保育术后可获得较高的妊娠率（40%~80%）和活产率（38%~65%）。

（二）化学治疗对生殖力的影响

化疗药物对靶细胞选择性较差，对正常组织细胞存在着明显的细胞毒性，在杀灭肿瘤细胞的同时对正常组织细胞也有不同程度的损伤。因所使用化疗药物的化疗方案、剂型、剂量、浓度、持续时间、用药方式的不同，对性腺会产生不同程度的毒性损害，尤其是烷化剂（环磷酰胺、氮芥、马法兰）对卵巢毒性最大，它是细胞周期非特异性药物，主要使DNA交联障碍抑制RNA形成，Moliterni[10]的研究中报道单用环磷酰胺引起闭经的平均剂量：20岁是20 400 mg，30岁是9 300 mg，40岁是5 200 mg。其次为铂类派生物（顺铂、卡铂），也属细胞周期非特异性药物，可共价结合DNA双链，形成DNA交联使DNA在复制过程中断裂，抑制DNA的转录合成；毒性最小的是5-氟尿嘧啶、阿糖胞苷、甲氨蝶呤、博来霉素等抗代谢类、蒽环类及长春碱类，抗代谢类药物作用于分化增殖期细胞，而卵巢中大量原始卵泡细胞处于静止期，故较少引起卵巢损害，蒽环类主要与拓扑异构酶Ⅱ的抑制有关，对卵巢基质和颗粒细胞有毒性作用。

化疗药物的主要影响在于使卵巢皮质纤维化、卵母细胞凋亡、卵巢各级卵泡数量减少和黄体功能丧失，致使卵巢储备功能下降、卵巢早衰，导致不孕。化疗药物累积剂量是影响永久性卵巢功能衰竭的关键因素；其次，年龄也与化疗后闭经密切相关。

（1）卵巢恶性生殖细胞肿瘤对化疗有高度的敏感性。目前卵巢恶性生殖细胞肿瘤中除了Ⅰ期无性细胞瘤和ⅠA期G1级未成熟畸胎瘤外，均需术后化疗，化疗多采用BEP（博来霉素+依托泊苷+顺铂）方案或BVP（博来霉素+长春新碱+顺铂）方案，手术治疗后自行妊娠率为60%~88%[11]。卵巢性索间质肿瘤常用化疗为BEP方案或TC（紫杉醇+卡铂）方案。

（2）卵巢上皮性肿瘤多采用以铂类为基础的联合化疗，如TC方案、DC（多西他赛+卡铂）方案。卵巢上皮性恶性肿瘤保育手术术后是否采用辅助化疗，在NCCN指南中给予了以下建议：ⅠA或ⅠB期G1级患者术后可随诊，无须辅助化疗；ⅠA或ⅠB期G2级患者可随诊或给予卡铂+紫杉醇方案静脉化疗3~6个周期；ⅠA或ⅠB期G3级患者和ⅠC期患者应给予卡铂+紫杉醇方案静脉化疗3~6个周期。一份研究中报道86例患者的妊娠率为70%，其中接受术后辅助化疗者活产率为75%，未接受辅助化疗者为78.4%[12]。

（3）卵巢交界性肿瘤一般不选择辅助性化疗。

（4）妊娠滋养细胞肿瘤主要发生于育龄期女性，包括侵蚀性葡萄胎、绒毛膜癌、胎盘部位滋养细胞肿瘤和上皮样滋养细胞肿瘤。88%的患者为20~40岁的育龄期女性。该疾病对化疗非常敏感，治疗方法以全身化疗为主，保留了子宫和卵巢，5年生存率高达92.7%；采用药物主要为甲氨蝶呤，对卵巢的细胞毒性较轻，总体治愈率>90%，在达到治愈标准后仍可生育。低危患者采用单药化疗方案，高危者采用联合化疗方案。回顾性研究[13]结果显示97%的低危患者在化疗后能恢复月经。薛薇等[14]发现化疗对滋养细胞肿瘤患者的卵巢功能会产生一定影响，Act-D组、FAV-FAEV组、EMA/CO-EMA/EP组三组均发生闭经，且EMA/CO-EMA/EP组对患者卵巢功能损害更显著。Cioffi等[15]的研究中比较了151例分别采用单药方案或联合方案治疗滋养细胞肿瘤患者的妊娠结局，发现单药化疗组中33.3%的患者出现短暂停经，联合化疗组中66.7%的患者出血停经。Woolas等[16]的研究结果显示单药化疗与联合化疗的妊娠率及妊娠结局无显著差异；妊娠率与正常人群比较无显著差异。治愈后所生后代染色体畸变率与正常人群无明显差异。

（5）化疗中保护卵巢功能治疗：卵巢保护性辅助治疗是指在化疗前或化疗期间使用的能预防卵巢储备功能丧失的药物治疗，目前临床上唯一使用的是促性腺激素释放激素激动剂（gonadotropin-releasing hormone agonist，GnRH-a）。美国临床肿瘤学会（ASCO）临床实践指南建议，化疗药物与GnRH-a共同治疗可能具有一定益处，比如化疗后血小板降低引起的阴道异常出血减少，但目前国内外意见不统一，也没有足够证据表明它是一种可靠的保护生殖力的方式，还需今后多中心的前瞻性研究验证。

为了避免化疗药物的短期致畸性，建议化疗药物停用6~12个月后再考虑妊娠。而妊娠期由于母体生理改变，可使药物活性浓度降低；孕早期化疗可致胎儿畸形，孕中晚期化疗相对安全，但药物经胎盘代谢需要时间，建议孕晚期化疗后应推迟2周实施分娩，且化疗期间禁止哺乳。

（三）放射治疗对生殖力的影响

目前放射治疗的方式主要有普通放射治疗、适形放射治疗和调强放射治疗。在年轻妇科肿瘤患者的治疗中，放疗主要用于宫颈癌的治疗，其次是子宫内膜癌、外阴癌。妇科恶性肿瘤的一般放疗剂量约为50 Gy。盆腔照射野：上界为第3腰椎下缘，下界为平双侧坐骨结节，两侧为真骨盆最宽处向外1.5~2.0 cm。放射线可作用于细胞核，影响DNA的复制，从而导致细胞受到永久性阻滞或凋亡。卵巢是女性生殖系统中对放射线最敏感的部位，孕龄期妇女受到超出一定剂量的射线将对卵巢产生不可逆的损伤，导致卵巢体积缩小、皮质萎缩、间质纤维化及玻璃样变、血管硬化、卵泡数量减少。放射线对性腺的作用取决于患者年龄、放射剂量及照射范围。文献报道[17]导致卵巢衰竭的放疗剂量随着年龄的增加而降低：出生时为20.3 Gy，10岁时为18.4 Gy，20岁时为16.5 Gy，30岁时为14.3 Gy。当卵巢受到直接照射剂量在0.6 Gy以下时，卵巢功能几乎不受影响；在0.6~1.5 Gy时，可能对40岁以上的女性卵巢功能产生一定影响；在1.5~8.0 Gy时，50%~70%的15~40岁女性可出现卵巢功能衰竭；超过8.0 Gy时，几乎所有年龄段的女性都将发生不可逆的卵巢损害[18]。Schüring[19]等提出当全身放疗剂量超过12 Gy时，流产、早产和低出生体重儿发病率增加，子宫体承受放疗剂量在儿童时期超过25 Gy、成年期超过45 Gy者不建议生育。

放射线还可以影响子宫的发育及血供，损伤程度取决于总放射剂量和照射范围；部分患者的子宫肌肉组织和脉管系统被严重损伤，以至于激素替代治疗也不能恢复。阴道的放射治疗可导致阴道纤维化或者阴道狭窄，引起性交困难和性交痛及性功能障碍，影响患者生活质量。文献[20]不建议在儿童期接受放射剂量＞25 Gy和成年期间接受放疗剂量＞45 Gy者妊娠。放疗可致流产、早产、胎儿宫内发育迟缓甚至胚胎或胎儿死亡，故妊娠期不宜接受放疗。

具有强烈保育意愿的卵巢生殖细胞肿瘤、宫颈癌、外阴阴道癌等妇科肿瘤患者是卵巢移位术的适应人群。如果卵巢被转置到外侧，大约盆腔入口以上3 cm、放射野边缘2.5 cm外是安全区域，卵巢只受到1%~10%的总放疗剂量影响。合格的卵巢移位术可将卵巢承受的放疗剂量减少90%~95%。卵巢移位后应定期监测卵巢内分泌功能。

（四）内分泌治疗对生殖力的影响

早期子宫内膜癌的标准手术方式为全子宫+双附件切除±盆腔/腹主动脉旁淋巴结清扫术。随着发病群体的年轻化，部分年轻患者强烈要求保留生育功能。现今各国指南均仅要求高分化子宫内膜样腺癌可行保留生育功能治疗，一线治疗方式为口服大剂量孕激素，临床治愈率可高达95%[21]，但同时也可能影响内膜的容受性。因患子宫内膜癌的年轻患者大部分伴发胰岛素抵抗、多囊卵巢综合征等内分泌疾病，故可能发生排卵稀发、排卵障碍、不排卵等情况而致不孕。而且在子宫内膜癌保育治疗过程中每12周行宫腔镜下诊刮术，可能会对内膜造成损伤，降低胚胎着床率。文献报道子宫内膜癌完全缓解后的妊娠率为30%~50%，活产率为20%~30%。

有研究显示，妇科恶性肿瘤即使在治疗前先行保护生殖力的方案（控制性超促排卵），获卵数也显著低于健康对照组[22,23]。他莫昔芬可竞争性结合下丘脑内的雌激素受体，从而解除雌激素对下丘脑的负反馈调节，促进垂体释放FSH、LH，起到促排卵的作用，加速了绝经前卵泡的耗竭，长期服用会影响患者卵巢储备功能。芳香化酶抑制剂是雌激素合成的限速酶，常用药物为来曲唑、阿那曲唑。相关研究报道了6例肥胖子宫内膜癌患者采用GnRH-a联合口服芳香化酶抑制剂治疗，完全缓解率为100%，妊娠率为50%，活产率为75%，中位妊娠时间为2.4年（1.0~5.5年）。来曲唑也用于激素敏感型肿瘤患者的诱导排卵，也能获得与传统疗法相近的卵母细胞、胚胎和妊娠结局。

妇科恶性肿瘤本身就会给患者的生殖力带来了巨大的影响和损害，而对妇科恶性肿瘤的治疗可对部分早期患者在某种程度上暂时保留其生殖力，为有生育意愿的年轻患者争取尽可能长的时间以完成生育。在对有生育要求的年轻妇科肿瘤患者治疗时，应建立肿瘤生殖学团队，为患者制订个体化治疗方案，尽可能在控制肿瘤发展的同时减轻对生殖力的负性影响，提高妊娠率和活产率。

（王建六　何翊姣）

参考文献

［1］XU L, SUN F Q, WANG Z H. Radical trachelectomy versus radical hysterectomy for the treatment of early cervical cancer: a systematic review. Acta Obstet Gynecol Scand. 2011, 90(11):1200-1209. doi: 10.1111/j.1600-0412.2011.01231.x. Epub 2011 Aug 26. PMID: 21718255.

［2］MANGLER M, SPEISER D, NGUYEN B D, et al. LANOWSKA M. Neonatal outcome in infants of patients with radical vaginal trachelectomy. J Perinat Med. 2012 Sep;40(5):503-509. doi: 10.1515/jpm-2012-0045. PMID: 23120758.

［3］PECCATORI F, BONAZZI C, CHIARI S, et al. Surgical management of malignant ovarian germ-cell tumors: 10 years' experience of 129 patients. Obstet Gynecol. 1995, Sep;86(3):367-372. doi: 10.1016/0029-7844(95)00192-T. PMID: 7651644.

［4］阳志军, 韦任姬, 李力. 卵巢恶性生殖细胞肿瘤保留生育功能手术患者预后及生育能力的影响因素分析. 中华妇产科杂志, 2012, 47(12): 898-904.

［5］SONG T, CHOI C H, PARK H S, et al. Fertility-sparing surgery for borderline ovarian tumors: oncologic safety and reproductive outcomes. Int J Gynecol Cancer. 2011, 21(4):640-6. doi: 10.1097/IGC.0b013e3182129842. PMID: 21543929.

［6］SCHNEIDER D T, CALAMINUS G, HARMS D, et al. German Maligne Keimzelltumoren Study Group. Ovarian sex cord-stromal tumors in children and adolescents. J Reprod Med. 2005, 50(6):439-46. PMID: 16050568.

［7］FAUVET R, PONCELET C, BOCCARA J, et al. Fertility after conservative treatment for borderline ovarian tumors: a French multicenter study. Fertil Steril. 2005, 83(2):284-290; quiz 525-6. doi: 10.1016/j.fertnstert.2004.10.009. PMID: 15705364.

［8］ZHAO J, LIU C, LIU J, et al. Short-term Outcomes and Pregnancy Rate After Laparoscopic Fertility-Sparing Surgery for Borderline Ovarian Tumors: A Single-Institute Experience. Int J Gynecol Cancer. 2018, 28(2):274-278. doi: 10.1097/IGC.0000000000001170. PMID: 29324543; PMCID: PMC5794247.

［9］FREGA A, COLUCCIA A C, DI MARTINO G, et al. Borderline ovarian tumors, fertility-sparing surgery and pregnancy outcome. Eur Rev Med Pharmacol Sci. 2014, 18(2):281-284. PMID: 24488921.

［10］MOLITERNI A, BONADONNA G, VALAGUSSA P, et al. Cyclophosphamide, methotrexate, and fluorouracil with and without doxorubicin in the adjuvant treatment of resectable breast cancer with one to three positive axillary nodes. J Clin Oncol. 1991, 9(7):1124-1130. doi: 10.1200/JCO.1991.9.7.1124. PMID: 2045854.

［11］AYHAN A, CELIK H, TASKIRAN C, et al. Oncologic and reproductive outcome after fertility-saving surgery in ovarian cancer. Eur J Gynaecol Oncol. 2003, 24(3-4):223-232. PMID: 12807228.

［12］CEPPI L, GALLI F, LAMANNA M, et al. Ovarian function, fertility, and menopause occurrence after fertility-sparing surgery and chemotherapy for ovarian neoplasms. Gynecol Oncol. 2019, 152(2):346-352. doi: 10.1016/j.ygyno.2018.11.032. Epub 2018 Dec 18. PMID: 30578004.

［13］WONG J M, LIU D, LURAIN J R. Reproductive outcomes after multiagent chemotherapy for high-risk gestational trophoblastic neoplasia. J Reprod Med. 2014, 59(5-6):204-208. PMID: 24937958.

［14］薛薇, 杨隽钧, 赵峻, 等. 化疗对妊娠滋养细胞肿瘤患者卵巢功能与生命质量的影响. 中华妇产科杂志, 2018, 53(6):377-383.

［15］CIOFFI R, BERGAMINI A, GADDUCCI A, et al. Reproductive Outcomes After Gestational Trophoblastic Neoplasia. A Comparison Between Single-Agent and Multiagent Chemotherapy: Retrospective Analysis From the MITO-9 Group. Int J Gynecol Cancer. 2018, 28(2):332-337. doi: 10.1097/IGC.0000000000001175. PMID: 29324534.

［16］WOOLAS R P, BOWER M, NEWLANDS E S, et al. Influence of chemotherapy for gestational trophoblastic disease on subsequent pregnancy outcome. Br J Obstet Gynaecol. 1998, 105(9):1032-1035. doi: 10.1111/j.1471-0528.1998.tb10271.x. PMID: 9763059.

［17］WALLACE W H, THOMSON A B, SARAN F, et al. Predicting age of ovarian failure after radiation to a field that includes the ovaries. Int J Radiat Oncol Biol Phys. 2005, 62(3):738-744. doi: 10.1016/j.ijrobp.2004.11.038. PMID: 15936554.

[18] 孙建衡. 妇科恶性肿瘤的近距离放射治疗. 2版. 北京：中国协和医科大学出版社, 2014.

[19] SCHÜRING A N, FEHM T, BEHRINGER K, et al. Practical recommendations for fertility preservation in women by the FertiPROTEKT network. Part I: Indications for fertility preservation. Arch Gynecol Obstet. 2018, 297(1):241-255. doi: 10.1007/s00404-017-4594-3. Epub 2017 Nov 24. PMID: 29177593; PMCID: PMC5762797.

[20] TEH WT, STERN C, CHANDER S, et al. The impact of uterine radiation on subsequent fertility and pregnancy outcomes. Biomed Res Int. 2014;2014:482968. doi: 10.1155/2014/482968. Epub 2014 Aug 6. PMID: 25165706; PMCID: PMC4140124.

[21] CHHABRA S, KUTCHI I. Fertility preservation in gynecological cancers. Clin Med Insights Reprod Health. 2013, 7:49-59. doi: 10.4137/CMRH.S10794. PMID: 24453519; PMCID: PMC3888069.

[22] DOMINGO J, GUILLÉN V, AYLLÓN Y, et al. Ovarian response to controlled ovarian hyperstimulation in cancer patients is diminished even before oncological treatment. Fertil Steril. 2012, 97(4):930-934. doi: 10.1016/j.fertnstert.2012.01.093. Epub 2012 Jan 28. PMID: 22283969.

[23] FRIEDLER S, KOC O, GIDONI Y, et al. Ovarian response to stimulation for fertility preservation in women with malignant disease: a systematic review and meta-analysis. Fertil Steril. 2012, 97(1):125-133. doi: 10.1016/j.fertnstert.2011.10.014. Epub 2011 Nov 10. PMID: 22078784.

第三节　妇科恶性肿瘤生育力保存现状

随着环境因素、生活方式变化、生育年龄延迟，女性恶性肿瘤发病趋于年轻化。妇科恶性肿瘤占女性肿瘤12%~15%；其中21%发生于未孕年轻妇女[1, 2]，她们仍有生育要求。伴随这样的变化，肿瘤治疗的目的不再仅局限于延长生存期，而是逐步扩展到提高生存质量、保存患者的生育功能和内分泌功能。自2007年美国妇产科学教授Teresa K. Woodruff 提出"肿瘤生殖学"（oncofertility）这一概念，临床专家和学者们不断探索和实践，逐步对妇科恶性肿瘤患者生育力保存适应证、生育力保存诊治形成了大体框架，但仍在不断探索和完善中。本节将分别概述宫颈、宫体和卵巢恶性肿瘤及滋养细胞肿瘤生育力保存现状。

一、宫颈恶性肿瘤保留生育力现状

（一）保留子宫及卵巢

现阶段宫颈恶性肿瘤保留生育功能适应证限于有强烈保留生育功能愿望的ⅠA期、ⅠB1~ⅠB2期（FIGO 2018分期）（推荐肿瘤最大直径≤2 cm）的年轻患者（年龄不超过45岁）。宫颈腺癌并非保育禁忌证，但小细胞神经内分泌癌、肠型腺癌和微偏腺癌等组织学类型不适合保留生育功能[3]。

上述患者的保育治疗以手术为主，具体手术方式及范围依据临床分期、有无淋巴脉管间隙浸润（LVSI）等因素评估后决定，行宫颈部分切除（如冷刀锥切、宫颈环切）或广泛性宫颈切除；对LVSI阳性或分期≥ⅠA2期者需要同时行盆腔淋巴结评估，推荐前哨淋巴结活检；对ⅠB1期以上者可同时行腹主淋巴结评估。对于首次宫颈部分切除切缘未达标准（3 mm阴性距离）者，可行二次宫颈切除术。病灶>2 cm的局部晚期宫颈癌（FIGO 2018 ⅠB1~ⅡA期）并非保育的绝对禁忌，在新辅助化疗后行保育手术治疗可以取得不错的妊娠结局，预后不良因素与化疗无反应、非鳞癌相关[4, 5]。对新辅助化疗后行保育手术治疗的多中心临床研究还在进行中[6]。对于根治性宫颈切除联合盆腔淋巴结清扫术，经腹（abdominal radical trachelectomy，ART）、经阴道（vaginal radical trachelectomy，VRT）、腹腔镜手术（laparoscopic radical trachelectomy，LAT）或机器人手术均可。

行保育手术的宫颈癌患者的总体生存率良好。对于ⅠA1期患者，不合并其他危险因素，术后5年生存率98%，与全子宫切除患者类似（99%），术后复发风险<0.5%，如果LVSI阳性，复发风险升高至9%[7]。ⅠA2~ⅠB2期宫颈癌患者行宫颈锥切，联合腹腔镜下盆腔淋巴结切除，5年无瘤生存率（disease free survival，DFS）达94%~96.9%，总生存率达96.1%~97%。病灶偏大、LVSI阳性、组织学少见类型是复发的主要危险因素[8, 9]。

单纯宫颈锥切或环切似乎并不影响生育力，有妊娠意向的这类女性与未接受宫颈局部切除的女性相比，妊娠率未见差别（88% vs 95%；RR：0.93 95%；CI：0.80~1.08），受孕需12个月以上的女性占比差异无统计学意义（15% vs 9%；RR：1.45 95%；CI：0.89~2.37）[10, 11]。根治性宫颈切除术本身不增加不孕症的发生，其术后不孕症发生率为10%~15%，与普通人群相似[12]。

有报道不同手术范围或手术途径对宫颈恶性肿瘤保育术后妊娠率有影响[13]。行宫颈锥切/单纯宫颈切除患者妊娠率为65%，根治性宫颈切除患者妊娠率为53.6%。VRT术后妊娠率显著高于ART（67.5% ± 20% vs 41.9% ± 19.4%，P=0.005）。成功妊娠者80%为自然受孕，20%接受了辅助生殖技术，包括宫内授精、体外受精–胚胎移植等，平均活产率为67.9%。不同手术入路对活产率有显著影响，行宫颈锥切或单纯宫颈切除患者的活产率为86.4% ± 16.8%，高于经阴道根治性宫颈切除术后活产率63.4% ± 23.3%（P=0.04），亦高于微创（腹腔镜或机器人）根治性宫颈切除术后的活产率为56.5% ± 17.3%（P=0.029）。保育术后平均早产率为31%，不同手术入路对早产率无影响，锥切或单纯宫颈切除术后早产率为25.1%，根治性宫颈切除术后早产率为32%[13, 14]。

早期宫颈癌保留生育功能治疗现存的主要问题：宫颈切除患者术后失去正常宫颈的生理支持，解剖结构随之改变，宫颈局部瘢痕形成导致宫颈狭窄（发生率约4.3%）[13]，后期影响月经血流出，导致宫腔积血或积脓，自然妊娠率低和分娩时宫颈不能正常扩张等。同时宫颈管变短、宫颈腺体缺失、宫颈黏液缺失或减少增加上行性感染风险，继发的阴道菌群改变，导致早产、母婴脓毒症感染风险升高。目前临床常用宫颈支架应对宫颈管狭窄、

预防性宫颈环扎来预防早产，在妊娠期密切随访宫颈情况，必要时二次环扎。但目前对此尚未有系统性诊治方案，仍需要更多的临床实践指导。

（二）单纯卵巢功能保留

早期宫颈癌患者在行根治性子宫切除术时可以保留双侧卵巢，维持体内正常性激素水平。目前对保留卵巢的患者年龄界限尚无定论。卵巢保留主要基于以下几点考虑：早期宫颈癌卵巢转移风险低，鳞癌卵巢转移风险<1%，宫颈腺癌卵巢转移风险约5%[15]。对于年轻早期宫颈癌患者，保留卵巢能够显著提高患者生活质量、总生存率，同时降低心血管疾病及其他慢性疾病的死亡率，并且不增加宫颈癌相关肿瘤死亡风险。

对于术后需要接受盆腔放疗的患者，可行卵巢移位，使其远离放疗范围。尽管这些技术会显著减少放疗对卵巢功能的影响，但由于血流改变和放疗存在的辐射散射效应，这些措施的保护作用有限。提高放疗精准性、降低放疗散射效应是放疗研究的重要方向。对于术后需要辅助化疗的患者，GnRH-a暂时性抑制卵巢功能可能是临床保护卵巢措施之一，但其效果存在争议。

（三）其他保留生育力方法

潜在的宫颈癌保育治疗手段还包括基因编辑［如CRISPR/Cas9[16, 17]、类转录激活因子效应物核酸酶（TALEN）[18]等］、载药纳米颗粒[19]等通过拮抗HPV病毒感染逆转宫颈早期病变，达到保留生育功能目的。目前仍在基础研究阶段，尚未进入临床运用。

二、宫体肿瘤的生育力保存

目前宫体肿瘤的保育治疗主要包括两大部分：早期子宫内膜样癌的保育治疗和子宫内膜间质肉瘤/子宫腺肉瘤的保育治疗，前者已经形成相对成熟的保育治疗体系，后者的保育治疗还在摸索中。另有小样本的横纹肌肉瘤保育治疗报道。

（一）早期子宫内膜样癌的生育力保存

早期子宫内膜样癌生育力保存的适应证：①诊断性刮宫病理为子宫内膜样癌G1级，无肌层浸润证据，并经病理学专家确认；②有强烈保留生育功能的要求；③原则上40岁及以下，最大不超过45岁；④病灶局限于子宫，影像学检查（最好为盆腔增强磁共振检查和上腹部增强CT）无肌层浸润、附件累及或远处转移证据；⑤无药物治疗或妊娠禁忌证；⑥有良好的依从性并能进行随访和定期内膜病理检查者。需要指出的是，虽然早期子宫内膜样癌累及浅肌层或内膜样癌G2级尚不属于指南保育范畴，但已有小样本报道保育成功的案例[20-22]。

早期子宫内膜样癌的保育治疗以大剂量高效孕激素联合宫腔镜下病灶去除为主要方法。大剂量高效孕激素主要包括醋酸甲地孕酮（megestrol acetate，MA）和醋酸甲羟孕酮（medroxyprogesterone acetate，MPA）。左炔诺孕酮宫内缓释系统（LNG-IUS）也被推荐作为早期子宫内膜样癌的一线治疗方案。报道的其他治疗方案包括：GnRH-a单用或联合其他方案、芳香化酶抑制剂（如来曲唑）通常与GnRH-a联合使用、二甲双胍（与其他药物联合使用）、口服避孕药等。

目前早期子宫内膜样癌ⅠA期G1级患者的保育治疗成功率为70%~97%，治愈后复发率为24%~41%，治疗过程中约2.7%发生进展[23，24]。大部分临床研究显示早期子宫内膜样癌达到完全缓解的中位治疗时间为6个月[24，25]。

有生育要求的女性在治愈后的妊娠率为40%~73%[23，26]。研究显示辅助生殖技术并不增加内膜癌的复发风险，但仍需要大样本验证。完全缓解后如不采取有效预防措施，20%~50%的患者会复发[26，27]。因此，对病变完全缓解但暂无生育计划者，应长期予孕激素预防复发并定期密切监测。有研究显示选择保育治疗的年轻早期子宫内膜癌患者，与手术切除子宫患者相比，随访15年子宫内膜癌相关死亡率并无差异[28]。

早期子宫内膜样癌保育治疗的主要问题有以下两点：其一是难治性子宫内膜癌的保育治疗；其二是完全缓解后的妊娠率及活产率仍需进一步提升。对于第一个问题，临床上尝试不同方案的联合，比如GnRH-a和来曲唑的联合、达英-35和二甲双胍试验性治疗，但尚无高质量证据明确其效果。第二个问题涉及子宫内膜损伤、卵子质量、胚胎质量等多个方面，高质量的多学科团队诊疗有助于提升内膜癌保育疗效。针对子宫内膜损伤，目前尚无有效的临床解决方案，干细胞移植是具有应用前景的研究方向之一，但目前尚限于体外实验阶段。

（二）单纯保留卵巢

对局限于子宫体的分化良好的早期子宫内膜样癌患者，如影像学检查无卵巢累及证据，且术中卵巢外观正常、无乳腺癌/卵巢癌或林奇综合征（Lynch syndrome，LS）家族史，尚未绝经，在切除子宫的同时可以保留卵巢。推荐术中行预防性输卵管切除。研究显示该处置方式不会增加肿瘤的复发概率，同时保留卵巢能够避免更年期相关并发症[29]。子宫切除的患者无法自然受孕，对于这部分患者，子宫移植是一种可能的选择，已有子宫移植术后活产的成功个案报道。

（三）子宫肉瘤的生育力保存

目前对子宫肉瘤的保育治疗，基本处于小样本报道，属于超指南临床实践。有经严格选择的早期子宫内膜间质肉瘤[30]、子宫腺肉瘤[31, 32]、子宫平滑肌肉瘤[33]、横纹肌肉瘤[34]患者保育成功的案例报道。其中子宫内膜间质肉瘤以低级别子宫内膜间质肉瘤相对多，也有高级别子宫内膜间质肉瘤保育成功案例。横纹肌肉瘤是比较特殊的一类软组织恶性肿瘤，好发于儿童和青少年，对化疗敏感，预后较好，有较高的保留生育功能的可能性。宫颈腺肉瘤和子宫体腺肉瘤均有保育成功案例，前者预后似乎优于后者[31, 32]。

不同类型肉瘤保育治疗的主要手段均为局部病灶彻底清除。术后短期内试孕；对于子宫内膜间质肉瘤，如暂无生育计划，可以尝试放置左炔诺孕酮宫内缓释系统（LNG-IUS）进行维持治疗。对于子宫肉瘤患者，一旦无生育要求，应行子宫切除术和双侧输卵管、卵巢切除。

经严格选择的子宫内膜间质肉瘤患者保育术后约50%的患者能够妊娠，活产率为30%~45%，近50%患者复发[30, 34, 35]，妊娠本身不增加疾病的复发，也不影响预后。保留子宫、卵巢与单纯保留卵巢术后复发率相近，分别为62.5%（5/8）和85.7%（6/7），差异无统计学意义；与根治性手术相比，保留卵巢（含子宫）增加复发风险，但复发病例在补充切除卵巢后病情趋于稳定[30, 36]。

现存主要问题：子宫肉瘤除低级别间质肉瘤和横纹肌肉瘤外，其他类型预后多较差，保留生育功能风险高，需个体化全面评估，严格选择保育病例，并充分告知可能风险。

三、卵巢恶性肿瘤的生育力保存

卵巢恶性肿瘤占生殖系统肿瘤的3.6%，因为疾病的起源涉及卵泡储备功能损伤，卵巢癌患者的生育力保存较宫颈癌和子宫内膜癌更具有挑战性。

目前卵巢肿瘤保育治疗的主要适应证为：强烈要求保留生育功能的年轻患者（≤40岁），Ⅰ期上皮性卵巢癌、任何期别卵巢恶性生殖细胞肿瘤（malignant ovarian germ cell tumor，MOGCT）、局限于一侧卵巢性索间质肿瘤和卵巢交界性肿瘤。对于Ⅰ期上皮性卵巢癌，适合保育类型包括：ⅠA期（G1、G2级或分化较好组织学类型）和ⅠC期（分化较好组织学类型，非透明细胞癌）。虽未纳入指南，亦有ⅠB期患者行保育治疗并成功案例[37]。目前对早期G3级、卵巢透明细胞癌的保育治疗尚存在争议。对于ⅠC期卵巢癌患者，应该注意区分医源性肿瘤破裂、肿瘤自发性破裂，后者可能因为肿瘤浸润或道格拉斯窝细胞学阳性，与保育治疗后不良预后相关。与非透明细胞癌相比，ⅠC期透明细胞癌无复发生存率更差，因此对ⅠC期、透明细胞癌的保育治疗需极其谨慎。

卵巢恶性肿瘤保育治疗以手术为主，必要时术后辅助化疗。保育手术范围和方式因肿瘤类型及期别存在一定差别，基本原则为保留外观正常的子宫和一侧卵巢（或附件）。如单侧卵巢受累，切除患侧附件或卵巢；如双侧卵巢受累，切除一侧附件+对侧卵巢肿块或切除双侧卵巢肿瘤，或行双侧附件切除保留正常子宫。无论恶性程度如何，术中均应全面探查盆腹腔，上皮性卵巢癌应同时行全面分期手术（包括腹腔冲洗、大网膜切除和淋巴结清扫）且结果应为阴性；非上皮性卵巢癌不需行分期手术，必要时行局部肿瘤细胞减灭术，是否行盆腔和腹主动脉旁淋巴结清扫尚存在争议，其中早期MOGCT患者、性索间质肿瘤患者，可不切除淋巴结；术中对所有异常部位均应该进行活检或局部病灶切除，必要时行子宫内膜活检排除子宫内膜癌；对卵巢交界性黏液性肿瘤，应同时切除阑尾；保育术中不建议对外观正常的对侧卵巢活检，活检可能导致粘连并损伤卵巢功能，影响后期受孕。

对于术后需要辅助化疗的患者，可考虑加用卵巢保护剂拮抗化疗对性腺的毒性，如GnRH激动剂、GnRH拮抗剂、口服避孕药、他莫昔芬、细胞凋亡抑制剂、自由基清除剂、分子靶向试剂等[38]。尽管GnRH激动剂的使用仍存在争议，但仍是目前临床应用最多的卵巢保护剂。

不同类型卵巢恶性肿瘤保育术后的妊娠结局不尽相同。96.8%上皮性卵巢癌患者术后月经周期无改变。约5%的患者接受4~6个周期以铂类为基础的化疗后出现持续的继发性闭经。接受保育治疗的上皮性卵巢癌患者成功妊娠率约30%。自然流产率为11%~33%。保育术后上皮性卵巢癌复发率为8.5%~10%，死亡率为2%~15%[39]。Ⅰ期上皮性卵巢癌行保育或根治手术后总体生存率和无病生存期差异无统计学意义，肿瘤分期、级别和组织学类型似乎并不影响肿瘤结局[40]。

行保育治疗的非上皮性卵巢肿瘤患者，80%~100%保育术后能够自然受孕，少部分患者需

要接受辅助生殖技术[41]。5年总体生存率约98%，与根治性手术患者相比，总生存率和无进展生存率无差别。

对于交界性卵巢肿瘤（borderline ovarian tumor，BOT），81%的患者保育术后月经自行来潮。早期BOT患者妊娠率为30%~80%，致死复发率为0.5%；晚期BOT自发性妊娠率为34%，致死复发率为2%[42]。目前没有证据表明，接受保留生育力手术后妊娠的女性，疾病进展所致死亡的风险会升高。必要时给予助孕治疗（如诱导排卵）似乎也是安全的。

目前卵巢恶性肿瘤的辅助生殖技术主要包括胚胎冷冻、卵母细胞冻存和卵巢组织冻存，对于存在性腺衰竭风险的女性，目前胚胎冷冻保存是最佳选择。

对于完成生育的患者，是否应该切除余下的卵巢和子宫，目前尚有争议。保留一侧卵巢的患者在完成生育后，可考虑接受全面分期手术。对于交界性卵巢肿瘤，由于其复发率低，恶变风险相对小，在实际临床工作中通常不会常规对这类患者行全面分期手术。

四、滋养细胞肿瘤

大多数滋养细胞肿瘤患者可以通过化疗达到治愈的目的，不需要特别的生育力保存治疗。新英格兰滋养细胞疾病中心（New England Trophoblastic Disease Center，NETDC）回顾性分析了667例滋养细胞肿瘤治疗后妊娠情况，生育结局显示：足月活产占66.9%、自然流产占18.3%、早产占6.6%、治疗性流产占4.2%、死产占1.5%、重复葡萄胎妊娠占1.5%、异位妊娠占1%。其中12/500例（2.4%）出生

婴儿检出严重或轻微先天畸形，该发生率与一般妊娠人群相当。目前认为低危滋养细胞肿瘤化疗并未导致先天畸形增加。这部分患者的预后与一般人群相似[43]。

胎盘部位滋养细胞肿瘤或上皮样滋养细胞肿瘤对化疗相对不敏感，对Ⅰ期患者可行全子宫切除术，保留双侧卵巢。对于强烈要求保留生育功能的女性，充分评估后可行局部病灶切除保留生育功能。另外，对于局限子宫的化疗耐药或不敏感病灶，对其行全子宫切除术时，可以保留双侧卵巢。

随着医学诊疗技术的进步、医学模式的转变，现代医学在追求延长患者生存时间的同时，也越来越重视生存的质量，基因编辑、干细胞、分子靶向等基础和临床研究的发展给保育治疗带来新的选择和机遇。有望在不久的将来给保育治疗和肿瘤传统治疗带来新的变革，为更多年轻患者带来新的生育希望和更好的生存质量。

（陈晓军）

参考文献

［1］SIEGEL R L, MILLER K D, JEMAL A. Cancer statistics, 2020. CA Cancer J Clin, 2020, 70(1): 7-30.

［2］SALANI R, KHANNA N, FRIMER M, et al. An update on post-treatment surveillance and diagnosis of recurrence in women with gynecologic malignancies: Society of Gynecologic Oncology (SGO) recommendations［J］. Gynecol Oncol, 2017, 146(1): 3-10.

［3］NCCN Guidelines Version 1.2020 Cervical Cancer, 2020.

［4］VAN KOL K G G, VERGELDT T F M, BEKKERS R L M. Abdominal radical trachelectomy versus chemotherapy followed by vaginal radical trachelectomy in stage 1B2 (FIGO 2018) cervical cancer. A systematic review on fertility and recurrence rates. Gynecol Oncol, 2019, 155(3): 515-521.

［5］TESFAI F M, KROEP J R, GAARENSTROOM K, et al. Fertility-sparing surgery of cervical cancer > 2 cm (International Federation of Gynecology and Obstetrics 2009 stage IB1-IIA) after neoadjuvant chemotherapy. Int J Gynecol Cancer, 2020, 30(1): 115-121.

［6］PLANTE M, VAN TROMMEL N, LHEUREUX S, et al. FIGO 2018 stage IB2 (2-4 cm) Cervical cancer treated with Neo-adjuvant chemotherapy followed by fertility Sparing Surgery (CONTESSA); Neo-Adjuvant Chemotherapy and Conservative Surgery in Cervical Cancer to Preserve Fertility (NEOCON-F). A PMHC, DGOG, GCIG/CCRN and multicenter study. Int J Gynecol Cancer, 2019, 29(5): 969-975.

［7］WRIGHT J D, NATHAVITHARANA R, LEWIN S N, et al. Fertility-conserving surgery for young women with stage IA1 cervical cancer: safety and access. Obstet Gynecol, 2010, 115(3): 585-590.

［8］BENTIVEGNA E, GOUY S, MAULARD A, et al. Oncological outcomes after fertility-sparing surgery for cervical cancer: a systematic review. Lancet Oncol, 2016, 17(6): e240-e253.

［9］MACHIDA H, MANDELBAUM R S, MIKAMI M, et al. Characteristics and outcomes of reproductive-aged women with early-stage cervical cancer: trachelectomy versus hysterectomy. Am J Obstet Gynecol, 2018, 219(5): 461.

［10］KYRGIOU M, MITRA A, ARBYN M, et al. Fertility and early pregnancy outcomes after treatment for cervical intraepithelial neoplasia: systematic review and meta-analysis. BMJ, 2014, 349: g6192.

［11］KYRGIOU M, KOLIOPOULOS G, MARTIN-HIRSCH P, et al. Obstetric outcomes after conservative treatment for intraepithelial or early invasive cervical lesions: systematic review and meta-analysis. Lancet, 2006, 367(9509): 489-498.

［12］BENTIVEGNA E, MAULARD A, PAUTIER P, et al. Fertility results and pregnancy outcomes after conservative treatment of cervical cancer: a systematic review of the literature. Fertil Steril, 2016, 106(5): 1195-1211.

［13］NEZHAT C, ROMAN R A, RAMBHATLA A, et al. Reproductive and oncologic outcomes after fertility-sparing surgery for early stage cervical cancer: a systematic review. Fertil Steril, 2020, 113(4): 685-703.

［14］ZUSTERZEEL P L M, AARTS J W M, POL F J M, et al. Neoadjuvant Chemotherapy Followed by Vaginal Radical Trachelectomy as Fertility-Preserving Treatment for Patients with FIGO 2018 Stage 1B2 Cervical Cancer. Oncologist, 2020, 25(7): e1051–e1059.

[15] SHIMADA M, KIGAWA J, NISHIMURA R, et al. Ovarian metastasis in carcinoma of the uterine cervix. Gynecol Oncol, 2006, 101(2): 234-237.

[16] ZHEN S, LI X. Oncogenic Human Papillomavirus: Application of CRISPR/Cas9 Therapeutic Strategies for Cervical Cancer. Cell Physiol Biochem, 2017, 44(6): 2455-2466.

[17] YOSHIBA T, SAGA Y, URABE M, et al. CRISPR/Cas9-mediated cervical cancer treatment targeting human papillomavirus E6. Oncol Lett, 2019, 17(2): 2197-2206.

[18] SHANKAR S, PRASAD D, SANAWAR R, et al. TALEN based HPV-E7 editing triggers necrotic cell death in cervical cancer cells. Sci Rep, 2017, 7(1): 5500.

[19] SRINIVAS NAIK L, DEVI C V R. Induction of extrinsic and intrinsic apoptosis in cervical cancer cells by Momordica dioica mediated gold nanoparticles. IET Nanobiotechnol, 2020, 14(2): 172-179.

[20] VITALE S G, ROSSETTI D, TROPEA A, et al. Fertility sparing surgery for stage IA type I and G2 endometrial cancer in reproductive-aged patients: evidence-based approach and future perspectives . Updates Surg, 2017, 69(1): 29-34.

[21] NEWTSON A M, PAKISH J B, NICK A M, et al. Dual progestin therapy for fertility-sparing treatment of grade 2 endometrial adenocarcinoma. Gynecol Oncol Rep, 2017, 21: 117-118.

[22] CASADIO P, GUASINA F, PARADISI R, et al. Fertility-Sparing Treatment of Endometrial Cancer with Initial Infiltration of Myometrium by Resectoscopic Surgery: A Pilot Study. Oncologist, 2018, 23(4): 478-480.

[23] PARK J Y, SEONG S J, KIM T J, et al. Pregnancy outcomes after fertility-sparing management in young women with early endometrial cancer. Obstet Gynecol, 2013, 121(1): 136-142.

[24] YANG BY, XU YH, ZHU Q, et al. Treatment efficiency of comprehensive hysteroscopic evaluation and lesion resection combined with progestin therapy in young women with endometrial atypical hyperplasia and endometrial cancer. Gynecol Oncol, 2019, 153 (2019): 55-62.

[25] FALCONE F, LAURELLI G, LOSITO S, et al. Fertility preserving treatment with hysteroscopic resection followed by progestin therapy in young women with early endometrial cancer. J Gynecol Oncol, 2017, 28(1): e2.

[26] GUNDERSON C C, FADER A N, CARSON K A, et al. Oncologic and reproductive outcomes with progestin therapy in women with endometrial hyperplasia and grade 1 adenocarcinoma: a systematic review[J]. Gynecol Oncol, 2012, 125(2): 477-482.

[27] SIMPSON A N, FEIGENBERG T, CLARKE B A, et al. Fertility sparing treatment of complex atypical hyperplasia and low grade endometrial cancer using oral progestin Gynecol Oncol, 2014, 133(2): 229-233.

[28] GREENWALD Z R, HUANG L N, WISSING M D, et al. Does hormonal therapy for fertility preservation affect the survival of young women with early-stage endometrial cancer?. Cancer, 2017, 123(9): 1545-1554.

[29] NCCN Guidelines Version 1.2020 Uterine Neoplasms, 2020.

[30] XIE W, CAO DY, YANG J, et al. Fertility-sparing surgery for patients with low-grade endometrial stromal sarcoma. Oncotarget, 2017, 8(6): 10602-10608.

[31] YUAN Z, SHEN K, YANG J X, et al. Uterine Adenosarcoma: A Retrospective 12-Year Single-Center Study. Front Oncol, 2019, 9: 237.

[32] YUAN Z, CAO D, YU M, et al. Uterine and Cervical Adenosarcoma: A Retrospective Study of Overall Oncologic Outcomes and Fertility Preservation in Early-Stage Disease. Oncologist, 2019, 24(9): e870-e879.

[33] GHIRARDI V, BIZZARRI N, GUIDA F, et al. Role of surgery in gynaecological sarcomas. Oncotarget, 2019, 10(26): 2561-2575.

[34] BOUCHARD-FORTIER G, KIM R H, ALLEN L, et al. Fertility-sparing surgery for the management of young women with embryonal rhabdomyosarcoma of the cervix: A case series. Gynecol Oncol Rep, 2016, 18: 4-7.

[35] LAURELLI G, FALCONE F, SCAFFA C, et al. Fertility-sparing management of low-grade endometrial stromal sarcoma: analysis of an institutional series and review of the literature. Eur J Obstet Gynecol Reprod Biol, 2015, 195: 61-66.

[36] 周莹, 邓珊. 青年女性子宫内膜间质肉瘤: 由一例特殊病例到21例病例的回顾性分析. 生殖医学杂志, 2018, 27(10): 146-164.

[37] GOROSTIDI M, GIL-IBANEZ B, ALONSO S, et al. Fertility preservation treatment of gynecological cancer patients in Spain: a national survey (GOFER study). Arch Gynecol Obstet, 2020, 301(3): 793-800.

[38] SPEARS N, LOPES F, STEFANSDOTTIR A, et al. Ovarian damage from chemotherapy and current approaches to its protection.

Hum Reprod Update, 2019, 25(6): 673-693.

[39] BOGANI G, DITTO A, PINELLI C, et al. Ten-year follow-up study of long-term outcomes after conservative surgery for early-stage ovarian cancer. Int J Gynaecol Obstet, 2020, 152(2):169-176.

[40] LIU D, CAI J, GAO A, et al. Fertility sparing surgery vs radical surgery for epithelial ovarian cancer: a meta-analysis of overall survival and disease-free survival. BMC Cancer, 2020, 20(1): 320.

[41] JOHANSEN G, DAHM-KAHLER P, STAF C, et al. Fertility-sparing surgery for treatment of non-epithelial ovarian cancer: Oncological and reproductive outcomes in a prospective nationwide population-based cohort study. Gynecol Oncol, 2019, 155(2): 287-293.

[42] DARAI E, FAUVET R, UZAN C, et al. Fertility and borderline ovarian tumor: a systematic review of conservative management, risk of recurrence and alternative options . Hum Reprod Update, 2013, 19(2): 151-166.

[43] VARGAS R, BARROILHET L M, ESSELEN K, et al. Subsequent pregnancy outcomes after complete and partial molar pregnancy, recurrent molar pregnancy, and gestational trophoblastic neoplasia: an update from the New England Trophoblastic Disease Center. J Reprod Med, 2014, 59(5-6): 188-194.

第四节 妇科恶性肿瘤生育力保护进展

妇科恶性肿瘤易发生于高龄人群,但随着工业化社会和不良生活、饮食方式的影响加重,越来越多的生育期甚至青春期的女性容易发生妇科恶性肿瘤及其他系统恶性肿瘤。在对这些患者进行治疗时,需考虑到手术、化疗、放疗对年轻妇女包括卵巢和子宫的破坏,并采取必要的措施予以保护。

在本节中,我们将介绍妇科恶性肿瘤生育力保护进展,从卵巢生育力保护及子宫生育力保护两个方面进行阐述。

一、卵巢生育力保护进展

各种恶性肿瘤化疗、放疗,卵巢肿瘤行肿瘤切除等均可能不同程度地损伤卵巢生育力。

(一)手术时的卵巢生育力保护

随着对卵巢肿瘤的认识深入和有效治疗方案的实施,更多的卵巢恶性肿瘤得以避免受累卵巢全部切除,从而有效保护了卵巢的生殖功能。在年轻上皮性卵巢肿瘤、性索间质肿瘤患者中,如肿瘤局限于一侧卵巢(FIGO 2018 ⅠA或ⅠC期)和(或)低危类型(早期、Ⅰ期或交界性肿瘤),可行患侧输卵管卵巢切除术加全面分期手术,同时保留对侧正常卵巢。对卵巢恶性生殖细胞肿瘤,任何期别都可行保留生育功能的手术。尤其对于早期恶性生殖细胞肿瘤的儿童和青少年,不需进行全面分期,进一步降低了对盆腔结构和器官功能的影响。研究显

示,病理级别G3是术后复发的独立预后因素。

对于部分卵巢恶性肿瘤局限于单侧或双侧卵巢的患者,也有卵巢肿瘤剥除保留卵巢生育力的报道,卵巢肿瘤剥除术后复发率较附件切除高(17% vs 9%)[1, 2]。Cheng等的小鼠研究显示,即使卵巢切除75%,也不影响其循环雌孕激素水平[3],提示卵巢肿瘤行肿瘤剥除保留正常卵巢部分能够在一定程度上保护卵巢生育力。

(二)化疗时的卵巢生育力保护

越来越多的研究证实化疗药物会对卵巢功能造成损伤,短期可引起卵巢功能相关指标如激素分泌和排卵活动的异常,长期可导致提前绝经和生育力损伤。此外,由于性成熟的女性雌激素主要来源于卵巢,长期雌激素缺乏对骨骼、心血管系统和神经系统的不良影响也是化疗带来的长期损害的一部分。况且,由于卵巢中的生殖细胞储备数目是固定的,化疗造成的卵巢功能受损似乎是进行性、不可逆的。因此,寻找理想的药物保护卵巢免受化疗损害、保留患者的生育功能至关重要。

原始卵泡位于卵巢皮质,在胚胎16周至出生6个月不断形成,是卵巢的基本生殖单位,也是卵细胞储备的唯一形式。在女性生殖周期中,原始卵泡以一个相对稳定的活化比例进行自主发育和退化闭锁,当原始卵泡耗尽时机体即进入绝经期。基于卵泡的发育周期,化疗药物主要通过以下几种途径

损伤卵巢功能，加速卵巢早衰：①直接损伤原始卵泡，减少原始卵泡数量；②促进原始卵泡活化，加速原始卵泡耗竭；③促进生长中的卵泡闭锁；④损害卵巢基质和脉管系统。针对不同的损伤途径也研发了相应的保护性药物保护卵巢生育功能。

1. 加速卵泡储备的耗竭 卵母细胞在自原始卵泡形成直至排卵的漫长过程中始终需要维持染色体和DNA的完整性，使卵母细胞成为DNA破坏性化疗药物的敏感靶标，这是原始卵泡丧失的关键原因。另外，簇状分布的原始卵泡群中相邻卵泡间存在抑制性相互作用，化疗药物毒性作用导致的原始卵泡死亡解除了对周围卵泡的接触抑制，使原始卵泡活化的速度加快。原始卵泡的活化速率也受到正在生长的卵泡分泌的抗米勒管激素（anti-mullerian hormone，AMH）的负性调控。任何导致原始卵泡丧失、加速卵泡活化的药物都会导致卵巢储备受损甚至卵巢功能衰竭。

烷化剂类抗肿瘤药环磷酰胺早在1971年被率先报道与闭经和原发性卵巢功能不全相关，目前仍被列为具有强性腺毒性的药物之一。环磷酰胺经肝细胞色素P450代谢的产物能诱导DNA交联形成加合物从而干扰DNA复制，还能诱导线粒体跨膜电位降低和胞浆细胞色素C的积聚从而诱导凋亡。研究显示环磷酰胺可引起大量的卵泡丢失和颗粒细胞凋亡[4]，其代谢产物磷酰胺氮芥能直接诱导原始卵泡活化加速[5, 6]。卵泡早期暴露于环磷酰胺也被认为与胚胎异常和后代畸形相关[7, 8]。1-磷酸-鞘氨醇（sphingosine-1-phosphate，S1P）是神经酰胺代谢产生的生物活性鞘脂，能有效抑制环磷酰胺诱导的卵泡死亡和颗粒细胞凋亡[9]，并在生理和病理条件下调节多种组织中的血管生成。他莫昔芬是一种雌激素受体调节剂，可通过下调多个炎症相关基因的表达以及组织重塑来阻止环磷酰胺诱导的卵泡丢失[10]，动物实验也证实了他莫昔芬能保护暴露于环磷酰胺的大鼠的生育能力[11]。藏红花素是藏红花中的主要生物活性化合物，能保护细胞免受环磷酰胺诱导的氧化应激损伤从而充当卵泡的保护剂[12]。

顺铂是铂基化合物家族的一员，通过干扰DNA修复阻断细胞分裂、诱导凋亡性细胞死亡。有关顺铂性腺毒性的信息主要来自动物研究，迄今只有一项临床研究报道了包括顺铂在内的多种化疗药物治疗后患者闭经和卵巢功能衰竭的风险轻中度升高[13]。多项动物实验观察到暴露于顺铂的大鼠或小鼠卵巢中原始卵泡减少，这似乎是顺铂直接诱导原始卵泡凋亡或者通过加速卵泡活化间接耗竭原始卵泡共同造成的[14-16]。黄体生成素（LH）能刺激DNA修复，阻断顺铂诱导的细胞凋亡，动物实验证实了LH能保护暴露于顺铂的小鼠的生育力[17]。褪黑素能通过抑制卵泡活化相关关键信号通路的磷酸化来阻止顺铂诱导的原始卵泡活化[18]。雷帕霉素能有效抑制原始卵泡的活化，减轻顺铂诱导的原始卵泡损失[19]。

2. 促进生长中的卵泡闭锁 正在生长的卵泡中具有高增殖活性的颗粒细胞通常是化疗药物的关键作用对象，是引起卵泡闭锁的重要原因。生长卵泡分泌的AMH能抑制原始卵泡激活，因此生长卵泡的闭锁将加速原始卵泡活化，加剧卵泡储备的耗竭。对于生长中的卵泡，已有大量证据表明环磷酰胺与颗粒细胞凋亡和卵泡闭锁相关[20, 21]。腔内给药神经酰胺-1-磷酸（Ceramide 1 phosphate，C1P）能显著保护环磷酰胺暴露小鼠的生育力，此过程中颗粒细胞内凋亡相关指标的降低提示C1P能保护生长中的卵泡，抑制卵泡闭锁[22]。有证据表明暴露于顺铂的大鼠卵巢卵泡闭锁增加[15]，褪黑素已被证实可通过抑制颗粒细胞凋亡阻止顺铂诱导的卵泡闭锁[18]。

3. 损伤卵巢基质和脉管系统 烷化剂类化疗药物如环磷酰胺和一些非烷化剂化疗药也能通过损伤卵巢基质成分影响卵泡的正常发育和卵巢储备功能。阿霉素是一类拓扑异构酶Ⅱ抑制剂，干扰拓扑异构酶Ⅱ通过对DNA复制过程中产生的扭曲和超螺旋的修正作用而导致DNA片段的堆积和细胞死亡，目前广泛用于乳腺癌、肺癌、卵巢癌等多种癌症的治疗。患者接受包括阿霉素在内的化疗方案后出现闭经的可能性在7%~80%，最主要的影响因素是暴露时的患者年龄[23]。阿霉素能够穿过卵巢基底膜堆积在卵母细胞DNA和线粒体中，引起剂量依赖性的卵泡数目减少[24]。研究者在小鼠和人卵巢模型中观察到阿霉素能诱导卵巢皮质血管纤维化和基质组织坏死[25]。粒细胞集落刺激因子G-CSF是一种能够刺激造血祖细胞生长的细胞因子，已经被成功用于对抗化疗产生的骨髓抑制，最新研究显示（G-CSF）能够广谱地对抗多种化疗药造成的血管损伤，动物实验发现G-CSF治疗能够提高环磷酰胺暴露小鼠卵巢的微血管密度[26]，大鼠实验也观察到G-CSF能有效保护顺铂造成的各级卵泡数目减少[27]。

值得注意的是，由于临床化疗方案通常有多种化疗药物的参与，因此通常难以准确评估某一种药物的卵巢毒性，也暴露出针对某特定或某类化疗药物使用保护剂具有一定的临床局限性，这对广谱保护剂的研发提出了需求。目前已知可通过以下途径实现广谱保护剂的设计：①阻断多种类化疗药共同的损伤通路；②减少药物向卵巢运输。AMH能够直接抑制原始卵泡的激活，最近的两项研究阐述了AMH在保护小鼠卵巢免受环磷酰胺和阿霉素诱导的损伤以及卡铂引起的卵巢损伤中的有效性[28, 29]。多药耐药基因1（MDR1）是一种药物转运酶基因，参与化疗药物的代谢和清除，研究显示上调MDR1可保护颗粒细胞免受阿霉素和紫杉醇的毒性作用[30]，人类和小鼠卵母细胞MDR1转运体缺失将导致对环磷酰胺的敏感性升高[31]。

理想的卵巢功能保护剂能够保护女性的生育力和内分泌功能，并且不影响化疗药物的抗癌疗效，也不干扰卵母细胞的正常发育进程或使存在遗传或表现遗传突变卵母细胞存活从而导致胚胎畸形。许多药物已通过动物实验证实能够对抗化疗药产生的性腺毒性，然而迄今少有在人类卵巢组织中验证这些药物潜在价值的报道。我们期望有更多的研究能利用大型哺乳动物或人类卵巢模型来评估卵巢抗化疗损伤保护性药物的临床价值，为女性生育力的保护带来福音。

（三）放疗时的卵巢功能的保护

放疗对卵巢组织的损害比化疗更严重，卵巢对放疗非常敏感，原始卵泡似乎是所有卵泡中最敏感的[32]。放疗对卵巢功能造成的损害主要通过电离和活性氧的形成[33, 34]。研究表明放疗会诱导卵巢的氧化应激[35]。增加的活性氧可以导致DNA损伤触发细胞凋亡，诱导卵巢的原始卵泡快速损失[34, 36, 37]。放疗还会通过线粒体依赖的凋亡信号通路导致卵泡凋亡[38, 39]。

放射治疗是早发性卵巢功能不全的重要病因之一，它对生殖系统和妇女的生育能力有明确的毒性作用[40]。德国女性生育力保护协会（FertiPROTEKT）指南指出结肠直肠癌化疗引起早发型卵巢功能不全的风险被认为是"低到中等"，但一旦接受放疗风险水平则升为"高"[41]。在直肠癌患者中，45~50 Gy的放疗剂量可导致90%以上的患者卵巢早衰[41]。盆腔、腹腔或全身放疗都可能会导致卵巢功能受损[42, 43]。腹腔放疗后患者卵巢衰竭率高达97%[42]，全身放疗后患者卵巢功能衰竭也可高达90%[43]。全身放疗还会增加不良妊娠结局发生的风险，如自然流产和早产[43]。

放疗的损害作用也具有剂量和年龄依赖性。有研究通过将Faddy-Gosden模型应用于在儿童期进行了全身放射治疗后发生卵巢早衰的患者，估计人类卵母细胞的半数致死量（median lethal dose，LD50）为2 Gy[44]。根据该模型，卵巢可承受的放疗剂量随着年龄的增加而减小，与年长的女性相比年轻女性和儿童导致不孕所需的放射剂量更大（表1-4-1）[44]。但在较年轻女性中，放疗仍可导致一过性闭经或永久性原发性腺功能减退[45]。接受了腹盆腔放疗联合烷化剂化疗的儿童期肿瘤存活者里提前绝经率也高达30%，而对照组的提前绝经率仅为0.8%[46]。

表1-4-1 放疗剂量对卵巢功能的影响
（修改自[41, 44, 53]）

放疗对卵巢功能的影响	卵巢放疗剂量（Gy）
无相关的影响	≤0.6
无相关的影响（<40岁）	≤1.5
卵泡数量缺失50%	2.0
卵巢功能不全的风险为60%（15~40岁）	2.5~5.0
0岁有效不孕剂量（出生时）	20.3
10岁有效不孕剂量	18.4
20岁有效不孕剂量	16.5
30岁有效不孕剂量	14.3
40岁有效不孕剂量	6.0

注：有效不孕剂量定义会导致97.5%的女性卵泡池内卵泡数量减少到1 000个以下的放疗剂量

对于接受放疗的患者可以通过以下方法保护卵巢功能：

1. 卵巢移位 对于接受盆腔放疗而不化疗的患者，将卵巢移出放疗野是保留性腺功能的一种方法。但报道中这种方法的成功率不一致。卵巢移位是指在女性患者尚未接受放疗之前，通过外科手术将一侧或双侧卵巢从计划放疗的区域移开[47]，比较公认的术式是经腹腔镜卵巢移位术，可固定到放射野外的腹膜，或移位至同侧结肠旁沟外侧腹膜处[48, 49]。卵巢的最终移位位置取决于后续计划治疗，对于大多数接受盆腔照射的病例来说，应将卵巢尽可能移位至骨盆边缘以上及外侧，但同时需考虑髂总淋巴结及主动脉旁淋巴结可能受累的情况。即使接受了卵巢移位术并放置5~10 cm厚的铅板保护子宫和卵巢，首次穿过铅板的传播辐射量和残余辐射量叠加起来，卵巢还是会受到8%~15%的辐射剂量[50, 51]。卵巢移位术可以有效地保存患者卵巢分泌激素的生理功能，但对于生育力保存的效果则较差[52]。同时，应注意，如果计划中的放疗野覆盖全腹腔，卵巢在放疗野之内是必然的事情，临床医生需考虑放疗剂量对卵巢功能的影响决定卵巢功能保护的必要性。

2. 经皮穴位电刺激 已有研究通过动物实验表明经皮穴位电刺激（transcutaneous electrical acupoint stimulation，TEAS）可能可以作为一种潜在的保护卵巢功能的方法，TEAS可以通过抑制原始卵泡的损失、增加血清抗米勒管激素的分泌、诱导抗氧化和抗凋亡系统来减弱放疗诱导的卵巢功能衰退[35]。

3. 低温储存生殖细胞 低温储存生殖细胞也是一种保存卵巢生育能力的方法，但是会推迟肿瘤的起始治疗时间[53]。因为卵母细胞和胚胎冷冻保存技术常规的刺激方案需要2~4周才能完成卵巢刺激、取出卵母细胞和可能的受精[54]。

4. 卵巢组织冷冻保存　对于需要进行紧急肿瘤治疗的患者，卵巢组织冷冻保存可能也是一种可行的选择，但目前这种方法仍被认为只是试验性的[55]。但是值得注意的是，卵巢组织再植入可能会面临再次植入恶性细胞的风险[56]，还需要更多的证据验证其安全性。

二、子宫生育力保护进展

子宫内膜、肌层、宫颈病变，或其他恶性肿瘤放疗、化疗都可能导致子宫生育力损伤或破坏。

（一）子宫内膜的生育力保护

对于早期局限于内膜层分化良好的子宫内膜样癌（FIGO 2018　ⅠA期G1级）可行保留生育功能治疗。大剂量高效孕激素是内膜癌保育治疗的主要治疗方法。达到完全缓解的中位治疗时间为6~7个月。内膜病变本身、反复内膜诊刮的机械性损伤以及长期大剂量孕激素治疗导致的内膜抑制都可能损伤内膜功能，影响妊娠结局。缩短孕激素治疗时间、减少诊刮造成的机械性损伤都是保护内膜生育力的可行措施。

目前除大剂量高效孕激素系统治疗以外，数个正在进行的临床试验正在评估宫腔内高效孕激素装置（左炔诺孕酮宫内装置）联合口服孕激素可否提升内膜癌保育疗效，缩短治疗时间。也有报道显示，二甲双胍联合醋酸甲地孕酮口服可提高子宫内膜非典型增生治疗16周时的完全缓解率由20.7%提升至34.3%，但并不改善内膜癌的保育疗效。

宫腔镜直视下去除内膜病灶同时尽量保留正常内膜是保护子宫内膜生育力的有效措施。近年来越来越多的报道显示宫腔镜联合孕激素可有效提升内膜癌保育疗效。一项对28个研究的荟萃分析显示[57]，宫腔镜联合孕激素子宫内膜癌完全缓解率达95.3%，妊娠率为47.8%。宫腔镜保护内膜生育力的作用在于：①全面评估内膜病变形态、范围、位置，在直视下充分去除病灶，避免遗漏病灶，从而减轻肿瘤负荷，提升药物治疗效果；②在去除病灶的同时，尽量保护正常内膜，避免盲目诊刮损伤正常内膜，保存有效内膜功能；③尽量使用冷刀去除内膜病灶，减少电器械使用对内膜及基底层的热损伤。

除内膜癌外，其他恶性肿瘤所需的化疗或放疗对子宫内膜的影响及保护鲜有报道。有关滋养细胞肿瘤化疗后妊娠的荟萃分析显示[58]，滋养细胞肿瘤的治愈后妊娠率和活产率分别为43%和74%，与宫颈癌保育结局相似（分别为39%和70%）。猜测由于子宫内膜周期性剥离增生，化疗对内膜损伤不大。

（二）子宫体的生育力保护

近年对子宫肉瘤保留生育治疗也有个案报道。国际儿科肿瘤组织肉瘤委员会（International Society of Pediatric Oncology Sarcoma Committee）等对237例阴道/子宫横纹肌肉瘤儿童的回顾性分析显示，儿童横纹肌肉瘤对放疗、化疗敏感，可进行保留生育功能治疗。阴道局部后装放疗有很好的局部控制效果。约50%的患者不必接受系统放疗或根治性手术。阴道/子宫横纹肌肉瘤的10年无复发生存率和总体生存率分别达到74%（95% CI，67%~79%）和92%（95% CI，88%~96%）[59, 60]。

对于恶性程度低、呈膨胀性生长、边界清晰的子宫腺肉瘤和低级别间质肉瘤，在完成切除病灶无残留的情况下，也有保留子宫的个案报道[61-64]。

对肿瘤累及双侧卵巢的上皮性卵巢癌（FIGO Ⅰ B期），双附件切除加全面分期手术也可达到保留子宫生育力的目的。

（三）宫颈的生育力保护

对于早期宫颈癌（鳞状细胞癌或腺癌，FIGO 2018 Ⅰ A1~Ⅰ B2期）通过手术（宫颈锥切、宫颈切除、宫颈广泛切除）联合或不联合新辅助化疗，可保存子宫体生育力。针对HPV感染的类转录激活因子效应物核酸酶（TALEN）、锌指核酸酶（ZFN）Clustered regularly interspaced short palindromic repeats / CRISPR-associated 9（CRISPR/Cas9）等基因编辑技术，动物实验和体外研究显示可逆转HPV感染导致的宫颈高级别病变，从而保留宫颈，保护宫颈功能。

总之，目前已有一定的针对由于手术、化疗、放疗导致生殖系统生育力损伤实施的生育力保护措施，但在保护效能方面仍有待大幅提高。有必要深入探讨各种原因导致生育力损伤的具体机制，并探索研发针对性的保护措施，有效提升生育力保护效果，改善妊娠结局。

（许芷莹　陈晓军）

参考文献

［1］FRUSCIO R, CORSO S, CEPPI L, et al. Conservative management of early-stage epithelial ovarian cancer: results of a large retrospective series. Ann Oncol, 2013, 24(1): 138-144.

［2］KAJIYAMA H, SUZUKI S, NIIMI K, et al. Oncologic and reproductive outcomes of cystectomy as a fertility-sparing treatment for early-stage epithelial ovarian cancer. Int J Clin Oncol, 2019, 24(7): 857-862.

［3］CHENG J, RUAN X, ZHOU Q, et al. How much total ovarian tissue can be removed without compromising ovarian function? An animal study. Gynecol Endocrinol, 2021, 6: 1-6.

［4］MENG Y, XU Z, WU F, et al. Sphingosine-1-phosphate suppresses cyclophosphamide induced follicle apoptosis in human fetal ovarian xenografts in nude mice. Fertil Steril, 2014, 102(3): 871-877.e873.

［5］KALICH-PHILOSOPH L, RONESS H, CARMELY A, et al. Cyclophosphamide triggers follicle activation and "burnout"; AS101 prevents follicle loss and preserves fertility. Sci Transl Med, 2013, 5(185): 185ra62.

［6］LANDE Y, FISCH B, TSUR A, et al. Short-term exposure of human ovarian follicles to cyclophosphamide metabolites seems to promote follicular activation in vitro. Reprod Biomed Online, 2017, 34(1): 104-114.

［7］BAREKATI Z, GOURABI H, VALOJERDI M R, et al. Previous maternal chemotherapy by cyclophosphamide (Cp) causes numerical chromosome abnormalities in preimplantation mouse embryos. Reprod Toxicol, 2008, 26(3-4): 278-281.

［8］MEIROW D, NUGENT D. The effects of radiotherapy and chemotherapy on female reproduction. Hum Reprod Update, 2001, 7(6): 535-543.

［9］LI F, TURAN V, LIERMAN S, et al. Sphingosine-1-phosphate prevents chemotherapy-induced human primordial follicle death. Hum Reprod, 2014, 29(1): 107-113.

［10］PIASECKA-SRADER J, BLANCO F F, DELMAN D H, et al. Tamoxifen prevents apoptosis and follicle loss from cyclophosphamide in cultured rat ovaries. Biol Reprod, 2015, 92(5): 132.

［11］TING A Y, PETROFF B K. Tamoxifen decreases ovarian follicular loss from experimental toxicant DMBA and chemotherapy agents cyclophosphamide and doxorubicin in the rat. J Assist Reprod Genet, 2010, 27(11): 591-597.

［12］XI L, QIAN Z, DU P, et al. Pharmacokinetic properties of crocin (crocetin digentiobiose ester) following oral administration in rats. Phytomedicine, 2007, 14(9): 633-636.

［13］MANESCHI F, BENEDETTI-PANICI P, SCAMBIA G, et al. Menstrual and hormone patterns in women treated with high-dose cisplatin and bleomycin. Gynecol Oncol, 1994, 54(3): 345-348.

［14］YUCEBILGIN M S, TEREK M C, OZSARAN A, et al. Effect of chemotherapy on primordial follicular reserve of rat: an animal model of premature ovarian failure and infertility. Aust N Z J Obstet Gynaecol, 2004, 44(1): 6-9.

［15］GONFLONI S, DI TELLA L, CALDAROLA S, et al. Inhibition of the c-Abl-TAp63 pathway protects mouse oocytes from chemotherapy-induced death. Nat Med, 2009, 15(10): 1179-1185.

［16］CHANG E M, LIM E, YOON S, et al. Cisplatin Induces Overactivation of the Dormant Primordial Follicle through PTEN/AKT/FOXO3a Pathway which Leads to Loss of Ovarian Reserve in Mice. PLoS One, 2015, 10(12): e0144245.

［17］ROSSI V, LISPI M, LONGOBARDI S, et al. LH prevents cisplatin-induced apoptosis in oocytes and preserves female fertility in mouse. Cell Death Differ, 2017, 24(1): 72-82.

［18］JANG H, LEE O H, LEE Y, et al. Melatonin prevents cisplatin-induced primordial follicle loss via suppression of PTEN/AKT/FOXO3a pathway activation in the mouse ovary. J Pineal Res, 2016, 60(3): 336-347.

［19］XIE Y, LI S, ZHOU L, et al. Rapamycin preserves the primordial follicle pool during cisplatin treatment in vitro and in vivo. Mol Reprod Dev, 2020, 87(4): 442-453.

［20］CHEN X Y, XIA H X, GUAN H Y, et al. Follicle Loss and Apoptosis in Cyclophosphamide-Treated Mice: What's the Matter?. Int J Mol Sci, 2016, 17(6): 836..

［21］YUKSEL A, BILDIK G, SENBABAOGLU F, et al. The magnitude of gonadotoxicity of chemotherapy drugs on ovarian follicles and granulosa cells varies depending upon the category of the drugs and the type of granulosa cells. Hum Reprod, 2015, 30(12): 2926-2935.

［22］PASCUALI N, SCOTTI L, DI PIETRO M, et al. Ceramide-1-phosphate has protective properties against cyclophosphamide-induced ovarian damage in a mice model of premature ovarian failure. Hum Reprod, 2018, 33(5): 844-859.

［23］LETOURNEAU J M, EBBEL E E, KATZ P P, et al. Acute ovarian failure underestimates age-specific reproductive impairment for young women undergoing chemotherapy for cancer. Cancer, 2012, 118(7): 1933-1939.

［24］BAR-JOSEPH H, BEN-AHARON I, RIZEL S, et al. Doxorubicin-induced apoptosis in germinal vesicle (GV) oocytes. Reprod Toxicol, 2010, 30(4): 566-572.

［25］BEN-AHARON I, BAR-JOSEPH H, TZARFATY G, et al. Doxorubicin-induced ovarian toxicity. Reprod Biol Endocrinol, 2010, 8: 20.

［26］SKAZNIK-WIKIEL M E, MCGUIRE M M, SUKHWANI M, et al. Granulocyte colony-stimulating factor with or without stem cell factor extends time to premature ovarian insufficiency in female mice treated with alkylating chemotherapy. Fertil Steril, 2013, 99(7): 2045-2054.e2043.

［27］AKDEMIR A, ZEYBEK B, AKMAN L, et al. Granulocyte-colony stimulating factor decreases the extent of ovarian damage caused by cisplatin in an experimental rat model. J Gynecol Oncol, 2014, 25(4): 328-333.

［28］KANO M, SOSULSKI A E, ZHANG L, et al. AMH/MIS as a contraceptive that protects the ovarian reserve during chemotherapy. Proc Natl Acad Sci U S A, 2017, 114(9): e1688-e1697.

［29］SONIGO C, BEAU I, GRYNBERG M, et al. AMH prevents primordial ovarian follicle loss and fertility alteration in cyclophosphamide-treated mice. Faseb j, 2019, 33(1): 1278-1287.

［30］SALIH S M, RINGELSTETTER A K, ELSARRAG M Z, et al. Dexrazoxane abrogates acute doxorubicin toxicity in marmoset ovary. Biol Reprod, 2015, 92(3): 73.

［31］BRAYBOY L M, OULHEN N, LONG S, et al. Multidrug resistance transporter-1 and breast cancer resistance protein protect against ovarian toxicity, and are essential in ovarian physiology. Reprod Toxicol, 2017, 69: 121-131.

［32］HANOUX V, PAIRAULT C, BAKALSKA M, et al. Caspase-2 involvement during ionizing radiation-induced oocyte death in the mouse ovary. Cell Death Differ, 2007, 14(4): 671-681.

［33］SPITZ D R, AZZAM E I, LI J J, et al. Metabolic oxidation/reduction reactions and cellular responses to ionizing radiation: a unifying concept in stress response biology. Cancer Metastasis Rev, 2004, 23(3-4): 311-322.

［34］DEVINE P J, PERREAULT S D, LUDERER U. Roles of reactive oxygen species and antioxidants in ovarian toxicity. Biol Reprod, 2012, 86(2): 27.

［35］TAN R, HE Y, ZHANG S, et al. Effect of transcutaneous electrical acupoint stimulation on protecting against radiotherapyinduced ovarian damage in mice. J Ovarian Res, 2019, 12(1): 65.

[36] AKTAS C, KANTER M, KOCAK Z. Antiapoptotic and proliferative activity of curcumin on ovarian follicles in mice exposed to whole body ionizing radiation. Toxicol Ind Health, 2012, 28(9): 852-863.

[37] KIM J K, LEE C J, SONG K W, et al. Gamma-radiation accelerates ovarian follicular atresia in immature mice. In Vivo, 1999, 13(1): 21-24.

[38] TOKUYAMA Y, FURUSAWA Y, IDE H, et al. Role of isolated and clustered DNA damage and the post-irradiating repair process in the effects of heavy ion beam irradiation. J Radiat Res, 2015, 56(3): 446-455.

[39] MANABE N, GOTO Y, MATSUDA-MINEHATA F, et al. Regulation mechanism of selective atresia in porcine follicles: regulation of granulosa cell apoptosis during atresia. J Reprod Dev, 2004, 50(5): 493-514.

[40] MEIROW D, BIEDERMAN H, ANDERSON R A, et al. Toxicity of chemotherapy and radiation on female reproduction. Clin Obstet Gynecol, 2010, 53(4): 727-739.

[41] SCHURING A N, FEHM T, BEHRINGER K, et al. Practical recommendations for fertility preservation in women by the FertiPROTEKT network. Part I: Indications for fertility preservation. Arch Gynecol Obstet, 2018, 297(1): 241-255.

[42] WALLACE W H, SHALET S M, HENDRY J H, et al. Ovarian failure following abdominal irradiation in childhood: the radiosensitivity of the human oocyte. Br J Radiol, 1989, 62(743): 995-998.

[43] SANDERS J E, HAWLEY J, LEVY W, et al. Pregnancies following high-dose cyclophosphamide with or without high-dose busulfan or total-body irradiation and bone marrow transplantation. Blood, 1996, 87(7): 3045-3052.

[44] WALLACE W H, THOMSON A B, KELSEY T W. The radiosensitivity of the human oocyte. Hum Reprod, 2003, 18(1): 117-121.

[45] PACHECO F, OKTAY K. Current Success and Efficiency of Autologous Ovarian Transplantation: A Meta-Analysis. Reprod Sci, 2017, 24(8): 1111-1120.

[46] SKLAR C A, MERTENS A C, MITBY P, et al. Premature menopause in survivors of childhood cancer: a report from the childhood cancer survivor study. J Natl Cancer Inst, 2006, 98(13): 890-896.

[47] 徐礼江. GNRH-A联合LNG-IUS用于子宫内膜癌保留生育功能治疗的临床分析. 实用妇科内分泌杂志(电子版), 2018, 5(32):28-30.

[48] PARK J Y, KIM D Y, KIM J H, et al. Long-term oncologic outcomes after fertility-sparing management using oral progestin for young women with endometrial cancer (KGOG 2002). Eur J Cancer, 2013, 49(4): 868-874.

[49] PARK J Y, KIM D Y, KIM T J, et al. Hormonal therapy for women with stage IA endometrial cancer of all grades. Obstet Gynecol, 2013, 122(1): 7-14.

[50] WO J Y, VISWANATHAN A N. Impact of radiotherapy on fertility, pregnancy, and neonatal outcomes in female cancer patients. Int J Radiat Oncol Biol Phys, 2009, 73(5): 1304-1312.

[51] LE FLOCH O, DONALDSON S S, KAPLAN H S. Pregnancy following oophoropexy and total nodal irradiation in women with Hodgkin's disease. Cancer, 1976, 38(6): 2263-2268.

[52] PAL N, BROADDUS R R, URBAUER D L, et al. Treatment of Low-Risk Endometrial Cancer and Complex Atypical Hyperplasia With the Levonorgestrel-Releasing Intrauterine Device. Obstet Gynecol, 2018, 131(1): 109-116.

[53] SHANDLEY L M, MCKENZIE L J. Recent Advances in Fertility Preservation and Counseling for Reproductive-Aged Women with Colorectal Cancer: A Systematic Review. Dis Colon Rectum, 2019, 62(6): 762-771.

[54] DANIS R B, PEREIRA N, ELIAS R T. Random Start Ovarian Stimulation for Oocyte or Embryo Cryopreservation in Women Desiring Fertility Preservation Prior to Gonadotoxic Cancer Therapy. Curr Pharm Biotechnol, 2017, 18(8): 609-613.

[55] Practice Committee of American Society for Reproductive Medicine. Ovarian tissue cryopreservation: a committee opinion. Fertil Steril, 2014, 101(5): 1237-1243.

[56] DOLMANS M M, LUYCKX V, DONNEZ J, et al. Risk of transferring malignant cells with transplanted frozen-thawed ovarian tissue. Fertil Steril, 2013, 99(6): 1514-1522.

[57] FAN Z, LI H, HU R, et al. Fertility-Preserving Treatment in Young Women With Grade 1 Presumed Stage IA Endometrial Adenocarcinoma: A Meta-Analysis. Int J Gynecol Cancer, 2018, 28(2): 385-393.

[58] GERSTL B, SULLIVAN E, VALLEJO M, et al. Reproductive outcomes following treatment for a gynecological cancer diagnosis: a systematic review. J Cancer Surviv, 2019, 13(2): 269-281.

[59] MINARD-COLIN V, WALTERHOUSE D, BISOGNO G, et al. Localized vaginal/uterine rhabdomyosarcoma-results of a pooled

analysis from four international cooperative groups. Pediatr Blood Cancer, 2018, 65(9): e27096.

[60] ELSEBAIE M A, ELSAYED Z. Is fertility-preservation safe for adult non-metastatic gynecologic rhabdomyosarcoma patients? Systematic review and pooled survival analysis of 137 patients. Arch Gynecol Obstet, 2018, 297(3): 559-572.

[61] GOH C, LIN X H, CHIN P S, et al. Uterine preservation in a young patient with adenosarcoma of the uterus - Case report and review of literature. Gynecol Oncol Rep, 2018, 25: 27-29.

[62] MICHAEL S J, TERESA B, SMITH H J, et al. Treatment of low-grade endometrial stromal sarcoma in a nulligravid woman. Gynecol Oncol, 2018, 151(1): 6-9.

[63] CHIN T H, LIN G, WU R C, et al. Recurrence after fertility-preserving surgery for low-grade endometrial stromal sarcoma. J Obstet Gynaecol Res, 2018, 44(9): 1836-1842.

[64] XIE W, CAO D, YANG J, et al. Fertility-sparing surgery for patients with low-grade endometrial stromal sarcoma. Oncotarget, 2017, 8(6): 10602-10608.

第五节　妇科恶性肿瘤保留生育的新技术

在过去的60年中，根治性宫颈切除术、卵巢移位术、子宫固定术等创造性的外科手术被用于临床，卵巢组织冷冻保存新技术和新型卵巢保护剂得以开发，这些创新与技术的结合使保存生育力在年轻女性恶性肿瘤患者中得以部分实现。

本节主要介绍针对不同类型的妇科肿瘤的保留生育功能的新技术，简要介绍妇科恶性肿瘤逆转新技术、体外生育力保存技术、器官移植等。按照保留宫颈生育力、保留卵巢生育力、保留子宫生育力三个方面进行相关阐述。

一、保留宫颈生育力的新技术

（一）宫颈癌保留生育的相关手术

根据2019年美国国立综合癌症网络发布的《宫颈癌临床实践指南（第3版）》，宫颈癌保留生育功能治疗仅限于FIGO 2018 ⅠA1~ⅠB2期（推荐肿瘤最大径≤2 cm），且组织类型为鳞癌、腺癌和腺鳞癌的有强烈保留生育意愿的年轻患者（≤45岁）[1]。根据患者的肿瘤大小、淋巴脉管间隙浸润（LVSI）状态及有无淋巴结转移等可选择宫颈锥切术、单纯宫颈切除术、根治性宫颈切除术，以及新辅助化疗结合前三者的方式。但目前对于术后至怀孕的间隔时间尚无统一的专家意见，且术后妊娠存在因宫颈管狭窄、宫颈黏液缺失影响精子获能，宫内感染、胎膜早破及早产风险增加的问题。

（二）宫颈癌前病变及抗HPV感染的非手术治疗

该类研究多集中于抗高危型HPV感染及相关病变，目前尚未在临床使用。近年来兴起的类转录激活因子效应物核酸酶（TALEN）、锌指核酸酶（ZFN）及CRISPR/Cas9等基因编辑技术，为宫颈癌的治疗提供了更多选择。已有学者通过构建靶向HPV病毒的TALEN在小鼠阴道内转染，可明显降低宫颈病毒载量，逆转宫颈癌前病变[2]。另有研究表明，通过构建靶向HPV E6/E7序列的CRISPR/Cas9和ZFN可促使宫颈癌细胞系凋亡[3]。此外，基因编辑技术还可以与现有宫颈癌的治疗方案相协同[4]，或作为精准给药的纳米颗粒载体起到逆转宫颈病变的作用[5]。

二、保留卵巢生育力的新技术

（一）用于生育力保留的手术治疗

1. 卵巢肿瘤的保留生育力手术（fertility sparing surgery，FSS）　交界性卵巢癌的标准治疗术式与浸润性卵巢癌相似，如果患者没有后续生育要求，则按肿瘤分期决定术式，包括全子宫加双附件切除术、腹腔冲洗、大网膜切除、所有肉眼可见的病灶切除及腹膜活检等。生育力保存的术式为保留子宫及单侧或双侧卵巢来源的卵巢组织，多适用于早期妇科恶性肿瘤。对于交界性卵巢肿瘤，一般来说建议用于肿瘤分期较早的年轻初产妇，但最新研究显示Ⅱ~Ⅲ期交界性肿瘤也可尝试生育力保存的术式，总生存率不受影响[6]。

对于早期（ⅠA~ⅠB期）侵袭性上皮性卵巢癌，保留子宫卵巢手术与完整的腹膜分期和系统盆腔/腹主动脉旁淋巴结清扫术已被证明是保存生育力的一个安全的选择[7, 8]。但是对于低分化和ⅠC期的患者仍缺乏研究评估，胚胎冻存或卵母细胞冻存可能是更稳妥的方案。以往认为保留生育功能手术后促排卵可能因延迟肿瘤治疗而对患者的肿瘤预后产生不良影响。然而最新研究提示控制性超促排卵对于包括卵巢癌在内的妇科肿瘤而言或许是安全的[9, 10]。使用抗雌激素药物如他莫昔芬和来曲唑联合低剂量的促性腺激素的卵巢刺激方案相对雌激素依赖性肿瘤而言更为安全。

2. 卵巢移位术　卵巢暴露于盆腔放疗中会导致始基卵泡储备的消耗或完全消灭，造成卵巢储备降低和卵巢早衰。放疗总剂量、辐射野范围、分次方案、卵巢位置及防护程度均是造成组织损伤的重要因素，其作用仅次于治疗本身的影响[11]。女性损伤半数卵泡的估计辐射量成年女性为4~6 Gy，儿童为10~20 Gy[12, 13]。

卵巢移位是指在女性患者尚未接受放疗之前，通过外科手术将一侧或双侧卵巢从计划放疗的区域移开[14]。该方法可以有效地保存患者卵巢分泌激素的生理功能，但对于生育力保存的效果较差。1958年，卵巢移位首次作为保存宫颈癌患者卵巢功能的方法进入人们视野[15]，目前多用于患有宫颈癌、结直肠癌及盆腔淋巴瘤的那些术后需辅助盆腔照射治疗的女性患者。比较公认的术式是经腹腔镜卵巢移位术，可将卵巢固定到放射野外的腹膜，或

移位至同侧结肠旁沟外侧腹膜处[16, 17]。卵巢的最终移位位置取决于后续计划治疗，对于大多数接受盆腔照射的病例来说，应将卵巢移位至尽可能骨盆边缘以上及外侧，但同时需考虑髂总淋巴结及主动脉旁淋巴结可能受累的情况。

（二）用于生育力保存的辅助生殖新技术

对于接受性腺毒性治疗者，现有生育力保存方案包括胚胎冷冻保存、卵母细胞冷冻保存及卵巢组织冷冻保存。

1. 卵母细胞冷冻技术　过去，成年女性生育力保存最成功的方法是在放化疗前先获取卵母细胞，随后对卵母细胞体外受精，将产生的胚胎冻存待日后胚胎移植。随着卵母细胞冷冻技术成功率显著提高，2012年美国临床肿瘤学会（ASCO）生育能力保留指南将卵母细胞冷冻技术作为保留生育力的标准措施，根据患者卵巢功能情况可分为成熟卵母细胞冷冻和未成熟卵母细胞冷冻。然而，这种方法无法保存卵巢分泌激素的生理功能。

2. 卵巢组织冷冻保存（ovarian tissue cryopreservation，OTC）与卵巢组织移植（ovarian tissue transplantation，OTT）　移取富含卵母细胞的卵巢皮质或者整个卵巢进行冻存，在肿瘤治疗完成后，准备生育前再将冻存的卵巢组织解冻移植回原位或异位。自2004年世界首例通过卵巢皮质冷冻移植获得成功妊娠分娩，2015年第一例利用青春期前冻存的卵巢组织移植后获得的活产儿被报道[18]，至今已有130余例恶性肿瘤患者通过此方式保存了生育力并获得子代的报道[19]。该操作优点为可以使卵巢组织完全免受化疗药物或射线的损伤。对于接受恶性肿瘤治疗的女

性患者而言，这的确是一种能够保存卵巢功能和生育力的可行方法。难点在于熟练手术操作，减少冷冻保存和组织缺氧对卵巢造成的损伤以及改进IVF-ET技术以配合方案的进行[20]。随着机器人辅助腹腔镜手术技术的发展，去细胞胞外基质支架的研发和手术灵敏性的进步，移植物的存活率相对增加[21]。全卵巢冷冻后移植具有减少组织缺血及卵泡消耗的优点。但移植后血管再通和对完整卵巢的低温保存方案很难优化的技术难点使得该技术目前还没有应用到临床，其可能是未来的新兴方向[22]。

（三）化疗中采用的非手术治疗保护卵巢功能的新技术

1. GnRH激动剂（gonadotropin-releasing hormone agonist，GnRH-a）及新型卵巢保护剂　化疗都会造成性腺损伤。有假说认为性腺毒性化疗诱导卵泡消亡加速是由于雌激素和抑制素水平过低造成的超生理性FSH水平所致。GnRH-a与化疗联合应用的初步研究表明，这种方法有可能为患者保存生育功能[23,24]。GnRH-a用于生育力保护的理论源自青春期前静息的卵巢组织对生殖腺毒性药物具有更好的耐受性。使用GnRH-a可暂时抑制下丘脑-垂体-性腺轴，模拟青春期前女性内分泌环境，以冀望卵巢免受放化疗损伤。但实际情况是，青春期前女性卵巢内绝大部分卵泡为非增殖的始基卵泡，能较好地抵抗放化疗毒性。而进入青春期后始基卵泡的募集是非性激素依赖性的，应用GnRH-a造成的低性激素水平并不能抑制卵巢内始基卵泡的自发募集并被放化疗损害，因此GnRH-a对卵巢的保护功能尚存有争议。

除此之外，目前还有多项关于新型卵巢保护剂

的研究，包括褪黑素、锰螯合物、粒细胞集落刺激因子、三氯碲酸盐等[25-27]。这一领域中亟待解决的问题是如何在保证化疗药物促凋亡效应的同时保护卵巢功能，在肿瘤细胞与生殖细胞之间寻找平衡点，在不影响化疗疗效的同时保护生殖细胞。

2. 动脉插管化疗　动脉插管化疗突出的优点在于降低了化疗药物的总剂量，而肿瘤局部的药物浓度较高，既提高了疗效，又降低了化疗不良反应的程度和发生率，甚至肝转移的患者都可以通过肝动脉插管化疗获得完全缓解。因此，只要影像学检查提示有子宫内血供丰富的病灶存在或提示有肝转移，均为动脉插管化疗的适应证。在妇科肿瘤中，目前多用于化疗敏感的妊娠滋养细胞肿瘤。常用于该类疾病的动脉插管化疗的药物有甲氨蝶呤和5-氟脱氧尿苷。可通过一次性动脉灌注化疗法、皮下植入贮液盒及持续动脉灌注化疗进行治疗[28]。

3. 可作为药物或基因载体的纳米粒给药系统　直径1~100 nm 的纳米级载药微粒，具有良好的生物相容性、稳定的理化性和极低的毒性，以及缓释性和表面可修饰性，可作为药物或基因载体的纳米粒给药系统。在卵巢癌治疗中，纳米药物因其良好的靶向性、缓释性和可修饰性等，使药物在肿瘤组织中的浓度明显提高，增强疗效的同时，减轻毒副作用，有着广阔的应用前景。有研究表明，与单纯紫杉醇相比，紫杉醇负载的聚氰基丙烯酸正丁酯（polybutylcyanoacrylate，PBCA）纳米粒，对卵巢癌细胞系表现出更强的细胞毒性，从而克服肿瘤多重耐药。同时，因单克隆抗体具有细胞靶向性，将负载药物的纳米粒与抗卵巢癌细胞的单克隆抗体连接，制成药物-纳米粒-单抗复合体，通过抗原抗体的特异性结合，将药物直接输送至卵巢癌表面，

提高了药物靶向性，可进一步提高疗效。发现与抗HER2抗体连接形成的特异性阿霉素纳米粒，其阿霉素摄取率明显高于阿霉素纳米粒，提示抗体结合的纳米粒能靶向于卵巢癌细胞膜表面受体，从而提高肿瘤细胞的摄取及细胞毒性，减少化疗药物的总剂量。

（四）其他修复卵巢功能的新技术

1. 经皮穴位电刺激疗法（transcutaneous electrical acupoint stimulation，TEAS）修复生殖功能的研究 已有研究报道，对于低性激素状态、卵巢功能低下或围绝经期综合征，针刺可以促进芳香化酶的产生、神经肽Y的生成，改善卵巢局部血流，促进卵巢雌激素的合成，还可以增加雌激素受体的合成，提高雌激素的利用效率，反馈性抑制FSH与LH的增高。对于高性激素状态，如PCOS，针刺通过促进β-内啡肽释放，抑制下丘脑GnRH的产生，进而降低FSH和LH水平。此外，针刺可以通过β-内啡肽降低交感神经紧张，并舒张血管，增加生殖器官局部血流；促进β-内啡肽、内吗啡肽、脑啡肽、5-羟色胺等物质的释放，缓解患者精神压力，减少焦虑抑郁。因此，针刺可以通过中枢与局部作用机制，改善生殖器官功能[29]。

2. 人工卵巢及移植术（transplantable artificial ovary，TAO） 卵巢组织的冷冻保存和移植已被证明是一种很有前途的保护癌症患者生育能力的技术。然而，对于某些类型的癌症，在冷冻保存的组织中存在传播恶性细胞的风险，因此在疾病缓解后移植是不可取的。为了恢复这些患者的生育能力，一些研究小组正在开发一种可移植的人工卵巢，其主要目的是模仿自然器官[30]。已有学者提出使用卵巢组织净化或利用始基卵泡和人工补充卵巢间质成分来构建"人工卵巢"作为卵巢移植的移植物，或借助"人工卵巢"实现体外始基卵泡成熟的方式来解决这一难题[31，32]。

三、保留子宫生育力的新技术

（一）子宫内膜癌及子宫内膜非典型增生的保育治疗

对于子宫内膜癌及癌前病变（非典型增生）患者而言，宫腔镜病灶去除联合大剂量高效孕激素治疗（口服或宫腔内置入）保留生育功能已被证明是一种有效的治疗方案。

1. 药物治疗 对于年轻有强烈生育要求或各种原因不适合手术的患者，在排除保留生育功能治疗的禁忌证后，可考虑保守治疗[33]。大剂量高效孕激素治疗是子宫内膜癌和非典型增生保留子宫的传统治疗方案，2016年的RCOG和BSGE指南[34]推荐将左炔诺孕酮宫内缓释系统（levonorgestrel-releasing intrauterine system，LNG-IUS）作为非典型增生的一线方案，大剂量口服孕激素（醋酸甲地孕酮160~320 mg/d或醋酸甲羟孕酮200~600 mg/d）为替换方案。因LNG-IUS在宫腔局部释放孕激素强力抑制子宫内膜增殖，不抑制排卵，所以为避免促排卵治疗过程中子宫内膜病变的复发，可采用促排卵周期中宫腔内放置LNG-IUS以保护子宫内膜，待准备胚胎移植前再取出LNG-IUS[35]。LNG-IUS用于子宫内膜癌和非典型增生的小样本量回顾性研究也显示，使用LNG-IUS获得了良好的生育结局[36]。LNG-IUS宫腔内缓释高效孕激素持续5年的特点使得其在预防子宫内膜增生性病变发生及逆转后复发方面具有更大的优势。

2. 宫腔镜治疗　宫腔镜下局部病灶切除术主要用于减轻肿瘤负荷，全面评估病变形态、范围、位置，宫腔及宫颈管形态，后期联合孕激素治疗，可以缩短药物治疗周期，减少孕激素全身副反应，同时也可以排除不具备适应证的患者，以免延误治疗。

（二）干细胞治疗和修复子宫内膜体系

干细胞是一类具有自我更新和多向分化潜能的细胞，分为胚胎干细胞及成体干细胞。胚胎干细胞的获取十分困难，且具有致瘤性、免疫排斥，限制了其在临床中的应用。成体干细胞是来源于成熟组织的多能干细胞的统称，现已在多种组织器官中被发现，特别是间充质干细胞（mesenchymal stem cell，MSC），在具备多向分化潜能的同时，还有低免疫原性，具有巨大的应用前景。在妇产科领域，已有不少研究发现，移植不同来源的干细胞对子宫内膜损伤修复具有积极影响，如减少纤维化面积、增加子宫内膜厚度及腺体数量、刺激血管生成及改善妊娠结局等。目前对于子宫内膜损伤的治疗主要通过静脉或宫腔注射移植干细胞。亦有学者认为干细胞的旁分泌作用或许是其参与治疗的主要机制，即干细胞主要依靠其外泌体促进组织修复，而不是单纯的细胞替代。目前该领域仍存在以下问题：①如何提高静脉注射干细胞的安全性；②干细胞移植数量有限，移植后的细胞增殖率极低，如何提高移植细胞的归巢率及存活率；③也有研究选择新型生物支架如水凝胶等进行干细胞的递送，如何提高干细胞与支架的组织相容性等[37]。

（三）子宫固定术

放疗可同时损伤卵巢和子宫的正常功能，其风险的大小与患者接受治疗时的年龄和月经初潮状况有关。虽然激素替代方案可使子宫内膜实现生理循环，却不能保证一定会带来有利的妊娠结局。成人及青春期后的子宫对放射损伤具有相对较强的抵抗力，可以耐受40~60 Gy的放射剂量而不至于产生具有显著临床意义的放射性纤维化和子宫内膜萎缩。超过这一剂量，子宫体积缩小或扩张度降低、子宫肌层纤维化、子宫血管不可逆损伤，以及子宫内膜萎缩都将导致流产、胎盘异常、死胎或新生儿死亡、早产及胎儿生长受限等相关并发症[38-40]。

Ribeiro等在2017年首次报道了在一例3期直肠腺癌的女性患者进行的子宫固定术，将子宫及附件移位到上腹部来避免盆腔放射治疗带来的损伤[41]。最近，Azais等报道了一例26岁女性直肠腺癌伴计划性术后放射治疗的女性患者实施的腹腔镜下子宫固定术。在实施卵巢移位术的同时，用可吸收线将子宫移位并固定于前腹壁以避开放射野。然而不论何种方式，移位后血供的改变，以及放射线的散射效应都使得其保护卵巢的效应受到一定的限制。并且患者仍需二次手术将卵巢和子宫复位以实现生育[16]。

（四）子宫移植术

子宫移植术可在解剖上恢复因绝对子宫因素不孕的女性患者的生育力，并使她们有机会怀孕和经历妊娠[41-44]。对于妇科肿瘤患者，子宫移植术可能用于在恶性肿瘤子宫切除术后或手术/放疗后。

（顾超）

参考文献

［1］KOH W J, ABU-RUSTUM N R, BEAN S, et al. Cervical Cancer, Version 3.2019, NCCN Clinical Practice Guidelines in Oncology. J Natl Compr Canc Netw, 2019, 17(1): 64-84.

［2］HU Z, DING W, ZHU D, et al. TALEN-mediated targeting of HPV oncogenes ameliorates HPV-related cervical malignancy. J Clin Invest, 2015, 125(1): 425-436.

［3］ZHEN S, LU J J, WANG L J, et al. In Vitro and In Vivo Synergistic Therapeutic Effect of Cisplatin with Human Papillomavirus16 E6/E7 CRISPR/Cas9 on Cervical Cancer Cell Line. Transl Oncol, 2016, 9(6): 498-504.

［4］REN C, WANG H, DING W, et al. Withdrawal Notice: Zinc Finger Nuclease Combines with Cisplatin and Trichostatin A Enhances the Antitumor Potency in Cervical Cancer Cells. Anticancer Agents Med Chem, 2018.

［5］ZHU D, SHEN H, TAN S, et al. Nanoparticles Based on Poly (beta-Amino Ester) and HPV16-Targeting CRISPR/shRNA as Potential Drugs for HPV16-Related Cervical Malignancy. Mol Ther, 2018, 26(10): 2443-2455.

［6］LU Z, LI B, GU C. Outcomes of fertility-sparing surgery for stage II and III serous borderline ovarian tumors. J Int Med Res, 2019, 47(10): 4895-4903.

［7］DITTO A, MARTINELLI F, BOGANI G, et al. Long-term safety of fertility sparing surgery in early stage ovarian cancer: comparison to standard radical surgical procedures. Gynecol Oncol, 2015, 138(1): 78-82.

［8］ZAPARDIEL I, DIESTRO M D, ALETTI G. Conservative treatment of early stage ovarian cancer: oncological and fertility outcomes. Eur J Surg Oncol, 2014, 40(4): 387-393.

［9］AKEL R A, GUO X M, MORAVEK M B, et al. Ovarian Stimulation Is Safe and Effective for Patients with Gynecologic Cancer. J Adolesc Young Adult Oncol, 2020, 9(3): 367-374.

［10］OKTAY K, BUYUK E, LIBERTELLA N, et al. Fertility preservation in breast cancer patients: a prospective controlled comparison of ovarian stimulation with tamoxifen and letrozole for embryo cryopreservation. J Clin Oncol, 2005, 23(19): 4347-4353.

［11］RODRIGUEZ-WALLBERG K A, OKTAY K. Fertility preservation during cancer treatment: clinical guidelines. Cancer Manag Res, 2014, 6: 105-117.

［12］DAMEWOOD M D, GROCHOW L B. Prospects for fertility after chemotherapy or radiation for neoplastic disease. Fertil Steril, 1986, 45(4): 443-459.

［13］WALLACE W H, SHALET S M, HENDRY J H, et al. Ovarian failure following abdominal irradiation in childhood: the radiosensitivity of the human oocyte. Br J Radiol, 1989, 62(743): 995-998.

［14］陈文琦. 线粒体融合蛋白 2 在卵巢早衰动物模型中的表达及其与卵巢早衰发病相关性的探讨. 武汉: 华中科技大学, 2013.

［15］MCCALL M L, KEATY E C, THOMPSON J D. Conservation of ovarian tissue in the treatment of carcinoma of the cervix with radical surgery. Am J Obstet Gynecol, 1958, 75(3): 590-600.

［16］CHRISTIANSON M S, OKTAY K. Advances in fertility-preservation surgery: navigating new frontiers. Fertil Steril, 2019, 112(3): 438-445.

［17］PAHISA J, MARTINEZ-ROMAN S, MARTINEZ-ZAMORA M A, et al. Laparoscopic ovarian transposition in patients with early cervical cancer. Int J Gynecol Cancer, 2008, 18(3): 584-589.

［18］DEMEESTERE I, SIMON P, DEDEKEN L, et al. Live birth after autograft of ovarian tissue cryopreserved during childhood. Hum Reprod, 2015, 30(9): 2107-2109.

［19］DONNEZ J, DOLMANS M M. Fertility Preservation in Women. N Engl J Med, 2017, 377(17): 1657-1665.

［20］VAN DER VEN H, LIEBENTHRON J, BECKMANN M, et al. Ninety-five orthotopic transplantations in 74 women of ovarian tissue after cytotoxic treatment in a fertility preservation network: tissue activity, pregnancy and delivery rates. Hum Reprod, 2016, 31(9): 2031-2041.

［21］MEIROW D, RA'ANANI H, SHAPIRA M, et al. Transplantations of frozen-thawed ovarian tissue demonstrate high reproductive performance and the need to revise restrictive criteria. Fertil Steril, 2016, 106(2): 467-474.

［22］CAMPBELL B K, HERNANDEZ-MEDRANO J, ONIONS V, et al. Restoration of ovarian function and natural fertility following the cryopreservation and autotransplantation of whole adult sheep ovaries. Hum Reprod, 2014, 29(8): 1749-1763.

［23］PHELIPPEAU J, CAZALIS C G, KOSKAS M. Ovarian protection and fertility preservation in women with cancer: A French national registry analysis between 2005 and 2014. J Gynecol Obstet Hum Reprod, 2019, 48(9): 705-710.

［24］KIM H J, LEE M H, LEE J E, et al. Oncologic Safety of Gonadotropin-Releasing Hormone Agonist for Ovarian Function Protection During Breast Cancer Chemotherapy. Clin Breast Cancer, 2018, 18(5): e1165-e1172.

［25］QIN Y, IWASE A, MURASE T, et al. Protective effects of mangafodipir against chemotherapy-induced ovarian damage in mice. Reprod Biol Endocrinol, 2018, 16(1): 106.

［26］WANG N, LI H, ZHU Y, et al. Melatonin protects against Epirubicin-induced ovarian damage. J Reprod Dev, 2020, 66(1): 19-27.

［27］HOON J, HONG K, YOUNGSOK C. Melatonin and Fertoprotective Adjuvants: Prevention against Premature Ovarian Failure during Chemotherapy. Int J Mol Sci, 2017, 18(6): 1221.

［28］赵峻, 向阳. 滋养细胞肿瘤患者再妊娠相关问题. 中国实用妇科与产科杂志, 2013, 29(5): 345-348.

［29］李蓉孙, 林戈, 张嵘, 等. 国家人口和计划生育委员会公益性科研专项课题组. 电针/经皮穴位电刺激技术在生殖医学中的应用专家共识. 生殖与避孕, 2016, 36(7): 527-535.

［30］AMORIM C A, SHIKANOV A. The artificial ovary: current status and future perspectives. Future Oncol, 2016, 12(20): 2323-32.

［31］SALAMA M, WOODRUFF T K. From bench to bedside: Current developments and future possibilities of artificial human ovary to restore fertility. Acta Obstet Gynecol Scand, 2019, 98(5): 659-664.

［32］CHITI M C, DONNEZ J, AMORIM C A, et al. From isolation of human ovarian follicles to the artificial ovary: tips and tricks. Minerva Ginecol, 2018, 70(4): 444-455.

［33］陈晓军, 罗雪珍. 早期子宫内膜癌保留生育力选择与实施. 中国实用妇科与产科杂志, 2019, 35(6): 618-623.

［34］Management of endometrial hyperplasia. Green-top Guideline No. 67. RCOG / BSGE Joint Guideline, February 2016［EB / OL］.

［35］金力, 李坚, 吴尚纯, 等. 左炔诺孕酮宫内缓释系统临床应用的中国专家共识. 中华妇产科杂志, 2019, 54(12): 815-825.

［36］LEONE ROBERTI MAGGIORE U, MARTINELLI F, DONDI G, et al. Efficacy and fertility outcomes of levonorgestrel-releasing intra-uterine system treatment for patients with atypical complex hyperplasia or endometrial cancer: a retrospective study. J Gynecol Oncol, 2019, 30(4): e57.

［37］韩笑, 黄晓武. 干细胞在子宫内膜损伤后修复的研究进展. 国际妇产科学杂志, 2019, 46(4): 365-369.

［38］VAN DE LOO L, VAN DEN BERG M H, OVERBEEK A, et al. Uterine function, pregnancy complications, and pregnancy outcomes among female childhood cancer survivors. Fertil Steril, 2019, 111(2): 372-380.

［39］WO J Y, VISWANATHAN A N. Impact of radiotherapy on fertility, pregnancy, and neonatal outcomes in female cancer patients. Int J Radiat Oncol Biol Phys, 2009, 73(5): 1304-1312.

［40］CRITCHLEY H O, BATH L E, WALLACE W H. Radiation damage to the uterus -- review of the effects of treatment of childhood cancer. Hum Fertil (Camb), 2002, 5(2): 61-66.

［41］RIBEIRO R, REBOLHO J C, TSUMANUMA F K, et al. Uterine transposition: technique and a case report. Fertil Steril, 2017, 108(2): 320-324 e1.

［42］JONES B P, SASO S, BRACEWELL-MILNES T, et al. Human uterine transplantation: a review of outcomes from the first 45 cases. BJOG, 2019, 126(11): 1310-1319.

［43］BRANNSTROM M, DAHM-KAHLER P. Uterus transplantation and fertility preservation. Best Pract Res Clin Obstet Gynaecol, 2019, 55: 109-116.

［44］BRANNSTROM M, DAHM KAHLER P, GREITE R, et al. Uterus Transplantation: A Rapidly Expanding Field. Transplantation, 2018, 102(4): 569-577.

第二章
妇科恶性肿瘤生育人文科学
Humanities sciences in oncofertility of gynecological malignant tumor

第一节　妇科恶性肿瘤患者的生育风险

与其他部位的恶性肿瘤相比，妇科恶性肿瘤直接侵蚀女性的生殖器官，对女性生殖功能的影响大。一方面，妇科恶性肿瘤的治疗，如手术、放疗、化疗等直接损伤生殖器官，对生殖功能来说是毁灭性打击；另一方面，为了保留妇科恶性肿瘤患者生育功能而采用的各项治疗措施都有可能影响到疾病的治疗效果，增加疾病复发、进展的风险。本节将详细论述。

一、妇科恶性肿瘤影响女性生育功能

女性生殖器官发生恶性肿瘤即妇科恶性肿瘤，如宫颈癌、子宫内膜癌、卵巢癌等，不仅危及患者生命，更直接损伤生育器官和功能导致不孕症。

（一）宫颈癌影响生育功能

宫颈癌是妇科常见的恶性肿瘤。宫颈癌可能会

阻断精子的运输导致不孕症；即使病变未阻断精子运行，仍有1%~3%的患者是在妊娠期或产后被诊断的。宫颈癌是妊娠期最常见的恶性肿瘤之一，大约每10 000次分娩有0.8~1.5例合并宫颈癌[1]。妊娠合并宫颈癌的症状和体征取决于宫颈癌的临床分期及病灶的大小。所有ⅠA期及50%的ⅠB期妊娠合并宫颈癌的患者在诊断时无症状，其是通过常规宫颈病变筛查发现的。有症状的ⅠB期患者往往表现为阴道异常出血或有异常分泌物。因为以上很多症状都与正常妊娠相似，故妊娠期宫颈癌诊断常常延迟。由于考虑到宫颈癌会危及患者生命，治疗时医生常将妊娠放在次要的位置。近年来，随着妊娠合并宫颈癌治疗理念的进展，时有化疗后活产的个案报道，但是这些患者出血、自然流产和早产的风险高[2]。

（二）子宫内膜癌影响生育

年轻女性患子宫内膜癌以 I 型即雌激素依赖型多见，发生机制是无孕激素拮抗的雌激素长期刺激子宫内膜增生，导致子宫内膜增生症（伴或不伴非典型增生），进而癌变，这些情况不利于胚胎种植。所以，临床上子宫内膜癌合并妊娠较罕见。另外，导致子宫内膜癌发生的病因，如无排卵性疾病（无排卵性功能失调性子宫出血、多囊卵巢综合征、早发性卵巢功能不全），常伴有肥胖、高血压、糖尿病，甚至不孕本身都是子宫内膜癌的好发因素。可见，导致子宫内膜癌的病因及病变会在不同阶段影响妊娠、生育。

（三）卵巢癌影响生育

卵巢上皮性恶性肿瘤很少发生于育龄妇女，只有7%~8%的 I 期癌症发生于35岁以下女性[3]。卵巢癌除了破坏卵巢组织、影响卵巢储备功能外，也可能侵及输卵管、盆腹腔器官，影响生育功能。因此，妊娠合并卵巢肿瘤较常见，但合并恶性肿瘤的较少见。妊娠合并恶性肿瘤患者以无性细胞瘤及浆液性囊腺癌居多，因肿瘤进展快，在治疗上一般以延长、挽救患者生命为主，较少考虑妊娠结局。

二、肿瘤治疗对生育功能的影响

妇科恶性肿瘤常用的治疗方法包括手术治疗、放疗、化疗及内分泌治疗等，这些治疗措施都在不同程度上影响着生育功能。

（一）手术治疗对生育功能的影响

手术是治疗妇科恶性肿瘤的主要方式之一，但是手术切除全部或部分生殖器官无疑会导致生育功能丧失或生育功能低下。如宫颈癌的标准治疗方法包括根治性子宫切除术与盆腔淋巴结清扫术。早期宫颈癌常采用广泛性宫颈切除术（radical trachelectomy，RT）或宫颈锥切术（conization of cervix）可以保留生育功能，但是术后由于宫颈因素如宫颈粘连、宫颈管狭窄及宫颈机能不全等，会降低妊娠率、增加自然流产率，导致生育能力下降。宫颈癌保留生育功能手术后合并不孕症患者，多达30%~40%[4,5]。子宫内膜癌标准治疗方案是全子宫切除术，使患者彻底失去生育能力。卵巢恶性肿瘤一经发现，应行手术治疗。卵巢上皮恶性肿瘤在年轻女性中发病率低，但推荐的全面分期手术会直接导致生育能力完全丧失。恶性卵巢生殖细胞肿瘤占所有卵巢恶性肿瘤的2%~5%[6,7]，年轻女性多见。卵巢生殖细胞肿瘤和性索间质肿瘤的治疗方案为切除患侧附件，导致卵巢储备功能下降、卵巢低反应，进而导致生育能力下降。

（二）化疗对生殖功能的影响

年轻的女性患者因妇科恶性肿瘤本身、手术或放、化疗都会不同程度地损伤卵泡，导致卵巢储备功能下降甚至功能丧失。化疗可能导致化疗诱导性闭经（chemotherapy-induced amenorrhea，CIA），这是化疗公认的副作用，其中烷化剂类抗肿瘤药物对卵巢储备功能的损害最大。化疗可引起人卵母细胞DNA双键断裂；随着化疗周期增加，卵巢对垂体促性腺激素刺激的反应性和促排卵过程中获得的卵母细胞的质量也会逐步降低[8]。另外，化疗药物对卵泡的影响比对卵母细胞的影响更大，在超微结构上可见化疗引起的卵巢损害如卵泡受损和卵巢纤维化。在化疗期间，部分女性可发生卵泡耗竭导致暂时性闭经，但在化疗结束后数月至数年后卵巢功能、月经周期和生育力可部分恢复；部分女性则发生永久性卵巢衰竭，如卵巢早衰。研究发现化疗后有42%的女性面临卵巢早衰风险[9]，这些都直接导致生育能力下降和丧失。

（三）放疗对生殖功能的影响

1. 放疗对卵巢的影响 随着卵巢暴露在越大的放射剂量下，放疗对卵巢功能的影响越大。与未接受过放疗的恶性肿瘤幸存者相比，卵巢暴露于低至1~99 cGy剂量的患者发生非手术性过早绝经的风险升高（RR=4.30）；暴露于100~999 cGy的患者非手术性早绝经风险更高（RR=5.70）；暴露于高放射剂量（≥1 000 cGy）时，非手术性过早绝经的风险最高。

2. 放疗对子宫的影响 接受盆腔放疗的女孩和年轻女性有盆腔血管异常、子宫动脉血流缺失的风险，这可能会减少非孕期子宫血流灌注，进而影响胚胎着床、导致孕期胎盘植入。其次，辐射还会引起子宫肌层纤维化改变，降低子宫弹性、扩张性，导致子宫体积变小。此外，辐射还可能损伤子宫内膜，引起子宫内膜变薄、宫腔粘连的风险；辐射甚至还可能导致内膜萎缩，影响正常的蜕膜化等。以上这些都可能导致盆腔放疗后的一些不良妊娠结局（如胎儿生长受限、胎盘植入、死产、早产等）。在接受高剂量放疗（>500 cGy）的女性幸存者发生早产（50.0% vs 19.6%）、低出生体重儿（36.2% vs 7.6%）和小于胎龄儿（18.2% vs 7.8%）的风险明显更高。

3. 放化疗联合将进一步加重对生育功能损伤 接受了烷化剂联合腹盆腔放疗的患者，非手术性过早绝经的累计发病率接近30%[10]。研究显示，仅接受化疗或联合其他治疗女性的活产率低于其同胞姐妹［RR 0.52（仅化疗）~0.71（化疗、手术、放疗）][11]。接受化疗的女性自然流产率较高，但是放化疗并未增加致死性X染色体连锁突变的传递。

（四）内分泌治疗对生殖功能的影响

为了保留子宫内膜癌患者的生育功能，临床常使用高效孕激素、LNG-IUS和GnRH-a为主的内分泌治疗。左炔诺孕酮宫内缓释系统为宫内节育装置，治疗期间对生育功能的影响不言而喻。高效孕激素和GnRH-a通过不同的机制抑制下丘脑-垂体-卵巢轴，抑制卵泡发育和排卵，导致闭经。停止高效孕激素治疗后月经可恢复，目前认为高效孕激素一般不影响后续排卵和子宫内膜容受性，尚需更多研究证实。但是大剂量孕激素治疗存在副作用，其中常见副作用如食欲增加、体重增加、阴道出血、肝酶升高等[12, 13]。患者肥胖、体重指数（BMI）增加等也会影响排卵，并增加妊娠期并发症发生率，进而影响生育能力。GnRH-a治疗完成后可恢复排卵并恢复生育能力，该治疗不会消除生育能力。

三、妇科恶性肿瘤保留生育功能治疗带来的风险

（一）延误疾病的治疗

在妇科恶性肿瘤保留生育功能的治疗中，人们

最担心的问题是保留生育功能治疗是否会延误疾病治疗，影响患者的生命。这个问题需要深入探究，下面分别叙述。

患有早期宫颈癌的女性，采用广泛性宫颈切除术或宫颈锥切术可以保留生育功能，获得今后妊娠的机会。研究发现，宫颈癌ⅠA~ⅠB1期（按FIGO 2009）患者行阴式广泛性宫颈切除术和广泛性子宫切除术的5年无瘤生存率、5年总生存率和总体无进展生存率相近[14, 15]。

子宫内膜癌的常规治疗方案是子宫切除术。年轻的早期子宫内膜癌患者可以采用内分泌治疗等保留生育功能。一般在孕激素用药后12周起效，多数病例在用药3~6个月后病变部位内膜病变逆转，达到完全缓解。一般有效率为81.5%，复发率为31.3%[13]。研究发现，与接受子宫切除手术的子宫内膜癌患者相比，ⅠA期患者5年生存率无显著改变，而ⅠB期患者生存率降低。可见在子宫内膜癌保留生育功能前严格筛选患者，是提高内分泌治疗等保留生育功能治疗效果、降低复发，保障患者生命安全的有效保障。

卵巢恶性肿瘤中，上皮性肿瘤患者保留生育功能的条件要求严格，而生殖细胞肿瘤和交界性肿瘤患者保留生育功能的条件相对宽泛。研究发现恶性生殖细胞肿瘤的手术类型（保留生育功能手术、根治性手术）和是否行淋巴结切除术对术后复发无显著影响；且研究发现接受保留生育功能手术患者5年无瘤生存率为94.3%，而根治性手术组为92.3%[16]。卵巢交界性肿瘤患者保留生育功能治疗后5年、10年生存率分别为95%、93%，和接受根治性手术患者的生存率相当；但是保留生育功能组肿瘤复发率为5.0%~20.0%，明显高于接受根治性手术患者的复发率（5.0%）[17]。

可见严格掌握妇科恶性肿瘤保留生育功能治疗的适应证，是在有效保证患者健康的情况下帮助她们实现生儿育女愿望的前提。

（二）疾病复发风险

与其他部位的肿瘤不同，妇科恶性肿瘤患者保留生育功能是通过切除部分器官、组织或抑制、逆转肿瘤而实现的，这在一定程度上来说是缩小手术范围，治疗上可能存在不够彻底，相应地会增加恶性肿瘤复发的风险。

1. 宫颈癌　广泛性宫颈切除术和宫颈锥切术是宫颈癌保留生育功能的术式。广泛性宫颈切除术后妊娠率为25%~44%，宫颈锥切术较广泛性宫颈切除术有更好的妊娠结局，但二者的复发率和死亡率接近。宫颈癌ⅠA~ⅠB1期（按FIGO 2009）患者行阴式广泛性宫颈切除术和广泛性子宫切除术的总体无进展生存率相似，术后的总复发率和死亡率相近，分别为3%~6%和2%~5%。

2. 子宫内膜癌　子宫内膜癌通过内分泌治疗等来保留生育功能，但导致子宫内膜癌发生的因素并未解除，所以停止内分泌等治疗后，疾病会有复发风险。子宫内膜癌保留生育功能治疗后患者的复发率达23.1%~71.4%，复发与病理类型、BMI、年龄等因素相关。研究发现宫腔镜局部切除术及高效孕激素联合左炔诺孕酮宫内缓释系统（LNG-IUS）可降低患者的复发风险[18]。合并代谢疾病如胰岛素抵抗的患者联合二甲双胍治疗可改善胰岛素抵抗及代谢状态，以降低肿瘤复发风险。除此之外，在子宫内膜癌保留生育功能后，为了实现生育常采用辅助生殖技术治疗，尤其是超促排卵中多个卵泡发育，导致雌激素水平迅速升高，是否增加子宫内膜癌复发的风险有待于进一步探讨。完全缓解后辅助生殖技术的妊娠率约66.8%。自然妊娠的妊娠率为43.7%，二者之间存在显著差异（OR = 2.64，95% CI 1.72~4.05，$P<0.000\ 01$）[13]。在等待妊娠期间，可能出现疾病的复发，因此建议接受保留生育功能达到完全缓解后患者及时采取辅助生殖技术，以实现尽早妊娠，以此来降低复发的风险。

3. 卵巢恶性肿瘤 卵巢上皮性恶性肿瘤保留生育功能手术后的复发率（18.52%）高于根治性手术后的复发率（4.67%），但是ⅠA期G1级卵巢上皮性恶性肿瘤行保留生育功能手术治疗效果较好，5年、10年生存率分别为98%、93%。卵巢恶性生殖细胞肿瘤手术类型对术后复发无显著影响，复发时间与手术是否完全切除病变有关；接受保留生育功能手术患者5年无瘤生存率为94.3%，而根治性手术组为92.3%，可见保留生育功能的手术没有增加卵巢恶性生殖细胞肿瘤患者复发的可能性。卵巢交界性肿瘤患者保留生育功能后5年、10年生存率分别为95%、93%；复发率为5.0%~20.0%，明显高于接受根治性手术者（5.0%）；与Ⅰ期患者（15%）相比，晚期患者保留生育功能手术后复发率更高（40%）。鉴于晚期卵巢交界性肿瘤的患者保留生育功能后复发风险较高，因此保留生育功能要慎重，需重视适应证选择。要尽量缩短等待妊娠时间，以免等待时间过长增加了肿瘤复发的风险。另外，研究显示，IVF治疗可能会增加卵巢癌的患病风险。因此对于卵巢癌患者来说，IVF助孕是保留生育功能、实现快速孕育的一个可行方案，但必须充分告知患者该治疗潜在的风险，并进行密切随访观察。

（三）生育风险

1. 辅助生殖技术带来的风险 辅助生殖技术（assisted reproductive technique，ART）包括人工授精、体外受精-胚胎移植（in vitro fertilization-embryo transfer，IVF-ET）及其衍生的技术等，IVF促排卵引起的高雌激素水平等可能会给妇科恶性肿瘤保留生育功能后的疾病复发、进展带来一系列的风险。

（1）促排卵技术的风险：首先，在促排卵过程中，由于多个卵泡同时发育，雌激素水平迅速升高，远超过生理水平的高雌激素对激素依赖性肿瘤（如子宫内膜浸润癌发生率升高）可能产生不利的影响。其次，促排卵的并发症如卵巢过度刺激综合征（OHSS）出现腹胀、腹水等，容易混淆如卵巢癌进展的诊断，增加了判断疾病发展程度的难度；再次，还要考虑取卵穿刺过程是否增加疾病转移的风险。最后，促排卵治疗需要至少2~3周时间，促排卵后是否需要恢复一段时间等，这一时间推迟是否会延误疾病治疗，增加疾病复发、进展的风险。针对乳腺癌的研究中发现促排卵不会增加乳腺癌的复发风险。近年来，在雌激素依赖性肿瘤促排卵治疗中，为了降低雌激素水平，尝试调整常规的促排卵方案，选择芳香化酶抑制剂如来曲唑，可以抑制雌激素水平达75%～95%[19]；还可以通过增加内膜的保护、进行未成熟卵培养及自然周期取卵等措施来降低疾病复发、进展的风险；以上这些措施是否有效，还需要今后更多的研究数据证实[20]。

（2）胚胎冻存（embryo cryopreservation）的风险：胚胎冻融技术已经是成熟技术，在临床上广泛应用。冻存胚胎除了有促排卵的风险外，还有冻存和融解胚胎过程对胚胎损伤的风险；随着冻融技术的提高，这一风险已经大大降低。但是研究发现胚胎培养、冻融过程对胚胎基因的甲基化修饰存在影响；冻融胚胎移植后子痫前期发生率升高，出现巨大儿的风险依然存在[21]。另外，对于妇科恶性肿瘤来说，由于治疗带来的风险影响着胚胎移植成功率，如子宫内膜癌保留生育功能过程中反复刮宫，导致宫腔粘连、子宫内膜过薄等导致子宫内膜容受性下降，将使妊娠率低下；放疗也会导致子宫损伤，引起子宫内膜萎缩，使妊娠率下降。

（3）卵子冷冻（oocyte cryopreservation）的风险：卵子冷冻保留生育能力适用于未婚女性。根据卵子成熟度可分为未成熟卵子冷冻和成熟卵子冷冻。随着玻璃化冷冻技术的发展和成熟，成熟卵子冷冻技术日趋成熟。目前卵子冷冻依然属于实验性技术，解冻后卵子受精能力和胚胎发育低于新鲜卵母细胞，尚未在临床上广泛应用；但是在一些受伦理学制约的国家，卵子冷冻已经用于临床。根据美国生殖医学会（American Society for Reproductive Medicine，ASRM）和辅助生殖技术实践委员会的报道，每个冷冻保存的卵子的妊娠率为4.5%~12%，且与年龄密切相关[22]。可见除了卵子获取时存在与胚胎冻存一样的促排卵问题和冻融效率外，理论上还存在成熟卵子冷融过程对卵子纺锤体的损害可能会增加后代核型异常的风险。虽然尚未观察到卵子增加出生缺陷现象，但是ASRM提示择期卵母细胞冷冻保存仍需慎重考虑。

（4）卵巢和卵巢组织冻存（ovarian tissue cryopreservation）的风险：冻存卵巢、卵巢组织是有前景的保留生育功能的方法。冷冻保存带有完整血管蒂的整个卵巢的技术正处于研究阶段。卵巢组织冻存适用于肿瘤及非肿瘤性疾病患者保留生育力与卵巢内分泌功能的保护，最佳适应证是青春期前、放化疗无法延迟及患有激素敏感性肿瘤的患者。多采用腹腔镜进行卵巢组织取材。该技术不需要卵巢刺激，卵巢组织可通过腹腔镜手术获取，对患者损伤小，可以立即进行，不会延迟癌症治疗[23]。对于无法获取卵子及青春期前的癌症患者来说，卵巢组织冷冻是保留生育功能的唯一方法。卵巢组织冷冻要在放化疗前至少3天内进行，在癌症治疗前移取富含卵母细胞的卵巢皮质进行冻存，在治疗结束后再移植回体内。融解后，多数病例移植在卵巢外侧壁腹膜，原位移植的病例较少。移植后不仅能够提供大量的卵母细胞，还可能恢复自身生殖内分泌功能。文献报道，目前卵巢组织冷冻已经获得超过200个健康孩子，甚至还有原位移植后女性自然受孕的报道[24]。

卵巢组织冷冻的风险除了手术本身风险以外，移植部位的血管再生缓慢和缺血会导致大量卵泡丢失，可能影响移植卵巢组织的寿命。冻存卵巢组织有携带肿瘤细胞致肿瘤复发、转移的潜在危险性，如宫颈鳞癌中有0.7%~2.5%伴有肿瘤的卵巢转移，宫颈腺癌为0~6.8%，Ⅰ期子宫内膜癌约为1.9%，Ⅰ~Ⅲ期子宫内膜癌可达41.7%[25]，所以应考虑到这一风险。此外，由于原始卵泡启动发育困难，机制不清；如果不能移植到体内，由原始卵泡培养到成熟卵泡的技术难度高。需要注意的是，该技术不适用于卵巢癌患者或存在发生卵巢癌风险高的患者如BRCA1/2突变者。

（5）卵巢移位术（ovarian transposition）的风险：卵巢移位技术主要应用于需要盆腔放射治疗的年轻患者。在盆腔放疗前，将卵巢移位至照射野以外部位固定，以避免放疗对卵巢功能的损害。移位后卵巢亦有自行移动风险，加之放射线的散射和卵巢血供的改变，使卵巢移位的成功率仅为50%。由于卵巢移位后有卵巢下降可能，可以见到未将卵巢重新放回原位仍发生自然妊娠的报道。如果患者需进行IVF，只能够经腹（而非经阴道）从移位卵巢上采集卵母细胞，增加了手术的风险[26]。不过值得庆幸的是从移位卵巢采集的卵母细胞获得的胚胎移植后成功率与常规IVF的成功率相似。

该技术适用人群局限、耗时长、费用高。卵巢移位保护卵巢储备功能失败因素包括散射辐射、血供不足、辐射剂量、患者年龄及放疗过程中卵巢是否有防护等，所以安全性和可靠性未知。

2. 孕期风险 妇科恶性肿瘤患者保留生育功能后，发生不良妊娠结局（如自然流产、早产、胎儿生长受限、死产）的风险高，部分取决于接受的治疗类型（放疗、化疗、手术）和患者的个体因素（妊娠的年龄、肿瘤类型和部位）。化疗对子宫的影响性较小，因而有化疗暴露史的癌症患者妊娠结局良好。但子宫暴露于高剂量的放疗下可能会限制子宫的发育，并导致血管变化，影响子宫血流，从而可能导致早产、胎儿生长受限和死产等不良结局。

宫颈癌保留生育功能治疗的预后较为乐观，但治疗后妊娠率一直在20%~40%，45%的患者可获得足月妊娠，25%的患者在妊娠28~36周早产，而5%的患者发生早于28周的早产[15, 27]。宫颈癌患者保留生育功能后宫颈变短，黏液栓消失，宫颈屏障作用减弱，进而妊娠中晚期感染、胎膜早破、流产及早产风险明显增加。因此，建议患者孕期密切监测宫颈长度和形态变化及感染指标，及时发现自然流产、早产征象，必要时宫颈环扎，尽早实施保胎治疗。

早期上皮性卵巢癌保留生育功能的患者由于对侧卵巢及盆腔均为正常，在不合并其他不孕因素的情况下，超过80%的有生育意愿的患者均可以获得足月妊娠。但是由于妊娠相关的症状与卵巢恶性肿瘤复发、进展相似，需要在妊娠期间密切关注妊娠状况及监测肿瘤复发情况。

子宫内膜癌患者常常合并高血压、肥胖、胰岛素抵抗等因素，这些患者保留生育功能获得妊娠后，妊娠期代谢相关疾病（如妊娠期糖尿病、高血压及甲状腺功能异常）、血栓等风险增加。另外，由于子宫内膜癌保留生育功能治疗中，多次反复刮宫，可能导致内膜损伤，影响到胚胎的种植、胎盘的发育，导致前置胎盘和胎盘植入等风险增加。因此，应加强孕期监护及管理，减少这些疾病的发生，减少对母儿健康的影响。

3. 产时、产后风险 妇科恶性肿瘤的手术、放化疗治疗不仅增加孕期风险，在产时、产后也需要密切关注。如子宫内膜癌的反复刮宫，可能导致胎盘粘连、胎盘植入风险增加，以及产后出血。

（四）子代风险

1. 肿瘤治疗是否增加子代风险 考虑到癌症治疗如放化疗对配子和胚胎的影响，推测幸存者后代可能有先天性异常和染色体异常的风险。研究报道儿童期有癌症并接受过放化疗的患者，其后代发生先天性异常、单基因疾病或染色体综合征的风险并未升高。子宫内膜癌保留生育功能患者的后代，体格检查指标与对照组无差别，仅体重指数偏高，而在总智龄及运动领域上表现还优于正常对照组[28]。对于宫颈癌行冷刀锥切治疗的妇女，低体重儿（出生体重<2 500 g）的比例明显升高。24项针对妊娠期宫

颈癌的铂类衍生物给药研究的系统评价发现新生儿的平均分娩体重为2 213 g[29];但是也有报道胎儿生长发育异常与妊娠期因卵巢癌和宫颈癌而进行化疗相关[30],所以妊娠期化疗要谨慎。

2. 携带肿瘤基因遗传风险 尚未证明癌症患者后代患癌风险升高。研究证明多达10%的癌症可归因于遗传基因突变,最常见的与妇科肿瘤相关的遗传癌症综合征为遗传性乳腺癌-卵巢癌综合征(hereditary breast-ovarian cancer syndrome,HBOC),发生HBOC最主要的原因就是相关易感基因发生突变,各个国家乳腺癌或卵巢癌患者基因突变最常见的是*BRCA1*和*BRCA2*,其他突变基因如*BRCA2*定位协助因子(PALB2)等也是乳腺癌和卵巢癌风险评估的重要因素[31]。研究发现*BRCA1*基因突变携带者到70岁时患乳腺癌和卵巢癌的风险分别为87%和63%,*BRCA2*基因突变携带者到70岁时患乳腺癌和卵巢癌的风险分别为84%和27%[32],可见*BRCA1*、*BRCA2*基因突变者患乳腺癌与卵巢癌的概率大大增加。

由遗传导致的子宫内膜癌只占2%~3%,几乎可归因于林奇综合征[33]。LS是一种遗传易感性恶性肿瘤,为家族性常染色体显性遗传,易感基因携带者一生患结肠癌、子宫内膜癌及其他肿瘤的风险大大增加。LS是由于错配修复基因*MLH1*、*MSH2*、*MSL6*、*PMS2*的种系突变、功能缺失引起的。患LS不伴有子宫内膜癌患者,其患子宫内膜癌风险高达60%[29]。另外,LS相关子宫内膜癌女性患结直肠癌的风险明显增加,可以通过检测结直肠癌降低死亡率。

3. 辅助生殖技术的子代风险 由于妇科恶性肿瘤及治疗都会对患者的生殖能力造成影响,因此许多保留生育功能的患者会借助辅助生殖技术助孕,应用辅助生殖技术获得的子代的健康也备受人们关注。相比于普通人群,IVF及ICSI后的患者子代出现低出生体重和极低出生体重的比例较高;小于胎龄儿的出生风险增加,围产儿死亡的风险增加[31]。另外,研究发现应用辅助生殖技术获得的子代,在精神运动发展、整体社会功能、语言发展和行为均未见明显异常[32];但也有报道ART治疗会影响子代的认知能力,其发育迟缓的风险增加了4倍,子代发生脑瘫的风险亦增加。有限的数据表明,ART子代的血压可能升高,空腹血糖升高,体内总脂肪成分增加,心血管功能欠佳[33,34]。通过ART受孕出生的儿童与自然受孕出生的儿童相比,出生缺陷的发生率更高[34]。与普通人群的发生率相比,ICSI后出生的儿童发生的非遗传性染色体异常的发生率也会升高[34]。但是多项大型队列研究表明,ART后的患者子代的总体癌症风险并无增加[34]。所以妇科恶性肿瘤患者保留生育功能获得的子代除了上述ART的风险外,是否增加癌症风险尚有待于进一步探讨。

总之,与其他部位的恶性肿瘤不同,患妇科恶性肿瘤及各项肿瘤治疗措施直接用于女性生殖器官,进而影响生育功能。在确保患者安全的情况下,开展妇科恶性肿瘤保留生育功能的治疗,依然存在疾病复发、进展的风险,需要严密观察。

(肖泽睿 方芳 鹿群)

参考文献

[1] STANCA M, CIOBANU V, GHEORGHE M, et al. The Double Life-Saving Approach of Abdominal Radical Trachelectomy during Pregnancy for Early-Stage Cervical Cancer—An Overview of the Literature and Our Institutional Experience. Journal of Personalized Medicine, 2021, 11(1): 29.

[2] ROBOVA H, HALASKA M J, PLUTA M, et al. Oncological and pregnancy outcomes after high-dose density neoadjuvant chemotherapy and fertility-sparing surgery in cervical cancer. Gynecol Oncol, 2014, 135(2): 213-216.

[3] SIEGEL R L, MILLER K D, JEMAL A. Cancer Statistics, 2017. CA: a cancer journal for clinicians, 2017, 67(1): 7-30.

[4] CIAVATTINI A, CLEMENTE N, DELLI CARPINI G, et al. Loop electrosurgical excision procedure and risk of miscarriage. Fertility and sterility, 2015, 103(4): 1043-1048.

[5] MCKENZIE N D, KENNARD J A, AHMAD S. Fertility preserving options for gynecologic malignancies: A review of current understanding and future directions. Critical reviews in oncology/hematology, 2018, 132: 116-124.

[6] ARORA R S, ALSTON R D, EDEN T O B, et al. Comparative incidence patterns and trends of gonadal and extragonadal germ cell tumors in England, 1979 to 2003. Cancer, 2012, 118(17): 4290-4297.

[7] BROWN J, FRIEDLANDER M, BACKES F J, et al. Gynecologic Cancer Intergroup (GCIG) consensus review for ovarian germ cell tumors. International journal of gynecological cancer : official journal of the International Gynecological Cancer Society, 2014, 24(9 Suppl 3): S48-54.

[8] BARTON S E, MISSMER S A, BERRY K F, et al. Female cancer survivors are low responders and have reduced success compared with other patients undergoing assisted reproductive technologies. Fertility and sterility, 2012, 97(2): 381-386.

[9] DEL MASTRO L, CEPPI M, POGGIO F, et al. Gonadotropin-releasing hormone analogues for the prevention of chemotherapy-induced premature ovarian failure in cancer women: systematic review and meta-analysis of randomized trials. Netherlands, 2014 Jun.

[10] KRISEMAN M L, KOVANCI E. Impact of Chemotherapy and Radiotherapy on the Ovary. springer, 2012: 45-56.

[11] MELIN J. Reproductive health in female survivors of early onset cancer. Medicine, 2019.

[12] HOLMAN D A. Fertility Preservation in Gynecologic Cancer. Seminars in oncology nursing, 2019, 35(2): 202-210.

[13] XIAO Z, SONG Z, WANG J, et al. Pregnancy outcomes after fertility preservation in women with endometrial carcinoma and atypical endometrial hyperplasia: A systematic review and meta-analysis. Gynecology and Obstetrics Clinical Medicine, 2021, 1(4): 190-196.

[14] KASUGA Y, NISHIO H, MIYAKOSHI K, et al. Pregnancy Outcomes After Abdominal Radical Trachelectomy for Early-Stage Cervical Cancer: A 13-Year Experience in a Single Tertiary-Care Center. International journal of gynecological cancer : official journal of the International Gynecological Cancer Society, 2016, 26(1): 163-168.

[15] OKUGAWA K, KOBAYASHI H, SONODA K, et al. Oncologic and obstetric outcomes and complications during pregnancy after fertility-sparing abdominal trachelectomy for cervical cancer: a retrospective review. International journal of clinical oncology, 2017, 22(2):340-346.

[16] NASIOUDIS D, FREY M K, CHAPMAN-DAVIS E, et al. Fertility-preserving surgery for advanced stage ovarian germ cell tumors. Gynecologic oncology, 2017, 147(3): 493-496.

[17] TRILLSCH F, MAHNER S, WOELBER L, et al. Age-dependent differences in borderline ovarian tumours (BOT) regarding clinical characteristics and outcome: results from a sub-analysis of the Arbeitsgemeinschaft Gynaekologische Onkologie (AGO) ROBOT study. Annals of oncology: official journal of the European Society for Medical Oncology, 2014, 25(7): 1320-1327.

[18] BAKER J, OBERMAIR A, GEBSKI V, et al. Efficacy of oral or intrauterine device-delivered progestin in patients with complex endometrial hyperplasia with atypia or early endometrial adenocarcinoma: a meta-analysis and systematic review of the literature. United States, 2012 Apr.

[19] TRUNET P F, BHATNAGAR A S, CHAUDRI H A, et al. Letrozole (CGS 20267), a new oral aromatase inhibitor for the treatment of advanced breast cancer in postmenopausal patients. Acta Oncologica, 1996, 35(sup5): 15-18.

[20] JADOUL P, KIM S S. Fertility considerations in young women with hematological malignancies. Journal of assisted reproduction and genetics, 2012, 29(6): 479-487.

［21］CHEN Z-J, SHI Y, SUN Y, et al. Fresh versus Frozen Embryos for Infertility in the Polycystic Ovary Syndrome. The New England journal of medicine, 2016, 375(6): 523-533.

［22］Practice committees of American Society for Reproductive Medicine. Society for assisted reproductive technology, mature oocyte cryopreservation: a guideline. Fertility & Sterility, 2013, 99: 37-43.

［23］DONNEZ J, DOLMANS M-M. Fertility Preservation in Women. The New England journal of medicine, 2018, 378(4): 400-401.

［24］DOLMANS MM, VON WOLFF M, POIROT C, et al. Transplantation of cryopreserved ovarian tissue in a series of 285 women: a review of five leading European centers. Fertil Steril, 2021, 115(5): 1102-1115.

［25］DOLMANS M-M, LUYCKX V, DONNEZ J, et al. Risk of transferring malignant cells with transplanted frozen-thawed ovarian tissue. Fertility and sterility, 2013, 99(6): 1514-1522.

［26］AGORASTOS T, ZAFRAKAS M, MASTROMINAS M. Long-term follow-up after cervical cancer treatment and subsequent successful surrogate pregnancy. Reprod Biomed Online, 2009, 19(2): 250.

［27］BENTIVEGNA E, MAULARD A, PAUTIER P, et al. Fertility results and pregnancy outcomes after conservative treatment of cervical cancer: a systematic review of the literature. Fertility & Seerility, 2016, 106(5): 1195-1211.

［28］KYRGIOU M, ATHANASIOU A, PARASKEVAIDI M, et al. Adverse obstetric outcomes after local treatment for cervical preinvasive and early invasive disease according to cone depth: systematic review and meta-analysis.Obstetrical & Gynecological Survey, 2016, 71(11): 646-648.

［29］ZAGOURI F, SERGENTANIS T N, CHRYSIKOS D, et al. Platinum derivatives during pregnancy in cervical cancer: a systematic review and meta-analysis. Obstetrics & Gynecology, 2013, 121(2): 337-343.

［30］ABDALLA N, BIZOŃ M, PIÓRKOWSKI R, et al. Does Chemotherapy for Gynecological Malignancies during Pregnancy Cause Fetal Growth Restriction? BioMed research international, 2017, 2017: 7543421.

［31］REBBECK T R, FRIEBEL T M, FRIEDMAN E, et al. Mutational spectrum in a worldwide study of 29, 700 families with BRCA1 or BRCA2 mutations. Human mutation, 2018, 39(5): 593-620.

［32］YAMAUCHI H, TAKEI J. Management of hereditary breast and ovarian cancer. International journal of clinical oncology, 2018, 23(1): 45-51.

［33］DANIELS M S, LU K H. Genetic predisposition in gynecologic cancers. Seminars in oncology, 2016, 43(5): 543-547.

［34］SINE B, VIVECA S A, ULLA-BRITT W, et al. The health of children conceived by ART: 'the chicken or the egg?'. Human Reproduction Update, 2019(2): 2.

第二节　妇科恶性肿瘤生殖相关伦理问题

本节从一个卵巢癌患者希望保留生育功能的案例入手，引入并阐释基本的伦理学理念，在应用层面介绍临床伦理案例决策模式。

刘某，30岁，未婚，因卵巢癌Ⅰ期，BRCA1基因突变，要求保留生育功能。

问题：①*BRCA1*基因突变导致卵巢癌发病风险增加，是否适合保留生育功能？②如何保留生育功能？③是否可以冷冻卵子？子代遗传风险是否增加？④是否可以冷冻卵巢组织？卵巢组织移植是否导致复发风险增加？

女性癌症发病的年轻化和初次生育年龄的推迟，使得许多患者在诊断为恶性肿瘤时尚未生育，能否和如何保留其生育力，既是临床关注的重要内容，也是社会伦理视角关注的重要问题。同时，现代辅助生殖技术的应用又为妇科恶性肿瘤患者的生育力保护带来新的福音，这是临床决策中需要考虑的要素。

一、相关伦理理念

1.伦理学基本概念　"伦理学"作为一门学科，也称道德哲学，把道德作为研究对象。

"道德"与"伦理"两词相近。从学术角度看，二者有差异。道德作为一种社会意识现象，是指调节人与人、人与自然之间关系的行为规范的总和。"伦理"在中国传统文化中居于重要的地位，中国文化讲"伦"，重在关系，是指辈分、类分和秩序；"理"即条理、治理，引申意义指道理、规则。"伦理"主要指人伦关系，即人与人之间应有的关系，以及处理关系所遵循之理。"道德"包括两个方面，一是关于个人行为、个人品格，强调内在的状态和修养境界等；二是指社会的风俗、习惯。"伦理"多针对客观问题，或者对某一问题处理原则和决策方法的探讨，一般不与医生个人品行相关。譬如，患者得了肿瘤，是否告知患者实情，不同的人有不同的看法，而且都持有一定理由。不涉及对持有不同观点的人的个人道德品格的评价，一般把这类问题称作"伦理"问题。对伦理问题可以采用思辨的模式进行分析，也可采取多学科共识的探讨和学术共同体进行规范指南的制定等方式来解决。

2.医学伦理学理论　伦理学的方法有些是规范性的，有些是非规范性的。结果论和非结果论都是规范伦理学的路径。规范伦理学又可以分为一般规范伦理学和应用规范伦理学。医学伦理学便隶属于应用规范伦理学。医疗行业传统上为从业人员制定了系列规范，规定了各种职业职责，以确保患者和社会对他们的信任。

这些规范有的称为基本原则，有的称为准则或规则。规则和原则也可以不用做严格的区分，都是指导行为的一般规范，区别在于规则在内涵上比原则更加具体，在外延上比原则更严格。原则是一般的规范，为判断案例留下了较大的空间。尽管我们相信原则提供了最一般的、综合性的规范，但是，规则、权利和美德在我们的理论框架中也非常重要。

3. 医学伦理学基本原则 医学伦理学基本原则的形成主要基于20世纪70年代针对研究领域出现的伦理问题而讨论形成的共识，最初体现在《贝尔蒙报告》中，但这些原则同样适用于临床情境。

（1）尊重（respect for autonomy）原则：尊重原则主要涉及尊重自主的人及他的自主性，尊重人也就是尊重其运用理性深思熟虑之后做出的决定。《贝尔蒙报告》认为"尊重人"的原则表达为两个道德要求：一是承认人的自主性，把人当作自主的行动者看待；二是保护那些不能完全自主的人。而后者，便是对弱势人群的尊重，更能体现对人的尊重。

一般认为，一个人具有自我支配的能力，是指其能理解、推理、思考和独立决策等。在医疗领域，因为受到疾病的暂时限制，或者因为缺乏知识、被强迫或被限制进行某种选择（如不告知其真实信息）。一个自主的人没有阅读或不理解知情同意书，就在知情同意书上签字，这个人虽然具备自主行为的资格，但却没有做到自主。有些在总体上不具备自主决策能力的人，有时也能做出自主的选择。例如，有些没有自理能力、在法律上被宣布为无行为能力的精神疾病患者，表达其饮食偏好、拒绝服药、给熟人打电话等意愿，这些应该看成其自主的选择。知情同意是尊重原则的具体体现，它不等于尊重本身。即有时运用知情同意体现对患者的尊重，但在运用知情同意有困难的情况下，反倒可能因为囿于知情同意的形式而没有实现对人的基本尊重。

本节案例中的刘某即便知道罹患卵巢癌，仍然明确要求保留生育功能。从案例看没有理由怀疑她的这个请求是不自主的，因此尊重原则是需要重点关注的。

（2）不伤害（non-maleficence）原则：是指医务人员的医疗行为，其动机与结果均应该避免对患者造成伤害。任何一项医疗技术本身都存在利弊两方面，因而，可能的医疗伤害与患者的巨大健康利益经常是连在一起的。比如，医学技术在为患者带来一定的健康利益的同时，也存在着对患者的潜在伤害。医疗伤害的结果可以分为生理性伤害、心理伤害、经济伤害和名誉及法律方面的伤害等。

不伤害原则类似底线式的要求，是诸多伦理学理论都非常强调的。也有些哲学家把不伤害原则和有利原则合并成一个原则，以下面的递进模式表达：①不得作恶或施害；②应当避恶或避害；③应当去恶或除害；④应当行善或增利。

（3）有利（beneficence）原则：要求医务人员的行为对患者确有助益，必须符合以下条件。①患者的确患有疾病；②医务人员的行动与解除患者的疾苦有关；③医务人员的行动可能解除患者的疾苦；④患者受益不会给别人带来不合理的损害。

（4）公正（justice）原则：所有的公正理论都有一个最低的形式要求，这一要求在历史上是由亚里士多德提出的，即平等的应当平等对待，不平等的应当不平等对待，也称作形式的公正原则。实质的公正有不同的主张。不同的哲学家在解释公正时使用了不同的概念，如公平、应得和权利资格等。根据公正原则，拥有一个有效要求的人，就拥有一个权利，因而应当得到某些东西。因此，不公正就是指否决人们有权获得的利益或不公平分配负担的错误行为或不作为。在医疗领域中，公正原则要求医务人员在医疗服务中平等对待患者，在分配好处坏处时公平合理。

医学伦理学的这四个原则在应用到具体案例中时，经常会发生某两个或几个原则之间的冲突，例如，涉及有利原则与尊重原则之间的冲突，有时也涉及卫生资源在个人之间分配的矛盾，这样单纯在原则层面就难以解决，因此，需要借助伦理学理论体系进行综合的分析。

现实中，并不是所有的关于原则之间的权衡都是合理的。本文推荐的临床伦理决策框架契合于临床思维，融合了医学伦理学基本原则，是推荐参考和学习的一种模式。

二、伦理决策的思维框架

在具体临床决策中，有时直接诉诸已经形成共识的医学伦理学原则，便可以有所帮助；但一般难以直接解决问题，而是需要与具体的情境融合起来进行分析。如案例中的患者如果年龄超过45岁，肿瘤已是晚期，但有强烈的希望留下后代的意愿，遂申请卵巢移植。这种情况无论是医学方面还是伦理学方面都比较困难。单纯的尊重原则或有利原则难以直接应用，需要综合分析。

一般来说，一个理想的道德判断，需要在概念上清晰、信息准确完整、冷静而不是头脑发热、考虑全面合理、立足点公平而非偏倚，并能使用正确的道德原则。临床伦理决策有诸多不同的方式，其中比较成熟的首推由三位临床专家兼临床伦理专家在其共同撰写的《临床伦理学》中提出的"四盒子"模型（"four boxes" model，也称四盒子模式或四主题模式，见图2-2-1）。此模式把临床情境和

伦理思考要点有机地结合起来，从四个医学视角引出其中涉及的伦理问题，具体包括医学指征、患者意愿、生命质量和情境因素四个模块。该模型能够帮助医生构建将临床逻辑思维和伦理要点相融合的决策框架，形成适合自己的需要侧重考虑的要点，更好地应用到临床伦理决策中。

医学指征 （medical indications）	患者要求 （patient preferences）
生命质量 （quality of life）	总体外部情境 （contextual features）

图2-2-1　四盒子/四主题模式（four boxes model）

1. 医学指征　此主题是从医学指征的角度分析实际案例中的伦理问题，融入医学伦理学基本原则中的有利和不伤害原则。下列问题按照入院后诊疗发生顺序而提出，包含在医学指征类问题的范畴之内：①患者的医学问题是什么？病史？诊断？预后？②病情是急性的？慢性的？危重的？急救的？可复发的？③治疗的目的有哪些？④成功的可能性有多大？⑤万一治疗失败，有哪些计划？等等。

总之，在医学指征范畴内的问题还有很多，但都紧密围绕这位患者"如何能从医疗和护理上得到益处、如何能避免可能的伤害"这两个主要问题展开。

此要素帮助医务人员从不伤害和有利这两个伦理原则出发，对诊断、预后等各种可能性进行思考。

2. 患者意愿　从患者意愿的角度分析实际案例中的伦理问题，背后体现的是医学伦理学基本原则中的尊重原则。下列问题伴随着患者决策过程而提出，围绕患者的自主要求展开。①患者是否神智健全，是否有法律上的能力？如果没有能力，有什么证据？②如果有行为能力，患者对治疗表达过哪些意愿？③患者是否已经被告知收益和风险，是否

理解了，是否表示同意？④如果患者没有能力做决定，谁是合适的代理人？代理人是否用合适的标准做决策？⑤患者以前是否表达过某种意愿，如生前预嘱？⑥患者不愿意或不能配合治疗？如果这样，为什么？等等。

总之，在患者自主要求范畴内的问题都将紧密围绕这位患者"选择的权利是否在伦理学和法律上都能被尊重"这点展开。

3. 生命质量　从生命质量的角度分析实际案例中的伦理问题综合体现了医学伦理学基本原则中的有利、不伤害和尊重原则。下列问题是围绕与治疗相关的决策而提出，包含在生命质量类问题的范畴之内。①治疗或不治疗，患者恢复到正常生命状态的前景如何？②如果治疗成功，患者是否可能在生理上、精神上或社会生活方面需要承受一些不适？③医务人员在评价患者的生命质量时是否存在偏见？④患者目前或将来的情况是不佳，以至医务人员得出维持生命没什么意义的判断？⑤是否有基本的理由和计划放弃治疗？⑥有没有使其舒适和姑息治疗/减轻痛苦的计划？等等。

4. 总体外部情境　从总体外部情境的角度分析实际案例中的伦理问题主要体现了医学伦理学基本原则中的公正原则、对医学的忠诚、对社会和文化等要素的考虑，即，除患者个人因素以外的其他各类因素都可能对诊疗决策产生影响：①有无家庭问题而影响对治疗的决定？②有无医务人员的问题而影响对治疗的决定？③有无经济因素？④有无宗教文化因素？⑤有无对保密方面的限制？⑥有无资源分配问题？⑦有无法律因素卷入对治疗的决定？⑧是否涉及临床科研或教学？⑨是否存在与医务人员或机构之间的利益冲突？等等。

总之，总体外部情境涉及领域较为广泛，因此需要考虑的问题也比较多，但这些问题都基本围绕各类因素与患者生命权的冲突而展开。因此，在总体外部情境范畴内的问题都将围绕职业忠诚、公正原则、宗教信仰、经济负担及保护医患之间的信托关系等而展开。

三、应用四盒子模式对案例的初步分析

妇科肿瘤领域除了肿瘤相关的问题外，还涉及生育问题，而生育又与文化因素相关。一项对停经前乳腺癌妇女可用的生殖保存方法及相关阻碍的研究显示，生殖保存选项包括促性腺激素释放激素激动剂联合输注，将治疗相关不孕的机会减至最低，以及卵母细胞和胚胎的低温保存和卵巢组织低温保存及移植等治疗方法。但在东亚，尽管患者对生殖保存非常关注，患者和临床医生之间在这方面的讨论仍然比较缺乏。

临床专家共识认为，生育力保护治疗的前提是安全，良好肿瘤结局是生育力保护治疗的底线。对不同期别的患者选择"安全、有效的最小手术"已成为宫颈癌生育力保护治疗的目标。保留生育功能治疗的决策必须兼顾肿瘤结局与生育结局。对于有保留生育力可能但复发风险相对高的，以及对生育期望高的年轻患者，充分告知。充分告知不是目的，目的是更加合理地综合决策。而决策又是个体化的，保留生育功能治疗的适应证是依据循证医学的证据级别予以推荐的，低级别证据推荐或尚未被推荐的治疗具有相对较高风险，但以高级别证据推荐的治疗也并非毫无风险。每例患者和家属对肿瘤结局的期望是基本一致的，但对生育结局的期望并不完全相同。作为医师，如何能和患者共同做出满

意的临床决策，不仅需掌握好适应证，了解与尊重患者和家属的意愿，还需充分告知保留生育功能治疗的风险与获益，最终做出决策。然后在规范化治疗的前提下，实施个体化治疗，以保证良好的肿瘤结局并获得满意的生育结局。

本节案例虽然没有罗列诸多的临床信息，但描绘了一个非常普遍的场景，也表达了重要的个人意愿和需求，即生育力保留。应用此临床伦理决策模式，可把医学因素和非医学因素都考虑进去。具体可以尝试进行如下的练习和分析（图2-2-2）：

医生在工作中一般已形成了自己的思维惯性，但需要注意，其中既有自己擅长考虑的要素，也有可能被忽略的要素。应用此模式可以帮助医生考虑得更加全面，同时关注到医学问题和非医学问题。在相对熟练地使用此模式后，医务人员需要根据患者的实际情况做出适当的调整，把自己工作中积累的经验加到此模式中，以预防和减少对患者的伤害、实现对患者的尊重、维护患者的利益、维护患者对医疗行业的信任、促进卫生公平，以及契合不同的文化或宗教因素的考虑。

医学指征（medical indications）	患者意愿（patient preferences）
·患者卵巢癌分期和预后如何 ·是否可复发 ·同时发生乳腺癌和其他*BRCA1*基因突变相关恶性肿瘤的风险，及其对患者生存可能带来的影响 ·治疗的目的是肿瘤本身，还是生育力的维持并着重考虑 ·*BRCA1*基因突变导致卵巢癌发病风险增加，是否适合保留生育功能 ·两个目的同时达到的可能性？只达到一个目的的成功可能性 ·是否可以冷冻卵子？子代遗传风险？如何避免？是否可以冷冻卵巢组织？卵巢组织移植是否导致复发风险？需要考虑并告知患者 ·万一治疗失败，有哪些补救计划 ·其他	·患者是否神智健全，而且有法律上的行为能力 ·患者表达的保持生育力的意愿是不是基于客观的医学事实的基础上做出的 ·患者是否已经被告知收益和风险，是否理解了 ·患者是否和家庭充分商议，是否存在可能不自愿，而是受到来自自己父母的家庭或男友家庭（如果有）的压力 ·如果医生给出一个建议，患者是否不愿意或不能配合治疗 其他
生命质量（quality of life）	总体外部情境（contextual features）
·卵巢癌治疗或不治疗的方案，患者能恢复到正常生命状态的前景如何 ·如果卵巢癌治疗成功，患者是否可能在生理上、精神上或社会生活方面需要承受一些不适？如生育的希望破灭 ·医务人员是否关注到在评价患者的生命质量问题上是否存在主观偏见 ·患者是否伴随发生肿瘤相关的疼痛问题 ·如何保留生育功能 ·保持生育功能对肿瘤治疗的影响，对生活质量和生命预期的影响，需要考虑并告知患者 ·其他	·患者虽然未婚，但是否有稳定的男友，是否在生育后代方面表达过意见？有无家庭问题而影响对治疗的决定 ·有无医护人员的问题而影响对治疗的决定？比如有的医务人员不支持某类决策而未予提供或告知 ·有无经济因素影响最佳的治疗方案的实施 ·有无宗教文化因素？此案例中没有任何提及，关联性可能不大，但也需要考虑 ·有无对保密方面的限制？是否涉及医疗保险和报销问题 ·有无法律因素卷入对治疗的决定？关于是否可以冷冻卵子，是否涉及辅助生殖相关的管理规范问题 ·是否涉及临床科研或教学，以及医务人员或机构之间的利益冲突问题 ·其他

图2-2-2　医学伦理决策模式

四、延伸的考虑

与生育力保持相关，目前讨论较多的是冻卵问题，尤其是非医学原因的冻卵。有专家提出，作为生育力保持的一种方式，冻卵为女性提供了更多的时间来完成自身的教育和职业发展计划；也有观点认为，作为一种平权手段，冻卵部分解决了现有社会结构使得女性抚育后代的延迟和对卵子质量的担忧问题，尤其是在2012年美国生殖医学会提出冻卵已经不再作为试验性手段，而被看作成熟的技术。也有提出因受教育和职场发展导致的生育延迟，不能只由妇女群体本身承担，而是由社会共同承担。也需要看到，冻卵并没有解决社会结构本身的问题，如果延迟生育成为普遍性的做法，从生物学角度看，这也并不是对社会和后代的最佳选择。另外，现阶段冻卵因被区分为医学原因和非医学原因，使得非医学原因冻卵服务并未纳入医疗保险，那么可能会造成富裕的女性更有能力享受此技术而引发卫生公平问题。

（丛亚丽）

参考文献

[1]谢幸，沈源明. 妇科恶性肿瘤生育力保护的权衡与决策. 中国实用妇科与产科杂志，2019, 35(6): 609-611.

[2]宋希仁. 伦理与人生. 北京：教育科学出版社，2000.

[3]桑德尔. 公正：该如何做是好. 朱玲，译. 北京：中信出版社，2012.

[4]比彻姆，邱卓思. 生命医学伦理原则. 5版. 李伦，等译. 北京：北京大学出版社，2014.

[5]约翰·穆勒. 功利主义. 徐大建，译. 上海：上海人民出版社，2008.

[6]康德. 道德形而上学原理. 苗力田，译. 上海：上海人民出版社，1988.

[7]JONSEN A R, SIEGLER M, WINSLADE W J. Clinical Ethics. sixth edition. The McGraw-Hill Companies, Inc, 2006.

[8]HARWOOD K. Egg Freezing and the Feminist Quest for Equality in the Workplace // Campo-Engelstein L, Burcher P. Reproductive Ethics. Springer International Publishing, 2017. DOI: 10.1007/978-3-319-52630-0_5.

[9]WANG S S Y, LOONG H, Chung J P W, et al. Preservation of fertility in premenopausal patients with breast cancer. Hong Kong Med J, 2020, 26:216-226. https://doi.org/10.12809/hkmj198268.

[10]乔杰，夏曦，李红真. 生育力保护与妇科恶性肿瘤治疗后患者的辅助生育问题. 实用妇产科杂志，2014, 30(10): 729-731.

[11]程炼. 伦理学导论. 北京：北京大学出版社，2017.

第三节　妇科恶性肿瘤患者生育力保护常见相关法律问题

为了保障妇科恶性肿瘤患者的生命权、身体权、健康权等合法权益，需要进行符合诊疗规范的医疗措施，如放疗、化疗及手术等。但是，如不加以特别保护，此类医疗措施往往会损伤患者的生殖功能。因此，在保护患者生命权、身体权、健康权等合法权益的同时，医务人员应尊重有保护生育力要求患者的自主意愿，充分告知，权衡利弊，采取可行的特别医疗措施，尽可能地依法保护其生育能力，帮助其实现其生育权利。在诊疗过程中，存在与患者生育力保护相关的一些常见法律问题，本节依据中国现行法律予以探讨，以期帮助医务人员找到应对之策，保护患方合法权益，降低医疗法律风险。

一、妇科恶性肿瘤患方的权利

本文患方指的是患者、代理人、患者近亲属等患方人员。患者因妇科恶性肿瘤就诊的，构成医患法律关系。医患法律关系的内容是医患双方的权利、义务。医务人员应对医患双方的权利、义务有着准确的认识，这是构建和谐医患关系的前提。

（一）自然人的权利

依据《中华人民共和国民法典》（以下简称《民法典》），自然人从出生时起到死亡时止，具有民事权利能力，依法享有民事权利，承担民事义务。自然人的民事权利能力一律平等。自然人的主要民事权益主要包括以下内容。

1.人格权　自然人的人身自由、人格尊严受法律保护。自然人享有生命权、身体权、健康权、姓名权、肖像权、名誉权、荣誉权、隐私权、婚姻自主权等权利。自然人的个人信息受法律保护。任何组织或者个人需要获取他人个人信息的，应当依法取得并确保信息安全，不得非法收集、使用、加工、传输他人个人信息，不得非法买卖、提供或者公开他人个人信息。

2.身份权　自然人因婚姻家庭关系等产生的人身权利受法律保护。

3.财产权　民事主体的财产权利受法律平等保护，包括物权、债权、知识产权、继承权、股权及其他投资性权利。

4.其他合法利益　如胎儿利益、死者利益、人格利益、身份利益和财产利益。

患方人员的权利和利益都包含其中，但因角色不同而在医患法律关系中享有不同的民事权利，承担不同的民事义务。

（二）患方在医患法律关系中的权利及患者意愿优先

医患法律关系主要是医疗服务合同关系，参与到患方的人员主要包括患者本人、近亲属、委托代理人（如有）、法定代理人（如有），其权利分别介绍如下。

1.患者的权利　患者本人是医疗服务合同的主体，享有自然人在医患法律关系中的全部权利，应承担所有的相应义务，尤其是其人格权需要得到重点保护，如生命权、身体权、健康权、知情同意权（自主决定权）、隐私权等。在人格权编相关规定中，《民法典》采用了"列举+概括"的方式，对人格权采用"非法定主义"，只要是基于人格尊严的可以类型化的人格权，就可以归纳为具体人格权，不可类型化的基于人格尊严的权利称为一般人格权。如生育权就是一项具体人格权，为其他法律（如《中华人民共和国妇女权益保障法》）所明确，为国际、学界所公认，并不因《民法典》没有列举而不存在，生育权主要包括生育健康权与生育自由权，生育力保护属于生育健康权范畴。

2.近亲属的主要权利

（1）特定情形替代决策的权利：依据《民法典》第一千零四十五条，亲属包括配偶、血亲和姻亲。配偶、父母、子女、兄弟姐妹、祖父母、外祖父母、孙子女、外孙子女为近亲属。基于与患者的身份权，《民法典》规定在特定情形下的近亲属取得相应权利，如《民法典》第一千二百一十九条规定，不能或者不宜向患者说明的，应当向患者的近亲属说明，并取得其明确同意。该规定的"不能或者不宜"即为特定情况，一般为患者不具备知情同意能力的情形（如昏迷），这时可依法推定近亲属为患者代理人，代为决策，但不得做出损害患者合法权益的替代决定，如不合理地放弃治疗。

法律规定的特定情形一旦结束，如昏迷患者清醒，恢复知情同意能力，则依据《民法典》第一千二百一十九条，医务人员在诊疗活动中应当向患者说明病情和医疗措施。需要实施手术、特殊检查、特殊治疗的，医务人员应当及时向患者具体说明医疗风险、替代医疗方案等情况，并取得其明确同意，即知情同意权依然由患者本人行使。

值得注意的是，患者近亲属以外的亲属（如姻亲）一般是没有上述替代决策权利的。

（2）继承权：患者死亡时，近亲属有继承权，但对配子、冷冻胚胎等特殊物尚无继承法律根据，一般认为其不属于财产，故不可继承。近亲属对于配子、冷冻胚胎等享有监管权、处置权为司法实践所确认（见"无锡冷冻胚胎继承案"），除非有特别约定，医疗机构对此并无特别的权利，故医疗机构应尊重死者近亲属对冷冻胚胎的权利。本节后面专门讨论配子、冷冻胚胎的法律属性及处分权利。

（3）患者死亡后代为维护患者合法利益的权利：依据《民法典》第九百九十四条，死者的姓名、肖像、名誉、荣誉、隐私、遗体等受到侵害的，其配偶、子女、父母有权依法请求行为人承担民事责任；死者没有配偶、子女且父母已经死亡的，其他近亲属有权依法请求行为人承担民事责任。有人认为，该条文明确保护死者的人格利益。首先，死者的人格利益依然受法律保护；其次，死者的人格利益保护顺位基本上与法定继承顺位一致，即首先是第一顺位继承人（配偶、父母、子女），如无第一顺位法定继承人则是第二顺位（其他近亲属）。该顺位与患者死亡后卵子、冷冻胚胎的处置权利密切相关，也与患者死后近亲属代为维权而提起诉讼相关。最后，死者的人格利益保护期限为死者近亲属存活期间（"以三代为限"）。

结合实践，可以主张患者离世后在医疗机构所保管的卵子、胚胎的权利人限于其近亲属，一般情况下其他人无权主张权利。值得指出的是，医疗机构如果与患者在生前签署有协议，明确约定患者死后医疗机构所保管的卵子、胚胎处分方式的，一般情况应按照约定处理；如果没有明确约定的，则应将对患者所遗卵子、胚胎有处分权利的患者配偶或近亲属视为权利人，按照《民法典》所确立的"私权神圣原则"（主要为《民法典》第三条、第一百一十三条），不得以原卫生部在2001年所制定的《人类辅助生殖技术管理办法》（效力等级为部门规章）及其配套规范对抗患者配偶和近亲属的这一基本民事权利（效力等级为法律），可参见无锡冷冻胚胎案二审判决书。

（4）患者配偶的特殊地位：患者死亡的，如留有患者卵子与其丈夫精子受精而来的胚胎（同质受精），基于患者配偶在冷冻胚胎上有身体权、生育权等人格权利，其他近亲属（如患者父母）对于胚胎主要是基于身份而存在的权利，故对于冷冻胚胎的处分权利，患者配偶应当较患者其他近亲属（如患者父母）有优先权利。如果患者卵子与非夫精子结合形成胚胎，其丈夫在患者生前对此知情同意，则其丈夫为法律意义上的准父亲（有观点认为类似于收养），其丈夫依然在冷冻胚胎的处分权利方面优先于其他近亲属。无论是否"夫精"受孕，前面两种情形也可以用配偶权在生育方面的权利位阶优先于其他亲属权来解释。因此，实践中出现患者离世后丈夫与患者父母争夺胚胎的处分权利的，应由丈夫而非患者父母对所遗胚胎享有监管、处置权利。例如，丈夫再婚，因再婚妻子身体原因不能生育，则选择植入所遗留的患者卵子受精而形成的胚胎，可以得到伦理辩护，且不为法律所禁止。但是，与医疗机构的协议中或有其他证据表明患者生

前有相反的意愿的除外，如患者生前明确表示反对将冷冻胚胎植入他人体内的，则应尊重其意愿。

3.法定代理人（如有） 无民事行为能力人、限制民事行为能力人的监护人是其法定代理人。《民法典》制定了较为完善的监护制度，包括未成年人和成年人监护制度。成年患者不具备完全民事行为能力的，应指定或者协商确定监护人；具有完全民事行为能力的患者也可以依据《民法典》意定监护制度指定自己在丧失行为能力后的监护人；特别情况下有公职监护人。监护人应当按照最有利于被监护人的原则履行监护职责。医学实践中，患者法定代理人代理患者实施民事法律行为，如设立、变更、终止医疗服务合同。但法定代理人的代理决策不得侵害被代理人（患者）的合法权益。例如，患者丧失完全民事行为能力但是曾有生育意愿的，则法定代理人不得擅自处分医疗机构所保管的卵子、冷冻胚胎等。患者有法定代理人的，其代理权利优先于患者其他近亲属的权利，例如，患者丈夫是法定代理人的，其相关权利优于患者父母的相关权利，反之亦然。

4.委托代理人（如有） 患者可以依法通过指定代理人履行医疗服务合同，代理人在患者授权事项的范围内行使代理权利。但是，患者可以随时撤销委托。无论是否有书面撤销授权，代理人意见与患者意愿不一致的，医务人员应以患者的意愿为准，而非仅仅看书面文件，可参见"榆林产妇跳楼案"的教训。

综上所述，患者有权按照自己的意愿行使民事权利，不受干涉，意思自治是《民法典》的核心思想。患者有明确意愿的，无论患者是生存还是已经死亡，患方其他人员的决定与患者意愿相悖的，

应以患者的意愿为准；患者不能辨认或者不能完全辨认自己的行为、没有证据表明患者真实意愿为何的，患方其他人员应按照最有利于患者合法权益的原则进行替代决策，否则该决策无效。医疗机构按照无效的替代决策实施医疗行为的，为无效的行为，有违约和（或）侵权的法律风险。

（三）保护生命权与保护生育权之间的关系

1.生命权　自然人享有生命权。自然人的生命安全和生命尊严受法律保护，任何组织或者个人不得侵害他人的生命权。结合若干医疗卫生管理法律法规，依据《民法典》，医院对于患者的生命权有法定的救助义务。在患者合法权益中，因为生命权是其他权利存在的前提，所以一般而言生命权处于最高的位阶。因此，采取积极、充分的医疗措施去保护其生命权往往摆在医疗决策第一位。

2.生育权　我国1992年颁布的《妇女权益保障法》第一次在立法中规定生育权，其第四十七条规定："妇女有按照国家有关规定生育子女的权利，也有不生育的自由。"2002年实施的《人口与计划生育法》第十七条规定："公民有生育的权利……"可见，生育权受法律保护。一般认为，生育权是民事主体依法享有的生育或不生育的自主决定权，内容包括生育知情权、生育方式选择权、生育请求权、生育决定权、生育调节权、生育隐私权及生育健康权等[1]，主要表现在生育自由和生育健康方面。生育权属于人身权中的人格权范畴，是属于绝对性、支配性的基本人权，既包含自由型的精神型人格权（生育自由权利，生育自主权利等），也包含物质型人格权中的身体权、健康权。时间上，生育权自古就有，是先于国家和法律而产生的人的自然权利，即"天赋人权"；如果没有该自然权利，人类就不会有生存繁衍。作为人与生俱来的基本权利，生育权属于自然人平等享有的人格权，受法律平等保护。从平等的角度，尽管女性在生育方面享有特殊的决定权利，但总的来说生育权是任何自然人（不论男女，不论婚姻状态，不论是否成年，以及其他因素）平等享有的一项人格权。

关于生育权的行使，第一，患者享有生育权、身体权，其卵子、冷冻胚胎属于身体权、生育权的涵摄范围，患者则按照自己的意愿依法行使这些民事权利，不受干涉。因此，患者对其卵子、冷冻胚胎有自由支配的保管、处分权利。第二，按照权利义务一致的原则，患者行使生育权时，应当履行法律规定的和当事人约定的义务。例如，在订立协议时，可约定患者死亡的由医疗机构按照约定处分，如销毁、捐赠、用于科学研究等；再如，可约定夫妻双方均死亡时如何处理胚胎的条款，是销毁、捐献还是可以用于科学研究等，否则，就会发生类似于无锡冷冻胚胎案的纠纷。第三，患者在行使权利时不得滥用民事权利损害国家利益、社会公共利益或者他人合法权益。行使权利不得违反法律禁止性规定，不得违背公序良俗，否则为无效的行为。

法律禁止以任何形式买卖人体细胞、人体组织、人体器官、遗体，包括卵子、胚胎等，违者买卖行为无效。

中国现行法律、行政法规对在中国境内实施代孕行为并无明文禁止性规定，仅有原卫生部的《人类辅助生殖技术管理办法》及其配套文件禁止医疗机构实施代孕、买卖卵子和胚胎等。代孕行为涉及卵子、胚胎买卖、商业代孕的，应视为违反《民法典》以代孕形式买卖人体组织的禁止性规定，因此无效。故患方明确表示在医疗机构寻求代孕的，医疗机构可依据卫生的规章不予配合。但是，法律、行政法规尚无授权医疗机构在没有事先约定的情况下，有审查患者取走交由医疗机构保管的卵子、胚胎后如何监管、处置的权利，故医方不宜对患方取走所保管卵子、胚胎等的动机进行审查，并以此为由阻碍患方行使正当监管、处置的权利。按照"法无禁止即为许可"的民事基本原则，患者方请求对卵子、胚胎监管、处置的行为不违反法律禁止性规定、不违背公序良俗的，患方有监管、处置卵子、胚胎等的权利，任何组织和个人不得干涉。

值得指出的是，患方将其自行监管的卵子、冷冻胚胎等带到代孕合法化的国家实施代孕的，不宜按照我国法律处理。

患者亲属仅仅将所遗卵子、冷冻胚胎等保管、寄托哀思或者无偿捐献，则属于其正当权益，这属于自然人人身权利、财产权利，以及其他合法权益的基本民事权利范畴，任何组织和个人不得侵犯，这体现了《民法典》所确立的"私权神圣"精神。

3.生命权与生育权的权衡与患者的自主决定权利 民事法律行为遵循自愿原则，民事主体按照自己的意愿依法行使民事权利，不受干涉，这是《民法典》关于自主决定权（又称自我决定权）的规定。在有些特别的情况下，患者孕育后代的自主决定权利即生育自由权利位置特殊，如前所述其属于"天赋人权"，生育是人类繁衍的必需条件，"传递基因是每个人的繁衍使命和重要的人生意义"，其权利位阶也并非一律低于个体的生命权。例如，对于有强烈生育意愿的患者而言，尤其是未生育子女的患者，将生育权与生命权一并考虑，甚至优先考虑有生育愿望者的生育能力保护，既符合"血脉

延续"的人之常情，也存在充分的合法性、合伦理性。

因此，一般情况下应以优先保护生命权为原则，但是具体到每一个案例，医务人员不宜自行径直决定治疗方案，而是应综合考虑，按照生物-心理-社会的医学模式要求，根据患者病情，充分告知，让患者知情、理解其状况，包括抢救生命与生育能力保护之间的关系，让患者自主决定，再结合医疗原则，采取适合的医疗措施，尽可能在生命权与生育权保护之间取得合理的平衡。整个过程中，患者的自我决定权占据维护人格尊严的核心位置。

（四）患者享有生育平等保护权

实践中有一些颇具代表性的问题，例如，单身女性罹患恶性肿瘤有"冻卵"意愿的，医疗机构是否有权仅仅因其单身状态而不给予与已婚妇女平等的医学帮助？再如，夫妻双方在生育选择方面意见不一致的，男女双方谁有优先权利？还如，患者死亡后其丈夫与患者父母在保存的卵子、胚胎处分方面意见不一致的，谁有优先权利？这些都涉及患者生育平等保护权的问题。生育权是最基本的人格权利，否定一个人的生育权，即否定其做人的资格，显然不能为现代文明所接受，无论性别、婚姻状态、种族、信仰等为何，人的生育权受法律平等保护。

1.单身人士与婚姻存续状态人士享有平等生育权保护权利 生育权是人人平等享有的人格权，独立于身份权利、优先于身份权利（如配偶权），不应以婚姻状态为前提。作为人所固有的、专属的人格权，生育权是绝对权、对世权，其权利位阶优于身份权。身份权是后天获得的（如因婚姻而形成的配偶权），故行使生育权不应以配偶权（即婚姻状

态）为前提。单身女性、单身男性与婚姻存续状态人士的生育权受法律平等保护。实践中，医疗机构及其医务人员仅仅因为婚姻状态就决定提供或不提供医疗救助是不符合法律要求的，还需要考虑其他社会规范因素。

2.生育自由权受计划生育相关法律约束 在出现国家和法律后，任何自由都是法律下的自由，生育自由也不例外。我国实行计划生育，虽然并未有强制性规定禁止非婚生育，但还是规定了公民有计划生育的法定义务，亦有婚姻内生育的倡导性建议，故一般情况下，国家倡导合法婚姻下的生育。临床实践中，如果有不符合计划生育法律及我国最新规定的，医疗机构及其医务人员应不予以支持。值得注意的是，第十三届全国人民代表大会常务委员会第三十次会议决定对《中华人民共和国人口与计划生育法》做出重大修改，我国立法者对生育的态度发生重大改变。其中，将第十八条第一款修改为："国家提倡适龄婚育、优生优育。一对夫妻可以生育三个子女。"原卫生部文件与此不一致的，应做出相应调整，以免与上位法抵触。

3.单身状态寻求保护生育能力的医学帮助并不违反法律 行使生育权不等同于必须生育子女，生育权主要包括生育自由和生育健康两个方面。生育自由包含生育或不生育的选择自由；生育健康是生育权的重要内容之一，保护生育力（保护生殖系统，保存质量完好的卵子、胚胎等）是为了保护生育健康，这是实现其生育自由权利的物质条件。对于罹患妇科恶性肿瘤的患者，保护其生育能力是寻求医学帮助的主要目的，通俗地讲是为将来的生育"买一份保险""买一粒后悔药"，而非必须当下受孕、产（生）子，而在保护生育力方面单身与已

婚并无本质区别。

因此，单身女性寻求医学帮助，对其卵子、卵巢组织等予以医学处理，保存其生育的能力，而非孕育子女，与计划生育等现行法律禁止性规定并不冲突，具有正当性。

至于"冻卵"在术后患者结婚、冷冻胚胎、植入体内，甚至寻求代孕、身故后卵子处置等事项，则应具体情况具体分析，只要符合《民法典》第一百四十三条之规定，则应给予医学帮助。

未成年患者希望保护生育能力的，一般由未成年监护人与患者本人共同决定。

综上，不论一个人婚姻状况为何，其生育权均应受法律平等保护，其应享受平等的医学待遇。即便是单身女性，罹患妇科恶性肿瘤乃至其他恶性肿瘤或疾病，不得不采取破坏生育能力的医疗措施以抢救生命，但能保护其生育能力的，其保护生育能力的权利与婚姻存续人士的权利平等，仅仅因没有结婚证而拒绝其提出保护生育力的合理要求的，于法无据，且有违医学是帮助人的初心。

（五）依照诊疗规范的缔约义务

在临床实践中发现患有恶性肿瘤而有生育意愿的，医疗机构应提出符合诊疗规范的医学建议，该医学建议是患者生育权保护的法定义务，被诊疗规范所要求，也是医疗伦理规范的道德义务（行善原则、有利原则），该医学建议就是法律规定的强制要约义务的体现，医方人员不提出此类生育保护要约的，应承担相应的法律责任。

被确诊患有妇科恶性肿瘤的患者明确提出保护生育能力的，医疗机构应给予符合诊疗规范的救治服务。

（六）卵子的处置决定权属于女性自己

《民法典》规定，自然人享有身体权。自然人的身体完整和行动自由受法律保护。任何组织或者个人不得侵害他人的身体权。卵子是患者身体权的支配对象。同时，卵子健康又是生育健康权的要求。无论卵子的权利属性是身体权还是生育权，其权利主体均为患者本人，患者本人对是保存、使用、无偿捐献还是销毁卵子，均有自主决定的权利，只要不违反法律强制性规定、不违背公序良俗，不侵害他人合法权益，任何组织与个人不得侵犯。患者有配偶的，在配偶与患者的关系为基于配偶权而形成的婚姻关系中，夫妻的人格并不因婚姻关系而混同，各自有独立的人格，且人格权高于身份权，故患者配偶对患者卵子并没有最终决定权，对卵子的监管处置应主要尊重患者的自主意愿。

综上，患者对其卵子有自主决定权。即便是患者离世，也应按照其意愿处置卵子，例如，医疗机构与患者生前签有协议的，对卵子的处分有约定的从约定，该约定是患者真实意愿的表示；无约定的，按照能够表明其真实意愿的证据处理；无证据表明真实意愿的，应交由其法定继承人监管、处置。

（七）冷冻胚胎处分权利

为了更加充分地保护生育力，在夫妻双方知情同意后，医疗机构往往应患者方的请求对取出的卵子予以受精，形成胚胎并冷冻保存。无论冷冻胚胎由夫妻双方的精子、卵子受精而来（夫精受孕），还是人工授精（非夫精受孕）而来，夫妻双方对冷冻胚胎享有平等的权利。但是，鉴于怀孕生理状态的男女有别，女方对是否植入冷冻胚胎、什么时间植入等事项享有优先的、最终的决定权利，男方不得强迫女方生育或不生育。即便是已经受孕女方决定终止妊娠，男方也无权制止。患者死亡的，则情况发生了变化，除非患者生前有明确意愿的遵其意愿，其生前意愿不明确的，因理论上冷冻胚胎有二分之一的男方基因，故男方对冷冻胚胎的监管、处置等支配权利应优先于女方父母的权利。实践中，有男方在女方离世后请求将冷冻胚胎植入再婚妻子体内孕育，女方父母反对。我们认为，因男方对冷冻胚胎的支配权利（身体权，亦为生育权）优先于女方父母的权利，在不违背女方生前意愿、不违反法律强制性规定、不违背公序良俗的前提下，男方有权让冷冻胚胎孕育成人。因此，医疗机构原则上宜按照诊疗规范应男方的请求给予帮助。

二、法律义务

（一）医疗机构及其医务人员的义务

为了保护好患者的生育力，维护其生育权，医疗机构及其医务人员（以下简称医方）应履行相应的民事义务。

1.约定义务　医患法律关系主要是医疗服务合同关系，按照平等、自愿、公平、诚信、守法与公序良俗、绿色原则，双方订立合同，合同中约定的事项应该体现双方的真实意愿表示，医方应履行约定的、符合诊疗规范的合同义务。体现合同义务的文本主要是专门的协议、知情同意书，其他一切反映双方约定事项的检查单、收费单、病历记录等病历资料也是双方约定的体现。医患双方可以就生育力保护方面的各种情形予以约定，如病情、医疗风险、替代医疗方案、每个方案各自的优缺点、医疗费用等情况，特别需要约定的是卵子、冷冻胚胎的保管和处置等事项。例如，患者在世的，由谁行使处分权，医方有什么样的权利义务；患者离世的，由谁行使处分权，能否捐献，捐献给谁，能否用于医学科学研究，能否销毁，由谁销毁，医方有什么样的权利义务等；夫妻双方均离世的，由谁行使处分权，能否捐献，捐献给谁，能否用于医学科学研究，能否销毁，由谁销毁，医方有什么样的权利义务等；双方均去世、没有近亲属的，由谁行使处分权，能否捐献，捐献给谁，能否用于医学科学研究，能否销毁，由谁销毁，医方有什么样的权利义务等；需要结合具体案例，对医疗机构订立的格式合同补充协议，约定越明确、具体，越能确定各自的权利义务，在意思自治、守法的前提下，可以避免实践中出现的关于卵子、冷冻胚胎的纷争。例如，无锡冷冻胚胎继承案，如果事先约定明确、全面、细致，则在患者夫妇双双车祸离世后，对于冷冻胚胎完全能够按照协议处理，即按照患者本人的意思表示处理，则不会产生纠纷。

值得注意的是，医疗服务合同的文本（如知情同意书）往往是"格式条款"，格式条款是当事人为了重复使用而预先拟定，并在订立合同时未与对方协商的条款。有人认为，医学实践中患者对前述的知情同意书等格式条款签字后即可免责，这是认识误区。依据《民法典》，知情同意书等格式条款实质上是医疗服务合同文件，其合法有效的情形包括：

（1）必须经过合法、合伦理的知情同意过程，取得患者明确同意。

（2）医疗机构制定的格式条款必须避免存在

《民法典》第四百九十七条关于格式条款无效的情形：签署知情同意书者不具有相应民事行为能力的；意思表示不真实的；违反法律、行政法规强制性规定导致无效的；违背公序良俗的；造成对方人身损害的；因故意或者重大过失造成对方财产损失的；提供格式条款一方不合理地免除或者减轻其责任、加重对方责任、限制对方主要权利；提供格式条款一方排除对方主要权利。

（3）格式条款的解释应明确，无两种以上解释：依据《民法典》第四百九十八条，对格式条款的理解发生争议的，应当按照通常理解予以解释。对格式条款有两种以上解释的，应当做出不利于提供格式条款一方的解释。格式条款和非格式条款不一致的，应当采用非格式条款。因此，医疗机构在制定格式条款（如知情同意书）时，应做到通俗易懂、简洁、明确、无歧义，以利于患者知情、理解，避免出现对格式条款有两种以上解释而承担不力的后果。

2.法定义务　除约定义务外，医方还负有法定义务，如不侵害患者法定权利（如患者人格权的不可侵义务）的不作为义务、告知义务、依法诊疗义务、附随义务、尊重患者自主决定的义务、保护丧失行为能力患者的义务、保密义务、制作病历义务、诚信收费的义务、保管无行为能力患者财物的义务、安全保障义务、法定传染病报告义务、不法伤害等违法犯罪报告义务等。这些义务体现在相关的法律、法规、规章、标准、规范之中，正如《基本医疗卫生与健康促进法》第四十三条规定的，医疗卫生机构应当遵守法律、法规、规章，建立健全内部质量管理和控制制度，对医疗卫生服务质量负责。医疗卫生机构应当按照临床诊疗指南、临床技术操作规范和行业标准，以及医学伦理规范等有关要求，合理进行检查、用药、诊疗，加强医疗卫生安全风险防范，优化服务流程，持续改进医疗卫生服务质量。

（二）患方的法律义务

1.约定义务　如前所述，患方同样应按照民事原则遵守合同的约定事项，重合同、守信用。

2.法定义务　患方在医患法律关系中亦负有法定义务，如不得滥用权利在中国境内实施代孕，买卖卵子、合子、胚胎等，尊重医疗机构及其医务人员的合法权益；干扰医疗秩序，妨碍医务人员工作、生活，侵害医务人员合法权益的，应当依法承担法律责任。

三、法律责任

医方如违反约定义务和（或）法定义务，视法律规定需要承担民事责任、行政责任和（或）刑事责任。

（一）违约责任

医患双方当事人均应履行医疗服务合同的约定义务，当事人一方不履行合同义务或者履行合同义务不符合约定的，应当承担继续履行、采取补救措施或者赔偿损失等违约责任。

（二）人格权请求权

在诊疗过程中，患者人格权受到侵害的，受害人有权依照《民法典》和其他法律的规定请求行为人承担民事责任。受害人的停止侵害、排除妨碍、消除危险、消除影响、恢复名誉、赔礼道歉请求

权，不适用诉讼时效的规定。因医方的违约行为，损害患者方人格权并造成严重精神损害，受损害方选择请求其承担违约责任的，不影响受损害方请求精神损害赔偿。例如，在郑某某诉某人民医院医疗服务合同纠纷案中，双方约定采用ICSI人工辅助生殖技术，并按照此项技术收取费用，但医方未经患者同意，操作时改为IVF技术，最终未获成功。法院认为医院构成违约，因审理时法律不支持违约导致人格权侵害的精神损害赔偿，故法院判决被告仅承担相应违约责任。2021年1月1日《民法典》生效后，则应依法支持违约导致的人格权损害之精神损害赔偿。

民事主体有证据证明行为人正在实施或者即将实施侵害其人格权的违法行为，不及时制止将使其合法权益受到难以弥补的损害的，有权依法向人民法院申请采取责令行为人停止有关行为的措施。认定行为人承担侵害除生命权、身体权和健康权外的人格权的民事责任，应当考虑行为人和受害人的职业、影响范围、过错程度，以及行为的目的、方式、后果等因素。

（三）身份权请求权

人格权受到侵害的，受害人有权依照本法和其他法律的规定请求行为人承担民事责任。例如，在张某、孔某诉某市妇幼保健院人格权纠纷案中[2]，被告当时采用产婴分离的管理模式，但因工作疏忽导致抱错孩子，侵害了原告的亲权，被判决给予精神损害赔偿。

（四）物权的保护

目前，我国关于冷冻胚胎法律属性的观点主

要有三种，分别为主体说、客体说、中介说。在德国冷冻精子灭失案中，德国法院确认了所保存的用于生育的精子属于身体权范畴，不仅仅是简单的物，对此的论证与定性可适用于保存的用于生育的卵子，但对于卵子是否属于物权的支配范围，也值得探讨。无锡冷冻胚胎案采用了"中介说"，即认为胚胎不属于法律意义上的自然人，也不是一般意义上的物，属于有生命潜能的过渡存在，也属于广义的物的范围。遗憾的是，《民法典》等法律都遵循物权法定主义，物权的种类和内容，由法律规定，而未对卵子、冷冻胚胎等从物权的角度予以界定。我们认为，可以参照物权保护的思路，对此予以保护。例如，权利人认为自己对卵子、冷冻胚胎等支配权利受到侵害的，权利人可以通过和解、调解、仲裁、诉讼等途径解决。因卵子、冷冻胚胎的归属、内容发生争议的，利害关系人可以请求确认权利。无权占有卵子、冷冻胚胎的，权利人可以请求返还原物。妨害或者可能妨害对卵子、冷冻胚胎合法权益的，权利人可以请求排除妨害或者消除危险。侵害卵子、冷冻胚胎合法权益造成权利人损害的，权利人可以依法请求损害赔偿，也可以依法请求承担其他民事责任。

（五）医疗损害责任

1.医疗损害责任四要素说 患者在诊疗活动中受到损害，医疗机构或者其医务人员有过错的，由医疗机构承担赔偿责任。这是医疗损害责任的一般规定，医疗损害责任（侵权责任）属于过错责任，必须同时具备四个要素：违法性（即侵害合法权益）、医疗过错、损害事实（损害后果）、因果关系。例如，在违反诊疗规范导致患者生育力丧失的案件中，其侵害患者的合法权益为生育权、健康权等，具有违法性；医疗过错体现在违反了诊疗规范；损害后果是患者丧失了生育能力；因果关系主要考虑的是医疗过错与损害后果之间是否存在相当的因果关系及原因力问题等。认定为医疗损害责任的，以上四个要素缺一不可。

2.告知义务与医疗损害责任 告知义务又称说明义务。医务人员有说明义务，以保障患者的知情同意权。医务人员在诊疗活动中应当向患者说明病情和医疗措施。需要实施手术、特殊检查、特殊治疗的，医务人员应当及时向患者具体说明医疗风险、替代医疗方案等情况，并取得其明确同意；不能或者不宜向患者说明的，应当向患者的近亲属说明，并取得其明确同意。医务人员未尽到前款义务，造成患者损害的，医疗机构应当承担赔偿责任。

值得注意的是《民法典》对知情同意过程（告知过程）的新要求。

（1）知情同意书本质上属于格式条款：《民法典》规定，采用格式条款订立合同的，提供格式条款的一方应当遵循公平原则，确定当事人之间的权利和义务，并采取合理的方式提示对方注意免除或者减轻其责任等与对方有重大利害关系的条款，按照对方的要求，对该条款予以说明。提供格式条款的一方未履行提示或者说明义务，致使对方没有注意或者理解与其有重大利害关系的条款的，对方可以主张该条款不成为合同的内容。因此，在临床实践中应注意以合理的方式提示、说明与重大利害关系的条款，否则即便有患者签名，患方也可以主张没有被充分告知，医方有承担未尽告知义务法律责任的风险，甚至可能依照《民法典》第一千二百二十二条之规定被认定为过错推定事由，继而承担医疗损害责任。

（2）对格式条款的理解发生争议的，应当按照通常理解予以解释。对格式条款有两种以上解释的，应当做出不利于提供格式条款一方的解释。格式条款和非格式条款不一致的，应当采用非格式条款。

综上，医方制定格式条款（如知情同意书），语言应通俗易懂、简洁、准确、非过多专业化术语、语义确定，并完善知情同意过程，不要有"签字即可""签署知情同意书即可免责"的认识误区。

最后，紧急情况下的知情同意有特殊规定：因抢救生命垂危的患者等紧急情况，不能取得患者或者其近亲属意见的，经医疗机构负责人或者授权的负责人批准，可以立即实施相应的医疗措施。

3. 诊疗义务与医疗损害责任

（1）诊疗活动中医务人员过错的界定：医务人员在诊疗活动中未尽到与当时的医疗水平相应的诊疗义务，造成患者损害的，医疗机构应当承担赔偿责任。医疗过错的界定标准是"是否尽到与当时的医疗水平相应的诊疗义务"，一般认为，"当时的医疗水平"体现在当时的法律、法规、规章、标准和规范之中，前面"法定义务"部分已有阐述，衡量的标准应为专业实践标准（亦称理性医师标准）。未尽到与当时的医疗水平相应的诊疗义务一般也不会符合专业实践标准，这是衡量医疗过错的界定标准。本书其他章节从医学科学专业角度介绍了妇科恶性肿瘤生育力保护的各种医疗原则、医疗措施，应主要围绕患者的生育权保护而制定、实施，体现与现代相适应的医疗水平，不应低于专业实践标准。

（2）过错推定事由：在特定情形中，需要按照理性医师标准进行判断（一般是通过司法鉴定）。患者在诊疗活动中受到损害，有下列情形之一的，推定医疗机构有过错：违反法律、行政法规、规章，以及其他有关诊疗规范的规定；隐匿或者拒绝提供与纠纷有关的病历资料；遗失、伪造、篡改或者违法销毁病历资料。

（3）医疗机构免责的情形：患者在诊疗活动中受到损害，有下列情形之一的，医疗机构不承担赔偿责任：患者或者其近亲属不配合医疗机构进行符合诊疗规范的诊疗；医务人员在抢救生命垂危的患者等紧急情况下已经尽到合理诊疗义务；限于当时的医疗水平难以诊疗。前款第一项情形中，医疗机构或者其医务人员也有过错的，应当承担相应的赔偿责任。

4. 医疗产品损害责任　因药品、消毒产品、医疗器械的缺陷，或者输入不合格的血液造成患者损害的，患者可以向药品上市许可持有人、生产者、血液提供机构请求赔偿，也可以向医疗机构请求赔偿。患者向医疗机构请求赔偿的，医疗机构赔偿后，有权向负有责任的药品上市许可持有人、生产者、血液提供机构追偿。

5. 医疗机构对病历资料的义务、患者对病历资料的权利　医疗机构及其医务人员应当按照规定填写并妥善保管住院志、医嘱单、检验报告、手术及麻醉记录、病理资料、护理记录等病历资料。患者要求查阅、复制前款规定的病历资料的，医疗机构应当及时提供。实践中，有的医疗机构违反这些规定，侵害患方对病历的权利，法律规定患者在诊疗活动中受到损害，医疗机构或者其医务人员有过错的，由医疗机构承担赔偿责任，患方可以依据此规定起诉医疗机构的医疗管理过错侵权责任。

6.患者隐私和个人信息保护 医疗机构及其医务人员应当对患者的隐私和个人信息保密。泄露患者的隐私和个人信息，或者未经患者同意公开其病历资料的，应当承担侵权责任，具体的患者个人信息处理原则、规则见《中华人民共和国个人信息保护法》等法律。

7.禁止违规过度检查 医疗机构及其医务人员不得违反诊疗规范实施不必要的检查，否则有可能承担相应的民事、行政责任等。

（六）死者人格利益保护

我国法律对死者的人格利益延伸保护。死者的姓名、肖像、名誉、荣誉、隐私、遗体等受到侵害的，其配偶、子女、父母有权依法请求行为人承担民事责任；死者没有配偶、子女且父母已经死亡的，其他近亲属有权依法请求行为人承担民事责任。

（七）行政责任

违反卫生行政管理法律、法规、规章、标准、规范的，依法承担行政责任。

（八）刑事责任

违反刑法规定，构成犯罪的，依法追究刑事责任。

（刘瑞爽）

参考文献

［1］熊金才.配偶自由性人格权的限制与扩张.中华女子学院学报, 2016, 28(4): 10-14.
［2］杨立新.中华人民共和国民法典释义与案例评注：人格权编.北京：中国法制出版社, 2020.

第四节 妇科恶性肿瘤生殖的遗传咨询

一、妇科恶性肿瘤的遗传

根据美国癌症协会的估算，至2026年将会有超过1 000万的女性癌症患者，其中大约有10%为年龄<45岁，仍处于生育年龄的群体。此外，所有癌症的5年相对生存率在2008—2014年为67.5%，显著高于1975—1977年这个时期的49%。随着癌症生存率的提高，可以预见，越来越多的患癌年轻女性将会在癌症治疗的同时寻求保留生育力的方法。肿瘤生殖学应运而生，目的就是平衡维持生命的癌症治疗与生育保留这两方面的需求。随着癌症诊断与治疗技术的不断进步，从前以维持生命为基础的治疗方法被重新定义，纳入了更广阔的维度，其中包括患者的生存和生活质量等。全新的癌症治疗视角产生了新的需要填补的空白领域，如需要解决与有保留生育能力需求的临床患者的沟通、决策支持等方面的问题。

伴随着癌症治疗效果提高、发病年龄早、生育年龄推迟等趋势的出现，越来越多未生育年轻患癌女性表达出想要在未来生育的诉求。在生育与治疗过程中，基因检测与遗传咨询的重要性逐渐显现。遗传性癌症风险评估能够确定患者及其家庭是否有某些类型的癌症发病风险增加的关键。遗传咨询与评估涉及个人和家族史信息，包括病理、影像报告，以及其他癌症风险因素的评估等。如果遗传性癌症风险评估显示患遗传癌症综合征的风险增加

时，患者可被推荐转介到癌症遗传学专家或机构，进行扩大范围的家族史信息收集、风险评估、教育和咨询等，其中包括基因检测、定制癌症基因筛查，或降低风险措施等。基因检测前后的遗传咨询是讨论任何基因检测结果的重要部分，咨询过程是与患者探讨检测的基本原理、传递检测结果、确定其他癌症发病风险、确定患者信息获取需求，以及在必要时推荐转诊。为降低遗传性癌症发病风险，治疗过程中癌症遗传学专家的参与必不可少。同时，充分利用基因筛查结果有利于经验丰富的医生对多种癌症风险进行集中管理。而生殖遗传咨询有助于患者了解家庭中遗传疾病的复发风险、生育力的影响及出生子代的安全性等问题，帮助患者全面理解遗传病的重要含义及可能的选择，以促进医患双方共同决策能同时满足生育要求的治疗方案。

（一）妇科恶性肿瘤的遗传风险

对于患有遗传性妇科恶性肿瘤且渴望生育的患者来说，最关心的问题之一就是后代的健康风险。

由*BRCA1/2*基因致病性变异引起的遗传性乳腺癌-卵巢癌综合征（hereditary breast-ovarian cancer syndrome，HBOC），以及由*MSH2*、*MLH1*、*MSH6*、*PMS2*或*EPCAM*致病性变异引起的林奇综合征构成了绝大多数遗传性妇科恶性肿瘤。携带*BRCA1/2*基因突变的患者有很大的风险将遗传性癌

症传递给后代，研究显示，患者后代患乳腺癌的风险为80%，卵巢癌的风险为40%。

子宫内膜癌是女性生殖道三大恶性肿瘤之一，占女性全身恶性肿瘤的7%。约有5%的患者是遗传性子宫内膜癌，如林奇综合征（常染色体显性遗传病）。该类患者发病年龄比散发性子宫内膜癌患者平均年龄小10~20岁，很大一部分患者发生子宫内膜癌时尚未完成生育。因此对遗传性子宫内膜癌的遗传咨询是十分重要的。林奇综合征是一种常染色体显性遗传病，其发生缘于患者体内携带错配修复系统（Mismatch repair，MMR）基因突变（如 MLH1、MSH2、MSH6、PMS2 或 EPCAM）的种系突变，从而导致MMR系统功能缺陷。MMR类似抑癌基因，其功能缺陷遵循二次打击学说，即在有遗传倾向的患者体内所有体细胞都存在一种突变，在此基础上，出生后任何环境变化使得基因的另一个等位基因发生突变而发展成肿瘤细胞。林奇综合征女性在70岁时罹患子宫内膜癌、卵巢癌和结肠癌的风险分别为40%、7%~10%和40%。7%~12%同时发生子宫和卵巢原位癌的女性患有林奇综合征。

乳腺癌、卵巢癌是当前全球妇科常见的恶性肿瘤，具有较高的发病率和死亡率，严重威胁妇女健康。临床研究发现，有5%~7%的乳腺癌及10%卵巢癌具有遗传倾向。HBOC是一种遗传性癌症易感综合征，其遗传方式属于常染色体显性遗传，有多变的遗传外显特性，患者子女患该遗传病的概率约为50%。与其他患有遗传性癌症易感综合征的家族相同，HBOC家族的特征是发病年龄比普通人群更早，而且发生双侧疾病的可能性更高。正常情况下，普通人群罹患卵巢癌的终身风险为1.4%，而家族因素是其中重要的风险因素。若家族病史中存在个别病例，则患卵巢癌的风险为4%~5%；若家族中有2个或以上的一级亲属患病，则患卵巢癌的风险可能进一步提高到7%左右；若为HBOC遗传性癌症易感综合征家族，即使只有一个患有卵巢癌和（或）乳腺癌的一级亲属和两个或多个二级亲属，也将有卵巢癌长期增加的风险。

携带BRCA1/2基因突变的患者有很大的风险将遗传性癌症传递给后代，对于罹患卵巢癌、乳腺癌的患者，或携带有BRCA1/2基因突变的疾病个人史或家族史的妇女，建议进行基因检测和遗传咨询。研究人员发现，乳腺癌相关基因BRCA1和BRCA2的突变是HBOC大多数病例发病的主要原因，约占HBOC中卵巢癌的90%和所有遗传性卵巢癌的65%~85%。15%~20%的卵巢癌患者携带BRCA1/2基因突变，且这些突变显著增加了女性终生患卵巢癌的风险，其中BRCA1突变增加40%左右，BRCA2突变增加20%左右。除此之外，也发现其他基因与HBOC相关，包括BRIP1基因、RAD51C基因、RAD51D基因，以及林奇综合征中错配修复MMR基因（MLH1、MSH2、MSH6和PMS2）等，这些基因突变约占遗传性卵巢癌风险的25%。临床研究数据统计显示BRCA1突变携带者平均罹患乳腺癌的累积风险为57%，BRCA2突变携带者为49%，而对于患有乳腺癌的BRCA突变携带者，BRCA1基因和BRCA2基因突变发生卵巢癌的10年风险分别为12.7%和6.8%。遗传性卵巢癌易感突变基因的遗传方式属于常染色体显性遗传，因此有生育要求的患者也应进行生殖遗传咨询。

随着越来越多的癌症易感基因被发现，针对易感基因突变的多重检测已经吸引越来越多的研究，且有望成为有效的检测策略（表2-4-1）。

表2-4-1　妇科恶性肿瘤的遗传风险

妇科恶性肿瘤	突变基因	患病风险
林奇综合征	MLH1、MSH2、MSH6、PMS2、EPCAM	（70岁时） ·子宫内膜癌：40% ·卵巢癌：7%~10% ·结肠癌：40%
遗传性乳腺癌-卵巢癌综合征（HBOC）	BRCA1/2（约占90%）、BRIP1、RAD51C、RAD51D、MMR基因	·乳腺癌：BRCA1突变约为57%；BRCA2突变约为49% ·卵巢癌：BRCA1突变约为40%；BRCA2突变约20%；MMR基因约为25% ·BRCA突变乳腺癌患者10年卵巢癌发生风险：BRCA1突变约为12.7%；BRCA2突变约为6.8%

（二）治疗对遗传性妇科性肿瘤患者子代出生的安全风险

目前妇科恶性肿瘤已有有效的治疗手段，但最佳治疗手段往往会导致生育能力受损或完全丧失生育能力。处于育龄期的恶性肿瘤患者接受化疗或放疗，有40%~80%的可能失去生育能力。在现有的肿瘤治疗手段中，导致不孕风险的治疗方法包括化疗中使用烷基化剂（如环磷酰胺、甲氨蝶呤和5-氟尿嘧啶）、全身辐射，以及照射野覆盖卵巢的体外照射（external beam radiation）等。化疗和放疗均可能导致女性卵巢早衰，进而导致围绝经期提前等。

目前子宫内膜癌的主要治疗方案包括全子宫切除术（total hysterectomy，TH）、双侧输卵管卵巢切除术（bilateral salpingo-oophorectomy，BSO），以及盆腔和腹主动脉旁淋巴结切除术（pelvic and paraaortic lymphadenectomy）。对于希望保留生育能力的早期的ⅠA期1级年轻子宫内膜癌患者，最常见的保留生育功能的治疗为持续高效孕激素治疗，可进行醋酸甲地孕酮（megestrol acetate，MA）、醋酸甲羟孕酮（medroxyprogesterone acetate，MPA）、

含有左炔诺孕酮的宫内节育器（levonorgestrel intrauterine device，LNG-IUD）治疗，或宫腔镜手术和激素联合治疗。而对于高级别的子宫内膜样腺癌、子宫浆液性癌、透明细胞癌和癌肉瘤患者不推荐进行保留生育功能治疗。口服高效孕激素治疗是最常用的保留生育功能治疗方法。在大多数研究中，口服孕激素的完全缓解率为55%~78%。

对于经过保留生育功能手术后的早期上皮性卵巢癌（epithelial ovarian carcinoma，EOC）患者而言，治疗的最终目的是能够有较好的预后，同时有较高的妊娠率。然而术后的辅助化疗目前仍存在争议。其中的关键在于化疗对卵巢功能的影响，特别是对生育功能和后代的影响。有性腺毒性的化疗通常会导致卵巢早衰和不孕，患者的年龄、化疗的类型和剂量是决定卵巢损害程度的重要因素。因此，卵巢功能和生育能力已成为影响育龄期接受化疗的EOC患者的问题之一。卵巢受化疗方案的不利影响主要在于化疗药物对始基卵泡、卵母细胞的直接毒性伤害，进而引起卵巢生殖细胞的加速和过早耗尽，同时对卵巢基质和微血管结构也有一定程度的损害。目前普遍认为，ⅠA期EOC患者不需要随后的化疗，但是对于分期高于ⅠC或其他高危因素的患者仍应接受辅助化疗。有研究表明，化学疗法可能导致暂时性月经紊乱，化疗后65%~70%的患者能够恢复正常的卵巢功能，且出生后代先天性畸形率并不会增加。有研究人员对30例卵巢肿瘤患者进行研究发现，经保留生育功能手术后化疗，15例要求生育的患者中12例患者获得20次妊娠，包括足月产13次（双胎1例）。其中14例子女在随访的几年均健康存活，对11例进行全身体格检查、身高、体重、智力测试及染色体G带核型检测，系统检查评

估结果皆显示正常。另有研究者对中国年轻EOC患者接受过保留生育功能治疗后临床结果的多中心回顾性研究中发现，保留生育能力组中有89%的患者在化疗后恢复了正常的月经。在随访结束时，在12例患者中有17次怀孕的发生。在一项意大利的回顾性研究中，对240例接受保留生育功能治疗的早期EOC患者进行了9年的随访，105例患者尝试怀孕，其中84例（80%）妊娠成功。根据现有的临床研究数据显示，化疗在对子代的健康影响方面并未出现明显的致畸作用。然而，接受化疗对子代生长发育和遗传等全面的潜在影响仍然是EOC患者保留生育功能研究的重要方向。

二、妇科恶性肿瘤生殖的遗传咨询

对于年轻有保留生育功能意愿的妇科恶性肿瘤患者，遗传咨询的目的是发现可能的遗传性肿瘤，评估发生相关其他系统恶性肿瘤的风险及预后，提供后续随访建议，以及为是否生育、如何成功生育及成功生育的概率、生育健康的子代等进行充分的评估和咨询。

（一）概述

遗传咨询（genetic counseling）是人类对遗传学知识进行的最直接有效的应用之一。美国人类遗传学会将遗传咨询定义为：就一个家庭内有关遗传病的发病和再发风险的所有问题进行讨论和交流的过程。咨询过程是在受过专门训练的遗传咨询医师与患者或家庭成员之间进行的，其中涉及医学诊断、治疗、病程、预后、遗传方式、再发风险、婚育措施、社会道德伦理、心理应激等多方面的内容。

1. 遗传咨询的目的　①帮助患者查找病因，了解患者所患的疾病是否为遗传病及所患遗传病的实质、遗传方式、预后及复发风险。②帮助患者选择预防遗传病再发风险的方法。③告知患者各种可选择的治疗方案。

2. 遗传咨询的主要内容　①对遗传疾病进行诊断；②预测遗传疾病发生的风险；③推测疾病复发的风险；④为患者及其家庭提供完整且客观的信息与建议，包含医疗对策、心理疏导、潜在的伦理冲突与经济负担等；⑤提供与生育相关的建议与对策，包含产前诊断、将患者转介给适当领域专家等。

3. 遗传咨询过程　一般包含下列步骤：

（1）明确诊断：正确的诊断结果对遗传咨询至关重要，是提供正确咨询的前提。通常咨询医生通过询问病史、体格检查及必要的实验室检查（尤其是一些针对遗传病的特定检查，如染色体分析等细胞遗传学检查、生物化学检测及基因分析等），明确诊断所患疾病究竟是何种疾病。

（2）绘制系谱，确定遗传方式：通过询问家族史，搜查先证者家庭成员的发病情况，绘制出一份准确完整的系谱图。有了准确全面的系谱图，就可以根据系谱特征来确定先证者所患的遗传病属于哪一种遗传方式。

（3）估计再发风险：遗传方式确定后，利用遗传学原理对家系中有关成员进行分析，确定其基因型，评估遗传病在家系中的再发风险，为遗传咨询提供依据。其中再发风险率一般分为三个等级：10%以上属于高风险，5%~10%为中度风险，1%以下为低风险。

（4）提出对策和措施：咨询医师可针对咨询者的问题，与咨询者共同商讨对策，并提出应对措施，供其参考与选择。这些对策包括劝阻结婚、避孕、绝育、人工流产、人工授精、产前诊断、积极治疗改善症状等措施。

（5）随访和扩大咨询：在扩大家庭成员中，就相关遗传病的传递规律、有效防治方法等方面进行指导，同时进一步调查确认其他家庭成员是否患有遗传病，特别是查明家庭中的携带者，这将会更有效地预防遗传病在整个家族中的发生（图2-4-1）。

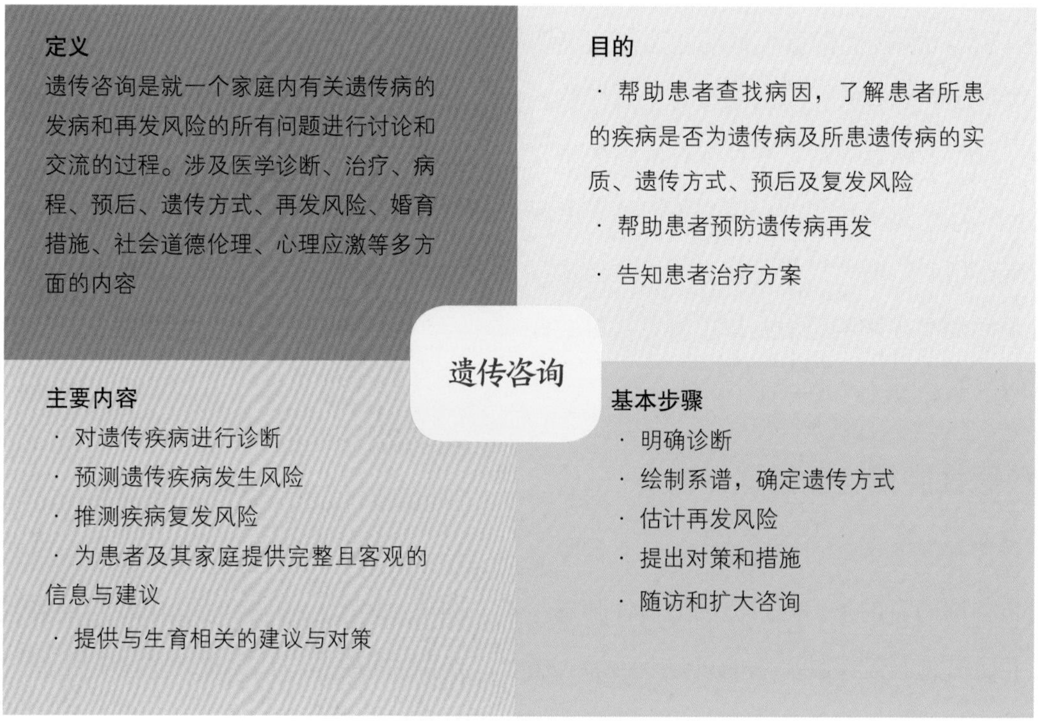

定义

遗传咨询是就一个家庭内有关遗传病的发病和再发风险的所有问题进行讨论和交流的过程。涉及医学诊断、治疗、病程、预后、遗传方式、再发风险、婚育措施、社会道德伦理、心理应激等多方面的内容

目的

· 帮助患者查找病因，了解患者所患的疾病是否为遗传病及所患遗传病的实质、遗传方式、预后及复发风险
· 帮助患者预防遗传病再发
· 告知患者治疗方案

遗传咨询

主要内容

· 对遗传疾病进行诊断
· 预测遗传疾病发生风险
· 推测疾病复发风险
· 为患者及其家庭提供完整且客观的信息与建议
· 提供与生育相关的建议与对策

基本步骤

· 明确诊断
· 绘制系谱，确定遗传方式
· 估计再发风险
· 提出对策和措施
· 随访和扩大咨询

图2-4-1 遗传咨询的定义、目的、主要内容与基本步骤

（二）妇科恶性肿瘤患者的生殖遗传咨询

尽管遗传咨询在肿瘤学与生殖医学领域都被广泛熟知，但迄今为止关于癌症患者生殖遗传咨询的研究与讨论仍然不多。事实上，疾病预防领域已将诊断导致遗传性乳腺癌和卵巢癌或林奇综合征的突变列为一项重要的公共卫生措施，且由公众领导的关注癌症风险组织倡导推广。专业人士倡导所有患有侵袭性上皮性卵巢癌、输卵管癌和腹膜癌的女性至少接受BRCA突变检测，所有子宫内膜癌患者要么进行分子肿瘤筛查后进行林奇综合征基因检测，要么根据诊断时的年龄、家族史或修订的贝塞斯达分类标准进行初级遗传检测。

另外，临床前研究数据显示，大多数靶向治疗的靶点在垂体、卵巢和子宫均有表达。对于确诊妇科恶性肿瘤的患者来说，治疗过程中的化疗、放疗、手术、内分泌治疗和靶向治疗可能等会影响下丘脑-垂体-卵巢轴（hypothalamic-pituitary-ovary axis，HPOA）功能，对卵子和间质细胞产生性腺毒性，损害子宫功能，威胁女性生殖健康。近几年来，新型靶向癌症疗法快速发展，而由其导致的人类生殖风险相关的数据却极其有限。除了应当关注保留生育能力的信息外，患有遗传性癌症易感综合征的妇女在接受可能影响生育力的癌症治疗，或进行降低癌症风险的预防性手术时，还应该关注关于子代遗传的风险和生育选择方面的信息。

根据妇科肿瘤学会（SGO）于2017年发表的遗传性妇科恶性肿瘤白皮书建议：

（1）所有患有上皮性卵巢癌、输卵管癌或腹膜癌的女性都应该接受遗传性卵巢癌风险相关的基因检测。

（2）被诊断为与HBOC综合征相关遗传基因突变的女性应被转介至其他相关癌症风险管理，包括乳腺癌风险监测，并应为其直系血亲提供级联检测。

（3）被诊断为与林奇综合征相关遗传基因突变的女性应被转介至其他相关癌症风险管理，包括结肠癌风险监测，并应为其直系血亲提供扩大范围检测。

（4）多基因检测可用于遗传性卵巢癌或子宫内膜癌风险监测。遗传学专业人士，包括经过充分训练的肿瘤科医师应该帮助患者确定最合适的检测方法。

（5）推荐由受过训练的癌症遗传学专业人员进行检测前和检测后的咨询，但并非在所有的实践环境中都可行。增加基因检测的普及性是为患者平衡相关资源的一个重要事项。目前关于查找遗传咨询的在线资源是www.nsgc.org，www.findageneticcounselor.com，以及https://www.cancer.gov/about-cancer/causes-prevention/genetics/directory。

（6）选择自己进行检测的妇科肿瘤医师应该具备一定理解检查结果的能力（认知阳性、阴性或定义不明突变等），能够将检测结果应用到治疗

中，准备扩大范围检测，辨识结果要求遗传学专业人员帮助，并确定需要咨询的专业人士的基因等。

（7）强烈建议对更多的遗传咨询替代服务模式进行广泛研究。

（8）妇科肿瘤医师应精通SGO/ACOG联合建议的子宫内膜癌女性林奇综合征评估方法。三种推荐的子宫内膜癌检测方法在临床上是适用的，应该持续使用：对符合修订的Bethesda 2004筛查标准的妇女进行基因检测，除结肠癌外还包括子宫内膜癌；对所有子宫内膜癌患者进行MSI或MMR蛋白免疫组化的肿瘤检测，不论诊断年龄；或对60岁前诊断的所有子宫内膜癌患者进行MSI或MMR蛋白免疫组化肿瘤检测。

（9）在遗传咨询领域继续进行研究的未来应着眼于对受影响妇女进行有意义的基因检测。强烈支持制定相关政策，允许对遗传咨询服务进行费用报销；允许第三方支付方参与以确保对适当的癌症患者进行遗传检测，包括多重遗传检测；鼓励有经验的患者团体参与到公众和医疗的普及宣传中。

HBOC和林奇综合征是常染色体显性遗传疾病，为了降低这部分风险，患者可以选择配合体外受精（in vitro fertilization，IVF）一起进行植入前基因诊断（preimplantation genetic test，PGT）和胚胎选择，用于筛查胚胎的基因遗传病。当与被诊断患有遗传性癌症易感综合征且这种综合征与妇科癌症风险增加有关的女性讨论保留生育能力时，应充分考虑PGT的选择。有研究报道，大多数的生殖内分泌医生与遗传咨询人员探讨过遗传性癌症易感综合征患者的PGT检测，且将这部分患者推介至遗传咨询专业人员处进行生育力保留的相关咨询。正在接受癌症治疗，或可能影响生育的预防性风险降低手

术并患有遗传性癌症易感综合征的女性均应该接受遗传咨询。遗传咨询有助于解决有关生育力影响、生育力的保存，以及选择PGT以降低将癌症易感性遗传给后代的风险等相关问题。

既往研究表明，约有5%的子宫内膜癌患者属于遗传性子宫内膜癌。明确诊断遗传性子宫内膜癌患者通过询问家族史，搜查先证者家庭成员的发病情况，绘制出一份准确完整的系谱图，再根据系谱特征来确定先证者所患的遗传病属于哪一种遗传方式。遗传方式确定后，利用遗传学原理对家系中有关成员进行分析，确定其基因型，估计遗传病在家系中的再发风险，为遗传咨询提供依据。对于<50岁或者有家族史的子宫内膜癌患者，建议进行基因检测和遗传咨询。对于遗传性子宫内膜癌的筛查（如患有林奇综合征者）应该在50岁以前进行。对患者进行MSI或MMR（ICH）检测，检测结果若为微卫星稳定（MSS），则基本排除林奇综合征；若为微卫星不稳定（MSI-H），则做*MMR*基因检测。女性林奇综合征是子宫内膜癌的高危人群，发病率高达60%，建议林奇综合征患者密切监测子宫内膜，与专业咨询人士讨论危险因素，降低患子宫内膜癌的风险。同时可根据患者选择，在生育完成后进行预防性全子宫双附件切除，并建议行肠镜等检查，适当干预以降低结直肠癌的风险。其亲属有林奇综合征而没有子宫内膜癌者，建议每年进行一次子宫内膜活检。

一项调查显示，218名乳腺癌与卵巢癌领域的肿瘤遗传咨询专业人士普遍认为关于生育能力保留的讨论内容是十分重要的，且应当由具有经验且专业的遗传咨询顾问完成。然而，在实践过程中，预测放、化疗后卵巢损伤程度通常是非常困难的。事实上，由于疾病进程的不可预测性，准确评估患者的生育风险本身就比较困难。通常这类遗传咨询主要进行详细的族谱分析，就其HBOC家族遗传病患病风险进行初步评估，对其治疗、预防等方面面临的全部问题进行讨论，给出咨询者合适的选择和解决方案，并在咨询师的指导帮助下完成以达到最佳的防治效果，从而有效规避高风险妇女生育后出现遗传性癌症患儿的风险。其中该评估应考虑包括父系和母系世系的一级和二级亲属、原发癌类型、发病年龄，以及家族成员血统描述等。此外，患者的种族背景也会影响其遗传风险。因此，对这些背景的了解对于评估患者对HBOC综合征的易感性至关重要。

综上，为患者提供详细的、基础广泛的、从患者出发的治疗方案咨询是很重要的。应告知每位患者关于其疾病预后、孕期治疗的母体和胎儿风险，以及早期分娩的相对风险和益处等方面的全面的知识。同时，咨询者应该详细评估每个患者对自己疾病的理解，以及其对自己和胎儿健康的优先考虑等。在所有情况下，治疗选择的细微差别都应该是个体化的。咨询过程中的当务之急应该是最大限度地评估病情、遗传风险，并进行耐心的教育，满足患者对自己和未来孩子健康的渴望，同时需坚持无恶意的道德原则。特别是在晚期癌症中，生存和死亡率的问题需得到解决，咨询者应该向患者提供治疗咨询方面的资源，同时向癌症临床治疗团队提供必要的支持。

（三）遗传性妇科恶性肿瘤的预防措施

对于林奇综合征和HBOC最常用的预防方法为化学预防（chemoprevention）和预防性手术

（prophylactic surgery）。医师要通过对潜在风险人群进行遗传风险评估，并提供量身定制的筛查和预防策略，如病情进展监控、化学预防和预防性手术等，以降低遗传性妇科恶性肿瘤的发病率和死亡率。

子宫切除术和输卵管卵巢切除术是预防林奇综合征女性子宫内膜癌和卵巢癌的常用方法，但其是否提高了患者的生活质量则存在争议。有关于前瞻性生物标志物研究表明，含孕激素的口服避孕药（progestin-containing oral contraceptives）和醋酸脱羟孕酮（depomedroxyprogesterone acetate）可在一定程度上预防林奇综合征相关子宫内膜癌。在早诊早治早预防研究中发现，子宫内膜癌的早期症状为绝经后阴道流血、围绝经期月经紊乱；B超随诊子宫内膜厚度（5 mm为阈值，其阴性预测值为96%，阳性预测值为87%，敏感度为100%）。在临床上雌、孕激素联合应用于预防子宫内膜增生和内膜癌变；选择性雌激素受体调节剂可以预防围绝经期女性子宫内膜癌。

至少20例病例对照研究和3项队列研究表明，口服避孕药与普通人群卵巢癌风险降低有关；同时有研究显示，口服避孕药可能在化学预防 *BRCA1* 或 *BRCA2* 突变携带者的卵巢癌中起作用。除了化学预防，对于遗传性卵巢癌患者可以通过降低风险手术（risk-reducing surgery）进行预防，但其治疗效果和安全性具有一定的争议。

目前对于妇科恶性肿瘤的治疗趋向于个体化和微创化。治疗提倡保留器官生理功能，保留生育功能，以及保护器官及功能重建。这对手术技术要求较高，通常手术费时，出血难以控制，切除范围能否到达癌症根治术的要求尚无标准统一的术式。

同时腔镜下开展手术对手术技术要求高。因此需要规范术式，进行前瞻性随机性多中心研究，对生存率、肿瘤控制率、患者生存质量等进行全面系统的综合评价。

（四）遗传咨询中常见的技术手段

1. 基因检测 基因检测一般作为常规的产前检查部分，也可用作筛查特定的风险因素，如患者家族遗传病史或超声检查发现的异常。目前市场中大约有7万种基因测试产品，且平均每天有10个新的测试产品进入市场。选择适当的测试产品及提供服务的实验室尤为重要。在临床实践中，可以根据不同的测试需求、测试方法、时间、保险类型或患者特定的因素选择使用多个检测产品进行检测。必要时，可以综合来自测试实验室的遗传顾问、临床遗传咨询顾问、医学遗传学家，以及妇产科医学专家的意见确定最佳遗传测试的产品组合。

关于选择基因检测，首先面对的挑战是辨别生胚系（germline）与体细胞（somatic）突变的区别。胚系突变是指在受孕时存在于生殖细胞中并可被后代遗传的突变。这与受精后发生的体细胞突变相反，体细胞突变只在特定细胞系或肿瘤中通过有丝分裂维持。*BRCA1/2* 突变或与林奇综合征相关的DNA错配修复基因的突变可能是胚系、体细胞或两者兼有的突变。因此，当在肿瘤检测中发现可能遗传的突变时，应当在配对的血液或患者的其他非肿瘤样本中确认突变存在，才可以确认其是否是存在于胚系中的可遗传突变。在进行测序时，检测前咨询至少应该提前告知患者发现遗传突变的可能性。其次，基因检测需要考量的是多重胚系突变指征的含义。伴随着 *BRCA1/2* 的发现，很明显这两个基因并不是所有乳腺癌和卵巢癌家族病例的原因，尽管非*BRCA*突变致病很罕见，但加在一起估计占遗传性高级别浆液性卵巢癌的6%~10%。非*BRCA*突变的评估检测旨在探究一系列可能导致卵巢癌、子宫内膜癌或两者同时发生的基因突变，尤其对于*BRCA1/2*胚系突变检测阴性，或者林奇综合征基因突变检测阴性的女性患者。最近的NCCN指南修订列举出除*BRCA1/2*和林奇综合征相关基因突变以外的突变，如*RAD51C*、*RAD51D*和*BRIP1*突变，作为45~50岁患者进行降低风险手术的候选基因。而新一代测序（NGS）技术的出现已经成为大多数实验室基因检测的标准测序策略。NGS实现了多基因检测，允许以最小的成本增加基因检测量。

此外，为避免将突变基因传给子代，有两种不同的技术可供使用：自发受孕时可选择产前诊断（prenatal diagnosis，PND），体外受孕时可选择胚胎植入前检测（PGT）。

（1）PND检测需要在妊娠前3个月时取绒毛膜绒毛进行检测。如果胎儿携带有害突变，或有其他已知的致病性突变（如21-三体综合征），患者可以选择终止妊娠。然而对于大部分做检测的夫妇来说，因胎儿患遗传性乳腺癌和卵巢癌而选择终止妊娠通常是难以接受的。在一项访谈研究中，25名参与者中只有1名乳腺癌患者选择接受PND。然而当这位患者接受胎儿超声波检查时，无论基因检测结果如何她都无法决定终止妊娠。选择PND的多为年龄较大、教育程度较高、有乳腺癌或卵巢癌病史，并且希望尽快自然受孕的女性。

（2）PGT是指在体外受精过程中，对具有遗传风险患者的胚胎进行种植前活检和遗传学分析，以选择无遗传学疾病的胚胎植入宫腔，从而获得正常胎儿的诊断方法，可有效地防止有遗传疾病患儿的出生。而进行PGT的主要对象是可能有遗传或高危遗传因素，需要产前诊断的病例，尤其是可能同时具有两种以上不同的遗传异常情况。PGT技术的产生与完善可以排除遗传病携带者胚胎，阻断致病基因的纵向传递，从而降低人类遗传负荷。在PGT检测中，通过对携带者和一个也是携带者的一级亲属进行DNA分析来确定突变。有时伴侣的DNA也需要进行分析。在胚胎发育第3~6天，对1~2个卵裂期胚胎或囊胚进行活检与PCR分析。正常的胚胎被留下继续发育到囊胚阶段，随后进行子宫移植。DNA可以从卵母细胞（极体）或胚胎细胞中提取，如从卵裂期胚胎中提取一个卵裂球，或从囊胚期胚胎中提取5~10个滋养外胚层细胞。通常采用PCR对获得的遗传物质进行单基因突变检测，或利用荧光原位杂交（fluorescence in situ hybridization，FISH）或全染色体分析（comprehensive chromosome screening，CCS）等技术筛查染色体异位或异倍体。2003年时，欧洲人类生殖与胚胎学会推荐遗传性乳腺癌和卵巢癌等晚发性疾病患者进行PGT。受教育程度高、年轻、有生育需求、希望尽快受孕的患者人群对于PGT的认知程度更高，且有遗传性乳腺癌和卵巢癌病史的夫妇对PGT的接受程度更高。

2. 筛查前咨询　进行PGT之前，必须由有认证的遗传顾问进行遗传咨询，以确保患者完全理解患病风险对孩子的影响、潜在遗传性疾病对家庭的影响，以及所有可选选项的益处与局限性等。进行筛查的父母应被告知，PGT可以降低怀上基因异常孩子的风险，而这种异常需要通过对单个细胞或多个滋养外胚层细胞进行测试来确定。同时鼓励进行有创的产前或产后检测来确认PGT的结果，因为用于

PGT的方法存在技术上的局限性，具有一定错误诊断的可能性。

筛查前咨询是进行基因检测过程中必不可少的组成部分，是为了保障患者的知情决策和知情同意。筛查前咨询过程主要包括患者告知和讨论，有助于患者自主决定是否进行基因测试，以及进行何种测试。对于选择进行检测的患者，在筛查前咨询期间提供的预指导也能够帮助提高筛查结果信息传递的效率。筛查前咨询应提供有关测试目的的信息、如何进行测试、测试准确度、测试的益处、风险和限制、可能的结果、这些结果的含义及测试产生的次要或偶然性结果。

3. 筛查后咨询　对于报告异常结果的，筛查后咨询的第一步是了解这些结果的含义。基因测试报告可能是直接的、简单明了的，但其传递的信息可能是复杂的。只有经验丰富的遗传学专业人士才应向患者解释和披露异常的遗传检测结果。如果结果不够明确，应立即联系做检测的实验室以了解更多信息。许多基因测试实验室拥有专业的基因检测顾问，他们能够提供更多关于测试结果的专业解读信息。在报告异常的检测结果时，应充分结合患者的知识水平、情感接受及文化背景等情况，选择适当方式告知结果。如果患者是在怀孕期间进行遗传检测，必须及时通报检测结果，以便患者有时间进行生育选择的考虑，如是否终止妊娠。

当告知表明风险增加的检测结果时，应同时告知相关疾病的信息、检测结果能够提示的风险程度，以及做其他检测的建议。相较于向患者描述有关检测敏感性或特异性的信息，更有意义的做法是分享异常检测结果揭示的阳性预测值。

（五）信息交流途径

有研究显示，及时进行生殖遗传咨询对患者是十分有意义的，如能够有效提高癌症治疗后的生活质量、降低后悔感受度等。同时，无论最终是否决定进行生育力保留，女性患者普遍都能从这类咨询中获益。尽管不少临床医师希望在患者最初确诊时就与她们一起讨论解决保留生育能力的问题，但通常缺乏分享这方面知识的工具或交流技巧。

肿瘤患者从确诊到开始治疗之间会情绪紧张且倍感压力，与咨询专业人员就复杂信息进行有效沟通，对其做出最优的决策至关重要。为了帮助患者理解保留生育能力的关键概念，咨询人员需要以易于理解吸收的方式向患者提供有明确证据的信息。在与青少年患者的父母进行交流，或对乳腺癌患者进行咨询的领域，现有一些关于保留生育力的决策辅助方法，但直到最近，才逐渐产生了针对所有癌症类型的育龄妇女的决策辅助方法。

Pathways是一个能与患者互动的关于生育保护网站，提供最新的关于生育保护的信息（包括优点、缺点和成本等），以及治疗后的家庭建设策略、帮助妇女与遗传咨询专业人员讨论生育问题的建议等。患者能够从这里获得关于保留生育力的知识，同时有助于做出适合的决策。这个工具网站目前正在进行测试，计划在将来发布供公众使用。

年龄在12~18岁的青少年癌症患者与她们的父母可以使用青少年生育力评估分类工具（The Adolescent Fertility Values Clarification Tool，AFVCT）。AFVCT以一种易于理解的形式为青少年提供关于未来生活质量、生育保护选项，以及为人父母的价值等方面的信息。另有一些已发布的决策树类型的工具可供使用，比如"女性生育力保留决策树（Female Fertility Preservation Decision Tree）"，或"关于保留生育力的未来决策（Potential future decisions regarding fertility preservation）"等。上述两个工具都可以用来直观地引导患者决定是否进行保留生育力的前期工作，或进行治疗后选择在没有选择保留生育力的情况下还有哪些选择可进行，如进行收养或接受配子捐赠等。宗教、社会及家庭的影响，以及患者的感受方面都应在咨询过程中被考虑到。

还有类似Livestrong的组织会向患者提供关于生育风险、生育保护选项，以及成本估算等出版物和在线教育资料。这些小册子可以直接提供给患者，也可以由医生作为咨询过程的一部分来指导患者进行决策。许多工具小册子被翻译为多种语言，包括西班牙语、阿拉伯语、法语、意大利语及汉语，以供使用和分发。对于那些携带易患癌症的基因突变的女性来说（如那些携带*BRCA1/2*突变的患者），这些指导方针列出了转诊时要遵循的步骤，以及安排实验室检测的建议，这对进行生殖遗传咨询很有帮助。此外，指导方针还特别概述了相关癌症疗法对生育的影响（如他莫昔芬的使用和预防性卵巢切除术的后遗症）。

此外，除了临床医师，还有其他的相关专业人士可以在生殖遗传咨询或适当的转诊方面发挥很大的作用，如护士、高级技术人员（执业护士和医师助理）、患者代理等。当多方专业人员作为一个团队来探讨生育保护的问题，可以克服诸如临床医师时间有限或缺乏生育保护方面相关知识等障碍。有研究报道在患者确诊后寻求患者代理进行生育力保留的准备工作是十分有益的。患者代理的主要作用是根据患者的肿瘤治疗时间表对患者进行分类，提供有关保留生育力的一般性信息，并在治疗前的关键窗口期内帮助患者进行适当的转诊。患者代理也帮助协调生殖遗传咨询服务中的多种专业人员（如肿瘤科、泌尿科和生殖内分泌科）建立联系，甚至指导患者获得募捐支持等。在生殖遗传咨询服务过程中，患者代理不仅为患者提供资源，也为临床医师及相关环节工作人员提供服务。

（六）遗传咨询新技术的应用

在传统技术工具的基础上，现代技术的创新持续在遗传咨询实践中发挥作用。其中包括增加以患者为中心的教育辅助、为偏远地区的患者提供咨询的新途径、为患者筛选适合进行遗传咨询的工具等。每一个新的应用技术都可能对咨询者和患者产生全新的影响。

1. 远程医疗 远程医疗在遗传咨询中的应用已超过20年，大量文献记录了使用远程医疗的患者和咨询者表示出较高满意度，包括在信息获得、决策支持与心理咨询等方面。尽管咨询者对远程遗传咨询提出了担忧，包括可能会错过一些患者的非语言性描述，以及无法达成如面对面就诊时的深度医患关系等。然而对于一部分患者和咨询者来说，远程遗传咨询是一种可以接受的，替代面对面遗传咨询的方法。考虑到其有助于遗传咨询服务在更大的地域范围内开展、降低成本、节省时间和扩大信息获取途径等益处，远程遗传咨询正变得越来越普遍。一些公立医院与基因服务公司正在采用或发展远程医疗服务作为替代的服务提供模式。

2. 人工智能（AI）解决方案 人工智能技术正被应用于医学遗传学，以帮助临床医师与患者进行患者分类、风险评估，制定预防措施等。一些商业的基因测试实验室，如GeneDx和Blueprint的遗传学家已经将人工智能集成到他们的生物信息学管理系统中，以帮助分析复杂的表型、评估基因组变异、分类新的基因组研究发现，以及进行管理测试等。因此，遗传咨询师遇到基因测试结果在某种程度上是由人工智能驱动的技术确定的，前提是所使用的实验室已经将AI应用到他们的管理系统中。人工智能的另一个应用是"聊天机器人"（chatbots），这种应用可以模仿人们自然交谈的方式。在基因咨询领域，Clear Genetics（www.cleargenetics.com）等公司正在尝试整合聊天机器人，在患者咨询检测选项或收集信息准备预约遗传咨询等医疗服务时为患者的问题提供智能回答。类似地，美国国立卫生研究院资助的项目，如www.itrunsinmyfamily.com，使用聊天机器人来创建一个互动环境，通过这个环境来为患者构建遗传谱系，收集个人健康信息，并生成风险评估等。

3. 风险评估与决策支持工具　即使在最直接的案例中，遗传咨询中的风险评估也需要两个步骤：收集家族史信息，并利用这些信息推算疾病发生的可能性。根据患者母亲的诊断，亨廷顿舞蹈症的患病风险为50%；根据BRCAPro诊断，*BRCA1*突变的可能性为7.3%；遗传学临床医师在很大程度上依赖数字来为患者提供信息，以分析她们的个人患病风险。在传统遗传咨询模型中，准确的风险评估是不易达到的，主要由于收集的家族史信息不足、未能准确识别风险因素、没有转诊进行遗传评估、对家族癌症风险的管理信息不一致等。而近年来发展出的几种风险评估工具，允许咨询者通过电子邮件向患者发送链接，通过电子邮件，患者可以进入一个用户友好的界面，提供个人和家庭健康信息，

生成风险评估，并在就诊前通过电子邮件将其发送回咨询者和患者。这些工具减少了咨询者在收集家族史上花费的时间（这些风险评估工具包括Family Healthware™，MeTree，OurFamilyTree，MyFamily，CancerGeneConnect等）。在某些工具中（如www.itrunsinmyfamily.com），在获得用户许可的情况下，这些工具会联系其家庭成员，邀请他们提供额外的信息。风险评估有助于识别高风险的患者，因此临床决策可以为这些患者制订个性化的护理计划提供帮助。

（七）面临的挑战

癌症遗传学的学科发展超出了妇科肿瘤学的实践范围，使遗传咨询和检测与妇科癌症诊疗的整合面临挑战。究其原因主要包括：妇科癌症患者的基因突变患病率较低，以往缺乏基于基因检测结果的癌症诊疗管理，检测成本较高，以及关于检测什么和如何检测的标准复杂且快速变化。

在过去的十年中，接受癌症治疗对年轻女性的生育能力产生的破坏性影响已经被人们重视起来。文献报道，在接受癌症治疗的育龄女性中，只有34%~72%的人确认讨论过保留生育能力的问题。在需要进行遗传咨询的人中，只有21%的人确实被转介到生殖专家进行咨询，其中年轻女性（年龄<35岁）、待产女性和乳腺癌患者的转介率更高。尽管相关的专业组织提高了意识并采取了一些行动，但对癌症患者进行生殖的遗传咨询仍然是复杂的。

首先，在理想的状况下，癌症患者进行生殖遗传咨询，讨论其生育能力保留的最佳时期应当在其得到诊断后，开始治疗前。然而在实践中，启动生殖遗传咨询这一步却十分困难。原因在于肿瘤医

师们虽然通常能够意识到放、化疗等治疗对患者生育力的破坏作用，却难以在特定治疗方案内充分考虑这部分风险。例如，调查显示大部分的乳腺癌和卵巢癌患者选择在癌症治疗后接受遗传咨询，只有29.5%的遗传咨询师报告有见过癌症治疗前的乳腺癌和卵巢癌患者。理想状况下，关于保留生育能力的讨论应当在癌症治疗之前进行。在癌症治疗或预防性手术之前进行遗传咨询，遗传咨询师能够将保留生育能力方面的建议纳入整体医疗方案讨论，同时帮助患者进行最佳的决策。

其次，来自美国临床肿瘤学会（ASCO）的文献概述了一些可能影响生育的癌症治疗方案，然而在临床实践中，这些治疗方案处于不断衍变的过程中，因此也很难预测接受这些治疗会对个体生育能力产生怎样的影响。研究显示，多种癌症治疗方法几乎普遍地存在影响妇女生育力的作用。因此当恶性肿瘤患者进行生殖遗传咨询时，不能仅仅关注其最初的癌症诊断，还要重点关注其后续的治疗计划，以及其中的风险因素。推荐将有生殖遗传咨询需求的患者同时转介给具有经验的生育方面专家进行相关咨询。同时，伴随着技术的进步，多基因癌症检测广泛使用，以及肿瘤检测方案快速发展，传统的遗传咨询模式不再是可持续的，必须适应新的基因检测技术的快速进步，以及个性化医疗方案的发展趋势。

另外，部分女性患者选择在接受癌症治疗之前保留配子或胚胎，但这样做并不能对其未来的生育能力有完全的保障，因为获取这些生殖组织的过程本身可能存在一定的风险。因此，选择进行配子或胚胎库保存的恶性肿瘤患者同样需要接受遗传咨询，以充分了解她们可能面临的其他方面的风险和挑战。

三、妇科恶性肿瘤生殖的遗传咨询中的伦理问题与人文关怀

（一）妇科恶性肿瘤生殖遗传咨询中的伦理问题

在进行遗传咨询的过程中可能会出现诸多伦理问题，主要包括对无症状者进行基因检测、收养领养前的基因检测、部分个人拒绝向其亲属提供重要的基因信息，以及对个体进行基因检测而结果可能揭示其亲属的基因信息等。因此，提供遗传咨询的人员需要意识到这些问题并充分熟悉由遗传学专业组织发布的规则和指导方针。在复杂的情况下，综合经验丰富的医学遗传学家、遗传咨询顾问，以及伦理学家的多方建议可以提供更好的帮助。

在进行遗传咨询的过程中，除了应充分体察咨询者的心态，更应遵循下述原则。①信任和保护隐私。对患者的信息应该保密，患者的信息只能为其本人和家族的医学利益而使用，未经患者允许不得透露给他人。尤其不能透露给诸如就业、保险等机构。同时需要做到：就诊环境私密，信息保存与照片采集完整，疾病状态公开等。②自愿和知情同意。患者知情同意应贯彻整个咨询过程。③自主决定和非指令性。咨询师不应直接告知咨询者根据现有的检查应该采取什么决定或者选择什么治疗方案，而是给咨询者列举出几种可能的选项。患者、咨询者或家庭在获得并理解相关的信息后，自主做出最适合自身情况的决定。

（二）妇科恶性肿瘤生殖遗传咨询中的心理指导

越来越多的年轻癌症患者开始在接受具有性腺毒性的治疗之前表现出对自己的生育能力方面的关注。虽然已有研究报道了保存生育能力的医疗安全和治疗方案方面的内容，对于保存生育能力患者的心理问题方面的研究仍然十分有限。根据目前已有的调查结果，年轻女性癌症患者在接受生育保存期间应关注的心理问题包括：①在接受肿瘤治疗过程中存在的心理困扰；②在未来家庭关系不确定的状况下，对生育保留进行选择的策略；③决定利用第三方进行生育（如精子/卵子捐赠、代孕等）；④关于怀孕和流产的治疗预期；⑤与胚胎/卵子产生、冷冻和处置等过程中的伦理问题；⑥放弃生育力保留的患者未来可能的后悔感。

保留生育能力相关技术的发展为癌症患者在接受具有性腺毒性的治疗后，重新考虑进行生育提供了可能，但在选择这种策略的过程事实上会涉及复杂的心理问题，甚至在手术完成后很长一段时间还会产生后续影响。除了应对癌症的诊断和随之而来的治疗，患者还必须应对不确定的未来生育选择，以及生育保存过程中可能出现的困扰。对年轻女性癌症患者来说，保留生育能力是一种相对较新的选择，因此关注与之相关的心理问题的研究有限。根据接受心理指导的患者的医疗记录指出，在心理访谈过程中，所有患者都报告了自癌症诊断以来出现的情绪下降和焦虑增加。大部分癌症确诊患者表现出焦虑、抑郁、担心死亡与复发、担忧脱发和其他身体形象问题等。从癌症确诊到决策是否保持生育能力，再到随即而来的化疗和（或）放疗，患者在

这段十分有限的时间很可能无法在进行决策时恢复良好的情绪状况。基于现有的文献综述与研究，在临床实践中，建议心理健康专业人员对有需求的患者进行预先的心理状态评估。

当癌症治疗和保留生育结合在一起时带来了许多挑战：临床医生可能缺乏讨论治疗之外的敏感问题所需的适当词汇或移情能力（empathetic skills），而咨询人员可能缺乏医疗专业知识。似乎没有一个单独的专业团体拥有解决所有问题所需的所有信息或技能。在全新的肿瘤生育学领域，业内人士强调对专业人员进行进一步培训是十分必要的，也有人建议应当组织更广泛的专业人员有效地参与其中，如专科护士、社会工作者、病历管理人员和患者代理等。

四、妇科恶性肿瘤生殖遗传咨询的未来展望

遗传咨询人员长期以来一直与妇产科医师保持密切的合作，尤其作为母胎医学服务的一部分。调查显示，接受遗传咨询的患者中有67%是由妇产科医师转诊至遗传咨询专业人员的。妇产科医学专业正在向更全面的模式发展，即以患者为中心的多学科合作方式，这一转变包括将其他相关卫生保健专业人员纳入患者护理方案中，以同时提高医疗效率和患者的满意度。因此遗传咨询正逐步与妇产科医师达成协作模式，为医生和患者提供遗传专业知识资源。

我们普遍认为，在妇科恶性肿瘤患者进行生殖遗传咨询的过程中，对潜在恶性肿瘤的有效治疗是最重要的驱动因素，因此生殖医学和肿瘤治疗之间的协调和沟通就至关重要。近年来，进行肿瘤治疗的医师会考虑患者生育力保存的部分，通常会将患

者转诊至生殖医学专家，在接下来的持续沟通咨询过程由生殖医学方面的专家协助进行。这两方面专业人士之间的合作和及时沟通是治疗和确保患者接受一致治疗的关键，也是确保患者根据其情况获得最适当干预的关键。

（王冬来　文佳）

参考文献

［1］ALLISON GOETSCH B S, VOLK A, WOODRUFF T K. Genetic Counselors: Bridging the Oncofertility Information Gap// WOODRUFF T K , CLAYMAN M L, WAIMEY K Y. Oncofertility Communication: Sharing Information and Building Relationships across Disciplines. New York: Springer, 2014: 87-98.

［2］JUNGHEIM E S, CARSON K R, BROWN D. Counseling and consenting women with cancer on their oncofertility options: a clinical perspective. Cancer Treat Res, 2010: 156, 403-412, doi:10.1007/978-1-4419-6518-9_31 (2010).

［3］RING K L, GARCIA C, THOMAS M H, et al. Current and future role of genetic screening in gynecologic malignancies. Am J Obstet Gynecol, 2017, 217(5): 512-521. doi: 10.1016/j.ajog.

［4］王建六. 子宫内膜癌. 2版. 北京：北京大学医学出版社, 2017.

［5］ZHENG W, FADARE O, QUICK C M, et al. Gynecologic and Obstetric Pathology: Volume 1. 北京：科学出版社, 2019.

［6］TERZIC M, NORTON M., TERZIC S, et al. Fertility preservation in endometrial cancer patients: options, challenges and perspectives. Ecancermedicalscience, 2020, 14: 1030. doi:10.3332/ecancer. 2020.1030 (2020).

［7］KIM J Y, BYEON J S. Genetic Counseling and Surveillance Focused on Lynch Syndrome. J Anus Rectum Colon, 2019, 3(2): 60-68. doi:10.23922/jarc. 2019-002 (2019).

［8］KING M C, MARKS J H, MANDELL J B. Breast and ovarian cancer risks due to inherited mutations in BRCA1 and BRCA2. Science, 2003, 302(5645): 643-646.

［9］Practice Bulletin No. 182 Summary: Hereditary Breast and Ovarian Cancer Syndrome. Obstet Gynecol, 2017, 130(3): 657-659.

［10］LYNCH H T, CASEY M J, SNYDER C L, et al. Hereditary ovarian carcinoma: heterogeneity, molecular genetics, pathology, and management. Mol Oncol, 2009, 3(2): 97-137.

［11］JANET L. WILLIAMS. GENETIC COUNSELING. In George Patrinos. Applied Genomics and Public Health. New York: Elsevier, 2020: 1-7.

［12］GOETSCH A L, KIMELMAN D, WOODRUFF T K. Hereditary Gynecologic Cancer Predisposition Syndromes // GOETSCH A L, KIMELMAN D, WOODRUFF T K. Fertility Preservation and Restoration for Patients with Complex Medical Conditions. New York: Springer International Publishing AG, 2017: 7-18.

［13］HODGSON S V. Genetic Counselling for Common Diseases, Cancer Susceptibility as Paradigm // KRISTOFFERSSON U, SCHMIDTKE J, CASSIMAN J J. Quality Issues in Clinical Genetic Services. New York: Springer, 2010: 361-369.

［14］陈竺. 医学遗传学. 北京：人民卫生出版社, 2010.

［15］LU K H. Hereditary gynecologic cancers: differential diagnosis, surveillance, management and surgical prophylaxis. Familial Cancer, 2008, 7(1):53-58.

［16］RANDALL L M , POTHURI B, SWISHER E M, et al. Multi-disciplinary summit on genetics services for women with gynecologic cancers: A Society of Gynecologic Oncology White Paper. Gynecol Oncol, 2017. 146(2): p. 217-224.

第五节　妇科恶性肿瘤生殖的心理健康

一、生殖健康服务中的心理健康问题

1.不孕症诊断对女性心理健康的影响　不孕可以视作引起精神压力的重大生活危机事件。在不断的备孕尝试和期待后，这些女性最终不得不面对一个令自己产生强烈挫败感甚至伤自尊的事实——"不孕"，失望、无法自我接纳、担心、忧虑、害怕、孤独感、内疚、后悔、遗憾、不幸感、郁闷等情绪反应纷纷袭来。在生殖医学诊疗服务中，尽管大多数医生认同"心理状态会影响受孕成功率"的观点，但不孕症患者的精神压力和情绪问题常常未能得到正式的筛查评估和专业处理。

研究显示，诊断为不孕症的女性患者可存在不同程度的心理、情感和社会功能受损，以及精神健康水平下降[1]。该症对女性心理健康的影响常表现在多个方面：生活质量低、抑郁、焦虑、睡眠困难，以及对婚姻关系和性功能的干扰。大约40%和47%的不孕症女性会出现抑郁和焦虑症状，这个比例是一般女性的两倍。不孕症患者的抑郁、焦虑和应激水平亦明显高于正常生育的女性。年龄、受教育程度、已婚年限、社会支持、自我效能和患者应对模式等因素均可能与诊断不孕症女性的心理健康水平相关。

2. 不孕症治疗对女性心理健康的影响　随着辅助生殖技术的发展和成熟，该技术能快速、高效地帮助不孕症女性实现生儿育女的愿望，但是不孕症及助孕相关的心理社会状况往往是复杂的。即使是成功受孕的患者，也依然可能持续地存在心理上的困扰和挑战。

对2000—2014年关于应用辅助生殖技术后患者心理压力与调适的文献进行系统综述后，学者发现相对于自然受孕女性和一般人群，接受过体外受精–胚胎移植（IVF-ET）治疗的女性有着更强烈的妊娠相关焦虑，生活质量较差。一项研究报道，诊断或接受不孕治疗的女性，其焦虑和抑郁水平等同于癌症、艾滋病或心脏病发作的患者。在经历过一次失败的辅助生殖技术治疗后，患者往往抑郁情绪加重，自尊水平进一步降低。在一项前瞻性队列研究中，经历多次IVF-ET失败后获得妊娠的女性与首次IVF-ET即成功受孕的患者相比，到孕中晚期至产后2周甚至表现出显著升高的焦虑和抑郁水平。此外，大约1/3正在接受辅助生殖技术干预的女性，报道存在睡眠紊乱，且恶心症状和心理痛苦与患者的睡眠困难有关。

进行IVF-ET助孕是一个漫长的过程，精神压力贯穿始终，而女性在IVF-ET周期中的不同阶段也经历着心理反应的变迁。首先，决定接受IVF助孕治疗的女性大多有过备孕失败、求子不得的经历，在期待与失望之间焦灼、自我价值否定，对育儿甚至婚姻生活丧失信心。患者往往对外界很敏感，将不能顺利怀孕视为有挫败感、耻辱感的隐私，不愿透露，耻于求助。而助孕技术可能让这些女性和家庭燃起最后的希望，顶着治疗费用的压力，做出一个关乎未来的重大的决定。在生殖中心确定辅助生殖治疗方案，打开求助之门之后，首先进入促排卵阶段。这一阶段周期长、步骤复杂，患者要经历多次抽血检查、重复的注射治疗、B超监测等步骤，而医院往往人满为患，影响医患沟通质量，就医体验不佳，增加了患者的焦虑情绪。大多数女性缺乏对辅助生殖技术的了解，对治疗方案感到茫然、不知所措，加之对助孕结局的不确定性，导致紧张、不安，容易盲从。促排卵治疗成功，进入取卵阶段的女性，一方面为取得阶段性成果而喜悦；一方面又担心取卵失败，卵泡质量不好，也对取卵过程中的疼痛和麻醉术感到恐惧。随后在等待移植的几天里，刚刚接受取卵术的女性开始对卵子、精子授精和胚胎培养结果担忧，生怕在移植前功亏一篑，希望落空。好不容易熬到移植后等待妊娠的阶段，患者开始全心全意保胎，小心翼翼不敢动，担惊受怕，极度紧张，恐惧失败，甚至焦虑不安、彻夜难眠。部分女性对成功抱有高期望，而对失败预期不足，一旦未能实现妊娠，就会感到沮丧和难以接受，进而出现抑郁。

另外，与自然受孕者相比，接受辅助生殖技术助孕的女性可能更加害怕自然流产，担心孩子存在出生缺陷，害怕出现高危妊娠等情况，更易体验到对人生的失控感和缺陷感。有研究者报道，接受辅助生殖技术治疗的患者，其焦虑和抑郁水平比自然受孕者高。这些女性对婴儿是否正常、是否能够存活的焦虑更甚，对怀孕有更加理想化的认知和期待。

3.情绪问题和压力对不孕症治疗的影响　压力、焦虑和抑郁症状、情绪障碍对女性的精力、情绪、兴趣、自尊有明显的影响，这些情况可能与生

育力的降低有关。日常处于高度压力紧张状态下的女性，停止排卵的风险升高，其黄体期孕酮水平更低，且与孕早期流产风险增加有关。抑郁症状筛查阳性的女性患者，在首次不孕症治疗咨询后即接受辅助受孕治疗的可能性较低，其治疗效果也较差。有报道显示，进行首轮IVF-ET治疗的女性中，近期诊断为焦虑或抑郁者，成功怀孕的可能性比无焦虑、抑郁诊断的女性低40%。

因此，在生殖医学服务中关注患者的心理健康问题，对高危人群进行心理学筛查评估，能够帮助医护人员早期识别患者的精神压力，焦虑、抑郁症状和服务需求，提供适宜的心理咨询与支持，管理焦虑和抑郁问题，从而减轻妊娠期的心理负担。

二、妇科恶性肿瘤患者保留生育功能决策中的心理健康需求

1.妇科恶性肿瘤对女性心理健康的影响　诊断为妇科恶性肿瘤，对女性可造成显著的心理痛苦和情感冲击[2, 3]，包括沮丧、恐惧、绝望、害怕复发、抑郁、无法控制的愤怒、丧失感、体像障碍，以及在性生活、人际沟通和社交方面的问题[4, 5]。不少患者将恶性肿瘤的诊断视为"死亡之判"，对死亡、残疾等过分担心，进而感到无能为力，无助、无望，常伴随食欲减退、失眠等躯体症状。面对威胁生命的疾病，焦虑是一种正常的反应，若焦虑症状持续存在两周或更长时间，则会发展为焦虑障碍，随着不安全感的日渐增长，甚至可出现惊恐发作。但对于患妇科恶性肿瘤女性来说，在这一判决的基础上，又增加"无法生育之判"，双重打击带来极大心理应激。有报道大约20%的宫颈癌患者深受抑郁之苦，30%的患者存在焦虑症状，15%的

患者有创伤后应激障碍。有相当一部分女性会用否认等心理防御机制来应对罹患肿瘤的现实。对她们来讲，来自家人和他人的情感及心理社会支持有助于应对罹患肿瘤造成的影响[6-8]。

需要临床医师重视的是，一些抗癌治疗药物（如干扰素、白细胞介素-2、长春新碱、甲基苄肼等）可以导致焦虑、抑郁和惊恐发作，化疗前常使用的类固醇激素（如地塞米松、泼尼松等）也可以引起情绪不稳、躁动不安和抑郁。周期性化疗中可能出现预期性焦虑、恶心或呕吐，突然停用大剂量酒精、麻醉性镇痛剂、镇静催眠剂会导致焦虑。

2.妇科恶性肿瘤患者保留生育功能决策中的心理健康需求

妇科恶性肿瘤治疗对育龄女性的生育力可以说是摧毁性的。手术、化疗和放疗是卵巢癌、宫颈癌和子宫内膜癌的主流治疗手段，对子宫和卵巢的解剖学和生理功能可能造成损伤。与肿瘤治疗需求相伴而生的是，50%~75%的18~45岁妇科肿瘤患者有育儿的意愿且面临巨大的心理压力[2, 9, 10]。失去生育能力的可能性甚至比癌症本身更令人痛苦，对经历过严重疾病威胁的她们而言，保存生育能力意味着一种"生的希望"。因此，努力保存妇科肿瘤患者生育力的重要性毋庸置疑。近年来，个体化定制的生育力保存治疗日渐发展，以尽可能满足这些女性的育儿需求。

当前，生育力保存技术、生育咨询及相关心理支持在内的跨学科管理服务在改善妇科恶性肿瘤患者的心理社会功能和生活质量方面起到了显著的作用[1]。患者关于生育力保存治疗的决策，固然受到其经济实力、既有偏好、社会支持的影响，对治疗的焦虑和疑虑也在医患沟通中起着至关重要的作

用。往往妇科恶性肿瘤患者关于生育力保存治疗方案的决策，是在高度的主观应激和时间压力之下达成的，疾病相关的痛苦感受，以及对于远期伴侣关系和亲子关系的顾虑也增加了患者的心理负担。提供充分的生育咨询则可以有效地辅助生育力保存治疗的决策过程。在开展咨询时应主动理解患者的生活预期，倾听她们的需求、渴望、恐惧、疑虑，并就治疗对性功能的影响提供充分的资讯。然而实践中，少有临床医生会去特别关注妇科恶性肿瘤患者的心理问题和性问题，而这些女性也因为尴尬而常常回避谈论上述话题，面临着出现焦虑、抑郁症状的风险。为了改善服务中的沟通及提高治疗的依从性，卫生工作者应对肿瘤本身及肿瘤治疗对患者心理健康（含性心理健康）的影响具备充足的知识储备，并且把心理学工作者纳入多学科服务团队中，以帮助患者及时识别和应对精神压力、缓解焦虑和抑郁，同时注意对患者的情感痛苦给予持续的、长程的心理支持，减少疾病和治疗对生活质量的不利影响[11]。

在进行治疗决策的过程中，生育咨询服务要为患者提供充分的信息，全面分析不同方法的利弊，尽可能避免因决策冲突而引起焦虑，让女性患者主动参与方案的选择。其中，提升应对及沟通的干预（coping and communication-enhancing intervention）是一种持续8次的结构化干预，其方法基于经典的认知行为治疗，内容聚焦在提升应对力、增强寻求帮助的技能、自我照料、评估并调整生活中的优先事项、管理对复发的恐惧、识别并处理与恶性肿瘤相关的情感反应[3, 12]。有研究者比较了提升应对及沟通的干预和传统的支持性咨询对于减少妇科恶性肿瘤患者的抑郁症状、减轻肿瘤所致的痛苦和对

复发的恐惧，改善情绪健康水平的作用。有研究将352例近期诊断为妇科恶性肿瘤的患者随机分配到提升应对及沟通的干预、支持性咨询和常规治疗组中，此后18个月中随访6次。结果显示，干预半年后提升应对和沟通的干预在改善抑郁症状、肿瘤所致的痛苦、促进情绪健康方面好于另外两组，而且接受此干预的女性，其应对能力发展得越好，干预效果越好；而简要的支持性咨询与常规治疗相比，并无明显优势。因此，提升应对及沟通的干预显示出其临床应用价值。也有团队开发了一套简明干预措施，主要结合了澄清、写作练习、正念等认知和行为治疗方法，来帮助育龄妇科恶性肿瘤患者进行生育力保存治疗方案决策支持和压力管理，并显示出其应用价值[1]。

三、妇科恶性肿瘤患者保留生育功能治疗的心理评估和干预

对于因妇科恶性肿瘤接受生殖健康服务的患者，应当从心理社会学的角度对其进行动态评估并给予支持。可采用精神心理学临床工作中常用的自我评定工具来帮助筛查潜在的心理健康困扰。Zung抑郁自评量表（附表1）和Zung焦虑自评量表（附表2）是实践中应用最广泛的自评工具，使用和计分简单易行，不需要专门的训练即可指导被试者进行自评，能有效地反映抑郁和焦虑状态的相关症状及其严重程度，且评分不受年龄、性别和经济状况等因素影响，可方便地用于筛查。如果把罹患妇科恶性肿瘤视为一种应激源，可采用事件影响评定量表（修订版）（附表3）来了解遭遇应激性事件后，被试者可能面临的生活不适或困难，以及因此感受的痛苦程度，从而辅助识别创伤后应激障碍的

症状和严重程度。创伤后心理健康自评量表（附表4）可用于了解过去一个月内经历的情感痛苦。另外，创伤后应激症状筛选表（附表5）也是一个简易的自填问卷，可用于筛检被试者是否具有压力反应，当被试者无法独立完成自评时可由工作人员询问的方式来获得被试的回答。以上自评工具筛查阳性的女性，需要转介给精神或心理卫生专业人员寻求帮助，给予更加专业的评估和诊疗[13]。

除了上述适用于一般人群的精神痛苦筛查量表可以作为通用的临床评估工具外，还有一些专门开发的与妊娠相关的心理健康筛查量表。如可以用于测量孕期焦虑/抑郁的评估工具，包括妊娠相关焦虑问卷（Pregnancy-Related Anxiety Questionnaire）、妊娠焦虑量表（Pregnancy Anxiety Scale）、妊娠情感反应（Emotional Responses to Pregnancy）、妊娠的奖赏和担心（Rewards and Concerns of Pregnancy）、产前心理社会简况（Prenatal Psychosocial Profile）和生育态度问卷（Childbearing Attitudes Questionnaire）等。

从全程管理的角度，对于接受辅助生殖技术治疗而成功妊娠并生产的恶性肿瘤患者，产后的心理健康状况亦需要长程追踪，及时给予心理支持，预防产后抑郁，从而改善母婴健康结局。可用的评估工具包括产后抑郁量表（Edinburgh Postnatal Depression Scale）、母胎依恋量表（Maternal-Fetal Attachment Scale）等。也有问卷专门测量女性对孩子健康状况或胎儿存活情况的焦虑水平，可辅助用于临床及相关科研实践。

对于接受保留生育功能治疗的妇科恶性肿瘤患者，及时的心理支持和干预是帮助她们应对精神压力和心理健康问题的重要手段，可以有效地帮助

患者减轻焦虑和抑郁，降低孤独感，并加强应对技巧。可采取个体心理治疗或团体治疗的方式，常采用的方法有：支持性心理治疗、认知行为治疗、婚姻家庭治疗等。常用的支持性心理治疗技术包括积极倾听、支持与鼓励、解释与指导、培养信心与希望、调整对应激或挫折的看法、善用资源、改变环境、鼓励功能性的适应等。认知行为治疗（CBT）则把心理治疗工作的焦点放在人的认知上，在调整和改变人的歪曲认知的同时，也注重对行为方面进行矫正和训练，通过帮助患者认识并矫正自身的错误信念、缓解情感压力，达到减轻精神痛苦、改善患者应对能力的目的。有证据表明，CBT治疗对于减轻患者心理痛苦和提高受孕成功率均有一定效果。接受辅助生殖技术助孕的恶性肿瘤患者，常因婚姻和家庭方面的困扰而增加心理健康问题。婚姻治疗以促进良好的配偶关系为目标，发现和解决夫妻之间的问题。家庭治疗则是以家庭为对象实施的团体心理治疗，旨在改善家庭的应对功能和互动关系，帮助患者及其家属面对疾病和生育问题带来的压力。此外，放松训练、健康教育、正念、瑜伽等也是帮助女性患者舒缓情绪、缓解压力应激、提高辅助生殖治疗依从性的有效方法[13]。

对于焦虑、抑郁等问题较严重的女性患者，在精神专科医师和妇产科医师的谨慎评估下，采取心理治疗结合抗焦虑抑郁药物的综合治疗。需注意与抗癌药物和促排卵等辅助生殖药物之间可能的相互作用，小剂量起始，耐受好的前提下再逐渐缓慢增加剂量，起始和维持剂量要比身体健康的精神疾病患者的剂量低。如患者助孕成功，在妊娠期发生抑郁等精神健康问题，则需要权衡治疗对于母亲和胎儿的风险与获益[11]。药物治疗应根据抑郁等症状的严重程度、复发风险、孕妇和家属的意愿等进行综合判断和调整。目前抗抑郁药在孕期使用的风险与安全性尚无最终定论，妊娠期用药应参考循证医学证据，参照孕期抗抑郁药使用分级，选择对胎儿影响小的药物，如B类药物。在孕期前3个月不宜使用抗抑郁药，除非明显利大于弊才谨慎使用；产前要适量减少用药或停药，减少产时胎儿呼吸、神经肌肉异常反应的风险。对于药物治疗无效或不适合的重度、伴精神病性症状及高自杀风险的患者，可选用改良电休克治疗（MECT）等物理治疗手段。分娩后，对患者提供定期随访，及早识别并干预产后抑郁障碍也是值得重视的服务内容。

（管丽丽）

参考文献

[1] SHANNA L, ANTOINETTE A. The psychological importance of fertility preservation counseling and support for cancer patients. Acta Obstet Gynecol Scand, 2019, 98: 583-597.

[2] LA ROSA VL, SHAH M, KAHRAMANOGLU I, et al. Quality of life and fertility preservation counseling for women with gynecological cancer: an integrated psychological and clinical perspective. J Psychosom Obstet Gynaecol, 2020, 41: 86-92.

[3] MANNE S L, VIRTUE S M, OZGA M, et al. A comparison of two psychological interventions for newly-diagnosed gynecological cancer patients. Gynecol Oncol, 2017, 144(2): 354-362.

[4] IZYCKI D, WOZNIAK K. IZYCKA N. Consequences of gynecological cancer in patients and their partners from the sexual and psychological perspective. Prz Menopauzalny, 2016, 15(2): 112-116.

[5] AERTS L, ENZLIN P, VERHAEGHE J, et al. Sexual and psychological functioning in women after pelvic surgery for

gynaecological cancer. Eur J Gynaecol Oncol, 2009, 30(6): 652-656.

[6] YAMAN S, AYAZ S. Psychological Problems Experienced by Women with Gynecological Cancer and How They Cope with It: A Phenomenological Study in Turkey. Health Soc Work, 2016, 41(3): 173-181.

[7] CHOW K M, CHAN J C, CHOI K K, et al. A Review of Psychoeducational Interventions to Improve Sexual Functioning, Quality of Life, and Psychological Outcomes in Gynecological Cancer Patients. Cancer Nurs, 2016, 39(1): 20-31.

[8] MANNE S, RINI C, RUBIN S, et al. Long-term trajectories of psychological adaptation among women diagnosed with gynecological cancers. Psychosom Med, 2008, 70(6): 677-687.

[9] GÓMEZ-CAMPELO P, BRAGADO-ÁLVAREZ C. HernÁndez-Lloreda M J. Psychological distress in women with breast and gynecological cancer treated with radical surgery. Psychooncology, 2014, 23(4): 459-466.

[10] BARROS G C. LABATE R C. Psychological repercussions related to brachytherapy treatment in women with gynecological cancer: analysis of production from 1987 to 2007. Rev Lat Am Enfermagem, 2008, 16(6): 1049-1053.

[11] ROSA VL, GARZON S, GULLO G, et al. Fertility preservation in women affected by gynaecological cancer: the importance of an integrated gynaecological and psychological approach. Ecancermedicalscience, 2020, 14: 1035.

[12] MANNE S, WINKEL G, ZAIDER T, et al. Therapy processes and outcomes of psychological interventions for women diagnosed with gynecological cancers: A test of the generic process model of psychotherapy. J Consult Clin Psychol, 2010, 78(2): 236-248.

[13] 陆林. 沈渔邨精神病学. 6版. 北京: 人民卫生出版社, 2018.

附表1　Zung抑郁自评量表

评定时间为过去1周内

评定项目	很少有	有时有	大部分时间有	绝大多数时间有
1.我觉得闷闷不乐，情绪低沉	1	2	3	4
2.我觉得一天之中早晨最好	4	3	2	1
3.我一阵阵哭出来或觉得想哭	1	2	3	4
4.我晚上睡眠不好	1	2	3	4
5.我吃得和平常一样多	4	3	2	1
6.我与异性密切接触时和以往一样感到愉快	4	3	2	1
7.我发觉我的体重在下降	1	2	3	4
8.我有便秘的苦恼	1	2	3	4
9.我心跳比平时快	1	2	3	4
10.我无缘无故地感到疲乏	1	2	3	4
11.我的头脑跟平常一样清楚	4	3	2	1
12.我觉得经常做的事情并没有困难	4	3	2	1
13.我觉得不安而平静不下来	1	2	3	4
14.我对将来抱有希望	4	3	2	1
15.我比平常容易生气激动	1	2	3	4
16.我觉得做出决定是容易的	4	3	2	1
17.我觉得自己是个有用的人，有人需要我	4	3	2	1
18.我的生活过得很有意思	4	3	2	1
19.我认为如果我死了别人会生活得好些	1	2	3	4
20.平常感兴趣的事我仍然照样感兴趣	4	3	2	1

计分与解释：

1. 评定采用1~4制计分。

2. 把20题的得分相加得总分，把总分乘以1.25，四舍五入取整数，即得标准分。抑郁评定的分界值为50分，50分以上，就可诊断为有抑郁倾向。分值越高，抑郁倾向越明显。

附表2 Zung焦虑自评量表

评定时间为过去1周内

评定项目	很少有	有时有	大部分时间有	绝大多数时间有
1.我感到比往常更加神经过敏和焦虑	1	2	3	4
2.我无缘无故感到担心	1	2	3	4
3.我容易心烦意乱或感到恐慌	1	2	3	4
4.我感到我的身体好像被分成几块,支离破碎	1	2	3	4
5.我感到事事都很顺利,不会有倒霉的事情发生	4	3	2	1
6.我的四肢抖动和震颤	1	2	3	4
7.我因头痛、颈痛、背痛而烦恼	1	2	3	4
8.我感到无力且容易疲劳	1	2	3	4
9.我感到很平静,能安静坐下来	4	3	2	1
10.我感到我的心跳较快	1	2	3	4
11.我因阵阵的眩晕而不舒服	1	2	3	4
12.我有阵阵要昏倒的感觉	1	2	3	4
13.我呼吸时进气和出气都不费力	4	3	2	1
14.我的手指和脚趾感到麻木和刺痛	1	2	3	4
15.我因胃痛和消化不良而苦恼	1	2	3	4
16.我必须时常排尿	1	2	3	4
17.我的手总是很温暖且干燥	4	3	2	1
18.我觉得脸发烧发红	1	2	3	4
19.我容易入睡,晚上休息很好	4	3	2	1
20.我做噩梦	1	2	3	4

计分与解释:
1. 评定采用1~4制计分。
2. 把20题的得分相加得总分,把总分乘以1.25,四舍五入取整数,即得标准分。焦虑评定的分界值为50分,50分以上,就可诊断为有焦虑倾向。分值越高,焦虑倾向越明显。

附表3　事件影响评定量表(修订版)

指导语：下面列举了遭遇一些应激性事件后人们可能面临的生活不适或困难。请阅读每一个题目，然后请您指出在过去的7天里这些不幸给您带来的痛苦程度。

评定项目	没有	轻度	中度	重度	极重
（1）任何一个关于创伤性事件的提示会引发情绪不安	0	1	2	3	4
（2）我的睡眠不好	0	1	2	3	4
（3）其他的事物让我一直在考虑这件事	0	1	2	3	4
（4）我感到急躁和愤怒	0	1	2	3	4
（5）当想起或者别人提起此事的时候，我避免让自己烦恼	0	1	2	3	4
（6）当我不愿想的时候却又想到了它	0	1	2	3	4
（7）我感觉仿佛没有发生那件事，或者那不是真实的	0	1	2	3	4
（8）我远离能使我想起它的东西	0	1	2	3	4
（9）脑中突然出现关于它的一些情景	0	1	2	3	4
（10）我紧张不安并且容易受惊吓	0	1	2	3	4
（11）我尽力不去想它	0	1	2	3	4
（12）我明白我仍对它有一些情绪问题，但我不知怎么去处理	0	1	2	3	4
（13）我已经对它麻木了	0	1	2	3	4
（14）我发现自己在重演，或好像又回到了当时一样	0	1	2	3	4
（15）我入睡有困难	0	1	2	3	4
（16）我对这件事有很强烈的情绪波动	0	1	2	3	4
（17）我尽力将此事忘记	0	1	2	3	4
（18）我很难集中注意力	0	1	2	3	4
（19）想起它的时候有生理性反应，如出汗、呼吸困难、恶心、心跳加快	0	1	2	3	4
（20）梦到过它	0	1	2	3	4
（21）感到非常的警觉或者警惕	0	1	2	3	4
（22）我尽量不去谈论它	0	1	2	3	4

评分：
总均分（总症状指数）=总分/22，它表示从总的来看，被测者处于0~4的哪一个范围内。
因子分=组成某一因子的各项目总分/组成某一因子的项目数。

因子：
回避：（5）（7）（8）（11）（12）（13）（17）（22）
闯入：（1）（2）（3）（6）（9）（14）（16）（20）
高警觉：（4）（10）（15）（18）（19）（21）

说明：事件影响评定量表由创伤后应激障碍的22项症状为主组成问卷，并按等级评分。完成时间约15分钟。可以筛选创伤后应激障碍状态的程度及三个核心症状，分数越高，表示这方面的症状越严重。

附表4 创伤后心理健康自评量表

指导语：以下问题与某些痛苦和问题有关，在过去30天内可能困扰您，如果您觉得问题适合您的情况，并在过去30天内存在，请回答"是"；另一方面，如果问题不适合您的情况或在过去30天内不存在，请回答"否"。在回答问卷时请不要与任何人讨论。如您不能确定该如何回答问题，请尽量给出您认为的最恰当回答。

问题	是	否
（1）您是否经常头痛	1	0
（2）您是否食欲差	1	0
（3）您是否睡眠差	1	0
（4）您是否易受惊吓	1	0
（5）您是否手抖	1	0
（6）您是否感觉不安、紧张或担忧	1	0
（7）您是否消化不良	1	0
（8）您是否思维不清晰	1	0
（9）您是否感觉不快乐	1	0
（10）您是否比原来哭得多	1	0
（11）您是否发现很难从日常活动中得到乐趣	1	0
（12）您是否发现自己很难做决定	1	0
（13）日常工作是否令您感到痛苦	1	0
（14）您在生活中是否不能起到应起的作用	1	0
（15）您是否丧失了对事物的兴趣	1	0
（16）您是否感到自己是个无价值的人	1	0
（17）您头脑中是否出现过结束自己生命的想法	1	0
（18）您是否什么时候都感到累	1	0
（19）您是否感到胃部不适	1	0
（20）您是否容易疲劳	1	0

总分＝
所有20个条目的评分都为"0"或"1"。"1"表示在过去的1个月存在症状，"0"表示症状不存在，最高总分为20分，临界值为7分或8分，阳性（总分＞8分）表明被试者有情感痛苦，需要精神卫生帮助。

附表5　创伤后应激症状筛选表

指导语：这是一个简易自填式问卷，共包含10道是非题，可用来筛检被试者是否有创伤后应激症状（压力反应），当被试者不识字或精神状态不稳定时，被测者亦可用询问的方式来让其回答。

在灾变后，最近一个星期	是	否
（1）你有睡眠的困难吗	1	0
（2）你会感到忧郁（伤心、难过、郁闷、失望、沮丧）吗	1	0
（3）你对于突然的声音或未预期的动作会感到惊吓吗	1	0
（4）你变得较容易生气吗	1	0
（5）当回到发生灾变的地方，会不会感到害怕	1	0
（6）你的情绪会不会经常容易波动	1	0
（7）你会感到身体易紧张吗	1	0
（8）你会感到不愿跟其他人谈话吗	1	0
（9）你会出现与灾变相关的噩梦吗	1	0
（10）你会有良心不安，对自己责难或感到愧疚吗	1	0

总分=

在10个题目中有5题以上答"是"时，就需要向相关的心理卫生机构求助。

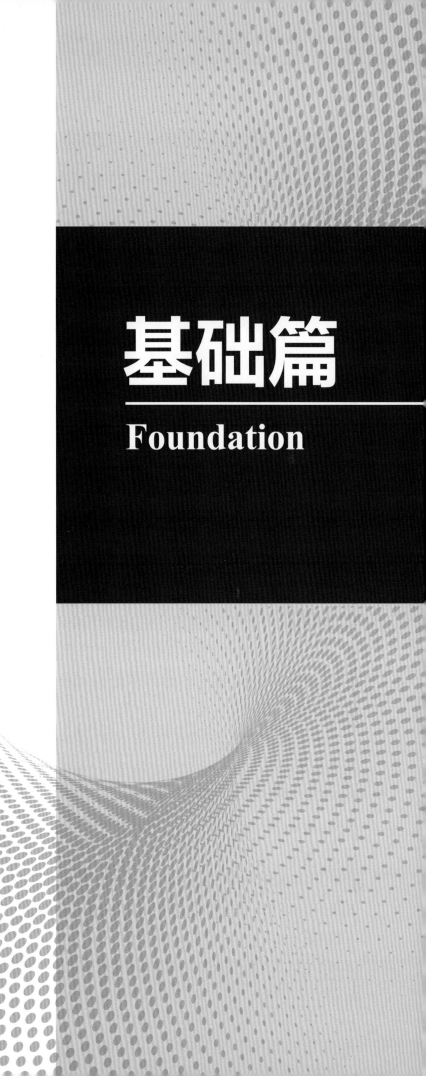

基础篇

Foundation

第三章
妇科恶性肿瘤治疗对生殖功能影响的分子机制研究
Molecular mechanism of the influence of gynecologic cancer therapy on reproductive function

第一节　妇科恶性肿瘤患者保留生育功能的分子机制进展概述

妇科恶性肿瘤，如子宫内膜癌、宫颈癌、卵巢癌、滋养细胞肿瘤等，治疗过程面临切除生殖器官，以及对女性患者身体造成不同程度损害的难题。失去生育能力对患者造成的社会和心理影响极大，因此保留妇科恶性肿瘤患者的生育能力的治疗手段非常重要。

妇科恶性肿瘤患者想要成功生育，第一步是对肿瘤进行评估、干预和（或）治疗；第二步是在肿瘤逆转或肿瘤不影响生育的前提下，自然妊娠或辅助生殖技术助孕。因此，对于妇科恶性肿瘤患者的治疗不能"大刀阔斧"，要注重内膜、卵巢、生殖器官和功能的保留和保护。妇科肿瘤医师已开始实施保留器官的子宫内膜癌、宫颈癌治疗手段，如早期内膜癌大剂量孕激素治疗、早期宫颈癌广泛宫颈切除术等，尽管一系列针对妇科恶性肿瘤的低性腺毒性化疗方案被开发和推广以期保护卵巢功能，

然而目前的大多数保育治疗措施仍可能损伤子宫内膜、破坏宫颈形态和影响卵巢储备功能，目前子宫内膜癌保守治疗后的分娩率仅为30%，宫颈癌广泛宫颈切除术后妊娠率低于20%，化疗对卵巢储备功能的不可逆损耗并未显著改善[1]。因此，研究妇科恶性肿瘤患者保留生育功能的分子机制，特别是在微环境、细胞、分子和基因的层面探讨逆转和治疗肿瘤的临床方案对子宫内膜容受性、胚胎植入能力及卵巢功能的影响尤为重要[2]。这一章我们侧重生殖功能的保护和保存，重点讨论目前在肿瘤治疗前后的生殖单元冻存与移植和肿瘤逆转中的生育力保护及其相关分子机制的研究。

一、子宫内膜容受性保护分子机制研究

胚胎植入过程对于成功的生育起决定性作用。在排卵后的6~10天，胚胎植入发生，这个过程要求

胚胎发育进程与母体子宫内膜容受性建立高度同期协作。在此母-胎交互过程的背后，蕴藏着一系列复杂但严格协调的分子网络，这些分子机制对成功受孕至关重要。因此，探究妇科肿瘤保留生育功能治疗措施，如诊刮、内分泌治疗、放化疗等对子宫内膜容受性的影响及保护机制对妇科肿瘤保育治疗尤为关键。

诊刮导致的子宫内膜薄和子宫内膜纤维化是子宫内膜癌患者保育治疗后影响胚胎着床的主要原因[3]，而内分泌治疗，特别是子宫内膜癌保守治疗应用的大剂量孕激素治疗可能影响子宫内膜微环境中类固醇激素及其受体的水平[4]。胚胎植入子宫过程可以形容为一个"入侵"的过程，其中涉及的调控因子包含类固醇激素（steroid hormone）、转录因子（transcriptional factor）、细胞因子（cytokine）、生长因子（growth factor）、黏附因子（adhesion molecule）等。

子宫内膜对类固醇激素非常敏感，类固醇激素通过其核受体发挥作用。其中雌激素主要通过雌激素受体α刺激内膜上皮细胞增殖，而孕酮则通过孕酮受体抑制内膜上皮细胞生长和诱导细胞分化。在子宫内膜癌中孕酮受体的表达是很常见的，而多个导致 I 型子宫内膜癌的风险因素都与雌激素途径有关，尽管确切的机制尚不清楚。已知雌激素和孕酮是子宫容受性建立与蜕膜化维持过程中的关键激素，而大量下游信号通路的发现与证明进一步揭示了这些激素信号是如何在胞内转导并放大的，这其中包括Akt、MAPK及PKA通路等。在人类子宫内膜蜕膜化进程中，子宫内膜基质细胞中Akt的表达受抑制，而激活PI3K/Akt信号则会阻碍蜕膜化过程。Akt通路可能通过孕酮通路发挥作用，Akt能够

下调孕酮受体蛋白在乳腺癌、子宫内膜癌细胞及子宫内膜异位症来源的间质细胞中的表达。Akt还能够通过影响孕酮受体的辅助调节因子在染色质上的募集，进而阻碍孕酮受体在子宫内膜癌细胞中的作用。另外，PI3K/Akt能够激活雌激素受体α（ESR1），促进其活化；同时，Akt也被证明可以下调雌激素受体β（ESR2）的表达，其综合效应是增强了雌激素信号的作用[5]。

Akt能够抑制蜕膜化过程所必需的叉头框蛋白O1（forkhead box protein O1，FOXO1）的表达，而在孕酮和双丁酰环磷酸腺苷（dibutyryl cAMP）处理后，抑制PI3K和Akt可促进FOXO1和胰岛素样生长因子结合蛋白1（IGFBP1）核表达。子宫上皮细胞中FOXO1的缺失会导致上皮细胞极性异常，以及凋亡程序受阻，进而阻碍胚胎通过上皮腔室入侵。转录组学分析显示，上皮细胞FOXO1调控与细胞侵袭、分子转运、凋亡、β-catenin信号通路和孕酮受体信号通路相关的靶基因表达。值得注意的是，FOXO1敲除小鼠子宫内膜上皮细胞中孕酮信号持续增强，而在过表达上皮性孕酮的小鼠子宫上皮细胞中Foxo1表达受到抑制。这种互斥现象在人类子宫内膜组织的增殖和分泌期的腺上皮中同样存在。这些研究表明，FOXO1与孕酮在子宫容受性建立中的表达可能存在相互排斥或"阴阳"互作关系。多项研究表明，在胚胎着床前孕酮能够通过其受体直接诱导在小鼠子宫内膜管腔上皮中印度刺猬因子（Indian Hedgehog，IHH）的转录表达。IHH作为一种分泌成型素参与调节细胞增殖、分化和短程细胞通信，是器官发生、组织稳态和肿瘤发生中必不可少的调节因子。IHH在子宫容受性建立和蜕膜化过程中起重要作用，IHH缺失导致小鼠子宫内膜细胞

周期的进展异常，表皮生长因子（epidermal growth factor，EGF）信号明显下降，进而导致持续雌激素化的子宫组织形态。

此外，多种生长因子对于子宫内膜具有重要作用，如容受性建立时子宫内膜上的前列腺素（prostaglandins）、血管内皮生长因子（vascular endothelial growth factor，VEGF）等表达显著升高。孕酮诱导肝素结合性表皮生长因子（heparin-binding epidermal growth factor）能够促进骨形态生成蛋白2（bone morphogenetic protein 2，BMP2）的表达，而BMP2分泌不足与内膜基质细胞人同源框蛋白Hox-A10（HOXA10）和LIF表达减少相关。另外，BMP2水平的升高能够在基质中诱导WNT4〔wingless-type MMTV integration site family member 4〕的表达，而BMP2和WNT4在人类和小鼠的孕酮依赖的子宫内膜基质细胞蜕膜化过程中都是必不可少的。BMP2还能够上调肌节同源盒基因同系物（muscle segment homeobox，Msx）转录因子家族成员Msx1和Msx2，这两个转录因子已被证明是上皮-间质交互的重要调控因子，其功能有助于子宫容受性的良好建立。

39个同源框（homeobox）基因家族编码的转录因子在胚胎的轴向发育、女性生殖道发育、月经周期中的子宫内膜发育，以及子宫内膜容受性建立过程中发挥重要作用。其中Hox-A10和A11家族最为重要，在增殖期的内膜中表达，且在黄体中期达到表达极值。有研究发现，在低生育率妇女人群中这两个家族基因在妊娠黄体期表达不足。Hox-A10和A11家族基因通常能够通过激活或抑制下游靶基因（β3-integrin，Emx2等）进而影响子宫内膜容受性。

在子宫内膜容受性建立的过程中，另一些与自分泌、旁分泌因子有关的分子事件起到了决定性作用。蜕膜化过程伴有大量的巨噬细胞、自然杀伤（natural killer，NK）细胞等免疫细胞外渗现象。NK细胞是胚胎植入窗口期调控母胎免疫耐受、血管生成、滋养细胞迁移与入侵的重要免疫细胞类型。孕酮诱导产生的巨噬细胞生产大量LIF和白介素（interleukin，IL）-11，这些因子能够通过gp130信号通路辅助胚胎植入过程。在胚胎到达植入位点后，IL-11有助于滋养细胞入侵子宫内膜进程，而其表达缺陷与分泌期子宫内膜局部NK细胞减少相关，同时导致小鼠早期妊娠异常。此外，研究显示孕酮能够在子宫内膜基质细胞中诱导IL-15及其受体表达，而IL-15是未成熟NK细胞向成熟NK细胞分化过程中必不可少的反转录信号。积聚在母体螺旋小动脉处的NK细胞为胚胎植入过程提供了免疫抑制环境，有助于植入过程中的血管重塑。

另外，子宫内膜表面的胞饮突（pinopode）表达在内膜容受性建立时也有显著上调，同时整合素（integrin）、骨桥蛋白（osteopontin）等细胞黏附因子表达增多。

二、卵巢功能保护的分子机制研究

卵巢是女性产生配子及分泌类固醇激素的必要物质基础，在健康受孕过程中起关键作用。目前关于女性肿瘤生殖学的研究多数集中在化疗和放疗对卵巢功能的影响上。化疗（特别是烷基化药物）、放疗、手术或这些治疗的组合在某些情况下会诱发卵巢功能不全。对于一些罹患血液系统恶性肿瘤（霍奇金淋巴瘤、非霍奇金淋巴瘤或白血病）或乳腺癌的女性来说，保留卵巢功能仍然是一个巨大挑战。卵巢对于细胞毒性药物非常敏感，尤其是烷基化药物，极易引起生育功能障碍。环磷酰胺（cyclophosphamide，CTX）是一种烷基化剂，它对卵母细胞和颗粒细胞的损害最大[6]，且损害程度与剂量有关。根据近期的一次调研，北美儿童肿瘤协会认为在体表使用>600 mg/m²剂量的白消安（busulfan）会显著增加卵巢早衰的风险，而CTX的风险剂量是7.5 g/m²，异环磷酰胺则为60 g/m²。盆腔放疗也会导致卵巢功能不全。研究显示，>5~10 Gy剂量暴露即对卵母细胞毒性极强。事实上，人类卵母细胞对辐射非常敏感。有研究显示，低于2 Gy的剂量就足以破坏50%的卵巢原始卵泡。顺铂（cisplatin，CIS）在1978年成为首个获美国FDA批准的用于恶性肿瘤治疗的铂化合物，而CIS暴露加重了卵巢细胞的DNA损伤，导致卵母细胞凋亡。除其他脱靶效应外，成人和儿童患者中也均有因使用阿霉素（doxorubicin，DOX）而导致不孕的报道。

化疗诱导的卵母细胞凋亡是造成卵巢早衰的主要原因。人类异种卵巢移植模型的研究显示，CTX可导致明显的原始卵泡凋亡。注射CTX后48 h出现了大量原始卵泡丢失的现象，TUNEL（terminal deoxynucleotidyl transferase-mediated dUTP-biotin nick end labeling）检测显示卵母细胞凋亡发生在注射CTX后12 h时，这表明原始卵泡的损伤几乎是在接触CTX后立即开始的。事实上，化疗药物能够对卵母细胞的DNA造成损害。损伤发生初始，卵母细胞能够通过ATM（ataxia-telangiectasia mutated）介导的途径对DNA损伤进行修复。尽管化疗药物能够激活卵母细胞中的ATM通路，并修复和挽救一部分原始卵泡，但是DOX和CTX诱导的卵母细胞DNA双链断裂在大多数情况下导致了细胞凋亡和原始卵泡

丢失。近期研究表明，促凋亡蛋白PUMA在CTX诱导或放疗导致的卵母细胞凋亡中起关键作用。同时CTX还可引发卵母细胞内Akt、mTOR和FOXO3a的表达上调。另外，卵母细胞凋亡伴随抗氧化酶（如超氧化物歧化酶）的表达减少。CTX和白消安同时作用时可引发卵巢炎症反应，机制上是通过增加促炎细胞因子IL-6、IL-8和肿瘤坏死因子-α（tumor necrosis factor-α，TNF-α）的表达，以及降低抗炎因子IL-10的表达。CTX还能够导致小鼠卵母细胞中细胞氧化还原状态的传感器蛋白SIRT1的表达增加，这事实上是对氧化应激的适应性反应。SIRT1参与炎症和氧化应激反应，能够抑制NF-κB信号转导和通过FOXO1转录因子增加抗氧化因子的表达。

此外，由于进行有丝分裂的体细胞对多数类型的化疗药物都敏感，生长卵泡的发育也可能受到严重影响。因此一些公认的对原始卵泡毒性相对较低的化疗药物仍可能造成短暂闭经和抗米勒管激素水平的下降。除了对卵母细胞有直接损害，化疗药物还可能会损伤卵泡膜细胞和颗粒细胞，影响性激素的产生，如睾酮和雌激素等。此外，血管损伤和卵巢皮质局部纤维化也是化疗诱导卵巢损伤的机制性原因。最近的研究对化疗所致的卵巢损伤提出了新的假设方向，即化疗可能会通过直接或间接作用过早激活休眠的原始卵泡，进而导致卵巢功能衰竭。这是因为大量生长卵泡的损伤影响了卵巢对原始卵泡活动的抑制作用，从而使其过度激活，补偿受损的有腔卵泡/排卵前卵泡，进而导致卵巢原始卵泡池快速耗尽，卵巢储备衰竭。

目前，保护卵巢免受化疗刺激的药物方法仍在不断探索中[7]。研究人员致力于寻找阻断CTX造成卵巢损伤的潜在保护剂，以期降低化疗中的

原始卵泡损失，抑制原始卵泡过度激活，阻碍生长卵泡闭锁和卵巢血管损伤等。1-磷酸-鞘氨醇（sphingosine-1-phosphate，S1P）能够有效减少CTX或DOX诱导的卵泡凋亡，以及和辅助生殖技术中分离得到的颗粒细胞凋亡[8]。神经酰胺-1-磷酸（ceramide 1 phosphate，C1P）则能够改善CTX处理的小鼠的卵泡发育和血管生成，有助于恢复其生育能力。具体表现为处理后卵巢内TUNEL阳性信号减少，cleaved-Caspase 3和BAX表达减少，这表明卵泡凋亡受阻。免疫调节剂AS101是一种无毒的、碲依赖化合物，参与调控PI3K/PTEN/Akt通路，能够阻碍CTX诱导的Akt和RPS6的磷酸化。在体研究显示，使用AS101处理小鼠可降低CTX诱导的原始卵泡丢失及生长卵泡颗粒细胞的凋亡，从而改善生育力。事实上，AS101不仅不会干扰CTX在体内的抗肿瘤活性，还可能通过减少炎症反应帮助促进CTX的抗肿瘤活性。藏红花中的主要生物活性化合物藏花酸（crocetin）能够保护原始卵泡免受CTX诱导的损伤。藏花酸可以抑制SIRT1的表达，表明氧化还原平衡可以有助于卵巢对抗CTX诱导的卵巢损伤[9]。雷帕霉素靶蛋白（mammalian target of rapamycin，mTOR）信号通路是原始卵泡激活过程中的重要信号转导通路。研究显示，mTOR信号通路抑制剂（everolimus、INK128或rapamycin）能够有效保护原始卵泡数量与卵巢储备，有助于CTX或CIS处理小鼠的生育力恢复。雌激素受体调节剂他莫昔芬（tamoxifen）被广泛应用于雌激素受体阳性乳腺癌的治疗，并已被证实为一种抗化疗诱导卵巢损伤的保护剂。在体外培养新生大鼠卵巢中，他莫昔芬处理能够减少CTX诱导的卵泡丢失，可能是通过降低与炎症、组织重塑和血管舒张相关的多个

基因的表达来实现的。此外ATR-CHEK2-p63凋亡通路抑制剂也被证实能够在体外保护原始卵泡免受CTX或DOX诱导的凋亡。药理抑制ATM、ATR、CHEK2或CHEK1均能够在体外挽救DOX诱导的卵母细胞TAp63途径凋亡。目前只在人类卵巢中进行过关于S1P和他莫昔芬的研究。最近的研究表明，黄体生成素（luteinizing hormone，LH）可以保护青春期前小鼠的原始卵泡免受CIS的损害[10]。当CIS与LH同时使用时，原始卵泡丢失现象减轻，小鼠生育能力得到维持。事实上LH能够激活卵母细胞的DNA修复机制，同时间接阻断CIS诱导的卵母细胞凋亡途径。因为卵母细胞缺乏LH受体，LH作用不会抑制TAp63α的活化，具体的作用机制尚待阐明。另有美司那（mesna）、米氮平（mirtazapine）、白藜芦醇（resveratrol）和枸橼酸西地那非（sildenafil citrate）四种抗氧化剂对CIS处理的大鼠卵巢储备具有保护作用。

部分关于GnRH激动剂在化疗期间对卵巢抑制应用的研究存在争议，关于其疗效仍存在相互矛盾的研究证据。使用GnRH激动剂保存卵巢生育力仍未达到临床应用水平。然而GnRH激动剂有助于预防化疗导致血小板减少引起的月经量过多或淋漓不尽等症状。

三、放化疗药物损伤后的生殖功能重塑分子机制

辅助生殖技术（assisted reproductive technology，ART）的迅猛发展有效帮助肿瘤患者保存及获取生育力。这些策略与方法主要包括在抗肿瘤治疗开始前对卵母细胞、胚胎或卵巢组织进行冷冻保存，抗肿瘤治疗后进行复苏移植的一系列措施。

成熟的卵母细胞冷冻技术为即将接受影响生育力的放、化疗的青春期后女性提供了生育的希望。当患者拟通过卵母细胞冷冻进行生育力保存时，有四个要点需要注意。第一，患者必须是青春期后的女性。第二，患者需进行卵巢刺激以获得成熟卵母细胞，肿瘤化疗治疗需推迟10~14天。第三，卵巢激素刺激的具体方案应根据特定恶性肿瘤类型的类固醇激素敏感性加以调整。第四，由于卵母细胞冻存技术仍不完全成熟，且肿瘤患者冻存的卵母细胞解冻后质量不能完全保证，其体外受精移植的活产率低于非肿瘤患者。因此，供卵相关研究中取得的良好妊娠结局数据并不适用于肿瘤女性患者。

从2006年起就有文献记录恶性肿瘤患者的胚胎冷冻保存。进行化疗前胚胎冷冻保存的恶性肿瘤患者与对照人群相比，可收集到的卵母细胞的数量、受精率、活产数和分娩并发症等方面并没有显著差异，虽然恶性肿瘤患者可收集到的优质胚胎数量偏少。与卵母细胞冷冻相比，胚胎冷冻保存需要精子，因此并不适合未婚或青少年女性患者。此外，卵巢组织冷冻技术目前也在研究中，有一定临床价值。

四、展望

近年来，一系列旨在促进移植器官血管化和移植后生存率的生育力保存新方法不断发展。三维［three-dimensional（3D）］脱细胞外基质由形成细胞外基质（extracellular matrix，ECM）的分子组成，这些分子保留着自然超微结构。将人类卵巢组织与ECM一起移植到小鼠体内，可促进始基卵泡正常存活；而将人卵巢组织与该基质一起移植到小鼠体内，已有报道两次小鼠怀孕，一次活产。另一种革命性的保留生育能力的方法是含有分离卵泡的人工卵巢，这种方法的建立同时排除了恶性肿瘤通过生育向子代遗传的风险。为了保障卵泡发育和血管形成，分离卵泡需要嵌入3D支持基质中再进行移植，而支持基质随着时间的推移会被降解与吸收。在未来，伴随着辅助生殖技术的不断发展，恶性肿瘤患者生育力重塑有望趋向更安全高效的人工卵巢移植或原始卵泡体外培养等方向。

（文佳　周静怡）

参考文献

［1］BEDOSCHI G, NAVARRO P A, OKTAY K. Chemotherapy-induced damage to ovary: mechanisms and clinical impact. Future Oncol, 2016. 12(20): 2333-2344.

［2］JANDA M, MCGRATH S, OBERMAIR A. Challenges and controversies in the conservative management of uterine and ovarian cancer. Best Pract Res Clin Obstet Gynaecol, 2019, 55: 93-108.

［3］DONNEZ J, DOLMANS M M. Fertility Preservation in Women. N Engl J Med, 2017, 377(17): 1657-1665.

［4］CHAN J L, WANG E T. Oncofertility for women with gynecologic malignancies. Gynecol Oncol, 2017, 144(3): 631-636.

［5］MUNRO M G. Uterine polyps, adenomyosis, leiomyomas, and endometrial receptivity. Fertil Steril, 2019, 111(4): 629-640.

［6］SPEARS N, LOPES F, STEFANSDOTTIR A, et al. Ovarian damage from chemotherapy and current approaches to its protection. Hum Reprod Update, 2019, 25(6): 673-693.

［7］GARG D, JOHNSTONE EB, LOMO L, et al. Looking beyond the ovary for oncofertility care in women: uterine injury as a potential target for fertility-preserving treatments. J Assist Reprod Genet, 2020, 37(6): 1467-1476.

［8］DEMAYO F J, LYDON J P. 90 YEARS OF PROGESTERONE: New insights into progesterone receptor signaling in the endometrium required for embryo implantation. J Mol Endocrinol, 2020, 65(1): T1-T14.

［9］KASHI O, RONESS H, SPECTOR I, et al. Dual suppression of follicle activation pathways completely prevents the cyclophosphamide-induced loss of ovarian reserve. Hum Reprod. 2023 Apr 4: dead064.

［10］GRIFFITHS M J, WINSHIP A L, HUTT K J. Do cancer therapies damage the uterus and compromise fertility? Hum Reprod Update, 2020, 26(2): 161-173.

第二节　子宫内膜癌逆转的分子机制

子宫内膜癌是女性生殖系统常见三大恶性肿瘤之一，约占女性恶性肿瘤的7%，占女性生殖系统恶性肿瘤的20%~30%。近年来，随着人口老龄化、饮食结构和生活习惯的改变，在世界范围内，子宫内膜癌的发病率均有上升趋势。近10~20年，子宫内膜癌的发病率约为20世纪70年代早期的2倍，并且呈年轻化趋势[1]。近20%子宫内膜癌患者年龄＜40岁，其中约半数尚未完成生育，手术切除子宫是常用的治疗方法，从而导致患者永久丧失生育能力，严重影响患者生活质量和家庭和谐[1]。

大剂量孕激素是目前逆转子宫内膜癌，保留生育功能的标准治疗方案，但多年来孕激素治疗对年轻子宫内膜癌患者的有效率始终徘徊在57%~75%，且40%~50%最初对孕激素治疗有效的子宫内膜癌患者会产生孕激素抵抗[2]。研究发现FOXO1、蛋白质丝氨酸苏氨酸激酶（protein-serine-threonine kinase，Akt）、细胞命运决定因子（dachshund1，DACH1）、survivin等分子是子宫内膜癌逆转的关键并参与调控孕激素敏感性，针对这些关键分子的靶向治疗可以提高子宫内膜癌保留生育功能治疗的有效性。本节主要论述近年来发现的影响子宫内膜癌逆转的关键信号通路及分子和孕激素抵抗的分子机制，这些研究为子宫内膜癌保留生育功能的临床治疗提供了理论基础。

一、子宫内膜癌逆转的关键分子

1.Wnt信号通路　Wnt信号通路的关键分子FOXO1和Dickkopf-1（DKK1）在子宫内膜癌细胞中呈低表达。近年的研究发现，FOXO1和DKK1通过参与细胞增殖、肿瘤发生，以及细胞周期和代谢的调节，抑制子宫内膜癌的发生。子宫内膜癌细胞系实验表明，敲除*FOXO1*和*DKK1*促进了肿瘤细胞增殖，而过表达FOXO1和DKK1抑制了细胞增殖。此外，FOXO1和DKK1可受孕激素调控，在Wnt信号通路激活的Ishikawa细胞中，孕激素通过诱导FOXO1和DKK1抑制Wnt信号，进而发挥抑癌作用。利用siRNA介导的*FOXO1*和*DKK1*的敲除，孕激素对Wnt信号传导的抑制作用减弱，提示FOXO1和DKK1在逆转子宫内膜癌中起关键作用[3]。

2. PI3K/Akt信号通路　磷脂酰肌醇3激酶（phosphoinositide 3-kinase，PI3K）/Akt信号通路的关键分子Akt在子宫内膜癌中表现为高磷酸化。近年的研究发现，PI3K/Akt通路调节肿瘤细胞的增殖和存活，其活性异常不仅能导致细胞恶性转化，而且与肿瘤细胞的迁移、黏附、肿瘤血管生成等相关。接受孕激素治疗且孕激素敏感的子宫内膜癌患者组织标本中磷酸化Akt的表达显著降低。而经孕激素治疗的孕激素抵抗子宫内膜癌细胞中Akt表现为高磷酸化，在孕激素抵抗子宫内膜癌细胞中敲除*Akt*能抑制Akt的磷酸化，使孕激素抵抗子宫内膜癌细胞对孕激素治疗重新敏感。PI3K/Akt通路的激活也会导致哺乳动物mTOR的激活，并通过抑制自噬促进细胞增殖，在子宫内膜癌细胞中通过基因编辑敲除*mTOR*，细胞增殖受到抑制。在孕激素抵抗子宫内膜癌细胞中应用mTOR抑制剂依维莫司（RAD001），可以通过诱导自噬抑制孕激素抵抗子宫内膜癌细胞的增殖。孕激素和RAD001联合治疗可以使孕激素抵抗子宫内膜癌细胞对孕激素治疗重新敏感[4]。磷酸酶及张力蛋白同源基因（phosphatase and tensin homolog gene，PTEN）编码的蛋白能够拮抗PI3K活性，负调控Akt介导的信号通路，参与细胞存活和增殖。PTEN基因失活导致PI3K/Akt途径在子宫内膜癌中的激活。PI3K/Akt信号通路的另一关键分子HOX转录反义基因间RNA（HOX transcript antisense RNA，HOTAIR）能够通过与PTEN结合激活PI3K/Akt通路，促进细胞增殖并抑制细胞凋亡。HOTAIR在子宫内膜癌组织和细胞中的表达显著上调。细胞实验表明，敲除*HOTAIR*的子宫内膜癌细胞增殖能力被显著抑制并且细胞凋亡率显著增加，而过表达HOTAIR的子宫内膜癌细胞增殖能力显著增加且细胞凋亡被抑制。敲除*HOTAIR*的子宫内膜癌细胞中PTEN表达水平显著上调，PI3K/Akt通路被抑制。小鼠异种移植模型实验表明，敲除*HOTAIR*后肿瘤生长得到显著抑制[5]。此外，HOTAIR对子宫内膜癌孕激素治疗的敏感性也有影响。HOTAIR招募并结合赖氨酸特异性去甲基化酶1（lysine-specific demethylase 1，LSD1），该复合物降低组蛋白3赖氨酸4（histone H3 lysine 4，H3K4）二甲基化，以表观遗传调控靶基因表达。H3K4甲基化的升高可以激活孕激素受体（progesterone receptor，PR）基因的转录。

HOTAIR和LSD1的下调均导致PR表达的激活，并促进孕激素诱导的细胞凋亡。细胞实验表明，子宫内膜癌细胞中敲除*HOTAIR*，PR的mRNA和蛋白表达增强。用孕激素处理细胞后，与未敲除*HOTAIR*细胞相比，敲除*HOTAIR*子宫内膜癌细胞的存活率显著降低，敲除*HOTAIR*联合孕激素治疗具有明显的凋亡效应。小鼠异种移植瘤模型实验同样表明，敲除*HOTAIR*可以上调PR的表达，经孕激素处理后，敲除*HOTAIR*组小鼠的移植瘤生长明显慢于未敲除组。与未敲除组相比，敲除*HOTAIR*组移植瘤体积减小约70%[6]。提示HOTAIR在逆转子宫内膜癌中起关键作用，并可以作为子宫内膜癌孕激素反应的潜在预测因子，下调HOTAIR的表达可能是克服孕激素抵抗的有效策略。

3. Notch信号通路 Notch信号通路的关键分子*DACH1*和母系表达基因3（maternally expressed gene 3，*MEG3*）在子宫内膜癌细胞中呈低表达。近年的研究发现，Notch信号通路的关键分子在调节细胞分化、增殖、凋亡，以及一系列生理、病理过程中起重要作用。*DACH1*在许多激素反应性癌症（卵巢癌、乳腺癌、前列腺癌）中发生改变并且可以调节激素受体信号。细胞实验表明，*DACH1*基因沉默后促进了子宫内膜癌细胞的增殖、转移和对孕激素的抵抗，*DACH1*过表达可以抑制子宫内膜癌细胞增殖并使子宫内膜癌细胞对孕激素更敏感。小鼠模型实验表明，敲除*DACH1*后，子宫内膜癌移植瘤模型体积明显增大，并且通过小鼠腹腔注射孕激素后，子宫内膜癌组织对孕激素治疗耐药。*DACH1*在子宫内膜癌细胞中作用的分子机制研究结果证实，*DACH1*过表达抑制上皮-间充质转化（epithelial-mesenchymal transition，EMT），降低c-Jun和Notch1

的表达，增加PR表达，DACH1能通过c-Jun介导的Notch信号通路抑制EMT和逆转孕激素抵抗[7]。*MEG3*的表达在子宫内膜癌组织和细胞中均被下调，细胞实验表明，*MEG3*过表达明显抑制细胞增殖，敲除*MEG3*明显促进子宫内膜癌细胞的增殖。小鼠模型实验表明，过度表达*MEG3*的肿瘤在体内表现出明显的生长抑制及Notch信号抑制。机制研究证实，其通过Notch1介导的Notch信号通路负性调节细胞增殖而发挥抑癌作用，Notch1激活剂能逆转MEG3诱导的细胞增殖抑制，在*MEG3*沉默细胞中使用Notch1抑制剂可以抑制细胞增殖[8]。

4．Nrf2信号通路　核因子E2相关因子2（nuclear factor erythrtoid 2 related factor 2，Nrf2）信号通路的关键分子存活蛋白（survivin）是一种凋亡抑制基因，在包括子宫内膜癌在内的多种肿瘤中高表达。孕激素敏感子宫内膜增生组织中survivin表达显著下降，而孕激素抵抗者中survivin的表达没有显著变化。陈晓军等[9]研究检测了23例子宫内膜非典型增生患者孕激素治疗前后survivin的表达情况，其中15例孕激素治疗有效患者survivin表达治疗前后变化显著，治疗后survivin表达显著降低，而8例孕激素抵抗患者孕激素治疗前后survivin未检测到显著变化。该研究表明，子宫内膜中survivin表达的失调为孕激素抵抗分子机制的一部分。Nrf2-survivin通路在子宫内膜癌患者孕激素抵抗中起重要作用[9]。10~11转位酶1（ten-eleven translocation 1，TET1）也是Nrf2的靶基因之一，在子宫内膜癌细胞中过表达。近年的研究发现，TET1是一种重要的与子宫内膜癌相关的表观遗传调节剂，催化5-甲基胞嘧啶（5-methylcytosine，5-mC）转化为5-羟甲基胞嘧啶（5-hydroxymethylcytosine，5-hmC）。5-hmC

促进基因表达，是DNA羟甲基化的重要表观遗传学标记。TET1调节子宫内膜癌细胞系中乙二醛酶1（glyoxalase 1，GLO1）的表达[10]，GLO1的高表达与癌细胞的增殖和化疗抵抗有关，有助于子宫内膜癌细胞的孕激素抵抗。细胞实验表明，过表达TET1使GLO1表达增加，导致子宫内膜癌细胞孕激素抵抗，而敲除TET1显著降低GLO1的表达，有效增加了子宫内膜癌细胞系对孕激素的敏感程度。Nrf2-TET1-5hmC-GLO1信号通路与子宫内膜癌孕激素治疗效果相关[10]。研究发现，二甲双胍能抑制TET1的过度表达，并通过该通路增加子宫内膜癌细胞对孕激素的敏感程度。

5．TGF-β信号通路　转化生长因子β（transforming growth factor-β，TGF-β）通路的关键分子SMAD2和SMAD3在子宫内膜癌细胞中呈低表达。近年的研究发现，TGF-β是肿瘤细胞迁移和侵袭的主要调节剂，TGF-β在癌症中具有双重作用[11]，在癌变的早期阶段它可以作为肿瘤抑制剂通过诱导生长停滞来抑制增生，而在癌变晚期阶段可以作为肿瘤促进剂通过刺激上皮间充质转化来增加肿瘤细胞的迁移。Smad2和Smad3是TGF-β信号家族中的下游蛋白，在将信号转移到细胞核、结合DNA和调节靶基因表达方面起重要作用。小鼠模型实验表明，*SMAD2*和*SMAD3*敲除后可导致子宫内膜增生并最终发展为子宫内膜癌，表明其作为肿瘤抑制剂的作用。矛盾的是，*SMAD2*和*SMAD3*的低表达水平与子宫内膜癌患者更好的预后和更长的生存时间显著相关，这与作为肿瘤促进剂的作用一致。此外，TGF-β途径可受孕激素调控。细胞实验表明，孕激素显著抑制子宫内膜癌中的TGF-β途径。一方面孕激素抑制TGF-β配体的表达，从而抑制自分泌

TGF-β介导的肿瘤的生长；另一方面孕激素还可以抑制TGF-β受体和SMAD来抑制TGF-β下游信号传导，通过增加E-钙黏蛋白和降低波形蛋白的表达来抑制肿瘤细胞的生长和侵袭性，提示TGF-β途径在逆转子宫内膜癌中起关键作用。

6. STAT3信号通路　信号转导和转录激活因子3（signal transducer and activator of transcription 3，STAT3）通路的关键分子3β-羟甾体-Δ24还原酶（3β-hydor-xysteroid-Δ24 reducase，DHCR24）在子宫内膜癌细胞中呈高表达。DHCR24是胆固醇生物合成途径的最终酶，催化桥粒醇中的Δ24双键还原生成胆固醇[12]。DHCR24参与多种细胞功能，如氧化应激、细胞分化、抗凋亡和抗炎等。近年研究发现，DHCR24的上调与临床分期晚、组织学分级差、淋巴脉管间隙浸润、淋巴结转移和总生存率降低有关。此外，DHCR24在卵巢癌等多种肿瘤中表达失调。细胞实验表明，基因编辑沉默*DHCR24*表达可以抑制子宫内膜癌细胞的转移和上调PR的表达，使细胞对孕激素更敏感。DHCR24的表达可以通过STAT3被胰岛素诱导，STAT3直接结合DHCR24的启动子元件，胰岛素/STAT3/DHCR24/PR轴通过调节转移和孕激素反应在子宫内膜癌的治疗中起关键作用。

7. NF-κB信号通路　核因子激活的B细胞的κ-轻链增强（nuclear factor κB，NF-κB）信号通路的关键分子基因同源物B（oncogene homolog B，RelB）在子宫内膜癌细胞中呈高表达。近年研究发现，NF-κB在细胞因子诱导的基因表达中起关键性调控作用，通过调控多种基因的表达，NF-κB参与炎症反应、细胞凋亡、肿瘤发生等多种生物过程。细胞实验表明，通过基因编辑敲除*RelB*，子宫内膜癌细胞的增殖速率降低。小鼠模型实验表明，敲除*RelB*后子宫内膜癌移植瘤模型体积减小。提示下调RelB的表达能通过抑制NF-κB通路的激活影响肿瘤的发生。NF-κB信号通路中的另外一些关键分子在子宫内膜癌逆转中同样起着重要的作用。A20和核因子抑制蛋白2（inhibitors of NF-κB 2，ABIN-2）能够抑制NF-κB通路的激活[13]，肿瘤坏死因子相关凋亡诱导配体［Tumor necrosis factor（TNF）-related apoptosis-inducing ligand，TRAIL］和其受体TRAILR2能够激活NF-κB通路。在子宫内膜癌细胞中A20和ABIN-2表达降低，而TRAIL和其受体TRAILR2表达升高。A20、ABIN-2、TRAIL及其受体TRAILR2受孕激素调控，该调控过程通过PR介导[14]。在子宫内膜癌细胞中孕激素通过PR抑制NF-κB通路的激活进而逆转子宫内膜癌，主要包括三条途径：①PR直接抑制NF-κB二聚体与其相应DNA反应元件结合；②孕激素/PR能够上调抑制NF-κB通路的结合蛋白A20和ABIN-2的转录；③孕激素/PR下调能够激活NF-κB通路的TRAIL和其受体TRAILR2的转录。提示A20、ABIN-2、TRAIL及其受体TRAILR2在逆转子宫内膜癌中的关键作用。

8. AMPK信号通路　腺苷酸活化蛋白激酶（AMP-activated protein kinase，AMPK）信号通路的关键分子小鼠淋巴瘤中的前病毒插入2（proviral insertion in murine lymphomas 2，PIM2）和磷酸化AMPKα1在子宫内膜癌细胞中呈高表达。近年的研究发现，PIM2可与AMPKα1组成性相互作用，并在Thr467上使其磷酸化，通过PIM2介导的AMPKα1磷酸化能直接抑制AMPKα1激酶活性，促进体内肿瘤的生长[15]。细胞实验表明，敲除*PIM2*显著抑制了子宫内膜癌细胞的增殖和侵袭转移。使用PIM2激酶抑制剂SMI4a处理子宫内膜癌细胞同样也可以抑制细胞的生长。AICAR是AMPK α1的激活剂，能有效激活其激酶活性，进而抑制癌细胞增殖，并促进癌细胞的死亡。异种移植小鼠模型实验表明，敲除 *PIM2* 后子宫内膜癌移植瘤模型体积和重量显著降低。AMPK信号通路的另一重要的关键分子肝激酶B1（liver kinase B1，LKB1）在子宫内膜癌细胞中呈低表达。近年研究发现，LKB1是一种抑癌基因，能够激活AMPK相关的激酶家族。LKB1的功能与AMPK密切相关，LKB1作为肿瘤抑制剂的一些作用是通过AMPK和mTOR对细胞代谢和生长的控制来介导的[16]。小鼠模型实验表明，敲除LKB1后肿瘤进展迅速，提示LKB1在子宫内膜癌中起关键作用。

9. MAPK信号通路　丝裂原活化蛋白激酶（mitogen-activated protein kinase，MAPK）通路的关键分子电压依赖型钙离子通道基因（calcium channel voltage-dependent alpha 2 delta subunit 3，CACNA2D3）在子宫内膜癌组织和细胞中低表达。近年的研究发现，CACNA2D3通过影响细胞内Ca^{2+}水平进而影响MAPK级联反应，调节细胞增殖和凋亡。细胞实验表明，CACNA2D3的过表达显著抑制细胞增殖和迁移，促进细胞凋亡和Ca^{2+}内流。小鼠体内异种移植瘤模型中，过表达CACNA2D3显著阻断了肿瘤的生长。此外，CACNA2D3可受孕激素调控，孕激素在体内和体外诱导CACNA2D3的表达，CACNA2D3的沉默影响孕激素抑制的细胞增殖和凋亡。孕激素通过激活CACNA2D3/Ca^{2+}/p38 MAPK途径促进细胞凋亡，发挥抗肿瘤作用，提示CACNA2D3在逆转子宫内膜癌中发挥重要作用[17]。MAPK信号通路的另一关键分子成纤维细胞生长因子2（fibroblast growth factor-2，FGF2）在子宫内膜癌中呈高表达。近年的研究发现，FGF2是最早确认的血管生成相关生长因子之一，参与一系列人类肿瘤的新生血管形成。FGF2的表达可以导致MAPK/ERK1/2信号通路的持续活性，该通路的激活导致核转录因子磷酸化，最终触发靶细胞的一系列反应，包括核分裂、分化、增殖和迁移。小鼠移植瘤模型实验表明，子宫内膜癌细胞中过表达FGF2促进了裸鼠肿瘤的形成和生长，而FGF2的拮抗剂可以减弱这一过程，提示FGF2在子宫内膜癌的发生发展中起重要作用[18]。表皮生长因子受体（epidermal growth factor receptor，EGFR）也可以通过MAPK途径调节子宫内膜癌的发展。EGFR是一种跨膜糖蛋白，在子宫内膜癌中高表达。近年研究发现，EGFR的过度表达能异常激活MAPK信号通路并抑制细胞凋亡。细胞实验表明，子宫内膜癌细胞中过表达EGFR能降低子宫内膜癌细胞对孕激素的敏感性并降低PR表达，促进子宫内膜癌细胞增殖。使用EGFR抑制剂能有效抑制EGFR过表达的子宫内膜癌细胞的增殖，发挥抗肿瘤作用[19]。

10. 其他途径　孕激素治疗是子宫内膜癌患者早期保留生育功能的一种公认的治疗模式。既往研究表明，诱导凋亡是孕激素治疗效果的重要组成部分。Fas及其配体Fasl是有关细胞凋亡的膜表面分子，在子宫内膜癌组织中Fas/Fasl表达强于正常子宫内膜和子宫内膜增生组织。细胞实验表明，孕激素处理子宫内膜癌细胞后可通过上调Fas/Fasl的表达诱导细胞凋亡。Fas/Fasl表达的上调也有助于子宫内膜增生患者对孕激素治疗的反应，而Fas/Fasl表达下调可以导致孕激素抵抗。同样作为细胞凋亡调节因子，Bcl-2在子宫内膜癌组织中表达减少。既往研究发现Bcl-2通过灭活凋亡途径中位于Fas/Fasl下游的白细胞介素转换酶样蛋白酶来抑制Fas/Fasl介导的凋亡。细胞实验表明，Bcl-2可经孕激素诱导后降低表达进而诱导子宫内膜癌细胞凋亡。最近一项关于孕激素治疗子宫内膜增生的研究发现，在孕激素成功治疗子宫内膜增生后，Bcl-2表达降低，而Bcl-2的表达在对孕激素治疗无反应的增生性子宫内膜病灶中持续存在，提示Bcl-2在逆转子宫内膜病变中起关键作用。

心脏神经嵴衍生物表达转录因子2（heart and neural crest derivatives-expressed transcript 2，Hand2）既是一个转录因子也是一个干细胞多梳蛋白家族靶基因。Hand2在正常子宫内膜间质中表达，在子宫内膜癌组织中表达下调。近年研究发现，Hand2的主要功能是抑制成纤维细胞生长因子配体的表达。成纤维细胞生长因子作为旁分泌介质，在雌激素的作用下诱导上皮细胞增殖，因此，Hand2在抑制上皮细胞增殖中发挥重要作用。子宫内膜癌方面的研究结果显示，Hand2的过表达通过上调E-钙黏蛋白显著抑制了子宫内膜癌细胞的侵袭和迁移。小鼠异种移植模型实验表明，敲除*Hand2*小鼠的子宫内膜持续增殖，并且随着年龄的增长而引发子宫内膜癌前病变。此外，Hand2受孕激素调节，孕激素可诱导子宫内膜间质中Hand2的表达，进而发挥抑癌作用。

二、孕激素抵抗的分子机制

现有研究表明，孕激素通过基因组和非基因组途径控制细胞的功能和增殖。

基因组途径导致激素依赖基因的转录，而非基因组效应则与PR对其他转录因子或蛋白质的直接作用有关。孕激素通过与PR结合调节一系列信号通路

进而发挥治疗作用，PR表达下调是引起孕激素抵抗的主要原因之一。大多数低级别的子宫内膜癌表达PR，但这些患者中只有约75%对孕激素治疗有效，PR的表达似乎也不能完全可靠地反映对孕激素治疗的反应，PR翻译后修饰异常、共刺激/抑制因子表达异常、下游通路的抑制，以及免疫应答失调和肿瘤微环境的改变可能与这部分患者孕激素治疗无效有关[20]。

1. PR表达降低　PR的存在与内分泌治疗的成功和患者的预后密切相关，PR的丢失则可导致孕激素抵抗和子宫内膜癌的进展。PR主要包括PR-A和PR-B两种亚型。既往研究表明，PR-B表达降低与子宫内膜癌患者预后不良有关，提示PR-B在子宫内膜癌的发展中起重要的作用。近年研究发现，EGFR/MAPK信号通路中过表达EGFR也能通过激活MAPK通路导致PR-B表达降低。有研究表明，胰岛素可通过STAT3诱导DHCR24的表达进而下调PR-B的表达。此外，PR表达的调节可以通过增加启动子和第一外显子的甲基化来实现，DNA甲基转移酶（DNA methyltransferase，DNMT）可以使靶基因CpG岛区DNA甲基化，进而使基因沉默。近年研究发现，子宫内膜癌中随着DNMT1、DNMT3A和DNMT3B的高表达，PR-B表达降低。利用DNMT抑制剂可以逆转PR-B区域启动子甲基化，使PR-B表达升高，逆转孕激素抵抗，再次验证了DNMT在孕激素抵抗中的重要作用。

2. PGR转录活性降低　PR的翻译后修饰异常导致PGR转录活性降低。蛋白是生命活动的执行者，反过来还能调控基因的表达，前体蛋白没有活性，通过翻译后修饰才会成为具有相应生理功能的成熟蛋白。PR蛋白的翻译后修饰主要包括SUMO

化及乙酰化等。关于PR的SUMO化，既往有研究显示，PR在其N端有一个ΨKXE-SUMO结合基序，PR的SUMO化能显著抑制孕酮介导的转录活性。同时，过表达SUMO能间接通过增加类固醇受体共刺激因子1（Steroid receptor coactivator-1，SRC-1）与SUMO化PR的结合促进PR的转录。在高等真核细胞中至少存在3种SUMO蛋白，其中关于SUMO1的研究最多。SUMO1分子通过在E1活化酶、E2结合酶和E3连接酶的参与下共价结合到底物蛋白赖氨酸残基上，调控底物蛋白的结构与功能。细胞实验表明，敲除子宫内膜癌细胞中的*SUMO-1*基因能够显著降低PR的表达。子宫内膜癌中PR的表达能够被一系列的机制所抑制，PR启动子区域的乙酰化改变同样可以影响PR的表达。既往研究表明，组蛋白去乙酰化酶抑制剂能够上调子宫内膜癌细胞中PR的表达[21, 22]。进一步机制研究发现，组蛋白去乙酰化酶抑制剂能使PR启动子区域的组蛋白乙酰化，导致*Zeste*基因抑制子12（suppressor of Zeste 12，SUZ12）多梳蛋白抑制复合物2亚单位的解离，而SUZ12多梳蛋白抑制复合物2能够抑制PR启动子的转录，因此组蛋白去乙酰化酶抑制剂通过该途径使PR表达上调。

PR共刺激/共抑制因子表达异常导致PR基因转录活性降低[23]。类固醇受体的作用部分由类固醇受体辅因子调节，这些因子以配体依赖的方式结合类固醇受体，然后受体结合的辅因子结合到靶基因的基本转录结构，导致转录。因此，类固醇受体辅因子是介于受体和靶基因之间的重要分子，它们在功能上分为两个亚类，即共刺激因子和共抑制因子。前者刺激靶基因转录，后者抑制靶基因转录。既往研究报道与PR转录相关的共刺激因子主要包括SRC-1和环腺苷酸反应元件结合蛋白（p300的一种高度同源物）（cyclin AMP-response element-binding protein，p300/CBP），它们是转录第一步的关键分子，与正常和增生子宫内膜相比，子宫内膜癌组织中SRC-1和p300/CBP表达水平降低。此外，在子宫内膜癌中SRC-1和p300/CBP与PR的拓扑共表达丢失，因此，子宫内膜癌患者对孕激素治疗的反应有限可能归因于共刺激因子表达异常降低，以及和PR的解离。既往研究报道的与PR转录相关的共抑制因子主要包括核受体共抑制因子（nuclear receptor corepressor，NCoR）和类视黄醇和甲状腺激素受体的沉默介质（silencing mediator for retinoid and thyroid-hormone receptors，SMRT）。既往研究发现，当没有相应配体存在时，NCoR和SMRT与核受体结合，而当与配体结合时，它们与核受体分离，导致基因转录。有研究显示，与正常子宫内膜组织相比，子宫内膜癌组织中NCoR和SMRT表达水平升高，NCoR和SMRT表达水平异常升高可能与孕激素抵抗有关。

PR-A/PR-B比例失调导致PR基因转录活性降低[24]。PR-A和PR-B是单个基因的产物，它们是在不同启动子的控制下从PGR中翻译而来，具有不同的功能。PR-B的转录激活程度明显大于PR-A。据报道，孕激素抑制细胞生长和侵袭性可能主要通过PR-B发生。此外，PR-B的表达下调反映了子宫内膜癌患者的预后不良。PR亚型的相对表达水平可能是细胞对内分泌治疗反应的关键决定因素。与孕激素敏感Ishikawa细胞相比，孕激素抵抗Ishikawa细胞中PR-B表达率降低，PR-A在孕激素的长期治疗中保持相对恒定。PR-B的下调可能与子宫内膜癌的孕激素抵抗有关。因此，在评价孕激素效应时，检测PR亚型非常重要，癌细胞中PR-B高表达可能是孕激素治疗成功的前提。

3. PR下游凋亡通路被抑制　PR下游凋亡通路被抑制与孕激素治疗抵抗密切相关。孕激素治疗时，孕激素与PR结合通过激活PR下游通路诱导子宫内膜癌细胞凋亡发挥治疗作用[25]。凋亡是细胞的一种程序性死亡，通过两种主要途径发生，即外源性途径或死亡受体途径和内源性途径或线粒体途径。这两种途径都汇聚成最终的共同途径，包括激活胱天蛋白酶，通过切割调节和结构分子最终导致细胞死亡。外源性途径由两个蛋白质家族的成员激活，即肿瘤坏死因子家族及其相应受体，如Fas/Fasl。当Fas被激活时，细胞质衔接分子Fas相关死亡结构域与受体蛋白的胞内区域相互作用，通过死亡诱导信号复合物进一步传播凋亡信号，该途径可被一些抑制蛋白抑制，如可溶性Fas（sFas）等。sFas的过表达可导致对子宫内膜癌中Fas介导的凋亡的抵抗。当孕激素敏感子宫内膜癌细胞接受孕激素处理时，孕激素处理后能够上调Fas/Fasl的表达，而孕激素抵抗子宫内膜癌患者中sFas表达升高，进而抑制Fas诱导的细胞凋亡，导致孕激素抵抗。内源性途径主要由Bcl-2蛋白家族控制，该家族调节线粒体细胞色素C的释放。死亡信号发出后，促凋亡的Bax发生构象改变，进而整合到线粒体外膜，拮抗促存活Bcl-2蛋白的功能。既往研究表明，孕激素治疗可诱导Bcl-2表达降低，Bax表达升高，进而导致子宫内膜癌细胞凋亡，孕激素抵抗患者中Bcl-2持续高表达[26]。

外源性途径和内源性途径最终经共同途径诱导凋亡，包括胱天蛋白酶的激活，而胱天蛋白酶的激活可以被凋亡抑制蛋白（inhibitor of apoptosis protein，IAP）家族的成员阻断，进而阻断细胞凋亡的发生。IAP家族成员包括survivin等因子。既往研究表明在孕激素抵抗子宫内膜癌细胞中survivin高表达，进而阻断细胞的凋亡，导致孕激素治疗无效。PR下游的因子FOXO1的表达同样可以通过调节凋亡影响孕激素治疗效果。既往研究表明，FOXO1通过定位于细胞核来诱导凋亡，并增强凋亡通路中相关的几个基因的转录，如BCL2-11、肿瘤坏死因子超家族成员10及Fas配体等。FOXO1表达降低通过抑制凋亡途径导致孕激素治疗抵抗。

4. 免疫应答失调　免疫应答失调与肿瘤炎症微环境可能导致孕激素抵抗。既往研究表明，PR阴性的子宫内膜癌患者对孕激素治疗也有反应，这种机制可能与免疫反应及肿瘤微环境改变相关[27]。既往研究证明免疫反应为子宫内膜癌的重要预后因素[28]。T细胞是免疫反应的决定性参与者，近年备受关注的T细胞亚群主要包括细胞毒性T细胞（cytotoxic T cell，Tc细胞）和调节性T细胞（regulatory cell，Treg细胞）。据报道，这些细胞在肿瘤发生和肿瘤免疫的发展中起关键作用。Tc细胞直接靶向肿瘤细胞，由CD8+T细胞和CD56+自然杀伤细胞（natural killer cell，NK细胞）组成。近年研究发现，Tc细胞的存在与子宫内膜癌等恶性肿瘤生存率的提高有关。Treg细胞调节免疫反应，可以抑制Tc细胞的直接细胞毒性，从而使肿瘤逃避免疫靶向。既往研究发现，Treg细胞的存在对多种人类癌症具有不利影响。在子宫内膜癌相关的免疫研究中，有研究报道了子宫内膜癌组织中孕激素治疗对Tc细胞和Treg细胞的影响。结果显示，孕激素敏感患者治疗后标本中Treg细胞减少、CD8+T细胞显著增加。治疗后样本中存在的残存复杂非典型增生和高分化子宫内膜癌组织中保持了高数量Treg细胞和低数量的Tc细胞。进一步研究发现，治疗前子宫内膜癌组织中Tc细胞主要为CD8$^+$T细胞，治疗后正常的子宫内膜组织中高达80%的Tc细胞为NK细胞。这些结果表明，孕激素可能诱导子宫内膜癌组织的免疫抑制并影响子宫内膜淋巴细胞亚群，T细胞亚群的改变可能导致孕激素抵抗。

5.肿瘤炎症微环境　炎症与癌症之间的关系也已经得到了很好的研究。既往研究表明，炎症是肿瘤微环境的一部分，肿瘤微环境中的炎症反应是肿瘤相关免疫的重要组成部分。巨噬细胞浸润是慢性炎症反应的特异性表现。既往研究发现，巨噬细胞的浸润与许多癌症的发生有关，其中包括子宫内膜癌，而且巨噬细胞可能参与激素受体的调节，从而影响肿瘤的发生和发展。近年巨噬细胞在子宫内膜癌中的研究显示，巨噬细胞在子宫内膜癌细胞中通过上调雌激素受体α（estrogen receptor α，ER-α）的表达促进雌激素介导的细胞增殖作用。进一步机制研究显示，巨噬细胞能够分泌一些细胞因子，如IL-17A，IL-17A能够上调TET-1的表达，然后通过TET-1介导的ER-α基因的表观调控来上调ER-α的表达，进而增强雌激素介导的子宫内膜癌细胞的增殖。肿瘤炎症微环境导致的ER过度表达可能与子宫内膜癌的孕激素抵抗有关。

综上，目前从细胞和动物模型中主要提出通过过表达FOXO1、DKK1、DACH1、MEG3、AMPKα1、LKB1、CACNA2D3、Fas/Fasl、Hand2和敲除*Akt*、*mTOR*、*HOTAIR*、*LSD1*、*Nrf2*、*AKR1C1*、*survivin*、*TET1*、*GLOI*、*DHCR24*、*RelB*、*PIM2*、*FGF2*、*EGFR*、*Bcl-2*基因，以及改变基因的翻译后修饰状态等手段提高孕激素治疗敏感性[29-31]。其中，孕激素联合二甲双胍治疗已应用于临床，既往研究发现二甲双胍能通过影响AMPK、MAPK、Akt、Nrf2、GLOI、TET1等途径影响子宫内膜癌中孕激素的治疗效果。一项包含19项研究的荟萃分析结果显示孕激素联合二甲双胍治疗有助于逆转非典型子宫内膜增生及子宫内膜癌到正常子宫内膜组织，降低与肿瘤进展相关的细胞增殖标志物，并提高子宫内膜癌的总体生存率。其他药物如mTOR抑制剂、Akt抑制剂在复发及难治性子宫内膜癌中应用的临床试验也已经开展，但早期保留生育子宫内膜癌中的研究现仍缺乏。因此，早期保留生育子宫内膜癌逆转的分子机制有待进一步阐释，大量临床试验亟待开展。

（张凤　王冬来）

参考文献

［1］张竹，郄明蓉，彭芝兰.临床流行病学//王建六.子宫内膜癌(第2版).北京：北京大学医学出版社.

［2］NIWA K, TAGAMI K, LIAN Z, et al.Outcome of fertility-preserving treatment in young women with endometrial carcinomas. BJOG, 2005,112(3): 317-320.

［3］DIEP C H, DANIEL A R, MAURO L J, et al. Progesterone action in breast, uterine, and ovarian cancers. J Mol Endocrinol, 2015,54(2): 31-53.

［4］LIU H, ZHANG L, ZHANG X, et al. PI3K/AKT/mTOR pathway promotes progestin resistance in endometrial cancer cells by inhibition of autophagy. Onco Targets Ther, 2017,10: 2865-2871.

［5］ZHANG X H, HU P, XIE Y Q, et al. Long Noncoding RNA HOTAIR Promotes Endometrial Carcinoma Cell Proliferation by Binding to PTEN via the Activating Phosphatidylinositol 3-Kinase/Akt Signaling Pathway. Mol Cell Biol, 2019, 39(23): e00251-e002519.

［6］CHI S, LIU Y, ZHOU X, et al. Knockdown of long non-coding HOTAIR enhances the sensitivity to progesterone in endometrial cancer by epigenetic regulation of progesterone receptor isoform B. Cancer Chemother Pharmacol, 2019, 83(2): 277-287.

［7］ZHOU Q, LI W, KONG D, et al. DACH1 suppresses epithelial to mesenchymal transition (EMT) through Notch1 pathway and reverses progestin resistance in endometrial carcinoma. Cancer Med, 2019,8(9): 4380-4388.

［8］GUO Q, QIAN Z, YAN D, et al. LncRNA-MEG3 inhibits cell proliferation of endometrial carcinoma by repressing Notch signaling. Biomed Pharmacother, 2016, 82: 589-594.

［9］CHEN X, ZHANG Z, FENG Y, et al. Aberrant survivin expression in endometrial hyperplasia: another mechanism of progestin resistance. Mod Pathol, 2009, 22(5): 699-708.

［10］JIANG Y, CHEN X, WEI Y, et al. Metformin sensitizes endometrial cancer cells to progestin by targeting TET1 to downregulate glyoxalase I expression. Biomed Pharmacother, 2019,113: 108712.

［11］BOKHARI A A, LEE L R, RABOTEAU D, et al.Progesterone inhibits endometrial cancer invasiveness by inhibiting the TGFβ pathway. Cancer Prev Res (Phila), 2014,7(10): 1045-1055.

［12］DAI M, ZHU X L, LIU F, et al. Cholesterol Synthetase DHCR24 Induced by Insulin Aggravates Cancer Invasion and Progesterone Resistance in Endometrial Carcinoma. Sci Rep, 2017,7: 41404.

［13］GE Q L, LIU S H, AI Z H, et al. RelB/NF-κB links cell cycle transition and apoptosis to endometrioid adenocarcinoma tumorigenesis.Cell Death Dis, 2016, 7(10): e2402.

［14］DAVIES S, DAI D, FELDMAN I, et al.Identification of a novel mechanism of NF-kappaB inactivation by progesterone through progesterone receptors in Hec50co poorly differentiated endometrial cancer cells: induction of A20 and ABIN-2. Gynecol Oncol, 2004,94(2): 463-70.

［15］HAN X, REN C, YANG T, et al. Negative regulation of AMPKα1 by PIM2 promotes aerobic glycolysis and tumorigenesis in endometrial cancer. Oncogene, 2019, 38(38): 6537-6549.

［16］PEÑA C G, CASTRILLÓN D H. LKB1 as a Tumor Suppressor in Uterine Cancer: Mouse Models and Translational Studies. Adv Exp Med Biol, 2017, 943: 211-241.

［17］KONG X, LI M, SHAO K, et al. Progesterone induces cell apoptosis via the CACNA2D3/Ca2+/p38 MAPK pathway in endometrial cancer. Oncol Rep, 2020,43(1): 121-132.

［18］ZHANG H, GUO Q, WANG C, et al. Dual-specificity phosphatase 6 (Dusp6), a negative regulator of FGF2/ERK1/2 signaling, enhances 17β-estradiol-induced cell growth in endometrial adenocarcinoma cell.Mol Cell Endocrinol, 2013,376(1-2): 60-69.

［19］AI Z, WANG J, WANG Y, et al. Over expressed epidermal growth factor receptor (EGFR)-induced progestin insensitivity in human endometrial carcinoma cells by the EGFR/mitogen-activated protein kinase signaling pathway. Cancer, 2010, 116(15): 3603-3613.

［20］WANG S, PUDNEY J, SONG J, et al. Mechanisms involved in the evolution of progestin resistance in human endometrial hyperplasia—precursor of endometrial cancer. Gynecol Oncol, 2003, 88(2): 108-117.

［21］VAN GENT M D, NICOLAE-CRISTEA A R, DE KROON C D, et al. Exploring Morphologic and Molecular Aspects of Endometrial Cancer Under Progesterone Treatment in the Context of Fertility Preservation. Int J Gynecol Cancer, 2016,26(3): 483-490.

［22］KIM J J, KURITA T, BULUN S E. Progesterone action in endometrial cancer, endometriosis, uterine fibroids, and breast cancer. Endocr Rev, 2013,34(1): 130-162.

［23］MCKINNON B, MUELLER M, Montgomery G. Progesterone Resistance in Endometriosis: an Acquired Property? Trends Endocrinol Metab, 2018,29(8): 535-548.

［24］YANG S, THIEL K W, LESLIE K K. Progesterone: the ultimate endometrial tumor suppressor.Trends Endocrinol Metab. 2011, 22(4): 145-152.

［25］ANDO H, MIYAMOTO T, KASHIMA H, et al.Panobinostat Enhances Growth Suppressive Effects of Progestin on Endometrial Carcinoma by Increasing Progesterone Receptor and Mitogen-Inducible Gene-6. Horm Cancer, 2017, 8(4): 257-267.

［26］UCHIKAWA J, SHIOZAWA T, SHIH H C, et al.Expression of steroid receptor coactivators and corepressors in human endometrial hyperplasia and carcinoma with relevance to steroid receptors and Ki-67 expression. Cancer, 2003, 98(10): 2207-2213.

[27] ZHAO S, LI G, YANG L, et al. Response-specific progestin resistance in a newly characterized Ishikawa human endometrial cancer subcell line resulting from long-term exposure to medroxyprogesterone acetate. Oncol Lett, 2013,5(1): 139-144.

[28] CHAUDHRY P, ASSELIN E. Resistance to chemotherapy and hormone therapy in endometrial cancer. Endocr Relat Cancer, 2009,16(2): 363-380.

[29] WARD E C, HOEKSTRA A V, BLOK L J, et al. The regulation and function of the forkhead transcription factor, Forkhead box O1, is dependent on the progesterone receptor in endometrial carcinoma. Endocrinology, 2008,149(4): 1942-1950.

[30] ZHANG W, HOU F, ZHANG Y, et al. Changes of Th17/Tc17 and Th17/Treg cells in endometrial carcinoma. Gynecol Oncol, 2014, 132(3): 599-605.

[31] NING C, XIE B, ZHANG L, et al. Infiltrating Macrophages Induce ER α Expression through an IL17A-mediated Epigenetic Mechanism to Sensitize Endometrial Cancer Cells to Estrogen. Cancer Res, 2016,76(6): 1354-1366.

第三节　化疗致生殖功能损伤的分子机制

美国恶性肿瘤协会2023年发布的数据显示，恶性肿瘤在50岁以下女性中的发病率高达5.8%，同时肿瘤筛查技术和诊疗手段的提高使得肿瘤患者的死亡率逐年下降。据统计，2016—2020年女性肿瘤患者的死亡率平均每年下降1.9%[1]。因而，罹患恶性肿瘤的年轻女性幸存者逐年增多，她们在抗肿瘤治疗后的生活质量——尤其是生殖内分泌功能日益受到关注。化疗是应用广泛、疗效卓越的肿瘤治疗方法，可极大地提高肿瘤患者的生存率。然而，大多数化疗药物具有广谱的细胞毒性，在杀伤肿瘤细胞的同时，也会损伤正常细胞，诱导生殖毒性作用，引起卵巢功能受损甚至卵巢早衰（premature ovarian failure，POF）、不孕、心血管疾病、骨质疏松症和性欲丧失等生殖内分泌问题，严重影响肿瘤生存者的生活质量。本节将从化疗导致生殖功能损伤的临床表现及分子机制进行阐述。

一、化疗对生殖功能的影响

多项研究显示，化疗后女性患者的妊娠率降低。2016年，美国一项儿童恶性肿瘤生存研究分析了5 298名接受化疗但没有接受骨盆和颅骨放疗的女性患者的生育结局，结果显示，当白消安和洛莫司汀的剂量≥411 mg/m^{2}时，女性患者妊娠的概率降低。与姐妹对照组相比，化疗后患者妊娠率和活产率降低。另外，如果存活患者在30岁之前未妊娠，她们在45岁之前妊娠的可能性比姐妹对照组进

一步降低。与该研究结果相似的是，2015年德国的一项大型队列研究统计分析了1978—1995年间在18岁之前接受化疗的467名霍奇金淋巴瘤患者的生育信息。结果显示，与正常女性人群相比，40岁以下肿瘤患者的累积妊娠率在各分层年龄组中没有出现统计学差异，但40~44岁女性患者的累积妊娠率显著降低。以上研究提示，女性患者化疗后卵巢储备功能会遭受不同程度的破坏，但这部分患者年轻时的妊娠率似乎不受影响，而40岁以后其妊娠率则会显著降低。对于育龄期的女性，Tranoulis等进行的一项荟萃分析发现，育龄期妊娠滋养细胞肿瘤患者进行多药联合化疗后妊娠率降低，死产率较正常人群高，该现象可能与卵母细胞受化疗药物的影响有关。

此外，除了对妊娠率的影响，化疗后女性患者不良妊娠结局如早产、低出生体重儿、小于胎龄儿的发生率增高。2017年的一项研究将美国北卡罗来纳州恶性肿瘤登记中心的数据与普通人群进行了对比，结果显示，接受化疗（不含盆腔放疗）的女性分娩时妊娠相关并发症的发生率显著升高，早产和低出生体重儿的发生率增加两倍，同时小于胎龄儿的发生率增加43%。Maggen等主持的一项多中心的回顾性研究发现，对于妊娠期诊断为霍奇金淋巴瘤的患者，接受产前化疗与未接受产前化疗的患者相比，其胎膜早破和低出生体重儿的发生率显著提高。

化疗后妊娠率的降低和不良生殖结局的增多归因于化疗药物对生殖系统的损伤。完备的卵巢功能为孕育新生命提供种子，健康的子宫内膜则是新生命成长的土壤，两者在成功妊娠的过程中缺一不可。因此，化疗影响生殖功能的相关研究主要集中于化疗对卵巢的影响和对子宫的损伤。

二、化疗对卵巢的影响

（一）卵巢组织学变化

卵巢组织由表面上皮、白膜、皮质和髓质组成。表面上皮为卵巢表面被覆的单层扁平或立方上皮，与腹膜脏层的间皮相延续。上皮下方为薄层致密结缔组织，称白膜。卵巢实质的周围部称皮质，中央部称髓质，两者间无明显分界。皮质较厚，主要由发育不同阶段的卵泡和卵泡间结缔组织构成。髓质范围较小，由疏松结缔组织构成，其中含较多的弹性纤维和较大的血管。

皮质中的卵泡是卵巢的功能单位，按发育阶段的不同，可分为原始卵泡、窦前卵泡（包括初级卵泡和次级卵泡）、窦状卵泡和成熟卵泡，这些阶段的卵泡都可能因应用化疗药物受到损伤。原始卵泡是最早发育的卵泡类型，每个原始卵泡含有一个未成熟的卵母细胞，卵母细胞周围环绕一层扁平颗粒细胞。原始卵泡的数量在出生前是固定的，女性在出生的时候，卵巢有30~50万个原始卵泡，这些原始卵泡构成了女性生殖细胞储备池。每个原始卵泡都可以保持多年静止，之后被募集进入生长过程或者在休眠阶段直接闭锁。原始卵泡的募集以颗粒细胞的增殖和卵母细胞的生长为特征。大多数募集的原始卵泡发育至窦卵泡后会经历闭锁，只有优势卵泡继续发育成熟直至排卵。随着周期性排卵，女性生殖细胞储备池中的原始卵泡不断被募集或闭锁，导致原始卵泡数量逐渐减少，当其数量下降到一个关键阈值以下时，月经周期停止，围绝经期到来。原始卵泡的静止与募集之间的平衡决定了女性生殖寿命的长短。

Ozgur等在对26名接受卵巢组织冷冻保存以保存生育能力患者的标本进行组织学评估时发现，化疗患者与未接受过化疗的患者相比，原始卵泡的数量明显减少。临床研究表明，急性淋巴细胞性白血病儿童行联合化疗至病情缓解后，她们的卵巢皮质会出现明显纤维化，卵巢的皮质基质细胞发生变性，卵泡数目明显减少，卵巢仅可见原始卵泡和散在窦状卵泡。在透射电镜下观察霍奇金淋巴瘤患者经联合化疗后的卵泡数目及形态时发现，化疗后原始卵泡和初级卵泡数目明显减少，并呈现不同程度的闭锁。不仅如此，用治疗剂量的顺铂培养人卵巢切片时，可观察到原始卵泡的结构被破坏、前颗粒细胞肿胀及卵母细胞消失。

有研究认为化疗可能损伤人卵巢皮质部和髓质部的血管，导致卵巢纤维化。血管的损伤表现为卵巢血流量减少和卵巢体积变小。该现象已经在使用多柔比星的女性卵巢中得到证实。对接受化疗患者的卵巢切片进行组织学分析时发现，皮质间质血管的增厚和玻璃化与血管排列紊乱和皮质纤维化相关。化疗也会使卵巢血管内皮生长因子的表达下降和微血管密度降低。当人的卵巢组织在含有多柔比星的培养基中培养24~72 h后，与对照组相比，多柔比星以剂量依赖的方式导致卵巢新生血管密度及成熟血管密度下降，这些病理改变可能加重卵泡的丢失，进一步造成卵巢的损害。

（二）卵巢内分泌功能的实验室指标改变

化疗引起的卵巢内分泌功能的实验室指标改变主要表现为激素水平的变化。激素主要包括血清中的卵泡刺激素（follicle stimulating hormone，FSH）、雌激素、抗米勒管激素（anti-Müllerian hormone，AMH）等。从青春期开始到绝经前，卵巢的内分泌功能会发生周期性的变化。下丘脑可通过合成和分泌促性腺激素释放激素（gonadotropin releasing hormone，GnRH）来调节腺垂体促性腺激素的合成和分泌，进而调节卵巢的分泌功能。而卵巢分泌的雌激素可负反馈调节下丘脑GnRH和垂体促性腺激素的合成和分泌。下丘脑、垂体和卵巢三者相互调节和影响，形成一个完整而协调的神经内分泌系统，即下丘脑-垂体-卵巢轴（hypothalamic-pituitary-ovarian axis，HPOA）。在卵泡早期，随着上一次月经周期的黄体萎缩，卵巢分泌的雌、孕激素水平降至最低，对下丘脑和垂体的负反馈抑制作用解除，下丘脑开始分泌GnRH，垂体受其刺激作用后分泌FSH增加，FSH既可直接促进初级卵泡及次级卵泡颗粒细胞的增殖和分化，也可促进颗粒细胞合成和分泌雌激素，调节卵泡的生长发育。当卵泡发育接近成熟时，卵泡分泌的雌激素浓度达到高峰并维持48 h，这会对下丘脑和垂体产生正反馈作用，形成LH峰和FSH峰，两者协同促进卵泡成熟并排卵。排卵后LH和FSH的水平急剧下降，少量的LH和FSH促进黄体形成并发育成熟，黄体主要分泌孕激素和雌二醇（E_2），使子宫内膜发生分泌期变化。在排卵后的第7~8天，孕激素和雌激素水平同时达到高峰，共同发挥负反馈作用，使垂体分泌的促性腺激素分泌减少，黄体开始萎缩，雌、孕激素的分泌减少。雌、孕激素的减少解除了对下丘脑

和垂体的负反馈抑制作用，导致FSH的分泌开始增加，下一次月经周期开始，卵泡开始发育，如此周而复始。

FSH是腺垂体分泌的一种糖蛋白激素，主要作用为促进卵泡成熟和促进卵泡颗粒细胞增殖分化并分泌E_2。FSH在人体内呈脉冲式分泌，其水平随女性月经周期而改变，测定血清中的FSH有助于了解垂体的内分泌功能，间接了解下丘脑及卵巢的功能状态。由于血清FSH浓度在整个月经周期中变化很大，一般选择卵泡早期的FSH浓度反映卵巢功能状态。FSH水平与卵巢刺激反应相关，卵泡早期较高的FSH水平对预测卵巢刺激反应差有很高的特异性，但敏感性通常较低。测量卵泡早期血清中的FSH浓度可作为一种卵巢储备试验，这在临床实践中得到了广泛的应用。在因化疗而使卵巢受损的女性中，卵泡耗竭与FSH水平升高相关。此外，出现闭经的年轻女性的高FSH浓度可能提示卵巢早衰。

E_2在生育期女性体内主要由卵巢产生，是活性最强的雌激素，对维持女性生殖功能及第二性征有重要作用。正常月经周期中，E_2的水平随着卵巢周期变化而波动。卵泡早期雌激素水平最低，以后逐渐增加，至排卵期达到第一个高峰，以后又逐渐下降，排卵后达低点，之后又开始上升，在排卵后7~8日出现第二个高峰，以后又迅速降至最低水平，如此周期性循环。许多研究提示，围绝经期女性体内E_2的水平变化较大，其数值既可以低至难以检测，也可以高达正常女性月经周期基础水平的数倍。化疗导致的E_2水平变化也较大，Bhatavdekar等发现绝经前乳腺癌患者经环磷酰胺、甲氨蝶呤和5-氟尿嘧啶方案化疗后，其血清中E_2水平显著降低。Machie等对接受过化疗的霍奇金淋巴瘤患者进

行随访发现，这些患者体内E_2浓度变化范围较大，可高于或低于正常水平。虽然E_2水平对卵巢衰老和卵泡耗竭的预测价值有限，但它可以为解释FSH水平提供额外的信息，特别是当FSH水平在正常范围内时。

AMH是由初级卵泡、次级卵泡和直径较小的窦卵泡的颗粒细胞产生的一种糖蛋白激素，可参与调节始基卵泡的募集及生长卵泡对FSH的反应性。直径较小的窦卵泡往往是AMH的主要来源，因为它们含有大量的颗粒细胞。由于直径较小的窦卵泡不依赖促性腺激素分泌AMH，所以AMH在月经周期中几乎没有变化。随着年龄的增长，它的浓度会随着卵泡池的减少而下降，在绝经后变得难以检测。因而，AMH是评价卵巢储备功能敏感而可靠的标志物，且不受月经周期的影响。这对于被诊断患有恶性肿瘤的育龄女性来说可能是极其重要的，因为这些女性不必等待下一个月经周期的开始，就可以在恶性肿瘤治疗之前预测卵巢储备功能。通过比较患者化疗前后的AMH水平可以推测化疗药物对卵巢储备功能损伤的程度，有利于低性腺毒性化疗方案的筛选。有一项研究评估了105名儿童时期接受霍奇金淋巴瘤治疗的女性患者的卵巢储备功能，发现暴露于丙卡巴嗪可使她们血清中的AMH下降，FSH升高。对绝经前乳腺癌患者化疗后的激素检查显示，她们血清中的FSH升高，E_2显著下降，AMH显著下降。因而，可把AMH浓度视为恶性肿瘤患者化疗后卵巢储备功能的预测因子。

（三）卵巢内分泌功能损伤的临床表现

化疗药物引起的卵巢内分泌功能损伤有不同的临床表现，这些表现从一过性的月经紊乱到永久性

的卵巢衰竭，其取决于用药种类、剂量，以及患者的年龄和卵泡储备基础。生长卵泡（包含初级、次级及窦卵泡）的急性损伤，可能会影响始基卵泡的募集，干扰优势卵泡的选择和排卵过程，从而导致暂时性的月经不规律。这种损伤通常是短期的，如果停止治疗后卵巢内还有足够数量的始基卵泡，那么生长中的卵泡数量就会得到补充，月经恢复，随之这种损伤会恢复到正常状态。如果卵巢损伤严重并导致卵泡储备耗竭，卵巢功能提前衰退，即发展为POF。POF有两种表现形式，一种是恶性肿瘤治疗五年之内闭经，定义为急性卵巢功能衰竭（acute ovarian failure，AOF）；另一种是早绝经（premature menopause，PM），即在恶性肿瘤治疗5年以后但年龄早于40岁之前发生非手术损伤性闭经。POF是女性化疗后的主要副作用之一，它以卵泡数量的减少为主要特征，临床表现为闭经、月经过少、促性腺激素水平升高（FSH>40 IU/L）、雌激素缺乏（雌激素<100 pmol/L）、孕酮水平相对较低（孕酮< 2 nmol/L）。月经初潮未至者可表现为原发性闭经；月经初潮已至者从月经量减少至月经稀发，甚至出现闭经，体现了卵巢功能抑制程度的不断加重。闭经患者可有围绝经期症状，表现为面部潮红、阴道干涩及精神性性交困难等，这些均会导致患者的生活质量下降。

荷兰国家肿瘤登记数据显示，518名女性霍奇金淋巴瘤患者（平均年龄25岁）在平均9.4年随访后，有97名女性（19%）在40岁之前进入围绝经期。Low等测定了109例接受甲氨蝶呤或蒽环类药物联合化疗的绝经前早期乳腺癌患者月经异常的发生率和时间，作为治疗方案的一部分，两组均给予环磷酰胺，大约1/3的患者在化疗期间发生闭经（甲

氨蝶呤组31%，蒽环素组33%），化疗结束后1年发生闭经的比例升高（甲氨蝶呤组45%，蒽环素组46%）。虽然月经异常更有可能发生在年龄较大的绝经前患者中，但28%在35岁以下的患者出现了持续性月经异常。Gershenson等对40例卵巢恶性生殖细胞肿瘤患者进行了评估，这些患者的化疗方案多种多样，有13%的患者月经不规律，15%的患者月经过少或闭经，8%的患者持续闭经。

值得注意的是，大多数评估化疗对恶性肿瘤患者卵巢功能影响的研究主要使用闭经率作为评判卵巢功能的指标。这些研究大多进行短期随访，低估了化疗导致的慢性卵巢储备损伤。评估接受化疗并进行长期随访患者的闭经率和激素水平的研究可能会提供更充分的数据，可以说明恶性肿瘤治疗对卵巢储备的实际影响。理论上，此类研究应纳入年轻的经过化疗的肿瘤患者，对她们进行多年甚至数十年的跟踪随访，才能清楚地证明化疗对卵巢的损害。

（四）不同化疗药物损伤卵巢的机制

常用化疗药物通常可分为五大类：烷化剂（环磷酰胺、白消安和达卡巴嗪）、铂类药物（顺铂、卡铂）、蒽环类化合物（多柔比星）、抗代谢药物（甲氨蝶呤）和紫杉烷类（紫杉醇）。其中，烷化剂对卵巢和生育力的损害最大，其次是铂类药物和蒽环类化合物中的多柔比星，抗代谢药物和紫杉醇类对生育力的影响较小[2]。

1.环磷酰胺　环磷酰胺（cyclophosphamide，CTX）可用于治疗多种恶性肿瘤，如恶性淋巴瘤、急性白血病、黑色素瘤和乳腺癌等。另外，它还可用于治疗自身免疫性疾病，如系统性红斑狼疮和类风湿性关节炎。CTX是一种细胞周期非特异性化疗药，可以作用于静止细胞或增殖细胞，是性腺毒性最强的药物之一。CTX在细胞色素P450酶的作用下，可转换为它的主要活性代谢物磷酰胺氮芥。磷酰胺氮芥可诱导DNA交联，进而导致DNA断裂来诱导细胞毒性。CTX通常与其他化疗药物联合使用，所以它对卵巢功能的毒性作用很难确定，关于它对卵巢毒性的研究更多的是在动物模型上进行的，如人卵巢异种移植模型、注射治疗的动物模型。

有研究表明，当将人卵巢皮质片异种移植到非肥胖型重度糖尿病联合免疫缺陷小鼠背部，小鼠再经CTX化疗后，移植卵巢中原始卵泡数目减少。采用6~8周龄雌性免疫缺陷BALB/c裸鼠异种移植模型，结果同样显示CTX使人卵巢原始卵泡数量大量减少，卵泡凋亡数目增加，异常形态卵泡数目增加。当给C57BL/6雌性小鼠腹腔单次注射120 mg/kg的CTX后，在组织形态学上可观察到卵巢主要由闭锁的卵泡组成，卵巢皮质出现明显的纤维化，卵泡的数目减少，尤其是原始卵泡，TUNEL染色显示生长卵泡凋亡数增加。对PI3K/Akt/mTOR通路的分析发现，CTX可使磷酸化Akt和磷酸化mTOR蛋白水平增加，同时，该通路的下游蛋白P70S6、rpS6和eIF4B的磷酸化水平也增加，这意味着PI3K/Akt/mTOR通路的激活。PI3K/Akt/mTOR通路对于调控原始卵泡的激活至关重要，其激活意味着原始卵泡被激活，因此该通路的激活可能是原始卵泡减少的主要原因。

与以上研究不同的是，在近期一项研究中[3]，C57BL/6小鼠注射CTX后，它所有阶段的卵泡数目均有减少，而且每个阶段的卵泡内都有DNA双链断裂的现象。意外的是，不同阶段卵泡观察到的DNA

损伤的细胞种类不同，在原始卵泡、初级卵泡中，只有卵母细胞受到DNA损伤，而在次级卵泡和窦状卵泡中，只有颗粒细胞受到影响；TUNEL染色也进一步证明了凋亡发生在这些靶细胞类型中，这说明不同阶段的卵泡对CTX的反应性不同。已有大量研究发现，未修复或修复不当的DNA双链断裂可引起各种基因组重排和结构改变，包括染色体断裂、易位、缺失和点突变，这些会诱导细胞凋亡。因此，这些卵泡数目的减少可能是细胞凋亡的结果。在另外一项研究中也同样观察到了原始卵泡凋亡的现象，它采用的方法是敲除小鼠的*PUMA*基因，当该小鼠用CTX治疗后，与成年野生型小鼠相比丢失的原始卵泡更少。PUMA蛋白是Bcl-2蛋白家族中促凋亡的BH3亚组成员，它可通过直接结合BAX和BAK来诱导凋亡，或通过抑制Bcl-2蛋白家族中抗凋亡的成员来间接激活促凋亡的Bcl-2家族成员，从而启动p53介导的细胞凋亡途径，这些说明CTX诱导的原始卵泡丢失的机制有一部分是通过凋亡途径介导的[4]。

在一项利用CTX建立小鼠卵巢早衰模型的研究中，研究者观察到卵巢早衰小鼠的生长卵泡数量明显减少、闭锁卵泡数量增加、颗粒细胞大量凋亡、血清E_2水平降低、FSH值升高，并且血清中的促炎细胞因子IL-6、IL-8和TNF-α水平升高，IL-10抗炎细胞因子水平降低。这些结果提示细胞因子也在一定程度上影响了卵巢功能。

其他研究发现，使用CTX化疗后小鼠卵巢内的SIRT1增加，提示氧化应激水平增高；并且线粒体SIRT3升高，而SOD2和线粒体生物发生激活因子PGC1-α降低，说明CTX造成了线粒体膜电位的降低及线粒体的损伤。用CTX处理14周龄雌性Wistar大鼠后，与对照组相比，化疗组小鼠体内的一氧化氮（NO）含量、丙二醛（MDA）含量、髓过氧化物酶（MPO）活性显著升高，谷胱甘肽过氧化物酶（GSH-PX）和超氧化物歧化酶（SOD）的活性显著降低。正常情况下，生物体内存在抗氧化酶系统，包括SOD、过氧化氢酶（CAT）、谷胱GSH-PX等。SOD（包括胞浆型和分泌型）能够减少细胞内超氧化物离子水平，GSH-PX可直接淬灭自由基，使过氧化氢等转化为水，从而减少自由基在体内的生成和蓄积，使自由基的产生及清除处于平衡状态。一旦机体内这种平衡失调，自由基引起的脂质过氧化可导致性腺损伤。现已证实，动物体内氧自由基含量增多可导致黄体萎缩及卵泡闭锁。

另有研究发现CTX也可引起明显的血管损伤，尤其是卵巢间质大血管和一些新生血管，从而导致卵巢皮质的纤维化。进一步实验表明，α-SMA阳性细胞在血管周围的分布较不均匀。卵巢中的生殖细胞和间质细胞是由终末动脉系统供血的，因此血管的损伤可能会对卵泡的发育产生影响。

2. 顺铂 顺铂（cisplatin，CDDP）是一种具有抗癌活性的金属配合物，通常用于治疗卵巢癌、前列腺癌、恶性淋巴瘤等。它可与DNA共价结合，形成链内和链间的DNA交联，导致DNA在复制过程中损伤，进而抑制DNA的合成和转录。体外实验表明，CDDP可以剂量依赖性地减少体外培养的人卵巢皮质中的卵泡数量，这一点在体内实验中也得到了验证。人卵巢异种移植给小鼠，小鼠再经过CDDP处理后，人卵巢移植物中原始卵泡数量减少，闭锁的原始卵泡数目增多，不健康卵泡比例增加。进一步研究发现，在CDDP的作用下，TAp63和SAPK/JNK通路被激活，而TAp63和SAPK/JNK通路是与凋亡相关的，因此CDDP可能通过此通路的激活来引发卵泡的凋亡。对颗粒细胞的研究表明，CDDP可在体外诱导人有丝分裂颗粒细胞和非有丝分裂颗粒细胞凋亡，并且其对各个阶段卵泡的颗粒细胞都有影响。

动物模型提示，当CDDP作用于5周龄的CD-1雌性小鼠时[5]，在组织形态学上可看到原始卵泡数量的显著减少及初级卵泡数量的增加。TUNEL染色未在原始卵泡的卵母细胞和前颗粒细胞中看到凋亡现象，而生长卵泡周围的颗粒细胞出现了凋亡。对PTEN/Akt/FOXO3a通路的分析表明，小鼠卵巢内的Akt、GSK3、FOXO3a的磷酸化水平上升。PTEN是原始卵泡激活的关键负调控因子，同时FOXO3a是调节原始卵泡激活的关键下游因子，它主要位于静止原始卵泡的卵母细胞核中，原始卵泡被激活后，FOXO3a通过PI3K/Akt信号通路被磷酸化，然后磷酸化的FOXO3a蛋白被输出到细胞质中。这些说明CDDP诱导的原始卵泡的减少不是因为凋亡，而是通过PTEN/Akt/FOXO3a通路使原始卵泡激活的结果。与该研究结果不同的是，Nguyen等发现CDDP可使各个阶段卵泡的DNA断裂而使其发生凋亡，只是在原始卵泡和初级卵泡中，是卵母细胞的DNA受损；在次级卵泡和窦状卵泡中，是颗粒细胞的DNA受损。

CDDP也可通过氧化应激加重DNA损伤，影响细胞能量代谢，从而导致细胞损伤。小鼠被CDDP处理后，原始卵泡数量减少、生长卵泡数量增加、各发育阶段健康卵泡的数量下降。氧化应激标志物4-HNE在卵母细胞和颗粒细胞中都有表达。卵母细胞与颗粒细胞相比，4-HNE表达的信号更强，这可能是由于卵母细胞的细胞质中有大量的线粒体。此外，CDDP也可诱导内质网应激来促进颗粒细胞自噬和凋亡，从而导致卵泡过度丢失。

3.多柔比星　多柔比星（doxorubicin，DOX）属于蒽环类抗肿瘤药物，是许多恶性肿瘤如乳腺癌、卵巢癌、肝癌、淋巴瘤、白血病等最常用的抗癌药物之一。它通过插入DNA碱基之间来损伤DNA，从而干扰细胞分裂。它还可作为拓扑异构酶Ⅱ的抑制剂，使DNA片段化程度增加，从而诱导细胞死亡。在人卵巢异种移植模型中，DOX可导致异种移植的人卵巢皮质组织中原始卵泡数量减少，凋亡卵泡数量增加。体外培养鼠次级卵泡实验和小鼠体内实验表明，DOX对小鼠卵巢卵泡发育、激素分泌和卵母细胞成熟均呈剂量依赖性毒性，虽然不同剂量处理的卵泡显示相似的MⅡ期卵母细胞形成率，但大剂量DOX显著增加了含有异常形态纺锤体的MⅡ期卵母细胞的数量。实验还观察到DOX通过DNA损伤先诱导卵泡颗粒细胞凋亡，后诱导卵母细胞凋亡，这可能与颗粒细胞先摄取DOX，卵母细胞后摄取DOX有关。经DOX处理的Wistar大鼠的动情周期明显改变，间情期延长，发情期缩短，原始卵泡表达p53、Caspase3蛋白增强，这提示原始卵泡的凋亡增加。另外，DOX可使颗粒细胞中BAX、Bcl-2、p53基因的表达水平升高，抑制颗粒细胞P450胆固醇侧链裂解酶（P450scc）表达水平，增加活性氧生成，降低线粒体膜电位，剂量依赖性地使颗粒细胞的凋亡率增加。颗粒细胞的异常损伤会导致卵泡过度闭锁，导致卵巢功能障碍。

在体外培养实验中，经DOX处理的颗粒细胞中可观察到活性氧和超氧化物的积累，以及线粒体膜电位的降低，这表明氧化应激参与了线粒体介导的颗粒细胞的凋亡。当小鼠注射DOX后，其卵巢内各个阶段卵泡的数量都显著减少，畸形的卵母细胞数量增加，同时血清中的FSH增加，AMH和E_2减少。另外，颗粒细胞核因子NF-E2相关因子（Nrf2）的量减少，SOD-1表达的水平也降低。当小鼠联合注射糖原合成酶激酶-3（GSK-3）抑制剂和DOX时，损伤的各阶段的卵泡数量会减少，畸形的卵母细胞数量会下降，Nrf2的量增加，这表明DOX可能通过GSK-3/Nrf2介导对卵巢的损伤。也有学者注意到DOX导致的原始卵泡过度活化这一机制。动物实验结果显示，原始卵泡卵母细胞表达p-Akt增加，而卵母细胞核表达FOXO3a降低。近期也有报道DOX会通过使线粒体膜电位降低和激活卵巢卵泡Src激酶来促进内质网钙的释放，进而导致细胞内钙离子浓度的增加。细胞内的高钙环境会影响颗粒细胞和卵母细胞的正常生长，并导致其死亡，从而对生殖功能造成损伤。

4.甲氨蝶呤 甲氨蝶呤（methotrexate，MTX）属于抗代谢类药物，具有抗炎和免疫抑制作用，可用于治疗急性淋巴细胞性白血病、肺癌、绒毛膜癌、骨肉瘤等恶性肿瘤，以及各种自身免疫性疾病（如类风湿性关节炎和银屑病）。MTX属于细胞周期特异性药物，可选择性地影响快速分裂的细胞，如骨髓干细胞、滋养层细胞和性腺细胞，因此也可用于异位妊娠和葡萄胎妊娠的治疗。另外，MTX作为一种叶酸拮抗剂，可通过竞争性地抑制二氢叶酸还原酶来抑制DNA和RNA合成，使细胞停滞在有丝分裂中期。大量研究表明，当MTX用于治疗异位妊娠时，患者血清AMH和窦状卵泡计数无明显变化，并且不影响这些患者辅助生殖技术治疗的效果，这提示MTX对这些患者的生育力没有显著影响。但也有研究发现，在儿童期患有系统性红斑狼疮的成人

患者中会发生与大剂量MTX相关的卵巢储备受损现象，这提示MTX的性腺毒性作用可能呈剂量依赖性且主要影响远期卵巢储备功能。动物实验发现，MTX可使大鼠的卵泡总数及血清AMH水平下降，卵巢谷胱甘肽过氧化物酶含量显著降低，氧化应激指数增加，提示氧化应激可能是甲氨蝶呤致卵巢储备功能下降的原因。

5.紫杉醇 紫杉醇（paclitaxel，PTX）属于生物碱类化合物，已被广泛用于治疗各种恶性肿瘤，如卵巢癌、乳腺癌、胃癌和非小细胞肺癌等。PTX可通过稳定微管结构并破坏其正常的聚合或解聚，导致细胞停滞在细胞周期的G2~M期。动物模型实验表明，大鼠注射PTX后，其卵泡闭锁的数量增加，窦状卵泡的数量减少，且只在窦状卵泡中观察到凋亡现象，而其他阶段的卵泡没有受到影响。虽然血清E_2水平下降，但差异不显著，且孕酮水平并未下降。雌鼠注射PTX后立即与雄鼠交配，发现胚胎数量减少，但停药后24天交配显示胚胎的数量没有减少，这表明PTX的卵巢毒性是轻微且短暂的，成熟卵泡更易因应用PTX受到损害。体外培养鼠卵巢组织发现，PTX能以一种剂量依赖的方式使初级卵泡的数量减少，颗粒细胞是最先受到影响的细胞，并且卵母细胞特异性基因如生长分化因子9和骨形态发生蛋白15（BMP 15）的表达减少，这表明卵母细胞也受到了PTX的毒性损害。

PTX可导致卵母细胞减数分裂成熟延迟和纺锤体缺陷，产生非整倍体卵母细胞。在细胞实验中也发现，PTX可使人非黄体化颗粒细胞系的活力下降。给小鼠注射PTX后，可观察到颗粒细胞凋亡，原始卵泡数量下降，氧化应激标志物4-HNE在颗粒细胞中表达增高。这些损伤在应用抗氧化剂后可部

分减少，这表明，PTX可能通过氧化应激产生卵巢毒性。

三、化疗对子宫的影响

大多数关于育龄女性恶性肿瘤治疗对生育力影响的研究都集中在化疗对卵巢的损伤上，这在很大程度上是由于化疗后卵巢的内分泌功能和卵巢储备，可以通过血清性激素来推断，或者通过观察月经的恢复情况来推断。但是，健康的卵巢本身并不能带来成功的妊娠，化疗后正常子宫功能的维持也是患者是否有能力生育健康婴儿的关键。化疗可能不仅对卵巢产生毒性作用，子宫或许也并未幸免于难。但是，目前人们对于化疗对子宫影响的机制研究还不够深入，在评估化疗后子宫损伤造成的生育结局时，很难将子宫的影响与卵巢的影响相区分。

临床研究表明，与姐妹对照组相比，接受化疗的女性患者自然受孕率和胎儿活产体重均较低，生育力下降和较差的产科结局可能是通过损伤高度有丝分裂的组织（如子宫内膜）来介导的。即使使用捐赠的卵母细胞进行胚胎移植，接受化疗的女性患者妊娠成功率也会降低，并且妊娠并发症的发生率增高。这可能源于子宫内膜和子宫肌层的血液供应受损，从而影响了胎盘形成。在一项研究中，当使用捐赠的卵母细胞来进行胚胎移植，有过化疗史的一组女性与未接受恶性肿瘤治疗的对照组女性相比，虽然她们的胚胎植入率相似，但接受过化疗的女性需要更多的卵母细胞（化疗组11.5个卵母细胞，对照组10.9个卵母细胞，$P<0.05$），第一个移植周期的妊娠率显著减少（化疗组48.2%，对照组57.7%，$P<0.05$），而且她们移植的胚胎总体较多（化疗组2.08，对照组1.89，$P<0.05$）[6]。有

报道称，21名仅接受化疗患者的子宫体积中位数为39.26 mm³，而对照组64例患者的子宫体积中位数为47.64 mm³，这显示化疗有可能导致子宫体积的缩小。

化疗损伤子宫内膜的临床研究目前仅见少数的个案报道。其中有报道描述了一位31岁接受PTX治疗乳腺癌的患者，她的子宫内膜组织学显示，破碎子宫内膜腺体，有大量有丝分裂象停滞在中期，凋亡标记物Bcl-2和细胞增殖标记物MIB-1在子宫内膜上皮细胞中强表达。另外一篇报道记录了一名44岁接受奥沙利铂和PTX治疗的患者，她的子宫内膜上皮细胞出现了异型性，包括细胞核增大和深染、核膜不规则。

动物模型研究表明，应用CTX使小鼠子宫重量减小，子宫管状腺和间质的数量减少，小鼠受孕率和产仔数下降。此外，8周龄Wistar大鼠经DOX化疗后28天，其子宫直径、子宫肌层厚度和子宫内膜厚度显著减少。子宫内膜是胚胎植入和子宫-胎盘交换的核心，当其厚度变薄时，子宫内膜容受性会下降，继而影响胚胎着床，并且可能造成流产。

四、总结与未来展望

目前的证据表明，DOX、CTX和CDDP可通过激活原始卵泡从而间接使其数目减少，或者通过损伤原始卵泡的DNA及激活随后的凋亡通路来诱导其直接凋亡。但是，对于化疗药物导致原始卵泡数目减少的具体机制尚存在争议，部分文献表明其减少是由于原始卵泡过度活化，部分文献则认为凋亡是其减少的主要原因，还有部分研究认为两种机制同时存在，故具体的机制仍有待于进一步的研究。除此之外，氧化应激和血管损伤也可能造成原始卵泡

损伤。不仅如此，氧化应激或DNA损伤促使颗粒细胞或卵母细胞凋亡也是DOX、CTX和CDDP损伤其他阶段卵泡的一种方式，但是不同阶段卵泡对化疗药物的反应性不同，其机制有待深入探讨。另外，研究显示MTX和PTX对生育力影响相对较小，并在动物实验中发现，PTX造成的生育力下降可能是暂时的。CTX、DOX可通过损伤卵巢的间质和血管来影响卵巢血供，这可能会影响卵泡的发育。值得注意的是，关于探索化疗药物对人类卵巢间质影响的文章很少。目前，化疗后卵巢的内分泌功能和卵巢储备可以通过血清性激素来推断，或者通过观察月经的恢复情况来推断，但子宫的功能难以推断，因此学者们偏向于研究化疗对卵巢功能的影响，因而关于化疗对子宫影响的研究较少，未来需要更多的研究来进一步探索化疗对子宫损伤的分子机制。

综上所述，不同类别的化疗药物可通过对卵巢中颗粒细胞、卵母细胞，以及卵巢间质和血管的损伤致卵巢功能受损，或通过减少子宫内膜上皮的管状腺和间质的数量、减少子宫肌层的厚度来影响子宫的功能。各类化疗药可通过不同的作用机制对生殖功能造成一定的损伤，对这些机制进行深入的研究有利于为暴露于不同化疗药物的育龄恶性肿瘤患者的生育力保护提供新的靶点。

（李科珍）

参考文献

[1] SIEGEL R L, MILLER K D, WAGLE N S, et al. Cancer statistics, 2023. CA Cancer J Clin, 2023, 73(1): 17-48.

[2] BEDOSCHI G, NAVARRO P A, OKTAY K. Chemotherapy-induced damage to ovary: mechanisms and clinical impact. Future Oncol, 2016, 12(20): 2333-2344.

[3] NGUYEN Q N, ZERAFA N, LIEW S H, et al. Cisplatin- and cyclophosphamide-induced primordial follicle depletion is caused by direct damage to oocytes. Mol Hum Reprod, 2019, 25(8): 433-444.

[4] NGUYEN Q N, ZERAFA N, LIEW S H, et al. Loss of PUMA protects the ovarian reserve during DNA-damaging chemotherapy and preserves fertility. Cell Death Dis, 2018, 9(6): 618.

[5] JANG H, LEE O H, LEE Y, et al. Melatonin prevents cisplatin-induced primordial follicle loss via suppression of PTEN/AKT/FOXO3a pathway activation in the mouse ovary. J Pineal Res, 2016, 60(3): 336-347.

[6] MUNOZ E, FERNANDEZ I, MARTINEZ M, et al. Oocyte donation outcome after oncological treatment in cancer survivors. Fertil Steril, 2015, 103(1): 205-213.

第四节　放疗致生殖功能损伤的分子机制

放疗是妇科恶性肿瘤的重要治疗手段之一，包括根治性放疗、辅助放疗及减症放疗等，能够有效提高肿瘤治疗效果，延长生存时间。但是放射线在杀灭肿瘤的同时，也会对生殖器官（包括卵巢、输卵管、子宫、宫颈、阴道等）造成直接不可逆辐射损伤，往往导致生殖功能的损失。其中卵巢对放疗极度敏感，1~99 cGy的剂量即可使非手术性过早绝经的风险升高（RR=4.30）。盆腹腔放射剂量2 Gy时会导致 50% 以上的卵泡损失；24 Gy时会导致卵巢衰竭。盆腔放疗后盆腔血管异常、子宫动脉血流灌注减少、子宫肌层纤维化改变、子宫内膜薄或者萎缩、宫腔粘连等，可能导致一些不良妊娠结局（如胎儿生长受限、胎盘植入、死产、早产等）。青春期前子宫比成人子宫更容易受盆腔放疗的影响，子宫直接辐射剂量>25 Gy时，可造成子宫功能不可逆转的损害。辐射也有延迟效应，包括以瘢痕形成、萎缩和血管硬化为特征的进行性辐射诱导的损伤。随着妇科肿瘤治疗效果的不断提高，保留生育功能、提高生活质量的需求日益增长。需要对放射致生殖功能损伤的分子机制进行深入研究，寻找有效的预防和治疗方法，最大可能地提高患者生活质量。

妇科肿瘤放疗中，可能涉及的、对生殖功能有严重影响的部位，其放射损伤的机制各有不同，本节将详细论述。

一、放射线的分子生物学基础

放射线作用于人体细胞，通过电离作用产生一些被电离的原子及相应数量的自由电子，其中大部分被自由基清除，少部分作用于DNA，造成DNA分子的严重损伤，可能包括一个或多个双链断裂（DSB）伴有若干数量的单链断裂（SSB）和碱基损伤等[1, 2]，导致细胞超微结构损伤或破坏，进而引起细胞、组织损伤。表现为细胞致死损伤、亚致死损伤和潜在致死损伤，封闭细小血管和淋巴管，引起受照部位炎性反应。

放射损伤后可检测到DNA修复复合体，该复合体由三个蛋白质组成：减数分裂重组11（MRE11）、辐射敏感50（RAD50）和断裂综合征1（NBS1）。此复合物的形成导致ATM、细胞周期检测点激酶2（CHEK2）和p53的顺次激活。另外，放疗引起的DNA损伤驱动ATR的激活，从而激活CHEK1、DNA依赖性蛋白激酶（DNA-PK）或WEE1信号。最终，这些途径集中在抑制细胞周期蛋白依赖性激酶上，导致特定检查点的细胞周期进程停滞以实现DNA修复，对抗放射损伤。放疗引起的DNA损伤反应也直接或间接促进PI3K信号的过度激活，导致通过Akt1和mTOR传递细胞保护信号，激活自噬，以及转化生长因子-β1（TGF-β1）的合成、分泌和活化[3, 4]。

针对单链和双链DNA断裂，有六种DNA修复方法：同源重组、非同源末端连接、碱基切除修复、核苷酸切除修复、错配修复和跨损伤合成。辐射后DNA修复机制失效，最终导致染色体易位，染色体易位也被视为辐射暴露的典型DNA损伤。随后，在增殖活跃细胞的有丝分裂的过程中，出现染色体的不均匀分配或染色体片段的丢失，即细胞分裂变异，造成子代细胞的代谢不平衡，无法完成细胞的进一步增殖，表现为"延迟死亡"。

二、放射线损伤卵巢功能

卵巢的功能单位是卵泡，卵泡由卵母细胞以及周围的颗粒细胞和卵泡膜细胞组成，对放射线极度敏感。由于卵巢内大部分卵母细胞处于第一次减数分裂前期和第二次减数分裂中期，相当于有丝分裂的M期，而放射线对该期的细胞杀伤力最强，因此较低剂量的放射线即可引起卵巢功能不可逆性损伤。与其他器官相比，同等剂量放射线导致卵巢所受的损伤更重。

早在2003年，Wallace等就报道了卵巢损伤程度与总辐射剂量、分割方式和治疗时的年龄有关，LD50（破坏50%卵母细胞所需的辐射剂量）<2 Gy[5]。2005年该团队建立了一个根据患者年龄和卵巢接受的分次辐射剂量预测卵巢功能不全的模型：$\log 10\ g(z) = 2 - 0.15\ z$）或者$g(z) = 10(2-0.15\ z)$，其中"$g(z)$"和"$z$"分别代表卵母细胞存活率和辐射剂量（Gy）。因此计算得出，导致97.5%的患者出现卵巢衰竭的辐射剂量分别为：出生时（20.3 Gy）、10岁（18.4 Gy）、20岁（16.5 Gy）和30岁（14.3 Gy）[6]。巴西的Gil教授等则在此基础之上，结合临床数据，建立了卵巢辐射剂量和卵巢功能丧失（LOF，与相同年龄未接受辐射照射的

女性相比，卵巢功能衰竭时间减少的百分比）之间的线性函数。对于<40岁且卵巢辐射剂量<5 Gy的患者，可以应用方程LOF=2.70+（11.08×剂量）［RMSE为3.05，表明该公式生成的值范围为-6至6年（3.051.96），具有95%置信区间（CI）］来估计卵巢功能衰竭的时间[7]。

抗米勒管激素（AMH）是卵巢储备的关键生物标志物。放疗前后AMH的变化，一定程度上可以反映卵巢储备功能。针对女性癌症患者的AMH，Anderson等研究者在PubMed、Embase和Cochrane数据库中进行了系统的文献检索，共纳入92篇出版物（$N = 9\,183$例患者）。结果显示，69/75项研究（92%）一致发现放化疗后会发生AMH减少或者测不出。33/42项研究（79%）发现AMH在随访中可以至少部分恢复。16/31项研究（52%）中，少经/闭经与治疗后AMH较低相关，与即将发生的卵巢早衰（premature ovarian insufficiency，POI）一致。儿科患者的研究中，14/20项研究（70%）发现AMH显著降低。治疗后AMH水平与生育能力、生殖寿命持续时间或POI时间相关的数据非常有限，目前临床还未能使用AMH作为监测指标，还需要进一步研究[8]。

辐射暴露约1年后，除了患者和恒河猴的血清AMH浓度较低外，还存在促炎细胞因子（单核细胞趋化蛋白1和IL-6的水平）浓度较高的情况。组织下检查发现相应的卵巢组织炎症细胞浸润，如巨噬细胞和中性粒细胞增多。放疗诱导的慢性炎症可能与持续的卵巢组织损伤、卵泡耗竭和功能下降有关，抑制过度激活的炎症反应的干预措施可以在完成化疗和放疗后进一步保护卵巢，维持女性患者的卵泡活力并支持卵泡的持续发育[9]。

还有一些其他方面的机制研究。比如，BH3-only

蛋白是*BCL2*家族的促凋亡成员，通过内在凋亡途径触发细胞死亡，在胚胎发育、组织稳态和免疫中发挥关键作用。最近的体外和体内研究表明，BH3-only蛋白也是卵巢细胞凋亡的重要介质，并以细胞类型和刺激特异性的方式启动细胞死亡信号级联。BH3-only蛋白在促进胚胎生殖细胞、卵母细胞、卵泡颗粒细胞和黄体细胞凋亡中有重要的作用，可能会影响卵母细胞数量和质量的调节，以及卵巢内分泌功能[10]。

目前用于生育力保存的选择主要包括收集和冷冻保存卵母细胞或体外受精卵母细胞，但这个过程需要辅助生殖技术程序，可能延迟癌症治疗。在抗肿瘤治疗的同时，采用药物进行放射保护是一个更便捷的方式。

受照后产生的DNA修复复合体可导致ATM（共济失调毛细血管扩张突变蛋白）、CHEK2和p53的顺次激活。CHEK2（由人*CHEK2*基因编码，小鼠同源基因为*Chek2*）是减数分裂DNA损伤检查点的关键组分，主要应答DNA双链断裂，位于顶端激酶ATM的下游，其缺失可以阻止出生后辐射对卵母细胞诱导的杀伤[11]。在未照射的卵巢中，TAp 63保持未磷酸化，并且p53表达难以测得。辐射后，CHEK2激酶可以磷酸化p53（由人*TP 53*基因编码，小鼠同源基因为*Trp 53*）和卵母细胞中DNA损伤检查点基因*Trp 63*（由人*TP 63*基因编码，小鼠同源基因为*Trp 63*；该蛋白的TA同种型称为TAp 63）来激活这些蛋白质，并稳定p53。因此，Chek2的缺失有效地阻止了这两种下游效应物的活化，从而避免了触发有效卵母细胞消除[11]。Chek2缺失的情况下，卵母细胞受照射后的DNA损伤可以被修复，并可以生产健康的幼仔。使用CHEK2抑制剂可保护卵泡免受放射损伤，保证产出健康的后代[11]。CHEK2抑制剂可以快速起作用以防止卵巢中两种促凋亡因子的活化。体内实验也发现，非致死剂量的电离辐射可以杀死野生型小鼠的未成熟卵母细胞，CheK2（-/-）小鼠的未成熟卵母细胞受照后仍然存活，从而保持生育能力。在卵巢培养系统中，短暂给予CHEK2抑制剂2-［4-（4-氯苯氧基］苯基）］-（1）h-苯并咪唑-5-羧酰胺水合物（CHEK2iⅡ）可以阻断CHEK2靶点p53和TAp63的激活，在受照后可保持卵母细胞的活力。然后把这些经CHEK2iⅡ预处理后再接受照射的卵巢组织移植到绝育的雌性宿主体内，宿主重新获得生殖能力，并且很容易产生正常的后代。因此，化学抑制CHEK2是一种潜在的有效治疗方法，可以保护暴露于DNA损伤癌症治疗的女性的生育能力和卵巢内分泌功能。仍有待观察的是，CHEK2iⅡ或其他CHEK2抑制剂的全身施用是否可以在体内实现针对IR或药物诱导的DSB的类似卵母细胞保护功效，以及它们是否对青春期前和成年女性都有效。重要的是对通过检查点抑制从DNA损伤诱导的死亡中拯救的卵母细胞相关的潜在遗传风险进行更彻底的研究[12]。

三、放射线损伤子宫内膜功能

目前，放疗后子宫功能受损的机制尚不清楚，也不易区分子宫功能受损是由于卵巢损伤导致的内分泌对子宫容受性的支持减少，还是子宫本身直接受损。但可以明确的是，放疗后，子宫血供受损、子宫内膜功能缺陷和子宫扩张性差。放射线可以损伤子宫内膜，损害正常的蜕膜化和干扰胎盘形成，损伤子宫血管系统和胎盘滋养层，最终可减少胎儿-胎盘血流，导致胎儿生长受限；放射线可以损伤子宫肌层，导致纤维化，降低子宫弹性和体积，导致早产和分娩[13]。

放疗后MRI检查提示受照后的子宫肌层萎缩，内侧1/2纤维（黏膜下）突起，浆膜表面水肿；子宫内膜萎缩，血管增厚变小。儿童直接接受高剂量辐射（>25 Gy）通常会导致子宫血管和肌肉功能的不可逆损伤，在成年期子宫体积较小，血流受损。因此，儿童期接受放疗后的肿瘤存活者的临床妊娠率降低，妊娠并发症和不良妊娠结局的发生率增加。虽然很多患者生下健康的婴儿，早期妊娠丢失、早产、低出生体重、小于胎龄儿、死产、分娩时子宫破裂的发生率要高于没有癌症治疗史的女性。目前尚不清楚子宫损伤导致不能妊娠的阈值辐射剂量。而且目前几乎所有关于辐射对子宫影响的数据都来自儿童或青春期辐射暴露相关的研究，这些数据是否可以外推到成年后接受子宫辐射的女性，还不能明确。但目前尚无成人在整个骨盆直接照射根治性剂量（>45 Gy）后，还能成功妊娠的报道[14]。

2023年Griffiths等[15]对子宫的放射损伤机制进行了深入研究并得出以下结果。

（1）体外实验：人子宫内膜基质细胞和上皮细胞，在照射30 min内，出现广泛的DNA损伤。

（2）体内实验，细胞改变：照射后3 h，小鼠子宫所有主要细胞区（包括子宫上皮、基质、子宫肌层和衬于血管的周细胞）出现广泛的DNA损伤，并在3~24 h出现广泛的细胞凋亡。

（3）组织学改变：照射后4周，辐照小鼠在激素处理后子宫重量显著减轻，即激素反应性受到干扰，也就是说辐照暴露对青春期子宫的内膜组织具有潜在的不可逆影响；局部子宫免疫细胞数量（除嗜中性粒细胞外）没有改变。

（4）分子水平改变：一些子宫内膜容受性的分子标志，包括低水平的抗黏附蛋白、黏蛋白1和上皮钙黏素（E-cadherin）蛋白、子宫内膜腔上皮的定位及子宫内膜腔上皮顶端表面明显缺乏Ki67$^+$增殖细胞等，没有变化；关键性子宫内膜容受性介质的基因表达水平没有变化。这表明，受照射后，上皮或基质细胞出现增殖或转化的缺陷，而子宫内膜细胞的分化状态或转录程序未发生改变。

（5）胚胎存活能力改变：将小鼠分为三组，一组采用γ线照射单次4.5 Gy，一组采用γ线照射分次7 Gy，另一组为对照组，均切除卵巢并供应外源激素，从健康的未暴露供体移植胚胎。此法目的在于去除卵巢内分泌功能和（或）胚胎质量差异所造成的影响，精确地研究放疗介导的子宫损伤对母体子宫妊娠的影响。在胚胎移植后3天，胚泡附着率相当，植入部位重量保持不变；在植入部位内，组间附着部位的大体形态和发育进展相似；关键植入基因骨形态发生蛋白2（BMP 2）和前列腺素-内过氧化物合酶2（Ptgs 2）的原位杂交定位模式相似；激素受体［雌激素受体1（Esr 1）、孕酮受体（Pgr）］、关键植入介体［同源框A10（Hoxa 10）、白血病抑制因子（Lif）］，以及细胞因子的基因表达水平没有差异。CD31+阳性血管面积的定量显示照射后蜕膜中血管横截面面积显著减少。因此，子宫对早期胚泡附着和滋养层侵入事件的容受性不受放射线的显著影响；但早期妊娠血管面积的减少可能是持续妊娠成功的关键。放疗后母体对妊娠的蜕膜化反应受损，受激素驱动，对持续妊娠和早期胎盘发育至关重要。蜕膜化涉及子宫内膜间质细胞终末分化为大而圆的蜕膜细胞。受照射的子宫区域不能正确蜕膜化，导致受照小鼠相对子宫重量与体重的比例显著低于对照组。此时，检测到，在照射的子宫中，编码激素受体Esrl和Pgr的基因没有改变，而激素调节的靶基因和蜕膜化的关键调节因子BMP2的转录物水平显著降低，Hoxa10以及心脏和神经嵴衍生物表达2（Hand 2）（其也是蜕膜化和激素反应性的关键调节剂）的表达呈降低的趋势，但没有统计学显著性。因此，作者认为，体内小鼠模型表明蜕膜质量降低，可能是由于缺乏基质细胞蜕膜化，并表明作为放疗暴露的结果激素反应性降低。

（6）细胞实验了解催乳素水平：培养从子宫内膜组织活检分离的原代人子宫内膜基质成纤维细胞并暴露于7 Gy的γ线照射中，发现体外人工蜕膜化照射的基质成纤维细胞显示催乳素分泌和基因表达未能显著增加。作者认为，放疗对原发性人子宫内膜间质成纤维细胞产生直接影响，损害其蜕膜化能力。

（7）妊娠进程观察：在胚胎移植后10天，植入部位在未照射的对照小鼠中正常发育，但在大多数辐照动物出现完全妊娠丢失，存活着床部位数量显著减少，吸收性着床部位增加。因此认为放疗没有改变胚胎发育能力，而是通过直接引起的子宫损伤，导致妊娠丢失。

（8）子宫动脉的影响：通过超声检查检测的子宫动脉波形形状和子宫动脉搏动性和阻力指数在照射组和对照组间没有差异。因此，妊娠丢失与子宫动脉功能的可测量差异无关。

（9）全身照射（TBI）对下丘脑-垂体-性腺（HPG）轴的影响：对接受TBI的小鼠，分别遮蔽或不遮蔽脑部，均观察到存活植入位点显著减少和再吸收位点显著增加。因此，除HPG轴的损伤可能影响生育功能外，放射线本身可以直接造成子宫功能障碍和妊娠损失。

（10）放疗后子宫动脉内皮功能障碍，导致血流减少，影响胚胎发育。充足的血流量对胎盘的发育和成功妊娠的维持至关重要。临床数据表明，在既往接受过放疗的非妊娠患者中，子宫动脉搏动增加，表明血管功能在放疗后受损。胚胎移植后3天，与未照射对照的子宫相比，照射小鼠的子宫在外观上是苍白和无血管的。子宫血管细胞受照射后出现持续性的DNA损伤，并诱导凋亡，照射植入部位CD31+血管密度减少。辐射后4周小鼠子宫动脉的内皮依赖性舒张受损，曲线下面积（AUC）显著降低；平滑肌依赖性舒张不受放射线影响。辐射诱导的内皮依赖性舒张缺陷是子宫动脉特有的，因为肠系膜动脉功能在治疗组之间没有显示出显著差异。因此，放疗引起的子宫动脉损伤是内皮特异性的，并且长期持续，因此可能导致TBI后妊娠丢失。

（11）DNA损伤和凋亡机制：放疗引起的子宫损伤由PUMA（由人BBC3基因编码，小鼠同源基因为Bbc3）介导。野生型小鼠TBI照射 7Gy，在3 h或24 h时取材检测。辐射后3 h，PBbc3 mRNA就定位于子宫上皮和基质，并且在24 h保持丰富。因此，与未照射对照相比，子宫PBbc3 mRNA表达在照射后24 h显著升高，且出现存在大量γ-H2AX+和TUNEL+阳性细胞。即射线诱导了PUMA表达并诱导后续DNA损伤和凋亡。PUMA-/-小鼠TBI照射 7 Gy并在24 h后取材检查PUMA表达，结果发现，照射的Bbc3-/-子宫表现出DNA损伤但没有凋亡。这提示PUMA的缺失有可能可以保护子宫功能免受持续的放疗介导的损伤。将PUMA+/-同窝仔（即具有1个功能拷贝的PUMA基因的动物）用作对照，并且与野生型小鼠中的发现一致，TBI显著损害蜕膜化。PUMA的完全丧失成功地恢复了照射小鼠中的蜕膜应答，与未照射的Bbc3−/−小鼠相比，在蜕膜化程度上没有观察到显著差异。TBI在Bbc3+/−动物中诱导子宫血管收缩性血管功能障碍，但在Bbc3−/−小鼠中恢复子宫动脉功能。最终，胚胎移植实验表明，TBI后的妊娠损失可以在Bbc3−/−小鼠中得到挽救。这些数据表明PUMA介导的细胞凋亡是放疗诱导的子宫损伤的重要作用机制，并影响TBI后长期观察到的妊娠损失。

针对放疗诱导的子宫肌层的纤维化，目前可用的药物有己酮可可碱（PTX）和生育酚（维生素E）。纤维化的主要特征在于结缔组织的非特异性变化，伴随过度的细胞外基质沉积、过度的肌成纤维细胞增殖和存在炎性浸润。最近对辐射诱导的纤维萎缩过程的生理病理学的研究已经进展到通过调节抗氧化途径进行潜在干预的想法。自由基如活性氧（ROS）或氮物质（RNS）在生理条件下执行有用的功能，如细胞分化和增殖。然而，由环境因素（包括辐射）诱导的过量ROS/RNS产生导致对组织和细胞的病理应激，从而促进纤维化[16]。动物和人体研究显示，己酮可可碱和生育酚的组合可诱导辐射诱导的浅表和肌肉皮肤纤维化的消退。己酮可可碱是用于治疗血管疾病的甲基黄嘌呤衍生物。在体内，它增加红细胞弹性，使血管扩张，抑制炎症反应和肿瘤坏死因子。在体外，己酮可可碱抑制人真皮成纤维细胞增殖和细胞外基质产生，并增加胶原酶活性。维生素E的功能是清除氧化应激过程中产生的自由基，如活性氧，从而减少自由基诱导的染色体损伤。动物和人体研究显示，己酮可可碱和生育酚的组合可诱导辐射诱导的浅表和肌肉皮肤纤维化的消退[17]。

四、放射线损伤宫颈

宫颈癌患者保留生育功能后宫颈变短，黏液栓消失，宫颈屏障作用减弱，进而妊娠中晚期感染、胎膜早破、流产及早产风险明显增加。目前尚未见到分子机制方面的研究。

五、放射线损伤阴道

阴道是一种纤维肌管状结构，分为三层：①黏膜层，有丰富血管网结缔组织的非角质化的复层鳞状上皮；②中间肌层；③胶原蛋白和弹性蛋白组成的外膜层。

阴道的黏膜层属早反应组织。阴道受照射后：①电离辐射致组织损伤，使细胞失去增殖能力而死亡或凋亡；②放射激活的多条细胞信号通路、细胞因子的过度表达促进了炎症的发展，而放疗所致黏膜坏死脱落、堆积也为阴道内细菌的生长提供了环境，从而加重阴道内细菌感染；③射线致微血管病变、毛细血管丢失及微循环受损，导致继发性黏膜萎缩；④毛细血管的扩张致阴道黏膜脆弱易出血。目前缺乏单独针对阴道损伤的分子机制方面的研究。

（张敏）

参考文献

［1］SHOLL L M, BARLETTA J A, HORNICK J L. Radiation-associated neoplasia: clinical, pathological and genomic correlates. Histopathology, 2017, 70(1): 70-80.

［2］BWHJATI S, GUNDEM G, WEDGE D C, et al. Mutational signatures of ionizing radiation in second malignancies. Nat Commun, 2016, 7: 12605.

［3］BIAN L, MENG Y, ZHANG M, et al. Share MRE11-RAD50-NBS1 complex alterations and DNA damage response: implications for cancer treatment. Mol Cancer, 2019,18(1): 169.

［4］LEE J M, LEDERMANN J A, KOHN E C. PARP Inhibitors for BRCA1/2 mutation-associated and BRCA-like malignancies. AnnOncol, 2014, 25(1): 32-40.

［5］WALLACE W H, THOMSON A B, KELSEY T W. The radiosensitivity of the human oocyte. Hum Reprod, 2003,18(1): 117-121.

［6］WALLACE W H, THOMSON A B, SARAN F, et al. Predicting age of ovarian failure after radiation to a field that includes the ovaries. Int J Radiat Oncol Biol Phys, 2005, 62(3): 738–744.

［7］GIL G O B, ASANO C, ANDRADE W P, et al. Practical Prediction Model for Ovarian Insufficiency after Radiation. Rev Bras Ginecol Obstet, 2022, 44(6):573-577.

［8］ANDERSON R A, CAMERON D, CLATOT F, et al. Anti-Mullerian hormone as a marker of ovarian reserve and premature ovarian insufficiency in children and women with cancer: a systematic review. Hum Reprod Update, 2022, 28(3): 417-434.

［9］DU Y, CARRANZA Z, LUAN Y, et al. Evidence of cancer therapy-induced chronic inflammation in the ovary across multiple species: A potential cause of persistent tissue damage and follicle depletion. J Reprod Immunol, 2022, 150: 103491.

［10］HUTT, KARLA J. The role of BH3-only proteins in apoptosis within the ovary. Reproduction, 2015, 149(2): R81-R89.

［11］BOLCUN-FILAS E,RINALDI V D,WHITE M E,et al.Reversal of female infertility by Chk2 ablation reveals the oocyte DNA damage checkpoint pathway. Science, 2014, 343: 533-536.

［12］RINALDI V D, HSIEH K, MUNROE R, et al. Pharmacological Inhibition of the DNA Damage Checkpoint Prevents Radiation-Induced Oocyte Death. Genetics, 2017, 206(4): 1823-1828.

［13］CRITCHLEY H O, WALLACE W H, Impact ofcancer treatment on uterine function, Journal of the National Cancer Institute Monographs, 2005, 34: 64-68.

［14］GRIFFITHS M J, WINSHIP A L, HUTT K J. Do cancer therapies damage the uterus and compromise fertility? Hum Reprod Update, 2020, 26(2): 161-173.

［15］GRIFFITHS M J, MARSHALL S A, COUSINS F L, et al. Radiotherapy exposure directly damages the uterus and causes pregnancy loss. JCI Insight, 2023, 22; 8(6): e163704.

［16］DELANIAN S, LEFAIX J L. The radiation-induced fibroatrophic process: therapeutic perspective via the antioxidant pathway, Radiotherapy and Oncology, 2004, 73(2): 119-131.

［17］CLAYCOMBE K L, MEYDANI S N. Vitamin E and genome stability, Mutation Research, 2001, 475(1-2): 37-44.

第四章
妇科恶性肿瘤患者保留生育功能的新技术
New techniques for preserving fertility in patients with gynecological malignant tumor

第一节　干细胞治疗和修复子宫内膜体系的研究

在子宫内膜癌保留生育功能的治疗过程中，内膜可能因多种因素受到严重的损伤，包括内膜癌对基底层的侵袭作用、大剂量孕激素对子宫内膜的抑制作用，以及保育治疗中多次诊刮机械性损伤内膜基底层等。这些均可能导致不可逆的内膜损伤、瘢痕化及宫腔粘连，严重影响内膜癌完全缓解后妊娠率和活产率，并可能造成胎盘粘连、植入、产后大出血等产科严重并发症。因此，完全缓解后损伤内膜修复是内膜癌保育治疗的重要课题。干细胞具有低免疫原性、高度增殖和修复潜能，已被广泛研究并应用于多种器官损伤后修复。目前，已有较多基础和临床研究采用不同来源的干细胞修复正常内膜机械性损伤，但尚无采用干细胞修复内膜癌保育治疗后受损内膜的报道。本节将系统综述内膜修复生物学机制、干细胞相关研究及已有的干细胞治疗内膜损伤的相关研究和报道，并讨论其用于内膜癌保育治疗后内膜修复的可能性。

一、子宫内膜及子宫内膜修复生物学机制

人子宫内膜是高度动态变化的组织，在卵巢雌、孕激素作用下发生周期性剥脱、修复、再生和重塑，并为胚胎植入做准备。了解人子宫内膜有序的组织崩解、炎症消退、无痕修复及再上皮化、内膜再生及分化的生物学机制，对于治疗内膜病变或修复各种原因导致的内膜损伤有重要意义。

（一）子宫内膜

子宫内膜从形态学上可分为功能层和基底层，功能层由基底层增殖形成，是胚胎植入的部位。内膜功能层受卵巢排卵周期的调节，发生周期性增殖和分泌性改变。若未受孕，伴随卵巢黄体功能衰退和雌、孕激素水平骤降，子宫内膜功能层崩解脱

落，形成月经。子宫内膜基底层靠近子宫肌层，不受卵巢激素周期性变化的影响，在月经后再生并修复子宫内膜创面、重新形成子宫内膜功能层。

（二）子宫内膜组织崩解和再生修复的生物学机制

雌、孕激素撤退后月经来潮，这个过程由子宫内膜局部复杂的内分泌及旁分泌信号介导。有趣的是，子宫内膜组织崩解和再上皮化是同时发生的，再上皮化约开始于月经来潮后36 h，约需要48 h全部完成。宫腔镜结合组织学和扫描电镜方法发现，月经期子宫内膜崩解是区域性事件，即崩解子宫内膜周围的区域有上一月经周期完整的子宫内膜组织，也有已完成再上皮化区的子宫内膜[1]。由于蜕膜化的间质细胞（decidualized stromal cell，DSC）在经前期表达孕激素受体（progesterone receptor，PR）并可探测孕激素撤退，因此DSC在经期响应内分泌信号和传递旁分泌信号中发挥重要作用。体外实验显示，孕激素撤退可抑制DSC表达超氧化物歧化酶促进自由氧生成，后者上调NF-κB和COX-2，上调炎性因子如前列腺素F2α、趋化因子表达，诱导巨噬细胞、嗜酸性粒细胞、中性粒细胞等炎症细胞被招募至经期内膜。这些炎症细胞可分泌蛋白水解酶促进内膜组织崩解，同时促进细胞外基质合成和修复相关的蛋白酶和基因产物表达，启动子宫内膜修复。已证实促进内膜修复因子包括激活素、血管内皮生长因子（VEGF）、富含半胱氨酸的分泌蛋白3（cysteine-rich secretory protein 3，CRSP3）和半乳凝素-7（galectin 7），以及与发育相关的通路，如Wnt通路和间质上皮转化通路，这些因素促进子宫内膜再上皮化和子宫内膜修复，但不依赖雌激素。

当子宫内膜完成再上皮化后，需要依赖雌激素刺激子宫内膜上皮和间质增殖[2]。

二、子宫内膜干/祖细胞与子宫内膜再生、分化

目前已鉴定出子宫内膜中存在小部分具有克隆性、自我更新和分化潜能的成体干/祖细胞（endometrial stem cell，EndoSC），如上皮祖细胞，间充质干细胞和侧群细胞等，参与子宫内膜周期性再生。但是是一种还是多种EndoSC参与子宫内膜组织再生并不清楚。EndoSC缺乏特异的分子标志物，常由其功能特征来定义，如克隆性、长期培养能力、多系分化潜能及干细胞标志物。

（一）子宫内膜上皮祖细胞

人子宫内膜已鉴定出具有克隆特征的上皮祖细胞（endometrial epithelial progenitor cell，EEPC），位于子宫内膜基底层的腺体中，在月经来潮48 h内开始发生再上皮化。此类细胞具有高水平的端粒酶活性，鉴定为克隆形成单位（clone forming unit，CFU），可分化为较大的腺体样结构[2, 3]。利用5-溴脱氧尿嘧啶核苷（5-bromodeoxyuridine，Brdu）标记滞留（label retain，LR）原理，在新生小鼠体内注射Brdu，随着时间的推移，处于静态或分裂慢的细胞保留Brdu时间较快速分裂的细胞明显延长，小鼠子宫内膜已鉴定出标记滞留细胞（label-retaining cell，LRC），这些LRC还可表达干细胞因子受体c-Kit（CD117）、OCT4等干细胞标志物。尽管小鼠子宫内膜LRC不表达ER-α，但干细胞周围ER-α阳性细胞可通过旁分泌信号将雌激素信号传递至这些ER-α阴性的EEPC，促进子宫内膜生

长[4, 5]。

阶段特异性胚胎抗原-1（stage-specific embryonic antigen-1, SSEA-1）是常见的干细胞标志物，Hapangama等发现SSEA-1在育龄期和绝经后女性子宫内膜基底层高表达，与SSEA-1‾上皮细胞相比，SSEA-1⁺上皮细胞端粒酶活性较高，ER-α、PR表达较低，3D培养条件下可生成更多的腺体样结构；经典的Wnt/β-catenin通路是干细胞分化方向的重要调控者，该通路中的SOX9和β-catenin在SSEA-1⁺上皮细胞高表达，进一步提示SSEA-1可用于鉴定子宫内膜上皮祖细胞[6]。Gargett采用干细胞体外功能实验证实N-cadherin同样可用于鉴定EEPC，尽管N-cadherin⁺上皮细胞表达ER-α，较少表达SSEA-1和SOX9[7]。Axin2是新发现的上皮祖细胞的分子标志物，有利于维持腺体再生和修复，其突变可诱发子宫内膜癌变[8]。子宫内膜上皮祖细胞特异性标志物可为子宫内膜病变的治疗或修复研究提供理论基础。

（二）子宫内膜间充质干细胞

人子宫内膜也存在少量间充质干细胞（endometrial mesenchymal stem cell, eMSC），定位于子宫内膜功能层及基底层的血管周围，也存在于剥脱的月经血中[9]。Gargett发现与CD146‾PDGFRβ‾（又称作CD140b）子宫内膜间质细胞相比，CD146⁺PDGFRβ⁺间质细胞群中富含克隆形成细胞，并可分化为脂肪细胞、成骨细胞、成纤维细胞和软骨细胞[10]。Gargett采用一系列血管周分子标志筛选出SUSD2（sushi domain containing-2，又称作W5C5）作为分离eMSC的标志物，SUSD2⁺CD146⁺eMSC的克隆形成能力明显优于

CD146⁺PDGFRβ⁺eMSC。与SUSD2抗体流式细胞分选相比，SUSD2抗体标记磁珠纯化对eMSC的损伤更小、eMSC产量更高，体现了磁珠分选SUSD2⁺eMSC的实用性[11]。

另外，SUSD2⁺eMSC群中大部分为CD90⁺（93.3%）的血管周细胞[11]，而CD90高表达子宫内膜间质细胞克隆形成能力明显强于CD90低表达子宫内膜间质细胞[12]。与子宫内膜间质细胞不同，eMSC不表达ER-α蛋白[13]。与CD146‾PDGFRβ⁺子宫内膜间质细胞相比，eMSC高表达基因主要涉及血管生成、类固醇激素/缺氧反应、炎症与免疫调节等，并表现出激活的Notch、TGFβ、IGF、Hedgehog和G蛋白偶联受体信号通路，可见SUSD2⁺eMSCs和CD146⁺PDGF-Rβ⁺eMSC在间质细胞再生、母胎界面血管新生和免疫调控中的重要作用[14]。

（三）侧群细胞

根据成人未分化/干细胞具有通过ATP结合盒转运蛋白将DNA结合染料Hoechst 33342排出细胞外的能力，故可将低水平Hoechst 33342的子宫内膜细胞识别为侧群（side population, SP）细胞。研究发现，间质和上皮SP细胞表达多种类型细胞标志物，包括高水平的未分化分子c-KIT和OCT-4、内皮细胞标志物CD31和CD34、上皮细胞标志物EMA，并表达间充质干细胞标志物CD90、CD105和CD146[15]；SP细胞具有中等的端粒酶长度，在低氧条件下具有克隆增殖和分化为脂肪和成骨细胞的能力[16]。与SUSD2⁺eMSC相同，SP细胞不表达ER-α和PR，但表达ERβ以维持内皮细胞优势[17]。通过对子宫内膜SP细胞进行示踪标记，发现SP细胞可在体外分化为子宫内膜上皮细胞、子宫内膜间质细胞和内皮细

胞，肾被膜下种植子宫内膜SP细胞可分化为明确的腺体样结构。值得注意的是，SP细胞分化而来的内皮细胞迁移到小鼠肾实质中并形成成熟的血管，体现了SP细胞的血管形成和内膜再生能力[17, 18]。SP细胞可表现出成体干细胞的基因型、表型及功能特征，是子宫内膜的干/祖细胞。

三、子宫内膜干细胞龛

"干细胞龛（stem cell niches）"一词由Schofield在1978年首次提出，用于解释高度纯化的造血干细胞在小鼠体内移植后表现出自我更新的多样性。他认为，干细胞自我更新和保持"自我"特征的能力有赖于干细胞的相邻细胞所提供的微环境[19]。干细胞龛，即干细胞所处的特定微环境，是一种复杂的、异型的、动态变化的结构，包括：①不同的细胞成分（干细胞、分化细胞等）；②分泌因子（趋化因子、激素、Wnt等）；③细胞外基质（extracellular matrix，ECM）（胶原纤维、纤连蛋白等）；④物理参数（剪应力、组织刚度等）；⑤环境信号（缺氧、代谢等）等。干细胞与其所处的微环境存在双向调控、相互影响[20]。在人类内膜，快速生长的螺旋动脉旁存在促进子宫内膜自我更新的血管周围区域，该区域具有干细胞龛作用，可通过募集子宫内膜干细胞及非子宫内膜来源的干细胞至子宫内膜局部，促进子宫内膜发生周期性再生[21]。

LGR5（leucine-rich repeat - containing G-protein - coupled receptor 5）+细胞与多种组织中干细胞维持、分化和组织稳态相关，在子宫内膜LGR5+细胞多位于子宫功能层靠近基底层的血管周围[22]。Irene Cervello及其同事通过提取人子宫内膜LGR5+

细胞进行肾背膜下种植，发现LGR5+和LGR5-的子宫内膜细胞同样能促进内膜样细胞再生。LGR5+子宫内膜细胞同时表达CD45和CD163，转录组分析提示LGR5+细胞为造血系统来源可能，推测LGR5+CD163+细胞自骨髓招募至内膜，并位于子宫内膜功能层血管旁调控并激活干细胞龛，促进干细胞分化和内膜修复[21]。因此，目前已开发出一系列靶向干细胞龛的特定治疗，如利用小分子，生物制剂或生物材料靶向干细胞微环境，通过影响细胞-细胞和细胞-细胞外基质的相互作用刺激干细胞扩增或分化，或诱导分化的细胞回复为干细胞，可用以治疗难治性Asherman综合征（Asherman syndrome, AS）和薄型内膜。

四、不同来源干细胞对子宫内膜修复的研究探索及挑战

由于干细胞在子宫内膜的再生和修复中发挥重要作用，因此，临床上尝试采用干细胞治疗因内膜基底层功能不良或过度损伤导致的内膜萎缩、广泛宫腔粘连或瘢痕化，如薄型子宫内膜或Asherman综合征。本节主要介绍目前干细胞治疗和修复子宫内膜体系的研究进展。需要指出的是，虽然对于子宫内膜癌导致的内膜损伤，目前尚无细胞治疗或内膜修补的报道，但已有正常子宫内膜间质细胞具有抑制内膜癌增殖作用的报道，提示细胞治疗可能是子宫内膜癌保留生育功能治疗的可能方案，但有待于深入探索和验证其有效性和安全性。

（一）月经血来源的干细胞

月经血来源的间充质干细胞（menstrual blood-derived stem cell，MenSC）易于获取且无创，并具

有较高的增殖能力、较短的倍增时间、多系分化潜能、较低的免疫原性、低致瘤性、传68代后仍能维持染色体核型，可作为理想的再生细胞应用于女性生殖系统治疗包括宫腔粘连患者内膜修复、改善卵巢早衰患者的卵巢功能、修复盆腔器官脱垂患者的缺陷等，还可通过其分化功能或旁分泌信号改善心肌梗死、脑卒中、肝损伤、急性肺损伤、杜兴肌营养不良等[23, 24]，并有一定的抗肿瘤（如肺癌、神经母细胞瘤等）作用[25-27]。

人MenSC表达CD29、CD44、CD73、CD90、CD105、CD166，不表达CD14、CD34、CD38、CD45、CD117，弱表达人白细胞抗原（human leukocyte antigen，HLA），不表达HLA-DR，提示人MenSC免疫原性低，较少发生免疫排斥反应。由于eMSC是MenSC的主要组成成分，故常采用eMSC的分子标志物CD140、CD146、SUSD2分离人MenSC[28, 29]。但是，如果不对MenSC进行选择性分子标志物筛选富集，MenSC将不如子宫内膜活检来源的子宫内膜间充质干细胞成分一致和有效[28]。此外，人MenSC还有赖所处的环境（如供体的年龄、是否使用避孕药等）表达不同比例的干细胞分子谱，如SSEA-4、OCT4、NANOG、性别决定区Y框蛋白2（sex-determining region Y-box2，SOX2），从而影响其组织移植效果。

2016年，中国医科大学附属盛京医院谭季春团队利用自体经血来源间充质细胞，在体外扩增后行宫腔移植治疗7名重度宫腔粘连患者，其中5名患者的子宫内膜增厚达到7 mm，4名经胚胎移植后有2名成功妊娠；1名经第二次自体经血来源的间充质细胞移植后自然受孕[30]；Zhang等分离并培养了宫腔粘连患者和健康志愿者OCT4阳性的MenSC，在体外和小鼠体内研究均能分化为表达角蛋白（cytokeratin，CK）和波形蛋白（vimentin，VIM）的子宫内膜上皮和间质细胞。由于严重宫腔粘连患者的MenSC克隆能力和OCT表达明显受损，提示可采用MenSC改善宫腔粘连现状，提高妊娠率。机制上，研究发现MenSC可通过激活Akt/ERK通路，诱导eNOS、VEGFA、VEGFR1、VEGFR2和TIE2等血管形成相关分子[31]，促进内膜修复。

由于MenSC中细胞组分较复杂，可能会带来临床疗效的不确定性，后续研究应重点关注MenSC的标准操作流程（如干细胞marker筛选MenSC的敏感度和特异度），以及临床应用的安全性、疗效持续时间、远期影响等方面。

（二）子宫内膜间充质干细胞

如上所述，eMSC参与子宫内膜再生和重塑，是干细胞治疗最具前景的候选干细胞之一，具有促血管生成、抗凋亡和免疫调控作用，eMSC扩增多代后可保持染色质稳定性且无致瘤性、低免疫原性[32]。CD146⁺PDGFRβ⁺子宫内膜血管周细胞（endometrial perivascular cell，En-PSC）具有eMSC功能和CD分子表达特征，富含半胱氨酸的血管生成诱导剂61（cysteine-rich angiogenic inducer 61，CYR61），在血管形成中起重要作用。在En-PSC中过表达CYR61并与胶原支架联合可促进受损大鼠的子宫内膜和肌层再生，并诱导新生血管再生，且妊娠率最高[33]。Alisa Domnina等选用具有成球能力的eMSC作为研究对象，这类干细胞同样具有单层生长的eMSC特性，如增殖、特定CD分子表达（CD73⁺CD90⁺CD105⁺CD140B⁺CD45⁻CD34⁻）、分化潜能（脂肪细胞和成骨细胞，分化为蜕膜化细胞后IGFBP1和催乳素分泌增多），其合成旁分泌因子包括抑炎因子TSG6（tumor necrosis factor-α-induced protein 6）、免疫调控因子EP2（prostaglandin E receptor）、抗凋亡和促血管生成因子HGF（hepatocyte growth factor）均较单层eMSC明显升高。与大鼠骨髓细胞尾静脉移植相比，人经血来源成球eMSC子宫内移植组AS大鼠妊娠率明显较高；提示成球eMSC异种移植可有效治疗同种骨髓移植治疗失败的AS大鼠[34]。Marinaro等收集了子宫内膜来源的间充质干细胞的细胞外泌体，在INF-γ处理后并进行蛋白组学和转录组学分析，发现eMSC外泌体高通量蛋白组学数据中的蛋白多富集在适应性/固有免疫反应、补体激活、抗原处理/呈递、负性调控细胞凋亡等[35]。INF-γ处理后eMSC外泌体蛋白谱发生重塑，涉及抗原处理/呈递的蛋白表达升高，免疫调控因子CSF1（macrophage colony-stimulating factor 1）、ERAP1（endoplasmic reticulum aminopeptidase 1）和PYCARD（PYD and CARD domain containing）等表达也升高。此外，eMSC的外泌体中的miRNA功能多富集在信号转导、细胞增殖、凋亡过程，hsa-miR-150-5p和hsa-miR-196b-5p等miRNA在INF-γ-eMSC中差异表达，功能主要涉及糖皮质激素受体信号传导，IL-6、IL-8、IL-12信号传导以及在巨噬细胞极化的作用。这篇文章首次提出了eMSC外泌体的治疗潜能，可能通过免疫调控治疗炎症相关疾病[35]。

Tersoglio等进行了一项纵向深入的试验性研究，对反复移植失败的不孕女性，采用子宫内膜下移植子宫内膜间充质干细胞，发现子宫内膜厚度由治疗前的5.24 mm±1.24 mm生长至9.93 mm±0.77mm（$P=0.000$），且临床妊娠率可达79.31%（23/29），移植胚胎的活产率为45.45%（10/22），继续妊娠率为24.14%（7/29）[36]。提示子宫内膜下eMSC移植可明显增加子宫内膜厚度，使子宫内膜流式细胞学分析、子宫内膜病理学和子宫内膜免疫组织化学结果正常化。子宫内膜下eMSC移植后体外受精（IVF）的临床妊娠率和活产率大大改善，可见eMSC在促进子宫内膜修复和生长、诱导子宫内膜容受性方面起着重要作用[36]。eMSC不仅可以促进子宫内膜修复，还可分化为中胚层和外胚层细胞谱系，被诱导分化为分泌胰岛素的胰岛细胞，在糖尿病中具有潜在的应用价值[37]。PI3K/Akt信号通路抑制剂LY294002还可促进子宫内膜间质干细胞在聚己内酯/胶原蛋白支架上分化为运动神经元性[38]。

衰老是干细胞治疗失败的重要原因之一。细胞外环境中氧化应激作用可通过改变eMSC旁分泌特点，启动衰老分泌表型，可能是eMSC移植后死亡率高难以扩增的原因。Cho等发现了一个内源性抗衰老因子（sonic hedgehog，SHH）[39]。SHH是胚胎发育过程中的形态发生诱导因子，随着年龄的增长，SHH在干细胞中表达明显降低，活性降低。外源应用SHH可有效改善干细胞年龄相关的子宫内膜干细胞功能，包括增殖、迁移、衰老相关-β-Gal酶活性［senescence-associated β-galactosidase（SA-β-Gal）enzymatic activity］下降。衰老干细胞中SERPINB2（serpin family B member 2）表达升高，SHH抑制SERPINB2表达，敲减SERPINB2后$H2O2$诱导干细胞衰老的作用减弱，提示SERPINB2介导了SHH减缓干细胞衰老的过程，SERPINB2是老龄化进程中SHH信号的主要调控者[39]。端粒缩短是驱动复制性衰老的重要机制，应激在诱导衰老中同样发挥重要作用[40]。研究显示，胰岛素样生长因子结合蛋白3（insulin-like growth factor binding protein 3，IGFBP3）可通过胰岛素样生长因子1（IGF-1）依赖或非依赖的方式诱导细胞凋亡。Vassilieva发现氧化应激诱导的eMSC过早衰老可促进IGFBP3分泌至培养液，IGFBP3分泌受PI3K/Akt的正向调控，在上述培养液中免疫清除IGFBP3后，该培养液对新生eMSC的促衰老作用明显减弱，促增殖能力增强，应用合成IGFBP3同样可诱导eMSC衰老，并可降低eMSC的干性基因CD146/MCAM[41]。

eMSC分化方向极易受机体微环境的影响。Zhang等发现子宫内膜异位症患者腹腔冲洗液可促进eMSC分化为肌成纤维细胞，导致粘连、解剖异常、盆腔痛[42]。如何重塑机体微环境，避免eMSC异常分化是eMSC治疗需要克服的难题。

（三）骨髓来源的干细胞

除子宫内膜干细胞外，其他组织来源的干细胞也可被招募至子宫内膜局部。骨髓来源的干细胞（bone marrow-derived stem cells，BMDSC）可重新分化为各种非造血组织。2004年，Taylor首次报道骨髓移植后供体BMDSC可被招募至受体子宫内膜。在接受骨髓移植的血液肿瘤患者的子宫内膜活检标本中，用不匹配的HLA类型检测到了供体来源的子宫内膜，分别占子宫内膜上皮的0.2%~48%，占子宫内膜间质细胞的0.3%~52%，而在正常对照组未能检测到，提示子宫内膜细胞可来源于供体骨髓，即非子宫内膜来源的干细胞也可参与子宫内膜组织再生[43]。Ikoma及其同事发现因血液肿瘤行男性骨髓移植的女性患者子宫内膜中存在Y染色体阳性的内膜细胞，其中Y染色体阳性的腺上皮细胞占

0.6%~8.4%，Y染色体阳性的间质细胞占8.2%~9.8%，提示骨髓来源干细胞具有惊人的可塑性，可作为子宫内膜干细胞的潜在起源细胞之一[44]。这些基础研究成果为基于BMDSC的干细胞疗法治疗难治性Asherman综合征和薄型内膜病例提供了理论依据。

研究显示，BMDSC可通过直接分化为子宫内膜细胞或通过旁分泌信号促进子宫内膜再生和修复。BMDSC外泌体和BMDSC修复损伤内膜效果一致，两者均可抑制TGF-β信号，诱导子宫内膜上皮增殖，减少纤维组织面积。TGF-β是诱导子宫内膜损伤促进纤维形成的重要信号通路，外源应用TGF-β细胞因子，子宫内膜上皮发生上皮间质转化（epithelial-mesenchymal transition，EMT）且凋亡水平升高；相反，应用BMDSC外泌体治疗能逆转TGF-β介导的子宫内膜上皮EMT，促进上皮细胞增殖[45]。BMDSC还可促进血管新生，调控免疫微环境，有效改善子宫内膜再生能力[46, 47]。Cervello等报道，无论通过宫腔注射或尾静脉注射CD133+BMDSC均可促进联合免疫缺陷小鼠宫腔粘连的子宫内膜增长，其可能机制是子宫内膜局部的CD133+BMDSC可通过调控子宫内膜干细胞壁龛的特异性旁分泌因子血小板反应蛋白1（thrombospondin 1）和IGF-1间接促进子宫内膜细胞增殖，而非CD133+BMDSC的直接分化增殖[48]。Liu等比较发现，BMDSC较子宫来源细胞在干细胞扩增方面更具优势，其中经尾静脉注射较局部宫腔注射更易迁移至内膜间质[49]。Alawadhi等通过构建C57BL/6雌性小鼠子宫角损伤模型，经尾静脉注射C57BL/6雄性小鼠来源的BMDSC发现，子宫内膜损伤组Y+CD45+细胞是非损伤组的两倍，且妊娠率较非移植组也明显升高（90% vs 30%，P=0.0225），提示BMDSC移植是Asherman综合征患者

的潜在治疗方案，也可有效预防子宫内膜损伤后发生Asherman综合征[50]。BMDSCs联合组织工程材料有利于增加组织再生和修复的效率。南京鼓楼医院胡娅莉教授团队发现，将种植有BMDSC胶原支架的修复系统移植至全层损伤的子宫内膜，不仅能保持BMDSC的干性，还能有效促进损伤子宫内膜再生、增加内膜厚度、减少纤维瘢痕形成，提高妊娠率、活产率[51]。

SDF-1（CXCL12）-CXCR4轴在招募BMDSC至子宫内膜局部促进内膜修复方面发挥重要作用。研究发现，电刺激联合BMDSC在修复SD大鼠损伤内膜方面存在协同作用，可能机制是电刺激可激活SDF-1（CXCL12）-CXCR4轴促进BMDSC募集至内膜局部增强BMDSC的旁分泌效应[52]。Yi等研究发现，联合CXCL12和BMDSC在增加损伤薄型内膜厚度、提高妊娠率和活产数方面具有协同作用[53]。一项随机、双盲和安慰剂对照试验研究了DDP4抑制剂（主要作用是增加CXCL12生物活性）对复发性流产子宫内膜蜕膜化的影响，主要评估黄体中期子宫内膜中克隆形成单位（colony-forming unit，CFU）的数目，次要研究终点是评估内膜厚度、12月内第一次妊娠结局等，发现DDP4抑制剂组黄体中期子宫内膜CFU数目明显增多，衰老蜕膜细胞的基因DIO2表达降低。提示DDP4抑制剂可增加子宫内膜间充质干细胞样祖细胞数量，并降低蜕膜细胞衰老[54]。

Du等报道，骨髓来源干细胞不仅可以分化为子宫内膜上皮和间质细胞诱导子宫内膜再生；同样也可募集至子宫内膜异位灶，支持子宫内膜异位症发病的干细胞学说[55]。如何避免干细胞向子宫内膜异位灶迁移是BMDSC需要克服的困难。

（四）脐带来源的间充质干细胞

人脐带间充质干细胞（human umbilical cord-derived mesenchymal stem cell，hUC-MSC）目前在临床上广泛用于修复各种组织损伤，包括心肌损伤、肝脏损伤、肺损伤、肾损伤、皮肤黏膜及血管内皮损伤、卵巢损伤、子宫内膜损伤等。hUC-MSC种植在胶原蛋白支架上后进行子宫内膜局部移植可明显改善损伤子宫内膜再生和保护子宫内膜生育力[56, 57]。南京鼓楼医院胡娅莉教授团队开展了hUC-MSC联合可降解胶原蛋白支架治疗反复宫腔粘连患者的Ⅰ期临床试验，发现hUC-MSC联合可降解胶原蛋白支架移植宫腔后内膜修复能力增强、宫腔粘连程度减轻，妊娠率也得到了改善[58]。

也有研究显示hUC-MSC外泌体可促进同种异体的子宫内膜间质增殖，促进子宫内膜修复[59]。hUC-MSC来源的细胞外囊泡可递送miR-302a至子宫内膜癌局部，抑制CyclinD1和Akt1信号，抑制子宫内膜癌进展[59, 60]。

（五）脂肪来源的间充质干细胞

脂肪来源的间充质干细胞（adipose derived mesenchymal stem cell，AD-MSC）具有体内储量大、易于获取、增殖能力强等优势，在组织工程领域中的应用逐渐展现出巨大潜力，包括治疗糖尿病、骨关节炎、神经损伤修复等[61-63]。AD-MSC在子宫内膜修复中的研究相对较少。AD-MSC外泌体可促进宫腔粘连大鼠的子宫内膜再生、提高子宫内膜容受性、重塑子宫内膜生育力。子宫内局部施用AD-MSC外泌体可能是宫腔粘连患者有前景的治疗方案。另有研究显示，子宫内膜癌细胞培养液处理脂肪来源干细胞（adipose derived stem cell，ADSC）后，ADSC条件培养液可通过激活STAT3信号促进子宫内膜癌细胞增殖和迁移[64]，提示脂肪来源干细胞可被肿瘤微环境驯导为肿瘤相关干细胞，促进肿瘤进展。

（六）其他来源干细胞

1.人诱导性多能干细胞　Miyazaki等成功地探索出商品化人诱导性多能干细胞（induced pluripotent stem cell，iPS cell）在体外逐步分化为中胚层细胞、体腔上皮细胞、米勒管细胞，最终产生可响应孕激素的子宫内膜间质成纤维细胞，Wnt/CTNNB1信号通路在此分化过程中起重要作用；提示人诱导性多能干细胞可能作为子宫内膜相关病变如Asherman综合征、子宫内膜异位症、早期子宫内膜癌、子宫性不孕等的细胞治疗[65]。

2.人羊膜上皮细胞　人羊膜上皮细胞（human amniotic epithelial cell，hAEC）具有干细胞特征，腹腔注射后可明显增加宫腔粘连小鼠内膜厚度、腺体数量、微血管数量，降低纤维组织蓄积，改善妊娠结局[66]。

3.口腔黏膜上皮细胞　口腔黏膜上皮细胞（oral mucosal epithelial cell，OMEC）在体外具有高度增殖潜能，可作为组织工程种子细胞。研究发现，将口腔黏膜上皮细胞种植在脱细胞的冻干羊膜材料后移植至宫腔粘连小鼠内膜损伤处可有效降低小鼠宫腔粘连程度，重塑子宫生育力[67]。

五、展望

目前不同来源干细胞如eMSC、BMDSC、hUC-MSC等在子宫内膜损伤修复中均显示了一定的效果，干细胞联合组织工程支架材料可能有效提高干细胞修复损伤内膜效能，部分研究已进入临床试验阶段。然而，目前尚缺乏对妇科肿瘤尤其是子宫内膜癌保育治疗逆转后损伤内膜的干细胞修复研究。探索不同来源干细胞对子宫内膜癌保育治疗完全缓解后内膜修复效能是未来的研究重点，如何达到既可修复子宫内膜，又可避免子宫内膜癌复发是研究难点。干细胞极易受机体微环境的影响，如氧化应激微环境可降低干细胞活性，抑制干细胞分化和扩增；肿瘤微环境对干细胞的驯化，诱导其向肿瘤相关间充质干细胞分化等问题；都是未来采用干细胞修复内膜癌保育后受损内膜需要解决或克服的难题。但是，这些问题的解决将为未来使用细胞治疗修复受损内膜，提升内膜癌保育疗效提供新的方向。

（吕巧英　陈晓军）

参考文献

［1］GARRY R, HART R, KARTHIGASU K A, et al. A re-appraisal of the morphological changes within the endometrium during menstruation: a hysteroscopic, histological and scanning electron microscopic study. Hum Reprod, 2009, 24(6): 1393-1401.

［2］EVANS J, SALAMONSEN L A, WINSHIP A, et al. Fertile ground: human endometrial programming and lessons in health and disease. Nat Rev Endocrinol, 2016, 12(11): 654-667.

［3］GARGETT C E, SCHWAB K E, ZILLWOOD R M, et al. Isolation and culture of epithelial progenitors and mesenchymal stem cells from human endometrium. Biol Reprod, 2009, 80(6): 1136-1145.

［4］CHAN R W, GARGETT C E. Identification of label-retaining cells in mouse endometrium. Stem Cells, 2006, 24(6): 1529-1538.

［5］JANZEN D M, CHENG D, SCHAFENACKER A M, et al. Estrogen and progesterone together expand murine endometrial epithelial progenitor cells. Stem Cells, 2013, 31(4): 808-822.

［6］VALENTIJN A J, PALIAL K, AL-LAMEE H, et al. SSEA-1 isolates human endometrial basal glandular epithelial cells: phenotypic and functional characterization and implications in the pathogenesis of endometriosis. Hum Reprod, 2013, 28(10): 2695-2708.

［7］NGUYEN H, XIAO L, DEANE J A, et al. N-cadherin identifies human endometrial epithelial progenitor cells by in vitro stem cell assays. Hum Reprod, 2017, 32(11): 2254-2268.

［8］SYED S M, KUMAR M, GHOSH A, et al. Endometrial Axin2(+) Cells Drive Epithelial Homeostasis, Regeneration, and Cancer following Oncogenic Transformation. Cell Stem Cell, 2020, 26(1): 64-80.

［9］GARGETT C E, SCHWAB K E, DEANE J A. Endometrial stem/progenitor cells: the first 10 years. Hum Reprod Update, 2016, 22(2): 137-163.

［10］SCHWAB K E, GARGETT C E. Co-expression of two perivascular cell markers isolates mesenchymal stem-like cells from human endometrium. Hum Reprod, 2007, 22(11): 2903-2911.

［11］MASUDA H, ANWAR S S, BUHRING H J, et al. A novel marker of human endometrial mesenchymal stem-like cells. Cell Transplant, 2012, 21(10): 2201-2214.

［12］SCHWAB K E, HUTCHINSON P, GARGETT C E. Identification of surface markers for prospective isolation of human endometrial stromal colony-forming cells. Hum Reprod, 2008, 23(4):934-943.

［13］ULRICH D, TAN K S, DEANE J, et al. Mesenchymal stem/stromal cells in post-menopausal endometrium. Hum Reprod, 2014, 29(9): 1895-1905.

［14］MURAKAMI K, LEE Y H, LUCAS E S, et al. Decidualization induces a secretome switch in perivascular niche cells of the human endometrium. Endocrinology, 2014,155(11): 4542-4553.

［15］TSUJI S, YOSHIMOTO M, TAKAHASHI K, et al. Side population cells contribute to the genesis of human endometrium. Fertil Steril, 2008, 90(4 Suppl): 1528-1537.

［16］CERVELLO I, GIL-SANCHIS C, MAS A, et al. Human endometrial side population cells exhibit genotypic, phenotypic and functional features of somatic stem cells. PLoS One, 2010, 5(6):e10964.

［17］MIYAZAKI K, MARUYAMA T, MASUDA H, et al. Stem cell-like differentiation potentials of endometrial side population cells as revealed by a newly developed in vivo endometrial stem cell assay. PLoS One, 2012, 7(12): e50749.

［18］MASUDA H, MATSUZAKI Y, HIRATSU E, et al. Stem cell-like properties of the endometrial side population: implication in endometrial regeneration. PLoS One, 2010,5(4): e10387.

［19］SCHOFIELD R. The relationship between the spleen colony-forming cell and the haemopoietic stem cell. Blood Cells, 1978, 4(1-2): 7-25.

［20］LANE S W, WILLIAMS D A, WATT F M. Modulating the stem cell niche for tissue regeneration. Nat Biotechnol, 2014, 32(8): 795-803.

［21］CERVELLO I, GIL-SANCHIS C, SANTAMARIA X, et al. Leucine-rich repeat-containing G-protein-coupled receptor 5-positive cells in the endometrial stem cell niche. Fertil Steril, 2017, 107(2):510-519.

［22］GIL-SANCHIS C, CERVELLO I, MAS A, et al. Leucine-rich repeat-containing G-protein-coupled receptor 5 (Lgr5) as a putative human endometrial stem cell marker. Mol Hum Reprod, 2013, 19(7): 407-414.

［23］ROSSIGNOLI F, CASELLI A, GRISENDI G, et al. Isolation, characterization, and transduction of endometrial decidual tissue multipotent mesenchymal stromal/stem cells from menstrual blood. Biomed Res Int, 2013, 2013:901821.

［24］LV H, HU Y, CUI Z, et al. Human menstrual blood: a renewable and sustainable source of stem cells for regenerative medicine. Stem Cell Res Ther, 2018,9(1): 325.

［25］MORENO R, FAJARDO C A, FARRERA-SAL M, et al. Enhanced Antitumor Efficacy of Oncolytic Adenovirus-loaded Menstrual Blood-derived Mesenchymal Stem Cells in Combination with Peripheral Blood Mononuclear Cells. Mol Cancer Ther, 2019, 18(1): 127-138.

［26］MORENO R, ROJAS L A, VILLELLAS F V, et al. Human Menstrual Blood-Derived Mesenchymal Stem Cells as Potential Cell Carriers for Oncolytic Adenovirus. Stem Cells Int, 2017, 2017: 3615729.

［27］CHEN L, QU J, CHENG T, et al. Menstrual blood-derived stem cells: toward therapeutic mechanisms, novel strategies, and future perspectives in the treatment of diseases. Stem Cell Res Ther, 2019, 10(1):406.

[28] DARZI S, WERKMEISTER J A, DEANE J A, et al. Identification and Characterization of Human Endometrial Mesenchymal Stem/Stromal Cells and Their Potential for Cellular Therapy. Stem Cells Transl Med, 2016, 5(9):1127-1132.

[29] ZHANG S, LI P, YUAN Z, et al. Effects of platelet-rich plasma on the activity of human menstrual blood-derived stromal cells in vitro. Stem Cell Res Ther, 2018,9(1):48.

[30] TAN J, LI P, WANG Q, et al. Autologous menstrual blood-derived stromal cells transplantation for severe Asherman's syndrome. Hum Reprod, 2016, 31(12): 2723-2729.

[31] ZHANG Y, LIN X, DAI Y, et al. Endometrial stem cells repair injured endometrium and induce angiogenesis via AKT and ERK pathways. Reproduction, 2016, 152(5): 389-402.

[32] QUECKBORNER S, SYK L E, GEMZELL-DANIELSSON K, et al. Endometrial stromal cells exhibit a distinct phenotypic and immunomodulatory profile. Stem Cell Res Ther, 2020, 11(1):15.

[33] LI Z, YAN G, DIAO Q, et al. Transplantation of human endometrial perivascular cells with elevated CYR61 expression induces angiogenesis and promotes repair of a full-thickness uterine injury in rat. Stem Cell Res Ther, 2019,10(1):179.

[34] DOMNINA A, NOVIKOVA P, OBIDINA J, et al. Human mesenchymal stem cells in spheroids improve fertility in model animals with damaged endometrium. Stem Cell Res Ther, 2018,9(1): 50.

[35] MARINARO F, GOMEZ-SERRANO M, JORGE I, et al. Unraveling the Molecular Signature of Extracellular Vesicles From Endometrial-Derived Mesenchymal Stem Cells: Potential Modulatory Effects and Therapeutic Applications. Front Bioeng Biotechnol, 2019, 7: 431.

[36] TERSOGLIO A E, TERSOGLIO S, SALATINO D R, et al. Regenerative therapy by endometrial mesenchymal stem cells in thin endometrium with repeated implantation failure. A novel strategy. JBRA Assist Reprod, 2020, 24(2): 118-127.

[37] SANTAMARIA X, MASSASA E E, FENG Y, et al. Derivation of insulin producing cells from human endometrial stromal stem cells and use in the treatment of murine diabetes. Mol Ther,2011, 19(11): 2065-2071.

[38] EBRAHIMI-BAROUGH S, HOVEIZI E, YAZDANKHAH M, et al. Inhibitor of PI3K/Akt Signaling Pathway Small Molecule Promotes Motor Neuron Differentiation of Human Endometrial Stem Cells Cultured on Electrospun Biocomposite Polycaprolactone/Collagen Scaffolds. Mol Neurobiol, 2017, 54(4): 2547-2554.

[39] CHO A, PARK S R, KIM S R, et al. An Endogenous Anti-aging Factor, Sonic Hedgehog, Suppresses Endometrial Stem Cell Aging through SERPINB2. Mol Ther, 2019, 27(7): 1286-1298.

[40] DE MAGALHAES J P, PASSOS J F. Stress, cell senescence and organismal ageing. Mech Ageing Dev, 2018, 170: 2-9.

[41] VASSILIEVA I, KOSHEVEROVA V, VITTE M, et al. Paracrine senescence of human endometrial mesenchymal stem cells: a role for the insulin-like growth factor binding protein 3. Aging (Albany NY), 2020, 12(2): 1987-2004.

[42] ZHANG Z, SUO L, CHEN Y, et al. Endometriotic Peritoneal Fluid Promotes Myofibroblast Differentiation of Endometrial Mesenchymal Stem Cells. Stem Cells Int, 2019,2019: 6183796.

[43] TAYLOR H S. Endometrial cells derived from donor stem cells in bone marrow transplant recipients. JAMA,2004,292(1):81-85.

[44] IKOMA T, KYO S, MAIDA Y, et al. Bone marrow-derived cells from male donors can compose endometrial glands in female transplant recipients. Am J Obstet Gynecol, 2009, 201(6): 601-608.

[45] YAO Y, CHEN R, WANG G, et al. Exosomes derived from mesenchymal stem cells reverse EMT via TGF-beta1/Smad pathway and promote repair of damaged endometrium. Stem Cell Res Ther, 2019, 10(1): 225.

[46] DE MIGUEL-GOMEZ L, FERRERO H, LOPEZ-MARTINEZ S, et al. Stem cell paracrine actions in tissue regeneration and potential therapeutic effect in human endometrium: a retrospective study. BJOG, 2020, 127(5): 551-560.

[47] TAL R, SHAIKH S, PALLAVI P, et al. Adult bone marrow progenitors become decidual cells and contribute to embryo implantation and pregnancy. PLoS Biol, 2019, 17(9): e3000421.

[48] CERVELLO I, GIL-SANCHIS C, SANTAMARIA X, et al. Human CD133(+) bone marrow-derived stem cells promote endometrial proliferation in a murine model of Asherman syndrome. Fertil Steril, 2015, 104(6): 1552-1560.

[49] LIU Y, TAL R, PLUCHINO N, et al. Systemic administration of bone marrow-derived cells leads to better uterine engraftment than use of uterine-derived cells or local injection. J Cell Mol Med,2018, 22(1):67-76.

[50] ALAWADHI F, DU H, CAKMAK H, et al. Bone Marrow-Derived Stem Cell (BMDSC) transplantation improves fertility in a murine model of Asherman's syndrome. PLoS One, 2014, 9(5):e96662.

［51］DING L, LI X, SUN H, et al. Transplantation of bone marrow mesenchymal stem cells on collagen scaffolds for the functional regeneration of injured rat uterus. Biomaterials, 2014, 35(18): 4888-4900.

［52］XIA L, MENG Q, XI J, et al. The synergistic effect of electroacupuncture and bone mesenchymal stem cell transplantation on repairing thin endometrial injury in rats. Stem Cell Res Ther, 2019, 10(1):244.

［53］YI K W, MAMILLAPALLI R, SAHIN C, et al. Bone marrow-derived cells or C-X-C motif chemokine 12 (CXCL12) treatment improve thin endometrium in a mouse model. Biol Reprod, 2019, 100(1):61-70.

［54］TEWARY S, LUCAS E S, FUJIHARA R, et al. Impact of sitagliptin on endometrial mesenchymal stem-like progenitor cells: A randomised, double-blind placebo-controlled feasibility trial. EBioMedicine, 2020, 51:102597.

［55］DU H, TAYLOR H S. Contribution of bone marrow-derived stem cells to endometrium and endometriosis. Stem Cells, 2007, 25(8): 2082-2086.

［56］XIN L, LIN X, PAN Y, et al. A collagen scaffold loaded with human umbilical cord-derived mesenchymal stem cells facilitates endometrial regeneration and restores fertility. Acta Biomater, 2019, 92:160-171.

［57］XU L, DING L, WANG L, et al. Umbilical cord-derived mesenchymal stem cells on scaffolds facilitate collagen degradation via upregulation of MMP-9 in rat uterine scars. Stem Cell Res Ther, 2017,8(1):84.

［58］CAO Y, SUN H, ZHU H, et al. Allogeneic cell therapy using umbilical cord MSCs on collagen scaffolds for patients with recurrent uterine adhesion: a phase I clinical trial. Stem Cell Res Ther, 2018, 9(1):192.

［59］LV C X, DUAN H, WANG S, et al. Exosomes Derived from Human Umbilical Cord Mesenchymal Stem Cells Promote Proliferation of Allogeneic Endometrial Stromal Cells. Reprod Sci,2020.

［60］LI X, LIU L L, YAO J L, et al. Human Umbilical Cord Mesenchymal Stem Cell-Derived Extracellular Vesicles Inhibit Endometrial Cancer Cell Proliferation and Migration through Delivery of Exogenous miR-302a. Stem Cells Int, 2019, 2019:8108576.

［61］LEE W S, KIM H J, KIM K I, et al. Intra-Articular Injection of Autologous Adipose Tissue-Derived Mesenchymal Stem Cells for the Treatment of Knee Osteoarthritis: A Phase IIb, Randomized, Placebo-Controlled Clinical Trial. Stem Cells Transl Med, 2019, 8(6): 504-511.

［62］BYDON M, DIETZ A B, GONCALVES S, et al. CELLTOP Clinical Trial: First Report From a Phase 1 Trial of Autologous Adipose Tissue-Derived Mesenchymal Stem Cells in the Treatment of Paralysis Due to Traumatic Spinal Cord Injury. Mayo Clin Proc, 2020, 95(2): 406-414.

［63］LIU G Y, LIU J, WANG Y L, et al. Adipose-Derived Mesenchymal Stem Cells Ameliorate Lipid Metabolic Disturbance in Mice. Stem Cells Transl Med, 2016, 5(9): 1162-1170.

［64］CHU Y, WANG Y, PENG W, et al. STAT3 activation by IL-6 from adipose-derived stem cells promotes endometrial carcinoma proliferation and metastasis. Biochem Biophys Res Commun, 2018, 500(3): 626-631.

［65］MIYAZAKI K, DYSON M T, COON V J, et al. Generation of Progesterone-Responsive Endometrial Stromal Fibroblasts from Human Induced Pluripotent Stem Cells: Role of the WNT/CTNNB1 Pathway. Stem Cell Reports, 2018, 11(5): 1136-1155.

［66］LI B, ZHANG Q, SUN J, et al. Human amniotic epithelial cells improve fertility in an intrauterine adhesion mouse model. Stem Cell Res Ther, 2019, 10(1): 257.

［67］CHEN X, SUN J, LI X, et al. Transplantation of oral mucosal epithelial cells seeded on decellularized and lyophilized amniotic membrane for the regeneration of injured endometrium. Stem Cell Res Ther, 2019, 10(1):107.

第二节　基因编辑逆转宫颈癌技术的研究

宫颈癌是最常见的妇科恶性肿瘤之一，发病率在女性生殖道肿瘤中位居首位，每年全球新发宫颈癌52.8万例，死亡26.6万例[1]，约占女性肿瘤患病率和死亡率的8%[2]，而80%的宫颈癌发生在发展中国家[3]。我国宫颈癌的发病形势严峻，近10年我国宫颈癌的发病率和死亡率分别以4.9%和5.9%的趋势逐年递增[4]。2015年，我国新发病例约9.6万例，约占世界宫颈癌新发病例的18%，其中死亡病例约2.6万例[5]。因此，宫颈癌已成为威胁我国女性健康的重大疾病之一，宫颈癌筛查作为宫颈癌预防的主要方式日益受到社会和政府的重视。2009年以来，"两癌"筛查之一的宫颈癌筛查写进政府工作报告，作为卫生国策在全国范围内推广。宫颈癌的主要致病因素为高危型HPV（high-risk Human Papilloma Virus，hrHPV）持续性感染，约99.7%宫颈癌标本中能检测到hrHPV[6]。HPV是一种常见病毒，约80%的健康女性一生中都感染HPV，大多数HPV感染可在无治疗干预下由机体免疫系统清除，仅1%~4%的人群会进展为hrHPV持续性感染，并最终发展为癌前病变（cervical intraepithelial neoplasia，CIN）或宫颈癌高风险人群[7]。

在宫颈癌的早期治疗方面，目前临床治疗宫颈癌前病变一般采用宫颈锥切术，即将病变组织切除。但对育龄患者而言，手术可能导致妊娠期间发生流产、早产等不良结局；对于持续性感染的癌前病变患者，即便行宫颈锥切术，暂时切除了病变组

织，但引起病变的始动因素没有消除，未来再发生癌前病变的概率仍然高于普通人群。因此，如何在癌前病变阶段，针对病因进行治疗，彻底切断癌前病变进展是宫颈癌早期治疗的另一个挑战。对于持续性感染来说，目前只能持续筛查和宫颈活检，没有很好的办法消除HPV感染；而对于CIN患者来说，宫颈锥切虽然切除了病变组织，并不能从根本上治疗CIN，同时CIN年轻化的趋势日益明显，宫颈锥切术后导致的产科并发症成了治疗CIN的瓶颈。近年来基因编辑技术的异军突起使持续性感染和CIN的早期治疗看到了曙光。HPV DNA作为基因编辑技术的绝佳靶点，锌指核酸酶（zinc finger nuclease，ZFN）技术，类转录激活因子样效应物核酸酶（transcription activator-like effector nuclease，TALEN）技术，RNA引导的CRISPR/Cas9核酸酶技术（clustered regularly interspaced short palindromic repeat/Cas9 nickase，CRISPR/Cas9）都开展了靶向HPV的相关研究，以上编辑技术均靶向HPV16/18的E6/E7序列，抑制E6/E7癌蛋白的产生，恢复P53和RB的功能，从而逆转宫颈癌的进程。

一、基因编辑技术的发展历程

基因编辑又称基因组编辑或者基因组工程，是指能够相对精准地对生物体基因组的目的基因进行修饰或者编辑（删除，插入，替换等）的技术。生物体细胞每天都会自发或因受外界刺激（物理诱

变因素，化学诱变因素，生物诱变因素等）而不断地发生DNA双链断裂（DNA double-strand break，DSB）[8-10]。当DSB发生后，细胞会自发通过多种DNA修复途径来修复受损DNA双链，从而维持基因组的稳定和体细胞正常的生物功能。主要的DNA修复方式有以下四种：①经典的非同源末端修复（non-homologous end joining，NHEJ）；②选择性末端修复（alternative end joining，a-EJ）；③单链退火修复（single-strand annealing，SSA）；④同源重组修复（homologous recombination，HR）[11]。NHEJ是一种较低保真度的修复方式，在断裂双链DNA修复过程中会发生碱基随机的插入或丢失，造成移码突变，并最终导致基因功能的变化[12]。而HR是一种高保真度的修复方式，在同源模板的存在下，可以实现精准修复[13, 14]。随着生命科学的发展，研究人员希望找到可以稳定改变基因序列从而达到对目的基因组的特定改造，甚至创造出新的基因编辑技术。基于NHEJ和HR两种DNA修复原理，经过科学家的不断探索，目前已经有多代相对成熟的基因编辑技术，并广泛地运用于疾病诊断、生物制药、水产农林养殖、能源利用等多个领域，并取得了良好的成效。以下是各类基因编辑技术进行系统介绍。

1.人工核酸酶介导的ZFN技术 ZFN技术是第一代基因编辑技术，它的出现使得人为定点诱导DSB并编辑成为可能，并于2001年开始被广泛运用于不同物种的基因编辑[15, 16]。锌指（ZF）指的是在多种蛋白质中广泛存在的蛋白质基序，它能介导蛋白质和核酸的相互作用。每个锌指可同时识别三个连续的核苷酸。锌指蛋白（ZFP）是指通过将这些翻译ZF的氨基酸编码序列串联起来，所形成的是

能够特异性识别并结合DNA的蛋白[17]。然而，锌指蛋白只具有向导作用，不具有核酸内切的功能。因此，研究人员将一种能编码FokI核酸内切酶的序列连接到编码ZFP序列的3′端，从而得到一种人工合成的既能特异识别又能剪切DNA的融合蛋白，即ZFN。一个ZFN主要由三个ZF和一个FokI构成，其作用的DNA长度相对较小，通常在5~7 bp。在对目的基因进行编辑前，研究人员需要提前构建并筛选针对目的基因双链的两个ZFN，当两个ZFN分别与双链特异结合后，其C端的FokI核酸内切酶会在靶向的目的基因处形成二聚体，并切断双链，从而启动基因组的NHEJ和HR程序[18]。NHEJ修复过程中较容易发生碱基插入或者删除，而HR修复可能对受损靶基因进行原型修复或者新的碱基插入，两种修复方式都可以造成移码突变，从而导致作用位点的基因序列发生改变，最终完成基因编辑过程[19, 20]。但是，ZFN也存在一些明显的局限：①构建和筛选较高亲和性的ZFN较为复杂，需要投入大量的工作和时间，成本昂贵；②ZFN具有一定的细胞毒性；③特异性相对较低，存在错配或者脱靶的可能[15]。

2.类转录激活因子样效应物核酸酶（transcription activator-like effector nucleases，TALEN）技术 类转录激活因子效应物（TALE）是第二代基因编辑技术，它是从黄单胞杆菌分离得到的一种相比ZFN具有更高特异性的蛋白质[21, 22]。TALEN和ZFN在构造上具有一定的相似性，ZFN的锌指蛋白由TALE蛋白替代，后者由一段很长的串联排列的重复序列所编码。构成TALE蛋白的每两种氨基酸可识别一种核苷酸，相比ZFN，结合目标DNA具有更强的稳定性和更高的特异性。编码TALE的序

列在5′端和3′端分别具有核定位信号（NLS）和转录激活结构域（AD），科学家将3′端的AD编码序列换成核酸内切酶FokI的编码序列后，一个由一个较强特异性靶向目标DNA的TALE蛋白和一个FokI核酸内切酶构成的人工融合蛋白由此形成，也就是我们所说的类转录激活因子效应物核酸酶[23-25]。ZFN的作用方式和TALEN亦具有相似性，后者发挥作用时首先由TALE蛋白结合到目标靶基因序列5′端或者3′端上，而后FokI核酸内切酶在作用位点上形成二聚体，从而切割DNA双链，断裂的DNA双链启动NHEJ和HR修复程序，最终使得作用位点的基因序列发生改变。TALEN比ZFN能作用于更长的DNA序列，通常能达到12~20 bp[23]。相比ZFN，TALEN具有更高的特异性、更强的设计性，且不受上下游序列的影响，具有更广阔的运用潜力，目前已经广泛用于动植物和酵母的特异位点的基因打靶，并获得了良好的效果。但是，TALEN也存在诸多问题，如构建和筛选成本高、难以实现多靶点编辑、脱靶效应等。

3. RNA引导的CRISPR/Cas9核酸酶（clustered regularly interspaced short palindromic repeat/Cas9 nickase，CRISPR/Cas9）技术

CRISPR/Cas9技术是第三代基因编辑技术，相比第一、第二代基因编辑技术需要通过大量的蛋白质工程来构建和筛选特异靶向目的基因的氨基酸序列，CRISPR/Cas9是以RNA为向导的DNA限制内切酶[26]。CRISPR英文全称是clustered regularly interspaced short palindromic repeat，即成簇管理的有间隔回文重复序列，这样命名的缘由在于它的编码基因中含有许多和病毒基因相关的编码序列。它的作用机制来源于细菌和古菌在进化过程中得到的抵御外来病毒物质的获得性免疫：细菌受到

病毒感染后，会适应性吸收病毒的遗传物质并整合到自身基因组上，当病毒再次入侵细菌时，早期被吸收整合的病毒片段被转录，利用其引导Cas9蛋白定位至入侵的病毒，并将其切割，从而影响病毒相关序列的转录，达到防御的目的[27]。细菌内含有三种型别的CRISPR-Cas蛋白，经过科学家的比较，发现Ⅱ型CRISPR-Cas系统最适合作为基因编辑的工具，经过改造，已成为目前广泛运用的CRISPR/Cas9基因编辑工具[26, 28]。CRISPR/Cas9主要由向导RNA（sgRNA）和Cas9核酸内切酶构成，前者主要由CRISPR自身基因经过转录及剪切修饰后产生的短CRISPR RNA（crRNA）和其他DNA中另行反式转录的crRNA（trans-activating crRNA，tracrRNA）退火结合而成。CrRNA主要负责识别并特异结合到目标靶基因的DNA序列上，起导向作用。TracrRNA能够结合crRNA的部分序列，并且与Cas9蛋白一起，起到稳定CRISPR/Cas9的作用[26, 29-31]。CRISPR/Cas9发挥作用时首先由sgRNA靶向目标基因，Case9酶能够通过其内部的两个催化位点使双链DNA断裂，所切割序列靠近靶基因上的邻近预先间隔区域（PAM），它能与sgRNA匹配，长度在20 bp左右。相比ZFN和TALEN，CRISPR/Cas9技术具有许多优点：sgRNA和靶基因结合更稳定，脱靶效应较少，设计相对简单，成本较低，可在活的细胞内进行操作等。目前CRISPR/Cas9基因编辑技术已经得到了广泛的运用。①遗传疾病治疗潜能：已经有动物临床试验证明，经过设计后的CRISPR/Cas9可以经过病毒转染传递给致病细胞，从而治疗致命性遗传疾病，如肌营养不良、脊髓性肌肉萎缩和亨廷顿舞蹈症等；②基因治疗药物研发：获美国FDA批准的诺华公司的Kymria和Glybera分别用于治疗某些儿童和

青少年患者的急性淋巴细胞白血病和家族性高乳糜微粒血症；③植物育种：水稻通过CRISPR/Cas9技术改造后降低了从土壤中吸收镉和砷的量或获得了更耐干旱、抗害虫的能力[32-35]。

4. 以DNA为导向的基因编辑技术 2016年，南京大学研究团队发现了一种新型的基因编辑工具：结构引导的核酸内切酶（structure-guided endonuclease，SGN）。SGN由其N端的核酸内切酶（flap endonuclease-1，FEN-1）和C端的FokI核酸内切酶的DNA切割结构域（Fn1）构成，前者能识别目标靶DNA的3′末端翘翼（3′ flap），后者能切割目标DNA。SGN通过识别引导DNA（guide DNA，gDNA）与特点靶点结合产生的3′ flap进行定位切割。研究显示，SGN的切割活性不依赖于靶点的序列，错配率也显著降低[36]。同样，我国青年学者韩春雨从格氏嗜盐碱杆菌中分离得到一种名为Ago蛋白的能特异切割DNA靶标的蛋白质。实验证实，Ago蛋白是一种由DNA引导的，能够在37 ℃条件下进行位点特异性切割的核酸内切酶。该项研究一发表即受到广泛关注，虽备受质疑，但是也有可能为基因编辑提供一个新的视野[37]。

二、基因编辑技术在逆转宫颈癌中的研究

HPV特别是HPV16和HPV18感染是宫颈癌发生发展的主要生物学原因。这种双链DNA病毒可编码两种早期癌蛋白——E6和E7，用于维持病毒的感染和复制；同时，宿主细胞中表达的这两种癌蛋白拥有多个细胞靶点。例如，E6可特异性结合并降解抑癌蛋白p53和促凋亡蛋白BAK，从而提高宿主细胞对正常凋亡的抵抗力，进而允许病毒完成DNA的复制。此外，E6还能激活人端粒酶逆转录酶和SRC家族激酶，为感染宿主细胞的恶性转化过程提供额外的生长优势。另一方面，E7抑制抑癌蛋白视网膜母细胞瘤1（RB1）释放E2F转录因子，刺激细胞周期素依赖性激酶2（CDK2）/cyclin A和CDK2/cyclin E复合物，从而消除细胞周期阻滞并刺激增殖。正是E6和E7在HPV感染相关肿瘤的关键作用，使得它们成为逆转HPV感染相关病变的最热门靶点。

随着基因组编辑工具的不断升级更新，靶向HPV基因组的E6/E7区域或它们各自的mRNA都可以靶向治疗宫颈癌。用于治疗方法的基因编辑技术始于反义寡核苷酸（antisense oligonucleotide）、核酶（ribozyme）、DNA酶（DNA enzyme）、小干扰RNA（small interfering RNA，siRNA）、shRNA（短发夹RNA，short hairpin RNA）等。近几年的研究开发了更强的可编辑核酶技术（programmable nuclease）来有效地沉默E6/E7的表达，如ZFN、TALEN和CRISPR/Cas9。这些技术有望降低宫颈癌的死亡率，但距离临床应用仍有大量的探索工作需要完成。

应用反义寡核苷酸分子阻断HPV E6和E7基因的表达和（或）活性是最早进行的基因编辑探索，主要应用形式催化寡核苷酸和反义寡核苷酸。催化寡核苷酸（catalytic oligonucleotide，即DNA酶和核糖酶）可以切割目标mRNA，而反义寡核苷酸和小干扰RNA分子导致靶转录本的翻译抑制。

1.核糖酶 核糖酶是RNA酶，可与目标序列杂交结合，再借助其催化核心来切割目标序列。自然界中已存在大量天然核糖酶，经过人工合成和改造后，可特异性切割目标序列，如HPV E6/E7。例如，针对HPV16 E6/E7转录本的核酶可导致细胞体外生长抑制和凋亡增加，裸鼠体内肿瘤生长受限，提示其具有治疗HPV感染相关疾病的可能性。在经典宫颈

癌细胞系HeLa细胞中存在一种靶向E6AP的核酶，可以增强凋亡反应和丝裂霉素-C诱导的DNA损伤。

2.反义寡核苷酸 反义寡核苷酸是一种人工合成的长约20 bp，可与目标mRNA互补。通过与目标mRNA的互补结合而抑制其翻译过程，进而阻碍目标蛋白质的表达。这些反义寡核苷酸既可以物理性地破坏核糖体与mRNA之间的结合，也可以激活内源性RNaseH来切割目标mRNA。为了提高反义寡核苷酸的核酸酶敏感性，科学家们进行了大量的尝试，通过对传统的寡核苷酸进行修饰，如甲基膦酸盐修饰、乙基膦酸盐修饰或肽键修饰，已经获得了更高效的反义寡核苷酸，包括肽核酸（peptide nucleic acid，PNA）、磷酰二胺酸吗啉寡聚体（phosphorodiamidate morpholino oligomer，PMO）和锁定核酸（locked nucleic acid，LNA）。研究报道显示，用不同的传递方法针对E6/E7转录本的不同区域使用反义寡核苷酸，在体外和体内都显示出明显的抑制肿瘤细胞进展的结果[38]。针对E6AP区域的反义寡核苷酸也显示出良好的肿瘤抑制潜力。一项新的研究设计了一种反义寡核苷酸与光反应活性Ru（钌）结合的复合物，该复合物可以靶向切割HPV16感染的SiHA细胞中的E6转录本，从而有效抑制单层和三维培养中的SiHA细胞生长，表现出了良好的抗肿瘤活性。

3.小干扰RNA 小干扰RNA是一种较先进的基因组编辑模式，它利用双链RNA分子来沉默靶癌基因E6和E7。应用这种技术来部分或完全沉默E6/E7，进而引起E6E7下游分子p53的积累、pRb的低磷酸化，导致细胞生长抑制和促进细胞凋亡。在动物体内研究中也观察到类似的结果[39]。此外，体外研究发现小干扰RNA介导的E6/E7基因敲除可增加肿瘤细胞对顺铂诱导的细胞凋亡的敏感性[40]。由于靶向癌基因的序列、所用小干扰RNA的摩尔浓度、细胞传递方式、用于研究的细胞模型等差异，不同的研究中E6基因敲除的百分比表现为10%~80%不等。但是目前报道的所有形式的靶向癌基因E6和E7的小干扰RNA，都表现出相似的细胞生长抑制和凋亡增加，为有效地减少宫颈癌的进展，提示了巨大的临床应用价值。

4.ZFN ZFN是一种人工合成核酸内切酶，通过将能特异性结合目标DNA的可编程的锌指蛋白与非特异性DNA裂解结构域FokI内切酶融合构成。两个人工编程的ZFN与目标DNA结合可形成具有核酸酶活性的FokI二聚体，通过诱导形成DSB来切割目标序列。诱导形成的DSB既可以通过程序性凋亡途径启动细胞死亡，也可以启动DNA修复机制。通常，由于细胞内缺乏相应的同源序列，DSB主要启动NHEJ修复方式，这种易错的修复方式常引起目标基因的插入或缺失突变，进而造成目标基因的框移突变，最终逆转细胞表型。由于早期ZFN构建方法的限制，最早报道的应用ZFN靶向治疗HPV研究选定的是HPV E2基因，结果也成功地阻止了病毒在宿主细胞内复制[41,42]。随后，ZFN的构建方法得到进一步优化，2014年首次报道了靶向HPV E7基因的ZFN，该ZFN成功地破坏了HPV DNA，抑制HPV16/18阳性宫颈癌细胞的体外生长并促进凋亡。此外，在异种移植小鼠模型中进一步确定了它们的治疗效果[43]，进一步证明了它们临床应用的可能性。

5.TALEN TALEN是一种更新的特异性人工核酸酶，由一段能与特定DNA序列特异性结合的33~35个残基组成的中心重复的可编程融合蛋白和非特异性FokI内切酶融合构成。与ZFN相比，

TALEN具有更强的特异性，可针对任意已知序列进行个性化的构建，但是，其表达质粒较ZFN明显增加，限制了其细胞转染效率，进而影响总体的切割效率。2015年，马丁团队在国际上首次报道了应用TALEN靶向切割HPV癌基因E6/E7基因在体外和体内均能成功抑制HPV感染细胞的肿瘤生长、诱导细胞凋亡和降低致瘤能力。而且在HPV16（SiHa）和HPV18（HeLa）感染细胞中发现了类似的结果，提示TALEN良好的特异性。此外，该研究首次创新性的在K14-HPV16转基因小鼠模型（宫颈HPV16感染的模型系统，可自发形成CIN，经过雌激素诱导后可发生宫颈癌变）中应用TALEN，成功地导致病毒DNA载量减少，同时组织学恶性行为被逆转，显示出了巨大的临床应用前景[44]。

6. CRISPR/Cas9 CRISPR/Cas9是一种全新的基因组编辑工具，该系统最初在细菌的适应性免疫系统中被发现，是细菌用以对抗外来核酸的主要工具之一。经过改造后，应用向导RNA引导内切酶Cas9在特定的靶基因中引入DSB，启动宿主细胞修复机制导致基因敲除。与ZFN和TALEN相比，CRISPR的构建更简单，切割效率更高，因此，CRISRP在治疗HPV感染相关肿瘤研究方面获得了更多的科学关注。一些研究报告了使用CRISPR/Cas9介导的E6/E7沉默来抑制宫颈癌的进展。2014年，相继有报道应用CRISPR/Cas9靶向HPV癌基因E6/E7的特定外显子段，介导了HPV16感染的SiHa/CasKi细胞和HPV18感染的HeLa细胞中E6和E7癌基因的表达沉默，导致细胞生长抑制、细胞周期阻滞和细胞死亡[45, 46]。2018年，Bharti等尝试使用AAV2型载体装载靶向HPV E6的CRISPR/Cas9系统，成功地沉默了癌基因E6的表达，最终导致肿瘤细胞在体外和体内的生长抑制和凋亡增加，显示出应用基因组编辑技术治疗HPV感染相关肿瘤具有巨大的潜力[41]。经过几代科研人员的努力，基因编辑技术取得了长足的发展，在疾病诊断、生物制药、动植物育种、能源利用等多个领域获得了广泛运用。2020年10月7日下午，加州大学伯克利分校教授詹妮弗·杜德纳（Jennifer Doudna）和德国马普感染生物学研究所教授埃马纽尔·夏彭蒂耶（Emmanuelle Charpentier）因"发明了一种基因组编辑的方法"（CRISPR/Cas9）获得2020年诺贝尔化学奖，相信基因编辑技术在未来将会得到更迅速的发展，更好地造福人类。

三、基因编辑技术的应用挑战

尽管上述高效基因编辑技术显示出巨大的临床应用价值，并且已经开展大量的临床研究，但主要集中在血液系统疾病的治疗中。由于基因编辑主要表达载体本身的负电荷、大尺寸和较低的膜穿透能力，在HPV感染相关肿瘤中应用的运载系统仍然是一个未克服的主要障碍。因此，目前几乎所有研究都局限在体外细胞系和动物体内移植瘤的应用研究上。只有TALEN技术被报道在体内应用于K14-HPV16转基因小鼠模型（自发CIN，可诱导发生宫颈癌），并成功诱导已进展为CIN的小鼠宫颈局部HPV病毒载量的减少及组织学上的CIN逆转。该研究使用阳离子聚合物作为运载体，但由于阳离子聚合物的运载效率有限，且具有毒副作用，因此，距离临床应用仍有大量的研究工作需要完成。目前已有应用ZFN、TALEN和CRISPR/Cas9靶向治疗宫颈CIN的临床试验注册，但相关临床研究成果尚未公开。总之，应用靶向HPV的基因编辑技术治疗宫颈恶性肿瘤已显示出巨大的可能性，但距离临床应用仍然需要时间。

（吴鹏）

参考文献

［1］MCGUIRE S. "World Cancer Report 2014. Geneva, Switzerland: World Health Organization, International Agency for Research on Cancer, WHO Press, 2015". Adv Nutr, 2016, 7(2): 418-419.

［2］SIEGEL R L, MILLER K D, JEMAL A. "Cancer Statistics, 2017", CA Cancer J Clin, 2017, 67 (1): 7-30.

［3］CORDEIRO C N, GEMIGNANI M L. "Gynecologic Malignancies in Pregnancy: Balancing Fetal Risks with Oncologic Safety". Obstet Gynecol Surv, 2017, 7(3): 184-193.

［4］TORRE L A, BRAY F, SIEGEL R L, et al. "Global cancer statistics ", CA Cancer J Clin, 2015, 65 (2):87-108.

［5］SIEGEL R L, MILLER K D, JEMAL A. "Cancer statistics, 2018". CA Cancer J Clin, 2018, 68 (1) :7-30.

［6］THABET M, HEMIDA R, HASAN M, et al. "Human papillomavirus (HPV) is not the main cause of preinvasive and invasive cervical cancer among patients in Delta Region, Egypt". J Exp Ther Oncol, 2014, 10 (4): 247-53.

［7］CLIFFORD G M, GALLUS S, HERRERO R, et al. "Worldwide distribution of human papillomavirus types in cytologically normal women in the International Agency for Research on Cancer HPV prevalence surveys: a pooled analysis". Lancet, 2005, 366 (9490): 991-998.

［8］MARTIN G M, SMITH A C, KETTERER D J, et al. Increased chromosomal aberrations in first metaphases of cells isolated from the kidneys of aged mice. Israel journal of medical sciences, 1985, 21(3): 296-301.

［9］LIEBER M R, KARANJAWALA Z E. Ageing, repetitive genomes and DNA damage. Nature reviews Molecular cell biology, 2004, 5(1): 69-75.

［10］LIEBER M R. The mechanism of double-strand DNA break repair by the nonhomologous DNA end-joining pathway. Annual review of biochemistry, 2010,79: 181-211.

［11］CHANG H H Y, PANNUNZIO N R, ADACHI N, et al. Non-homologous DNA end joining and alternative pathways to double-strand break repair. Nature reviews Molecular cell biology, 2017, 18(8): 495-506.

［12］HARTLERODE A J, SCULLY R. Mechanisms of double-strand break repair in somatic mammalian cells. The Biochemical journal, 2009, 423(2): 157-168.

［13］PÂQUES F, HABER J E. Multiple pathways of recombination induced by double-strand breaks in Saccharomyces cerevisiae. Microbiology and molecular biology reviews: MMBR, 1999, 63(2): 349-404.

［14］SUNG P, KLEIN H. Mechanism of homologous recombination: mediators and helicases take on regulatory functions. Nature reviews Molecular cell biology, 2006, 7(10): 739-750.

［15］CHANDRASEGARAN S, CARROLL D. Origins of Programmable Nucleases for Genome Engineering. Journal of molecular biology, 2016, 428(5 Pt B): 963-989.

［16］BIBIKOVA M, CARROLL D, SEGAL D J, et al. Stimulation of homologous recombination through targeted cleavage by chimeric nucleases. Molecular and cellular biology, 2001, 21(1): 289-297.

［17］KIM Y G, CHA J, CHANDRASEGARAN S. Hybrid restriction enzymes: zinc finger fusions to Fok I cleavage domain. Proceedings of the National Academy of Sciences of the United States of America, 1996, 93(3): 1156-1160.

［18］RÉMY S, TESSON L, MÉNORET S, et al. Zinc-finger nucleases: a powerful tool for genetic engineering of animals. Transgenic research, 2010, 19(3): 363-371.

［19］SYMINGTON L S. Mechanism and regulation of DNA end resection in eukaryotes. Critical reviews in biochemistry and molecular biology, 2016, 51(3): 195-212.

［20］KANG Y J, YAN C T. Regulation of DNA repair in the absence of classical non-homologous end joining. DNA repair, 2018, 68, 34-40.

［21］BIBIKOVA M, GOLIC M, GOLIC K G, et al. Targeted chromosomal cleavage and mutagenesis in Drosophila using zinc-finger nucleases. Genetics, 2002, 161(3): 1169-1175.

［22］ROUET P, SMIH F, JASIN M. Expression of a site-specific endonuclease stimulates homologous recombination in mammalian cells. Proceedings of the National Academy of Sciences of the United States of America, 1994, 91(13): 6064-6068.

［23］BOCH J, SCHOLZE H, SCHORNACK S, et al. Breaking the code of DNA binding specificity of TAL-type III effectors. Science (New York, NY), 2009, 326(5959): 1509-1512.

［24］MOSCOU M J, BOGDANOVE A J. A simple cipher governs DNA recognition by TAL effectors. Science (New York, NY), 2009, 326(5959): 1501.

［25］CHRISTIAN M, CERMAK T, DOYLE E L, et al. Targeting DNA double-strand breaks with TAL effector nucleases. Genetics, 2010, 186(2): 757-761.

［26］JINEK M, CHYLINSKI K, FONFARA I, et al. A programmable dual-RNA-guided DNA endonuclease in adaptive bacterial immunity. Science (New York, NY), 2012, 337(6096): 816-821.

［27］ISHINO Y, SHINAGAWA H, MAKINO K, et al. Nucleotide sequence of the iap gene, responsible for alkaline phosphatase isozyme conversion in Escherichia coli, and identification of the gene product. Journal of bacteriology, 1987, 169(12): 5429-5433.

［28］GASIUNAS G, BARRANGOU R, HORVATH P, et al. Cas9-crRNA ribonucleoprotein complex mediates specific DNA cleavage for adaptive immunity in bacteria. Proceedings of the National Academy of Sciences of the United States of America, 2012, 109(39): E2579-2586.

［29］HORVATH P, BARRANGOU R. CRISPR/Cas, the immune system of bacteria and archaea. Science (New York, NY), 2010, 327(5962): 167-170.

［30］NISHIMASU H, RAN F A, HSU P D, et al. Crystal structure of Cas9 in complex with guide RNA and target DNA. Cell, 2014, 156(5): 935-949.

［31］MALI P, ESVELT K M. Cas9 as a versatile tool for engineering biology, 2013, 10(10): 957-963.

［32］ZHU P, WU F, MOSENSON J, et al. CRISPR/Cas9-Mediated Genome Editing Corrects Dystrophin Mutation in Skeletal Muscle Stem Cells in a Mouse Model of Muscle Dystrophy. Molecular therapy Nucleic acids, 2017, 7: 31-41.

［33］YUE F, LI W, ZOU J, et al. Blocking the association of HDAC4 with MAP1S accelerates autophagy clearance of mutant Huntingtin. Aging, 2015,7(10):839-853.

［34］O'LEARY M C, LU X, HUANG Y, et al. FDA Approval Summary: Tisagenlecleucel for Treatment of Patients with Relapsed or Refractory B-cell Precursor Acute Lymphoblastic Leukemia. Clinical cancer research: an official journal of the American Association for Cancer Research, 2019, 25(4): 1142-1146.

［35］LIN Z, YAN J, SU J, et al. Novel OsGRAS19 mutant, D26, positively regulates grain shape in rice (Oryza sativa). Functional plant biology : FPB, 2019, 46(9): 857-868.

［36］XU S, CAO S, ZOU B, et al. An alternative novel tool for DNA editing without target sequence limitation: the structure-guided nuclease. Genome biology, 2016, 17(1):186.

［37］GAO F, SHEN X Z, JIANG F, et al. DNA-guided genome editing using the Natronobacterium gregoryi Argonaute. Nature biotechnology, 2016, 34(7):768-773.

［38］BHARTI A C, SINGH T, BHAT A, et al. Therapeutic strategies for human papillomavirus infection and associated cancers. Front. Biosci, 2018,(10):15-73.

［39］SIMA N, WANG W, KONG D, et al. RNA interference against HPV16 E7 oncogene leads to viral E6 and E7 expression in cervical cancer cells and apoptosis via upregulation of Rb and p53. Apoptosis, 2008, 13: 273-281.

［40］TAN S, HOUGARDY B M T, MEERSMA G J, et al. HPV16 E6 RNA interference enhances cisplatin and death receptor – mediated apoptosis in human cervical carcinoma cells. Cancer J. Clin, 2012, 55: 74-108.

［41］MINO T, AOYAMA Y, SERA T. Efficient double stranded DNA cleavage by artificial zinc-finger nucleases composed of one zinc-finger protein and a single chain FokI dimer. J. Biotechnol, 2009, 140(3-4): 156-161.

［42］MINO T, MORI T, AOYAMA Y, et al. Gene and protein delivered zinc finger staphylococcal nuclease hybrid for inhibition of DNA replication of human papillomavirus. PLoS One, 2013, 8(2): e56633.

［43］DING W, HU Z, ZHU D, et al. Zinc finger nucleases targeting the human papillomavirus E7 oncogene induce E7 disruption and a transformed phenotype in HPV16/18-positive cervical cancer cells. Clin Cancer Res, 2014, 20(24): 6495-6503.

［44］HU Z, DING W, ZHU D, et al. TALENmediated targeting of HPV oncogenes ameliorates HPV-related cervical malignancy. J. Clin. Invest, 2015, 125(1): 425-436.

［45］HSU P D, LANDER E S, ZHANG F. Development and applications of CRISPR-Cas9 for genome engineering. Cell, 2014, 157(6): 1262-1278.

［46］Kennedy E M, Kornepati A V R, Goldstein M, et al. Inactivation of human papillomavirus E6 or E7 gene in cervical carcinoma cells by using a bacterial CRISPR/Cas RNA-guided endonuclease. J. Virol, 2014, 88:11965-11972.

第三节　生物工程在妇科恶性肿瘤保留生育功能中的应用

生物工程（biological engineering或bioengineering）又称生物技术，是利用物理学、化学、生物学及工程学的方法处理生物学和医药学等领域的各种问题的综合性科学技术。生物工程是人们依据生物材料和生物所特有的功能，定向地组建成具有特定性状的生物新品种，以此来满足人类对生物制品需要的一门工程学，它是在分子生物学、细胞生物学等的基础上发展起来的。

生物工程旨在利用工程原理和技术来解决生物学和医学中的问题。生物工程学包括三大类：①生物进程工程学（生物进程设计、生物催化学、生物分离学、生物信息学）；②遗传工程学（合成生物学、基因工程、细胞工程、组织工程）；③生物医学工程学（生物医学技术、诊断、治疗、生物材料学）。它们相互联系，以基因工程为基础，如首先通过基因工程对生物的性状进行改造，以人工再现生物的部分乃至整体的生物学功能，再通过细胞工程、发酵工程等按照人类的愿望生产出更多更好的具有医疗价值的生物制品。通过生物工程可以生产出大量廉价的药物，如人胰岛素、干扰素、生长激素、乙型肝炎疫苗等。

在过去的几十年里，生物工程的巨大进步（如生物材料、3D打印和微流控）使我们能够以全新的方式研究女性生殖系统和生殖疾病。在妇科恶性肿瘤的诊断和治疗中，育龄期女性生育力的丧失通常是患者最关注的问题之一，妇科恶性肿瘤的治疗

通常会破坏或切除必要的生殖器官（如卵巢、子宫）。因此卵巢的功能可能无法从各种放、化疗所造成的细胞毒性中完全恢复。研究人员在恢复生育力的生物工程方法中投入了大量精力。恢复生育力的生物工程一般可分为两大类：①将新鲜或冷冻保存的自体或异体组织器官移植到宿主体内；②利用细胞、生长因子和生物材料相结合的组织工程方法，人为地制造移植物，这种方法同时利用了人体固有的再生和修复能力。通常会优先选择新鲜和冷冻保存的器官、组织移植物，因为它们保留了细胞外基质（ECM）结构的完整性及天然组织中存在的复杂细胞结构。组织和器官的来源可以是同种异体的，也可以是自体的。自体来源通常是首选，因为它们避免了免疫排斥和免疫抑制药物的副作用，但对恶性肿瘤患者而言，自体器官和组织通常很难获得，且有携带肿瘤细胞的风险。

用于女性生殖器官修复的组织工程移植物包括：生物支架（土壤）、细胞（种子）和微环境。典型的过程包括：①生物材料支架的制作，该支架装载有适当的细胞群（如干细胞或子宫内膜细胞）或生物活性分子（如表皮生长因子、血管内皮生长因子）；②将装有适当细胞和生长因子的支架在生物反应器中进行进一步预处理，以施加其他机械、生化信号；③通过手术的方式植入宿主体内。

组织工程学经常利用多种不同的细胞类型，包括：①组织特异性干细胞；②间充质干细胞

（MSC）；③多能干细胞（IPS细胞、胚胎干细胞）。生物植入物一般分为脱细胞组织基质（腹膜、羊膜、心包膜）、天然（如胶原蛋白，明胶和藻酸盐）或合成（如聚乙二醇和富马酸丙二醇酯）的生物材料。目前，部分尚处于临床前研究状态。

本节将围绕生物工程在妇科三大恶性肿瘤（宫颈癌、子宫内膜癌、卵巢癌）保留生育功能中的应用和研究进展进行概述。

一、生物工程在宫颈癌保留生育功能中的应用

宫颈癌的发病率位于女性生殖系统恶性肿瘤的首位，是最常见的恶性肿瘤之一，早期宫颈癌标准治疗方法包括根治性的子宫切除术和盆腔淋巴结清扫术。

（一）生物工程技术在早期宫颈癌中的应用

早期宫颈癌患者（如ⅠA2或ⅠB1期鳞癌、腺癌，肿瘤体积≤2 cm，间质浸润<10 mm，淋巴结阴性，无脉管浸润）可选择保留生育的手术方式，如冷刀锥切、宫颈部分切除术、简单子宫颈切除术和根治性子宫颈切除术等。保留子宫的手术能够保留可以维持妊娠功能的子宫。但是，由于解剖学支撑和子宫颈的生理功能丧失，宫颈切除术与产科并发症（早产、胎膜早破）的显著增加有关，而早产是新生儿发病和死亡的常见原因，对于此类患者可采用组织工程学的方法进行宫颈重塑。目前较为成熟的应用是利用去细胞的猪小肠黏膜下层（small intestinal submucosa，SIS）进行移植重建[1]。SIS移植物是一种基于ECM的胶原材料，是从猪小肠黏膜下层获取的。移植物无细胞、半透明，具有一定

的柔韧性和机械弹性。其由于低免疫原性，是最成熟且应用最广泛的生物基质之一。SIS由非交联的胶原蛋白（Ⅰ、Ⅲ和Ⅴ型）、糖胺聚糖、蛋白聚糖和糖蛋白组成，可以产生多种生长因子（如血管内皮生长因子、纤维细胞生长因子），可以诱导组织渗入和新生血管形成。有先天性宫颈发育不良的患者采用此方法进行宫颈重塑的报道。具体操作是常规术中宫颈环扎，先将SIS移植物的上端置于新形成的宫颈上，用2/0 PDS Ⅱ延迟可吸收材料的单独缝线缝合到子宫腔，Foley导管上端切断与T形宫内节育器连接并置入宫腔以保持宫颈管的通畅（术后4~6个月取出）[2]。部分学者还将脂肪或骨髓间充质干细胞与SIS结合使用。此外，有报道将健康的宫颈来源细胞分离出来，接种在含有胶原蛋白涂层的多孔丝支架、聚乙醇酸支架、聚丙烯丝网或丝素蛋白支架上，体外培养出与天然组织相似的ECM，这种生物材料的机械拉伸能力与正常组织无明显差别。但考虑到肿瘤细胞再植入的风险和已分化宫颈细胞体外增殖的困难，此种生物支架处于研究阶段，尚未有临床应用案例。研究人员还评估了其他细胞来源的潜力，如在SIS上播种的骨骼肌衍生干细胞被证明可以刺激大鼠的阴道修复，这也是一种有前途的宫颈阴道组织修复方法[3]。

（二）生物工程技术在晚期宫颈癌患者中的选择

对于局部晚期宫颈癌，无淋巴结受累或组织边缘阳性，具有强烈保留生育欲望的患者，有学者建议可尝试新辅助治疗后行保留生育功能手术。但术后补充放、化疗的机会增加。卵巢对辐射非常敏感，对于20岁、30岁、40岁的女性，16.5 Gy、

14.3 Gy、6 Gy的放射量便会引起卵巢功能衰竭，这部分患者的卵巢功能可以通过卵巢移位术来保留，这是通过手术将卵巢移至放射野外的一种方法。还可注射GnRH激动剂来保护卵巢功能，GnRH激动剂可以暂时性抑制卵巢作用，以此减少化疗对性腺的影响，从而降低发生卵巢早衰的概率[4]。此外，卵母细胞或胚胎冷冻保存的IVF技术可以在肿瘤切除术前进行。若宫颈肿瘤较大，经阴道卵母细胞取回过程中存在播种宫颈癌细胞的理论风险，可以考虑经腹取出卵母细胞。冷冻卵泡技术也可以应用于广泛子宫切除的患者，但是未来的生育需要妊娠载体，当前用于子宫组织恢复的生物工程方法可大致分为子宫移植和用于部分子宫再生的组织工程构建体。参与子宫移植的活体供体手术需要10 h以上，然后需要数年的免疫抑制药物来预防子宫排斥、免疫抑制与严重的不良反应，包括肾毒性、严重感染和糖尿病风险的增加等。异体子宫移植并成功妊娠有临床报道，作为新的医疗前沿技术，尚未应用于肿瘤患者。因此，理想的方法是开发子宫的替代物来解决不孕，目前许多研究的方向是体外构建子宫组织工程生物体。

（三）去细胞组织工程修复部分子宫的方法

脱细胞ECM生物材料目前使用最多，ECM构建体的优势在于天然组织蛋白的存在和排列，可以增强细胞的黏附和迁移能力。例如，研究人员使用脱细胞子宫基质的再细胞化来部分再生和重建大鼠子宫。通过向子宫动脉灌注化学试剂使大鼠子宫脱细胞，然后在体外将原代子宫细胞和间充质干细胞（MSC）引入去细胞化的子宫ECM构建体中。再细胞化成功后将组织工程构建体移植于大鼠部分切除

的子宫上，最终大鼠可以成功怀孕并生产出后代，该方法能够部分再生结构和功能上可使用的子宫组织[5]。此外，有研究者还将分离的心肌细胞培养到脱细胞的大鼠和人子宫肌层支架中制成新型子宫肌层组织贴片，在怀孕前将其置于子宫缺损的上方，以加强结构支持并降低子宫破裂的风险。结果表明，这种异种新肌膜子宫肌层移植物能够与原子宫组织进行协调性收缩[6]。该生物工程方法有望应用于部分宫体组织缺失的患者，最大限度避免孕产期子宫破裂。

二、生物工程在子宫内膜癌保留生育功能中的应用

子宫内膜癌也是常见的妇科癌症，占女性癌症的4.8%。尽管最常见于60岁以上的患者，但诊断为子宫内膜癌的所有女性中，3%~5%处于生育年龄，其高危因素有多囊卵巢综合征（PCOS）、未生育、肥胖、月经不规则、糖尿病、高血压等。部分诸如林奇综合征等遗传突变者易患子宫内膜癌[7]。大多数年轻女性的预后较好，因此保护她们的生育力显得至关重要，特别是对于未生育的年轻女性患者具有重要意义。子宫内膜癌的标准治疗方法是全子宫切除术+双侧输卵管卵巢切除术+盆腔和腹主动脉旁淋巴结清扫术。早期子宫内膜癌的治疗可以局部切除病灶，或采用大剂量孕激素保守治疗。保留生育的子宫内膜癌患者，即使保守治疗成功，基于术前的高危因素，同样面临子宫内膜逆转后需通过辅助生育促进生育的难题——IVF辅助生育治疗可能造成肿瘤复发。此外，局部病灶切除和反复子宫内膜刮除活检，亦可能造成宫腔粘连，影响受孕。对于早期的非侵入性内膜癌，一些妇科肿

瘤科医师会在子宫切除后保留卵巢,患者可以选择冻卵,但未来仍然需要面对子宫缺失的问题。目前的生物工程技术对子宫组织和内膜组织的修复和再生有以下应用。

(一)工程化的 3D 子宫组织培养

工程化的3D子宫组织培养系统已经研究了多年,包括3D打印技术,进行临床前研究还需时日。人造子宫进行孕育的关键技术尚待突破,重点在于蜕膜分化和胚胎植入问题。几项研究使用了源自胶原蛋白的子宫形生物可降解支架,通过在胶原蛋白/基质胶混合物中依次添加兔子宫肌层、子宫内膜、上皮细胞,在体外构建了生物工程样子宫。这些生物体支持小鼠胚胎的发育,并保持了比对照组更好的胚胎质量(使用相同培养基在正常细胞培养瓶中生长的小鼠胚胎)。在一项类似的研究中,当添加使用雌激素/孕激素刺激的生物工程构建的子宫内膜细胞生物体时,移植物的应用使兔的子宫内膜得到了改善[8]。在另一项研究中,在胶原蛋白支架上培养了骨髓间充质干细胞(BMMSC),然后对其进行体内测试以修复大鼠模型中的全层子宫壁损伤,分别在移植后30天和90天进行了评估,移植物通过诱导宿主子宫内膜和肌肉细胞的增殖能力并促进微脉管系统的再生,改善了子宫壁的愈合过程。胚胎的发育也发生在移植区域内,尽管笔者没有讨论实际的胎盘是否形成在移植物上,但这已经证明了工程组织可以重建和血管化功能性的子宫组织[9]。还有利用人胚胎干细胞产子宫内膜样细胞,并封装在胶原蛋白支架中以修复子宫损伤。移植12周后,研究发现人类胚胎干细胞衍生的细胞能存活并恢复子宫全层损伤的大鼠模型的子宫结构,妊娠率高于对照组[10]。

(二)去细胞组织工程修复子宫内膜

由于胶原蛋白支架的丰度、生物相容性和生物降解性,结合生长因子的胶原蛋白支架也成为子宫组织工程的热门生物材料。在一些情况下,通过将胶原结合结构域(CBD)融合到天然的碱性成纤维细胞生长因子(bFGF)的N端,构建了基于胶原的碱性成纤维细胞生长因子的靶向递送系统。结果表明,胶原蛋白/CB-bFGF的新型生物材料可以增加子宫内膜的厚度,α-平滑肌肌动蛋白阳性区域增加,胶原蛋白重构,新血管形成和细胞化更多,胶原蛋白支架被完全降解并被子宫内膜细胞和肌纤维取代。在这种植入物中和正常子宫内膜组织中均实现了胚胎发生,胚胎大小与正常子宫内膜组的大小相当[11]。

血管内皮生长因子(VEGF)作为子宫修复的潜在生长因子亦可和胶原相结合。将VEGF结合的胶原蛋白(CB-VEGF)材料直接注入子宫内膜损伤部位,可以使子宫壁再生的厚度增加,腺体增加,平滑肌细胞增加,以及观察到血管生长。就生育能力而言,CB-VEGF组的大鼠在正常和瘢痕组织区域均植入了胚胎,CB-VEGF组的瘢痕部位的妊娠率高于对照组。这些结果表明生物工程技术在恢复哺乳动物的生育力方面是可行的,在较大动物模型中的体内测试将有助于进一步测试其临床可用性。然而,如前所述,植入的部分子宫壁再生的贴片型组织工程材料并不能用于整个子宫的再生[12]。

（三）间充质干细胞的生物支架重建子宫内膜微环境

生物工程技术对子宫内膜的修复目前进展迅猛，已经有较多的临床应用，主流方向是将搭载间充质干细胞（MSC）的生物支架置入宫腔，利用MSC多能分化、高增殖潜力、免疫调节能力进行子宫内膜的修复和再生。MSC可以分为骨髓源、脐带源、脂肪源和人月经血源的MSC。早期的研究发现，干细胞有助于子宫内膜的修复和再生。有案例报道将自体骨髓间充质干细胞注入子宫腔后，促进了Asherman综合征（子宫内膜严重受损）患者的子宫内膜增生，从而使之成功怀孕。但是自体干细胞的数量和质量在患者之间，以及使用不同的处理方法时会有所不同。干细胞直接注射于宫腔可能会有较多细胞损失和死亡。由于子宫是空腔的脏器，在细胞治疗期间很难提供干细胞的附着位点，这种条件下任何类型的干细胞都难以在子宫内定居，从而削弱了干细胞的再生作用。因此，针对子宫内膜干细胞局部持久性和利用率低的问题，生物支架便成了一个研究重点。我们可以利用生物支架的生物相容性为MSC提供一个附着位点，并在损伤位点维持高密度的MSC，特别是携带细胞因子的生物支架能促进干细胞的存活和增殖分化，其效果比单纯的细胞移植有明显提高。

胶原蛋白是一种天然的生物材料，是ECM的主要成分，已被广泛用于组织工程支架。胶原蛋白支架（CS）可以为移植的干细胞提供合适的物理支持和微环境。CS支架具有多孔结构，其适合于细胞黏附，以及营养或氧气的输送。例如，研究人员比较了植入骨髓间充质干细胞的胶原蛋白支架、无细胞支架、未经处理的对照组对于严重子宫损伤的愈合能力的差异发现，胶原蛋白/BM-MSC系统增加了子宫内膜和肌肉细胞的增殖能力，促进了微血管的再生，并恢复了子宫内膜接收胚胎并支持其发育的能力[13]。中国学者利用可降解的胶原蛋白支架支撑的脐带间充质干细胞（UC-MSC）复合物移植到子宫膜重度损伤的子宫腔内，提高了干细胞的局部存活率，增加了其与子宫内膜受损部位的接触时间，从而使子宫内膜的增殖和分化能力得到了显著提高。UC-MSC由于易于收集，低免疫原性和高增殖潜力而被广泛应用于再生医学。在他们的一期临床试验中，25名患者中有10名成功怀孕，8名成功分娩，证明了临床级UC-MSC/胶原蛋白支架的临床安全性和有效性。其机制主要是UC-MSC/胶原蛋白支架在子宫内膜的再生中改善了子宫内膜微环境，它并不直接参与子宫内膜的重建[14]。机制学研究发现这种生物支架中的UC-MSC通过分泌多种可溶性因子（包括VEGF-A、胰岛素样生长因子1、TGF-β、肝细胞生长因子、血小板衍生生长因子）来抑制细胞凋亡，促进血管生成和调节免疫应答。例如，VEGF对于子宫内膜再上皮形成和血管形成至关重要；TGF-β在子宫内膜中诱导细胞增殖并调节免疫反应；血小板衍生生长因子在内膜增生阶段通过自分泌作用促进基质细胞增殖；同时UC-MSC/胶原蛋白支架下调了Np63的表达水平，而Np63会抑制子宫内膜的增殖和分化[14]。总之，搭载间充质干细胞的生物支架为局部子宫内膜缺损患者带来了希望，早期子宫内膜癌的局部切除患者将有希望受益于这种生物工程材料。

三、生物工程在卵巢癌保留生育功能中的应用

卵巢癌占生殖系统肿瘤的3.6%，发生在年轻女性中的早期卵巢上皮性肿瘤和所有分期的交界性卵巢肿瘤、卵巢生殖细胞肿瘤和卵巢性索间质肿瘤均可以考虑保留卵巢功能手术[15]，因此在治疗肿瘤的同时应设法保护她们的生育能力。在考虑保留生育能力之前，应仔细评估肿瘤的病理类型和分期，如晚期高级别浆液性癌或透明细胞癌、小细胞癌则不适合保留生育能力。当前卵巢癌的标准治疗方法是全子宫切除+双侧输卵管卵巢切除+盆腔和主动脉旁淋巴结清扫术，但这种治疗方式使女性的生育功能完全丧失。卵巢是女性生育力的最重要保证，因此保护正常卵巢组织和卵母细胞是保护女性生育力的前提。迄今为止，为保持卵巢功能和生育力人们做出了各种努力，如在开始化疗前使用GnRH激动剂、冷冻保存胚胎、冷冻保存成熟卵母细胞或卵巢组织等。虽然尝试了各种卵巢保护措施以预防或减少化疗、放疗所造成的生育力影响，但目前的治疗方法仍然对性腺有毒性。当化学疗法损害卵巢功能时，患者的卵泡计数减少，抗米勒管激素水平降低（表明生殖潜能低）。目前的发展方向有卵巢组织及生殖单元的冻存、卵巢组织移植、人工卵巢、组织工程化的卵巢支架、卵巢培养系统及基于细胞的治疗等。

（一）卵巢组织及生殖单元的体外冻存

数十年来，冷冻保存胚胎或卵细胞一直是生育力保存的常用方案，并展示出优异的临床治疗效果，实现了大量的临床活产胎儿。然而，胚胎和卵细胞的冷冻移植需要的伦理要求高，促排采卵的时间可能会影响治疗，且仅用于青春期后患者，尤其是胚胎冷冻移植需要患者配偶的配合，这给其临床应用带来了一定限制。因此，卵巢组织保存技术及体外促卵泡成熟技术近些年成了生育力保存技术的热点。少量的卵巢皮质组织足以进行冷冻保存，因为大多数卵泡都位于卵巢皮质而不是髓质。当一侧卵巢被切除后，将对侧卵巢的少量皮质经活检无癌细胞后冷冻保存，即使在处理过程中部分卵泡丢失，它也提供了足够大的卵泡池。在目前的技术下，冷冻保存一小片卵巢组织是可行的，长期冷冻保存理论上不会严重影响人类卵巢组织的质量，因此可为患者提供灵活的妊娠选择，即既可以选择肿瘤治愈后卵巢组织的移植，也可以选择卵泡的组织工程化处理后移植或体外培养、受精后移植胚胎。尚未发现冷冻保存之前或之后分离卵泡的时间会影响它们的生存能力。因此，复苏冷冻保存的卵巢组织后可以分离卵泡。分离卵泡的方法有机械法、胶原酶解法。胶原酶处理比单独的机械方法更有助于分离更多的卵泡，但会损坏卵泡的基底膜并影响卵泡的生存能力和发育，分离过程中需要多次洗涤卵泡以降低包含恶性细胞的风险。卵泡分离后，必须确定放置在输送支架中的卵泡的类型和数量。从原始卵泡到初级、次级、窦前到窦状卵泡，卵巢中有不同发育阶段的卵泡。

（二）自体卵巢移植

将肿瘤患者正常的卵巢组织在进行化疗和放疗前取出体外冷冻保存至化疗和放疗完成，然后再移植回体内。这种治疗方式利用自体卵巢，因此不存在排斥反应或免疫抑制相关的问题。自体卵巢移植存在再次引入肿瘤的高风险，先前的一项研究报

道指出，可利用显微镜检查、PCR评估DNA表达改变。但冷冻保存的卵巢组织不足以检测癌细胞并完全消除风险，因此这种做法并不完全适合卵巢癌患者。而组织工程卵巢和体外卵母细胞培养系统，则有希望用于卵巢癌患者术后的体内植入和再妊娠。

（三）人工卵巢

人工卵巢，即3D培养卵巢组织或卵泡的生物工程方法，其包括使用水凝胶封装、脱细胞 ECM 和3D生物打印支架的静态卵巢组织/卵泡培养模型，以及动态培养模型使用微流体系统的生物技术。从理论上讲，人工卵巢的制造和移植旨在恢复或模仿卵巢的两个代表性功能：雌配子产生和类固醇激素释放。我们可以将肿瘤患者的健康卵巢组织取出或将整个卵巢冷冻保存，当需要妊娠时，从解冻的卵巢组织中分离卵泡，并置于含有生长因子、内皮细胞、卵巢基质细胞的支架中。成功移植后，卵泡中的卵母细胞可以提供妊娠机会，而卵泡的颗粒细胞、卵泡膜细胞及卵巢基质细胞可以产生类固醇激素，如雌激素、孕激素和雄激素。卵巢为卵母细胞提供了安全的存储空间，它在青春期后释放类固醇激素，从而促进卵泡发育和卵母细胞周期性释放。理想的人工卵巢应符合解剖学和生理学功能。人工卵巢需要包含从冷冻保存的卵巢组织中分离出来的卵泡、其他提供生长因子的卵巢细胞。它还需要适当的递送支架，该支架应具有生物相容性、炎症反应最小，适合新血管生成，并且在植入后可降解，以免干扰卵泡的生长和迁移，然后将递送支架中分离的卵泡移植到患者的原位或异位。移植后，对其功能进行随访和评估。从治疗的角度来看，这种策略可能比仅卵泡移植或卵巢组织移植更有效，

因为卵泡在支架中可存活，可以避免或减少缺血性死亡，理想的输送支架还可以针对癌症治疗方法或患者状况进行特定的修饰[16]。

设计用于递送分离的卵泡的支架是开发人工卵巢的关键。由于人工卵巢的基本目标是将其移植到人体中，因此用于生产支架的材料必须符合生物安全性和临床兼容性标准。基本要求包括对卵泡植入的充分保护和支持、生物相容性、对人体温度的适应性、对卵泡增殖和迁移能力及为成功移植细胞所需的氧气和营养的血管形成能力。从各种各样的生物材料中选择适合支撑人工卵巢的生物材料是一项挑战。但是，在动物研究中已有令人满意的结果，如纤维蛋白-VEGF、纤维蛋白-藻酸盐、纤维蛋白-胶原蛋白、纤维蛋白血小板裂解物、去细胞的卵巢 ECM、合成聚合物乙二醇、3D打印技术生成的卵巢样结构等均可产生具有繁殖力的后代。纤维蛋白凝胶和15%血小板溶解产物组成的支架移植后14天的卵泡恢复率为48.31%，由血浆凝块制成的支架移植后22周的恢复率为28.97%[17]。由于血管供氧对于成功移植至关重要，因此还应比较分析在不同设计中诱导的新血管生成水平。可以基于单位面积的血管数量或单位表面积的血管表面积来比较移植部位的新血管形成。在动物研究中，移植了生物支架的人工卵巢导致了妊娠，这是由于在纤维蛋白中添加了VEGF或明胶支架，它们具有可靠的连通性，促进了血管形成。支架的大小和厚度与血管的渗透能力及所移植的卵泡数量有关。除生长因子外，与卵泡一起移植的基质细胞和内皮细胞可为移植提供合适的旁分泌环境并可改善新血管形成。卵巢基质细胞可分化为对卵泡发育起重要作用的卵泡膜细胞，产生类固醇激素。因此，应考虑将新鲜的卵巢髓样

组织的基质细胞和内皮细胞联合用于卵泡的移植，以提高人工卵巢的效率。可以补充其他因素，如神经递质P和来自骨髓的自体间充质干细胞，以提高植入效率。研究发现，P物质可将干细胞募集到组织损伤部位，并充当组织再生的关键分子。当添加到移植材料中时，它可以改善新血管形成[16]。

移植部位对妊娠结果也有影响。人工卵巢已被移植到小鼠的各个部位，如肾囊、腹腔、腹膜袋、皮下袋和卵巢囊。人工卵巢在人体内的位置可以根据卵巢组织移植的临床实际来确定。卵巢组织移植的两个部位类别是原位移植（如骨盆腔，卵巢和腹膜管）和异位移植（如前臂、颈部和腹直肌）。最明显的区别是人工卵巢的异位移植不能自然受孕，而原位移植可以实现自然妊娠。

（四）组织工程化的卵巢支架和卵巢培养系统

为了避免再次引入肿瘤细胞，研究人员开发了组织工程化的卵母细胞成熟系统，以激活从冷冻保存的卵巢组织中分离的卵母细胞。卵巢是一个复杂的器官，需要复杂而动态的三维结构来维持卵泡发育和卵母细胞成熟，因此在体外维持过程中保持功能活性一直是历年研究中需要完成的一个挑战。2003年，研究者开发了基于藻酸盐水凝胶的3D体外培养系统，用于单个颗粒细胞-卵母细胞复合物（GOC）的生长和发育。他们解剖了未成熟雌性小鼠的卵巢，收集GOC并将其封装在藻酸盐水凝胶中，随后将其保存在无血清的体外培养物中，通过透射电子显微镜评估复合物在体外生长过程中超微结构的变化、在包封和随后的培养过程中维持卵泡复合物的结构[18]。在这种培养体系中颗粒细胞增生、卵母细胞也增加了体积，并获得了成熟卵母细

胞的结构特征，包括皮质颗粒形成、成熟的带微绒毛的透明带、正常的线粒体和细胞质中的格子状结构，体外成熟的卵母细胞能够恢复减数分裂，这对于正常卵子的发育至关重要。因此，该系统代表了单个颗粒细胞-卵母细胞复合物体外成熟的新方法。此外，由于大多数哺乳动物卵母细胞都包含未成熟和静止的卵泡，因此3D藻酸盐培养系统可比常规IVF获取更多的卵母细胞。此外，研究人员从青春期前的16日龄雌性小鼠中分离出未成熟的卵泡，将单个卵泡吸移到每个藻酸盐液滴的中间，并在氯化钙中交联。培养8天后，进行了体外受精和IVF，并将胚胎转移到假孕雌性小鼠中，小鼠成功产下后代，并且雄性和雌性后代均有繁殖力[18]。

其他还有将ECM成分［如胶原蛋白（Ⅰ和Ⅳ型）和纤连蛋白］掺入基于多糖的生物材料中，结果表明卵母细胞在这种培养体系中生长、分化、减数分裂能力得到改善[19]。研究人员利用纤维蛋白作为卵巢组织工程的生物材料，用纤维蛋白凝胶包裹早期的卵泡囊并植入雌鼠体内，卵泡囊最终在小鼠体内发育为窦状卵泡。纤维蛋白移植物能够降低卵泡刺激素（FSH）的水平，并恢复不孕小鼠的周期性。使用水凝胶作为卵巢培养组织的结果令人满意，这为激活冷冻卵母细胞提供了必要的支持，为卵泡生物学创造了新的机会，并为建立人类卵子库和保护生育力提供了核心技术。这些生物工程的方法可能会发展成为一个强大的系统，用于持续激活和体外成熟卵母细胞。还有学者研究了琼脂糖凝胶（广泛用于组织工程中的基于多糖的生物材料）在卵母细胞体外成熟中的潜力[20]。但是，这些仅使用多糖生物材料的方法缺乏对哺乳动物细胞必不可少的ECM蛋白。围绕自然生物材料还存在诸多问

题，必须首先解决然后才能在临床上广泛使用。例如，批次之间的变异性和定义不明确的分子组成，或者在卵泡发生的不同阶段可能需要使用具有不同成分的连续生物材料。

3D打印技术的使用对于制造卵巢假体或支持卵巢细胞的部分组织是有用和必要的。研究人员利用三种卵泡细胞类型——卵泡膜细胞、颗粒细胞、卵母细胞，创建了一个3D人工卵巢模型，用以体外成熟人类卵母细胞。结果显示，早期窦前卵泡（<10 mm）可以转变为Ⅱ期卵泡，这表明3D组织工程原理进行体外卵母细胞成熟是可行可信的。微流控是另一种新兴的生物工程方法，可以为细胞或组织提供动态培养环境。它被定义为在微米级通道中的流体流动下应用简化的3D细胞/组织培养，以产生功能性组织单元。这可以概括整个器官水平的功能和反应。与微流控系统一起的功能单元也称为"器官芯片"。与静态2D或传统3D培养相比，微流体培养通过控制流体流动的体积或速率，提供了动态环境和所需的氧气和营养输送，以及迅速清除废物的好处。这些发现表明可创造出3D打印设计的体内功能性卵巢移植物，也证实了组织工程是一种非常具有前景的保留生育功能的策略。

（五）基于细胞的疗法可恢复卵巢功能

许多研究人员还探索了不使用生物材料的卵巢组织工程方法。例如，为了改善卵巢早衰小鼠模型中的生殖系干细胞的更新，使用人类子宫内膜间充质干细胞（EnSC）来恢复卵巢功能。将经血来源的EnSC移植入无菌小鼠的尾静脉，EnSC的移植增加了小鼠体重，改善了发情周期，并恢复了无菌小鼠的生育力。通过实时成像和免疫荧光方法测量

的绿色荧光蛋白（GFP）标记的EnSC的迁移和定位表明，在细胞移植后48 h无法检测到GFP标记的细胞，但随后在卵巢基质中检测到并定位了该细胞。这种方法对于恶性肿瘤放、化疗后卵巢器官存在但卵巢功能损伤的患者具有一定的应用前景[21]。

此外，研究人员还测试了从脐带分离的人间充质干细胞（hUC-MSC）的卵巢再生能力，将膜标记的hUC-MSC直接注入不孕大鼠的卵巢组织或尾静脉，注入卵巢的hUC-MSC仅分布于卵巢和子宫，而通过尾静脉注入的hUC-MSC在卵巢、子宫、肾脏、肝脏和肺部均被检出。在一定程度上恢复了被治疗大鼠的发情周期和性激素水平，并使移植的大鼠恢复了生育力。相比之下，在卵巢注射hUC-MSC可以更快地恢复卵巢功能，但两种输送方法在后期观察中产生了相似的结果，这表明尾静脉注射hUC-MSC移植是有效的卵巢损伤微创治疗方法。

在另一项研究中，人羊膜上皮细胞（hAEC）被用于抑制化疗诱导的颗粒细胞凋亡，将培养的hAEC静脉注射到不孕小鼠体内可恢复其生育力[22]。研究表明，hAEC可以显著抑制化疗药物诱导的细胞凋亡，减少卵巢的炎症反应，促进卵泡发育，并增加小鼠的卵母细胞数量。此外，与单纯化疗组相比，hAEC改善了卵巢质量并增加了卵泡数目，并且hAEC的移植部分恢复了化疗小鼠的生育力。此外，雌性生殖系干细胞（FGSC）可以恢复化疗组小鼠的卵巢功能。在化疗2周后，从成年雌性小鼠中分离和纯化FGSC，在感染了带有GFP的病毒后，将FGSC移植到卵巢中，移植到其他由化疗引起不育的基因相同的小鼠中，卵巢功能可以得到恢复并产生后代。这些发现表明，在化疗造成的不育小鼠模型中，FGSC能够恢复卵巢功能并避免来自外源种系干

细胞的免疫排斥。

上述干细胞亦可和生物支架、生长因子结合使用，目前在临床中已经成功运用携带间充质干细胞的生物支架恢复卵巢早衰患者的生育力，患者已成功怀孕和分娩。支架的选择是多种多样的，如藻酸盐支架、胶原支架等。携带细胞的生物支架可以重建卵巢微环境，恢复生育力，这对于保留健侧的早期卵巢癌患者来说具有应用价值，但目前尚未有临床案例报道，有待于未来前瞻性实验的开展和证明。

生物工程学方法在保护女性生育力方面已显示出巨大的潜力，大致可分为器官/组织移植和组织工程学方法。尽管器官移植已在临床成功应用，但该技术尚未成为临床实践的标准，不仅是因为器官的来源极其短缺，患者还需要面对同种异体移植物的免疫排斥问题，而组织移植同样需要面临移植组织携带肿瘤的风险。因此，使用生物工程学方法来开发替代的组织/器官可能比器官/组织移植更具有大规模应用价值。目前已对生物工程疗法进行了许多研究，但仍需要临床证明这些方法所创建的生物体的可行性。由于生物工程策略在治疗妇科肿瘤所带来的不育症方面具有巨大的应用价值和潜力，未来将有更多的生物制品用以保护、改善和恢复妇科肿瘤患者的生育力。

（梁志清）

参考文献

［1］毛萌, 朱兰. 组织工程技术在盆底重建手术中应用的最新进展. 中国计划生育和妇产科, 2018, 10: 21-24.

［2］DING J X, CHEN X J, ZHANG X Y, et al. Acellular porcine small intestinal submucosa graft for cervicovaginal reconstruction in eight patients with malformation of the uterine cervix. Human reproduction, 2014, 29: 677-682.

［3］HO M H, HEYDARKHAN S, VERNET D, et al. Stimulating vaginal repair in rats through skeletal muscle-derived stem cells seeded on small intestinal submucosal scaffolds. Obstetrics and gynecology, 2009, 114: 300-309.

［4］LAMBERTINI M, HORICKS F, DEL MASTRO L, et al. Ovarian protection with gonadotropin-releasing hormone agonists during chemotherapy in cancer patients: From biological evidence to clinical application. Cancer treatment reviews, 2019, 72: 65-77.

［5］MIYAZAKI K, MARUYAMA T. Partial regeneration and reconstruction of the rat uterus through recellularization of a decellularized uterine matrix. Biomaterials, 2014, 35(31): 8791-8800.

［6］YOUNG R C, GOLOMAN G. Allo- and xeno-reassembly of human and rat myometrium from cells and scaffolds. Tissue engineering Part A, 2013, 19(20): 2112-2119.

［7］SGO Clinical Practice Endometrial Cancer Working Group, BURKE W M, ORR J, et al. Endometrial cancer: a review and current management strategies: part I. Gynecologic oncology, 2014, 134(2): 385-392.

［8］WANG H B, LU S H, LIN Q X, et al. Reconstruction of endometrium in vitro via rabbit uterine endometrial cells expanded by sex steroid. Fertility and sterility, 2010, 93(7): 2385-2395.

［9］DING L, LI X, SUN H, et al. Transplantation of bone marrow mesenchymal stem cells on collagen scaffolds for the functional regeneration of injured rat uterus. Biomaterials, 2014, 35(18): 4888-4900.

［10］SONG T, ZHAO X, SUN H, et al. Regeneration of uterine horns in rats using collagen scaffolds loaded with human embryonic stem cell-derived endometrium-like cells. Tissue engineering Part A, 2015, 21(2): 353-361.

［11］LI X, SUN H, LIN N, et al. Regeneration of uterine horns in rats by collagen scaffolds loaded with collagen-binding human basic fibroblast growth factor. Biomaterials, 2011, 32(32): 8172-8181.

［12］LIN N, LI X, SONG T, et al. The effect of collagen-binding vascular endothelial growth factor on the remodeling of scarred rat uterus following full-thickness injury. Biomaterials, 2012, 33(6): 1801-1807.

［13］XIN L, LIN X, PAN Y, et al. A collagen scaffold loaded with human umbilical cord-derived mesenchymal stem cells facilitates endometrial regeneration and restores fertility. Acta biomaterialia, 2019, 92: 160-171.

[14] CAO Y, SUN H, ZHU H, et al. Allogeneic cell therapy using umbilical cord MSCs on collagen scaffolds for patients with recurrent uterine adhesion: a phase I clinical trial. Stem cell research & therapy, 2018, 9(1): 192.

[15] GERSHENSON D M. Management of borderline ovarian tumours. Best practice & research Clinical obstetrics & gynaecology, 2017, 41: 49-59.

[16] DOLMANS M M, AMORIM C A. FERTILITY PRESERVATION: Construction and use of artificial ovaries. Reproduction, 2019, 158(5): F15-F25.

[17] RAJABZADEH A R, EIMANI H, MOHSENI KOOCHESFAHANI H, et al. Morphological study of isolated ovarian preantral follicles using fibrin gel plus platelet lysate after subcutaneous transplantation. Cell journal, 2015, 17(1): 145-152.

[18] PANGAS S A, SAUDYE H, SHEA L D, et al. Novel approach for the three-dimensional culture of granulosa cell-oocyte complexes. Tissue engineering, 2003, 9(5): 1013-1021.

[19] HUET C, PISSELET C, MANDON-PEPIN B, et al. Extracellular matrix regulates ovine granulosa cell survival, proliferation and steroidogenesis: relationships between cell shape and function. The Journal of endocrinology, 2001, 169(2): 347-360.

[20] KROTZ S P, ROBINS J C, FERRUCCIO T M, et al. In vitro maturation of oocytes via the pre-fabricated self-assembled artificial human ovary. Journal of assisted reproduction and genetics, 2010, 27(2): 743-750.

[21] LAI D, WANG F, YAO X, et al. Human endometrial mesenchymal stem cells restore ovarian function through improving the renewal of germline stem cells in a mouse model of premature ovarian failure. Journal of translational medicine, 2015, 13(1): 155.

[22] ZHANG Q, XU M, YAO X, et al. Human amniotic epithelial cells inhibit granulosa cell apoptosis induced by chemotherapy and restore the fertility. Stem cell research & therapy, 2015, 6(1): 152.

第四节 针灸、电针、经皮穴位电刺激修复生殖功能的研究

随着生育政策的调整、生育需求不断提高，因高龄孕产妇增加，生育力下降，而不孕不育却成了三胎开放的绊脚石。对于不孕不育的治疗有很多种方法，中国传统医学中以针灸为代表的中医治疗积累了很多临床经验。而针灸（acupuncture）、电针（electro-acupuncture，EA）、经皮穴位电刺激（transcutaneous electrical acupoint stimulation，TEAS）作为不断发展进化的技术，也被很多专家认可并应用于临床。据世界卫生组织统计，世界范围内不育夫妇占已婚育龄夫妇的10%~15%，已成为人类第三大疾病。在我国，调查显示不孕不育症发病率也在增加，近期报道约为9.3%，患者数量已超过4 000万人。进入21世纪，人类辅助生殖技术（assisted reproductive technology，ART）在药物促排卵、体外受精-胚胎移植（in vitro fertilization-embryo transfer，IVF-ET）及其衍生技术等方面不断取得突破。但是，胚胎移植（embryo transfer，ET）后的临床妊娠率始终在低水平（31%~40%）徘徊，40岁以上的女性成功率仅5%。此外，卵巢早衰、少、弱精子症也为西医所棘手，为此迫切需要寻求更多提高生育力的方法。

传统医学中针灸治疗不孕症历史悠久，安全经济而又疗效确切。早在1997年，由美国国立卫生研究院（National Institutes of Health，NIH）在马里兰州总部召开的"针刺疗法听证会"（Consensus Conference on Acupuncture）上，北京医科大学的韩济生教授与上海医科大学曹小定教授和红房子妇产医院俞瑾教授就分别做了针灸镇痛、止吐与促排卵的报告，向美国社会介绍针刺原理及其应用。现在，针灸技术已经在全球183个国家得到应用，为千万患者带来健康。近年来，针灸与西方生殖医学结合进行干预的验证性研究越来越多，重新引起国内外对针灸及其相关技术的关注。生育障碍涉及多学科交叉，而针灸是一种维持机体内稳态的技术，对于生殖内分泌、免疫、器官神经调控、心理应激等方面均有促进作用。因此，针灸改善生育障碍有很好的理论基础。现代医学技术应用需要循证医学试验证明，因此，针灸及其相关技术在各生育障碍中的疗效验证试验也在蓬勃开展中。从PubMed上检索针灸、EA、TEAS三个关键词与不孕症（infertility）可检索到文献超过100篇，其中符合随机对照试验（randomized controlled trial，RCT）的逾73篇。涉及的不孕不育症类型有多囊卵巢综合征、少、弱精子症，卵巢功能低下等。由于传统针灸是手捻针，在操作过程中刺入穴位的深浅、手捻的力度、频率等都依靠操作者的经验，而无法形成标准化。EA即在针灸针上施加脉冲电刺激，其出现弥补了传统针灸的不足。但EA的操作仍然需要专业针灸操作师的参与，且所用的针与传统针灸针相同，需要刺破穴位部位的皮肤，因此为有创操作，不方便患者居家治疗。因此在EA基础上，出现了TEAS，其是将针灸针转化为自带黏性的电极

片，贴于穴位表面的皮肤上，电极片再通以电流就可产生刺激，一对电极放在两个穴位上，两个电极片会形成一个电流环路，电流通过穴位，刺激穴位里的神经，从而传到中枢，或者是局部的器官，达到治病目的。其优点是：①可将针灸疗法的参数定量描述，节省针灸师的时间，并减少了由于长时间捻针带来的局部组织损伤；②由于电极片有一定面积，患者在自己治疗时不需要特别精准地选穴，这对于日常的居家治疗有重要意义。已有相关研究表明，针灸、EA、TEAS对治疗不孕症有一定的疗效。1992年，Gerhard和Postneek应用耳针对45名月经稀发或黄体功能不足的不孕症患者进行治疗，对照组为45名接受激素替代治疗（hormone replacement therapy，HRT）方案的患者，两组患者的基本情况匹配。耳针治疗患者的妊娠率与HRT患者的妊娠率无差异，而且与HRT治疗组相比，耳针治疗组没有发生不良反应的患者，说明耳针可以达到治疗不孕的效果而且非常安全。有研究者发现，在进行移植前对患者进行三个周期的TEAS治疗可以增加子宫内膜中HOXA10的表达，其是自胚胎时期就存在的调节子宫发育的细胞因子，其表达量的增高反映了子宫内膜容受性的提高，因此之后的冻融胚胎移植成功率也有所提高。一项连续性的病例研究表明，对于发生闭经的卵巢早衰（premature ovarian failure，POF）患者，3个月的EA治疗使基础FSH、基础LH下降，E_2上升，其中20%的患者恢复了月经周期。另有一项随机对照试验发现，与只进行生活方式干预以治疗不孕的患者相比，进行EA治疗且同时进行生活方式干预的不孕患者发生妊娠的时间缩短了一半。另外，进行EA治疗患者的生育健康意识及身体状态都有所提高。不同的随机对照试验表明，

对于进行IVF的患者，EA对缓解其精神压力有积极作用。一项针对1 231名IVF患者进行EA治疗的研究发现，接受EA治疗的患者活产率高于未接受EA治疗的患者。另外，通过对多囊卵巢综合征的不孕患者进行一系列的研究发现，无排卵的多囊卵巢综合征患者在接受3个月EA治疗后，24名患者中约1/3的患者可规律排卵；2 Hz低频EA可以增加卵巢血流；直接增加副交感神经活动和减弱交感神经活动，间接通过调整下丘脑促肾上腺皮质激素释放因子（corticotropin releasing factor，CRF）的分泌以减弱交感神经的活动；增加下丘脑β-内啡肽的分泌并且可以调节免疫系统。另外，在类固醇诱导的多囊卵巢综合征大鼠模型中发现，大鼠卵巢中促进血管收缩的神经内分泌因子内皮素-1（endothelin-1，ET-1）和神经生长因子（nerve growth factor，NGF）在反复EA治疗后，两者均发生下降。因此对于多囊卵巢综合征，EA治疗不仅可以调节下丘脑CRF的分泌，还可以调整卵巢内神经内分泌水平。

EA对不同原因导致的不孕而进行的治疗操作有所区别，包括选穴、治疗时间、治疗频率及机制。有研究表明，针灸可以通过刺激下丘脑中GnRH神经元的活动来调节下丘脑-垂体-卵巢轴（hypothalamic-pituitary-ovarian axis，HPOA）的活性，但不同穴位作用不同，其中与生殖器官同节段支配的穴位对下丘脑中GnRH神经元的作用最强。中医理论认为，卵巢功能低下的基本病理为肾虚冲任不调，气血不畅。因此对因卵巢功能低下而不孕的患者，所选取的电刺激穴位为关元、天枢、中极，子宫、三阴交、肾俞、命门、腰阳关等几组穴位。所用频率为2 Hz，因为低频电流可以增加卵巢血流。所需干预治疗时间至少为1个月，若能有2~3个月调

整，则疗效更好。一些研究者通过临床对照观察，得到以下结论：通过TEAS的卵巢功能低下患者的优质胚胎率明显升高，GnRH激动剂等促排卵药物的用量与用药时间减少，临床妊娠率提高，活产率提高，获卵数量多于对照组，HCG日子宫内膜厚度明显高于对照组，妊娠后随访流产率显著降低，卵巢过度刺激综合征（OHSS）的发生率有所降低，与对照组相比HCG日血清E_2水平有显著差异。

Liu等发现 EA 可明显调整卵巢储备功能减退（DOR）不孕患者的内分泌水平，对 DOR 不孕患者进行 EA 治疗 12 周，在治疗结束时发现基础 FSH 下降，其治疗前后平均变化值为-8.75 mIU/mL ± 11.13 mIU/mL，平均 E_2和 LH水平，FSH/LH均有不同程度的改善，并且这种改善持续至EA治疗结束后12周。另外，大约 30%的患者自诉在EA治疗后月经量增多。有学者将240名DOR 不孕患者随机分为TEAS组、人工周期组、假EA组和对照组。结果发现，与人工周期组相同，TEAS组患者的基础性激素水平得到了改善，并且增加了获卵数和优质胚胎数；TEAS增高了临床妊娠率。另有研究发现，DOR 或卵巢低反应（poor ovarian response，POR）患者，TEAS治疗可以增加卵巢窦状卵泡数量，AMH值有相应提高，当患者再次进入IVF周期时，会提高卵巢对促排卵药物的反应，增加获卵数。

一、针灸、EA、TEAS 对 DOR 不孕症起到疗效作用的机制

传统医学针灸的机制建于"气"之上，而"气"是存在在人体内流动的能量。所有疾病的发生是"气"被扰乱的过程，而针灸可以调整这种不平衡的状态以停止疾病的发展。在人体中有20条互相交错的经络系统，构成了超过400个穴位。肾是先天之本、元气的根源，肾主储藏精气，主管人体的生长发育、繁殖生育，是天癸物质生化的源泉所在；对女性的天癸物质、冲脉和任脉、子宫的和谐稳定具有非常重要的作用。因此在治疗过程中通过电刺激冲任之穴关元、中极和肝脾肾三经交会穴三阴交，肾之俞穴肾俞，后天之本阳明胃经之穴天枢，以及不孕穴子宫穴，可明显改善肾虚症状。诸穴合用，使肾气冲盛，天癸得以化生，从而任通冲盛，气血调和，阴阳平衡，有利于胞宫（卵巢）功能的恢复，提高种植率和周期妊娠率。

针灸、EA、TEAS可以通过调节HPOA的活性，调节内分泌水平，调整月经周期以提高卵巢功能。EA等相关干预可以募集更多窦状卵泡，降低基础FSH水平。卵泡期，在FSH阈值窗，新的一批卵泡被招募，这些卵泡分泌E_2和抑制素B（inhibinB，INHB），对垂体产生负反馈，进而使血清FSH值降低，从而选出对FSH最为敏感的成为优势卵泡而继续发育。当卵巢储备低下时，参与募集的卵泡减少，卵泡分泌的E_2对HPOA的反馈调节就会弱化，从而使得GnRH代偿性增高，进而增加FSH水平以启动募集过程。TEAS可以使β–内啡肽的含量升高，而β–内啡肽可影响 GnRH、LH 的分泌，从而影响排卵。β–内啡肽的升高可以降低交感神经的紧张，起增加局部血流的作用，又可以减轻患者焦虑抑郁的状态。EA能够提高围绝经期女性E_2水平，在未绝经患者中提高E_2水平更明显。动物实验提示EA增强了HPOA异常动物外周组织中芳香化酶的活性，进而提高了血E_2水平。有研究通过去卵巢大鼠观察到EA可以通过加强雄激素转化为雌激素的芳香化酶的酶促反应而显著升高血清中 E_2 水平，同时有关神经

节中的 GnRH 神经元数量得到了一定程度的恢复。

TEAS 可影响卵巢血流（ovarian blood flow, OBF），并同时产生影响卵子发育的细胞因子，改善卵巢微环境。从卵巢的解剖上看，卵巢的神经来自阴道交感神经，包括卵巢神经丛和子宫神经丛，同动脉由卵巢门进入卵巢髓质，在髓质内形成神经丛，再由该丛发出神经纤维进入皮质，神经纤维在近卵泡部位更为丰富。而电刺激所选取的穴位，关元、中极与子宫穴的传入神经在 L3~L6 之间脊神经节内，三阴交穴位于 T5~L4 神经及其分支分布的范围内。由于这些穴位与子宫、卵巢传入神经在一定节段相互汇聚与重叠，所以刺激这些穴位时产生的神经冲动由躯体神经向中枢传递，在丘脑整合，即可通过节段和中枢水平的神经反射，促进卵巢血管的扩张，增强血液循环，改善卵巢动脉的血流，促进卵泡发育，提高卵子的质量和内膜的厚度。Stener-Victorin 等认为低频电流可以通过刺激卵巢的交感神经以增加 OBF，这与临床上使用 2 Hz 频率治疗相符合。另有研究提出 EA 治疗可以提高卵母细胞成熟率，并且能够提高取卵日卵泡液和血清中干细胞因子（stem cell factor, SCF）含量，而卵泡液中 SCF 可以促进卵母细胞的发育。

电针可以提高 DOR 不孕患者的卵子质量。有学者对 33 名进行 IVF 肾虚高龄患者进行了 TEAS 治疗。发现与对照组相比，治疗组患者的肾虚症状得到了明显改善，同时 HCG 日的血清 E_2 水平、卵泡数、优卵率、优胚率都有明显升高，针对这种结果，研究对影响卵泡颗粒细胞发育的凋亡相关蛋白 Bcl-2、Bax 蛋白表达进行了检测，发现两者与 IVF 结局有明显相关性，说明 TEAS 可以通过降低颗粒细胞的凋亡来促进卵泡的发育。

二、一般性针灸应用研究情况概括

（一）有效性

对于一种技术应用于临床疾病是否有效的结论与多种因素有关，尤其是试验设计。而对于针灸这种应用技术，试验设计更加重要，会直接影响结论。

1.适应证选择　针灸技术产生疗效的基本原理为使偏离内稳态的功能得以恢复。因此，从某种意义讲，健康的人针灸没有进一步提升的作用，而存在功能性异常的患者，才能产生效果。但对于功能已经非常低下且有器质性变化的患者，效果也非常有限。本研究团队在前期针灸改善胚胎移植后妊娠结局的探索性研究发现，对于单纯男性原因（女性正常）进行试管婴儿的女性患者效果差，对年纪轻（25岁以下）患者效果差。上述两点证明，针灸对相对健康的人群潜在疗效有限。研究结果还发现，对于不孕年限超过10年的（高难度不孕症患者）效果差，证明对于早期功能失调的患者最好，而晚期复杂病因的患者疗效不良。

2.刺激部位选择　腧穴的选择依据对同类病种病机产生原因再结合患者个体化辨证论治，总体以补肾、活血、养血为主。现代科学对于针灸刺激部位认识，主要分为刺激生殖器官相关区域（如腹部、腰骶部）及其他部位（如四肢、头部）。针灸作用原理包括中枢化学机制、局部神经调控机制两方面。对于神经内分泌紊乱导致的疾病，四肢穴位与腹部穴位均有意义；对于子宫或者卵巢局部血流降低导致的不孕症，则腹部穴位刺激更为重要。因此，在这方面，中医与西医寻找到的是共同规律。

3.刺激参数选择 对于手针，存在手法上的差别，如补法、泻法；对于EA与TEAS存在刺激参数方面的选择。脉冲电刺激包括三个因素：频率、波宽、强度。频率与波宽均属于波形范畴，其中最重要的是频率因素。无论是手针还是EA都是通过外周神经传入中枢或者外周器官，达到神经调控的目的。低频刺激可以通过交感神经反射性引起血管扩张，增强器官血流；而高频刺激引起血管收缩，减少器官血流。因此，若打算改善生殖系统血流，以低频为宜。

4.介入时机选择 尤其是对西医常规治疗流程的疾病存在介入时机的选择问题。例如，取卵镇痛，针灸后产生阿片肽样物质，抑制疼痛感受，但是内源性阿片肽类镇痛物质的产生需要时间，浓度升高后维持时间也有限。因此，在术前30 min介入直到手术结束，可以很好地发挥镇痛作用。如果介入时机过早，则镇痛物质衰减，如果介入时机过晚，则不能及时产生效果。再如，促进胚胎移植后妊娠，在胚胎移植当日介入效果最好，如果过早或过晚，均影响效果。这与胚胎移植期针灸，使内膜发生变化，在3~4日后胚胎着床期，恰好给予了充足支持有关。因此，针灸介入时机要与机体生理变化、医疗处置流程紧密配合，方能显示最好疗效。

5.疗程选择 疗程与不孕不育障碍类型有很大的关系，对于即刻改变生理状况就可以产生效果的类型（如胚胎移植、取卵镇痛），单次治疗就有疗效；而对于慢性的、长期的功能障碍，则需要更多时间，如多囊卵巢综合征，卵巢功能低下，少、弱精子症，均需要1~3个月甚至更长时间的治疗。由于针灸产生的是一种生理效应，不是药物，因此，需要反复积累，方能观察到效果。

6.终点评价 近年来，生殖医学界的专家将活产率作为评价干预疗效的最重要指标。但是，活产受多种因素影响，活产率没有改变，不能代表此干预技术无效，毕竟任何一种技术都不能覆盖不孕不育障碍的各项环节，并且患者最终生育也是通过综合医疗处置与各项干预后产生的最终结果。因此，有些论文的结果阴性，如JAMA近期的一篇文章认为，针灸不能改变多囊卵巢综合征患者的妊娠结局，但这个结果是因为主要疗效指标选定活产率而得出的，并不能代表针灸对于多囊卵巢综合征患者是无效的。相反，如果观察的是内分泌改善、排卵或者月经周期恢复，结论很可能是另外一种结果。

（二）安全性

世界卫生组织宣称，针灸的副作用为零，因此，针灸又被称为绿色疗法。从使用手段上讲，针灸与EA需要将针体刺入穴位，带有一定的侵入性，在消毒设施简陋及一次性针灸针尚未普及的年代，有极罕见的针头不洁导致的感染情况。此外，得"气"后的酸、麻、胀、痛会引起部分患者的恐惧情绪。而TEAS采用电极片代替针体，贴在皮肤相应区域，通过电流环路刺激穴位下神经，同样产生EA刺激疗效，而且操作简单，无创无痛，更受患者欢迎。在实际应用中，偶见被刺激皮肤区域红肿，与局部皮肤出汗、毛孔闭塞有关。而生殖障碍性疾病的治疗事关下一代的健康，患者更加关心的是与生育结局相关的不良反应。山东中医药大学第二附属医院抽调应用TEAS 3年后的数据显示，针灸不增加流产率与出生缺陷率。

由此可见，在治疗不孕症期间，使用针灸及其相关技术是相对安全的。但是，对于怀孕后是否还能继续使用针灸，专家则持保留态度。因人体部分穴位（如三阴交、合谷、血海）具有活血作用，如孕期使用，会使子宫强烈收缩，造成胎儿流产。《铜人腧穴针灸图经》记载了针灸合谷、三阴交导致堕胎的医案，对后世产生很大影响。

综上所述，鉴于不孕症病因复杂，将针灸及其相关技术应用于生殖医学，是一个集理论基础与方法学多变的技术，需要分解病因筛选适应证后，针对疗效目标，独立制订干预方法，并严格遵守疗程与干预强度，这样方可保证治疗效果。

（陈泉谕 王世言 张嵘 孙秀丽）

参考文献

[1] GERHARD I, POSTNEEK F. Auricular acupuncture in the treatment of female infertility. Gynecol Endocrinol, 1992, 6(3):171-181. doi: 10.3109/09513599209015552. PMID: 1442162.

[2] CHEN Y, FANG Y, YANG J, et al. Effect of acupuncture on premature ovarian failure: A pilot study, Evidence-based Complement. Altern. Med, 2014.

[3] HULLENDER RUBIN L E, OPSAHL M S, WIEMER K E, et al. Impact of whole systems traditional Chinese medicine on in-vitro fertilization outcomes, Reprod.Biomed. Online, 2015, 30(6):602-612.

[4] STENER-VICTORIN E, WALDENSTRÖM U, TÄGNFORS U, et al. Effects of electro-acupuncture on anovulation in women with polycystic ovary syndrome. Acta Obstet Gynecol Scand, 2000, 79(3): 180-188 .

[5] STENER-VICTORIN E, KOBAYASHI R, KUROSAWA M. Ovarian blood flow responses toelectro-acupuncture stimulation at different frequencies and intensities in anaesthetized rats. Autonomic Neuroscience: Basic & Clinical, 2003, 108(1-2): 50-56.

[6] 任晓暄, 朱兵, 高昕妍, 等. 针刺不同穴位对雌性大鼠下丘脑GnRH相关神经元活动的影响, 2010, 33(3):191-199.

[7] 王波, 陈琛, 王亚男, 等. 温肾养血冲剂联合经皮穴位电刺激治疗IVF-E中卵巢低反应患者的临床疗效, 2012, 21(5):32-35.

[8] QU F, LI R, SUN W, et al. Use of electroacupuncture and transcutaneous electrical acupoint stimulation in reproductive medicine: a group consensus. J. Zhejiang Univ. Sci. B, 2017, 18(3):186-193.

[9] ANDERSON B J, ROSENTHAL L. Acupuncture and IVF Controversies. Fertility and sterility, 2007, 87(4): 1000.

[10] BALK J, CATOV J, HORN B, et al. The relationship between perceived stress, acupuncture, and pregnancy rates among IVF patients: a pilot study. Complementary therapies in clinical practice, 2010, 16(3): 154-157.

[11] BRENNER Z. Acupuncture and IVF trial. Fertility and sterility, 2009, 92(2): e27, author reply e8.

[12] CHEN Q, HAU C. Impacts on pregnancy outcome treated with acupuncture and moxibustion in IVF-ET patients. Zhongguo zhen jiu = Chinese acupuncture & moxibustion, 2015, 35(4): 313-317.

[13] CHEONG Y C, DIX S, HUNG YU NG E, et al. Acupuncture and assisted reproductive technology. The Cochrane database of systematic reviews, 2013,(7): CD006920.

[14] EL-TOUKHY T, KHALAF Y. The impact of acupuncture on assisted reproductive technology outcome. Current opinion in obstetrics & gynecology, 2009, 21(3): 240-246.

[15] EL-TOUKHY T, KHALAF Y. A new study of acupuncture in IVF: pointing in the right direction. Reproductive biomedicine online, 2010, 21(3): 278-279.

[16] GUO J, LI D, ZHANG Q F. Acupuncture intervention combined with assisted reproductive technology: its different effects at different time points during the in vitro fertilization-embryo transfer course. Zhong xi yi jie he xue bao = Journal of Chinese integrative medicine, 2008, 6(12): 1211-1216.

[17] JERNG U M, JO J Y, LEE S, et al. The effectiveness and safety of acupuncture for poor semen quality in infertile males: a systematic review and meta-analysis. Asian journal of andrology, 2014, 16(6): 884-891.

[18] JO J, LEE Y J. Effectiveness of acupuncture in women with polycystic ovarian syndrome undergoing in vitro fertilisation or intracytoplasmic sperm injection: a systematic review and meta-analysis. Acupuncture in medicine : journal of the British Medical

Acupuncture Society, 2017, 35(3): 162-170.

[19] JO J, LEE Y J, LEE H. Acupuncture for polycystic ovarian syndrome: A systematic review and meta-analysis. Medicine, 2017, 96(23): e7066.

[20] JOHANSSON J, STENER-VICTORIN E. Polycystic ovary syndrome: effect and mechanisms of acupuncture for ovulation induction. Evidence-based complementary and alternative medicine : eCAM, 2013, 2013: 762615.

[21] LAI M H, MA H X, YAO H, et al. Effect of abdominal acupuncture therapy on the endocrine and metabolism in obesity-type polycystic ovarian syndrome patients. Zhen ci yan jiu = Acupuncture research, 2010, 35(4): 298-302.

[22] LEONHARDT H, HELLSTROM M, GULL B, et al. Serum anti-Mullerian hormone and ovarian morphology assessed by magnetic resonance imaging in response to acupuncture and exercise in women with polycystic ovary syndrome: secondary analyses of a randomized controlled trial. Acta obstetricia et gynecologica Scandinavica, 2015, 94(3): 279-287.

[23] LI J, NG E H, STENER-VICTORIN E, et al. Acupuncture treatment for insulin sensitivity of women with polycystic ovary syndrome and insulin resistance: a study protocol for a randomized controlled trial. Trials, 2017, 18(1): 115.

[24] LI J, NG E H, STENER-VICTORIN E, et al. Comparison of acupuncture pretreatment followed by letrozole versus letrozole alone on live birth in anovulatory infertile women with polycystic ovary syndrome: a study protocol for a randomised controlled trial. BMJ open, 2016, 6(10): e010955.

[25] LIM C E, NG R W, XU K, et al. Acupuncture for polycystic ovarian syndrome. The Cochrane database of systematic reviews, 2016, (5): CD007689.

[26] LIM C E, WONG W S. Current evidence of acupuncture on polycystic ovarian syndrome. Gynecological endocrinology : the official journal of the International Society of Gynecological Endocrinology, 2010, 26(6): 473-478.

[27] LIM D C, CHEN W, CHENG L N, et al. Acupuncture for polycystic ovarian syndrome. The Cochrane database of systematic reviews, 2011, (8): CD007689.

[28] MALIQUEO M, BENRICK A, ALVI A, et al. Circulating gonadotropins and ovarian adiponectin system are modulated by acupuncture independently of sex steroid or beta-adrenergic action in a female hyperandrogenic rat model of polycystic ovary syndrome. Molecular and cellular endocrinology, 2015, 412: 159-169.

[29] MOMMAERTS J L, DEVROEY D. Acupuncture for IVF: do not let needles stand in the way of empathy. Fertility and sterility, 2012, 97(5): e26.

[30] NANDI A, SHAH A, GUDI A, et al. Acupuncture in IVF: A review of current literature. Journal of obstetrics and gynaecology : the journal of the Institute of Obstetrics and Gynaecology, 2014, 34(7): 555-561.

[31] NEDELJKOVIC M, BOUZAS-AMMANN G, ZIMMERMANN L, et al. Modalities of acupuncture treatments in assisted reproductive technology--a comparison of treatment practice in Swiss, German, and Austrian fertility centers with findings from randomized controlled trials]. Forschende Komplementarmedizin, 2013, 20(2): 112-118.

[32] Zheng Y, Feng X, Mi H, et al. Effects of transcutaneous electrical acupoint stimulation on ovarian reserve of patients with diminished ovarian reserve in in vitro fertilization and embryo transfer cycles. J Obstet Gynaecol Res,2015,41(12):1905-1911.

[33] RASHIDI B H, TEHRANI E S, HAMEDANI N A, et al. Effects of acupuncture on the outcome of in vitro fertilisation and intracytoplasmic sperm injection in women with polycystic ovarian syndrome. Acupuncture in medicine : journal of the British Medical Acupuncture Society, 2013, 31(2): 151-156.

[34] RENCKENS C N. RCT of real versus placebo acupuncture in IVF. Human reproduction, 2009, 24(5): 1237, author reply 8.

[35] RICCI G, LO BELLO L, SKERK K. RCT of real versus placebo acupuncture in IVF. Human reproduction, 2009, 24(7): 1769-1770, author reply 70.

[36] SATOR-KATZENSCHLAGER S M, WOLFLER M M, KOZEK-LANGENECKER S A, et al. Auricular electro-acupuncture as an additional perioperative analgesic method during oocyte aspiration in IVF treatment. Human reproduction, 2006, 21(8): 2114-2120.

[37] SMITH C A, GRANT S, LYTTLETON J, et al. Using a Delphi consensus process to develop an acupuncture treatment protocol by consensus for women undergoing Assisted Reproductive Technology (ART) treatment. BMC complementary and alternative medicine, 2012, 12: 88.

[38] SO E W, NG E H, WONG Y Y, et al. A randomized double blind comparison of real and placebo acupuncture in IVF treatment. Human reproduction, 2009, 24(2): 341-348.

[39] STENER-VICTORIN E, HOLM G, JANSON PO, et al. Acupuncture and physical exercise for affective symptoms and health-related quality of life in polycystic ovary syndrome: secondary analysis from a randomized controlled trial. BMC complementary and alternative medicine, 2013, 13: 131.

[40] STENER-VICTORIN E, HUMAIDAN P. Use of acupuncture in female infertility and a summary of recent acupuncture studies related to embryo transfer. Acupuncture in medicine : journal of the British Medical Acupuncture Society, 2006, 24(4): 157-163.

[41] STENER-VICTORIN E, WALDENSTROM U, ANDERSSON S A, et al. Reduction of blood flow impedance in the uterine arteries of infertile women with electro-acupuncture. Human reproduction, 1996, 11(6): 1314-1317.

[42] WU L L, YAN Y. Advance in acupuncture treatment of polycystic ovarian syndrome. Zhongguo Zhong xi yi jie he za zhi Zhongguo Zhongxiyi jiehe zazhi = Chinese journal of integrated traditional and Western medicine, 2015, 35(3): 379-384.

[43] WU X K, STENER-VICTORIN E, KUANG HY, et al. Effect of Acupuncture and Clomiphene in Chinese Women With Polycystic Ovary Syndrome: A Randomized Clinical Trial. Jama, 2017, 317(24): 2502-2514.

[44] ZHANG M, HUANG G, LU F, et al. Influence of acupuncture on idiopathic male infertility in assisted reproductive technology. Journal of Huazhong University of Science and Technology Medical sciences = Hua zhong ke ji da xue xue bao Yi xue Ying De wen ban = Huazhong keji daxue xuebao Yixue Yingdewen ban, 2002, 22(3): 228-230.

[45] ZHANG R, FENG X J, GUAN Q, et al. Increase of success rate for women undergoing embryo transfer by transcutaneous electrical acupoint stimulation: a prospective randomized placebo-controlled study. Fertility and sterility, 2011, 96(4): 912-916.

[46] ZHANG W Y, HUANG G Y, LIU J. Influences of acupuncture on infertility of rats with polycystic ovarian syndrome. Zhongguo Zhong xi yi jie he za zhi Zhongguo Zhongxiyi jiehe zazhi = Chinese journal of integrated traditional and Western medicine, 2009, 29(11): 997-1000.

[47] ZHENG C H, ZHANG M M, HUANG G Y, et al. The role of acupuncture in assisted reproductive technology. Evidence-based complementary and alternative medicine : eCAM, 2012, 2012: 543924.

[48] ZHOU L, XIA Y, MA X, et al. Effects of "menstrual cycle-based acupuncture therapy" on IVF-ET in patients with decline in ovarian reserve. Zhongguo zhen jiu = Chinese acupuncture & moxibustion, 2016, 36(1): 25-28.

[49] 崔薇, 孙伟, 刘莉莉, 等. 电针干预对体外受精-胚胎移植患者的作用研究. 中国妇幼保健, 2007, 22(24): 3403-3405.

[50] 刘俊岭, 陈淑萍, 高永辉. 电针不同穴位对大鼠子宫平滑肌电活动的影响. 针刺研究, 2007, 32(4): 237-242.

[51] 刘新玉, 黄光英, 张明敏. 针刺改善大鼠胚泡着床障碍机制初探. 中国中西医结合杂志, 2007, 27(7): 633-636.

[52] 马瑞芬, 陆海娟, 陆金霞, 等. 针刺促排卵与血 FSH、LH、E2 的关系. 浙江中西医结合杂志, 2006, 16(11): 711-712.

[53] WU X K, STENER-VICTORIN E, KUANG H Y, et al. PCOSAct Study Group. Effect of Acupuncture and Clomiphene in Chinese Women With Polycystic Ovary Syndrome: A Randomized Clinical Trial. JAMA, 2017, 317(24):2502-2514. doi: 10.1001/jama.2017.7217. PMID: 28655015; PMCID: PMC5815063.

第五节 新型卵巢保护剂的研究

随着恶性肿瘤发病率上升、死亡率下降及发病年轻化的趋势，人们日趋关注育龄女性肿瘤患者的生殖内分泌健康。据2018年英国的数据统计显示，与普通人群相比，育龄女性恶性肿瘤患者在疾病诊断和治疗后，妊娠率总体下降了38%，其中以乳腺、宫颈、脑/中枢神经系统肿瘤和血液系统疾病的治疗对生育的影响最大。目前，保护恶性肿瘤患者生育功能的方案主要有以下几个方面：妇科恶性肿瘤保留生育功能手术（保留生殖器官），胚胎、卵母细胞或卵巢组织的冷冻移植（体外保存生殖单元），卵巢保护剂（体内保护生殖细胞），干细胞移植（修复生殖功能）等。在以上方案中，卵巢保护剂因其不仅适用于所有年龄阶段（包括青春期前儿童）的患者，而且不需要侵入性外科手术，也不需要因为生育力保护延迟肿瘤治疗[1]，因而成为目前肿瘤生殖学研究的热点。理论上，如卵巢功能得到有效的保护，患者将免于面临卵巢功能早衰（premature ovarian failure，POF）导致的不孕，也可有效预防因卵巢内分泌功能衰竭导致的绝经、骨质疏松、更年期综合征等多种并发症。本节将主要探讨卵巢保护剂的研究进展与应用。

一、抑制原始卵泡过度活化的卵巢保护剂

原始卵泡过度活化是化疗导致卵巢损伤的重要机制，被大家广泛认可的机制有内源性激素的直接激活及PI3K/mTOR和PI3K/FOXO3a通路的开放。抑制原始卵泡过度活化的卵巢保护剂通过抑制化疗药物导致的原始卵泡向初级卵泡转化，阻止了卵巢储备耗竭的发生。目前，已证实一些卵巢保护剂通过抑制PI3K通路来抑制原始卵泡的过度活化，也有一些药物能抑制原始卵泡过度活化，但机制不明或作用于非PI3K通路。

（一）GnRH 激动剂

GnRH激动剂可与GnRH一样，作用于垂体受体。初次使用时，GnRH激动剂可短暂地促进促性腺激素——FSH和LH的分泌，再作用于卵巢，促进卵泡的生长发育。但是，当持续给予GnRH激动剂时，会发生受体脱敏（受体结构改变、受体内吞降解致数量减少或受体下游通路发生改变）的现象，从而使垂体处于"无应答"的青春期前状态，达到抑制卵巢血供、抑制卵泡募集的作用。GnRH激动剂不仅可通过垂体间接性地抑制卵巢血供和卵泡募集，还可通过直接作用于卵巢的GnRH受体发挥抗凋亡作用，因而GnRH激动剂被美国临床肿瘤学会（American Society of Clinical Oncology，ASCO）临床实践指南推荐用于保护乳腺癌患者化疗导致的卵巢损伤。早期研究显示，无论是动物实验还是临床试验，GnRH激动剂确实抑制了卵巢卵泡数量的下降，降低了化疗相关绝经的发生率。但是随后通过使用人卵巢皮质的体外实验发现，分别使用环磷酰胺体外活性代谢物4-HC 100 μg/mL、顺铂40 μg/mL

或TAC方案（环磷酰胺100 μg/mL、多柔比星10 ng/mL 和多西他赛10 ng/mL）后，在样本中可观察到最大程度的细胞毒性。暴露于这些药物会导致DNA损伤、细胞凋亡和大量卵泡丢失，同时导致样本促甾体激素生成活性下降。而GnRH激动剂与化疗药物一起使用可上调GnRH受体的表达和升高细胞内cAMP水平，但并无抑制DNA损伤、抑制细胞凋亡及保护卵泡丢失的作用，提示GnRH激动剂并无直接的体外保护作用。

GnRH激动剂用于卵巢保护已有很长的历史，但其临床应用价值一直存在争议。有学者对1987—2015年间的10项随机对照试验研究、共计907名患者的数据进行荟萃分析时发现，当以卵巢功能恢复（月经恢复/无化疗所致POF）为结局终点时，使用GnRH激动剂组和未使用组卵巢功能恢复无显著差异，卵巢功能恢复率分别为68.4%和59.9%，危险比为1.12。当进一步根据患病年龄、肿瘤类型和GnRH激动剂种类对卵巢功能恢复进行亚组分析时发现，GnRH激动剂使用组均未表现出对化疗卵巢损伤的保护效应。2019年，我国学者发表的一项包含了12个随机对照试验、共计1 369名12~51岁女性的Cochrane系统评价显示，GnRH激动剂和化疗药物联用组与化疗药物单用组相比，治疗后12个月内联用组月经恢复或维持率显著高于单用组，但当随访时间超过12个月时两组结果无显著差异。虽然联用组可显著降低卵巢早衰发生率和提高排卵率，但是两组的累计妊娠率无显著差异，分别为9.0%和6.3%。最终得出结论：在化疗期间，GnRH激动剂在维持或恢复月经周期、预防治疗卵巢早衰和排卵障碍相关方面具有改善效益，但以妊娠率为观测指标时卵巢保护的证据不足，需要进一步研究以证实。2018年，ASCO实践指南亦指出，GnRH激动剂目前还不能替代生育力保存方法如卵子或胚胎冷冻等。综上所述，尽管GnRH激动剂对化疗导致的卵巢损伤的保护作用已进行了近30年的动物实验和临床研究，但其保护效应目前尚无定论。

（二）抗米勒管激素

抗米勒管激素（AMH）是一种二聚体糖蛋白，是转化生长因子β（TGF-β）超家族成员之一。AMH在预测卵巢储备功能、监测卵泡生长状态等方面有重要的临床价值，目前广泛应用于妇科内分泌疾病、妇科肿瘤、生殖医学领域的临床诊断和治疗监测。在卵巢中，AMH主要由初级卵泡、次级卵泡和小窦卵泡的颗粒细胞产生，颗粒细胞在原始卵泡阶段并不表达AMH，在卵泡激活并发育至初级卵泡后表达量增加。AMH能抑制原始卵泡的募集和调控窦状卵泡生长发育，与卵巢储备功能关系密切，发挥着抑制卵泡活化的作用。利用基因编辑小鼠模型发现，AMH的缺失可导致原始卵泡池的过度活化和耗竭，表明AMH在调节原始卵泡募集中具有重要作用。

越来越多的研究认为，AMH可以作为一种卵巢保护剂，保护化疗过程中的卵巢，避免功能损伤。2013年，Pépin等对AMH进行改造，得到了相比野生型AMH蛋白和商业型C端重组AMH蛋白药物代谢时间更长、效应浓度更低的AMH蛋白，促进了AMH的生理功能及其对卵巢损伤保护作用的探究。重组AMH在不同化疗药物导致卵巢损伤中的作用结果显示，长期使用以腺相关病毒（AAV）为载体的AMH递送系统或重组AMH蛋白，使小鼠达到超生理剂量的AMH水平，可保护卵巢免受环磷酰胺、多柔比星、顺铂等多种化疗药物造成的卵巢储备衰竭。在使用以上化疗药物时联合应用重组AMH可减少小鼠原始卵泡活化,从而保护原始卵泡储备,提高长期生育力和生殖结局。该研究进一步验证了无论是在乳腺癌细胞系的体外实验,还是白血病动物模型的体内实验中,重组AMH联用均未干扰环磷酰胺对肿瘤细胞的杀伤作用。值得一提的是,AMH对原始卵泡活化的抑制作用是可逆的,即当停用AMH后,停滞的原始卵泡仍然可被激活,进入生理卵泡发育轨迹,但是这些卵泡的质量及其对后代的影响仍需要进一步的探索和验证。

AMH作为一种内源性激素,主要借助卵泡自分泌和旁分泌的方式,与其Ⅱ型受体(AMHRⅡ)融合发挥生物学作用。AMHRⅡ在女性体内主要表达于卵巢原始卵泡颗粒细胞、发育早期卵泡颗粒细胞和卵巢表面上皮细胞,以及AMH来源的器官如输卵管和子宫等,在其他组织上表达甚少。因此,AMH兼具卵巢靶向性强和副作用小的优点,其作为卵巢保护剂具有得天独厚的优势,为年轻女性化疗后卵巢功能的保护提供了较大的临床应用可能性。

(三)哺乳动物雷帕霉素靶蛋白抑制剂

哺乳动物雷帕霉素靶蛋白(mTOR)是一种真核生物中进化保守的丝氨酸/苏氨酸激酶,是细胞生长和增殖的重要调节因子,在卵巢中,mTOR也参与卵子的发育和成熟,以及卵泡的活化和发育。MTOR由mTORC1和mTORC2两种形式的亚基构成,由于mTORC2是雷帕霉素非敏感性受体,目前对哺乳动物卵巢mTOR的研究主要集中于mTORC1及其下游分子的激活与原始卵泡活化之间的关系。PI3K及下游分子Akt具有丝/苏氨酸蛋白激酶活性,也是静止期卵母细胞激活的经典信号分子,PI3K的激活可以促进结节硬化复合物2(tuberous sclerosis complex 2,TSC2)磷酸化并与复合物TSC1/TSC2分离,解除复合物对mTORC1的抑制作用从而激活mTORC1。在卵巢衰老和化疗导致的卵巢损伤中,卵母细胞和颗粒细胞中PI3K/mTOR通路的过度激活可导致卵母细胞的发育和颗粒细胞的增殖分化,使原始卵泡被激活,引发原始卵泡的耗竭,从而导致女性卵巢储备能力降低;mTOR抑制剂可以通过抑制PI3K/mTOR通路来抑制原始卵泡活化。与此同时,mTOR抑制剂在肿瘤治疗上也拥有广阔的前景,其既能诱导凋亡、阻滞细胞周期和诱导细胞自噬,又能阻碍mTOR信号通路的信号传导,从多方面起到抑制肿瘤生长的作用;因此,mTOR抑制剂兼具抗肿瘤和抑制原始卵泡发育、缓解卵泡过度耗竭的作用;mTOR信号通路有望成为女性生育力保护的新靶点,尤其是化疗导致卵巢损伤的保护。雷帕霉素是最早被发现的一种mTOR抑制剂,但因溶解性和稳定性差、毒副作用广泛和易耐药等问题限制了其临床应用。随着化学修饰和基因工程技术的迅速发展,以降低毒性为目的的雷帕霉素衍生物的研制成为新的研究方向。雷帕霉素、依维莫司、替西罗莫司和Ridaforolimus为第一代mTOR抑制剂,主要抑制复合体mTORC1,长期用药容易产生耐药性;INK128、AZD8055和AZD2014等第二代mTOR抑制剂可以同时抑制复合体mTORC1和mTORC2,但仍处于临床试验阶段。

目前,多种mTOR抑制剂都在动物模型和体外实验中证实具有保护卵巢的作用。在环磷酰胺导致性腺毒性的小鼠模型中,接受环磷酰胺治疗的小鼠分别同期接受两种mTOR抑制剂的治疗,一种是临床批准的抑制mTORC1的依维莫司，一种是处于临床试验阶段的复合物mTORC1和mTORC2的抑制剂INK128，两者都能维持原始卵泡数目和血清AMH于正常水平，保护卵巢储备功能。与联用mTOR抑制剂组相比，单纯化疗损伤组的小鼠后代数量明显减少。此外，mTOR抑制剂阻碍卵泡活化的效应也是可逆的，停药之后联用组小鼠获卵数与单纯化疗组无显著差异，两组获得的卵母细胞的受精率和囊胚形成率相似。目前，关于mTOR抑制剂保护卵巢的研究多局限于实验动物模型，mTOR信号通路及其抑制剂在人卵巢原始卵泡激活过程中的机制尚未完全阐明。

（四）三氯碲酸盐

三氯碲酸盐（AS101）是一种非毒性的免疫调节剂，可增强艾滋病和肿瘤患者的免疫功能，目前处于Ⅱ期临床试验中。研究显示，AS101与多种化疗药物联用还可减少化疗药物产生的血液和皮肤相关的毒副作用，如其可通过促进IL-1和集落刺激因子（CSF）的分泌，缓解环磷酰胺、卡铂、依托泊苷等化疗药物对骨髓造血功能的抑制和防止化疗引起的脱发。近年来，有学者发现AS101还可通过PI3K/PTEN/Akt信号通路抑制原始卵泡激活及颗粒细胞凋亡。

动物实验发现，AS101能通过抑制PI3K信号通路的激活，显著缓解环磷酰胺引起的卵巢原始卵泡数目的降低，减轻卵巢损伤和保护生育力，同时小鼠后代无明显异常。该现象提示，卵母细胞的质量也在一定程度上得到了保护。此外，AS101对卵巢的保护作用除了作用于PI3K/Akt/FOXO3a通路，还可能与减轻SIRT1信号介导的氧化应激有关。值得

一提的是，细胞实验证实AS101不影响化疗药物的抗肿瘤活性，在一定程度上可增强环磷酰胺的肿瘤杀伤力。目前，AS101保护化疗引起的卵巢损伤和卵泡过度激活的机制及其有效性和安全性仍需更多研究进一步证实。

二、细胞凋亡抑制剂

多种化疗药物通过DNA损伤或影响重要细胞器的合成，从而导致肿瘤细胞死亡。同时，化疗药物也会杀伤卵巢中的生殖细胞和颗粒细胞，使其DNA断裂，凋亡通路的激活和随后细胞内损伤修复反应相互较量，最终决定了细胞的命运结局。卵巢保护药物则通过抑制凋亡通路激活和（或）增强细胞损伤修复来保护卵巢。需要注意的是，不同化疗药物造成细胞凋亡的途径存在差异，这也意味着某种抗凋亡药物可能只保护某一种化疗药物造成的卵巢损伤。

哺乳动物体内凋亡通路分为两种，一种是死亡受体超家族成员触发的死亡受体通路，另一种是被广泛用于应对细胞外信号和内部损伤的线粒体途径。大多数具有性腺毒性的化疗药物是通过作用于肿瘤细胞的DNA双链，经线粒体途径促进肿瘤细胞的凋亡来发挥抗肿瘤效应。同理，其损伤卵巢也是通过此机制来启动卵母细胞和颗粒细胞的凋亡。利用特异性抑制剂及基因编辑小鼠进行研究，目前已报道的卵母细胞内的凋亡通路主要包括ATM、p53家族（Tp53/63/73）、CHK家族、Bcl-2家族等。凋亡抑制剂通过作用于以上分子可起到抑制卵母细胞凋亡和保护卵巢储备的作用。

（一）伊马替尼

伊马替尼是竞争性酪氨酸激酶（Abl）抑制剂，临床上主要用于治疗慢性粒细胞性白血病。Abl是Tp63转录活性的"开关"，控制着化疗药物作用后靶细胞的凋亡通路，也通过修复DNA损伤来维持有丝分裂的进行和减数分裂细胞的基因组稳定性。而伊马替尼通过竞争性抑制Abl来减少卵母细胞中c-Abl/Tp63的积累，从而保护卵巢免受化疗导致的卵母细胞凋亡。

动物实验显示，伊马替尼和顺铂、环磷酰胺联用时，其可有效减少原始卵泡数目的下降，提高妊娠率和减少不良生育结局的发生，而与多柔比星联用时却未显示出卵巢保护效应。这说明多柔比星与顺铂和环磷酰胺在诱导卵母细胞凋亡上可能存在不同的机制，导致伊马替尼对以上化疗药物造成的卵巢损伤呈现不同的保护效应。也有研究表明，Abl变构抑制剂GNF-2可抑制 γ-H2AX磷酸化和保护卵巢储备，而且变构抑制剂的保护效应比伊马替尼和DNA依赖性蛋白激酶（DNA-dependent protein kinase， DNA-PK）抑制剂更强[2]。但是，也有学者对Abl抑制剂对顺铂造成卵巢损伤的保护作用提出了质疑。有学者发现，Abl1/2缺陷小鼠并不能抵抗顺铂导致的原始卵泡凋亡，提示卵泡凋亡可能并不仅经由Abl1/2通路[3]。因而，伊马替尼是否具有卵巢保护效应及其机制尚无明确定论。

值得注意的是，Abl在化疗杀伤肿瘤细胞过程中也发挥着重要作用，因此即使伊马替尼已在临床上广泛应用于白血病的治疗，但当它作为卵巢保护剂与化疗药物联用时，是否影响化疗药物对肿瘤的杀伤效应仍需进一步验证。

（二）1-磷酸-鞘氨醇和神经酰胺-1-磷酸酯

1-磷酸-鞘氨醇（S1P）和神经酰胺-1-磷酸（C1P）是鞘磷脂（sphingomyelin）的主要生物活性鞘脂代谢物，参与调节细胞凋亡、增殖、迁移和血管生成等。S1P作为一种抗凋亡剂，是神经酰胺诱导的凋亡途径的抑制剂，可以促进细胞增殖和抑制凋亡。C1P由神经酰胺激酶催化产生，其既可直接进入胞质发挥作用，也可通过细胞膜转导的信号通路来调节细胞增殖、细胞迁移、血管生成和细胞凋亡等细胞生理过程。

在动物实验中，有学者通过人卵巢组织裸鼠移植模型发现，烷化剂环磷酰胺导致大量细胞的DNA断裂，卵巢组织中卵泡数目减少，而S1P预处理显著缓解了卵母细胞的凋亡，并维持了原始卵泡的数量。这表明S1P可通过抑制细胞凋亡来保护人卵巢移植物免受化疗损伤。在体外实验中，S1P预处理可显著减少环磷酰胺导致的人颗粒细胞凋亡，从而发挥保护作用。

除环磷酰胺外，S1P对多柔比星造成的卵巢损伤同样具有保护作用，且接受S1P治疗患者的后代无明显染色体异常，提示其临床应用的安全性。C1P的抗凋亡作用与S1P相似，在动物实验中能通过抗凋亡作用，缓解环磷酰胺引起的卵泡数目降低，维持 FSH和E_2的正常水平，挽救血管损伤，从而抵抗化疗药物的卵巢损伤。由于S1P和C1P的血浆半衰期短，需采取连续给药（微型渗透泵）或直接注射到卵巢的方式，以达到有效浓度。这种特殊的给药方式从某种程度上限制了S1P和C1P的临床应用。尽管理论上局部用药减少了对化疗药物抗肿瘤作用的干扰，但作为一类抗凋亡药物，S1P和C1P是否影响化疗药物的抗肿瘤作用仍未见报道，故它们对卵泡的保护作用及其局限性还需更多临床前研究证实。

（三）LH

LH是促性腺激素，生理状态时，LH与FSH存在协同作用，刺激卵巢雌激素分泌，促使卵泡成熟与排卵，使破裂卵泡形成黄体并分泌雌激素和孕激素。2016年，Rossi等的研究发现，LH可作用于卵巢体细胞的LH受体（LHR），通过cAMP/PKA和Akt通路产生抗凋亡作用，继而减少卵母细胞TAp63表达，促进其DNA损伤修复，从而保护原始卵母细胞免受顺铂诱导的凋亡。但由于目前相关报道较少，仍需要进一步探讨LH对化疗损伤的保护作用及机制。

此外，ATM/ATR/CHK1/CHK2/PUMA等均是化疗导致卵泡凋亡通路中的重要因子，其对应的阻滞剂KU55933、ETP46464、CK1Ⅱ、CK2Ⅱ也均有文献报道可发挥抗卵泡凋亡的保护作用[4]，在此不一一赘述。值得注意的是，这些分子在抵抗化疗药物导致的卵泡凋亡的同时，也可能干扰化疗药物杀伤肿瘤细胞，促进肿瘤进展，因此凋亡抑制剂应用于卵巢保护仍需理论和实践的反复验证。

三、DNA 损伤修复相关药物

理论上，能降低DNA损伤程度或增加损伤修复强度的药物均可能保护卵巢免受化疗药物损伤。

（一）地拉佐生

地拉佐生（Dexrazoxane）是铁螯合的乙二胺四乙酸（EDTA）衍生物，在临床上广泛用于减少多柔比星引起的心脏和皮肤毒性，其可通过螯合铁和抑制拓扑异构酶Ⅱ来减少多柔比星造成的DNA双链断裂，且动物实验显示地拉佐生与多柔比星的联合使用并不会降低多柔比星的抗肿瘤效果。在小鼠和猿猴的体内、外实验中，地拉佐生联合多柔比星使用可减弱多柔比星诱导的DNA损伤和随后的γ-H2AX激活，提高颗粒细胞活性，在避免卵巢急性损伤的同时，也会产生长期保护效应，维持卵巢的内分泌和生殖功能。

（二）Rad51重组蛋白

Rad51重组蛋白是体细胞和生殖细胞中DNA双链断裂同源重组修复依赖的组分之一。Rad51可维持基因组的稳定性，促进细胞存活。向鼠卵母细胞中微注射Rad51重组蛋白，可显著降低多柔比星和自发衰老引起的卵母细胞凋亡，恢复胚胎发育能力；表明Rad51在化疗诱导和自发持续的DNA损伤修复中都起关键作用，因而Rad51蛋白与卵细胞质量的相关性研究可能有益于改善化疗暴露和衰老后的卵母细胞质量及胚胎发育潜能。

同抗凋亡剂一样，加强DNA的损伤修复是否会协助肿瘤细胞逃避化疗药物的杀伤，仍需进一步的实验室和临床数据的证实。

四、抗氧化剂

抗氧化剂具有消除活性氧（ROS）并防止其造成损害的潜力。如化疗致生殖功能损伤的分子机制章节所述，环磷酰胺、多柔比星、顺铂等均可通过氧化应激机制损伤卵巢、降低卵泡质量，从而降低卵巢储备，影响生育力。因此，理论上抗氧化剂联合化疗药物使用可减轻化疗药物引起的氧化应激损伤，从而发挥卵巢保护作用。

（一）褪黑素

褪黑素是主要由哺乳动物的松果体产生的一种胺类激素，具有促进睡眠、调节时差、抗衰老、调节免疫、抗肿瘤等多种生理功能。作为抗氧化剂，褪黑素已被广泛用于防治肺纤维化、肾纤维化、糖尿病视网膜病变等；它也被证实可以通过MT1受体途径减轻氧化应激进而保护顺铂诱导的卵巢损伤，还可通过抗氧化作用、减少Caspase12和Chop等线粒体凋亡通路因子的表达等机制保护卵巢免受多柔比星的损害。另有研究显示，褪黑素可通过激活SIRT1信号通路减轻氧化应激反应，挽救雷公藤多苷引起的卵巢早衰。

褪黑素作为一种作用广泛的生理性激素，还可以通过其他途径保护化疗药物导致的卵巢损伤。研究发现，褪黑素有抑制原始卵泡募集的作用，褪黑素能通过抑制PI3K/Akt/FOXO3a通路减轻化疗引起的原始卵泡的过度激活，保护卵巢储备。此外，褪黑素还能激活ATM依赖或p38MAPK依赖的p53磷酸化，从而抑制放、化疗引起的DNA损伤。近年来，也有研究显示，褪黑素协同其他药物联用能发挥更显著的保护原始卵泡的作用，如褪黑素和饥饿素联合使用显著增强了褪黑素的卵巢保护效应，进一步的机制研究提示褪黑素和饥饿素分别作用于处于原始卵泡时期卵母细胞的受体，协同抑制PTEN和FOXO3a的磷酸化，并促进非磷酸化FOXO3a与卵母细胞中的p27Kip1启动子结合，从而抑制PI3K通路激活，更有效地抑制化疗导致的原始卵泡丢失。

（二）其他抗氧化剂

天然抗氧化剂如姜黄素（CRC）、辣椒素（CPS）或藏红花素（crocetin）等与环磷酰胺共处理，均显示出了对环磷酰胺诱导的卵巢损伤的保护作用。CRC和CPS是天然存在的植物化学物质。CRC和CPS联合环磷酰胺使用时增加了卵巢组织的抗氧化酶（GSH/SOD）的表达，改善了基质出血、炎症，升高了E_2和AMH水平。藏红花素可作为有效的自由基清除剂和脂质过氧化抑制剂，除具有强大的抗肿瘤作用外，还可降低氧化应激重要传感器SIRT1的水平，升高线粒体标记SIRT3/SOD2/PCG1α的表达，同时还可抑制卵泡活化通路的激活。

此外，部分人工合成的抗氧化剂也具有良好的抗氧化作用并且在动物实验中被证实有卵巢保护作用。辅酶Q10可促进DNA修复过程并减少化疗药物引起的DNA氧化损伤，不仅可改善环磷酰胺导致的卵母细胞线粒体能量代谢异常，而且可在衰老动物模型中防止卵巢衰老伴随的卵泡丢失，增加*PCNA*和*FSHR*基因表达。糖原合酶激酶3（GSK-3）如SB216763，可改善氧化还原稳态基因的转录，显著升高AMH水平，降低多柔比星导致的卵母细胞碎片率增加。Mangafodipir是锰螯合物和超氧化物歧化酶（SOD）模拟物，可保护卵泡免受顺铂诱导的细胞凋亡和氧化应激的影响，抑制原始卵泡的增殖，且不会干扰化疗药物的抗肿瘤作用。内质网应激阻滞剂苯丁酸（4-PBA）可降低顺铂导致的内质网应激、自噬和凋亡，显著减少体内、外卵泡丢失和闭锁。

值得注意的是，抗氧化剂虽然显示出减轻卵泡凋亡的作用，但其增加卵巢储备的效应并不显著，改善卵泡质量可能才是抗氧化剂抵抗化疗诱导卵巢损伤的主要机制。已知的抗氧化剂数目繁多，功效各有差异，尽管相关的基础研究举不胜举，但仍缺乏有效的临床数据。

五、抗炎、抗纤维化、抗血管损伤相关药物

卵巢基质损伤，如炎症、纤维化和血管损伤等可间接损伤卵巢，导致卵泡数量和（或）质量下降。虽然现有研究较少关注卵巢基质损伤，但其在维持正常卵巢功能中具有重要作用。与抗氧化剂相似，此类卵巢保护剂类别繁多，保护功效各有差异，目前尚缺乏临床保护效应的报道。

（一）他莫昔芬

他莫昔芬是选择性雌激素受体竞争性抑制剂，同时能上调转化生长因子 β（TGF-β）生成和特异性抑制蛋白激酶C，对雌激素依赖性细胞具有明显的抑制作用。近期有研究发现，他莫昔芬还具有抗纤维化、抗炎和促进血管生成的作用。研究表明，他莫昔芬可通过抑制TGF-β/Smad纤维化通路来缓解腹膜的纤维化损伤，还可通过上调核因子κB（NF-κB）的抑制蛋白和下调IL-1β表达而发挥抗炎效能。此外，还发现他莫昔芬可通过抑制肝脏炎症反应来有效缓解细菌性脂多糖诱导的急性肝衰竭，以及促进中性粒细胞凋亡来治疗中性粒细胞型哮喘。

有文献报道，当他莫昔芬与环磷酰胺、多柔比星联合使用时，可改善化疗造成的卵巢损害：缓解原始卵泡和总卵泡丢失，降低卵母细胞碎片率。进一步探究机制发现，他莫昔芬单独作用于正常卵巢时无明显作用，而与化疗药物共同使用时可显著降低多个与炎症、组织重建、血管扩张相关基因的表达，这提示他莫昔芬可能是通过抗炎机制来发挥保护作用的。

（二）颗粒细胞集落刺激因子

颗粒细胞集落刺激因子（G-CSF）是一种糖蛋白，可刺激骨髓产生粒细胞和干细胞并将其释放到血液中。天然存在的G-CSF类似物称为非格司亭和Lenograstim。临床上已用于治疗粒细胞减少相关疾病，如重度先天性中性粒细胞缺乏症、淋巴肉芽肿、淋巴瘤等，以及用于缩短非血液系统恶性肿瘤患者化疗后中性粒细胞减少的时程和降低发热性中性粒细胞减少症的发病率。

G-CSF加或不加干细胞因子均可显著降低环磷酰胺造成的卵巢损伤。联用G-CSF组虽未恢复到空白对照组卵泡数目水平，但与单纯环磷酰胺化疗组相比，原始卵泡和早期生长卵泡数量显著增加，早期生长卵泡DNA断裂比例和血管密度恢复至空白对照组水平，卵巢早衰发生的时间显著延缓。当使用G-CSF保护顺铂导致的化疗损伤时，所有卵泡计数（原始、窦前和窦状卵泡）和血清AMH水平显著增加，表明G-CSF有助于减轻化疗药物造成的各级卵泡损伤。目前，G-CSF发挥卵巢保护作用的机制尚未阐明，尽管普遍认为其可能通过减轻血管损伤、减少纤维化从而减轻卵巢损伤，但也不排除其直接抑制卵泡凋亡的可能。

六、其他

（一）减少化疗药物核积累

与肿瘤细胞产生耐药机制相似，若某种药物可抑制化疗药物进入卵母细胞内和（或）促进化疗药物从卵母细胞内排出，即减少化疗药物在卵母细胞内的积累，理论上，该药物可降低化疗药物对卵母细胞的损害，发挥卵巢保护作用。但其全身给药是否影响化疗药物在肿瘤细胞中的蓄积和杀伤作用，尚有待验证。

1. 硼替佐米 硼替佐米是一种高亲和力蛋白酶体抑制剂，已经在临床上作为靶向药用于治疗多发性骨髓瘤，现被证明可以通过抑制多柔比星的核累积从而减少多柔比星诱导的卵巢损伤，其机制与多柔比星必须同蛋白酶体结合才能转运通过核膜相关。Roti等2014年的研究发现，提前用硼替佐米预处理，1 h后再使用多柔比星，与多柔比星直接处理相比，卵巢组织内多柔比星总积累量显著减少。硼替佐米预处理组减少了卵巢所有类型细胞的DNA损伤，以及随后的γ-H2AX磷酸化和窦前卵泡凋亡。同时，硼替佐米预处理组较多柔比星直接处理组小鼠的产仔数明显增加，且幼仔的尺寸和体重均有改善，即硼替佐米延长了多柔比星化疗后的小鼠生育期，改善了小鼠子代的健康状况。除硼替佐米外，其他已被批准用于临床治疗黑素瘤和肺癌或目前正在临床试验的蛋白酶体抑制剂中，部分也被证实具有卵巢保护效应，如MG-132。

2. 多药抗性基因1表达蛋白 多药抗性基因1（MDR1）表达蛋白是第三阶段药物转运酶，参与化疗药物的代谢和清除。MDR1在肿瘤细胞中的过度表达导致了多重耐药，而在正常组织如卵巢中MDR1保护细胞免受化学毒性。

体外实验显示，通过逆转录病毒上调颗粒细胞中MDR1表达量，可使颗粒细胞抵抗紫杉醇的毒性和多柔比星的损伤。同时，当MDR1表达量受抑制或表达缺陷时，面对环磷酰胺损伤，卵巢体细胞凋亡更显著，小鼠动情周期紊乱，AMH/INB/E_2水平降低，氧化应激和炎症增加。这意味着MDR1不仅可抵抗化疗损伤，对维持卵巢生理功能也发挥着重要作用。2018年，Wang等通过转基因小鼠模型和体外卵泡培养模型，研究了MDR1缺乏对多柔比星所致

卵巢毒性的影响，以及MDR1对卵巢类固醇激素的调节作用。结果显示，MDR1的缺乏并未影响雌性小鼠的卵巢功能和生育能力。但在体内和体外模型中，MDR1的缺乏显著加重了多柔比星诱导的卵巢毒性，这提示MDR1对卵母细胞中化疗药物的清除起重要作用。

如何靶向性地将MDR1蛋白在卵巢组织中过表达是MDR1实现其卵巢保护效应的临床应用的关键。首先，以上通过逆转录病毒上调MDR1的方法存在局限性，目前介导病毒靶向转染至卵巢的可行性低，尚缺乏临床应用的可行性。其次，由于病毒载体存在严重的免疫原性，首次治疗时会激活机体的免疫系统，影响后续治疗效果，即该治疗方法持久性欠佳。最后，也是最受关注的是，病毒载体携带的基因有转染入生殖细胞继而传给后代的风险，其安全性有待商榷。

（二）干细胞和外泌体

不同组织来源的干细胞在化疗诱导的卵巢早衰小鼠中可以恢复卵巢功能、促进卵泡形成，这可能与其可改善氧化应激导致的卵巢结构和功能改变有关。深入研究发现，由干细胞产生的外泌体或小囊泡可能是其发挥保护作用的重要组成成分。这些外泌体或小囊泡可降低化疗引起的卵泡凋亡和血管损伤，其保护作用涉及凋亡/PPAR/磷脂酰肌醇通路。

当对外泌体或囊泡内容物进行分析时，其中的microRNA已被证实发挥着重要作用。值得注意的是，不同的研究最终获得的目标microRNA也有所不同，如Xiao与Zhang等分别研究了人羊膜干细胞（hAEC）对环磷酰胺诱导的卵巢早衰的治疗效果及机制。尽管结论均支持干细胞衍生的外泌体

对化疗卵巢损伤的保护作用，但两项研究得出的保护性microRNA分别是miR-146a/miR-10a和hsa-miR-1246，这可能与microRNA作用多样性有关，即一种microRNA可调节多个基因的表达，而一个基因的表达可同时受多个microRNA的调控。

此外，干细胞或外泌体用于卵巢保护的临床应用尚有众多问题亟待解决，如靶向递送入卵巢的方法、子代的安全性、药物的质控等。

（三）化疗药物的改造

减轻化疗药物对卵巢的损伤，除了以上诸多与化疗药物联用或化疗药物应用前的预处理，还可从化疗药物本身出发进行改构，在保留化疗药物肿瘤杀伤效能的同时，减少其对正常组织器官的杀伤作用。

尽管目前并无对化疗药物进行改构从而减弱其生殖毒性的报道，但改变蒽环类药物的用药方式甚至直接对药物进行改构以减轻其心脏毒性的实验室研究已成为经典案例。文献报道的药物改造方式主要有以下几个方面。第一，采用最有效的给药方式，包括给药剂量、给药途径、给药间隔，如超过6h或更长时间间隔静脉注射蒽环类药物相比一次性静脉注射可显著降低心脏毒性的发生率。第二，采用化疗药物类似物，该类似物保留对肿瘤细胞的杀伤能力，但是显著降低了对靶器官的损害，如将阿霉素改为类似物表阿霉素。第三，增加化疗药物靶向性或降低药物血浆清除率，所谓靶向亦指定向运输至位点，可避免药物在靶点外发挥作用。该方法需寻找靶器官或靶细胞的特异分子、构建特殊的药物递送系统等。

近年来，新的药物递送系统，如脂质体或三氧化二砷纳米材料包裹药物已经取得了重大进展，

脂质体包裹的蒽环类药物会更亲和肿瘤组织，从而更少到达心脏和胃肠道等组织，而且脂质体包裹可降低药物毒性。纳米材料则可降低药物的血浆清除率，从而以更少的药量达到杀伤肿瘤的效应。这些递送方式是否可以应用于化疗过程中的卵巢保护仍需要进一步探索和深入研究。

七、总结与展望

化疗药物对年轻恶性肿瘤患者的卵巢功能的损伤不容忽视。安全、有效的卵巢保护剂的开发刻不容缓，多年来诸多科学家基于不同机制探索了多种可能的卵巢保护剂（图4-5-1），为女性肿瘤患者在体生育力保存带来了曙光。

新型卵巢保护剂的开发主要面临以下问题。第一，除GnRH激动剂、S1P和他莫昔芬保护卵巢功能验证实验以动物和人卵巢组织分别作为研究对象外，其他药物的研究均只在动物模型上进行；虽然这些卵巢保护剂均在动物模型上表现出抵抗化疗药物损伤、增加原始卵泡数目、减少细胞凋亡的作用，但其是否在人体卵巢中有此效应尚不可知，其在安全剂量下对人卵巢组织的保护效应强度也不可知。第二，卵巢保护剂在保护生育力的同时不能干扰化疗药物对肿瘤细胞的杀伤能力，否则将促进肿瘤进展。尽管AS101、G-CSF、伊马替尼、他莫昔芬均已在临床上应用于肿瘤治疗，但其与其他化疗药物联用时是否有协同效应或抵消效应仍需验证，其他卵巢保护剂对肿瘤的影响及联用化疗药的作用更需要进一步证实。第三，即将发生凋亡的卵母细胞受到卵巢保护剂的挽救后，是否会影响卵母细胞的发育甚至后期的胚胎发育仍无定论。众所周知，化疗药物对体内细胞呈非特异性杀伤，在杀伤肿瘤

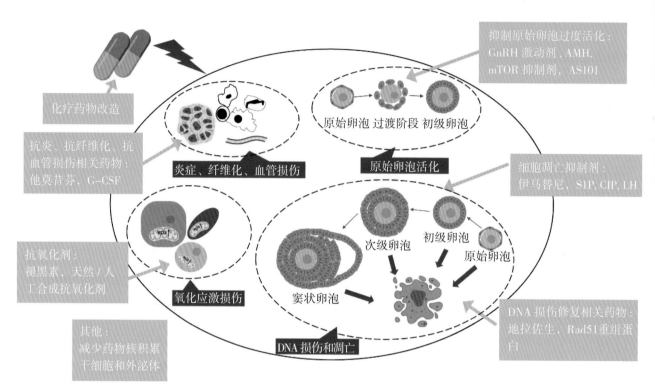

图4-5-1　卵巢保护剂

细胞的同时，也会造成生殖细胞DNA双链断裂或其他损伤。卵巢保护药物可挽救这类卵母细胞，抑制其凋亡，但这种卵母细胞的后续发育是否正常，其胚胎及子代安全性尚有待研究。第四，即使现有文献中化疗药物损伤小鼠的子代未发现表观异常，仍不能排除化疗会对子代造成损伤的可能，研究时需综合关注基因组学和表观遗传改变、短期和长期影响效应等。第五，卵巢基质对卵巢卵泡的数量和质量具有重要作用。目前的研究更多地关注卵母细胞而忽略了对卵巢基质的保护。事实上，卵巢保护剂既需要保护卵泡又需要保护卵巢基质，既要重视卵巢储备又要重视卵子质量，所以亟须整合不同的卵巢保护剂，针对不同的损伤进行卵巢保护。

综上所述，卵巢保护剂从实验室探索过渡到临床实际应用将是一个漫长、复杂且艰难的过程，亟待大量的实验室和临床实践的支持。不同的化疗药物对卵巢的损伤机制不同，所需要的相应卵巢保护剂也各不相同，开发针对性强且安全有效的卵巢保护剂将是未来卵巢保护研究的热点。

（李科珍）

参考文献

［1］RONESS H, KASHI O, MEIROW D. Prevention of chemotherapy-induced ovarian damage. Fertil Steril, 2016, 105(1): 20-29.

［2］BELLUSCI G, MATTIELLO L, IANNIZZOTTO V, et al. Kinase-independent inhibition of cyclophosphamide-induced pathways protects the ovarian reserve and prolongs fertility. Cell Death and Disease, 2019, 10(10): 726.

［3］KIM S-Y, NAIR D M, ROMERO M, et al. Transient inhibition of p53 homologs protects ovarian function from two distinct apoptotic pathways triggered by anticancer therapies. Cell Death & Differentiation, 2019, 26(3): 502-515.

［4］HAO X, ANASTACIO A, LIU K, et al. Ovarian Follicle Depletion Induced by Chemotherapy and the Investigational Stages of Potential Fertility-Protective Treatments: A Review. Int J Mol Sci, 2019, 20(19): 4720.

第五章
妇科恶性肿瘤患者生育力保存研究
Fertility preservation in gynecological malignant tumor

第一节　妇科恶性肿瘤生殖低温学

全世界每年新发癌症病例数日益增多，一些女性癌症患者在确诊时年龄不足35岁。而近几十年来育龄女性推迟生育成为一种社会趋势，大部分被初诊为癌症的女性患者尚未完成生育。国际指南建议医生尽早讨论关于疾病本身或癌症治疗对育龄患者生育力的影响，以及患者在癌症治疗后的生育需求，告知患者生育力保存措施。

美国临床肿瘤学会（American Society of Clinical Oncology，ASCO）、欧洲肿瘤内科学会（European Society for Medical Oncology，ESMO）建议可将精子冷冻、胚胎/卵子冷冻分别作为男性、女性生育力保存的常规措施。而冷冻性腺组织和化疗前应用药物保护性腺组织虽已列为临床常规，仍需要另外的知情同意，并且通常提供给无法采用既定方法或者无法延迟治疗的患者。在妇科癌症中，生育力保存策略包括保留生育力的手术方法和对于生殖材料的保存技术。最佳策略因恶性肿瘤的类型、阶段、确诊时的年龄、卵巢储备状态、从初诊到开始癌症治疗的可用时间，以及癌症治疗计划而异[1]。

低温生物学是研究在自然和人工低温条件下生命体、组织、细胞不同层次的活动规律及其应用的学科。具体而言，就是研究低温对人体的影响及利用低温技术达到医疗目的的一门学科。自20世纪初，以冷冻状态保存细胞的技术持续发展。起初，除了精液储存以外，冷冻技术在辅助生殖技术领域的应用无突破进展。直到1978年，人类体外受精-胚胎移植技术得到突破。而冷冻保存的优势早已远远超过生殖领域的范围，延伸到了干细胞、血管、心脏瓣膜、皮肤等几个方面，但在生殖领域，低温生物学备受科学家们青睐。低温生物学涉及生物学及物理学两大学科，是一种用来降低活体器官及其组成部分和产物温度的科学方法。在大多数情况下，生殖低温生物学主要是为灵活选择妊娠时机、配子流通、胚胎储备，以及上述多个环节的应用赢得时间。

常规冷冻保存指的是将各种生命系统保存在冷冻介质中，超低温度保存以延长保存时间。玻璃化冷冻在生殖领域的应用近10年来备受关注，作为冻存细胞、组织甚至整个器官的一种方法越来越受欢迎。目前，生殖低温生物学的重点在于尽可能在不形成冰晶的情况下达到冷冻状态。本节将从生殖领域中生育力保存应用到的慢速冷冻技术、玻璃化冷冻技术进行基本阐述。

一、生育力保存的干预

当由于计划进行性腺毒性化疗、放疗或者手术切除性腺（包括卵巢）而导致不可避免的性腺（包括卵巢）功能损失时，可以通过对患者实施辅助生殖技术，实现生殖细胞（卵细胞）或者胚胎的冻存，这属于生育力保存的范畴。根据不同的指导原则，卵巢刺激后进行卵母细胞/胚胎的冷冻保存已作为一线生育力保存方法进行讨论[2]。辅助生殖技术的关键是超促排卵，也可称为受控的卵巢过度刺激（COH），即为了诱导多个卵泡发育而进行监测下的卵泡刺激。收获的卵母细胞的数量及质量与未来的生育潜能具有高度相关性，而允许卵巢刺激的时间有限，因此对于肿瘤患者的超促排卵极具挑战性。冷冻保存的卵母细胞数量与累计妊娠率直接相关[3]。许多肿瘤医生不希望患者接受卵巢刺激，因为多个卵泡发育可导致循环中的雌二醇水平升高，这可恶化患有激素依赖性癌症患者的肿瘤学结果。

尽管还没有长期的随访研究，但已有许多学者开始探索对患有激素依赖性癌症如子宫内膜癌、乳腺癌、卵巢癌等患者应用新的卵巢刺激方案，如与芳香化酶抑制剂来曲唑的联合治疗，以减轻与卵巢刺激相关的雌激素水平升高[4]。有学者发现在一个月经周期中有许多卵泡发育波，在卵泡后期或者黄体期有一些窦状卵泡尚处于发育的早期阶段[5]，如果此时给予外源性促性腺激素，可以在一个月经周期收获更多的成熟卵母细胞，提升体外受精胚胎冷冻保存的效率。因此对于妇科恶性肿瘤患者，为了保留其生育力而不延迟癌症的治疗，最大化获得配子数量，提高累计出生率，许多生殖中心开始尝试卵巢双次刺激方案（double ovarian stimulation protocol，DuoStim）。目前的结果令人受到鼓舞，因为肿瘤患者在接受DuoStim方案中获得成熟卵母细胞的数量增加[6]，但需要更多的治疗样本且长期的随访结果来评估DuoStim方案的有效性与安全性。

部分恶性肿瘤患者面临尽快接受手术和（或）放、化疗，没有充足的时间进行满意的超促排卵。对于这部分患者，可通过经阴道卵泡抽吸术获取未成熟的卵丘-卵母细胞复合物（COC），将其通过卵母细胞体外成熟技术进行体外培养[7]。还可以通过腹腔镜进行卵巢组织切除，将卵巢组织迅速运输到IVF实验室，收集卵泡中释放的少量COC[8]。进行体外成熟后将成熟卵母细胞进行冷冻保存。卵巢组织冻存是一种替代选择。最新的欧洲人类生殖和胚胎学学会（European Society of Human Reproduction and Embryology，ESHRE）指南[1]推荐：胚胎和卵母细胞冷冻保存是青春期后女性生育力保存的一线方法，MⅡ卵母细胞冷冻（玻璃化冷冻）是首选。当卵母细胞/胚胎冻存不适用或根据患者意愿，建议采用卵巢组织冻存进行女性生育力保护。已有证据显示，冷冻保存卵巢组织原位移植后卵巢功能恢复并自然妊娠成功，支持未来将其作为开放性临床应用的考虑。

生育力保存干预类型主要基于患者的年龄、青春期状态、肿瘤类型、生殖中心的经验及患者的选择，而这种选择往往不简单。关于卵母细胞玻璃化冷冻复苏后进行体外受精的临床报道还很有限，冷冻保存卵巢皮质的结局数据更加稀少。对于特定的患者，有研究者正在尝试多种生育力保存方式的组合来增加癌症幸存者的生殖选择[9]。但这些生育力保存都与低温生物学密切相关。

二、冷冻及解冻损伤

溶液在冰点以下可能形成结晶，常规冷冻保存过程中，冰晶以不同的速度形成。由于细胞外空间比细胞内大，冰晶首先在细胞外形成。由于细胞外冰晶的形成，水从细胞外溶液中析出，细胞外因此富含溶质，水分子从细胞内进入细胞外，导致细胞脱水。冷却速度过快或过慢都可能降低细胞冷冻后复苏率。如果冷却速度过快，细胞不能快速脱水，会因温度过低而导致细胞内的冻结，即导致细胞内冰晶的形成（intracellular ice formation，IIF）。细胞内冰晶形成是否对细胞造成影响取决于冰晶的形态学、冷冻速率和解冻速度。体积大的冰晶肯定会导致细胞损伤，小冰晶的形成却有利于细胞存活。但当解冻时，在融解前细胞内的冰晶先发生变化，如果复温速度过缓，水分子从小冰晶转移到大冰晶，从而导致大冰晶体积增大且表面粗糙，对细胞造成损伤。如果冷却速度过慢，细胞内液体高度浓缩，从而抑制过冷状态，可使得细胞内、外的化学势能保持平衡。但细胞外高浓度的溶液，其pH值、离子

浓度等的改变会导致蛋白质结构变化，从而降低细胞生物活性。细胞外冰晶和细胞的相互作用亦可能造成细胞的变形和细胞膜的破裂。

一般来说，这些因素主要通过细胞内和细胞外的水平衡来控制。细胞内冰晶的形成一般是致死性的，因为它可以导致细胞膜和细胞内结构的损伤。因此冷却速度过快或过慢都会降低细胞冷冻后的复苏率。为了达到最大的冷冻后复苏率，冷却速度应该介于快速和慢速之间，以冷却速度为横坐标绘制的细胞生存曲线表现为典型的倒"U"形。

三、冷冻保护剂的使用

冷冻保护剂（cryoprotective agents，CPA）可在冷冻过程中使细胞免于冷冻损伤，改善冷冻保存的结局，扩大冷冻储存的使用范围。常见的冷冻损伤表现有两种形式。冰晶损伤是指因细胞内部结冰而导致的细胞损伤。溶质损伤是指因保存溶液中溶质浓度升高而导致的细胞损伤。载体溶液是生理支持介质，CPA溶解在其中，以使细胞可暴露于CPA而不会受到其直接的损害作用。CPA通常是一种复合物，不同的CPA以不同的方式起保护作用。CPA一般分为两类，分子量较低、可自由穿透细胞膜的称为渗透性CPA（pCPA），如甘油、乙二醇、二甲基亚砜等；分子量较大、不能渗透到细胞内的称为非渗透性CPA（npCPA），如聚乙烯吡咯烷酮、右旋糖酐、羟乙基淀粉等。

关于CPA的作用方式，最初是从甘油对红细胞的保护机制研究中得出的。细胞在含甘油的液体中进行冷冻，因为溶质可降低溶液的冰点，细胞裂解的温度随着甘油的增加而降低。因此，在冷冻溶液中添加甘油可以降低最终溶液中的离子浓度，从而

减少对细胞的损伤。其他CPA还可与水分子相互作用，改变水在溶液中的结构，降低水相转变为冰相的能力。CPA均可导致一定程度的细胞脱水。最常用来作为卵细胞和胚胎的CPA是甘油、乙二醇、二甲基亚砜、1-丙二醇、2-丙二醇。这五种物质均为渗透性CPA，可以与水分子形成氢键，分子量相对较小，可自由穿越细胞膜。

不同的CPA有不同的保护机制，其最显著的作用方式之一是通过增加总溶质浓度来减少冰晶的形成。渗透性CPA的作用机制是提高细胞膜的通透性，允许水从细胞内转移到细胞外，降低细胞内未结冰溶液中电解质的浓度，保护细胞免受高浓度电解质的损伤。同时，细胞内水分也不会过分外渗，避免了细胞过分脱水皱缩，防止细胞内冰晶的形成。非渗透性CPA分子量较大，不能进入细胞，其主要作用是改变细胞外渗透压，在细胞达到冰点前使其脱水，从而减少细胞内冰晶形成。还可以提高CPA的黏稠度和溶液玻璃态的形成能力，并在解冻时发挥保护细胞膜的作用。与渗透性CPA相比，它们的细胞毒性相对较小。添加非渗透性CPA有助于提高黏度和张力，模拟细胞内蛋白质的冷冻保护作用来减少所需的渗透性CPA的浓度。

不同的CPA有不同的优缺点，上述两种保护剂联合使用是目前的趋势。

生物细胞的命运取决于细胞经历的热历程，如冷却速度、细胞冻结的终温度、到达终温度所需的时间，以及复温率或复苏率。选择哪种CPA取决于该物质对不同细胞的渗透性和毒性。常规冷冻保存一般会使用渗透性CPA。大量证据表明，虽然CPA有利，但也会造成直接低温损伤，其不利作用与其保护作用的生物学机制相关[10]。例如，在添加或去除CPA的过程中可能会引起细胞的渗透性损伤，其浓度越高，损伤越大[11]。渗透性CPA可进入细胞，但其穿过细胞膜的速度比水分子慢，添加渗透性CPA可导致渗透压的变化，细胞内水分大量流出而出现严重的脱水，随后CPA和水进入细胞，细胞出现再水化。去除CPA之后，渗透压再次发生变化，水进入细胞，然后慢慢恢复到初始的等张状态。以上描述的这种反复的体积变化会导致细胞整体功能的严重丧失，甚至出现细胞死亡。

不同的渗透性CPA扩散入细胞的速度不同，并且呈现一定的温度及浓度依赖性[12]。例如，在大多数胚胎中，丙二醇比甘油的渗透性更好，其可快速由细胞外进入细胞内，细胞外的浓度可迅速降低，从而降低胚胎对渗透性冲击的敏感性。在冷冻复苏过程中，常常添加非渗透性CPA来稀释溶质，防止过度的渗透性膨胀。CPA的渗透速度随温度的升高而增快，当温度达到-5℃左右时，CPA的渗透作用停止。在冷冻过程中，添加和去除CPA的过程应该根据细胞的特点进行优化，以保证得到成功的冻存。

除了渗透性损伤，冷冻保护剂对冷冻组织或细胞还有其他不利影响。有研究者提出，渗透性CPA，如1，2-丙二醇与水可以形成密切的连接，以至于生物学分子无法与水形成足够的连接，无法满意地水合而导致细胞功能受损，因此具有更高的细胞毒性[13]。

四、冷冻方法

（一）平衡慢速冷冻

平衡慢速冷冻又称为程序化冷冻。在此冷冻方法中，首先要将细胞或胚胎放入含渗透性CPA的液体中使其脱水。由于细胞外渗透压高于细胞内，细胞内的水分子流向细胞外，渗透性CPA进入细胞内。由于水外出的速度更快，因此细胞在最初进入冷冻液时会出现明显的皱缩。随着细胞内保护剂进一步渗入，细胞内外渗透压达到平衡，细胞体积从而慢慢恢复至接近原来大小。再将细胞或胚胎转移至含非渗透性CPA的液体中，此时细胞外渗透压增加，细胞内的水进一步流向细胞外，细胞进一步脱水，体积再一次缩小。之后将细胞或者胚胎置于程序性降温仪，开始程序化降温。通常先以缓慢的速度降温至冷冻液的冰点以下，此时进行人工植冰，从而协助细胞外结晶形成，细胞外渗透压升高，细胞内水分进一步外渗，并继续在细胞外结冰，使得细胞内充分脱水，也使得CPA在细胞或者胚胎内足够浓缩，在低温下呈现极其黏稠的固体状态，保持溶液的离子和分子分布，达到冷冻保护的目的。

在慢速冷冻过程中，使用低浓度CPA可通过尽量慢速地冷却细胞使得细胞内的渗透压和细胞外部分冻结溶液的渗透压接近，以减少细胞脱水来避免细胞内冰晶形成。平衡慢速冷冻可以避免细胞内溶液的超低温，通过上述编程装置使得细胞冷却过程中基本不会形成细胞内冰晶。但是平衡慢速冷冻过程中出现的极端脱水现象可导致一些细胞体积过度收缩，从而对细胞成分产生不可逆的损伤。

还有一种交替慢速冷冻的方法称为"非平衡慢速冷冻"或者"间断慢速冷冻"。它通常是在冷冻的起始阶段采用慢速冷冻达到一个中间温度，以呈现一定程度的脱水状态。在中间温度下，未冻结部分的溶液和细胞质浓度较高，突然浸入液氮中快速降温后形成玻璃化或者玻璃体。但这个方法需要在复温过程中迅速升温细胞才有较高的存活率，因

为起始阶段之后的细胞内仍然可能含有少许冻结的水。若复苏温度上升缓慢，这些水可能再次结晶[14]。另外，若未冻结部分的浓度不够，在迅速浸入液氮时可能形成不稳定的玻璃体，复温时会出现去玻璃化或者再结晶。

（二）玻璃化冷冻

1930年，Stiles提出可以通过玻璃化进行冷冻保存。玻璃化冷冻是指温度大幅度下降后，水溶液转变为非晶体固态物质的过程。这种状态中分子的三维排列与液体相同，但是黏性和其他物理性质更像固体。细胞质在快速冷却过程中，可形成细小晶体甚至非晶体物质，复苏后可恢复到最初的状态而没有任何变化。

玻璃化保存分子、细胞、组织及器官对农业、医学、科学、生态有着巨大的影响。自1980年以来，玻璃化技术在冷冻保存中的应用呈指数增长[15]。尽管被称为新技术，其实玻璃化早在1985年就被应用于小鼠胚胎的冷冻保存[16]。

玻璃化冷冻一般是采用高浓度的CPA短时间平衡后，使用最少的液体体积，采用导热性能好、薄的容器作为载体，直接投入液氮中，以达到最快的降温速度。玻璃化冷冻过程中如果降温速度不够快，有可能出现同一种溶液中既有玻璃化区域，又有冰晶形成区域。因此玻璃化冷冻成功的关键在于快速降温，为了达到快速降温，可以通过增加载体材料的热扩散系数、减少载板厚度、减少冷冻液体体积来实现。

目前常用的玻璃化冷冻载体有尼龙环、冷冻膜片，以及一些自制的拉伸麦管、毛细玻璃管等载体。除此之外，还有封闭性载体。用拉细的麦管作

为胚胎载体，然后再用热封的方式封口后再投入液氮，可以避免标本污染。开放式载体与封闭式载体的区别在于是否与液氮直接接触。开放式载体直接与液氮接触，可以达到极高的冷却速度；但由于长期冷冻保存，通过液氮接触的潜在交叉污染风险和疾病传播的风险会增加。而封闭载体则是通过高浓度的防冻剂来避免与液氮直接接触，会降低降温速度，从而有可能影响冷冻效果。关于使用开放式载体还是封闭性载体存在许多争议及不确定的问题，到目前为止，二者都没有导致疾病传播的报道。关于两种载体的冷冻存活率、着床率、临床妊娠率、活产率的对比，2018年有一项荟萃分析纳入了12项研究（包括前瞻性研究8项、回顾性研究4项）。结果显示，两种方法没有明显差异，但缺陷在于此荟萃分析包含的研究数量有限及质量存在差异[17]。基于现有证据，在考虑人卵母细胞和胚胎冷冻保存时，封闭的玻璃化系统仍不可替代开放系统，需要进行更多具有统一标准和精细设计的大规模研究，以进一步评估人卵母细胞和胚胎玻璃化的效率和生物安全性。

玻璃化冷冻可以在没有任何昂贵的冷冻仪器的情况下进行，并且简便快速，在一定程度上避免了细胞内外冰晶的形成。卵母细胞及胚胎的玻璃化冷冻复苏率接近100%，临床效果良好，近年来基本取代了慢速平衡冷冻[18]，在辅助生殖领域得到了广泛的应用。

1. 玻璃化冷冻的物理原理　玻璃化转变温度（glass transition temperature，T_g）是在冷却时液体由液态转变为玻璃态时的温度，它也是在加热时玻璃态转变为液态的温度。通常由差式扫描量热法（DSC）检测到的热容量的变化来定义T_g。

特殊温度下，水溶液中的水可通过此温度下的不同相位Gibbs自由能（Gibbs free energy，G）来判断哪种相位处于热力学稳定状态。水在液相状态下，G随着温度的降低而降低，冰与之相同。但是水相的G比冰相的G升高快，两种状态下G的增长不同。当水溶液的温度比融化温度（melting temperature，T_m）低时，冰相的G比水相的G低，冰的状态更加稳定，因此而导致了冰晶的形成。

可以把玻璃化认为是水溶液在热力学定律范围内的一种形式。当溶液温度冷却至T_m以下时，热能不足以驱动回旋运动和平移运动。因为内部能量的消除，水分子失去在其他分子之间徘徊的能力，其在原地振动，熵开始稳定，并保持于冰相以上，这种情况称为玻璃化转变。其发生于-130～-110℃之间的低分子量CPA。玻璃化转变不是从一种平衡状态到另一种平衡状态，而是一种动力学现象。玻璃的黏性比室温下水的黏性高15个数量级，其黏度延迟了热力学上有利的分子间重排。本质上，玻璃化冷冻锁定了一种非平衡的热力学状态，当冷却速度变化几个数量级时，测得的T_g可能仅变化几摄氏度。

T_g随着溶液浓度的升高而升高。均相成核温度（homogenous nucleation temperature，T_h）指的是溶液被冷却尚未结冰的最低温度及其在未预备异质成核剂（导致冰晶形成的成分）时即将结冰的最高温度。在有足够高浓度（阈值浓度）溶液的情况下，T_h可降低至T_g以下，从而尽可能达到玻璃化而不导致冰核的形成。而在阈值浓度以下，溶液将形成部分结晶玻璃（partially crystallized glass，PCG），除非冷却加速度使得T_h达到更低的温度以在相应的浓度下再次低于T_g。

但这些界限的定位并不是绝对的。Th、Tg的值是速度依赖性的，这些数值适用于冷却速度和复温速度在10 ℃/min的情况下。在卵子玻璃化冷冻中使用的开放式系统的极端冷却速度及复温速度下，Tg和Th交叉点的浓度可能更低。因此，在这样的开放式系统中，低浓度CPA的溶液在玻璃化冷冻过程中也可以呈现非晶体形式。

在冷冻保存的情况下，有四种类型的不平衡。第一，在冰和液体之间存在蒸汽压不平衡。这种蒸汽压不平衡产生热力学驱动力，有助于冰的生长。即使如此，样品在冷却和储存期间基本不含冰，不同大小冰晶之间的蒸汽压不相等，在冰的重结晶之间起作用。第二，存在化学不平衡，在相对较高的温度下，细胞内的化学或蛋白结构变化可超出正常新陈代谢的控制范围。但随着温度下降，黏度增加及活化能的下降，这些变化可能减慢甚至最终停滞。第三，化学势不平衡的存在使得玻璃化样品不同区域之间的CPA浓度不平衡。第四，冷冻保存过程中的机械应力改变导致机械不平衡的产生。

2.冰成核　水分子聚合启动冰晶形成，即形成新相位时的小体积物质，即冰核。成核分为两种——均相成核和异相成核。在成核过程中，水分子以纳米级组织形成冰的结构，产生的新生冰晶或者冰核往往不稳定。小尺寸的冰晶往往由于晶体表面的急剧弯曲而具有较低的熔化温度。因此，新形成的冰核可在纯水中任何高于−38 ℃的温度下融化。一般，Th随着溶液浓度升高而下降[19]，如图5-1-1所示。

冰核的稳定需要克服与液体−晶体界面形成相关的能量障碍。冰核的界面自由能与曲率半径相关。冰核越小，每单位面积的表面自由能越大。异质成核剂可以在分子尺度上模拟冰的结构或以其他方式诱导水呈现更大曲率半径的颗粒或表面，使得初始形成的具有较大曲率半径的冰晶具有较低的表面能，从而避免在较高温度下融化，这一过程称为异相成核。发生异相成核的温度比Th高。因此，在异相成核剂存在的情况下，冰可以在高于Th的温度下形成。

如图5-1-1所示，CPA溶液的相图可以分为异相成核区和均相成核区，这些区域可形成三种不同

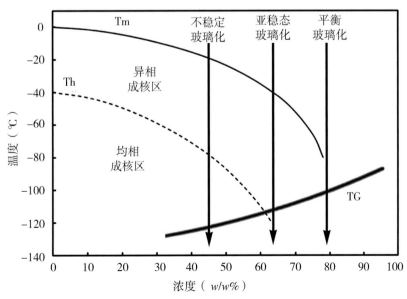

图5-1-1　溶液在不同溶质浓度下的玻璃化曲线[15]

类型的玻璃化。

在均相成核区中，水是自由成核的，因此通过该区的过程是不稳定的玻璃化，此为第一种类型玻璃化。在玻璃化中当溶质浓度不足以穿过均相成核区时，液体穿过均相成核温度区域时称为"双重不稳定"，只有在温度快速变化时才可进入此区域。由于缺乏足够的结构弛豫时间，液体易通过均相成核而自发结晶，无法获得热力学平衡。当使用的溶质浓度高到足以抑制玻璃化曲线上的Th在Tg以下时，就可以避免均相成核。但从热力学角度上还是倾向于有冰形成，这是一种亚稳态，即第二种类型玻璃化。尽管此类溶液可以抑制冷却至玻璃化转变，但在复温时容易不稳定。若复温速度过慢，倾向于发生去玻璃化。第三种类型玻璃化是"平衡玻璃化"，其使用的溶质浓度很高，因此溶液中存在冰的可能性极低。

稳定的冰核一旦形成，则会通过晶体增大继续冰晶化。晶体增大是一个动态过程，水分子必须从液相扩散到界面并循环进入晶体。当温度接近融点时，分子活性越强，晶体增大速度越快。在冷却过程中，冰的生长受少量核（通常是异相成核产生的核）的限制。成核持续进行直到冷却温度接近Tg时加速，但当温度低至Tg时，冰核由于温度太低而不能继续增大。在复温过程中，成核开始恢复，因为温度开始逆转。因此，成核在复温过程中较冷却过程中更为广泛。这也意味着复温过程中冰晶形成的速率更快，因此为了避免去玻璃化而需要的复温速率比最初要求达到玻璃化所需的冷却速率要高很多[20]，如图5-1-2所示。举例来说，对于甘油、丙二醇、乙二醇，随着临界冷却速率从10 ℃/min增加到100 ℃/min，临界升温速率则从100~1 000 ℃/min增加到105~107 ℃/min。

玻璃化溶液成核及冰晶增加的速率也取决于载体溶液。以氯化钠为基础的载体溶液对成核及冰晶增加速度影响最小，以糖为基础的载体溶液则对增加玻璃化趋势、降低临界升温速率具有很大的影响，与增加CPA浓度具有可比性。近段时间，卵子和精子的玻璃化冷冻焦点集中在使用可能范围内最

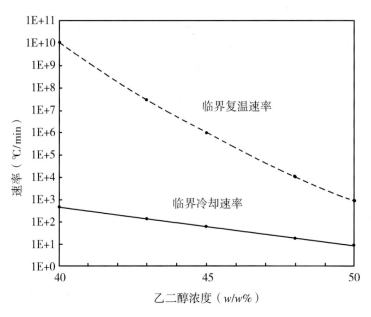

图5-1-2　乙二醇溶液在不同浓度下冷冻及复温过程中的临界冷却及复温速率[20]

高的冷却速率及最低的CPA浓度。在溶液载体中使用更加稀释的CPA时，应该将溶液载体也作为额外的溶液进行考虑，以证明达到玻璃化的冷冻速率。

将相对稀的CPA溶液转化为高度成核的玻璃不一定会改变溶液的外观，因为晶体体积太小，无法散射光，因此往往会忽略冰核存在的迹象。在复温过程中，稀溶液在高于去透明化的温度下趋于不透明，因为晶体尺寸已逐渐增大至大于光的波长。在较高的CPA浓度下，去透明化的开始与不透明的开始是同义的，因为在较低的Tg下，每个原子核必须生长到更大的尺寸才可以释放出可以检测的热量。在快速升温过程中，即使去透明化程度深，但还未发生足够的重结晶，也可能无法从外观上观察到混浊。因此，对于在适中的冷却速率（大约10℃/min）下可以被玻璃化冷冻的溶液，胚胎研究者可使用外观来作为玻璃化及尚未去玻璃化的证据。但对于浓度较稀的溶液，使用外观评估就不太准确了。

避免去玻璃化的复温速率即临界复温速率（critical warming rates，Vcwr）一般比玻璃化温度即临界冷却速率（critical cooling rates，Vccr）高几个数量级。2004年，有研究者提出随着CPA浓度增加，所需要的复温速率相对更低[20]。而Vcwr不仅取决于冷冻保护剂浓度，也取决于载体溶液的溶质浓度，甚至在某些情况下，载体溶液浓度可与CPA同样有效地降低Vcwr。大多数玻璃化溶液含糖和其他聚合物，这些混合物也显著地影响着临界速率。

3.玻璃化冷冻的生物原理 渗透是水从高浓度或压力大的区域到低浓度或压力小的区域的流动。对于玻璃化冷冻，渗透非常重要，因为与慢速冷冻相比，玻璃化冷冻所需要的冷冻保护剂的浓度更高，这将导致水的浓度降低。

水在细胞膜上的移动取决于水蒸气压力的跨膜差异，与溶质的性质无关，溶质的存在会产生跨膜蒸汽压力梯度。对于渗透性CPA，其对跨膜渗透梯度的影响是短暂的。最初，水的移动比渗透性CPA快，因此细胞外的CPA渗透压浓度比细胞内高，细胞因此会损失水分。然后，随着CPA沿其自身的跨膜浓度梯度进入细胞内，水扩散回细胞中以维持渗透平衡。这一系列事件称为"收缩-膨胀"过程。

"收缩-膨胀"过程的最终结果取决于载体解决方案[21]。当冷冻保护剂浓度相同时，在细胞膜的两侧，如果载体溶液的渗透作用等于细胞内渗透作用，细胞将恢复其原始体积。每单位溶液体积的分子也与添加CPA之前相同。尽管细胞内包含蛋白质和许多其他复杂的分子，其渗透系数与载体溶液的渗透系数不同，但在实践过程中，这种差异很小，可以合理地对细胞进行建模。如果载体的渗透系数与细胞质溶质的总渗透系数相同，那么为了使细胞恢复到原始体积，载体的单位体积细胞外溶液浓度必须与之前相同。所以，如果目标不是在添加CPA后导致细胞体积变化，则制备CPA溶液的正确方法是添加给定体积所需的所有载体溶质，添加给定体积所需的所有CPA，然后添加水溶液达到最终所需的体积。该方法基本上用CPA代替了相应体积的水，因此载体溶液溶质的摩尔浓度保持不变。

当稀释细胞外CPA浓度时，细胞外水首先沿其浓度梯度进入细胞，导致细胞肿胀。同时细胞中的CPA扩散到细胞外，细胞中的水浓度增加，导致水从细胞内流出以维持平衡，并且细胞体积开始恢复。最终，如果细胞外载体溶液是等渗的，则细胞原则上将返回其原始体积。该"膨胀-收缩"过程与CPA给药期间的"收缩-膨胀"过程正好相反。

尽管细胞可能因过度收缩或过度膨胀而受到损伤，但其可承受的细胞外渗透压升高可至4倍，可承受的渗透压降低仅约2倍[22]。这也就意味着，在去除CPA期间，细胞外浓度的给定倍数变化比引入CPA时更加危险。为了抵消去除CPA过程中的细胞膨胀，可以在载体溶液中加入非渗透剂，如甘露醇、蔗糖或海藻糖，以增加细胞外培养基的有效渗透压，限制细胞膨胀的程度。因此，这种细胞外渗透液有时称为"渗透缓冲液"。

与渗透性CPA不同，非渗透性CPA不能在不降低细胞体积的情况下添加。在完全平衡的渗透性CPA存在的情况下，非渗透性CPA对细胞的渗透作用与没有渗透性CPA存在的情况下保持不变。因为即使非渗透性CPA贡献了总细胞渗透压的很小一部分，细胞内外的渗透性CPA的作用可相互抵消。

考虑到以上概念，为了在不超过但同时利用细胞渗透极限的情况下更快速地添加和去除CPA，需要探索更多的渗透方案。

玻璃化冷冻的中心问题是诱导活细胞耐受更高浓度的CPA和低浓度的水。关于CPA渗透性的不利影响已在前文描述，但CPA对细胞或组织生存力或功能也会产生非渗透性的不利影响。这种不良影响是为了进行冷冻保存而产生的，称为CPA毒性。有文献报道CPA可改变基因表达、改变RNA聚合酶、破坏核酸双链体的稳定性并诱导许多其他不良变化等[23]。1984年，Fahh等提出了在玻璃化冷冻过程中保护细胞免受CPA毒性的七种方法。①避免渗透性损害；②使用冷冻保护剂混合物，以便于它们互相稀释以最大限度地减少特定的毒性来源；③使用一种或多种非渗透性CPA来降低细胞内渗透性CPA浓度；④保持尽可能的低温；⑤选择适当的渗透方案；⑥尽量减少CPA的暴露时间；⑦尽可能使用毒性小的CPA。

以上方法在临床上的应用很成功，但从1984年以后，又有新的方法被应用或者至少被提出。研究者对通过识别冰增长/冰成核剂的特异性分子来抑制冰成核或冰生长的试剂越来越感兴趣。阻冰剂（ice blockers）作为冰成核抑制剂，其使用可以减少渗透性CPA的总体使用量[24]。适当地使用甲基氧化的CPA也可以降低其毒性。阻冰剂可以抑制细胞外的冰晶形成，因此可以减少渗透性CPA的用量从而减轻其毒性。使用甲氧基取代渗透性CPA的羟基，由于甲氧基无法与其他甲氧基形成氢键，因此其更易与水相互作用，使得膜渗透性提高，玻璃化趋势明显改善。

最常见的冰成核剂是抗冻蛋白和抗冻糖蛋白，但是临床工作中往往难以获得足够的数量来应用于组织冷冻保存。作为替代品，合成聚合物聚乙烯醇（PVA）及聚甘油（PGL）分别是用于冰冻保存的冰增长和冰成核抑制剂[25]。其中PGL对细菌来源的异质成核剂特别有效。冰成核抑制剂（即阻冰剂）即使少量存在于溶液，也可以对冰的形成产生很大影响[24]。在复温期间如果无法避免去玻璃化，或者使用常规方法进行冷冻保存，使用PVA可以抑制冰的重结晶[26]。

除此以外，还有许多新的合成物质可用来抑制冰成核。2009年，有研究者发现与DMSO相比，具有适当比例氨基和羧基的聚两性电解质显示出更高的冷冻保存效率和更低的细胞毒性。该电解质表现出抗冻蛋白特性，有助于通过膜保护进行冷冻保存[27]。

有研究者指出，CPA的毒性依赖q，q被定义为MW/MPG。MW是指溶液中水的摩尔浓度，MPG是指CPA混合溶液中渗透性CPA的亲水基团的摩尔浓度。好的玻璃化形成物质可在相应浓度时使水玻璃化。因此MW和q在标准情况下溶液玻璃化所需要的阈值浓度相对较高，说明弱的玻璃化形成物质的毒性比强者更小[13]。这也就意味着为了降低毒性，应该选择比细胞内成分争夺水的能力稍弱的CPA，但是，临床上，胚胎学家往往更愿意选择混合的CPA，而不是最不适宜形成玻璃化的物质。这是因为任何一种物质能够引起玻璃化趋势时，浓度都会高至引起特殊的毒性作用，而直接掩盖了其理论上的优势。

在自然界中高于0 ℃时及在实验室低于0 ℃时都可以发生寒冷损伤[28]。寒冷损伤通常是对温度降低的即刻反应，而不是延迟反应[29]。寒冷损伤可能与膜的相位变化及膜通透性缺陷相关，在某些情况下可以通过使用抗冻蛋白或基因工程来修饰细胞膜组成，阻止膜的泄漏[30, 31]。

随着玻璃化样品冷却至液氮温度，在复温过程中，形成的冰核会导致破裂的风险增加，而破裂可能损害器官、组织、卵母细胞、胚胎和其他系统。因此，了解在Tg温度附近玻璃态下储存的安全性非常重要。如果目的是以低于Tg温度储存以最小化冰核形成，那么要低于Tg多少可以达到这个目的呢？有研究者发现，对于M22玻璃化溶液，当温度在−137~−136℃或Tg低于12~14 ℃时，可检测到的冰核形成将逐渐消失[32]。

4.玻璃化冷冻的利与弊　玻璃化冷冻的总体目的是实现冷冻保存，同时避免冻结。常规的冷冻保存分别涉及在冷却和加热期间冰的形成和溶解。冰几乎是全纯净的物质，其形成会从冷冻溶液中除去溶剂水，使溶解的溶质留在减少的溶剂量中，导致细胞环境的渗透浓度增加及溶质浓度增加。冷却过快的细胞可能会形成细胞内冰晶，冷却太慢的细胞可能会导致与收缩和溶液成分变化相关的"溶液效应"损伤。在这两种情况之间，有一个最佳的冷却速度，可以将两种伤害减至最小[33]。然而，最佳冷却速度只能针对特定的细胞类型去通过实验确定，多细胞组织不仅包含多种细胞类型，还包含彼此之间，以及与细胞外环境之间不同关系的细胞，这些因素均影响最佳冷却速度的确定[34]。对于给定类型的细胞，以最佳冷却速度进行冷冻也无法保证100%的细胞存活率。

玻璃化冷冻可消除高冷却速率带来的细胞内冰晶形成。除此以外，程序化冷冻过程中细胞外冰晶可能对组织结构造成损害，玻璃化冷冻液可成功防止冰晶引起的组织变形[35]。

玻璃化冷冻也有明显的缺点。第一，由于需要高浓度的CPA，在添加和移除溶液成分及CPA类型的选择方面需要复杂的方法；第二，为了确保玻璃化及复温时保持无冰状态，需要反复确定CPA的浓度及暴露时间；第三，迅速冷却或迅速复温都可能导致玻璃化破裂，从而裂解细胞或者组织，构成不可逆转的损害；第四，为了避免第三个问题，有时需要设置一个中间温度，即低于Tg，但高于液氮的沸点，以确保可长期保存样品。第五，尽管快速复温通常有益于冷冻系统，但过程中需要避免因去玻璃化和随后的重结晶而构成的损害，这一点对于玻璃化系统来说非常重要。

五、卵母细胞低温生物学

卵母细胞冷冻保存是辅助生殖领域的一项实用技术[36]。现有的数据显示，每个冷冻保存的卵母细胞的妊娠率为4.5%~12%，远低于冻存胚胎的妊娠率。但对于因疾病而保留生育力的女性来说仍然是实现生殖的寄托[37]。

卵母细胞体积大，呈卵圆形，不利于保护剂和水分的置换。且卵母细胞含有大量的水分，其细胞膜的渗透性低于分裂期胚胎，冷冻过程中渗透性CPA进入细胞内和水分渗出的速度较慢，容易导致脱水不充分从而形成细胞内结晶，造成冷冻损伤。

在成熟卵母细胞中，处于减数分裂中期的染色体通过纺锤体整齐排列于赤道板，此时的纺锤体极不稳定，对温度、pH、渗透压的变化均很敏感，在这些变化下可发生解体，以及构成纺锤体的微管和微丝的解聚。首次报道使用冷冻复苏卵母细胞获得妊娠是在1986年[38]。

对于传统的平衡方法，20世纪80年代后期有很多学者针对方法的改进及结局的评估进行了研究，包括改变CPA的添加及去除过程，选择不同的CPA等[39]。这些早期的研究结果常不理想，主要表现为卵子复苏后成活率低，但数据有限，且缺乏建立在人卵细胞低温生物学上的基础实验。也有部分原因是当时的卵母细胞胞浆内单精子显微注射（ICSI）技术尚不成熟，解冻的卵母细胞受精困难。一直到21世纪，一些研究报道了卵母细胞经传统平衡方法冷冻复苏后较高的存活率和早期发育率，但有限的数据及不成熟的技术使得当时许多人坚决抵制人卵子冻存[40]。

在玻璃化过程中，卵母细胞会经历一系列物理及化学过程，而这些过程会超越生理范围，从而影响其结构和基因组的完整性[41]。至今关于玻璃化冷冻的安全性研究仍相当匮乏。

有关卵母细胞冷冻保存的大多数研究都集中在成熟的卵母细胞上，染色体附着在不稳定的微管上。在动物模型及人类的研究中，当MⅡ期的卵母细胞暴露于低温及CPA下，微管可能解聚，有时伴随着染色体的分散。受精后，解冻的卵母细胞可能发生染色体单体不分离，从而产生非整倍体胚胎。还有研究发现，卵母细胞玻璃化后的超微结构变化之一是由于分离的平滑内质网的肿胀和聚结导致囊泡[42]的出现。

GV期（生发泡期）卵细胞缺乏MⅡ期纺锤体，染色体在核膜内得到保护，更能耐受冷冻保存过程。解冻后，GV期卵母细胞的存活率高于MⅡ期卵母细胞[43]。因此有研究者提出一种新的策略，即冷冻未成熟的卵母细胞，从而提高复苏后卵细胞存活率。但GV期卵母细胞的体外成熟技术尚不成熟，人未成熟卵母细胞体外成熟目前多应用于多囊卵巢综合征患者的IVF中收集的未成熟卵母细胞。关于生育力保存领域中体外成熟的使用仍然存在一些争议，限制了该策略的使用[44]。体外成熟作为一种创新的生育力保存方法，在需要冷冻卵母细胞但患者又不能进行卵巢刺激时方可进行[45]。

六、胚胎低温生物学

从历史上看，冷冻胚胎的原因一般是保留未用于新鲜移植的多余胚胎。近年来，冻存胚胎的适应证已大大扩展，使因患病暂时不适合妊娠或者有卵巢过度刺激综合征高风险的女性延迟胚胎移植成为可能。

胚胎可以在不同的发育阶段进行冷冻保存，包括卵裂期阶段、囊胚阶段。尽管胚胎冷冻保存在所有胚胎发育阶段均表现良好，但冷冻保存最有效的阶段是囊胚期。与早期发育阶段相比，囊胚期胚胎植入概率最高，为患者提供了最佳的怀孕机会。

限制胚胎冷冻保存的重要因素之一是解冻后的胚胎存活率，其受冻融过程中冰晶形成的影响[46]。胚胎可以适应培养条件的变化，但冷冻保存可增加冻融过程中的额外压力，从而影响细胞的稳态，以及新陈代谢、细胞的完整性、发育潜力。胚胎在冻融过程中可能受氧化应激的影响[47]。关于各种不同类型的细胞损伤包括细胞膜过氧化、核酸片段的氧化碎片化、细胞的凋亡坏死都已被既往文献描述为与氧化应激相关，在冷冻复苏后细胞的存活率下降[48]。通过动物实验，胚胎解冻后培养基中的抗氧化剂对胚胎的存活具有积极作用[49]。低分子量巯醇化合物（如β-巯基乙醇，β-ME）可维持细胞的氧化还原状态并保护其免受氧化损伤的有害影响。许多研究已证明其在体外胚胎发育过程中的积极作用[50]。

胚胎的慢速冷冻技术应用于人类早卵裂期胚胎，并于1983年获得首次妊娠[51]，在1984年获得活产[52]。1985年，首次在人胚胎冻存中使用PG和蔗糖，其在第1天、第2天、第3天的胚胎中均取得了很好的效果，因此这种方法被广泛地应用于IVF周期的胚胎保存中[53]。胚胎的慢速冷冻在CPA溶液中采用渐进式预平衡，在平衡10~15 min后，细胞被慢慢冷却至-30 ℃并达到完全脱水状态，然后浸入并储存在液氮中。正常情况下，冻存的胚胎需要慢慢复温以阻止过高的渗透压，最终，CPA可以通过过度稀释或使用蔗糖稀释技术被去除[54]。但是，慢速冷冻是一个耗时较长的过程，且需要大量的资源。近年来玻璃化冷冻的使用越来越广泛。采用玻璃化冷冻时，胚胎常常被置于高浓度的CPA中，并使用一些特殊的载体或者支持设备直接浸入

液氮中。复温过程中，常使用快速复温来避免冰晶的形成。玻璃化冷冻过程中需要考虑CPA的种类、浓度，以及暴露时间对胚胎的毒性作用。这些毒性作用可以通过联合使用渗透性和非渗透性CPA来得到一定程度的缓解[11]。使用开放载体系统存在疾病感染的风险，导致玻璃化冷冻在人IVF中的应用存在争议[55]。目前国内已有许多生殖中心使用封闭载体，可有效隔离胚胎与液氮的接触，阻止病原体在冷冻及储存过程中在不同患者胚胎之间交叉感染的可能性。虽然玻璃化冷冻有缺点，但其对于各发育阶段的人胚胎冷冻复苏后的存活率均较慢速冷冻高。2017年，有学者进行了荟萃分析，发现玻璃化冷冻技术的胚胎存活率优于慢速冷冻技术[56]。但目前仍缺乏足够的随机对照研究数据，还需要胚胎学家们使用统一的标准来定义复苏后胚胎质量并进行大规模随机对照研究来证明玻璃化冷冻更适用于IVF实验室的胚胎保存。

在辅助生殖技术操作中，胚胎可在液氮中长期冷冻保存。目前玻璃化冷冻应用广泛，在应用开放载体时，胚胎与液氮直接接触使得污染问题成为最大隐患。为了消除这方面的顾虑，大部分生殖中心采用分开保存的策略，将有病原体携带者的胚胎单独保存在一个液氮罐中，并标记为"阳性罐"。

胚胎在经过冷冻和复苏之后，是否会影响其继续发育及带来远期的影响，仍然存在争议。有研究表明，冻胚移植后巨大儿及大于胎龄儿的比例高于自然妊娠及新鲜胚移植[57]。亦有研究表明，冻胚移植的新生儿出生缺陷率、新生儿疾病发生率较新鲜周期高[58]。而关于冷冻保存技术本身对人胚胎发育潜能影响的分子调控机制还缺乏深入研究。

冻融胚胎及新鲜胚胎的基因表达不同，主要涉

及细胞凋亡及多种应激通路，如Bcl-2相关X蛋白、胚胎干细胞关键蛋白途径。冻胚移植时，母亲效应基因，如真核翻译起始因子1A、结节性硬化基因2较鲜胚移植会发生更大的变化。与新鲜囊胚相比，玻璃化冻融的第五天囊胚纺锤体发生异常的概率增加，但玻璃化冻融囊胚仍可保持较高的复苏率。

七、卵巢组织低温生物学

胚胎和卵母细胞的冷冻保存建立在辅助生殖技术之上，当没有足够时间或无法进行超促排卵时，如青春期前女童、激素依赖性肿瘤患者等，可以为患者提供卵巢组织冷冻保存（OTC）和之后的自体移植（OvTx）程序[59]。卵巢组织冷冻保存可以两种不同的方式实现，最常见的一种往往通过腹腔镜收集卵巢组织并切成皮质条带，其中包含大量原始卵泡，然后通过缓慢冷冻或者玻璃化冷冻将卵巢组织冷冻保存[60]。OTC可以保留卵巢皮质内的大量卵泡，并且可以在月经周期的任何时间进行，冻融后的卵巢皮质可以在完成肿瘤治疗后移植回患者体内。

成功的OTC是保存女性生育力的有效临床选择之一，对于恶性肿瘤化疗的女性来说，原位移植冻存的卵巢皮质是恢复卵巢功能的一项有前景的技术。此外，OTC是青春期前癌症患者保留生育能力的唯一方法。

卵泡的数量及质量随着年龄的增大而降低。随着时代变化，许多育龄期女性会因为教育、职业规划、财务因素、伴侣因素而推迟第一次生育[61]。在过去的35年内，初次怀孕的平均年龄增加了2~4岁，现已超过30岁。因此，虽然从理论上来说冷冻保存卵巢组织可以保存这部分女性的生育力，改善

妊娠结局，但仍面临巨大的伦理挑战。

人OTC可选择平衡慢速冷冻和玻璃化冷冻。当前，慢速冷冻是保存人卵巢组织最常用的方法，早在1996年，Hovatta等就发现了人卵巢组织利用平衡慢速冷冻方法可获得较高比例的存活卵泡[62]。因为乙二醇（ethylene glycol，EG）和二甲基亚砜（demethyl sulfoxide，DMSO）扩散入卵巢组织的速度更快，被认为是更理想的CPA[63]。这也说明了在人OTC中，CPA的渗透速度是成功的关键因素。现今已经建立了各种关于CPA渗透入组织的物理模型。

低温生物学专业的进步提高了对复杂多细胞结构甚至整个器官的冷冻保存能力。最近的荟萃分析提示，OTC及移植使得每位患者的平均分娩率达到了37.7%[64]，因此，一些欧美国家已经将其应用于临床[65]。截至2017年，使用卵巢组织自体移植已经使130多名健康儿童得以出生。在进行卵巢组织自体移植后，卵巢功能重建的成功率达到63.9%，自然活产的成功率约为57.5%[64]。虽然恢复生育力是卵巢组织移植的主要目的，但移植后的卵巢也具备一定时间的内分泌功能，表明该方法也可以延迟绝经期[66]。在过去的10年，玻璃化冷冻已逐渐取代了平衡慢速冷冻来冷冻保存卵母细胞与胚胎。尽管在大多数生育力保存实验室中，平衡慢速冷冻仍然适用于卵巢组织的冻存，并可使卵巢皮质移植后的大部分细胞存活，但仍应争取冷冻保存工艺和移植的优化以提高卵泡储备的存活率，减少生长中的卵泡和原始卵泡的大量丢失，减少癌症患者的多次移植。因此，卵巢组织的玻璃化冷冻正在成为近年来研究的重点[67]。

与慢速冷冻相比，玻璃化冷冻可改善卵巢卵泡和基质结构的保存，提高卵泡存活率[68]，可以

使卵巢组织移植后功能改善。但是，高浓度冷冻保护剂的使用，以及与液氮直接接触的超快速冷冻速率引起了研究者对玻璃化冷冻安全性的质疑。2018年，Corral等研究者开发了一种被称为"逐步玻璃化"的程序。其包括在增加CPA浓度的同时逐渐降低温度。他们利用这个程序玻璃化冷冻牛卵巢组织，结果提示，复苏后的卵巢具有组织学完整的卵泡[69]。卵巢皮质的玻璃化冷冻与慢速冷冻的比较需要在前瞻性随机研究中进行进一步验证。

在对妇科恶性肿瘤患者进行卵巢皮质的冷冻保存及移植时，如何避免通过组织移植再次引入恶性肿瘤细胞至关重要。2013年，有研究者对1997—2012年比利时一家学术型医院卵巢组织库的数据进行了回顾性纵向分析。在此期间，有582位患者的卵巢组织被冷冻保存，有106例属于患者捐献，有476例是为了生育力保存，其中391例是因为恶性肿瘤而需要保存生育力，恶性肿瘤中最主要的是血液系统恶性肿瘤和乳腺癌。在组织学上，有5例患者的卵巢组织中发现了恶性肿瘤细胞[70]。大部分对卵巢组织冷冻移植与肿瘤转移相关的研究为因果性研究。有研究者提出在体外可以用BIS-1清除卵巢组织中的上皮肿瘤细胞，并且在该程序后卵泡仍可保持完整，从而构建出从卵巢组织中清除肿瘤细胞的体外模型[71]，在一定程度上为提高卵巢组织移植安全性提供了可能。

另一种卵巢冷冻保存是将整个器官冷冻并在复苏后通过血管吻合术重新植入。迄今为止，只有极少数的团队在尝试人新鲜全卵巢移植[72]。2005年，有研究者为霍奇金淋巴瘤患者将卵巢移植到前臂，卵巢血管与肱骨血管束吻合，该患者月经周期没有中断，并且有证据表明移植卵巢中的卵泡也在生长[72]。2004年，研究者初次尝试人卵巢慢速冷冻，尽管在卵巢复苏后观察到存活卵泡的比例显著下降，但在存活卵泡中未检测到超微结构改变，在所有细胞类型中未检测到凋亡诱导作用[73]。2017年，Westphal等研究者根据牛卵巢模型提出了卵巢冷冻的改善方案。在该方案中，使用的冷冻培养基与前人相同，但灌注时间是既往方案的12倍。在解冻后，该研究获得了90%以上形态正常的卵泡，从冷冻保存的卵巢中培养的组织碎片摄取的葡萄糖达到新鲜对照组摄取葡萄糖的90%~100%，并且未观察到对卵泡或血管内皮的明显形态学损害[74]。

全卵巢的冷冻保存与卵巢皮质冷冻保存相比，存在两个绝对的风险。第一，在干预过程中常见缺血损伤，卵巢中的所有卵泡都会丢失，但在皮质保存过程中还可以对剩余的冷冻碎片进行多次尝试。第二，整个卵巢的冷冻移植使得恶性肿瘤细胞再植的风险进一步增高，因为移植的组织数量更多。尽管如今可使用高度敏感的分子生物学技术来鉴定肿瘤组织，但对于临床医师来说，不可能完全排除移植给患者的卵巢片段中存在恶性肿瘤细胞[75]。

八、总结

妇科恶性肿瘤患者日益年轻化，肿瘤治疗手段的提高，显著改善了患者的生存率，使得患者从对生存的渴望逐渐转变到对生活质量的需求。但肿瘤治疗的同时也可能引起女性生殖腺不可逆的损伤，而导致生育障碍。因此，对年轻的妇科恶性肿瘤患者的生育力保存刻不容缓。无论是卵母细胞、胚胎还是卵巢组织都可以作为生育力保存的方式，而如何高效且安全地进行上述生殖材料的冷冻及复苏离不开低温生物学的发展。

慢速冷冻发展历史悠久，其在生殖医学的应用已得到临床医师及胚胎学家的认可。玻璃化冷冻作为冷冻保存的另一种方法，其亮点在于，尽管在储存过程中复温超过Tg时有去玻璃化的风险，但极大程度地避免了结冰，以及其简单性、快速性和经济性，在本质上，玻璃化冷冻比慢速冷冻的CPA摩尔浓度高3倍或4倍，且需要在Tg以下快速冷却，复温速率也必须足够快以避免冰核形成。该技术的主要缺点是高溶质浓度的毒性，为此科学家们也制定了多种缓解毒性的策略。关于玻璃化冷冻的研究已经进行了数十年，基本原则已经被人们了解。对于妇科恶性肿瘤患者的生育力保存，胚胎和卵母细胞冷冻保存是青春期后女性的一线方法，MⅡ卵母细胞冷冻（玻璃化冷冻）是首选；卵巢组织冻存与移植已成功应用于临床，不仅可保存患者生育力，还可恢复卵巢内分泌功能，防治医源性早发性卵巢功能不全，其最佳适应证是青春期前患者、性腺毒性治疗无法延迟的患者及激素依赖性肿瘤患者。生殖细胞、组织、器官的玻璃化冷冻方法有望得到持续发展，从而达到更好的生育力保存结果。

（于姣 徐阳 阮祥燕）

参考文献

［1］The ESHRE Guideline Group on Female Fertility Preservation, Anderson R A, Amant F, et al. ESHRE guideline: female fertility preservation. Human Reproduction Open, 2020, 2020(4): hoaa052. doi: 10.1093/hropen/hoaa052. eCollection 2020.

［2］OKTAY K, HARVEY B E, PARTRIDGE A H, et al. Fertility Preservation in Patients With Cancer: ASCO Clinical Practice Guideline Update. J Clin Oncol, 2018, 36(19): 1994-2001.

［3］PATRIZIO P, SAKKAS D. From oocyte to baby: a clinical evaluation of the biological efficiency of in vitro fertilization. Fertil Steril, 2009, 91(4): 1061-1066.

［4］AZIM A A, COSTANTINI-FERRANDO M, OKTAY K. Safety of fertility preservation by ovarian stimulation with letrozole and gonadotropins in patients with breast cancer: a prospective controlled study. J Clin Oncol, 2008, 26(16): 2630-2635.

［5］BAERWALD A R, ADAMS G P, PIERSON R A. Characterization of ovarian follicular wave dynamics in women. Biol Reprod, 2003, 69(3): 1023-1031.

［6］TSAMPRAS N, GOULD D, FITZGERALD C T. Double ovarian stimulation (DuoStim) protocol for fertility preservation in female oncology patients. Hum Fertil (Camb), 2017, 20(4): 248-253.

［7］MOSTINCKX L, SEGERS I, BELVA F, et al. Obstetric and neonatal outcome of ART in patients with polycystic ovary syndrome: IVM of oocytes versus controlled ovarian stimulation. Hum Reprod, 2019, 34(8): 1595-1607.

［8］SEGERS I, MATEIZEL I, VAN MOER E, et al. In vitro maturation (IVM) of oocytes recovered from ovariectomy specimens in the laboratory: a promising "ex vivo" method of oocyte cryopreservation resulting in the first report of an ongoing pregnancy in Europe. J Assist Reprod Genet, 2015, 32(8): 1221-1231.

［9］DELATTRE S, SEGERS I, VAN MOER E, et al. Combining fertility preservation procedures to spread the eggs across different baskets: a feasibility study. Hum Reprod, 2020, 35(11): 2524-2536.

［10］FAHY G M. The relevance of cryoprotectant "toxicity" to cryobiology. Cryobiology, 1986, 23(1): 1-13.

［11］WOODS E J, BENSON J D, AGCA Y, et al. Fundamental cryobiology of reproductive cells and tissues. Cryobiology, 2004, 48(2): 146-156.

［12］LEIBO S P. A one-step method for direct nonsurgical transfer of frozen-thawed bovine embryos. Theriogenology, 1984, 21(5): 767-790.

［13］FAHY G M, WOWK B, WU J, et al. Improved vitrification solutions based on the predictability of vitrification solution toxicity. Cryobiology, 2004, 48(1): 22-35.

［14］SEKI S, MAZUR P. Kinetics and activation energy of recrystallization of intracellular ice in mouse oocytes subjected to interrupted rapid cooling. Cryobiology, 2008, 56(3): 171-180.

［15］FAHY G M, WOWK B. Principles of cryopreservation by vitrification. Methods Mol Biol, 2015, 1257: 21-82.

［16］RALL W F, FAHY G M. Ice-Free Cryopreservation of Mouse Embryos at -196-Degrees-C by Vitrification. Nature, 1985, 313(6003): 573-575.

［17］CAI H, NIRINGIYUMUKIZA J D, Li Y, et al. Open versus closed vitrification system of human oocytes and embryos: a systematic review and meta-analysis of embryologic and clinical outcomes. Reprod Biol Endocrinol, 2018, 16(1): 123.

［18］VAJTA G, RIENZI L, UBALDI F M. Open versus closed systems for vitrification of human oocytes and embryos. Reprod Biomed Online, 2015, 30(4): 325-333.

［19］RASMUSSEN D, LUYET B. Contribution to the establishment of temperature-concentration curves of homogeneous nucleation in solutions of some cryoprotective agents. Biodynamica, 1970, 11(223): 33-44.

［20］BAUDOT A, ODAGESCU V. Thermal properties of ethylene glycol aqueous solutions. Cryobiology, 2004, 48(3): 283-394.

［21］MERYMAN H T, DOUGLAS M S. Isotonicity in the presence of penetrating cryoprotectants. Cryobiology, 1982, l9(5): 565-569.

［22］MERYMAN H T. Cryopreservation of living cells: principles and practice. Transfusion, 2007, 47(5): 935-945.

［23］FAHY G M, LILLEY T H, LINSDELL H, et al. Cryoprotectant toxicity and cryoprotectant toxicity reduction: in search of molecular mechanisms. Cryobiology, 1990, 27(3): 247-268.

［24］WOWK B, LEITL E, RASCH CM, et al. Vitrification enhancement by synthetic ice blocking agents. Cryobiology, 2000, 40(3):228-236.

［25］WOWK B, FAHY G M. Inhibition of bacterial ice nucleation by polyglycerol polymers. Cryobiology, 2002, 44(1): 14-23.

［26］DELLER R C, VATISH M, MITCHELL D A, et al. Synthetic polymers enable non-vitreous cellular cryopreservation by reducing ice crystal growth during thawing. Nat Commun, 2014, 5: 3244.

［27］MATSUMURA K, HYON S H. Polyampholytes as low toxic efficient cryoprotective agents with antifreeze protein properties. Biomaterials, 2009, 30(27): 4842-4849.

［28］GUAN N, BLOMSMA S A, FAHY G M, et al. Analysis of gene expression changes to elucidate the mechanism of chilling injury in precision-cut liver slices. Toxicol In Vitro, 2013, 27(2): 890-899.

［29］FAHY G M, WOWK B, WU J, et al. Cryopreservation of organs by vitrification: perspectives and recent advances. Cryobiology, 2004, 48(2): 157-178.

［30］WADA H, GOMBOS Z, MURATA N. Enhancement of chilling tolerance of a cyanobacterium by genetic manipulation of fatty acid desaturation. Nature, 1990, 347(6289): 200-203.

［31］TOMCZAK M M, HINCHA D K, ESTRADA S D, et al. A mechanism for stabilization of membranes at low temperatures by an antifreeze protein. Biophys J, 2002, 82(2): 874-881.

［32］WOWK B. Thermodynamic aspects of vitrification. Cryobiology, 2010, 60(1): 11-22.

［33］MAZUR P. Freezing of living cells: mechanisms and implications. Am J Physiol, 1984, 247(3 Pt 1): C125-142.

［34］MAZUR P. Cryobiology: the freezing of biological systems. Science, 1970, 168(3934): 939-949.

［35］SONG Y C, KHIRABADI B S, LIGHTFOOT F, et al. Vitreous cryopreservation maintains the function of vascular grafts. Nat Biotechnol, 2000, 18(3): 296-299.

［36］Practice Committees of the American Society for Reproductive Medicine, the Society for Assisted Reproductive Technology. Mature oocyte cryopreservation: a guideline. Fertil Steril, 2013, 99(1): 37-43.

［37］DE VOS M, SMITZ J, WOODRUFF T K. Fertility preservation in women with cancer. Lancet, 2014, 384(9950): 1302-1310.

［38］Chen C. Pregnancy after Human Oocyte Cryopreservation[J]. The Lancet, 1986, 327(8486): 884–886.

［39］AL-HASANI S, DIEDRICH K, VAN DER VEN H, et al. Cryopreservation of human oocytes. Hum Reprod, 1987, 2(8): 695-700.

［40］COTICCHIO G, BONU M A, BORINI A, et al. Oocyte cryopreservation: a biological perspective. Eur J Obstet Gynecol Reprod Biol, 2004, 115 (Suppl 1): S2-S7.

［41］KOPEIKA J, THORNHILL A, KHALAF Y. The effect of cryopreservation on the genome of gametes and embryos: principles of cryobiology and critical appraisal of the evidence. Hum Reprod Update, 2015, 21(2): 209-227.

［42］CHEN C. Pregnancies after human oocyte cryopreservation. Ann N Y Acad Sci, 1988, 541: 541-549.

［43］BOISO I, MARTI M, SANTALO J, et al. A confocal microscopy analysis of the spindle and chromosome configurations of human oocytes cryopreserved at the germinal vesicle and metaphase II stage. Hum Reprod, 2002, 17(7): 1885-1891.

［44］SHIRASAWA H, TERADA Y. In vitro maturation of human immature oocytes for fertility preservation and research material. Reprod Med Biol, 2017, 16(3): 258-267.

［45］GRYNBERG M, DAGHER HAYECK B, PAPANIKOLAOU E G, et al. BRCA1/2 gene mutations do not affect the capacity of oocytes from breast cancer candidates for fertility preservation to mature in vitro. Hum Reprod, 2019, 34(2): 374-379.

［46］LIEBERMANN J, NAWROTH F, ISACHENKO V, et al. Potential importance of vitrification in reproductive medicine. Biol Reprod, 2002, 67(6): 1671-1680.

［47］LANE M, MAYBACH JM, GARDNER D K. Addition of ascorbate during cryopreservation stimulates subsequent embryo development. Hum Reprod, 2002, 17(10): 2686-2693.

［48］KITAGAWA Y, SUZUKI K, YONEDA A, et al. Effects of oxygen concentration and antioxidants on the in vitro developmental ability, production of reactive oxygen species (ROS), and DNA fragmentation in porcine embryos. Theriogenology, 2004, 62(7): 1186-1197.

［49］HOSSEINI S M, FOROUZANFAR M, HAJIAN M, et al. Antioxidant supplementation of culture medium during embryo development and/or after vitrification-warming; which is the most important? J Assist Reprod Genet, 2009, 26(6): 355-364.

［50］TAKAHASHI M, NAGAI T, OKAMURA N, et al. Promoting effect of beta-mercaptoethanol on in vitro development under oxidative stress and cystine uptake of bovine embryos. Biol Reprod, 2002, 66(3): 562-567.

［51］TROUNSON A, MOHR L. Human pregnancy following cryopreservation, thawing and transfer of an eight-cell embryo. Nature, 1983, 305(5936): 707-709.

［52］ZEILMAKER G H, ALBERDA A T, VAN GENT I. Fertilization and cleavage of oocytes from a binovular human ovarian follicle: a possible cause of dizygotic twinning and chimerism. Fertil Steril, 1983, 40(6): 841-843.

［53］ANDERSON A R, WILKINSON S S, PRICE S, et al. Reduction of high order multiples in frozen embryo transfers. Reprod Biomed Online, 2005, 10(3): 402-405.

［54］WININGER J D, KORT H I. Cryopreservation of immature and mature human oocytes. Semin Reprod Med, 2002, 20(1):45-49.

［55］KUWAYAMA M, VAJTA G, IEDA S, et al. Comparison of open and closed methods for vitrification of human embryos and the elimination of potential contamination. Reprod Biomed Online, 2005, 11(5): 608-614.

［56］RIENZI L, GRACIA C, MAGGIULLI R, et al. Oocyte, embryo and blastocyst cryopreservation in ART: systematic review and meta-analysis comparing slow-freezing versus vitrification to produce evidence for the development of global guidance. Hum Reprod Update, 2017, 23(2): 139-155.

［57］WEI D, LIU J Y, SUN Y, et al. Frozen versus fresh single blastocyst transfer in ovulatory women: a multicentre, randomised controlled trial. Lancet, 2019, 393(10178): 1310-1318.

［58］HANSEN M, KURINCZUK J J, MILNE E, et al. Assisted reproductive technology and birth defects: a systematic review and meta-analysis. Hum Reprod Update, 2013, 19(4): 330-353.

［59］AMORIM C A, LEONEL E C R, AFIFI Y, et al. Cryostorage and retransplantation of ovarian tissue as an infertility treatment. Best Pract Res Clin Endocrinol Metab, 2019, 33(1): 89-102.

［60］DONNEZ J, DOLMANS M M. Fertility preservation in women. Nat Rev Endocrinol, 2013, 9(12): 735-749.

［61］HAMMARBERG K, CLARKE V E. Reasons for delaying childbearing--a survey of women aged over 35 years seeking assisted reproductive technology. Aust Fam Physician, 2005, 34(3): 187-188, 206.

［62］HOVATTA O, SILYE R, KRAUSZ T, et al. Cryopreservation of human ovarian tissue using dimethylsulphoxide and propanediol-sucrose as cryoprotectants. Hum Reprod, 1996, 11(6): 1268-1272.

［63］NEWTON H, AUBARD Y, RUTHERFORD A, et al. Low temperature storage and grafting of human ovarian tissue. Hum Reprod, 1996, 11(7): 1487-1491.

［64］PACHECO F, OKTAY K. Current Success and Efficiency of Autologous Ovarian Transplantation: A Meta-Analysis. Reprod Sci, 2017, 24(8): 1111-1120.

［65］Practice Committee of the American Society for Reproductive Medicine. Fertility preservation in patients undergoing gonadotoxic therapy or gonadectomy: a committee opinion. Fertil Steril, 2019, 112(6): 1022-1033.

［66］DONNEZ J, DOLMANS M M, PELLICER A, et al. Restoration of ovarian activity and pregnancy after transplantation of cryopreserved ovarian tissue: a review of 60 cases of reimplantation. Fertil Steril, 2013, 99(6): 1503-1513.

［ 67 ］AMORIM C A, CURABA M, VAN LANGENDONCKT A, et al. Vitrification as an alternative means of cryopreserving ovarian tissue. Reprod Biomed Online, 2011, 23(2): 160-186.

［ 68 ］KEROS V, XELLA S, HULTENBY K, et al. Vitrification versus controlled-rate freezing in cryopreservation of human ovarian tissue. Hum Reprod, 2009, 24(7): 1670-1683.

［ 69 ］CORRAL A, CLAVERO M, GALLARDO M, et al. Ovarian tissue cryopreservation by stepped vitrification and monitored by X-ray computed tomography. Cryobiology, 2018, 81: 17-26.

［ 70 ］DOLMANS M M, JADOUL P, GILLIAUX S, et al. A review of 15 years of ovarian tissue bank activities. Journal of Assisted Reproduction and Genetics, 2013, 30(3): 305-314.

［ 71 ］SCHRODER C P, TIMMER-BOSSCHA H, WIJCHMAN J G, et al. An in vitro model for purging of tumour cells from ovarian tissue. Hum Reprod, 2004, 19(5): 1069-1075.

［ 72 ］MHATRE P, MHATRE J, MAGOTRA R. Ovarian transplant: a new frontier. Transplant Proc, 2005, 37(2): 1396-1398.

［ 73 ］MARTINEZ-MADRID B, DOLMANS M M, VAN LANGENDONCKT A, et al. Freeze-thawing intact human ovary with its vascular pedicle with a passive cooling device. Fertil Steril, 2004, 82(5): 1390-1394.

［ 74 ］WESTPHAL J R, GERRITSE R, BRAAT DDM, et al. Complete protection against cryodamage of cryopreserved whole bovine and human ovaries using DMSO as a cryoprotectant. J Assist Reprod Genet, 2017, 34(9): 1217-1229.

［ 75 ］DOLMANS M M, LUYCKX V, DONNEZ J, et al. Risk of transferring malignant cells with transplanted frozen-thawed ovarian tissue. Fertil Steril, 2013, 99(6): 1514-1522.

第二节　胚胎的冷冻与复苏

一、胚胎冷冻与复苏的意义

冷冻胚胎是将通过体外受精培养技术得到的胚胎，经过一定的程序和冷冻保护液处理后，将其放在液态氮的超低温环境（-196℃）中存储起来。这样的冷冻胚胎可以被长期保存。1972年，Whittingham等报道了第一例冻存胚胎小鼠的出生情况[1]。随后，1983年，Trounson和Mohr首次报道了人类胚胎的冷冻、复苏、移植，以及成功妊娠和新生儿的出生情况[2]。目前，胚胎冷冻保存技术已经十分成熟，并广泛应用于辅助生殖技术中，被美国生殖医学会推荐作为女性生育力保存的首选方法。人类胚胎冷冻保存技术的发展可以追溯到30多年前的辅助生殖技术早期阶段。在体外受精-胚胎移植（俗称试管婴儿，IVF-ET）治疗中，许多取卵后的患者由于不适宜进行新鲜胚胎植入，需要将受精卵或囊胚进行冷冻处理，以便在患者恢复到适宜植入状态时进行选择性植入。在等待患者恢复的过程中，胚胎需要被冷冻保存起来。目前，冷冻复苏的胚胎在人工子宫内膜启动周期中的妊娠成功率略高于新鲜胚胎移植，且胚胎冷冻保存时间对活产率没有影响。冷冻胚胎是目前保存生育功能的唯一成熟方法。对于有保存生育力需求的肿瘤患者来说，冷冻保存获得质量良好的胚胎是非常有必要的。她们在周期促排卵后通过体外受精获得胚胎，并将其冷冻保存起来。待患者身体康复、病情减轻或治愈后，可以将

胚胎解冻并进行胚胎复苏和移植，得到自己的后代。然而，胚胎的形成涉及使用了男性伴侣提供的精子或供体精子，如果患者死亡或与伴侣分离，冷冻保存的胚胎去向就需要进行相关的伦理和法律咨询和讨论。

女性生育功能受多种因素影响，其中年龄是最关键的因素。此外，遗传因素和后天因素等也会影响女性的生育功能。例如，某些病理情况下的治疗，特别是那些具有性腺毒性的治疗，可能会严重损害女性的生育功能。女性生育力保存是一种针对育龄期女性和青春期前女性，保护其可能受损生育功能的治疗方法。对于有保存生育功能需求的女性，建议每个人都应该接受个体化的生育力保存专业咨询，这方面的咨询更多的是由生殖科专家提供。已经发展得相当成熟的一些生育力保存技术已广泛应用于临床工作中，但仍有部分技术在实验性阶段。虽然女性生育力保存工作常重点关注肿瘤患者，但是，由于其他疾病本身造成的生育功能损害或疾病治疗所使用的药物存在性腺毒性的患者对生育力保存的需求正在不断增加。

影响女性生育力保存的因素主要包括以下两个方面。

（一）恶性肿瘤因素

许多妇科恶性肿瘤患者在肿瘤明确诊断时，疾病本身已经对卵巢功能造成了不同程度的损害。但

是，对生育力影响最大的是肿瘤治疗中常用的化疗（如烷化剂化疗）和盆腔放疗。这些治疗会导致性腺功能的损害甚至衰竭，对生殖健康造成不同方面的影响，有些影响甚至是不可逆的，如影响青春期性腺的发育、性激素的分泌和成人的性功能等[3]。

（二）非肿瘤的医学因素

在治疗多种非肿瘤性疾病过程中，人们也开始关注生育力保存方案，因为这些疾病的治疗可能对育龄女性和青春期前女性的生育功能造成不同程度的损伤。患有慢性自身免疫性疾病的女性，其发病风险明显增高，包括女性早发性卵巢功能不全（POI）和雌激素缺乏。接受造血干细胞移植的女性患者中，64%~85%会发展为POI，这是因为该治疗需要积极的化疗和放疗来破坏预先存在的骨髓功能[9]。对于女性POI的发生，如先天性性腺发育不足、双侧附件切除及已知的遗传因素或与POI相关的家族史（如特纳综合征、脆性X染色体综合征）的患者，生育力保存技术可能对其有益。此外，有子宫内膜异位症的育龄女性也可以从生育力保存中受益，因为手术会大大增加患POI和不孕症的风险。

二、胚胎冷冻技术和方法

胚胎冷冻常用的方法包括两种：慢速冷冻法和玻璃化冷冻法。慢速冷冻法也称程序冷冻法、平衡冷冻法，允许以足够慢的速度进行冷冻，使细胞充分脱水，同时尽量减少细胞内的冰形成。玻璃化冷冻法使细胞和细胞外环境凝固成玻璃状，而不形成冰。

（一）程序冷冻法

程序冷冻法是将胚胎放入冷冻液中，慢速降温至一个较低的温度，在-80~-35 ℃的阶段，然后将它放入液氮中。程序冷冻法是早期冷冻时主要采用的一种方法，其降温过程较长，其中胚胎细胞内的水分易在此过程中形成冰晶，在解冻复温时也有形成冰晶的风险。冰晶会机械性损伤细胞膜和细胞器的膜结构，挤压细胞的骨架，对胚胎造成冷冻损伤，因此在程序冷冻过程中，细胞受到损伤的程度较大，复苏率约70%。

（二）玻璃化冷冻法

近20年在程序冷冻的基础上有进一步的突破，出现了新的冷冻方法，称为玻璃化冷冻。此方法主要是采用更高浓度及极其黏稠的冷冻保护剂处理胚胎，使胚胎在冷冻的过程中，从生理温度急速降温到-196 ℃，胚胎细胞内、外液体瞬间冻结成玻璃化固体状态。"玻璃化"的概念是指水或者溶液快速降温达到或低于-110~-100 ℃的温度范围时，形成一种高黏度的介于液态和固态之间、非晶体的、透明的玻璃态。因此，玻璃化冷冻技术的基本原理就是用高浓度的解冻保护剂溶液将细胞内水分置换出来，经急速降温由液态转化为外形似玻璃状的非晶体状固体状态，这一状态的变化无冰晶形成，避免了冰晶形成对细胞脂质膜及细胞骨架结构的损伤。而玻璃化解冻技术就是一种逆转玻璃化冷冻的过程，通过利用浓度逐级递减的保护剂溶液，将冷冻过程中进入细胞内的冷冻保护剂用水替换出来，并在解冻、替换的过程中无冰晶损伤。十几年来，玻璃化解冻技术获得了很大的进步，冻融后存活率得到了较大的提升。又因为囊胚期胚胎相较于卵裂期胚胎具有更好的发育潜能和耐解冻损伤性，因此囊胚期胚胎的玻璃化解冻逐渐替代了卵裂期胚胎的玻璃化解冻，成为胚胎保存、解冻的一大重要手段，并在全世界大部分生殖中心广泛使用。在胚胎玻璃化解冻过程中，需要注意防止冰晶、冷休克、溶质效应、破碎损伤、重结晶、渗透性休克等冷冻融解损伤。基于提高胚胎复苏存活率的考虑，囊胚的玻璃化冷冻融解方案为：采用快速复温的方法，将细胞内高渗透压的囊胚置于含有一定浓度梯度的冷冻保护剂的培养液中，从而使细胞内、外的渗透压差距逐渐减小，减缓细胞体积的变化速度，避免解冻过程中造成胚胎损伤。目前辅助生殖技术临床广泛使用三步法解冻，操作时间分别为解冻液 2 min，稀释液 3 min，洗涤液 5 min。解冻液为含 0.33 mol/L 蔗糖的基础液，稀释液为含 0.2 mol/L 蔗糖的基础液，洗涤液为基础液。也有其他蔗糖浓度轻微浮动的解冻液，采用四步法解冻，如日本加藤公司玻璃化解冻试剂盒，分为解冻液、稀释液、洗涤液 1、洗涤液 2，操作时间分别为 1 min、3 min、3 min、3 min。但本领域中依然需要更稳定、效果更佳的解冻液。

与程序冷冻法相比，玻璃化方法冷冻过程中，胚胎细胞内的液体不会形成冰晶，从而避免了冰晶对胚胎细胞的物理化学损伤，获得了较好的冷冻效果，玻璃化冷冻胚胎复苏率通常达到 95% 以上，若冷冻囊胚，效果则更好，复苏率可达到 99% 以上，显著高于程序冷冻法，优势较明显，所以越来越多的生殖中心逐步开始使用玻璃化冷冻法，玻璃化冷冻法已成为现阶段胚胎冷冻的主要方法[4]。

（三）程序冷冻法的步骤

胚胎冷冻法的程序化慢速冷冻，在冷冻前的平衡：胚胎冷冻前的平衡直接关系到胚胎的脱水情况，包括平衡时间和温度。平衡时间过短，脱水不充分，容易形成细胞内冰晶。通常平衡时间为：5~30 min（取决于不同的试剂）；温度为：4~5 ℃。冰晶形成：温度下降到一定数值，液体将开始形成冰晶，这个温度数值称为冰点（freezing point）。冰晶由纯水构成，不含溶质。冰晶形成后释放出大量热量而引起温度的波动，影响胚胎的存活。在 -15~-5 ℃，温度已降至冰点以下，而细胞外溶液仍未结冰的现象称超冷现象，此时细胞外渗透压不能随之升高，细胞不能脱水。为防止这种现象发生，需要诱导冰晶形成。可以向液体中加入微量冰晶，但较少采用。较常用的是植冰（seeding），即自动或人工用预冷的金属棒在标本溶液冰点以下 2~3 ℃时，瞬间地接触标本，可以激发溶液中许多小冰晶形成。随着冰晶的蔓延，热量得以缓慢释放，保证了冷冻时温度的线性下降，细胞也进入脱水阶段。常用的植冰温度为：-8~-6 ℃，主要采用人工植冰。

降温速率是最常见的引起胚胎损伤的因素，它决定了胚胎受损的程度及方式，胚胎细胞内冰晶形成主要是降温速率过快或复温效率过慢引起的，溶液效应主要是过慢降温产生的。

1. 胚胎程序化冷冻操作步骤

（1）冷冻卡片、冷冻记录和卡片的书写与核对：要求与病历信息完全一致，包括患者夫妻双方姓名、冷冻日期、病历号、冷冻号、受精方式、冻存冻胚数量及管数。要求两人核对，核对无误后实验室人员签字。

（2）冷冻麦管头及冷冻存放位置的标记：要求于麦管头上正确清晰书写女方姓名、男方姓氏、本麦管冷冻胚胎数，并在麦管顶端标记，将麦管颜色及顶端标记记录于冷冻卡片相应位置。根据每位患者所需冷冻麦管数确定冷冻麦管存放位置并记录于冷冻卡片相应位置。冷冻前双人核对。

（3）冷冻前冷冻液及耗材准备：

1）冷冻前20 min以上安装程序冷冻仪，开始准备程序，开启加热泵。

2）冷冻前20 min以上配制冷冻液F1、F2、F3加20%HSA，混匀。F1、F2按0.3 mL/人份，F3按0.3 mL/管配制，并将配好的冷冻液置于37 ℃温箱预热。

3）按每人份一个60 mm圆皿或四孔，每人一根巴斯特吸管，一根移液管，准备耗材。

（4）冷冻及胚胎形态记录：胚胎分别置于冷冻液F1、F2、F3，并按5 min、15 min、15 min计时操作。记录每个冻存胚胎形态分级，并在F3中按冷冻卡片所示将麦管内加入正确的胚胎数，插入相应麦管头。

（5）程序降温及麦管收集储存：将装好的麦管按三根麦管/孔放入冷冻仪中，标记存放位置，开始冷冻程序。冷冻仪中冷冻程序起始温度为20 ℃，以3.0 ℃/min的速度降温至–7 ℃，浸泡5~6 min。手动植冰。植冰温度：–7 ℃。植冰后以0.3 ℃/min的速度降温至–30 ℃，再以30 ℃/min的速度降温至–150 ℃。程序结束后收集麦管于液氮中并按卡片位置永久存放。核对无误，记录本登记，冷冻卡片收入冷冻库卡片库。

2. 胚胎复苏解冻步骤

（1）关闭强光源及加热平台。解冻液需在解冻之前准备好，室温放置30 min。

（2）在液氮罐中找到需要解冻的胚胎麦管，室温下放置30 s。必须核对姓名、冷冻日期及管号。

（3）30 ℃水浴30 s。

（4）剪开麦管，将胚胎释放于1液，5 min。

（5）将胚胎移入2液，5 min。

（6）将胚胎移入3液，5 min。

（7）将胚胎移入操作液，10 min，同时缓慢加热至37 ℃。

（8）10 min后，将胚胎移入培养皿，倒置显微镜下观察并记录后，放入培养箱，以待移植。将麦管标签贴到病历记录的病史处。

（四）玻璃化冷冻法的步骤

1. 玻璃化冷冻操作步骤　所有操作均需双人核对。

（1）将V1、V2及mHTF液上下摇晃两次后，在培养皿上配成100 μL微滴，在室温下平衡30 min。

（2）3M胶带上写好患者姓名、冷冻日期、管号后依次剪下，贴在Cryotop冷冻载杆的头尾两端。

（3）在双人核对的情况下，选取待冷冻的胚胎。准备好大镊子及装有液氮的容器。

（4）再次双人核对，四孔板上的姓名和冷冻贴纸名字吻合后，用mHTF液吸取待冷冻的胚胎，在mHTF滴中充分洗涤。

（5）用V1液转移待冷存的胚胎，可以观察到胚胎卵裂球脱水皱缩。

（6）5~8 min后，卵裂球慢慢恢复体积。

（7）用V2液转移胚胎，可以观察到胚胎再次脱水皱缩，1 min里完成装杆。

（8）载杆放入液氮，套上外套。

2. 玻璃化冷冻胚胎复苏

（1）核对手术通知单上的姓名、病历号、实验室号、移植数目、冷冻位置。

（2）双人指纹打开液氮罐，核对无误后取出胚胎载杆，放置液氮容器。

（3）将T1、T2、T3、T4液上下摇晃两次后，培养皿内加入100 μL四种液体，室温平衡30 min。

（4）将装有待复苏胚胎的液氮容器拿到超净台旁。

（5）再次双人核对载杆上的信息，确认无误。

（6）在液氮下拔出套子，空气中甩掉多余液氮后，快速进入T1液中，1 min。

（7）转移胚胎至室温T2液中，3 min。

（8）转移胚胎至室温T3液中，5 min。

（9）转移胚胎至T4液中，并开启加温平台，3 min后将胚胎转移入移植器。观察并记录胚胎复苏情况，并将原始标签贴在病历记录的病史处。

对于囊胚，近年来又采用了新的冷冻方法：在冷冻前需将囊胚透明带用激光打孔，放出囊胚腔中液体，囊胚皱缩。①37 ℃预热冷冻试剂；②配液：mHTF 100 μL一滴，ES、VS 各50 μL，各加两滴。将皱缩的囊胚放入mHTF滴中洗涤。将在mHTF滴中平衡后的囊胚移入ES1液中，在液滴不同位置洗涤两次，放入ES2液中，放置2 min，尽量带少量的ES1的液体。然后将囊胚转移至VS1液中，在液滴不同位置洗涤两次，放入VS2液中，放置0.5 min，45~60 s内装管。此方法所有试剂的操作温度都是37 ℃，整个操作过程都需在37 ℃热台上操作，高于室温。在高温下，水合冷冻保护剂的交换速度会加快，这样会缩短囊胚的冷冻时间，提高冷冻效率。解冻方法同前面卵裂期胚胎一样。

胚胎解冻是从液氮中取出胚胎，在室温下解冻，除去冷冻保护液并将胚胎在特殊培养基中混合，然后将混合物保存在培养箱中以备植入使用。如果胚胎在裂解阶段或囊胚中冷冻，可以在同一天解冻。如果在双细胞前的阶段冷冻，那么它们在前一天解冻并培养过夜以使它们分裂。有数据表明，胚胎的冷冻过程也是对胚胎的一次选优过程，经过冷冻处理仍能保持活力的胚胎无疑是优质的胚胎，这种优质胚胎在最适宜植入的时机里植入子宫，将会使胚胎植入的成功率得到有效的提高。

三、植入前胚胎发育的过程

从一个受精卵发育成为一个新个体，要经历一系列非常复杂的变化，这里只能简要地介绍胚胎发育的情况。卵细胞与精子相遇后受精成为受精卵，即原核期的合子，以后即开始分裂、发育，形成胚胎。先形成的胚胎为卵裂期胚胎，胚胎里的细胞称为卵裂球，每个细胞都具有全能性。然后形成桑椹胚（胚胎的形状像桑椹），最后形成囊胚（胚胎呈囊状），并且植入子宫，吸取母体的营养，继续发育。囊胚壁为滋养层，囊中有内细胞群。胚胎继续发育，内细胞群的一部分发育成外胚层、内胚层和中胚层这三个胚层，再由这三个胚层分化发育成人体的所有组织和器官。卵子受精后26~30 h开始卵裂，每10~12 h进行一次卵裂，有16~32个细胞时开始称为桑椹胚。在第五天时，形成早期囊胚，囊胚腔体开始逐渐变大，透明带变薄，直至溶解消失，囊胚从透明带里孵出，开始侵入子宫内膜，11~12天完成植入。囊胚滋养层细胞迅速增殖，由单层变为复层，外层细胞融合形成合体滋养层，深部的一层细胞界限明显，称细胞滋养层。植入后，滋养层向外长出许多指状突起，称绒毛，逐渐发育、分化形成胎盘。滋养层直接从母体血液中吸取营养供胚胎发育所需[5]。

卵子从卵巢中排出之后进入输卵管，在输卵管中与精子相遇结合，成为受精卵。至此，卵子和精子的遗传物质得以延续，一个新的生命就此诞生。人类卵子受精后24 h，在第二极体的对侧，细胞表面会出现一个"V"形凹陷。约30 h，受精卵分裂成两个子细胞。这是受精后第一次发生有丝分裂，又称卵裂，卵裂所形成的子细胞称卵裂球。这两个子细胞可以是大小均一的，也可以是大小不均的。质量好的胚胎会出现大小质量均一的卵裂球。而大小不均一的卵裂球通常预示着胚胎发育能力差。卵裂是一种典型的有丝分裂，染色体的形态和结构和普通体细胞相似，不同的地方是细胞不会生长，每次分裂后的卵裂球都是原来大小的1/2左右。近年来，由于辅助生殖工作中大量观察到胚胎的体外生长过程，现在已经基本明确了人卵裂的速率和卵裂的规律。首先是受精卵经历一系列早期卵裂，产生增多逐渐变小的细胞数目，称卵裂球，没有改变胚胎的整体大小。哺乳动物合子中的生物类型、蛋白质合成最初依赖母源负载的mRNA沉积。转录合子基因组编码的mRNA的表达开始于头几次卵裂，这种从母源向合子过渡转录本表达被称合子基因组激活（ZGA）。第一次爆发期是在2细胞时期，第二次爆发期是在8细胞时期。伴随母体转录产物的降解，人类的ZGA发生比老鼠晚，出现在4~8细胞阶段。虽然母源mRNA可能被降解，但蛋白质是在卵形成过程中由这些转录本合成的，可以坚持到以后的发育。这种"母源"的蛋白质会干扰胚胎基因功能的分析。

胚胎随后经历卵裂球不断分裂，数目增加，细胞间的黏附称压实，使所有的细胞都采用较为扁平的形态存在。压实对于以后的形态发生和对三个胚谱系细胞的适当分离都非常有关联。压实作用与黏附物的形成有关。在8细胞期，E-cadherin是钙黏蛋白贴壁连接的主要成分，它成为局部细胞与细胞接触之间的紧密连接区域。通过去除Ca^{2+}或加入E-cadherin特异性抗体胚胎培养基，可以破坏E-cadherin介导的细胞黏附。钙黏蛋白敲除后，胚胎在8细胞期不能维持适当的细胞黏附，从而不能发育到囊胚期[6]。

在早期的4细胞阶段，胚胎发育到一定程度时已经形成了压实作用。值得注意的是，胚胎培养中加入激活的PKC分子也会导致过早的紧实。这表明蛋白翻译后机制可能在维持诱导压实过程中起重要作用。随后，伴随细胞黏附的增加，所有细胞沿垂直轴迅速极化，使向外的（顶端）区域变得明显。细胞核沿基底细胞方向移动，而先前随机分布的核内体则变成了顶端定位的。卵裂球肌动蛋白和大多数肌动蛋白一样，顶端聚集微管虽然数量较少，但乙酰化比较稳定，微管在基底侧定位。微绒毛在压实前均匀分布在细胞表面，压实后，细胞尖端的微丝几乎完全消失。多项研究表明，细胞间的相互作用都参与了极性方向的建立。

一旦8细胞胚胎被压缩并极化，它就会分裂。经历两轮分裂，从8细胞到16细胞，再到32细胞。在这些细胞中，极化态的继承受取向的影响，在垂直于极性轴的角度进行有丝分裂（也就是说，平行于它的内外轴），它的两个子轴细胞都是极性的，并保持在胚胎外部。细胞也可以平行于它们的轴分裂，产生一个极化的外部子细胞和一个位于胚胎内部的无极细胞。这样的胚胎已从以前的由一群均匀的细胞组成，转变成现在已经产生了两组独立的细胞：内为无极细胞，外为极细胞。从32细胞阶段开始，这两个细胞群有不同的发育命运：胚胎外部的细胞对外部滋养外胚层（TE）谱系起作用，而细胞内部则起作用于内细胞群（ICM），进一步分化的细胞群进入多能外胚层（EPI）和原始内胚层（PE）谱系。从32细胞阶段开始，作为外部胚胎的细胞完全属于TE系，囊胚腔是一个充满液体的腔。囊胚腔的存在对于正常囊胚的形成至关重要。在囊胚腔形成过程中有水可能通过渗透梯度进入胚胎。水的运动也可能通过水通道蛋白，转运于TE中，并发挥作用。一旦囊胚腔开始形成，囊胚腔的维持取决于TE的上皮性质。早在压实后1 h，紧密连接成分，如闭塞蛋白，闭塞带1（ZO-1）和闭塞带2（ZO-2）及cingulin开始聚集在细胞外，直到功能紧密连接完全形成到32细胞阶段。这些紧密的连接形成了一个密封圈，防止漏水[7]。随着囊胚腔的形成，在一级出现一个紧密的细胞团，成为内细胞团ICM，其他部位形成单层滋养层构成囊胚壁。随着囊胚的长大，囊胚腔里的液体越来越多，囊胚体积越来越大，透明带越来越薄弱。在胚胎第6~7天，囊胚突破透明带孵出。

四、胚胎基因的表达特点

在美国，每年产生大约150万个胚胎，每年约有50万垃圾胚胎被丢弃。对美国诊所的一项调查表明，有40万枚胚胎是长期冷冻起来，只有少数胚胎（2.8%）被捐赠用于研究，其中大部分胚胎质量不是最优的。在美国，目前只接受胚胎用于研究的单

一胚胎库（斯坦福大学的生物银行）。事实上，还有更多夫妇寻求捐赠胚胎，而不是接受胚胎研究。

最早可获得的胚胎均处于2细胞期。激活发生在人类的4细胞和8细胞阶段之间胚胎。研究3~4细胞阶段的转录本发现约1 800个mRNA表达上调。在胚胎发育的第一天和第二天，大部分基因表达被下调或消失，只有一小部分基因是表达上调。在发育的第三天，大量mRNA表达上调，表达的基因大量增加。在第三天之前，mRNA的增加代表小部分基因有转录活性，并且这部分基因表达会优先快速降解母源mRNA。此外，胚胎基因转录激活EGA的发生是独立于细胞的数量，发生在第三天，即使在胚胎细胞数少于8细胞时，也会发生。在（embryonic genome activation，EGA）之后，胚胎随后经历压实形成一个桑椹胚标记，卵裂球尽管存在裂解或碎裂，人类胚胎仍在继续发育。分裂导致囊胚的发育，囊胚包含充满液体的囊胚腔和内细胞团块（ICM），被滋养外胚层包围。就在囊胚植入子宫后，ICM进一步分化成早期的外胚层和原始内胚层细胞。

实时成像研究提供了观察人类胚胎在体外发育第一周内的动态行为。人类胚胎成功地发展到囊胚阶段，细胞分裂在14.3 min ± 6.0 min内完成。完成第二次有丝分裂（3个细胞）在11.1 h ± 2.2 h内结束。这些可以作为预测胚胎植入前发育成功的点。人类胚胎发育在很大程度上受遗传的影响，如初生合子的母体和（或）父方因素。可能涉及这个过程的潜在因素包括介导细胞分裂的RNA代谢/翻译的不同和表观遗传。胚胎生存能力和生长能力是不能忽视的，胚胎与生长的代谢呈负相关。新陈代谢"安静"的胚胎比其他"活跃的"胚胎更有生存能力。

由于体外培养胚胎，应激会伴随而来，糖酵解和糖酵解相关基因表达增加。

人类胚胎和小鼠胚胎在植入前发展形态相似。但是，有些关键分子表达在发育时间上会有显著差异。这些差异包括独特的基因表达模式，表观遗传修饰程序，对遗传不稳定性的易感性，转录延长期等。人类胚胎压实的时间滞后于小鼠胚胎囊胚的形成。此外，人类胚胎在形成囊胚之前至少进行一轮额外的细胞分裂，与人囊胚中256个细胞的阶段进行比较在小鼠囊胚中有164个细胞。值得注意的是，人类胚胎发育效率低下，50%~70%胚胎在体外通常不容易达到囊胚期。这些高失败率很可能反映相对于许多其他物种而言，人类体内的低繁殖力。

对人类植入前的全基因组转录分析发现：①从未成熟的GV期卵母细胞到第二次减数分裂中期Ⅱ卵母细胞阶段（MⅡ卵母细胞）这一过程中，基因表达很少上调和下调；②合子形成到4细胞阶段，母系表达的转录本多少主要来自MⅡ卵母细胞的量；③许多基因是4细胞期后上调表达，主要反映出受精后新形成的胚胎中第一次转录，即胚胎基因组激活EGA；④参与细胞谱系分化的基因在植入前胚胎发育后期会上调；⑤胚胎发育过程中动态地表达转录因子、表观遗传修饰因子和染色质重塑因子。

非整倍体胚胎在人类中很常见，是人类所有先天缺陷和流产的主要原因。这是由于在卵母细胞和精子产生过程中的减数分裂和在新生胚胎的有丝分裂中分裂错误造成的。研究表明，除减数分裂错误外，早期胚胎的前几个有丝分裂也会发生错误。使用基于阵列的技术来检查胚胎卵裂期人类不同基因座的全基因组拷贝数，确定了几种类型人类胚胎中发生的染色体异常，并观察到整个染色体的嵌合

（非整倍性）发生在80%的胚胎的一个或多个卵裂球中，其中至少30%是由于表观遗传修饰中的错误造成基因表达异常[8]。胚胎卵裂球与体细胞有很大的不同。染色体分离错误会导致体细胞凋亡，但尚未在人类胚胎中广泛观察到这种现象。这些结果引发了一些基本问题：为什么非整倍性在人类中如此普遍及如何处理ART期间染色体不稳定。解决这些问题是人类胚胎学的重要任务。

总而言之，人类植入前胚胎发育的特点是重新编程和表达，包括卵子和精子融合形成原核，表观遗传重编程和改造，母体转录本大量退化和新生人类胚胎基因组的激活。前三次的有丝分裂参数可以预测发育到囊胚期的成败。

五、冷冻胚胎的选择

冷冻胚胎可以在任何发育阶段的植入前胚胎进行冷冻，包括原核期阶段（一个细胞受精卵），卵裂球阶段和囊胚阶段。目前冷冻的比较多的是受精后第二天/第三天（卵裂期），第五天/第六天（囊胚期）发育的胚胎。也有少部分患者接受的是冷冻第一天（原核期合子），或者第七天（囊胚期）的胚胎。冷冻时期的选择可以根据患者的实际情况，治疗方案及胚胎发育情况来综合考虑。下面就不同时期胚胎的冷冻特点进行介绍。

（一）卵裂期胚胎冷冻

首先对要冷冻的胚胎进行评分。细胞数量，胚胎碎片率及卵裂球大小均一性结合对胚胎进行评分。可以将胚胎分为一到五级，一级最好，四级最差。一级：细胞分裂均匀，没有碎片；二级：细胞分裂均匀，有少许碎片；三级：细胞分裂不均匀,没

有碎片或有些碎片；四级：细胞分裂非常不均匀，碎片比较严重；五级：没有正常形态的卵裂球，碎片分散卵周间隙，看不清楚细胞界面。有效胚胎为卵裂球达到6细胞且四级以上，优秀胚胎为卵裂球达到6细胞且二级以上。一般冷冻受精正常的优秀级别胚胎，这种胚胎冷冻解冻后不易破碎，复苏后发育潜能好。实在没有优秀胚胎可选，尽量选择发育相对正常的有效胚胎。碎片率＞25%的胚胎通常不建议冷冻，这类胚胎冷冻解冻后非常容易破损，且胚胎不具有继续发育的潜能。

当评估卵裂期胚胎冷冻保存结果时，有几个因素与胚胎冷冻效率有关，这些因素有助于判断冷冻胚胎后的存活率和移植的着床率结果[9]。这些因素包括细胞阶段、细胞对称性、卵裂模式（同步与异步）、碎裂程度等。冷冻保存方法可能与用于确定存活率的标准一样重要，因为一个或多个胚胎的卵裂球在解冻后可能会溶解破裂。100%完整的胚胎卵裂球的着床率要比部分卵裂球裂解的高。但是，对于解冻后有50%或更多细胞完整且有丝分裂恢复迹象的胚胎，移植前的最终细胞数可能比解冻时存活细胞的百分比更能预测胚胎的植入能力。在比较新鲜和冷冻周期时，还必须考虑胚胎质量在新鲜周期中选择移植的胚胎的质量分数可能高于冷冻保存的多余胚胎。

卵裂期胚胎的慢速冷冻通常采用先前描述的原核期胚胎的方法，在冷却期间使用1.5 mol/L PROH和0.1 mol/L蔗糖保护胚胎，在快速升温时使用0.2 mol/L蔗糖保护胚胎。据报道，胚胎存活率各不相同，但一般来说，用这种方法冷冻保存的卵裂期胚胎有70%~80%在解冻后存活（存活率以完整的卵裂球＞50%来衡量），所有解冻的胚胎中有50%的卵裂球完整。改进慢速冷冻方法的努力包括去除裂解的卵裂球和增加非渗透性冷冻保护剂蔗糖的浓度，以加强卵裂球脱水和再水化过程中的保护。回收裂解卵裂球被认为是消除坏死细胞和物理上消除可能干扰存活细胞间黏附和通信的障碍。有证据显示，第二天有一个裂解卵裂球的胚胎和第三天有20%细胞裂解的胚胎植入率相当于完全完整的胚胎，所以这种额外的操作可能不利于这种少量细胞破裂的胚胎。研究表明，在第二天卵裂期胚胎中通过0.5 mol/L、0.2 mol/L和0.1 mol/L蔗糖连续培养进行复水。增加0.2 mol/L蔗糖浓度可显著提高第二天完整胚胎的恢复率，为80.5%（379/471），而0.1 mol/L蔗糖（259/474）冷冻保存的胚胎恢复率为54%。添加蔗糖（22.1% vs 17.5%）使植入率略有提高，但并没有显著差异，因为研究目的是提高存活率，而不是着床率。随后临床随机对照试验比较了冷冻保存液与1.4 mol/L PROH+0.3 mol/L蔗糖和1.5 mol/L PROH+0.1 mol/L蔗糖。结果显示，100%完整胚胎的百分率显著提高（73%和57%），但是，存活率的提高并没有导致活产数或累积活产率的增加[10]。

尽管囊胚期胚胎玻璃化冷冻的应用受到了广泛关注，但在过去的10年中，人们对卵裂期胚胎玻璃化冷冻的兴趣逐渐增加。因此，有几种商业产品可用于卵裂阶段胚胎玻璃化冷冻。玻璃化冷冻和复苏后细胞丢失对胚胎植入能力的影响类似慢速冷冻，但这种预测的强度因高存活率而减弱。在一项对慢速冷冻（7 664个）和玻璃化冷冻（1 827个）的胚胎冷冻结果的回顾性分析中，玻璃化冷冻比慢速冷冻（64.4%；P＜0.001）获得了更高比例的完全完整的胚胎（77.5%），但玻璃化后各细胞期的存活率无差异。慢速冷冻复苏过的胚胎过夜培养后，细胞损伤的数量和细胞阶段对胚胎的发育有独立的影响，而玻璃化冷冻则不然。玻璃化冷冻后提高的存活率显著减少了需要继续培养的胚胎数量，86%的胚胎可以被移植，而慢速冷冻后解冻的胚胎只有49.1%（$P<0.0001$）可被移植[11]。高质量的卵裂期胚胎在冷冻保存后没有或只有微小的细胞丢失，有助于使移植率与新鲜胚胎相当。玻璃化冷冻比慢速冷冻有更高的卵裂球存活率和更好的胚胎代谢率。

（二）囊胚期胚胎冷冻

胚胎发育到第五、第六天已经长成囊胚。根据囊胚腔的大小和是否孵化，将囊胚的发育分为六个时期。

1期：早期有腔室囊胚，囊胚腔小于胚胎总体积的1/2。

2期：囊胚腔体积大于或等于胚胎总体积的1/2。

3期：完全扩张囊胚，囊胚腔完全占据了胚胎的总体积。

4期：扩张囊胚，囊胚腔完全充满胚胎，胚胎总体积变大，透明带变薄。

5期：正在孵出的囊胚，囊胚的一部分从透明带中溢出。

6期：孵出的囊胚，囊胚全部从透明带中溢出。

处于3~6期的囊胚，还需对其内细胞团和滋养层细胞进行质量分级。

内细胞团分级：

A级：细胞数目多，排列紧密。

B级：细胞数目少，排列松散。

C级：细胞数目很少。

滋养层细胞分级：

A级：上皮细胞层由较多的细胞组成，结构致密。

B级：上皮细胞层由不多的细胞组成，结构松散。

C级：上皮细胞层由稀疏的细胞组成。

根据这个分级方法，1期或者以上都是囊胚，有效囊胚是3期或以上，且内细胞团是B级或以上，以及滋养细胞是C级或以上。一般冷冻有效囊胚，这类胚胎复苏后，有希望着床妊娠。

囊胚期胚胎培养系统的进步使得体外培养胚胎时间延长直到胚胎达到囊胚阶段成为可能，为胚胎学家提供更多的形态学指标。对于发育成高质量囊胚的胚胎，高植入率降低了多胎妊娠的风险。选择性单囊胚移植政策的成功取决于有保障的胚胎冷冻保存技术，以确保在将来可以有额外优质囊胚可以移植。与卵裂期胚胎一样，囊胚期冷冻保存结果的评估除了方法学外，还需要严格关注冻融前和解冻后的各种因素。结果表明，冷冻结果取决于冷冻前的质量和达到囊胚阶段所需的时间。最常用囊胚分级系统之一对胚胎的三个形态学方面进行评分：内部细胞质量（ICM，A、B、C级）、滋养胚层质量（TE，A、B、C级），以及扩张程度（早期囊胚和完全孵化的囊胚）。达到一定级别的有效囊胚才可用于冷冻保存。

1985年，第一次报道了用慢速冷冻法冷冻囊胚解冻后成功妊娠，但此方法直到10年后培养系统能够可靠地支持卵裂期以后的胚胎发育才得以改进。在10%甘油+0.2 mol/L蔗糖中慢速冷冻后，对冷冻保存所有最低评分为第五天1BB或第六天2BB的囊胚的程序性冷冻的结果进行回顾性分析，得出78%的存活率。每个解冻移植胚胎的着床率分别为38.6%和27%，低于同一组新鲜胚胎的着床率（56.5%）。与匹配的新鲜移植队列相比，第五天新鲜和冷冻的植入率相似（56.5%和60.9%），第六天冷冻的囊胚移植率（54.3%）明显高于第六天移植的新鲜囊胚[12]。对于囊胚玻璃化冷冻的日期是否影响结果，存在相互矛盾的意见。这种冲突可能是由于冷冻保存标准的不同，因为一些中心在两天使用相同的标准，而其他中心在第六天采用比第五天更严格的冷冻保存标准。

人们注意到，与小鼠和牛囊胚相比，人类囊胚在平衡和玻璃化溶液中收缩得更慢，这表明人类胚胎对冷冻保护剂和水的渗透性较低。人工收缩或塌陷是一种快速、机械地将水从囊胚腔排出的方法。在冷冻环上玻璃化冷冻前，用微针或激光射穿TE可提高冷冻后存活率和植入率。早期随机对照试验比较慢速冷冻和玻璃化冷冻的荟萃分析得出结论：玻璃化后的存活率高于慢速冷冻[13]。玻璃化技术和结果的改进导致许多项目停止了慢速冷冻囊胚。与慢速冷冻相比，玻璃化冷冻具有几个普遍的实用优势，但对于囊胚期胚胎来说，最大的优势在于该程序快速（从标记设备到储存的总时间<40 min），并且不依赖昂贵的控制速率的冷冻器，慢速冷冻需要2 h或更长的时间。囊胚期胚胎冷冻保存的关键性能指标和基准包括：存活率、移植率和着床率。慢速冷冻囊胚的存活率为70%，基准值为85%；玻璃化冷冻的存活率为80%，基准值为95%。植入率不应低于新鲜胚胎周期的10%（相对）以下，并且植入的基准目标应与新鲜囊胚移植相等。

（三）原核期胚胎冷冻

卵母细胞受精后16 h便可以看到两个清晰的原核：雌原核和雄原核。在早期，体外培养系统还不够完善时，体外培养的胚胎经常被阻滞在2细胞时期，合子在体外无法发育出优质胚胎或者有效胚胎。若母体不能进行新鲜移植，这时候会直接冷冻合子。待以后时机成熟后，复苏合子，移植回体内，让合子在体内环境生长。因合子是刚刚经过受精的细胞，对外界环境非常敏感，这种方案在体外培养技术有了突破之后便很少使用了。

原核阶段的冷冻保存可以消除不能受精的卵母细胞，但它不能在进行保存之前对胚胎发育进行评估。与卵裂期和囊胚期的冷冻保存不同，冷冻保存原核期胚胎的形态学标准是不超过两个原核。对于计划进行胚胎移植的新鲜周期，原核阶段冷冻保存的缺点是无法通过胚胎后续发育情况来选择移植优质胚胎，这种做法在很大程度上已被放弃用于延长培养胚胎的项目和已进行了卵裂期和囊胚期胚胎冷冻保存的项目，但一些中心仍在使用这种做法，这是那些立法禁止胚胎冷冻保存国家的唯一选择[14]。早期慢速冷冻结果表明，原核阶段的冷冻保存比早期卵裂阶段的冷冻保存效果更好。原核和卵裂阶段胚胎的慢速冷冻冷却速率与以逐步方式引入的冷冻保护剂相同，达到1.5 mol/L PROH和0.1 mol/L蔗糖的最终浓度，在0.2 mol/L蔗糖解冻的稀释溶液中保持渗透梯度。原核期胚胎的较高存活率可能归因于这样一个事实，即在此阶段的冷冻保存涉及单个细胞，因此存活率是"全部或无"，而卵裂期胚胎的存活率是由解冻后细胞的百分比来衡量的。

原核期胚胎的慢速冷冻可能会对解冻后的发育产生负面影响，解冻后发育到囊胚可能会受到抑制。近30年来，用于冷冻保存原核期胚胎的慢速冷冻方案没有改变，也没有证据表明对这些方法进行了改进。原核期胚胎慢速冷冻后的存活率从55%到90%以上不等，一些研究报道称卵胞浆内单精子注射（ICSI）产生的原核期胚胎的存活率低于传统IVF。研究建议原核集中且原核内的核仁排列整齐时开始冷冻保存。

关于原核期胚胎移植后的临床结果的报道有限，其中不包括新鲜胚胎移植的比较。原核期胚胎玻璃化冷冻最多的案例来自德国，德国胚胎保护法规定在原核期胚胎进行胚冷冻保存。有学者回顾了6年来原核期胚胎在低于0.1 μL滴玻璃化溶液 [15%（v/v）EG，15%（v/v）二甲基亚砜和0.5 mol/L蔗糖] 中玻璃化的结果[15]。349个解冻合子中有89.4%的受精卵发生了胚胎分裂。平均24 h后移植2.1个胚胎，临床妊娠率（检测胎儿心跳）为16.3%，着床率为7.7%。在最近的研究中，冷冻结果不受贮藏时间的影响，但胚胎玻璃化冷冻时的母亲年龄与胚胎存活率显著相关。由于缺乏对原核期胚胎慢速冷冻和玻璃化冷冻的临床疗效的比较，没有足够的证据表明哪一种方法是有效的。对这两种方法都有多年经验的中心似乎能产生一致的存活率。无论选择何种方法，实验室都应将关键性能指标和基准纳入其质量管理计划，以评估和标准化其冷冻保存程序。原核期胚胎的关键性能指标包括形态、存活率、卵裂率、胚胎发育率和着床率。使用可比较的新鲜周期患者组，卵裂率和胚胎发育率应等于新鲜胚胎，植入率不应比新鲜胚胎移植低10%~30%。

（四）第七天囊胚胚胎冷冻

有些胚胎发育慢，在第六天还未形成3级囊胚，但又没有其他可用胚胎，可以选择将胚胎培养到第七天。若形成有效囊胚，可以进行冷冻。这种胚胎冷冻复苏后的着床妊娠率显著不如第五、第六天形成的囊胚，但这是没有其他可用的有效胚胎之后的无奈选择。

六、冷冻对胚胎的影响

通过辅助生殖技术获得胚胎的疗程中，一般会借助促排卵药物的刺激来增加成熟卵子数，往往可使卵巢一次生长10个以上的卵子。但实际上在每一次的疗程中，只有1~3个胚胎移植回子宫腔。植入过多的胚胎可能增加多胞胎的危险性，因此剩余的胚胎可进行冷冻保存。如果在治疗的周期新鲜移植没有成功，保存的胚胎可以在以后的自然排卵周期或激素替代周期移植回母体，不必再进行超排卵，不但可免除打针的痛苦，也可节省不少费用。冷冻胚胎，必须选择质量好的胚胎，因此胚胎评分标准也很重要，把具有发育潜能的胚胎予以冷冻，将来才可以供患者日后解冻使用。

冷冻胚胎是冷冻方法中最常使用的方法，但在某些国家因为信仰与法律规定，无法冷冻胚胎只能冷冻卵子。冷冻胚胎算是一种技术纯熟的方法，可供很多患者使用。近几十年来，由于冷冻卵裂期和囊胚期胚胎的技术能力，胚胎冷冻保存及其价值不断提高。第一次成功的冷冻保存是通过慢速冷冻的方法完成的，在过去的20年里，专家也一直使用这种方法。近年来，人们采用了更为优化的玻璃化冷冻方法，胚胎的存活率高达95%。比较多年来冷冻保存技术的发展，可以发现在过去的10年内，自体冻融胚胎移植（ET）数量增加了2.5倍。与新鲜胚胎移植相比，冷冻胚胎移植的使用提高了活产率。与新鲜移植后出生的孩子相比，解冻后移植出生的孩子的甲基化谱与宫内受精后的相似。胚胎解冻对体外受精（IVF）/卵母细胞胞浆内单精子注射（ICSI）过程中的一些表观遗传异常有缓解作用。并且发现有证据支持胚胎冷冻和解冻程序对胚胎恢复和随后的植入具有"治疗"作用[16]。

动物细胞在冷冻过程中会发生多种细胞内和细胞外事件。首先，冷却到0 ℃会减慢细胞代谢，破坏主动转运和离子泵送。因此，冷冻介质需要渗透平衡，以减少损害。从0 ℃到-20 ℃，细胞外环境中会形成冰晶，从而增加培养基的溶质浓度。水开始流出细胞，开始细胞脱水和收缩的过程。如果冷却过程很快，在细胞完全脱水之前就形成了细胞内冰晶，使细胞器和细胞膜破裂，这将影响解冻过程中的恢复。当冷却过程缓慢时，水被渗透性地从细胞中抽出，从而改善细胞脱水和收缩。从逻辑上讲，细胞收缩的物理压力会导致一些损伤，导致细胞膜的丢失和细胞骨架及细胞器的破坏。残留的未冻细胞外培养基中高浓度的溶质也会造成损伤，导致膜损伤、pH值变化和一般蛋白质变性。不加任何冷冻保护剂冷冻线粒体，其结构完整性和功能活性会被破坏，使用冷冻保护剂可防止大部分（但不是全部）损伤。Ⅰ级或Ⅱ级质量的冷冻胚胎与新鲜胚胎对照组相似。胚胎冷冻解冻后也观察到一些超微结构改变，如囊胚微绒毛与透明带接触减少，可见桥粒减少、胞浆无细胞器区、线粒体肿胀。

有多种研究表明，胚胎不是一组只会分裂的细胞团，而是一种在生存条件不利的情况下会挣扎生存的活生物体。早期胚胎发育是人类生命中的关键一步。胚胎具有适应、发育和在不同条件下表现出不同基因表达模式的能力。多种分子机制和途径控制着不同环境下的早期胚胎发育。在低氧水平下培养人类胚胎会导致参与细胞形态发生的基因上调，这与胚胎发育和囊胚形成有关。最近的研究发现，胚胎能够反应，并在低能量的情况下激活线粒体成熟，从而提高线粒体DNA（mtDNA）数量。线粒体改变与线粒体增殖增加相关的观察结果支持了这一点；因此，"线粒体窘迫"的致病性反序列也显著增加了线粒体增殖[17]。

七、冻融对辅助生殖技术的影响

描述冷冻胚胎的"治疗"效果的理论可能解释了与解冻的早期卵裂胚胎相比，解冻囊胚移植后流产率更高的原因。一项研究评估了流产与卵裂期和囊胚期新鲜或解冻胚胎移植之间的关系。这项研究包括2004—2008年澳大利亚和新西兰的52 874例自体周期妊娠。与卵裂解冻后的妊娠相比，解冻囊胚移植的流产风险高14%[18]。众所周知，压力信号如果适度，能够抑制多种凋亡途径。由于冷冻解冻后滋养细胞的解毒作用和活性的提高，会引发更多的非整倍体囊胚着床，将增加自然流产率。在早期卵裂胚胎中，一些有遗传缺陷的非整倍体胚胎不能达到囊胚期或发育迟缓被淘汰了，而且解冻的效果也会大大降低，非整倍体胚胎的植入也会减少。

另一种机制，即冷冻和解冻具有治疗作用，与胚胎植入过程中线粒体活性的增加有关。已经发现，在新鲜胚胎的囊胚阶段，线粒体DNA复制因子的表达上调，这导致迄今为止研究的哺乳动物物种中线粒体DNA复制的重新激活。同时，线粒体开始分化为含有膨胀嵴的细长细胞器，获得更高的膜电位和耗氧量，并增加氧化磷酸化活性，从而产生ATP。但是，这些复制事件很可能是滋养胚层细胞特有的，产生胎盘，如果胚胎继续发育，将介导着床过程。

冻融过程表明，囊胚升温后耗氧量与ATP生成量和线粒体呼吸量有关，明显低于新鲜囊胚。囊胚的耗氧率在升温后随时间的延长而增加。与其他组相比，保持高发育能力的囊胚迅速重新覆盖。此外，线粒体细胞色素氧化酶活性在0 h时没有观察到，而是在升温后24 h观察到的。这些数据表明，在低温保存过程中，线粒体功能受到抑制或阻碍。此外，玻璃化冷冻牛囊胚在解冻后18 h的吸氧量与非玻璃化囊胚相同。另一项研究发现，6 h后，玻璃化冷冻解冻后的人类囊胚的耗氧率已恢复到新鲜囊胚的耗氧率。从上述研究中可以得出结论，解冻后线粒体活性增加，这与滋养胚层细胞发生的生理过程相似。冷冻和解冻后氧消耗量的增加可能对胚胎着床的开始有积极的影响。这个过程会引起压力。如果压力没有发生，那就意味着保护信号不存在。冷冻和解冻会引起蛋白质结构的改变（由于水量和结构的变化），这些变化会诱导反应信号（伴侣、抗氧化反应和保护酶），这些信号能够修复解冻后胚胎中出现的小缺陷。因此，低质量的胚胎可能会从这些压力信号中获益。总结上述理论假设，"胚胎冷冻治疗"有两个主要组成部分。由于冷冻或解冻胚胎，活性氧（ROS）水平降低，细胞解毒，突变mtDNA数量减少。另一种影响机制是通过囊胚滋养外胚层细胞线粒体活性的快速恢复（跳跃效应），这也是植入生理过程的一部分[19]。

运用这一理论，可以解释一些在临床实践中引起争议的结果。由于玻璃化技术的正确应用，低温保存的效率有了很大的提高。冷冻胚胎移植使用率和成功率的增加可能是由多种同时发生的原因造成的。改进的冷冻保存技术可以减少冷冻胚胎的损伤，从而提高冷冻保存和移植的成功率。2013年的一项研究报道了胚胎移植的活产百分比，比较了不同年龄组新鲜胚胎移植和冷冻胚胎移植的结果。非常有趣的是，数据显示37岁以后冷冻胚胎组的活产率显著增加。28~35岁，这两个数据分别为47.7%和44.4%；35~37岁，这两个数据分别为39.2%和40.6%；38~40岁，这两个数据分别为28.5%和36.1%；41~42岁，这两个数据分别为16.3%和31.6%；而在42岁以上的人群中，这两个数据分别为7.3%和21.2%[20]。

目前发现，随着女性年龄的增长，与新鲜移植相比，解冻患者的怀孕率更高。这里有两个问题。我们如何解释这种现象，随着女性年龄的增长，冻融胚胎移植（frozen-thawed embryo transfer，FET）后的分娩率比新鲜ET高？为什么在年龄≤35岁的女性中，新鲜ET分娩率高于FET？在着床前胚胎中，存在未折叠蛋白反应，并且已经通过分子鉴定进行了鉴定，如Atf4、Atf6、Ask1、Bip、Chop、Gadd34、Ire1、Perk和Xbp1，它们是这一过程的主要调节器。这表明着床前胚胎将未折叠蛋白反应作为一种应对反应处理植入前应力的机制。因此，在缺乏未折叠蛋白反应相关基因的小鼠中，胚胎在植入前无法存活。所有这些都表明了这些反应在植入前胚胎中的重要作用。此外，与Perk相关的应激反应途径激活了核因子红细胞2相关因子2（NRF2）。NRF2的激活导致谷胱甘肽水平的增加和ROS的缓冲，在未折叠蛋白和氧化应激反应之间提供了有价值的联系[21]。

根据上述理论，胚胎的冷冻和解冻会降低ROS水平和线粒体活性，解冻后胚胎线粒体DNA数量值低于一项相关研究中所述的数量阈值。因此，高龄产妇有更多的高线粒体DNA数量的胚胎和更高的着床潜力。为支持这一点，另一项研究证实，在高龄育龄妇女中，存在统计上较高的mtDNA值。卵母细胞的生长和营养是由周围的颗粒细胞支持的，在老年女性群体中观察到这些颗粒细胞的特性发生了变化，这些颗粒细胞是从成熟的窦状卵泡中获得的。此外，随着年龄的增长，ATP合成能力的下降可能与颗粒线粒体DNA突变的积累有关。颗粒细胞能量产生的这种缺陷导致卵母细胞能量储备减少。能量储备减少是导致线粒体数量增加的信号。为了维持足够的ATP水平以维持正常发育，老年女性的胚胎可能需要这种增加。但是，mtDNA的位置与呼吸链产生的ROS非常接近，加上缺乏组蛋白和较差的DNA修复机制，使得线粒体基因组尤其容易发生突变。因此，为了解决能量储备的减少，卵母细胞线粒体活性的增加将导致卵母细胞中mtDNA突变的增加。mtDNA突变的增加将再次增加mtDNA拷贝数。人类植入前胚胎的线粒体DNA含量因突变而增加已有文献记载。两个问题的答案与胚胎线粒体活性的下限有关，在这个下限下不能进行着床。根据胚胎冷冻处理的假说，冷冻和解冻过程导致线粒体活性降低到植入所需的最低阈值以下。在这个关于最低阈值的假设下，与35岁以下女性新鲜胚胎移植相比，解冻胚胎移植的胚胎着床率和自身卵子出生率较低是可以解释的。这种关于线粒体活性最低阈值存在的假设也解释了供体计划中新鲜内皮素的成功率高于解冻内皮素的成功率（分别为49.6%、

37.5%）。解冻后ET成功率较低的原因是卵子捐献者主要是年龄≤35岁的女性，通过冷冻和解冻降低正常线粒体活性，导致线粒体水平低于相应的最低阈值，这会导致胚胎着床的机会减少。在上述情况下，合乎逻辑的是，冷冻所有胚胎的方法不适合35岁以下的女性，建议尽可能进行新鲜胚胎移植。

最后，尽管人们普遍认为线粒体支持胚胎从早期卵裂到囊胚阶段的发育，但有几项研究表明，情况并非如此，至少在动物模型中是这样的。缺乏线粒体转录因子A的小鼠卵母细胞线粒体数量减少，但受精或早期胚胎发育不受影响。此外，线粒体DNA保存、复制和表达所必需的基因的缺失虽然会导致胚胎死亡，但并没有显示胚胎着床率的变化。而且，从生物学的角度来看，如果卵母细胞和早期胚胎依赖外部代谢源，这是合乎逻辑的，胚胎具有更强的营养和氧交换进化能力，具有竞争优势，但卵母细胞和早期胚胎几乎都是球形的，表面积较小，交换能力较小。这些观察结果表明，胚胎发育所需的能量是由卵母细胞中积累的储备提供的，只有在代谢燃料减少的极端情况下，细胞才会做出反应，增加线粒体的拷贝数，试图产生更多的功能不全线粒体。体外培养的胚胎能够适应新的环境并正常发育。这种适应能力使胚胎能够对不同的微环境条件做出反应。胚胎能够增加线粒体DNA，可能是为了解决能量需求，虽然这还不足以解决所有的能量需求，但线粒体DNA的增加可以作为胚胎着床潜能差的一个标志。这里所描述的冷冻和解冻过程所带来的好处可能使研究人员重新思考冷冻生物学在生殖医学中的地位。

八、胚胎冷冻损伤

（一）温度损伤

无论采用何种冷冻保存方法，其目的都是通过将胚胎从室温（20℃）冷却到-196℃并保持。这需要将胚胎暴露在一个特殊的环境中，使它们在温度和相变过程中面临各种类型的损伤或"低温损伤"的风险。冷却过程中发生的损伤类型可分为五个温度范围。

1. **-5~15℃** 冷害是指在细胞暴露于冷冻温度之前发生的永久性损伤。当胚胎冷却到5℃时，磷脂从液相到凝胶相发生相变，影响细胞膜脂质双层的流动性和通透性。这种损伤是不可逆的，在冷冻保存一些富含脂质的胚胎时是一个重大挑战。冷害还可能损害细胞质脂滴、微管和纺锤体。哺乳动物胚胎对冷害的抵抗力随发育而变化，因此必须根据胚胎阶段制订冷冻保存方案。

2. **-80~-5℃** 当温度达到-80~-5℃时，会形成细胞内和（或）细胞外的冰晶。冰晶造成的损害可以是机械的或化学的。1972年，Mazur等提出了现在称为"双因素"的细胞损伤假说[22]。

如果细胞缓慢冷却，细胞外冰的形成使胚胎周围介质中的溶质变得高渗。缓慢冷却的好处是高渗溶液将水从细胞中凝聚出来，最大限度地减少细胞内的冰形成。但是，高浓度的冰对细胞膜的破坏作用同样会导致细胞迅速老化。

3. **-150~-50℃** 溶液可能在-150℃和-50℃下破裂。有人认为，大细胞或细胞群（如卵母细胞和胚胎）可能被断裂溶液损伤，破坏透明带或细胞质。这仍然是一种假设风险，溶液破裂造成伤害的

频率尚未报告。

4. **-196~-150℃** 胚胎储存在氮气蒸气中（-190℃）或液氮中（-196℃）。到目前为止，还没有证据表明人的胚胎在超低温储存期间发生了损坏。意外升温是低温伤害的常见原因，但如果保持储存温度，胚胎活动基本上会及时中止，因为化学反应在-120℃时停止，而在-196℃下储存会阻止热驱动反应。本底辐射被认为是一个问题，但是，本底电离辐射造成的直接损害的累积需要数百年的储存时间。储存在液氮中会造成传染源传播的风险，因为液氮不是无菌的，有些微生物可以在液氮中存活。目前还没有报道从液氮中传播病毒的病例。但还是在选择低温保存和储存设备时应予以考虑。

5. **从-190℃升温至20℃** 在升温过程中，受伤的风险与冷却过程中发生的风险相似。加温的效果取决于细胞内是否形成冰晶或细胞在冷却过程中脱水。如果细胞内形成冰晶，快速解冻可以阻止细胞内的小冰晶再结晶成更大、有害的冰晶，从而拯救细胞。

除了维持失去细胞质的质膜具有看似可行的形态外，冷冻保存技术还必须保护胚胎不受形态学评估明显的损伤，包括细胞内细胞器的损伤、细胞骨架和细胞连接。尽管冷冻解冻对胚胎健康和存活有威胁，但在冷冻保护剂和成熟的冷冻保存技术的帮助下，胚胎具有修复或绕过损伤并在解冻后继续发育的能力。

（二）冷冻保护剂毒性

冷冻保护剂被卡罗（Carlos）定义为"在冷冻前可以提供给细胞的任何添加剂，并且比没有这种

添加剂时能获得更高的解冻后存活率"，这是细胞低温保存所必需的[23]。有两类冷冻保护剂。①渗透冷冻保护剂：具有穿过细胞的小分子膜，取代细胞内的水和平衡细胞内的溶质；②非渗透大分子冷冻保护剂：保持细胞外渗透梯度，帮助进一步细胞脱水。渗透冷冻保护剂包括1，2-丙二醇（PROH）、二甲基亚砜（DMSO）、乙二醇（EG）和甘油。糖作为非渗透性冷冻保护剂，低分子量的双糖如蔗糖和海藻糖通常被选作这一作用。这两种冷冻保护剂的结合产生了一种抗冻混合物，通过去除细胞内的水分来减少细胞内冰的形成。一旦进入细胞内，就会降低细胞内残留水的冰点。非渗透性冷冻保护剂产生了一个渗透梯度，有助于限制水在细胞膜上的流动，当冷冻保护剂在解冻过程中被去除时，可以防止渗透性休克。

为了使细胞能够在低温保存水和渗透中存活，冷冻保护剂必须能够穿过细胞膜。当胚胎被放置在带有冷冻保护剂的高渗溶液中时，渗透梯度将细胞内的高渗水抽出，导致细胞收缩，渗透冷冻保护剂缓慢扩散到细胞中。优化冷冻保护剂的水交换必须考虑以下几个因素：①细胞膜表面积与水体积的比值；②水的阶段渗透性；③冷冻保护剂的阶段特异性膜通透性随胚胎的发育而变化，早期胚胎对冷冻保护剂的通透性低于桑椹胚和囊胚。

冷冻保护剂通过两种途径穿过细胞膜。①通过高度依赖温度的脂质双层进行简单扩散；②通过与温度无关的、称为水通道蛋白的蛋白质形成的亲水性通道。最近的一项研究报道指出，在每个发育阶段，水通道蛋白的类型和数量都会发生变化，这些变化可能有助于冷冻保护剂对阶段特异性膜的渗透性。水孔蛋白（aquaporin，AQP）1~5，7，9，11~12的mRNA在人植入前胚胎中有表达，同时发现AQP3和AQP7在人卵子和植入前胚胎的受精卵至囊胚阶段均有表达[24]。但无论是渗透性冷冻保护剂还是非渗透性冷冻保护剂，都会对胚胎产生一定毒性，所以对于胚胎冷冻保存的安全来说，冷冻保护剂的渗透性和毒性的平衡的选择非常重要。

（谈雅静）

参考文献

［1］WHITTINGHAM D G, LEIBO S P, MAZUR P. Survival of mouse embryos frozen to -196 degrees and -269 degrees C. Science, 1972, 178(4059): 411-414.

［2］TROUNSON A, MOHR L. Human pregnancy following cryopreservation, thawing and transfer of an eight-cell embryo. Nature, 1983, 305(5936): 707-709.

［3］HARADA M, OSUGA Y. Fertility preservation for female cancer patients. Int J Clin Oncol, 2019, 24(1): 28-33.

［4］AHLSTROM A, WESTIN C, WIKLAND M, et al. Prediction of live birth in frozen-thawed single blastocyst transfer cycles by pre-freeze and post-thaw morphology. Hum Reprod, 2013, 28(5): 1199-1209.

［5］NIAKAN K K, HAN J, PEDERSEN R A, et al. Human pre-implantation embryo development. Development, 2012, 139(5):829-841.

［6］COCKBURN K, ROSSANT J. Making the blastocyst: lessons from the mouse. J Clin Invest, 2010, 120(4): 995-1003.

［7］JEDRUSIK A. Making the first decision: lessons from the mouse. Reprod Med Biol, 2015, 14(4): 135-150.

［8］VANNESTE E, VOET T, LE CAIGNEC C, et al. Chromosome instability is common in human cleavage-stage embryos. Nat Med, 2009, 15(5): 577-583.

［9］RIENZI L, GRACIA C, MAGGIULLI R, et al. Oocyte, embryo and blastocyst cryopreservation in ART: systematic review and meta-analysis comparing slow-freezing versus vitrification to produce evidence for the development of global guidance. Human reproduction update, 2017, 23(2): 139-155.

［10］EDGAR D H, GOOK D A. A critical appraisal of cryopreservation (slow cooling versus vitrification) of human oocytes and embryos. Hum Reprod Update, 2012, 18(5): 536-554.

［11］SPARKS A E. Human embryo cryopreservation-methods, timing, and other considerations for optimizing an embryo cryopreservation program. Semin Reprod Med, 2015, 33(2): 128-144.

［12］SHAPIRO B S, DANESHMAND S T, RESTREPO H, et al. Matched-cohort comparison of single-embryo transfers in fresh and frozen-thawed embryo transfer cycles. Fertil Steril, 2013, 99(2): 389-392.

［13］LIEBERMANN J, TUCKER M J. Comparison of vitrification and conventional cryopreservation of day 5 and day 6 blastocysts during clinical application. Fertil Steril, 2006, 86(1): 20-26.

［14］PATRIZIO P, MOLINARI E, CAPLAN A. Ethics of medical and nonmedical oocyte cryopreservation. Current opinion in endocrinology, diabetes, and obesity, 2016, 23(6): 470-475.

［15］GOLAKOV M, DEPENBUSCH M, SCHULTZE-MOSGAU A, et al. What is the net effect of introducing vitrification for cryopreservation of surplus 2PN oocytes in an IVF program? Arch Gynecol Obstet, 2018, 297(2): 529-537.

［16］ESTILL M S, BOLNICK J M, WATERLAND R A, et al. Assisted reproductive technology alters deoxyribonucleic acid methylation profiles in bloodspots of newborn infants. Fertil Steril, 2016, 106(3): 629-639. e610.

［17］MONNOT S, SAMUELS D C, HESTERS L, et al. Mutation dependance of the mitochondrial DNA copy number in the first stages of human embryogenesis. Hum Mol Genet, 2013, 22(9): 1867-1872.

［18］WANG Y A, COSTELLO M, CHAPMAN M, et al. Transfers of fresh blastocysts and blastocysts cultured from thawed cleavage embryos are associated with fewer miscarriages. Reprod Biomed Online, 2011, 23(6): 777-788.

［19］VLADIMIROV I K, TACHEVA D, Diez A. Theory about the Embryo Cryo-Treatment. Reprod Med Biol, 2017, 16(2): 118-125.

［20］SANTISTEVAN A, COHN K H, ARREDONDO F, et al. Multi-center study demonstrates freeze-all IVF protocols are correlated with higher ongoing pregnancy rates in women of advanced maternal age. Hum Reprod, 2016, 31: 102-103.

［21］THUNDATHIL J, FILION F, SMITH L C. Molecular control of mitochondrial function in preimplantation mouse embryos. Mol Reprod Dev, 2005, 71(4): 405-413.

［22］MAZUR P, LEIBO S P, CHU E H. A two-factor hypothesis of freezing injury. Evidence from Chinese hamster tissue-culture cells. Experimental cell research, 1972, 71(2): 345-355.

［23］WAI T, AO A, ZHANG X, et al. The role of mitochondrial DNA copy number in mammalian fertility. Biology of reproduction, 2010, 83(1): 52-62.

［24］XIONG Y, TAN Y J, XIONG Y M, et al. Expression of aquaporins in human embryos and potential role of AQP3 and AQP7 in preimplantation mouse embryo development. Cellular physiology and biochemistry : international journal of experimental cellular physiology, biochemistry, and pharmacology, 2013, 31(4-5): 649-658.

第三节　卵母细胞的冷冻与复苏

一、卵母细胞冷冻与复苏的意义

据 WHO 统计，不孕不育疾病将会成为继癌症、心血管疾病之后的第三大严重影响人类健康的疾病。西方发达国家人口不孕不育夫妇的比例为 6∶1。在我国，20 年前不孕不育症的发生率约占育龄夫妇的 5%。而今，据 2016 年中国人口协会公布的《中国不孕不育现状调研报告》，我国不孕不育率已高达 15%~20%，接近发达国家水平，已经成为影响国人生殖健康的重大疾病，对人们的生活和工作，以及家庭和社会的稳定造成严重干扰。不孕不育是严重影响人们生活质量的疾病，其中，由于女性原因引起的不孕占 50%。而女性不孕的大部分原因是卵子相关问题。

（一）女性不孕的因素

引起女性不孕的因素有多种。

1. 现代社会环境污染恶化　中国社会科学院、中国气象局联合发布的《气候变化绿皮书：应对气候变化报告（2013）》指出，雾霾天气会影响生殖能力。在二手烟和受污染的空气中，存在苯类无机化合物，是"环境雌激素"的一种，它对男性和女性的生育能力都有损害作用。环境雌激素种类繁多，主要来自二手烟、农药、杀虫剂、化妆品、废气和食品添加剂等。现在大部分人每天的工作和生活都被形形色色的辐射所包围，手机、电脑、电视、复印机……这些对女性生育力，尤其是卵子都有一定的影响。在某些情况下，长期接触过量的放射物质及有毒物质的特殊职业者的生育力也会受损或丧失。再加上现在的饮食多元化，食物来源的多样性，很难避免形形色色的污染。这些污染都是埋在身边的定时炸弹，威胁着女性卵子健康。

2. 生活工作压力增大　现代社会中，女性的生活压力和工作压力都很大，很多女性在工作中长期精神紧绷，处在不良情绪中，久之容易导致内分泌紊乱，增加不孕风险。此外，熬夜是当代年轻人的通病，不管是出于哪种原因，熬夜是最伤女性身体的一种行为，很容易导致内分泌异常、月经不规律，从而影响卵子的成熟质量。

3. 使用不恰当的避孕节育措施等导致女性生育力明显下降　因为经济条件及事业问题等，部分女性担心早生孩子会影响事业的发展。这类女性会频繁服用避孕药或者进行人工流产，增加不孕的风险。

4. 晚婚晚育　随着女性的社会地位不断提高，女性独立思想越来越明显，很多年轻女性并不想过早成家或者生育。同时，生活节奏的加快、生活理念的改变使晚婚晚育成为一种社会趋势。女性在35岁以后生产属于高龄产妇，而高龄女性产生的卵子往往具有数目少、质量差，以及受精后胚胎发育易发生异常等特点。

5.卵巢功能低下、卵巢早衰的发病年龄提前 卵巢功能减退是指由于各种原因导致卵巢活性降低甚至丧失，其根本原因是卵巢内卵母细胞的数量减少和（或）质量下降。近年来，女性卵巢早衰发病有年轻化趋势。这些问题均导致女性卵子质量下降，生育能力持续下降。此外，癌症发生率增加及低龄化是生育力下降的另一重要原因。随着各种恶性肿瘤治疗水平的提高，患者的长期生存率明显增加。而当她们进入育龄期，生育问题成为影响她们生活质量及家庭稳定的首要问题。在癌症治疗时，有细胞毒性的化疗药物和放疗离子射线都可使卵巢功能受损、储备功能下降，导致绝经、卵巢早衰、不孕等并发症，8%的儿童期癌症患者会发生卵巢早衰（POF），而化疗联合腹部放疗患者的POF发生率高达30%。

（二）生育力保存

生育力保存是指使用手术、药物或者实验室手段对存在不孕或不育风险的成人或者儿童提供帮助，保护其产生遗传学后代的能力。近来，女性生育力保存研究成为生殖医学领域关注的热点[1]。随着生育力保护人群的逐渐增多，人们越来越需要有关生育力保护的方法和技术。目前女性生育力保存主要针对卵子冷冻和卵巢冻融后移植。卵母细胞冷冻一直是生殖医学领域研究的热点之一，它不但可以避免胚胎冷冻带来的伦理问题，而且能够增加供卵来源，延长和维持女性生育力，同时为一些有生殖异常的女性提供生育保险。但是，人卵母细胞作为体内最大的细胞，具有许多不利于冷冻保存的特征，使得卵母细胞更容易受到冻融过程各种因素的损伤。冻融后，形态上正常的卵母细胞往往已经发生了皮质颗粒反应、染色体丢失、质膜的损伤、线粒体功能下降及减数分裂纺锤体的解聚等一系列不利于细胞进一步发育的情况。很多报道对卵子玻璃化冷冻的各个方面做出了改进，并取得了不同程度的成果，但是这些改良却很少获得推广和认同。一方面，这些改良往往是局部性改良，效果并不稳定和显著；另一方面，改良往往是基于各中心自有的经验性尝试，缺乏低温生物学的依据。

卵母细胞冻存是维持女性生育力的一项重大突破技术，也是生殖医学领域研究的热点之一。从1986年第一例用DMSO冷冻的卵母细胞发育成的婴儿诞生以来，卵母细胞冷冻保存正式成为辅助生殖技术中的一种。目前世界上有千例出生的孩子来源于冷冻的卵母细胞[2]。卵母细胞冷冻保存一直是生殖医学领域研究的热点之一，它可以避免胚胎冷冻带来的伦理问题。在那些法律禁止冷冻胚胎的国家，如意大利从2004年起就立法严格禁止冷冻胚胎，冷冻保存卵母细胞成了唯一的选择。而且冻卵能够增加供卵来源，有利于建立卵母细胞库，可以用来对卵母细胞进行遗传病筛查。卵母细胞冷冻保存不但可以避免胚胎冷冻带来的伦理问题，而且能够增加供卵来源，延长和维持女性生育力，同时为一些生殖异常的女性提供生育保险。但由于人类卵母细胞本身的特性，卵母细胞冻存的分子机制仍不清楚，细胞在受冷冻伤害后自我修复机制更是未知，导致卵母细胞冻存技术进展缓慢，冷冻保存效果还不理想，远未达到临床广泛应用的程度。这一技术仍处于研究阶段，它的安全性，以及之后带来的伦理、道德问题还有许多尚未攻克的难题[3]。

二、卵母细胞冷冻技术与方法

维持生育力的冷冻技术，最早应用于精子保存。1949年，Polge用甘油成功冻存了动物精子。1954年，Bunge报道了第一例冻存精子的子代出生。1972年，Whittingham等报道了第一例冻存胚胎小鼠出生[4]。1983年，Trounson和Mohr报道了第一例冻存的胚胎人出生[5]。随后，相继用各种方法成功冻存的胚胎被报道出来。现在，胚胎冻存技术已经很成熟，广泛应用于IVF中。但是与胚胎冻存同时代进行研究的卵子冻存，却没有像胚胎冻存那样顺利地进行。1977年，Whittingham报道了第一例使用DMSO成功冻存的小鼠卵子[6]。但是随后的研究发现，虽然卵子和胚胎采用同样的方法冻存，但是冻存之后从发育质量、着床和出生率来看，卵子明显比胚胎差很多。1986年，Chen报道了第一例使用DMSO冻存卵子的婴儿出生。但是之后卵子冻存后的低存活率和受精率，以及高多倍体的发生率都使得卵子冻存在临床上不能得到广泛应用。似乎在精子、卵子和胚胎冻存这三者中，卵子的冻存结局最差，也是现今争议最多的。无论是从出生后代的安全性还是伦理道德方面都有很多待研究解决的问题。

按照冷冻方法特点，目前卵母细胞冻存主要有两种方法，一种是低温慢速冷冻法，一种是玻璃化冷冻法。两种方法各有特点，但现在使用最多的是玻璃化冷冻法。冷冻的卵子需要使用时将其拿到常温下解冻复苏，体外培养3~4 h，便可用于受精，形成胚胎。

（一）低温慢速冷冻法

Whittingham第一例小鼠卵子冻存采用的是与胚胎一样的慢速冷冻法。此方法是将卵母细胞先在不含冷冻保护剂的培养液中室温下平衡5~15 min，然后暴露于含低浓度保护剂的培养液中10 min，再移入含稍高浓度冷冻保护剂及0.2 mol/L或0.3 mol/L蔗糖的培养液中室温下作用10 min。待冷冻保护剂渗透饱和后，将卵母细胞装入冷冻麦管并放入程序降温仪中，启动仪器，进行慢速降温处理，降温的速度为0.3~0.4 ℃/min。从室温降至-6 ℃，植冰并在-6 ℃平衡10 min，然后以0.3 ℃/min从-6 ℃降至-30 ℃。以40 ℃/min从-30 ℃降至-180 ℃后，将麦管投入液氮（-196 ℃）冷冻保存。复苏时，将卵子放在室温培养基中待卵子恢复至原来的形态完成解冻。它的特点是降温速度慢，水有足够的时间被冷冻剂置换出来。慢速冷冻法是依靠冷冻保护剂、慢速降温速率，以及植冰来减少和避免细胞内冰结晶的形成及渗透压变化和温度变化对胚胎卵母细胞的打击。慢速冷冻是早期冷冻卵子的方法，需要自动化程序降温仪。至今，世界范围内仍没有一个统一的卵母细胞慢速冷冻法，但经典的慢速冷冻法，包括冷冻和解冻两个过程。

（二）玻璃化冷冻法

在慢速冷冻的基础之上，1985年，Rall和Fahy建立了一套快速的冷冻方法，称为玻璃化冷冻法[7]。1999年，Kuleshova等报道了第一例采用玻璃化冷冻法冻存卵母细胞的子代出生[8]。此方法是将卵子暴露于浓度足够高的冷冻保护剂中，使得胞内的水和胞外的保护剂在短时间发生交换，水被迅速转运出胞外，细胞发生皱缩，之后冷冻保护剂进入胞内代替水维持细胞的形态，细胞由皱缩恢复到原来的形态。当卵母细胞被放到含有1~2 mol/L的冷冻保护剂高渗溶液中，因为细胞内外渗透压差和溶质差的关系，细胞内的水会快速扩散出去，细胞发生皱缩。当皱缩达到一定程度后，细胞内的水不再向外扩散，细胞外的冷冻保护剂开始随着水被慢慢转入细胞内，代替水维持细胞的形态，细胞开始慢慢恢复体积，直至达到渗透压平衡。这个时候将细胞快速地冷冻降温，迅速投入液氮中，细胞内因为有冷冻保护剂，胞内不会形成冰晶，会形成介于固液态之间的玻璃化结构，这种结构能够很好地保护细胞内骨架，保持细胞器的稳定，减少细胞内因低温形成冰晶的伤害，保护细胞内部结构形态在冻存过程中的完整[9]。在这个过程中，水和冷冻保护剂被转出或转入胞内的速度和量是决定卵母细胞冷冻后存活的一个关键因素。细胞对水和冷冻保护剂的渗透能力决定了细胞对冷冻保存的耐受能力，因为冷冻保护剂进入细胞内对细胞有毒性作用，而且细胞在高渗溶液中会受到渗透压力损伤。

"玻璃化"的概念是指水或溶液快速降温达到或低于 $-110 \sim -100$ ℃ 的温度范围时，形成一种高黏度的介于液态和固态之间、非晶体的、透明的玻璃态。玻璃化是一种使得溶液成为类似玻璃状的固体的冷冻方法[10]。玻璃化冷冻技术的基本原理就是用高浓度的冷冻保护剂溶液将细胞内水分置换出来，经急速降温由液态转化为外形似玻璃状的非晶体化固体状态。通过阻止冰晶的形成，玻璃化可以阻止盐或者其他溶质的浓度上升，但玻璃化所需要的初始冷冻剂的浓度较高，这可能对卵子造成潜在伤害。

相比慢速冷冻，此方法的优点有：①操作简单，冷冻剂配方简单，过程中不需要运行复杂的程序降温仪器，操作时间短；②卵子在冻存时胞内不会形成冰晶，细胞内的各物质不会受到冰晶的机械损伤，细胞膜也不会受到因冰晶形成体积增大带来的膨胀损伤；③细胞外不会形成冰晶，卵子不会受到胞外冰晶的损伤，不会因温度降低对细胞产生的伤害；④避免细胞结构的损伤。卵子在此过程中没有处于结构非常脆弱的时期（如慢速冷冻中，细胞从 -80 ℃ 移到液氮这个过程会产生细胞结构的损伤）。

玻璃化冷冻法的缺点有：①高浓度冷冻保护剂对细胞的毒性；②高渗透压的伤害。在短时间内大量的水和冷冻保护剂发生快速交换，冻存后卵子渗透性变得更加敏感。

研究比较了玻璃化冷冻法和慢速冷冻法冷冻小鼠卵子的效果，发现前者在成活率、受精率和早期胚胎发育率方面均高于后者。研究分析了纺锤体完整性和染色体排列，发现玻璃化冷冻卵子比慢速冷冻卵子的异常情况少。同时还发现，玻璃化冷冻卵子在解冻后培养 1 h 能重新形成正常的减数分裂期纺锤体和正常的染色体构象。两种卵子发生染色体非整倍性的情况相似，玻璃化冷冻并不使这种情况上升。同玻璃化冷冻法相比，慢速冷冻法冷冻的卵子在囊胚期细胞数量更少，进行胚胎移植后成活率更低[11]。玻璃化冷冻结局优于慢速冷冻。有两项对于这两种冷冻成熟卵子临床结局的随机对照试验（106名参与者），结果都显示，与慢速冷冻相比，玻璃化冷冻组临床妊娠率显著增加[12]。玻璃化方法冷冻卵母细胞比慢速冷冻方法的IVF结局更好。并且在某些患者群体中，使用玻璃化冷冻卵子的结局和新鲜卵子的新鲜IVF移植的周期结局相当。目前卵子冷冻基本上采用的是玻璃化冷冻法。同慢速冷冻法相比，玻璃化冷冻技术更简单、方便和有效率。

目前玻璃化冷冻法可分为两大类。①一步法：直接将卵子短时间暴露于高浓度的冷冻保护剂中，然后置于液氮中保存。暴露的时间和温度需要控制精确；②梯度法：将卵子先暴露于稍低浓度的冷冻保护剂中，然后短时间暴露于高浓度冷冻保护剂中，之后放入液氮保存。但是每种方法在保护剂的选择、浓度、卵子暴露的时间及暴露时的温度方面都没有统一。而这些是直接影响卵子冷冻质量好坏的参数。只有当它们处于某种平衡的状态，卵子受到的伤害才是最小的。所以对于玻璃化冷冻法需要从这些参数的组合上去优化。现在基本上都采用梯度法冷冻卵子。

（三）卵子冷冻保护剂

冷冻保护剂是指保护细胞免受冷冻损伤的物质（常为溶液）。培养基中加入冷冻保护剂可保护细胞免受溶液损伤和冰晶损伤。冷冻保护剂同溶液中的水分子结合，发生水合作用，弱化水的结晶过程使溶液的黏性增加从而减少冰晶的形成，同时冷冻保护剂可以通过在细胞内外维持一定的摩尔浓度，降低细胞内外未结冰溶液中电解质的浓度，使细胞免受溶质的损伤。冰晶损伤是指因细胞内部结冰而导致的细胞损伤；溶液损伤是指因保存溶液中溶质浓度升高而导致的细胞损伤。

目前卵子冷冻保护剂可以分为两大类：①渗透性冷冻保护剂，如乙二醇（EG）、DMSO、丙二醇（PROH）、乙酰胺和甘油等。它们是有机小分子化合物，具有细胞渗透性，和水分子一样能够通过细胞膜上的特殊通道进入细胞内。在冷冻时能代替水维持细胞形态。但它们对细胞均有毒性。相同浓度下对小鼠卵子的毒性大小依次是乙酰胺、丙二醇、DMSO、乙二醇和甘油。相同渗透压下，它们在小鼠卵子上的渗透速率依次是丙二醇、DMSO、乙酰胺、乙二醇和甘油。渗透性冷冻保护剂在玻璃化冷冻中需要既能快速进入胞内又要对细胞毒性低，所以在选用此类冷冻保护剂时要权衡它的渗透率和毒性。②非渗透性冷冻保护剂，有一类是高分子化合物，包括聚乙二醇、聚蔗糖、BSA、聚乙烯吡咯烷酮（PVP），以及经过聚乙烯吡咯烷酮处理的硅胶颗粒混悬液（Percoll）。这些保护剂不能渗透入细胞且对细胞无毒性，在冷冻过程加入这些保护剂可以提高冻存效率。可能是因为它们的存在能提高渗透性冷冻保护剂进出细胞的速度，并且可提高胞外玻璃化速度。还有一类非渗透性冷冻保护剂是小分子糖，如蔗糖、葡萄糖、半乳糖、果糖。它们在冷冻过程中并不进入细胞内，而是作为渗透压保护剂，促进细胞脱水，以减少胞内冷冻保护剂的浓度，从而减少细胞伤害。它们的功能是减少渗透压对细胞的伤害，降低渗透性保护剂对细胞的毒性。

冷冻剂影响着卵子的渗透压。考虑到膜的完整性，酶的功能及减数分裂期纺锤体对非生理条件的耐受水平，卵子能承受的渗透压变化范围非常窄。

1.无钠含胆碱的介质 使用无钠含胆碱的介质可以显著提高冷冻卵子解冻后的成活率、受精率和体内及体外的发育能力[13]。冷冻过程中，溶液中的钠离子会对卵子产生盐诱导的冷冻损伤（溶液效应）。主要原因可能是常用的冷冻平衡液中钠盐会被大量泵入卵子，而在冷冻解冻过程中卵膜上的Na-K泵受到损害，胞内钠离子无法被泵出，在胞浆中积累，从而对卵子产生毒性。而胆碱的保护作用主要有两个方面。首先，胆碱离子无法透过卵膜，能对卵膜起稳定作用，保护其免受冷冻损害。其次，在低温下胆碱离子能增大溶液的黏度。已有10多例文献报道的使用冷冻人类卵子进行的成功生育使用的都是无钠含胆碱的介质[14]。

有研究对两种慢速冷冻方案进行了比较。方案一，无钠含胆碱的冷冻介质，含有1.5 mol/L 1，2-丙二醇和0.2 mol/L 蔗糖，−6 ℃开始降温；方案二，含钠冷冻介质，含有1.5 mol/L 1，2-丙二醇和0.1 mol/L 蔗糖，−7 ℃开始降温。解冻后，含胆碱组成活率为74.4%，含钠组成活率12.3%，前者显著高于后者。无钠含胆碱组受精率59%，11个胚胎植入，4例妊娠，有5个活着出生的婴儿[15]。但以上研究中较高的蔗糖浓度和植冰温度也可能是获得较高成活率的原因。

尽管研究显示胆碱能防止溶液效应，但也有不少研究者使用含钠溶液冷冻卵子也同样获得了较好的成活率和妊娠率。所以对于含钠溶液与不含钠溶液在卵子冷冻过程中的区别，还需要使用人类卵子做更多精确的研究。

2.糖浓度　对于卵母细胞，可以使用的最大冷冻剂浓度还依赖温度、冷冻剂添加和移除的速率，以及细胞在冷冻剂中暴露的时间。在玻璃化溶液中加入糖可以增加溶液黏度，同时可以使细胞在玻璃化之前移出更多的水，降低细胞对有毒冷冻剂的暴露程度。研究指出，玻璃化冷冻剂中添加糖后可以提升未成熟卵冷冻后的成熟率。糖可以调控细胞渗透压，而合适的渗透压又是提升未成熟卵玻璃化冷冻解冻后成熟率的重要因素。研究发现，海藻糖、蔗糖及葡萄糖在细胞进行剧烈有害的脱水过程中可以保护大分子和亚细胞结构。冷冻剂中添加糖有多种益处。糖可以造成细胞膜内外渗透梯度，在胞内水结冰之前加速脱水，还能保留细胞膜在缺水条件

下结构和功能的完整性。

研究者在使用慢速冷冻快速解冻法冷冻有颗粒细胞包围的MⅡ期成熟卵子过程中，探索了冷冻介质中蔗糖浓度对卵子成活率的影响。他们提高冷冻介质中蔗糖浓度至0.3 mol/L并且使卵子在冷冻介质中暴露15 min，解冻后卵子成活率达到82%，远高于使用0.1 mol/L（34%）和0.2 mol/L（60%）蔗糖时的成活率。此研究指出，冷冻过程中冷冻介质中高浓度蔗糖可以使卵子脱水更充分，而解冻过程中高浓度蔗糖能使渗透压保持在卵子的承受范围内，从而提高了卵子的成活率[16]。慢速冷冻法冷冻剂中高浓度蔗糖（0.3 mol/L）可以使纺锤体和染色体的构象很好地保留。在冷冻介质中使用不同浓度的蔗糖进行超结构研究显示，同含高浓度蔗糖（0.3 mol/L）的冷冻介质相比，含低浓度蔗糖（0.1 mol/L）的冷冻介质更容易引起皮质颗粒的显著丢失。无论是使用0.1 mol/L还是 0.3 mol/L的蔗糖冷冻剂方案，自然流产率都会升高，分别达到20.0%和14.2%[17]。随后改进了玻璃化技术，将冷冻和解冻速率提高，而将冷冻剂浓度降低为15%的DMSO、15%的EG（乙烯醇）和0.5 mol/L的蔗糖，使用了一个体积很小的冷冻板。这种改进将与卵子冷冻保存相伴随的伤害，如细胞内外冰晶的形成、低温损伤和渗透波动损伤降至最低。

（四）冷冻卵子使用的载体

对于卵子冷冻，最早实验室科研人员提出了微滴法，即冷冻过程不采用冷冻载体，直接使冷冻保护剂和细胞或者胚胎在液氮中冷冻。此方法理论上可最大限度地提高其冷冻速率。微滴法的基本原理为先将需要冷冻的卵子在冷冻保护剂中平衡，之后

将卵子冷冻保护剂制作成约6 μL的小液滴，迅速将小液滴浸入液氮，待稳定后装入已准备好的冻存管内即可。虽然经微滴法冻存的卵子在解冻复苏后的形态正常率及囊胚率等指标较为理想，但微滴法中也存在许多无法避免的弊端。首先，要将卵子或者胚胎同冷冻保护剂一起做成小液滴，在浸入液氮的同时液滴会漂浮少许时间，对冷冻速度造成或多或少的影响。其次，微滴法没有采用冷冻载体，经液氮冷冻过后的卵子无法进行特殊标记，并且在冷冻过程中液滴在浸入液氮后收集时不易寻找，丢失率高。最后，因液滴直接会和液氮接触，液氮中的病原有概率污染所需冷冻的卵子或者胚胎。

在过去几年中为了将含有卵子及冷冻液的载体迅速浸入液氮中，出现了各种各样的小管或者小棒。

1.开放式拉长细管（OPS） OPS法最早是由Vajta等建立并于1997年成功对牛成熟卵子冷冻，经解冻复苏后体外受精、培养获得了胚胎[18]。OPS载体是0.25 mL麦管经酒精灯加热后拉制而成，内径和管壁厚度分别约为0.8 mm和0.07 mm。该方法降低了载体的管壁厚度，进而提升了冷冻过程中的降温速率。解冻过程只需将OPS载体承载卵子的前端浸入解冻液内，用手指堵住粗端使卵子自然落入解冻液中或者采用10 mL注射器直接将卵子打入解冻液中。经测量，OPS载体的降温-复温速率可高达20 000 ℃/min，进而减小了超低温对卵子或者胚胎的损伤。但OPS载体也有一些缺陷，如直接与液氮接触易被污染；OPS载体前端若操作不当，卵子易丢失。

2.玻璃微管法（GMP） GMP载体与OPS载体两者冷冻的基本原理类似，相比仅在材质上有所差别。OPS载体材质为塑料，但GMP载体材质为玻璃。从理论上讲，玻璃材质的热传导速率要好于塑料材质的OPS载体且浸入液氮时不会像OPS载体那样有可能漂浮在液氮表面。但是玻璃材质的GMP载体易于炸裂且不如塑料材质的OPS载体便于携带。研究显示，经GMP载体冻存的和经OPS载体冻存的囊胚解冻后两者的冻存效果并无显著差异。

3.冷冻载杆（Crytop） Crytop载体配有保护盖，其前端是一个小长方形的薄膜载物片，后端连接载杆。在冷冻时将所需冷冻的卵子和一点点冷冻保护剂一同放置在Crytop薄片的前端，迅速将Crytop前端浸入液氮内待冷冻稳定后套上保护盖。Crytop载体的降温复温速率高达50 000 ℃/min，解冻复苏过程中可使卵子无冰晶产生。同时因其在冷冻时冷冻保护剂和材料的体积<1 μL，减弱了高浓度保护剂的毒性，一定程度上增加了卵子的存活率。

4.冷冻叶片（Cryoleaf） Cryoleaf载体的冷冻基本原理和Crytop基本类似，但Cryoleaf载体前端是由一种特殊材质制成的叶片状的载体，后端配以载杆，该载体一般多用于人卵的研究。使用时，先将冷冻保护剂混同卵子一起移入叶片上迅速盖上保护套，然后浸入液氮；和Crytop操作刚好相反。Cryoleaf载体一方面不仅大幅度地提升了降温-复温速率，降低了冷冻体积（可将冷冻体积降低至0.1~1 μL）；另一方面最直接的优点是有效地避免叶片上冷冻的卵子直接与液氮接触，避免了接触液氮内病原微生物的风险，从而减小了被污染的概率。有研究表明，从安全等方面考虑，Cryoleaf载体的各方面性能都要优于Crytop载体。

三、卵母细胞冷冻时期的选择

（一）卵母细胞发育的特点

卵母细胞的发育是一个精密调控的过程，直接影响了卵母细胞的质量及后续胚胎发育潜能。它经历了减数分裂的开启、休止、恢复，完成第一次减数分裂，细胞器发育，成为成熟的卵母细胞（卵子）。

1.减数分裂休止期 减数分裂是一种特殊的细胞分裂过程，只发生在生殖细胞系中。在有丝分裂中，二倍体细胞复制其DNA并经历一个单一的分裂，产生两个同样大小的二倍体细胞。在减数分裂中，初级卵母细胞的减数分裂不均一，经过第一次减数分裂后产生一个次级卵母细胞和一个小的、无功能的极体。次级卵母细胞随后进入第二次减数分裂的中期，直到受精前不进行第二次减数分裂。

在胚胎早期，外胚层的原始胚系细胞迁移至正在发育的卵巢中（生殖原基），变成原始卵母细胞，和正常的体细胞一样进行有丝分裂。在胚胎发育到一定程度时，原始卵母细胞不再进行有丝分裂，单向地进入减数分裂，成为初级卵母细胞。其最早阶段涉及全基因组复制（S期），减数分裂的初始步骤和有丝分裂一样，每条染色体都会发生复制。在哺乳动物卵母细胞中，减数分裂在胚胎发育过程中开始。一旦初级卵母细胞在减数分裂前期进入减数分裂"停滞期"，它们就会进入休眠状态并保持减数分裂前期状态，其特征是完整的核包膜和核仁及部分凝缩染色质。这个过程从胚胎5~6个月就开始，最长可以延续到整个生殖年龄阶段，直到绝经。

卵母细胞在青春期后一直处于这种状态，当在每个生殖周期中，卵泡生长到排卵前期，然后由垂体的黄体生成素（luteinizing hormone，LH）刺激，其作用于外部颗粒细胞以重新启动减数分裂。初级卵母细胞周围并没有颗粒细胞包裹。随着生长发育的进行，周围环绕着单层扁平前颗粒细胞，被一薄层基底膜包裹，形成原始卵泡，位于卵巢皮质。此时初级卵母细胞内有一个特征性的大核，称为生发泡（germinal vesicle，GV）期卵母细胞。在哺乳动物的卵巢中，原始卵泡中的卵母细胞减数分裂能力低下，如果从卵泡中分离出来，则不会成熟。这主要是由于缺乏低浓度的卵母细胞成熟所必需的细胞周期蛋白。相反，当从卵泡环境中取出时，在窦状卵泡的二倍体阶段被阻滞的卵母细胞完全有能力完成减数分裂，并产生完全能够受精并能够经历胚胎发育的卵子。在卵泡发育过程中，卵母细胞体积变大，并通过表达细胞周期蛋白而获得成熟能力。细胞周期蛋白在Ⅰ期早期仍处于抑制状态，导致卵母细胞停滞。哺乳动物体外成熟时，小鼠卵母细胞大小约为75μm，人的约为100μm，这是恢复减数分裂的重要因素。未达到适当大小的卵母细胞可能仍停留在Ⅰ期前期，或者如果体外培养，可能仅成熟至Ⅰ期中期。

2.减数分裂休止期维持 卵巢含有各种大小的卵泡。最小的卵泡称为原始卵泡，由卵母细胞及周围的单层颗粒细胞组成。最大的卵泡称为排卵前窦卵泡，包含2~3层内部颗粒细胞，称为卵丘细胞；5~10层的外层细胞称为壁颗粒细胞。缝隙连接将所有颗粒细胞连接起来，卵丘细胞也与卵母细胞形成缝隙连接。卵丘细胞形成假层状上皮，第一、第二甚至第三层的细胞通过卵母细胞的胞外层、透明带延伸。

卵母细胞在第一次减数分裂休止期时，胞内包含一个大核，也称为生发泡，有明显的核仁。减数分裂恢复的第一个明显迹象是核膜破裂和核仁消失。在第一次减数分裂过程中，一组染色体被分配到一个称为极体的微小细胞中，另一组位于次级卵母细胞中，第一次减数分裂完成。随后进入第二次减数分裂前中期，染色体在纺锤体上聚集，但减数分裂又暂停。此时的卵母细胞（现在也称为卵子）随着卵泡从卵巢中排出并进入输卵管。减数分裂在第二次的中期保持停滞，直到受精，导致染色单体的分离和第二极体的形成。

当卵泡发育到完全大小并接近排卵前期时，卵母细胞会增加其CDK1的表达及恢复减数分裂所需的其他蛋白质。尽管如此，只要卵母细胞位于卵泡内，就会仍然停留在前期。如果卵丘卵母细胞复合物从排卵前卵泡中分离出来，减数分裂会自发地恢复。小鼠卵母细胞或卵丘卵母细胞复合体分离后1~2 h内，核膜断裂，减数分裂进入M Ⅱ期。并且随着卵泡的生长，卵母细胞恢复减数分裂的能力逐渐增强。

3.卵母细胞质成熟 卵细胞体积比体细胞大很多。在它生长发育过程中，它的体积要增大100倍。里面有大量的细胞器、化合物和可溶成分。卵母细胞成熟经历了一系列的变化，目的是建立胚胎发育的分子程序，包括细胞器（如线粒体）的复制和重新分布，以及储存许多物质，如蛋白质、RNA、代谢底物等。它的成熟受细胞周期激酶控制，成熟促进因子（maturation-promoting factor，MPF）和丝裂原活化蛋白激酶（mitogen-activated protein kinase，MAPK）是调控的关键下游靶分子，

并且它们还参与纺锤体形成，生发泡的降解和它们的活化同时发生。卵细胞质成熟对胚胎正常发育和个体形成都是非常重要的。很多不成熟的卵母细胞受精后不会出现周期性的Ca^{2+}反应。只有经历了第二次减数分裂才会获得这个能力。随着年龄的增加，卵细胞的这个能力会减退，此时Ca^{2+}信号转变成一个激活凋亡的信号。从首次爆发Ca^{2+}之后，每隔20~30 min会有由皮质颗粒胞吐、减数分裂恢复、mRNA招募、原核形成和继而的第一次有丝分裂引起的周期性Ca^{2+}释放。皮质颗粒释放所需的Ca^{2+}转移少与原核形成和第一次有丝分裂有关，并在胚胎着床后期大量需要。

在原始卵泡中，卵母细胞内有一个功能不明的细胞器云集团，里面含有线粒体、高尔基组件和内质网，这个云集团如同非哺乳动物卵里的卵黄核体，卵母细胞开始生长后这些细胞器就被散开。在卵母细胞核成熟过程中，随着第一极体的挤出，生发泡分解，随后从减数分裂发展到中期-Ⅱ（M Ⅱ）阶段。另一方面，细胞质成熟涉及细胞器如线粒体和皮质颗粒的再分布。线粒体提供能量，皮质颗粒阻止多受精，内质网运动参与受精后阶段性的Ca^{2+}从内质网池中释放。高尔基体组件分解成扁平液囊，环形蛋白（zona protein）在此被加工并包裹在小泡内，用于硬化透明带来阻止受精后其他精子的进入。在卵母细胞需要合成蛋白时，核糖体数量可迅速提高4倍。研究发现，大量胞质包涵体、中心颗粒体和群集的内质网存在卵细胞中是有害的。在减数分裂成熟过程中胞质中若产生大量空泡或者分解碎片的话，容易导致移植结局差。在哺乳动物的卵母细胞生长过程中，成熟卵母细胞中的线粒体数量从不到12只增加到大约10万只。同样，mtDNA拷

贝数增加了千倍，在完全发育的卵母细胞中达到20万个分子[19]。乍一看，这些发现表明线粒体在卵子发生过程中是高度活跃的，因为它们的数量远远超过高能量需求的体细胞组织，如神经和肌肉组织。但是，在卵母细胞发育过程中，线粒体不改变它们的形态或活性，只改变它们的数量，并且保持未成熟和低活性状态直到胚胎阶段。正常的线粒体质量、正确的数量和分配位置对于卵母细胞功能的获得非常重要。线粒体是母体遗传，并且直到胚胎种植后才开始复制，所以卵母细胞里任何线粒体缺陷都会给胚胎发育带来负面影响。

4.减数分裂与表观遗传转化　人类卵母细胞减数分裂过程中的染色体分离错误与人类的低生育力有关，并且这些错误的发生率随着母亲年龄的增长而增加。有丝分裂和减数分裂的研究表明，染色质的重塑缺陷在非整倍体中起重要作用。卵母细胞减数分裂过程中的去乙酰化缺陷随着母亲年龄的增长而增加，并且与染色体错位有关。由于染色体错位易导致分离错误，组蛋白去乙酰化调节缺陷可能是年龄相关性非整倍体的重要因素。

在卵母细胞生长过程中，染色质结构在这个过程中被改变，基因表达被沉默。由于组蛋白上大部分赖氨酸残基的乙酰化和H3K4的甲基化与活性基因表达相关，这些修饰水平的增加似乎与GV期卵母细胞的基因沉默无关。催化组蛋白修饰的各种酶的表达水平随着卵母细胞的生长而增加。

在卵母细胞生长期间DNA甲基化水平一直升高直至卵母细胞生长完成。将带有低甲基化DNA的不同类型供体核移植到完全发育的前期卵母细胞中，无论受体卵母细胞是否保持核完整或核已分解，都不能增加转移的外源DNA的整体甲基化水平。

外着丝粒异染色质的表观遗传调控是控制染色体精确分离的动粒和纺锤体微管之间正确相互作用的关键。组蛋白乙酰化是一种重要的表观遗传修饰，与染色质结构及随后的基因表达调控有关。

这表明SN和NSN染色质组织与雌性配子的发育能力相关。SN卵母细胞表现出维持胚胎发育这一类基因有较高表达。在NSN卵母细胞中，两细胞阶段之后维持胚胎发育的能力较低。这表明卵母细胞发育过程中基因表达受表观遗传调控。

5.与冷冻卵子相关的水通道蛋白　细胞中水分的平衡主要由一类生物进化过程中非常保守的水通道蛋白（aquaporin，AQP）来完成。AQP是分子量在25~34 KD之间的家族小分子蛋白。这类蛋白在细胞膜上，是水和一些小分子物质进出细胞内外的运输通道[20]。目前已经发现有13种亚型（AQP0~12）。根据它们的功能可分为三类。一类是经典的水通道蛋白，包括AQP0、AQP1、AQP2、AQP4和AQP5，主要负责水的运输。第二类是综合型水通道蛋白，包括AQP3、AQP7、AQP9和AQP10，这类蛋白除了运输水，还可以运输一些小分子物质，如甘油、尿素、嘌呤、嘧啶等。第三类是非经典水通道蛋白，包括AQP6、AQP8、AQP11和AQP12，目前它们的功能尚不十分明确。AQP3和AQP7的mRNA在小鼠卵母细胞上有表达，它们同属于综合型水通道蛋白亚类。AQP3是汞敏感蛋白，汞离子可抑制其运输水的功能。而AQP7是汞不敏感蛋白。把AQP3的cRNA人工注入小鼠卵母细胞后，小鼠卵母细胞对水和冷冻保护剂通透性增加，冷冻保存成功率增高，且解冻后仍保持40%的受精率和31%的卵裂率[21]。

乙二醇（EG）和DMSO通常作为渗透性冷冻

保护剂来冷冻哺乳动物卵母细胞和胚胎，蔗糖作为非渗透性冷冻保护剂的作用是减弱渗透性冷冻保护剂对细胞的毒性。有研究表明，采用注射cRNA到小鼠卵母细胞中过表达AQP3，能促进细胞对EG的转运，但是对DMSO无效。过表达AQP3后，能够提高小鼠卵母细胞冷冻后的存活率。在爪蟾卵中表达斑马鱼单点突变蛋白AQP3b可以增加卵母细胞对水和EG的转运能力。人卵母细胞上有AQP3、AQP7的表达。在鼠卵母细胞上有AQP3、AQP7、AQP9的表达。卵母细胞上AQP7的蛋白水平表达可以被冷冻保护剂EG、DMSO和蔗糖上调，并且DMSO溶液上调效应最明显。为了减小冷冻保护剂带来的损伤，水和冷冻保护剂进出细胞膜的速度是关键因素。相较EG，DMSO更多上调卵母细胞中AQP7蛋白水平表达，以促进细胞对水的转运，而这其实会给细胞带来更大的伤害。AQP3并不能促进DMSO的转运。而DMSO可以上调AQP7的表达，并且不上调AQP3的表达。这提示，DMSO可能主要是通过AQP7来转运。其中机制需要更多研究来阐明。

（二）成熟卵子冷冻

卵子冷冻可以选择不同时期的卵母细胞进行冷冻，各有优缺点，目前应用比较多的是成熟卵子冷冻，即MⅡ期的卵子冷冻。具体方案是，采用长周期方案进行促排卵。于月经第三天起，肌内注射果纳芬（rFSH）300 IU/d，共两天。随后根据引导超声监测卵泡发育情况和血清E_2水平，调整rFSH的用量。当至少有三个卵泡直径达16~18 mm时，停用rFSH，并在停用后36 h肌内注射人绒毛膜促性腺激素（HCG）10 000 IU。注射HCG后36 h行阴道超声下取卵术。收集成熟的卵丘复合物。放入培养箱培养2 h后用透明质酸酶消化卵丘复合物，使得卵母细胞与卵丘细胞分离，将卵母细胞保存在IVF中待用。应用商品化的冷冻试剂，冷冻开始前，将试剂从冷库中取出，放入室温，平衡1 h。在卵子冷冻皿上制作冷冻液滴。将卵母细胞先放入mHTF中，从ES1液滴的左侧放入巴斯特吸管，将液滴引向左侧，与mHTF液滴合并，静置3 min。从ES2中向mHTF液滴移动液体，液滴合并，同样静置3 min。将卵子移到ES3液滴中，沉到底部，尽量少带ES2的液体，静置9 min。把卵子移到VS1的底液面，尽量少带ES3的液体，在VS1中清洗一下移液管。将卵子移到底面其他地方后，将卵子周围的液体搅拌5次，改变液底场所重复操作3次。用VS2清洗移液器，将卵子从VS1中移到VS2中，尽量少带VS1的液体，将卵子周围的液体搅拌两次，改变液底场所重复操作3次。以上步骤在1 min内完成。把卵子与最少量的VS放在载杆上。使用前需将杆的盖子打开放到液氮中提前预冷。使用镊子将盖子改好，立即投到液氮中保存，在30 s内完成。解冻步骤，在解冻作业开始前1 h将商品化的解冻液TS加热到37 ℃。在解冻皿上完成解冻液的排序摆放。将全部TS液加入解冻皿中，开始解冻。将载杆从液氮中拿出，以最快速度投入TS中，使卵子融化，放1 min。将卵子从TS中移到DS液中，放在底部并且静置3 min。将卵子从DS液中移到WS1中，放在底部并且静置5 min。将卵子从WS1液中移到WS2中，带最少量的WS1液，清洗两次，完成解冻。解冻后，与平时ICSI一样，培养2 h进行后续操作。将卵母细胞放到体式镜下观察。形态正常圆形，有第一极体并且颜色清亮，胞膜和胞浆分隔清晰的卵母细胞视为存活的细胞。

2017年的Fertility Preservation-ESHRE-ASRM专家共识明确指出，胚胎和卵母细胞的冷冻保存是青春期后女性首选生育力保存方法；对于卵子冷冻，采用玻璃化冷冻成熟卵子是首选方案[22]。成熟卵子冷冻优点：冷冻解冻后卵子存活率高，可直接用于受精。缺点：冷冻卵子来源少，且须经过人工药物促排过程，对药物种类和剂量的选择要求高，并且获取时间加长，增加了获卵风险。

（三）未成熟卵子冷冻

GV期冷冻卵母细胞可以保证高存活率。不成熟的阶段冷冻保存可能部分丧失能力，损坏卵丘-卵母细胞间的通信，降低成熟能力。随着冷冻技术的进步，先体外成熟再冷冻或者先冻存后成熟，解冻之后存活率无显著差异。但是体外成熟再冷冻的卵子成熟率显著高于GV冷冻成熟的卵子。两组纺锤体结构的正常比率无显著差异。在刺激周期中，体外成熟卵母细胞玻璃化冷冻比GV期卵母细胞冷冻后成熟更有效。

人类未成熟卵母细胞的体外成熟培养（IVM）冷冻方案已被提供给那些有可能因促性腺激素刺激而发生卵巢过度刺激综合征（OHSS）的女性，如PCO患者或卵巢储备功能低下的女性。目前，这种方法可以成功应用于因医学或社会原因而面临卵巢功能丧失危险的患者的生育保护计划，以及卵母细胞捐献计划[23]。与IVM相关的卵母细胞玻璃化冷冻的优点有：①省去昂贵的药物和频繁的监测；②在2~10天内完成治疗；③避免对激素敏感肿瘤的癌症患者使用激素；④在月经周期的任何时间点，甚至在黄体期取回卵母细胞。此外，未成熟卵母细胞也可以从体外卵巢活检标本或剖宫产时的卵巢中采集。理论上，未成熟卵母细胞的保存有两种可能的方法：成熟期卵母细胞冷冻保存（IVM后）和生发泡期（IVM前）卵母细胞冷冻保存。目前，IVM前后未成熟卵母细胞的玻璃化冷冻都不令人满意。世界上许多体外受精中心都在进行IVM卵母细胞冷冻保存，作为保存女性癌症患者生育力的一种选择。因此，如何改进体外受精和玻璃化冷冻方法，成功保存癌症患者的卵母细胞，是亟待研究的课题[24]。IVM周期中，每卵子冷冻复苏周期的活产率为1%~5%。相对于卵巢冷冻，它可以更为安全地避免肿瘤细胞的污染并进行再植入。

四、卵子在冷冻中的损伤

将卵母细胞暴露于浓度足够高的冷冻保护剂中，使得胞内的水和胞外的保护剂在短时间发生交换，水被迅速转运出胞外，细胞发生皱缩，之后冷冻保护剂进入胞内代替水维持细胞的形态，细胞由皱缩恢复到原来的形态。将卵母细胞迅速置于液氮中，胞内不会形成冰晶，而是形成玻璃化的结构，保护细胞内部结构形态在冻存过程中的完整。这一过程对于卵母细胞来说是一项巨大的刺激，卵母细胞需面对高浓度冷冻保护剂和高渗透压的刺激。并且在短时间，大量的水和冷冻保护剂发生快速交换，细胞先收缩，后膨胀，细胞骨架处于动态变化的状态。这些都使得冻存后卵母细胞变得更加敏感[25]。冷冻这一过程对于卵子来说难免会受到伤害。目前研究表明，卵子在冻存后受到的伤害有：①透明带损伤，导致受精失败或多精受入，发生多倍体。在无精子情况下，卵子易提前进入二次减数分裂，导致受精后融合子不能发育成2细胞胚胎。②细胞骨架异常，包括微管微丝损伤导致减数分裂时纺锤体异常使得染色体不能平均分配到配子中，出现染色体丢失或者多倍体发生。③细胞器损伤，卵子在冻存之后，各细胞器的功能是否还能保持完整性，直接影响受精后融合子的发育、2细胞到8细胞的发育、桑椹胚的形成及囊胚的形成。

卵子在冷冻过程中可能会经历可逆或者不可逆的损害。目前文献报道这些损害主要包括五个方面：①透明带硬化、纺锤体的重组力下降；②染色体错位；③钙信号失常；④皮质颗粒提前释放、线粒体的损伤；⑤微管解聚等。卵母细胞在冷冻过程中会遭遇极端条件，如渗透胁迫和冷冻保护剂的毒性，这些可以打乱细胞结构，如透明带、肌动蛋白丝、减数分裂纺锤体、线粒体和Ca^{2+}稳态，以及诱导和皮质颗粒释放。

（一）冷冻对卵子透明带的影响

普遍认为，冷冻复苏后的卵子，透明带会变硬，无法通过IVF的方式受精。尽管由于卵子冷冻引起的透明带硬化可以通过ICSI技术克服，但大部分解冻的卵子都会发生皮质颗粒提前释放，这意味着卵子在实际受精前就已经发生了活化程序，导致由细胞周期调控的蛋白表达过程失调。

（二）冷冻对卵子纺锤体的影响

免疫荧光和PolScope实时照相技术（PolScope-based live imaging）发现，动物和人类卵子的纺锤体都对冷冻解冻过程敏感。但和小鼠卵子相比，人类卵子冷冻解冻后恢复到生理温度下对纺锤体的修复能力非常有限。小鼠卵子对冷冻损害有着更强的抵抗力。使用PolScope显示，在冷冻解冻过程中，人类卵子的纺锤体双折射率低，而小鼠卵子的纺锤体双折射率高，说明两者在纺锤体的组装程度或者微管蛋白纤维密度是不同的。同小鼠卵子相比，人类卵子所含的中心体物质焦点（微管组装的位点）更少，这可能与人类卵子在冷冻解冻后纺锤体重组能力下降有关。

PolScope分析揭示了在冷冻解冻后存活的人类卵子的减数分裂纺锤体数量是有限的。已有研究发现卵子在经历冷冻解冻周期后进行3 h的培养可以修复纺锤体，因而有助于通过胞浆内单精子注射正常受精。玻璃化冷冻法似乎也有助于维持纺锤体的组装。还有研究显示，经过良好设计使用更高浓度蔗糖的慢速冷冻方案也能保持纺锤体的完整性[26]。由于卵子减数分裂期染色体的排布和移动需要纺锤体来牵引，所以冷冻条件下当纺锤体受到影响时，染色体的正常排布和移动可能也会受到干扰。冷冻过的卵子染色体解散会受到抑制。

（三）冷冻对钙信号通路的干扰

大量研究推测常用的冷冻剂及冷冻保存过程会引起细胞周期机制的失调，如胞内钙离子浓度震荡、钙离子信号通路受影响。玻璃化冷冻法中常用的两种冷冻剂DMSO和乙二醇（EG），会引起小鼠M Ⅱ期卵子胞内钙离子浓度急剧上升。钙离子浓度增加可以诱导皮质颗粒释放到胞外，从而引起透明带硬化。通过移除胞外钙离子证明，EG主要引起胞外钙离子上升，而DMSO主要引起胞内钙离子上升，二者相反。关于玻璃化的后续研究发现，丙二醇也能引起胞外钙离子浓度上升[27]。钙离子是非常重要的细胞信使，严格调控钙离子浓度对细胞功能有非常重要的作用。已经证明M Ⅱ期促进因子和MAPK都是由钙离子调控的。卵子的渗透压改变也可以通过引起钙离子的释放从而诱导卵子活化，如释放皮质颗粒到胞外及形成前核。观察到在冷冻解冻过程中使用无钙介质，胞内钙离子异常增高的情况及与之相关联的不良生理效应都会减少。更早一些时候的研究结果显示，人类卵子玻璃化冷冻使用常用的含钙介质也可以获得很好的结果。

冷冻对卵子释放皮质颗粒的影响：阿米洛利是一种药物，也是 Na^+/H^+ 交换的抑制剂，已证明其可以抑制与冷冻相关的卵子皮质颗粒释放及渗透压变化引起的蛋白磷酸化。

（四）冷冻对卵子线粒体的损伤

冷冻会影响参与DNA结构的调节基因的表达、细胞周期进程、线粒体稳态和能源生产。卵母细胞受精，发育成合子，以及之后卵裂早期胚胎发育这一系列过程，线粒体起重要作用，它为细胞一系列生命活动直接提供能量。其功能障碍或异常可损伤卵母细胞和胚胎发育潜能。卵母细胞中ATP合成能力与其生殖能力密切相关。质量差的卵母细胞中，线粒体数量减少或线粒体DNA发生变异，其产生ATP的能力降低，不能维持正常的染色体分离、生物合成、有丝分裂及胚胎细胞的各种生理功能，从而可导致胚胎发育异常或妊娠终止。成熟的卵母细胞中大约有10万个线粒体，线粒体大量增殖发生于囊胚孵出阶段，前期胚胎所有的耗能主要依靠卵母细胞所携带的有限的线粒体提供。与能够正常受精的卵母细胞相比，不能受精的卵母细胞中线粒体DNA拷贝数显著降低[28]。

早期胚胎发育阶段，线粒体数目、功能全部来自卵母细胞。卵母细胞经过冷冻复苏后，线粒体膜电位会下降。线粒体膜电位下降表明线粒体功能障碍，会影响胚胎发育能力。在玻璃化冷冻卵母细胞中，无论母体年龄如何，FAD/NAD（P）H比值显著高于新鲜卵母细胞，这表明玻璃化冷冻后卵母细胞的氧化状态明显改变。但玻璃化冷冻不改变线粒体在卵母细胞中的分布。玻璃化冷冻后的小鼠卵母细胞通过增加ROS水平降低线粒体拷贝数和线粒体细胞色素C氧化酶活性，从而影响胚胎的发育。此外，改变线粒体的活性可能导致异常的减数分裂形成，以及降低对抗活性氧的能力，并且伴随细胞凋亡标记分子及相关的能源生产和应激反应的分子表达失调。由此可见，玻璃化冷冻确实会损伤粒体功能，降低卵母细胞质量，导致后续受精和胚胎发育出现障碍。

（五）冷冻对卵母细胞其他蛋白的影响

卵母细胞是一个特殊的细胞，它会经历两次减数分裂。在第一次减数分裂准备时期，细胞内会大量转录出mRNA，与CPEB和其他蛋白复合物结合，储存起来。用于后续细胞发育，进入第一次减数分裂后，细胞转录停止，蛋白合成仍然在进行，直到受精后第一次卵裂，基因转录才开始恢复。在这段时间，细胞内激酶水平处于活跃状态，此时的细胞非常敏感。此时调控基因表达的关键蛋白CPEB一旦被磷酸化后就可使得RNA蛋白复合物被解聚，mRNA能够被翻译。卵母细胞被冷冻保护剂刺激时，调控蛋白表达的CPEB的磷酸化水平增加。这说明，此时可能很多卵母细胞中的mRNA被释放出来，处于一个活跃的状态。开始被翻译或者被降解。在卵母细胞减数分裂开始之后，细胞基因表达就由CPEB蛋白调控者，它的上游蛋白Aurora A可通过磷酸化其174位点的丝氨酸而结构发生变化[29]。

而Aurora A本身的活化也需要被磷酸化，磷酸化它的上游激酶有很多。卵母细胞玻璃化冷冻时，细胞置于高浓度的冷冻保护溶液之中，细胞内外渗透压和溶质差异对细胞来说是一种强烈的刺激，形成压力。细胞膜上存在一些感知环境、压力等的感受器，能接收环境外界压力的刺激并做出反应，转变成信号，传达到细胞内部，引起细胞一系列生理变化，包括基因表达的变化。这些对压力反应的信号会激活细胞内一些激酶的活性。在我们的实验结果中可以看到，卵母细胞接受冷冻保护剂的刺激后，细胞内的Aurora A磷酸化水平升高，这暗示细胞内有部分激酶发生活化，使得Aurora A磷酸化。而这些激酶活化的信号应该是细胞接受刺激时所产生的。这样会造成卵母细胞内基因表达发生变化，而这一变化是否会导致卵母细胞发育潜能的改变，还有待进一步的研究。

五、展望

卵母细胞冻存是辅助生殖技术中的一种，是维持女性生育力的一种手段。我们期望的理想结果是可以完好无损地保存卵母细胞，保证其在冷冻解冻后有高的存活率和好的发育潜能，形成胚胎后能够最终发育成健康的子代。

相比精子，卵子对新生命的形成更重要，它承担了新生命里一半的核遗传和大部分的胞质遗传。相比精子，卵子的结构更复杂，对环境的敏感性更强。一旦卵子成熟，胞内各项生命活动都处于高度有序且一触即发的状态。任何损伤都会破坏这种状态，导致后续发育失败。这使得对冻存卵子的技术要求很高。玻璃化冷冻这一新型技术越来越多地用于卵子冻存。对这一技术的改进有可能提高卵子冻存的质量。但目前此过程的机制研究还相当有限。对于卵子细胞，参与这个过程的大分子物质我们知道得太少，这个过程的调控机制仍然未知。此外，我们对卵子在受冷冻伤害后参与自我修复的物质还不了解，修复机制更是未知。这些对于卵子冻存后的结局解释都是必需的。总体来讲，使用冷冻的人类卵子出生的婴儿并没有表现出更高的异常核型或者先天畸形的发生率。但目前世界范围内使用冷冻卵子出生的婴儿数量只有1 000多例，通过调查，这些婴儿并没有出现更高的生产或者围产方面的风险，对于以上结果还需要更多的数据来证明。

（谈雅静）

参考文献

[1] TAKAHASHI M. Cancer survivorship: current status of research, care, and policy in Japan. Japanese journal of clinical oncology, 2016, 46(7): 599-604.

[2] CHEN C. Pregnancy after human oocyte cryopreservation. Lancet, 1986, 1(8486): 884-886.

[3] PATRIZIO P, MOLINARI E, CAPLAN A. Ethics of medical and nonmedical oocyte cryopreservation. Current opinion in endocrinology, diabetes, and obesity, 2016, 23(6): 470-475.

[4] WHITTINGHAM D G, LEIBO S P, MAZUR P. Survival of mouse embryos frozen to -196 degrees and -269 degrees C. Science, 1972, 178(4059): 411-414.

[5] TROUNSON A, MOHR L. Human pregnancy following cryopreservation, thawing and transfer of an eight-cell embryo. Nature, 1983, 305(5936): 707-709.

［6］WHITTINGHAM D G. Fertilization in vitro and development to term of unfertilized mouse oocytes previously stored at --196 degrees C. Journal of reproduction and fertility, 1977, 49(1): 89-94.

［7］RALL W F, FAHY G M. Ice-free cryopreservation of mouse embryos at -196 degrees C by vitrification. Nature, 1985, 313(6003): 573-575.

［8］KULESHOVA L, GIANAROLI L, MAGLI C, et al. Birth following vitrification of a small number of human oocytes: case report. Human reproduction, 1999, 14(12): 3077-3079.

［9］GOOK D A, EDGAR D H. Human oocyte cryopreservation. Human reproduction update, 2007, 13(6): 591-605.

［10］SHAW J M, JONES G M. Terminology associated with vitrification and other cryopreservation procedures for oocytes and embryos. Human reproduction update, 2003, 9(6): 583-605.

［11］LANE M, GARDNER D K. Vitrification of mouse oocytes using a nylon loop. Molecular reproduction and development, 2001, 58(3): 342-347.

［12］GLUJOVSKY D, RIESTRA B, SUELDO C, et al. Vitrification versus slow freezing for women undergoing oocyte cryopreservation. The Cochrane database of systematic reviews, 2014(9): CD010047.

［13］STACHECKI J J, COHEN J, SCHIMMEL T, et al. Fetal development of mouse oocytes and zygotes cryopreserved in a nonconventional freezing medium. Cryobiology, 2002, 44(1): 5-13.

［14］AZAMBUJA R, BADALOTTI M, TELOKEN C, et al. Successful birth after injection of frozen human oocytes with frozen epididymal spermatozoa. Reproductive biomedicine online, 2005, 11(4): 449-451.

［15］BOLDT J, CLINE D, MCLAUGHLIN D. Human oocyte cryopreservation as an adjunct to IVF-embryo transfer cycles. Human reproduction, 2003, 18(6): 1250-1255.

［16］FABBRI R, PORCU E, MARSELLA T, et al. Human oocyte cryopreservation: new perspectives regarding oocyte survival. Human reproduction, 2001, 16(3): 411-416.

［17］BORINI A, BIANCHI V, BONU M A, et al: Evidence-based clinical outcome of oocyte slow cooling. Reproductive biomedicine online, 2007, 15(2): 175-181.

［18］VAJTA G, HOLM P, GREVE T, et al. Vitrification of porcine embryos using the Open Pulled Straw (OPS) method. Acta veterinaria Scandinavica, 1997, 38(4): 349-352.

［19］IGARASHI H, TAKAHASHI T, ABE H, et al. Poor embryo development in post-ovulatory in vivo-aged mouse oocytes is associated with mitochondrial dysfunction, but mitochondrial transfer from somatic cells is not sufficient for rejuvenation. Human reproduction, 2016, 31(10): 2331-2338.

［20］ZHANG D, TAN Y J, QU F, et al. Functions of water channels in male and female reproductive systems. Molecular aspects of medicine, 2012, 33(5-6): 676-690.

［21］EDASHIGE K, YAMAJI Y, KLEINHANS F W, et al. Artificial expression of aquaporin-3 improves the survival of mouse oocytes after cryopreservation. Biol Reprod, 2003, 68(1): 87-94.

［22］MARTINEZ F. Update on fertility preservation from the Barcelona International Society for Fertility Preservation-ESHRE-ASRM 2015 expert meeting: indications, results and future perspectives. Human Reproduction, 2017, 32(9): 1802-1811.

［23］FISCH B, ABIR R. Female fertility preservation: past, present and future. Reproduction, 2018, 156(1): F11-F27.

［24］SON W Y, HENDERSON S, COHEN Y, et al. Immature Oocyte for Fertility Preservation. Frontiers in endocrinology, 2019, 10: 464.

［25］Practice Committee of the American Society for Reproductive M, Practice Committee of the Society for Assisted Reproductive T. Ovarian tissue and oocyte cryopreservation. Fertility and sterility, 2006, 86(5 Suppl 1): S142-147.

［26］COTICCHIO G, BONU M A, SCIAJNO R, et al. Truths and myths of oocyte sensitivity to controlled rate freezing. Reproductive biomedicine online, 2007, 15(1): 24-30.

［27］LARMAN M G, MINASI M G, RIENZI L, et al. Maintenance of the meiotic spindle during vitrification in human and mouse oocytes. Reproductive biomedicine online, 2007, 15(6): 692-700.

［28］DAI J, WU C, MUNERI C W, et al. Changes in mitochondrial function in porcine vitrified MII-stage oocytes and their impacts on apoptosis and developmental ability. Cryobiology, 2015, 71(2): 291-298.

［29］SARKISSIAN M, MENDEZ R, RICHTER J D. Progesterone and insulin stimulation of CPEB-dependent polyadenylation is regulated by Aurora A and glycogen synthase kinase-3. Genes & development, 2004, 18(1): 48-61.

第四节　卵巢组织冷冻与复苏

一、卵巢组织冷冻与复苏研究概述

随着社会工业化水平的不断提升，环境污染及快节奏工作生活压力等问题使不孕不育人口不断增加，全球生育力逐年下降，部分国家不孕不育率甚至达30%。年龄、遗传问题、有性腺毒性的治疗手段等诸多因素均可对女性生育力产生不利影响。癌症早期诊断技术的突破与治疗手段的革新，使得乳腺癌等恶性肿瘤患者生存期不断延长，但放疗、化疗及手术等治疗方法均有可能对卵巢造成不可逆性损伤。随着肿瘤发病逐步年轻化。部分年轻患者在确诊时未曾生育，而在病灶得到控制或清除后，将近75%的人有生育需求。但报道指出，64%的育龄女性患者在接受放、化疗后出现卵巢早衰，导致医源性不孕。更有研究表明，放、化疗造成的女性卵巢早衰风险与放射剂量及药物种类密切相关，患者年龄越大影响越大。生物疗法及靶向疗法同样影响卵巢功能，34%的女性患者在治疗后同样被诊断为卵巢早衰。除生育力丧失外，卵巢早衰引起的内分泌功能紊乱可诱发围绝经期综合征提前出现，引起自主神经功能紊乱、骨质疏松乃至心血管症状的出现，严重降低了患者生活质量。因此，美国生殖医学会、欧洲人类生殖与胚胎学学会给出联合建议：肿瘤患者在接受抗癌治疗前，临床医生应告知其治疗手段对未来生殖的潜在风险，以及有关保留生育能力的选择[1-3]。目前，女性癌症患者的生育力

保存可分为三类：①GnRH激动剂用于化疗的卵巢功能保护；②卵巢暂时移位；③辅助生殖技术。其中，辅助生殖技术应用最广。

目前，实验室可行或已进入临床应用阶段的女性生育力保存技术手段包括胚胎冷冻、卵子冷冻、卵巢组织冷冻、完整卵巢冷冻四类。虽然辅助生殖技术的不断革新使得女性生育力保存迎来曙光，但现有方法均各有利弊。20世纪80年代，Chen报道了世界第一例冷冻囊胚移植后活产案例，迄今胚胎冷冻作为辅助生殖技术常规手段已有40年历史。然而，胚胎冷冻所需的超促排卵及体外受精步骤使得其对适用人群的年龄、婚姻状况、癌症种类与分期等适应证有要求。一是青春期前患者卵巢发育未成熟无法超促排卵、育龄未婚女性不宜进行体外受精；二是激素敏感性恶性肿瘤患者（如乳腺癌）超促排卵风险极大，雌、孕激素的明显升高会加速肿瘤生长扩散；三是部分癌症患者病情进展较快，需立刻进行抗癌干预，无法为超促排卵提供足够时间。值得注意的是，对于已经开始放、化疗的患者，因体内卵子数目减少而致畸率增高，超促排卵及体外受精技术也不再适用。与胚胎冷冻相较，卵子冷冻不需要精子参与，为有卵巢早衰风险的育龄单身女性提供了生育力保存的可能。但超促排卵过程的存在仍然要求受术者有足够的时间完成至少一个促排周期，且无雌激素敏感性恶性肿瘤等禁忌证。技术方面，卵母细胞体积较大而结构复杂，水

分含量高，易受渗透压和温度变化的影响，虽说目前已进入临床应用，但冻融卵损伤及冷冻保护剂的毒性对移植后活产率仍有制约。

卵巢组织冻存在欧美国家临床常规开展，而完整卵巢冷冻目前均处于实验阶段，两种技术与胚胎冷冻及卵子冷冻相较有独特优势。一是为自然受孕提供可能，原位移植后原始卵泡的激活、自发排卵有望免去超促排卵、体外受精与胚胎移植过程；二是重建卵巢内分泌功能，改善卵巢早衰引起的激素改变及围绝经期症状；三是适用人群更广，尤其是青春期前儿童，且不需等待超促排卵周期，为抗癌治疗提供宝贵时间。卵巢生殖功能与内分泌功能的双重恢复及更广的适用范围，使得卵巢组织和完整卵巢冷冻移植受到广泛关注，但相较于细胞，组织乃至器官的冻融及移植面临更大的技术攻关。世界首例卵巢组织冷冻移植后活产的婴儿出生于2004年。现阶段，卵巢组织冷冻已有140多例活产报道，妊娠率和活产率分别达到37%和28%[4]，正处于从实验手段到全面临床应用的过渡阶段。

2020年ESHRE指南中强调，卵巢组织冷冻可为放、化疗无法推迟的恶性侵入性肿瘤患者提供生育力保存的选择，并且是青春期前女性及部分罹患激素敏感性恶性肿瘤女性的唯一生育力保存方案。一方面，期待进行造血干细胞移植的良性血液病（地中海贫血、再生障碍性贫血等）患者及免疫抑制剂治疗效果不佳的自身免疫病患者也可以选择预防性卵巢组织冷冻。卵巢早衰高风险性基因突变患者的生育力保存也属于潜在适应证。另一方面，与传统卵母细胞获取方式相比较，卵巢组织冷冻可一次性冻存大量原始卵泡，此时单个卵子体积小且未形成纺锤丝，理论上温度变化引起的冻融损伤及冷冻保护剂引起的致畸可能性更小。然而，由于移植后缺血缺氧损伤、原始卵泡激活障碍及生长发育受限等诸多实际问题暂未突破，移植存活率及活产率有待提高。因此，现阶段该技术不应提供给希望推迟生育的女性或患有卵巢囊肿等良性疾病可通过手术保留生育力的女性[3]。

二、传统卵巢组织冷冻技术及最新进展

（一）慢速冷冻

慢速冷冻又称为程序化冷冻，是目前卵巢组织冷冻最常用的方法，使用逐步降温程序来控制冷冻速率。2000年，世界第一例冷冻卵巢自体移植报道使用的就是慢速冷冻法[5]。该患者于冷冻6个月后选择卵巢组织移植，在移植15周后注射了绝经期促性腺激素，并在注射11天后观察到明显的卵泡。到目前为止，绝大部分活产报道均是通过慢速冷冻法实现的。

冷冻保存液中冷冻保护剂的加入可以有效保护细胞免受冻存过程中的冰晶形成和高渗损伤。但是，冷冻保护剂在冷冻及复苏过程中存在渗透效应。将细胞置入渗透性冷冻保护剂后，细胞首先出现脱水皱缩，随后冷冻保护剂进入细胞使得细胞形态复原。当脱水及复原的体积变化过大及速度过快时，会引起细胞损伤甚至死亡。除此之外，冷冻保护剂也存在化学毒性。冷冻保护剂的成分可以根据其在组织中的渗透性分为两类：渗透性冷冻保护剂和非渗透性冷冻保护剂。渗透性组分的分子量小，可以透过磷脂双分子层，代表成分有二甲基亚砜（DMSO）；而非渗透性组分的分子量较大，停留在细胞膜外，防止细胞过度脱水，如蔗糖及聚蔗

糖。目前，大多数卵巢组织冷冻所用的冷冻保护剂同时含一种渗透性冷冻保护剂和一种非渗透性冷冻保护剂。

目前人类卵巢组织慢速冷冻的实验方案大多改良自Gosden等提出的绵羊卵巢冷冻方案。在无菌环境下，卵巢组织去除残留髓质部分，仅保留1~1.5 mm厚的皮质部分，随后修剪成单个长约8 mm、宽约4 mm，边缘整齐的方块。第一步将组织块置于冷冻保护剂中于0 ℃平衡15 min。第二步按照每分钟温度下降2 ℃。在−7 ℃时手动植冰。随后温度保持15 min。第三步按照每分钟温度下降0.3 ℃的速率降至−40 ℃。第四步按照每分钟温度下降10 ℃的速率降至−140 ℃。第五步将冷冻保护剂包裹的组织块冻存在液氮中[6]。部分国家现已建立组织冷冻中心，只有特定中心可实施卵巢组织冷冻，以此来保证冷冻质量。例如，德国、瑞士及奥地利共同建立有生育力保存网络中心FertiPROTEKT[7]。

（二）玻璃化冷冻

世界范围内大部分活产报道均采用慢速冷冻的方法，迄今为止只有4例应用卵巢组织玻璃化冷冻成功分娩的报道。与慢速冷冻相比，玻璃化冷冻节约时间成本，无须购买专业冻存设备，也节约了设备成本。此法在卵子冷冻和胚胎冷冻领域已获得一些专家的认可，可能成为卵巢组织冷冻领域的另一个可选方案。

玻璃化冷冻通过较快的冷冻速率及较高的冷冻保护剂浓度，将细胞内液体成分置换，在超低温时形成非晶体的玻璃样结构，实现从液体到固体的转变。但玻璃化冷冻需要高浓度冷冻保护剂，这可能带来细胞毒性和渗透损伤。为减轻毒性及损伤，后续研究建立了两步法来逐步提高冻存液中乙二醇（EG）和DMSO的浓度。卵巢组织首先在含有7.5%EG和7.5%DMSO的溶液中浸泡25 min，随后转移到含有20%EG、20%DMSO和0.5 mol/L蔗糖的溶液中平衡15 min，全部过程均为冰上操作。虽然有证据表明，玻璃化冷冻不会增加细胞凋亡的风险并在复苏过程中对卵巢基质起保护作用。但这些实验数据大部分是在复苏后短时间内获得的，只有少数实验评估了移植后的卵巢组织存活情况，移植后的长期评估还有待完善。因此，玻璃化冷冻在卵巢组织冻存中的应用目前尚存争议。

（三）定向冷冻

Maffei等于2013年建立羊模型，将传统慢速冷冻法与定向冷冻技术在冷冻卵巢皮质及完整卵巢时的应用效果进行了对比。实验数据表明，与慢速冷冻相比，定向冷冻不仅能保留更多原始卵泡，细胞活力、增殖及损伤DNA修复情况也均有显著提升，证实了定向冷冻在卵巢组织冷冻上的可靠性[8]。

定向冷冻技术依赖在设定温度下的一系列导热块，这些导热块排列在一条直线上且相邻导热块温度梯度降低，因此样品在沿该直线以预设的速度前进的过程中，实现梯度降温。冷冻速率由温度梯度和样本沿轨道渐进的速度共同决定。如果样品前进的速度低于热量从样品中心向边缘传导的速度，即可实现整个样品匀速冷却。2005年，Arav等运用此技术实现了羊完整卵巢的冷冻移植，恢复卵巢功能长达6年。他们将三个导热块分别设置为4 ℃、−10 ℃和−70 ℃，冷冻管沿温度梯度纵向推进，移动速度为0.01 mm/s，冷却速率为0.38 ℃/min，待降至−70 ℃后，置于液氮中保存。

（四）液氮泥

无论是慢速冷冻还是玻璃化冷冻，组织块均与液氮直接接触。二者之间巨大的温度差使得接触瞬间液氮沸腾在组织表面形成蒸汽薄膜，对热量传递起阻碍作用（莱顿弗罗斯特效应）。Riccardo Talevi等从另一角度对冷冻方法进行了探索，用液氮泥替代液氮应用于卵巢组织冷冻，提高降温速率。在避免莱顿弗罗斯特效应的同时，可降低具有细胞毒性的冷冻保护剂浓度并减少组织块在冷冻保护剂中的处理时间。数据表明，与传统液氮冷冻相比，液氮泥冷冻法有利于卵泡功能恢复、颗粒细胞及基质细胞亚细胞结构保存，保护了基质细胞内DNA完整性及卵泡内多种细胞活性，为冷冻方法提供了新思路[9]。

（五）完整卵巢冷冻

尽管传统卵巢皮质冷冻技术成功率逐年增加，但此法仅能保存小部分卵巢功能，仅限在移植物中卵泡耗尽之前提供一个有限的生殖窗口期。由于生理状态下卵巢皮质由髓质部血管提供营养及血供，单一皮质冷冻移植后血管新生需要较长时间，因此在此期间组织缺血引起原始卵泡大量丢失是影响移植物寿命的主要因素。根据存活卵泡密度的差异，平均移植物寿命仅为2~5年。因此，完整卵巢移植因其同时保留血管蒂及全部原始卵泡，用血管吻合代替血管新生，确保移植初期血氧供应及生殖内分泌功能储备，为生育力保存提供了新思路。诺丁汉大学的Campbell等于2014年对11只成年绵羊进行了完整卵巢冷冻及自体移植，实现了高自然生育率（妊娠率64%，活产率29%），以及全部个体的早期卵巢功能恢复，证实了该技术的可行性[10]。

区别于细胞悬液及组织块冷冻，完整器官冷冻需要尽最大可能保护血管的完整性，以便后续器官血供重建及功能恢复。通过灌注法用渗透性冷冻保护剂（如DMSO）替换细胞内液是目前常见的器官冻存步骤。灌注法在将冷冻保护剂送入毛细血管网，确保细胞内液与冷冻保护剂最大限度地交换的同时，可能引起灌注压相关的微血管损伤。研究表明，完整器官冻存可以避免细胞内冰晶形成导致的细胞损伤及卵泡丢失，但细胞外尤其是血管腔内冰晶仍然存在，并可能导致影响血供重建的严重损伤。

三、冻存卵巢组织复苏技术及最新进展

（一）传统复苏法

在慢速冷冻的卵巢组织复苏中，解冻过程通常先将冻存管投入水浴锅中加热，再在室温下逐步替换组织中的冷冻保护剂。常见方案包括三个步骤，每个步骤10 min，在移植前30 min开始。首先将装有冷冻组织的冻存管于37 ℃水浴加热，当溶液变成液体时，将管内卵巢皮质取出并置于培养液1［含0.75 mol/L乙二醇和0.25 mol/L蔗糖的磷酸盐缓冲液（PBS）］中。10 min后用无菌镊将皮质条移至培养液2（含0.25 mol/L的蔗糖的PBS）中，在摇床上常温孵育10 min。最后，将组织转移到培养液3（只含PBS）中平衡10 min。该过程根据冷冻卵巢组织的来源，略有差别。

对于玻璃化冷冻的卵巢组织，Suzuki等首先将装载在冷冻支撑架上的卵巢皮质浸入5 mL的TCM199培养基中，该培养基包含20%血清替代补充剂

（SSS）和0.8 mol/L的蔗糖，然后在37 ℃水浴锅中加热1 min。为了去除冷冻保护剂，将卵巢皮质在含有20%SSS和0.4 mol/L蔗糖的TCM199中孵育3 min，然后在WS培养基中于室温孵育5 min，重复此过程两次。将复苏后的皮质保存在添加有10%SSS的改良型HTF培养基中，为移植或体外培养做准备[11]。

（二）定向冷冻的复苏方法

根据Jeremias及Bedaiwy等的记录，对于定向冷冻的完整卵巢冻存管从液氮中取出后立即投入68 ℃水中加热20 s，然后转移到37 ℃的水浴锅中保温2 min。随后，将卵巢皮质从冻存管中取出，孵育在37 ℃的Leibovitz L-15培养液中。随后，需立即沿卵巢动脉用37 ℃的Leibovitz L-15培养液进行三步灌注，灌注速度为3 mL/min，每次灌注10 min。首次灌注液含0.25 mol/L蔗糖，第二次灌注液蔗糖浓度降至0.125 mol/L，第三次灌注液不加蔗糖。

（三）激光复苏法

实现足够高的冷却速率以使生物材料玻璃化是一项挑战，但为避免复苏过程中的脱玻化作用，复苏时所需的升温速率通常比降温速率还要高一个数量级。此外，升温过程中生物材料内部温度场不均衡所产生的热应力，会使脆性材料破裂。因此，复苏过程中的升温速率和均衡性是必不可少的。对于细胞悬液及小块生物材料，温水浴即可实现快速均衡升温复苏，而当样本尺寸超过几毫米时，传统外部加热方法无法实现均匀传热和快速融化，激光复苏法应运而生。

四、冻存卵巢组织复苏效果评价指标

目前，研究人员所用卵巢组织复苏效果评价体系并无统一标准，指标复杂而参差不齐，大致可分为复苏后效果评估、移植后效果评估两大类。以下是对常见复苏后效果评价指标的总结。

（一）组织学形态

组织学形态评估是最常用的移植前评价指标之一，应用免疫组织化学、苏木精-伊红染色等方法，通过观察卵泡、颗粒细胞及基质细胞的形态、分期、密度或数目及存活率，评估卵巢组织冷冻复苏质量，判断能否应用于后期移植。

1.卵泡质量　Gandolfi等根据卵泡、卵母细胞及颗粒细胞形态将卵泡发育全周期中各阶段卵泡质量分为三个等级。一级卵泡：卵泡呈球形，颗粒细胞分布均匀；卵母细胞胞浆均匀，细胞核略呈颗粒状，中心染色质结构分布均匀，核仁清晰。二级卵泡：颗粒细胞排列紊乱，从基底膜分离，卵母细胞仍呈球形。三级卵泡：颗粒细胞核固缩，卵母细胞畸形伴或不伴空泡形成。一级卵泡所占比例越高，卵泡质量越好，后续移植成功率越高[8]。

2.卵泡发育时期　大多数学者沿用Gougeon有关卵泡发育阶段的分类，原始卵泡为单层扁平颗粒细胞环绕，初级卵泡为单层完整的立方颗粒细胞环绕，次级卵泡为两层或两层以上的立方颗粒细胞环绕。原始卵泡所占比例减少而初级、次级卵泡比例增多提示原始卵泡成功激活，卵泡发育过程良好，可用于后续移植。

3.细胞凋亡　细胞凋亡情况一般采用TUNEL检测法，原始卵泡及初级卵泡内的卵母细胞、颗粒细胞及周围基质细胞发生凋亡时，DNA断裂后残端与荧光素标记的脱氧尿嘧啶结合，在特定波长下发出荧光，经荧光显微镜或流式细胞仪进行活死细胞分选。除此之外，有学者采用可固定的死活细胞远红光染色法检测卵泡存活率，在共聚焦显微镜下根据荧光强度区分活死细胞并计数。存活卵泡数目及比例越多，表明卵巢组织冻融后状态越好。

4.胞内及胞间亚显微结构　更有学者应用透射电子显微镜观察胞内及细胞间亚细胞结构的变化，阐明冷冻及复苏带来的细胞内及细胞间损伤机制。复苏后的组织块经过前期固定被切成60~80 nm厚的超薄切片置于载网上，经铀盐和铅盐双重染色后，在电镜下观察，统计单个细胞内的线粒体损伤及完整颗粒、基质细胞所占比例。对比新鲜卵巢组织的亚显微结构发现，在诸多细胞器中，线粒体对冻融操作更为敏感，表现出特异性冷冻损伤。冷冻损伤使得线粒体外形肿胀、内膜嵴减少且基质电荷密度降低。与此同时，冷冻损伤后的颗粒细胞出现核异质，胞浆空泡形成，与卵母细胞的连接减少或错乱。而基质细胞则出现胞浆完全丧失、细胞核高度异质化且与胶原微管直接接触等变化。

（二）基因表达变化

有关氧化应激、渗透胁迫、炎症反应、细胞凋亡及DNA损伤等相关信号通路上的基因都是常用基因表达变化评价指标。已有研究发现，人卵巢组织在冷冻复苏后GDF9、BMP15等基因未发生明显表达异常，而ZP3、AMH及CYP11A等基因表达下调，这提示冷冻保存流程对卵巢组织基因表达有明显的影响[12]。

五、复苏后体外培养效果评价指标

复苏后体外培养是观察组织生长状态的常见方法，根据所用培养液的组分不同，各培养方法小有差别。例如，Youm等在2014年建立小鼠卵巢组织玻璃化冷冻最适条件时使用的方法。复苏后的组分成四组，在37 ℃，5.5%CO_2的培养箱中，分别于培养0 h、0.5 h、2 h及4 h后观察。组织培养液的主要成分为α改良最少必需培养基，并在其中加入10%的胎牛血清及10 mIU/mL的重组卵泡刺激素。培养不同时间后再次检测组织学形态、细胞存活情况的指标，可判断卵巢组织冷冻复苏后的恢复情况。根据Terren等2019年的实验数据，体外培养后，玻璃化冷冻组织复苏后细胞凋亡率高于慢速冷冻法，且体外培养4 h后卵泡内BMP15和AMH等基因的表达量均明显下降，提示冷冻对组织功能恢复有影响。此外，CASP3、BAX、GDF9等基因的表达量，也被用于评估卵泡完整性及功能[13, 14]。

对于复苏后分离培养的早期卵泡，有学者根据其体外培养后生长直径、卵泡活力、基因表达等方面，评价卵泡功能恢复情况。在体外培养8天后，所有卵泡均实现生长，但玻璃化冷冻组的卵母细胞生长最慢，直径变化最小；慢速冷冻组的卵母细胞直径变化也明显小于体外培养的新鲜卵泡。卵泡体外培养后的活力检测，可以通过Live/Dead Viability试剂盒实现。经过钙黄绿素-AM及溴乙啡锭二聚体-Ⅰ（EthD-Ⅰ）双染后，细胞核通过Hoechst染为蓝色。共聚焦荧光显微镜下，钙黄绿素-AM作为活细胞染料，可进入细胞质中发出绿色荧光，而EthD-Ⅰ在死细胞细胞核中发出红色荧光。通过观察卵母细胞及周围颗粒细胞的荧光标记，对卵泡活力进行分级。一级卵泡：活卵泡，卵母细胞及全部颗粒细胞存活；二级卵泡：轻微受损卵泡，少于10%的颗粒细胞死亡；三级卵泡：中度受损卵泡，10%~50%的颗粒细胞死亡；四级卵泡：死亡卵泡，卵母细胞死亡或>50%的颗粒细胞死亡。有关冷冻复苏对早期卵泡体外培养后基因表达的影响，则采取了卵母细胞及颗粒细胞的单细胞基因表达分析。提取单个细胞的全部RNA后，进行逆转录及实时荧光定量PCR，分析可得卵母细胞特异性基因OCT4、DPPA3和ZP3、颗粒细胞相关基因CYP11A在玻璃化冷冻及慢速冷冻后表达量均显著下降，提示细胞功能受到冻融影响。除冷冻效果评估外，卵泡体外培养有更大的临床应用价值，既可减轻卵巢组织冷冻移植初期的缺血、缺氧损伤，又可最大限度地规避移植后癌症细胞再种植的风险。

六、复苏卵巢组织移植效果评价指标

卵巢组织移植可分为自体移植和异种移植。自体移植现已实现妊娠、内分泌激素合成等卵巢功能的重建。异种移植是将人类卵巢皮质移植到模型动物的体内，通过多种指标评估冷冻复苏及移植效果。

（一）移植物外观及其生长情况

在异种移植中，常把人的卵巢组织移植到免疫系统缺陷的模型动物上。虽无法重建全部卵巢功能，但依赖模型动物的血供及体内环境，移植物仍可短期存活并生长。与体外培养相比，异种移植还可以模拟移植初期的缺血、缺氧损伤，因此与临床实际情况更为相似。例如，可以将人的卵巢皮质移植到免疫缺陷小鼠体内，观察移植物的生长情况。还可以将冷冻复苏的完整卵巢移植入大型哺乳动物体内（如羊），观察血管蒂吻合后血供恢复情况，以此判断卵巢内部血管网的完整性及血管新生速度。并观察移植一段时间后移植物外观的变化及生长情况。

（二）卵泡及黄体形态与数目

根据卵巢皮质植入部位的不同，自体移植又分为原位移植和异位移植两类。原位移植将卵巢皮质植回盆腔内，若原卵巢有残余组织，可与原有卵巢进行吻合，若原卵巢已全部切除，也可植回与原有卵巢邻近的腹壁处，在相应腹膜部位切口形成腹膜袋，保证移植物的充足血供。而异位移植选择前臂、腹壁、胸壁等部位，便于检测有无恶性肿瘤细胞再植入及保证供血、供氧。我国现有成功移植病例，均为盆腔内的原位移植。在世界范围的移植后活产报道中，全部使用的是原位移植，异位移植仅见于恢复内分泌功能的案例。

在自体移植后，可通过超声探测卵泡发育进展及排卵情况，对卵泡和黄体进行计数分析。而针对异种移植，在培养一段时间后，可取样进行固定染色，对卵泡和黄体的形态与数目进行统计分析。

（三）激素水平

卵巢组织冷冻与移植中国专家共识建议移植后每月随访患者的激素水平，待卵巢内分泌功能恢复后，仍需每季度或每半年进行一次随访，可见实验室内分泌指标在卵巢功能评估中的重要性。其中卵泡刺激素（FSH）、黄体生成素（LH）、雌二醇（E_2）及孕酮（P）为必选指标。FSH、LH均属于促性腺激素，由垂体前叶分泌，作用于下丘脑-垂体-卵巢轴，协作促进卵巢E_2和P的分泌，调节卵泡发育[15]。此外，由于血清AMH由生长卵泡的颗粒细胞分泌，因此目前已将AMH作为卵巢储备的重要指标之一[16, 17]。

（四）月经周期及妊娠状况与结局

月经周期的恢复情况及妊娠分娩状况与结局是衡量卵巢组织生殖内分泌功能的经典指标，也是国际范围内自体移植后的常用观察指标。在模型动物中，动情周期与产仔率也是用来衡量雌性生育力的概念。这两项指标的检测不依靠复杂设备、高端技术及特殊试剂，却能够同时反映卵巢移植后生殖及内分泌两项主要功能的恢复情况。美国圣路易斯生殖中心的一项回顾性研究表明，该中心20年内共13例自体卵巢皮质冷冻移植的患者中，全部患者在移植5个月后恢复规律的月经周期。其中10人（77%）出现至少一次自然受孕，累计诞生13名健康孩童。根据2018年的一项综述，随访的131例卵巢组织移植后怀孕的卵巢全切患者中，84%的患者在移植前有月经周期紊乱甚至绝经，46%的患者成功分娩，反映卵巢移植后部分患者恢复了生殖内分泌功能。

七、总结

随着生育力保存宣传教育的力度不断加大，一线医生及患者的生育力保存意识明显提高。越来越多的癌症患者及其他卵巢早衰高危人群选择卵巢组织冷冻，移植后成功妊娠分娩的报道也逐年增多。无论是卵巢皮质冷冻还是完整卵巢冷冻，该技术仅建议应用于接受性腺毒性治疗不能推迟及青春期前患者，暂不适用于其他希望推迟生育的女性。之所以有如此严苛的受术者筛选，是因为目前该技术仍存在较多问题需要解决[18]。

首先，卵巢皮质甚至完整卵巢冷冻需要更稳定的降温及升温系统来保证冷冻及复苏过程中组织块内部温度的一致性，从而避免热传导障碍引起的热应力损伤。其次，高浓度冷冻保护剂所带来的细胞毒性和渗透损伤尚未解决，DMSO、EG主要成分等会影响后续卵泡发育及基因表达。再次，冷冻保存的皮质条无血管及血管生成相关细胞和调控因子，移植后血供建立缓慢，移植初期易引发缺血、缺氧损伤，从而导致原始卵泡大量丢失及激活障碍，影响卵巢生殖内分泌功能的恢复。最后，对癌症患者的卵巢组织移植仍存在癌细胞再植入的潜在风险。在这些问题的影响下，卵巢组织冷冻移植的成功率仍有待提高。未来期待有新的冷冻保护剂、冻存方案及快速复苏手段问世，而完整卵巢冷冻移植因保留了血管蒂，可缓解移植早期的缺血损伤，同样是未来探索的方向。

（严杰）

参考文献

［1］LIU D, YAN J, QIAO J. Effects of malignancies on fertility preservation outcomes and relevant cryobiological advances. Sci. China Life Sci, 2020, 63: 217–227. https://doi.org/10.1007/s11427-019-9526-2.

［2］OKTAY K, HARVEY B E, PARTRIDGE A H, et al.Fertility Preservation in Patients With Cancer: ASCO Clinical Practice Guideline Update. JCO, 2018,36(19): 1994-2001.

［3］ESHRE GUIDELINE GROUP ON FEMALE FERTILITY PRESERVATION, ANDERSON R A, AMANT F, et al. ESHRE guideline: female fertility preservation. Hum Reprod Open, 2020, 2020(4):hoaa052. doi:10.1093/hropen/hoaa052.

[4] KHATTAK H, MALHAS R, CRACIUNAS L, et al. Fresh and cryopreserved ovarian tissue transplantation for preserving reproductive and endocrine function: a systematic review and individual patient data meta-analysis,2022 ,28(3):455.

[5] OKTAY K, KARLIKAYA G. Ovarian function after transplantation of frozen, banked autologous ovarian tissue. NJEM,1999,342(25):1919.

[6] GOSDEN R G, BAIRD D T, WADE J C, et al. Restoration of fertility to oophorectomized sheep by ovarian autografts stored at −196 degrees C. Hum Reprod, 1994, 9(4):597–603.

[7] NAWROTH F, SUERDIECK M, VON WOLFF M. FertiPROTEKT Network//VON WOLFF M, NAWROTH, F. Fertility Preservation in Oncological and Non-Oncological Diseases. Springer, 2020.

[8] MAFFEI S, HANENBERG M, PENNAROSSA G, et al. Direct comparative analysis of conventional and directional freezing for the cryopreservation of whole ovaries. Fertil Steril,2013, 100(4):1122-1131.

[9] BARBATO V, GUALTIERI R, CAPRIGLIONE T, et al. Slush nitrogen vitrification of human ovarian tissue does not alter gene expression and improves follicle health and progression in long-term in vitro culture. Fertil Steril, 2018,110(7):1356-1366.

[10] CAMPBELL B K, HERNANDEZ-MEDRANO J, ONIONS V, et al. Restoration of ovarian function and natural fertility following the cryopreservation and autotransplantation of whole adult sheep ovaries. Hum Reprod, 2014, 29(8):1749-1763.

[11] SUZUKI N, YOSHIOKA N, TAKAE S, et al. Successful fertility preservation following ovarian tissue vitrification in patients with primary ovarian insufficiency. Hum Reprod, 2015, 30(3):608-615.

[12] WANG T R, YAN J, LU C L, et al. Human single follicle growth in vitro from cryopreserved ovarian tissue after slow freezing orvitrification. Hum Reprod, 2016, 31(4):763-773.

[13] YOUM H W, LEE J R, LEE J, et al. Optimal vitrification protocol for mouse ovarian tissue cryopreservation: effect of cryoprotective agents and in vitro culture on vitrified-warmed ovarian tissue survival. Hum Reprod, 2014, 29(4):720-730.

[14] TERREN C, FRANSOLET M, ANCION M, et al. Slow Freezing Versus Vitrification of Mouse Ovaries: from Ex Vivo Analyses toSuccessful Pregnancies after Auto-Transplantation. Sci Rep, 2019. doi: 10.1038/s41598-019-56182-8.

[15] 国际妇科内分泌学会中国妇科内分泌学分会及共识专家. 卵巢组织冻存与移植中国专家共识.中国临床医生杂志,2018,46(4):496-500.

[16] XU H, ZHANG M, ZHANG H, et al. Clinical Applications of Serum Anti-Müllerian Hormone Measurements in Both Males andFemales: An Update. Innovation (Camb), 2021,2(1):100091. doi: 10.1016/j.xinn.2021.100091.

[17] BURATINI J, DELLAQUA T T, DAL CANTO M, et al. The putative roles of FSH and AMH in the regulation of oocytedevelopmental competence: from fertility prognosis to mechanisms underlying age-related subfertility. Hum Reprod Update, 2022, 28(2): 232-254. doi: 10.1093/humupd/dmab044.

[18] 中国妇幼保健协会生育力保存专业委员会. 女性生育力保存临床实践中国专家共识 . 中华生殖与避孕杂志, 2021, 41(5):383-391. DOI: 10.3760/cma.j.cn101441-20210228-00092.

第五节　带血管蒂的卵巢移植

近几十年来，45岁以下女性癌症发病率逐年增加，但是伴随着癌症治疗的重大进展，越来越多的女性癌症患者得以长期存活。但是由于某些癌症治疗（如化疗、放疗和手术治疗）过程中引起的性腺毒性作用和性腺的破坏，使得这些癌症幸存者中大部分人不得不面临由此造成的卵巢功能不全。另外，一些非肿瘤疾病，如自身免疫性疾病和良性血液病的治疗可能也需要使用性腺毒性药物，这些也将导致医源性的卵巢功能减退及衰竭。卵巢功能的丧失将导致性激素分泌的停止，阻止了青春期前女孩的发育；并导致育龄期女性提前绝经和生育功能的丧失。绝经期的提前亦将给全身其他系统带来严重的副作用，如心血管疾病、骨质疏松症、过早死亡、肥胖、性功能障碍、抑郁、痴呆和认知能力下降等。这些显然都将对患者的身体、心理和社会交往有严重影响。随着生活质量得到越来越多的关注，以及生殖医学近年来突飞猛进地发展，多种生育力保存技术得以发展和使用。胚胎冷冻保存技术、成熟卵母细胞冷冻保存技术和卵巢组织冷冻保存技术是目前被美国生殖医学会认可的生育力保存的方法。在选择合适的治疗方法时，必须考虑不同的实际情况，如年龄、疾病类型、治疗是否可推迟、性腺毒素治疗时间和是否已婚有固定伴侣。卵巢冷冻保存和随后的移植是恢复生育能力和恢复卵巢内分泌功能的唯一选择，可以避免早发性卵巢功能不全相关疾病的发病。它也是青春期前患者和

无法推迟肿瘤治疗的患者唯一可以选择的保存生育力的技术[1]。目前有两种卵巢冷冻保存的方法。一种是将卵巢皮质冷冻保存，解冻复苏后用无血管吻合的方式移植；第二种是将带血管蒂的卵巢进行冷冻，解冻后通过血管吻合术移植。卵巢皮质冷冻和移植是目前广泛应用的技术，可使95%的女性恢复内分泌卵巢功能，妊娠率为30%~50%，迄今已有200多例活产[2]。然而，移植的卵巢组织皮质只包含了患者卵巢储备功能的一小部分，因此仅仅在移植物中所包含的卵母细胞完全耗尽之前提供了一个相对短暂的可育窗口期。并且，由于是无血管移植，移植后的组织需与周围组织形成新生血管恢复血供，这段时间由于组织缺血、缺氧，在移植后早期高达80%的卵泡储备将会丢失，使得移植组织寿命问题更加严重[3]。带血管蒂的全卵巢冷冻保存和移植可以明显改善因缺血、缺氧导致的卵泡丢失，从而延长移植的卵巢所维持的卵巢功能的时间。就理论而言，冷冻保存一个带有血管蒂的完整卵巢是可行的，再将复苏的整个卵巢通过血管吻合，器官立即得到再灌注，可将卵巢缺血、缺氧的时间从几天降低到几个小时，进而显著提高卵泡的存活率。此外，整个卵巢的冷冻涉及卵巢内所有原始卵泡的保存，故这种方法更有吸引力。理论上，与卵巢皮质碎片移植相比，这种技术可以更长久地维持内分泌和生殖功能，对于卵巢储备功能较低的患者保存生育功能也更为有利。本节将探讨近20年来，动物

实验与人类全卵巢低温保存和移植领域面临的挑战及研究进展。

一、面临的挑战

已有带血管蒂的全卵巢低温保存和移植成功在动物实验中获得了几例活产的报道，但其仍面临以下三个关键技术的挑战：①获得带有血管蒂的完整卵巢所需的手术技巧；②冷冻完整器官所采用的低温保存技术；③解冻后成功执行功能性血管再吻合手术。

（一）切除整个卵巢

为了成功地对带血管蒂的整个卵巢进行低温保存和血管再植，在解剖骨盆漏斗韧带内的卵巢血管时必须非常小心。卵巢蒂必须足够长（人类需5 cm），才能保证移植时血管的处理，并确保供体血管与直径相近的受体血管完美缝合。另一个关键是尽可能缩短卵巢摘除和冷冻保存之间的缺血时间，以避免损伤卵巢内的细胞。因此，在大多数研究中，全卵巢切除是通过剖腹手术进行的。目前有些研究人员已经成功通过腹腔镜手术对绵羊和人类的卵巢进行了手术[4,5]，但取出的卵巢血管外观非常扭曲，这对后续卵巢的移植造成巨大挑战。

（二）冷冻整个卵巢

1.冷冻的挑战 为整个卵巢这样的大型器官研发一个成功的低温保存方案是一项极具挑战性的工作。冷冻的成功率往往与被低温保存的生物器官的复杂性成反比。这些问题主要存在于整个卵巢的冷冻和解冻中，其中主要包括热量和质量传递，器官内部和外部之间的热传递不佳，冷冻保护剂在整个器官中充分分布以防止冰晶形成。一项利用完整的猪卵巢进行的初步体外研究表明，使用冷冻保护剂对保存原始卵泡的超微结构的完整性具有有益作用[6]。对绵羊整个卵巢进行冷冻保存的进一步研究发现，使用丙二醇和二甲基亚砜（DMSO）作为低温保护剂，与使用不含任何冷冻保护剂的林格氏液组成的简单冷冻介质相比，冷冻介质中加入冷冻保护剂的冷冻效果更加明显[7]。加入冷冻保护剂的卵巢组织学评估显示组织结构保存良好，解冻后立即出现小卵泡。而无冷冻保护剂的卵巢，灌注后卵巢结构被破坏，出现水肿、间质排列紊乱、卵泡萎缩等征象，这些证据都表明在整个卵巢组织冷冻中添加冷冻保护剂具有更好的效果[8]。

带血管蒂的整体卵巢冷冻中，如何使冷冻保护剂在整个器官及其血管网中充分分布对于避免细胞内和细胞外的冰晶形成至关重要。冷冻融解的整个卵巢移植后，血管内冰晶的形成将不可逆地破坏血管内皮细胞，导致血栓形成。但是，整个卵巢的体积较大且成分复杂，在某种程度上阻碍了冷冻保护剂的有效扩散。在避免使用高剂量冷冻保护剂严重细胞毒性的前提下，很难保证冷冻保护剂在整个器官内均匀分布。Gerritse等在牛卵巢整体冷冻的研究中发现，将冷冻保护剂从卵巢蒂部进行灌注和将卵巢组织在冷冻保护剂内浸泡的方法结合，可以使冷冻保护剂更大程度分布，以获得最高程度的冷冻保护[9]。另一组研究在摘除羊卵巢前，在卵巢动脉体内灌注冷冻保护剂，以期在整个器官中实现最佳的低温保护剂分布，但研究结果显示卵巢组织中只有10%的组织得到了真正的灌注[10]。这些研究结果提示我们，卵巢蒂的灌注应该在体外进行。

各种研究表明，冷冻保护剂的灌注和低温保存对卵巢血管系统，特别是对卵巢髓质的微血管系统都有不利的影响，这些过程可能导致卵巢髓质内毛细血管微血栓的形成，这些部位与血管吻合部位距离较远，导致组织局部缺血。在一系列的动物研究中发现，尽管维持了吻合部位的血管通畅，但全卵巢血管移植后卵泡数量下降，提示预后不佳，这可能是其中一个重要的原因。一项用完整的绵羊卵巢进行的体外研究表明，冷冻保存显著增加了血管内皮细胞的分裂和血管平滑肌的损伤，但是，在由1.5 M DMSO组成的冷冻保护剂中添加抗凋亡剂1-磷酸-鞘氨醇（S1P）并不能提高卵巢或血管组织的存活率。笔者的结论是，卵泡丢失要么是由于细胞内冰晶的形成和渗透应激引起的坏死，要么是由于它们可能靶向了错误的凋亡途径[11]。

2.冷冻的解决方案 考虑到冷冻保存整个器官所涉及的所有问题，用于研究冷冻方案的动物模型应该在大小、结构和细胞排卵模式方面与人类相似，在皮质内具有类似的卵泡分布，猪、羊和牛的卵巢可能是合适的研究模型，其特点总结在表5-5-1[12]中。随着时间的推移，发展出了三种不同的冷冻技术：慢速冷冻、玻璃化冷冻和定向冷冻。带血管蒂的全卵巢冷冻保存目前主要采用缓慢冷冻和玻璃化冷冻两种方法；但近年来定向冷冻的进展，给予了我们欢欣鼓舞的结果。以下将分别介绍各种冷冻方法的特点（表5-5-1）。

表5-5-1 不同物种动物卵巢与人类卵巢特点比较

物种	卵巢体积	组织结构与人的差别	排卵模式	周期长度（d）
人	$6.5\ cm^3 \pm 2.9\ cm^3$	—	每个月排卵	28~31
牛	$14.3\ cm^3 \pm 5.7\ cm^3$	与人相似	每个月排两次	21
猪	$7.3\ cm^3 \pm 2.2\ cm^3$	纤维较少	多次排卵	18~24
羊	$1.0\ cm^3 \pm 0.4\ cm^3$	与人相似	每个月排3次	16~17

（1）慢速冷冻：慢速冷冻的目的是用一个足够慢的降温冷冻速度，以使细胞脱水和避免细胞内冰结晶，但又保持一定的降温速度，以防止细胞渗透压的改变。Martinez-Madrid等开发了一种慢速冷冻人类卵巢的方案[13]。三个人的卵巢在10% DMSO中以2.5 mL/min的流速灌注洗浴5 min，然后在同一溶液中进一步预平衡10 min。虽然通过活体荧光染色评估，冷冻解冻卵巢的卵泡活力（75.1%）明显低于新鲜卵巢（99.4%），但冷冻损伤很小，只有2.4%的卵泡受中度损伤，解冻后没有立即出现死亡卵泡。在一项后续研究中，研究者对细胞凋亡和超微结构进行了评估，在原始/初级卵泡、血管和基质细胞中未观察到任何解冻后的细胞凋亡[14]。此外，在卵巢任何类型的细胞中均未发现超微结构的改变，这表明人类卵巢血管对低温保存具有相当的抵抗力，至少在缓慢冷冻的情况下如此。

然而，解冻后立即评估存活能力可能不是预测整个卵巢低温保存后卵巢长期存活的良好指标。出于这个原因，一些研究小组已经开发了功能性的体外实验，试图确定最佳的冷冻条件，以充分保护大型动物模型中的所有卵巢成分。其中包括：测量特定蛋白质的释放或分泌，如性激素[8]、乳酸脱氢酶[14]和环磷酸腺苷[8]；通过溴脱氧尿苷摄取评估细胞增殖；测量葡萄糖消耗和乳酸释放；通过四甲基偶氮唑蓝（MTT）试验等评估葡萄糖摄取和组织学。一项使用绵羊完整卵巢进行的体外研究显示，在由1.5 M DMSO组成的冷冻介质中，以0.5 mL/min的流速灌注绵羊卵巢并洗涤60 min。相对于细胞膜的完整性和代谢活性，低温保存后颗粒细胞的活力得以维持。在卵巢皮质条培养后，通过Ki67表达和溴脱氧尿苷摄取来评估细胞增殖，新鲜组织和冷冻解冻组织的结果相似。此外，羟基荧光素乙酰乙酸琥珀酰亚胺酯（CFDA-SE）活力染色表明，低温保存组织中存在代谢活性的原始和初级卵泡，且存活卵泡密度似乎也不受低温保存过程的影响[11]。本研究补充了之前的研究结果，证实了这种对卵巢细胞活力的功能评估在新鲜和慢速冷冻的羊完整卵巢中有相似的结果。一些团队已经证明，灌注长达60 min是冷冻保存完整卵巢不同层次细胞所必需的[15]。Westphal等研究了牛全卵巢模型的最佳冷冻保存方案。他们发现，使用DMSO作为低温保护剂，以2.5 mL/min的流速灌注/浸没牛全卵巢60 min优于其他测试方案，灌注时间和低温保护剂类型不同[15]。随后，他们将优化后的方案应用于人类卵巢，在所有组织水平上获得了95%以上的抗冷冻损伤保护。另外，一个团队试图用基于海藻糖的不含DMSO的低温保护剂溶液冷冻羊的整个卵巢[16]。他们在卵泡存活率和间质细胞凋亡方面取得了令人满意的结果，但海藻糖作为冷冻保护剂对冷冻解冻后整个卵巢的功能恢复和内皮细胞活力的评估还需要进一步研究。值得注意的是，迄今为止报道的完整卵巢低温保存和移植后的活产都是通过慢冻程序化冷冻获得的。

（2）玻璃化冷冻：玻璃化冷冻的原理是通过使用高浓度的低温保护溶液来防止在超快速冷却过程中冰晶的形成，目的是增加组织液的黏度，从而产生液体的无定形状态，没有任何结晶。到目前为止，还没有人尝试玻璃化冷冻人类的完整卵巢，但这项技术已经在一系列关于冷冻绵羊的整个卵巢的论文中被仔细研究过。Courbière等对绵羊卵巢进行了初步研究，比较了Fahy团队描述的两种玻璃化溶液VS1（DMSO、乙酰胺、丙二醇和聚乙二醇）和VS4（DMSO、甲酰胺和丙二醇）[17, 18]。灌注速率为0.35 mL/min，冷冻保护剂浓度逐步增加。从组织学角度看，VS4组中有53.5%±3.2%的卵泡保持正常，而VS1组为25.2%±7.0%。VS4处理的卵巢显示更多的细胞质异常，而VS1似乎引起更多的核异常和联合异常。作者认为VS4冷冻保护剂优于VS1。然而，需要指出的是，尽管没有提到再灌注困难，但大多数样本在快速复温过程中血管蒂断裂。然后，他们尝试用VS4对玻璃化的羊卵巢进行血管移植，但结果令人担忧，大多数卵巢在移植术后大约1年时间出现萎缩。该团队最终得出结论，VS4可能不是最合适的玻璃化冷冻保护方案。另一组研究使用含有DMSO和乙二醇的冷冻保护剂来玻璃化羊的完整卵巢[19]。他们注意到，培养2 d后，玻璃化冷冻复苏组的卵泡存活率只有18.4%±0.8%，而新鲜组织组的卵泡存活率为55.1%±2.1%。超微结构分析也证实了这一点，冷冻组的卵泡变性程度增加。另外，用含有DMSO和丙二醇的玻璃化溶液也对牛完整卵巢的玻璃化进行了研究，卵巢按灌注压力和灌注时间随机分为不同组。从卵泡活力、形态正常的原始卵泡比例和培养上清液中激素水平来看，100 mmHg灌注压力和40 min灌注时间适合于牛完整卵巢的玻璃化冷冻。

用玻璃化冷冻的牛卵巢进行解冻方案的比较研究发现，最好的解冻方案是通过足够快的解冻速率来防止再结晶，而不会由于细胞外溶液的突然融化而在细胞中引起渗透压的改变[20]。将冷冻卵巢直接放入可变温度的水浴中（37 ℃、39 ℃、41 ℃）3 min，或分两步解冻，首先在室温下暴露在空气中30 s，然后放入水浴中。按照常规操作，用预温培养基（37 ℃）补充降低的蔗糖浓度，在卵巢动脉灌注30 min，以去除冷冻保护剂。笔者发现，采用39 ℃水浴两步解冻程序，可以显著增加形态正常的原始卵泡的百分比，培养上清液中的激素水平也更高，这也与卵母细胞的超微结构分析一致。

很少有研究比较玻璃化和慢速冷冻在完整卵巢低温保存中的效率。玻璃化冷冻似乎更适合冷冻牛卵巢。在离体卵泡活力的检测中，新鲜组（84.5%±2.6%）显著高于玻璃化组（63.7%±4.3%），玻璃化组显著高于慢速冷冻组（51.9%±3.5%）[14]。形态学上正常卵泡的组织学检查和功能评估证实了这一点，这些检查是通过卵巢组织培养14 d后取培养液进行激素水平测定实现的。关于羊整体卵巢的冷冻，一项研究比较了玻璃化和慢速冷冻的整个卵巢移植后的结果[20]。根据该研究学者的说法，玻璃化冷冻似乎略优于慢速冷冻，尽管两组都获得了不满意的卵泡结果，并且在研究中只有一个活产，发生在慢速冷冻组。

（3）定向冷冻：定向冷冻是一种基于热力学原理的新兴冷冻技术，组织通过预先设定的温度梯度以决定冷却速率的移动。它提供了一个精确而均匀的冷却速率，是冷冻从一侧移动到另一侧，最终使整个卵巢降温冷冻。Arav等使用活/死荧光染色检测了新鲜全卵巢（99.7%±0.7%）和羊的定向冻融全卵巢（97.7%±3.1%）的卵泡存活率[21]。解冻后的卵巢保存了良好的卵泡形态，组织学评估进一步证实了这一点。在同一动物模型上的另一项研究表明，定向冷冻保存的全卵巢在解冻后培养的卵巢形态和激素分泌水平与新鲜对照组无明显差异[22]。这些研究结果表明，卵巢整体冷冻复苏后，原始卵泡并不是唯一保持整个卵巢功能的单位，次级卵泡的功能在使用DMSO定向冷冻的过程中也未受到影响。关于将该技术应用于整个人类卵巢的冷冻，Patrizio等采用定向冷冻成功保存了11个绝经前妇女的卵巢，以她们的对侧卵巢作为对照[23]。组织学分析显示，解冻卵巢和正常卵巢之间的卵泡、皮质间质细胞、小血管和血管蒂形态相似，卵泡计数也具有可比性。虽然没有统计学意义，但通过免疫组化和蛋白印迹分析，在冻解冻标本中发现凋亡标志物增加。

另一项研究以新鲜卵巢为对照，对羊的完整卵巢定向冷冻和慢速冷冻进行了比较[24]。定向冷冻组解冻后立即组织学鉴定形态正常卵泡的比例（89%±1.7%）显著高于慢速冷冻组（61%±3.4%），且与新鲜对照组（96%±1.5%）相似（$P=0.75$）。体外培养的活组织切片的功能评估显示，在定向冷冻卵巢和新鲜对照中培养7 d后，相当数量的原始卵泡生长到了初级阶段，而缓慢冷冻的碎片则显示出发育能力受限。然而，我们必须谨慎看待这些结果。慢速冷冻羊卵巢解冻后立即恢复正常形态的卵泡数量极低，这与其他在同一动物模型中研究慢冻效率的研究结果不一致。代谢活跃的原始和初级卵泡的密度在慢速冷冻后与新鲜的对照卵泡相似。这种差异可能可以解释为应用了不同的慢速冷冻方案，最大的差异可能在于灌注时间，Maffei的方案实际上比之前的方案短12倍（分别为5 min和60 min）[11]。补充性研究也强调了在卵巢冷冻前，长时间灌注对低温保护剂最佳渗透的重要性。因此，该研究小组采用的缓慢冷冻方案似乎不足以冷冻羊的整个卵巢，因此他们的结论可能缺乏有效性。

与慢速冷冻相比，定向冷冻不仅能提高整个卵巢冷冻后的活性，而且能提高卵巢组织冷冻后卵巢的活性。此外，整个卵巢比卵巢组织标本更容易储存。然而，如上所述，这些结果同样存在问题。Maffei等认为定向冷冻羊的全卵巢优于缓慢冷冻，结构和功能结果与新鲜对照组相似[24]，但一项对猪卵巢的研究却削弱了这一假设[25]。后者发现，两种超低温保存组之间没有显著差异。重要的是，组织学评估显示，与新鲜对照组相比，慢速冷冻卵巢（46%）和定向冷冻卵巢（50%）的卵泡计数总体下降，这与细胞活率检测结果一致（定向冷冻和慢速冷冻分别为60%和58%，新鲜组织为74%）。同样，在这里解释和比较结果时也必须谨慎，因为两种冷冻方案都不同于之前的试验，动物模型也不同。然而，关于细胞凋亡的测定，定向冷冻得到的结果稍好一些，这使他们得出结论，需要对这种冷冻保存技术进行进一步的研究。在羊身上也尝试了血管移植定向冷冻后的完整卵巢，并在之后长达6年的时间内可检测到卵巢功能。

（三）整个卵巢的血管吻合

新鲜的完整卵巢血管吻合技术在多种动物模型中已经取得巨大成功，如鼠[26]、兔[27]、羊[28]、猪[29]、狗[30]、猴[31]等。冷冻复苏后的鼠、兔、羊的全卵巢移植也有令人鼓舞的结果报道。然而，到目前为止，人类只进行了新鲜的全卵巢移植，并且只有一个活产的报道[32]。由于手术的复杂程度，为了获得成功的结果，血管再吻合需要由一个有经验的包括微血管外科专家的外科团队进行。据报道，人类卵巢动脉的直径约为1 mm，卵巢静脉的直径约为1.2 mm[33]。卵巢静脉虽然稍大，但由于其壁薄，管腔界线不清，其吻合可能难度更大。此外，必须仔细考虑受体血管的选择，尽量将血管大

小的差异保持在最小，因为血管口径的突然变化会导致血流湍流，从而容易形成血栓[34]。血栓形成确实是最常见的导致吻合失败的原因，并受Virchow三联征（内皮细胞受损、高凝、湍流血流）的调节。端端血管吻合是最可靠的方法，当血管失配比<1∶1.5时进行吻合，准确率可达96%。如果血管失配比>1∶1.5，可以采用多种显微外科技术来处理供受体血管的差异，如斜切、鱼嘴切割、套筒技术或端侧吻合[33]。其目标是实现最佳的血流量，并减少血栓形成的风险。此外，根据外科医师的经验，也可以考虑使用黏合剂、激光焊接或支架等无缝合线的方法。目前对于解决血管尺寸不匹配问题的理想技术还没有达成共识。此外，这些复杂的吻合往往会导致较高的并发症发生率，因此必须根据每个病例选择特定的技术。

二、人类带血管蒂的整个卵巢冷冻移植进展

（一）新鲜全卵巢移植

到目前为止，全球只有有限的几个团队尝试了对人类新鲜的带有血管蒂的整个卵巢进行移植，毫无疑问，这一技术令人精疲力竭且具有极高的挑战性。然而，目前还没有人尝试将冷冻保存的整个卵巢移植到人体内。

第一次尝试新鲜的全卵巢移植是在两个肿瘤患者中，在盆腔放疗照射开始前切除完整的卵巢组织并异位移植到患者的前臂之中。在第一份报告中，患者患有霍奇金淋巴瘤。为了准备移植部位，移植前2个月植入假体，在前臂中创建了一个空腔。然后移植整个卵巢，将卵巢血管与肱动脉的分支进行

端端吻合。报道的数据显示，移植卵巢后患者有规律的月经来潮，且月经周期保持正常长达两年，并有证据表明卵泡生长[35]。在第二份报告中，患者患有宫颈癌，在盆腔放疗前行根治性子宫切除术的情况下，进行了上臂卵巢异位自体移植。在1年多的时间里，患者月经周期维持正常，临床检查和超声检查显示卵泡生长发育正常[36]。不幸的是1年后肿瘤复发，再无后续随访记录。第三个研究小组在一例特纳综合征患者身上成功实现了原位移植。移植是通过从免疫匹配的供体姐妹处取出完整的卵巢，剖腹探查卵巢静脉与髂外静脉端侧吻合，卵巢动脉与腹壁下动脉端端吻合。卵巢被固定在原位。卵巢功能恢复并维持至少2.5年（随访时间），患者还出现了第二性征[37]。最近发表的关于新鲜完整卵巢移植的研究是在2008年一对同卵双胞胎之间。供者的卵巢被腹腔镜移除，并通过小剖腹切口移植到受者的卵巢血管[32]。这实际上是第一个在人体原位血管移植新鲜卵巢后健康活产的报告。这些病例报告为外科手术技术提供了可行性的证据。

（二）全卵巢切除与低温保存

Jadoul等论证了使用腹腔镜方法从9例患者的整个卵巢进行进一步低温保存的可行性[38]。这种方法保持了手术的微创性，应该是全卵巢冷冻的首选技术。他们强调在分离骨盆漏斗韧带时需要非常小心以确保最大长度地保留卵巢血管（5 cm），随后进行冷冻保护剂的卵巢动脉灌注，冷冻保存，低温储存以备后续卵巢的整体移植。他们还强调有必要限制夹紧卵巢蒂和冷冻保存之间的时间间隔，以便尽可能缩短热缺血时间。

（三）人类卵巢的低温保存

很少有团队有机会尝试人类整个卵巢的低温保存。Martinez-Madrid等率先报道了人类卵巢慢速冷冻的成功方案[13]。虽然在解冻后观察到活卵泡比例显著下降（约30%），但作者未检测到任何类型细胞的凋亡诱导，也未遇到超微结构的改变。另一个研究小组随后根据对牛卵巢的研究结果提出了缓慢冷冻人类卵巢的第二项方案[15]。在这个方案中，使用的冷冻介质是相同的，但是灌注/浸没时间是之前方案的12倍。他们获得了90%以上的解冻后形态正常的卵泡。冷冻后卵巢组织碎片的葡萄糖摄取达到新鲜对照组的90%~100%，内皮细胞内膜未受损。然而，他们没有进行对比研究来确定最适合的方案。Patrizio等率先使用定向冷冻技术成功保存了11个绝经前人类卵巢。他们的结果非常令人鼓舞，与新鲜对照卵巢相比，解冻后没有发现组织学差异[23]。

研究绝经前人类整个卵巢的主要问题是它们的可用性。为了促进对最佳冷冻/解冻方案的进一步研究，Milenkovicm等提出使用绝经后卵巢[39]。的确，由于绝经后的卵巢没有卵泡，这将推进我们建立和改进人类卵巢的血管和髓质结构的冷冻保存方案。这些选定的方案，随后可以应用到珍贵的绝经前卵巢。事实上，临床应用的第一步是为人类卵巢开发最佳的冷冻/解冻方案。一旦这一目标实现，我们可能会转向由显微外科专家进行移植试验。

（四）血管吻合受体的选择

目前有研究调查了哪些受体血管进行卵巢整体移植后血管吻合术有利于提高植入物的成功率。受体血管的选择应符合以下标准[33]：①手术容易获得的血管；②受体和供体血管有最佳的大小匹配；③术后超声监测的容易可行；④易于从移植体中提取卵母细胞用于体外受精。为了实现全器官原位再植（在腹腔内移植部位），旋髂深血管和腹壁下深血管被认为是潜在的候选血管。通过对14具女性尸体的解剖评价，发现旋髂深血管与卵巢血管大小最匹配，可保证端到端血管吻合可靠。另一方面，深腹壁下血管易发生变异，且它们的管径随着它们的运动轨迹而变化，并且它们的管径逐渐减小，直至其进入肌肉，使它们不太可能成功地吻合[33]。正如Silber等描述的那样，新解剖的对侧卵巢血管蒂也可以使用，但卵巢动脉具有高度曲折的外观。当计划异位移植时，肋间后动脉外侧皮支乳房外侧支和肘前区血管似乎都符合上述标准[32]。

三、局限性

带血管蒂的全卵巢冷冻保存和移植有两个固有的风险，第一个是全或无的性质。事实上，如果在干预过程中发生任何问题，会导致卵巢中所有卵泡的丢失；与使用整体卵巢移植不同，在皮质移植中可以尝试使用剩余的冷冻碎片。在这种情况下，最大的风险是低温保存问题和在移植过程中血栓形成。尽管Campbell等最近在绵羊中证明了一种非常有效的冷冻程序和抗血栓策略，但方案仍需要针对人类卵巢进行调整[40]。第二个关键问题是恶性肿瘤细胞有再植入的风险[41]。虽然这种威胁在移植冷冻复苏的皮质组织时也存在，但在移植冷冻保存的完整卵巢时这种风险可能更高，因为移植组织的数量更大。因此，卵巢活检应与整个卵巢分开冷冻，以便在皮质条移植之前使用极其敏感的技术和疾病特异性标记物进行移植前分析。在现有的技术中，组织学和免疫组化对识别恶性细胞足够敏感，但孤立的恶性细胞可能无法被检测到，并可能在移植时引起疾病传播。RT-PCR等高度敏感的分子生物学技术也被使用。它们能够识别少量的基因物质，其序列可能与已知的癌症漂移相关。然而，阳性结果只能证实恶性细胞的存在，但我们仍不知道究竟有多少恶性细胞能够导致疾病复发。长期异种移植实验仍然是评估可能复发风险的有价值的模型。异种移植通常在免疫缺陷小鼠中进行，作为生物孵化器，移植卵巢组织中的潜在恶性细胞能够在移植后扩散。在移植时，要进行上述敏感试验，并检查动物是否有转移灶。最重要的是，临床医师要记住，用于进行所有这些测试的卵巢活检不能移植到患者身上。所以事实上，不可能完全排除转移给患者的卵巢碎片中存在恶性细胞。

如果植入前测试证实了恶性细胞传播的风险，那么其中一个假设的选择是使用整个卵巢作为高质量卵泡的体外来源[42]。事实上，整个卵巢都可以在试管内灌注，激素刺激和卵母细胞提取可以在体外进行。在20世纪70年代早期，研究人员能够将绝经前的人类卵巢维持在灌注状态长达8 h，并在刺激后4~5 h诱导排卵[43]。随后，对啮齿类动物的卵巢进行长达20 h的灌注，以便对排卵机制和促性腺激素反应进行详细研究[44]。然而，这些周期比传统的卵巢刺激相比，很难获得足够数量的成熟卵母细胞以达成稳定的活产率。猪和牛的卵巢在培养过程中可以灌注长达2 d，同时保持低细胞凋亡率，最近研究人员利用新鲜和冻融完整的绵羊卵巢将整个器官培养时间延长至4 d[22]。当然，为了实现体外受精，还需要进一步的研究来完成完全的体外卵巢刺激。

四、总结

带血管蒂的全卵巢冷冻保存是延长卵巢移植寿命的另一种方法，因为整个卵巢内的卵泡池可以被移植，而血管吻合可以在很大程度上避免移植卵巢的缺血性损伤。本节总结了这种技术所面临的挑战，并分析了各种可能的解决方案。该领域最近的研究已经取得了非常令人鼓舞的成果，研究工作需要持续下去。由于血管吻合的成功性对结果至关重要，研究整个卵巢移植的团队应包括显微血管外科领域的专家。此外，即使保持血管通畅，冷冻完整卵巢移植后导致卵泡丢失的潜在机制也需要阐明，以便制订无害的冷冻和移植方案。最后，低温保存方案必须适用于人类卵巢。由于缺乏可用性，如Milenkovic等提出的，可以对绝经后的卵巢进行初步研究，待方案成熟后再用于生育力保存之中。

（李文　丁海遐）

参考文献

［1］DONNEZ J, DOLMANS M M. Fertility preservation in women. N. Engl. J. Med, 2017, 377: 1657-1665.

［2］HOSSAY C, DONNEZ J, DOLMANS M M. Whole Ovary Cryopreservation and Transplantation: A Systematic Review of Challenges and Research Developments in Animal Experiments and Humans. J Clin Med, 2020, 9(10): 3196.

［3］GAVISH Z, SPECTOR I, PEER G, et al. Follicle activation is a significant and immediate cause of follicle loss after ovarian tissue transplantation. J. Assist. Reprod Genet, 2018, 35(1): 61-69.

［4］BEDAIWY M A, JEREMIAS E, GURUNLUOGLU R, et al. Restoration of ovarian function after autotransplantation of intact frozen-thawed sheep ovaries with microvascular anastomosis. Fertil and Steril, 2003, 79(3): 594-602.

［5］GRAZUL-BILSKA A T, BANERJEE J, YAZICI I, et al. Morphology and function of cryopreserved whole ovine ovaries after heterotopic autotransplantation. Reprod. Biol. Endocrinol, 2008, 6: 16.

［6］IMHOF M, HOFSTETTER G, BERGMEISTER I H, et al. Cryopreservation of a whole ovary as a strategy for restoring ovarian function. J. Assist. Reprod Genet, 2004, 21(12): 459-465.

［7］WALLIN A, GHAHREMANI M, DAHM-KÄHLER P, et al. Viability and function of the cryopreserved whole ovary: In vitro studies in the sheep. Hum Reprod, 2009, 24(7): 1684-1694.

［8］MILENKOVIC M, WALLIN A, GHAHREMANI M, et al. Whole sheep ovary cryopreservation: Evaluation of a slow freezing protocol with dimethylsulphoxide. J Assist Reprod Genet, 2011, 28(1): 7-14.

［9］GERRITSE R, BEERENDONK C C, WESTPHAL J R, et al. Glucose/lactate metabolism of cryopreserved intact bovine ovaries as a novel quantitative marker to assess tissue cryodamage. Reprod Biomed. Online, 2011, 23(6): 755-764.

［10］ISACHENKO V, RAHIMI G, DATTENA M, et al. Whole ovine ovaries as a model for human: Perfusion with cryoprotectants in vivo and in vitro. Biomed Res Int, 2014, 2014: 409019.

［11］ONIONS V J, MITCHELL M R, CAMPBELL B K, et al. Ovarian tissue viability following whole ovine ovary cryopreservation: Assessing the effects of sphingosine-1-phosphate inclusion. Hum Reprod, 2008, 23(3): 606-618.

［12］GERRITSE R, BEERENDONK C C, TIJINK M S, et al. Optimal perfusion of an intact ovary as a prerequisite for successful ovarian cryopreservation. Hum Reprod, 2008, 23(2): 329-335.

［13］MARTINEZ-MADRID B, DOLMANS MM, VAN LANGENDONCKT A, et al. Freeze-thawing intact human ovary with its vascular pedicle with a passive cooling device. Fertil Steril, 2004, 82(5): 1390-1394.

［14］ZHANG J M, SHENG Y, CAO Y Z, et al. Cryopreservation of whole ovaries with vascular pedicles: Vitrification or conventional freezing? J Assist Reprod Genet, 2011, 28(5): 445-452.

［15］WESTPHAL J R, GERRITSE R, BRAAT D D M, et al. Complete protection against cryodamage of cryopreserved whole bovine and human ovaries using DMSO as a cryoprotectant. J Assist Reprod Genet, 2017, 34(9): 1217-1229.

［16］DU T, CHAO L, ZHAO S, et al. Successful cryopreservation of whole sheep ovary by using DMSO-free cryoprotectant. J Assist

Reprod. Genet, 2015, 32: 1267-1275.

[17] FAHY G M, WOWK B, WU J, et al. Cryopreservation of organs by vitrification: Perspectives and recent advances. Cryobiology, 2004, 48: 157-178, Erratum in: Cryobiology, 2005, 50: 344.

[18] COURBIÈRE B, MASSARDIER J, SALLE B, et al. Follicular viability and histological assessment after cryopreservation of whole sheep ovaries with vascular pedicle by vitrification. Fertil Steril, 2005, 84(2): 1065-1071.

[19] CARVALHO A A, FAUSTINO L R, SILVA C M, et al. Novel wide-capacity method for vitrification of caprine ovaries: Ovarian Tissue Cryosystem (OTC). Anim Reprod Sci, 2013, 138(3-4): 220-227.

[20] ORRE A, VERTU-CIOLINO D, MAZOYER C, et al. Safeguarding Fertility With Whole Ovary Cryopreservation and Microvascular Transplantation: Higher Follicular Survival With Vitrification Than With Slow Freezing in a Ewe Model. Transplantation, 2016, 100(9): 1889-1897.

[21] ARAV A, REVEL A, NATHAN Y, et al. Oocyte recovery, embryo development and ovarian function after cryopreservation and transplantation of whole sheep ovary. Hum Reprod, 2005, 20(12): 3554-3559.

[22] MAFFEI S, GALEATI G, PENNAROSSA G, et al. Extended ex vivo culture of fresh and cryopreserved whole sheep ovaries. Reprod Fertil Dev, 2016, 28(12): 1893-1903.

[23] PATRIZIO P, BROMER J, JOHNSON J, et al. Cryopreservation of eleven whole human ovaries: Histology, immunohistochemistry and technical details. Fertil Steril, 2008, 90: S38.

[24] MAFFEI S, HANENBERG M, PENNAROSSA G, et al. Direct comparative analysis of conventional and directional freezing for the cryopreservation of whole ovaries. Fertil Steril, 2013, 100(4): 1122-1131.

[25] LOTZ L, HAUENSTEIN T, NICHOLS-BURNS S M, et al. Comparison of Whole Ovary Cryotreatments for Fertility Preservation. Reprod Domest Anim, 2015, 50(6): 958-964.

[26] SCOTT JR, HENDRICKSON M, LASH S, et al. Pregnancy after tubo-ovarian transplantation. Obstet Gynecol, 1987, 70(2): 229-234.

[27] XIE S, ZHANG X, CHEN W, et al. Developmental Status: Impact of Short-Term Ischemia on Follicular Survival of Whole Ovarian Transplantation in a Rabbit Model. PLoS ONE, 2015, 10: e0135049.

[28] GODING J R, MCCRACKEN J A, BAIRD D T. Study of ovarian function in ewe by means of a vascular autotransplantation technique. J Endocrinol, 1967, 39(1): 37-52.

[29] HARRISON F A, HEAP R B. Ovarian activity in a pig after autotransplantation of an ovary. J Physiol, 1972, 226(2): 39P.

[30] PALDI E, GAL D, BARZILAI A, et al. Genital organs. Auto and homotransplantation in forty dogs. Int J Fertil, 1975, 20(1): 5-12.

[31] SCOTT JR, KEYE W R, POULSON A M, et al. Microsurgical ovarian transplantation in the primate. Fertil Steril, 1981, 36(4): 512-515.

[32] SILBER S J, GRUDZINSKAS G, GOSDEN R G. Successful pregnancy after microsurgical transplantation of an intact ovary. N Engl J Med, 2008, 359(24): 2617-2618.

[33] PLOTEAU S, ROGEZ JM, DONNEZ J, et al. Which are the ideal donor and recipient vessels for a whole ovarian transplantation? Fertil Steril, 2011, 95(2): 751-755.

[34] LÓPEZ-MONJARDIN H, DE LA PEÑA-SALCEDO J A. Techniques for management of size discrepancies in microvascular anastomosis. Microsurgery, 2000, 20(4): 162-166.

[35] LEPORRIER M, VON THEOBALD P, ROFFE J L, et al. A new technique to protect ovarian function before pelvic irradiation. Heterotopic ovarian autotransplantation. Cancer, 1987, 60(9): 2201-2204.

[36] HILDERS C G, BARANSKI A , PETERS L, et al. Successful human ovarian autotransplantation to the upper arm. Cancer, 2004, 101(12): 2771-2778.

[37] MHATRE P, MHATRE J, MAGOTRA R. Ovarian transplant: A new frontier. Transplant Proc, 2005, 37(2): 1396-1398.

[38] JADOUL P, DONNEZ J, DOLMANS M M, et al. Laparoscopic ovariectomy for whole human ovary cryopreservation: Technical aspects. Fertil Steril, 2007, 87(4): 971-975.

[39] MILENKOVICM, GHAREMANI M, BERGH A, et al. The human postmenopausal ovary as a tool for evaluation of cryopreservation protocols towards whole ovary cryopreservation. J Assist Reprod Genet, 2011, 28(5): 453-460.

[40] CAMPBELL B K, HERNANDEZ-MEDRANO J, ONIONS V, et al. Restoration of ovarian function and natural fertility following the cryopreservation and autotransplantation of whole adult sheep ovaries. Hum Reprod, 2014, 29(8): 1749-1763.

[41] ROSENDAHL M, GREVE T, ANDERSEN C Y. The safety of transplanting cryopreserved ovarian tissue in cancer patients: A review of the literature. J Assist Reprod Genet, 2013, 30(1): 11-24.

[42] VANACKER J, LUYCKX V, AMORIM C, et al. Should we isolate human preantral follicles before or after cryopreservation of ovarian tissue?. Fertil Steril, 2013, 99(5): 1363-1368.e2.

[43] STAHLER E, SPATLING L, BETHGE H D , et al. Induction of ovulation in human ovaries perfused in vitro. Arch Gynakol, 1974, 217(1): 1-15.

[44] BRÄNNSTRÖM M, FLAHERTY S. Methodology and characterization of an in vitro perfusion model for the mouse ovary. J Reprod Fertil, 1995, 105(2): 177-183.

第六节　卵巢激活

一、原始卵泡体外激活技术

（一）体外激活的研究背景

21世纪以来，随着我国不孕不育人口的增加及医疗水平的进步，卵巢功能不全甚至卵巢早衰所带来的女性不孕问题检出率不断增高并逐年受到重视。在生育年龄逐步推迟的背景下，越来越多的女性在30岁以后规划生育，但此时卵巢早衰的发病率已超过1%。40岁之前发生的卵巢中卵泡数目急速下降，剩余卵泡数目极少甚至完全丢失即为卵巢早衰。当残留卵泡小于一定数目时（<1 000个时），卵泡不再有规律地激活，卵泡发育同步停滞，从而出现无排卵和闭经。卵巢早衰的病因复杂且影响因素极多，目前已知当发生自身免疫性卵巢损伤，或涉及X染色体、常染色体或某些特定基因的遗传畸变时，原始卵泡的短时间大量激活引起的卵泡库快速消耗、原始卵泡激活障碍引起的成熟卵泡募集失败，以及卵泡大量丢失均为常见病因。除此之外，一些医源性因素，如卵巢手术治疗、放射疗法、化学疗法及免疫治疗，也可能导致卵巢早衰。随着年龄的增长，人卵泡的激素敏感性下降，同样存在原始卵泡激活障碍及卵泡发育停滞，不孕概率明显增加。某些卵巢早衰及高龄不孕患者卵巢内仍有数量不同的残留休眠卵泡，但这些卵泡很难自发生长或在人为干预下实现在体生长。针对此部分卵巢早衰及高龄患者，目前可用的生育力保存手段为体外受精及胚胎移植，但由于无法成功获取成熟卵母细胞，该方法只能使用捐赠者的供卵。在卵母细胞远远供不应求的现状及患者想要拥有"自己的孩子"的渴求下，患者自身残留的休眠卵泡重新受到重视，原始卵泡体外激活技术应运而生。

（二）体外激活的定义阐述

原始卵泡的两个主要组成成分是卵母细胞和单层环状围绕在卵母细胞周围的扁平原始颗粒细胞（primordial follicle granulosa cell，pFGC）。在体状态下，单个卵泡从休眠状态转入生长阶段的过程即为原始卵泡激活。其标志性表现是原始卵泡颗粒细胞形状由扁平向立方形转变，在卵母细胞周围由单层向多层环绕转变。传统激素刺激策略仅针对激活后的生长卵泡，而在女性育龄期内，能被激活的原始卵泡仅占原始卵泡储备库的极少数。绝大部分原始卵泡始终保持休眠状态或随年龄增长在休眠状态下直接凋亡。体外激活将休眠的原始卵泡列入临床应用，通过特定信号通路或其他调控因子，实现离体状态下的原始卵泡由休眠状态向生长发育阶段转变，以便后续传统激素刺激策略的应用。

二、多种信号通路对原始卵泡激活的调控

卵巢内存在的大量因子在原始卵泡激活过程中发挥显著作用。虽然如何在大量休眠期卵泡中特定激活有限数量的原始卵泡仍未知，但现有的研究表明，细胞内信号传导通路对休眠期原始卵泡的激活

有重要意义[1, 2]。

（一）PI3K/PTEN 信号通路

在复杂的细胞内信号通路传导体系中，PI3K/PTEN信号通路在原始卵泡激活中的核心作用，已经被转基因动物模型所证实。在原始卵泡中，颗粒细胞分泌的kit配体（kit ligand）与其同源络氨酸激酶受体（c-kit）结合，可激活磷脂酰肌醇3激酶（phosphoinositide 3-kinase，PI3K）。PI3K发挥其磷脂酰肌醇激酶活性，促使脂质第二信使磷脂酰肌醇二磷酸［phosphatidylinositol（4，5）bisphosphate，PIP2］转变为磷脂酰肌醇三磷酸［phosphatidylinositol（3，4，5）trisphosphate，PIP3］。随后PIP3与磷脂酰肌醇依赖性蛋白激酶1（phosphatidylinositol dependent kinase 1，PDK1）结合，刺激PDK1通过磷酸化蛋白激酶B（protein kinase B，Akt）上的308号丝氨酸实现Akt的激活。活化的Akt被转运到细胞核，通过磷酸化转录因子叉头框蛋白O3（forkhead box protein O3，FOXO3），使其移出细胞核，由于缺少转录因子，FOXO3基因表达受抑制，原始卵泡活化。人第10号染色体缺失的磷酸酶及张力蛋白同源的基因（phosphatase and tensin homologue deleted on chromosome ten，PTEN）是PI3K的拮抗剂，通过PIP3去磷酸化转变回PIP2，抑制FOXO3磷酸化，对原始卵泡激活起负性调节作用。

在FOXO3缺失的小鼠中，所有休眠的原始卵泡在出生后不久被自发激活，卵泡库在生命早期被耗尽，出现与卵巢早衰类似的表型。而相同的表现也出现在卵巢内PTEN基因特异性敲除的小鼠身上。除此之外，在成年小鼠卵母细胞内敲除PTEN基因，同样出现Akt的磷酸化，以及FOXO3蛋白向细胞核外的转移，从而激活原始卵泡。基于此，PI3K/

PTEN信号通路是实现原始卵泡体外激活的潜在调控路径。目前，用细胞渗透性PI3K激活剂740Y-P和PTEN抑制剂bpV（HOpic）处理离体的原始卵泡，可实现小鼠卵泡的体外激活。激活后的卵泡有活力且生长发育正常，顺利完成体外受精，并在胚胎移植后活产。此方法也可用于处理人的卵巢皮质，手术取出的皮质片经bpV体外处理后经异种移植，在免疫缺陷鼠体内实现原始卵泡激活后的生长发育[3]。

（二）mTORC1 信号通路

哺乳动物雷帕霉素靶蛋白复合体1（mammalian target of rapamycin complex 1，mTORC1）是一种保守的丝氨酸/苏氨酸激酶，可在生长因子和营养物质的影响下，调节细胞生长和代谢。mTORC1信号通路通过调节蛋白质合成、核糖体合成及自噬的过程发挥其作用，并与原始卵泡激活有极高的相关性。而由结节性硬化症复合物1（tuberous sclerosis complex 1，TSC1）和结节性硬化症复合物2（tuberous sclerosis complex 2，TSC2）所组成的异二聚体，可负性调控mTORC1的活性。TSC1和TSC2是两个不同的抑癌基因TSC1和TSC2的产物。与小鼠卵母细胞PTEN基因敲除的结果相似，卵母细胞特异性敲除TSC1和TSC2也表现为全部原始卵泡的过早激活。而mTORC1激活剂的加入不仅表现出原始卵泡由休眠转入生长发育阶段，同时对次级卵泡的发育也起促进作用。

这些结果表明，mTORC1信号在休眠的卵母细胞中的过度激活加速了原始卵泡的激活。mTORC1信号背后的驱动力是激活的S6K1-rpS6信号通路，加速卵母细胞中的蛋白质翻译和核糖体形成。另有实验证据指出，TSC1和PTEN双重敲除的小鼠会表现出更严重的原始卵泡早期广泛性活化和卵泡库过早枯竭，卵巢早衰表现更为明显。这说明PI3K/

PTEN和mTORC1信号通路在卵泡激活过程中起协同作用。基于此，mTORC1通路相关调节剂在原始卵泡体外激活过程中有应用前景。例如，使用雷帕霉素处理后，mTORC1通路被抑制，可缓解原始卵泡早期广泛性活化和卵泡库过早枯竭。而磷脂酸可激活mTORC1，与普萘洛尔联用表现出对卵泡活化的促进作用。除此之外，手术后取出的人卵巢皮质，PI3K/PTEN和mTORC1信号通路经激动剂处理后，可实现原有休眠期原始卵泡的体外激活[4]。

（三）p27-CDK系统

p27是细胞周期进展的抑制因子，属于周期蛋白依赖性激酶（cyclin-dependent kinase，CDK）抑制剂的Cip/Kip家族。在小鼠卵巢中，p27在休眠卵母细胞的细胞核中表达。若敲除小鼠体内p27基因，所有原始卵泡在性成熟早期被激活，导致成年期卵泡耗竭。因此，p27在维持原始卵泡处于休眠状态并防止它们过早被激活方面起着重要作用。虽然p27在许多其他细胞类型中的表达和功能在很大程度上受PI3K信号调控，但几条实验证据表明p27-CDK系统和PI3K信号通路通过独立的途径调节原始卵泡的激活。例如，p27和FOXO3的表达在卵母细胞中似乎不相关，同时敲除p27和FOXO3导致原始卵泡协同加速激活，表明p27和PI3K通路可能相互独立地调节卵泡的激活。

（四）Hippo信号通路

一系列保守激酶所组成的Hippo信号通路在哺乳动物中主要起抑制细胞生长的作用。较早的报道指出，将小鼠一侧卵巢分割成片状并移植回体内，可观察到卵泡发育过程增强。与之同理，临床上通过在卵巢上打孔，促进多囊卵巢综合征患者排卵，

其机制为卵巢切割，通过抑制Hippo信号通路促进卵泡激活及后续的生长发育。切割卵巢可引起细胞内肌动蛋白在短时间内聚合增加，球形的G-肌动蛋白减少，而呈微丝状态的F-肌动蛋白增加。在多种正常组织中，Hippo信号通路上游蛋白可磷酸化Yes相关蛋白（Yes-associated protein，YAP）并促进其降解。但在切割卵巢组织内，丝状F-肌动蛋白累积干扰Hippo通路信号传导，细胞核内YAP磷酸化水平降低且活性增强，引起下游CCN生长因子和BIRC凋亡抑制剂的表达增加，从而激活原始卵泡并促进生长池内卵泡发育。在目前已知的6种CCN生长因子中，其中4种通过干扰在Hippo通路卵巢中发挥作用。有研究数据指出，促进肌动蛋白聚合的环肽（Jasplakinolide，JASP），或1-磷酸-鞘氨醇（促进肌动蛋白聚合的卵泡液成分，S1P），处理小鼠卵巢可加速F-肌动蛋白累积，随后增加了细胞核内YAP和下游CCN2的表达。在体外对完整卵巢进行JASP或S1P短期孵育，卵巢移植后可观察到对卵泡生长的积极作用。

基于Hippo通路在卵泡激活中的重要作用，有学者尝试同时调控PI3K/PTEN、mTORC1和Hippo三条信号通路。人卵巢切割后在体外用bpV（抑制PTEN活性）和740Y-P（激活PI3K通路）处理，并在移植后同时采取传统促排卵药物治疗，可见原始卵泡活化且发育状况良好，经体外受精及胚胎移植顺利分娩[5]。

三、颗粒细胞对原始卵泡激活的影响

pFGC是原始卵泡的重要组成部分，在支持休眠卵母细胞的存活中起着不可或缺的作用。早期的研究报告，原始卵泡的激活首先表现为周围颗粒细胞的变化，然后是卵母细胞的生长。在小鼠卵巢中，卵母细胞的生长只有在扁平的原始颗粒细胞分化并

增殖成大约10个立方颗粒细胞时才能启动。在人类原始卵泡激活过程中，当颗粒细胞数量增加到15个细胞时，卵母细胞生长更快。也有学者通过细胞增殖标记对出生后的大鼠卵巢进行染色，认为原始卵泡的生长是由pFGC的分裂引起的。这些开创性的观察表明，pFGC可能是原始卵泡活化的核心启动步骤，并在休眠/活化卵泡平衡的维持中发挥重要作用。

四、其他因子或因素对原始卵泡激活的调控

（一）转化生长因子 β 家族

转化生长因子β（transforming growth factor-β，TGF-β）超家族主要包括TGF-β、骨形态发生蛋白（bone morphogenetic protein，BMP）、激活素和抗米勒管激素（anti-Müllerian hormone，AMH），它们与关键的细胞结构和功能有关，如增殖、分化、运动、细胞外基质产生、血管生成和凋亡。在卵巢中，TGF-β在卵巢早期发育和卵泡生长中发挥着重要作用。

1. 抗米勒管激素 AMH在发育卵泡中的表达被特异性定位在颗粒细胞中，对原始卵泡激活起负性调节作用。基于人类卵巢的相关研究表明，在体外培养时，AMH可以抑制原始卵泡被激活的比例。但此结论目前仍留有争议，有实验表明，AMH培养4周后，人卵巢组织中更多的原始卵泡从休眠转入生长阶段，提示AMH可能存在剂量效应。啮齿类动物的原始卵泡不表达AMH受体，AMH对卵巢储备的作用机制仍不清楚。小鼠模型已证实AMH是FOXL2的转录靶点，提示二者在保持原始卵泡休眠、维持卵巢储备方面的协同作用。而有关人卵巢的最新证据表明，FOXL2通过类固醇生成因子-1（AMH调节剂）的转录激活间接控制AMH，而AMH也可影响人颗粒细胞中FOXL2的表达量。此外，AMH对原始卵泡活化的负性调节作用与卵泡刺激素（follicle stimulating hormone，FSH）有关，AMH存在时，颗粒细胞对FSH敏感性下降，卵母细胞激活减少，原始卵泡维持休眠状态。因此，通过AMH人工干预卵泡的休眠/活化比例、速度和时间，在生育力保存中有潜在应用价值[6]。

2. 生长分化因子-9 生长分化因子-9（GDF-9）通过与丝氨酸-苏氨酸受体结合，激活MAPK系统而发挥活性。GDF-9可通过直接作用或者拮抗FSH促进颗粒细胞的增殖和分化。研究发现，GDF-9能促进早期初级卵泡的发育，而对原始卵泡的发育没有影响。然而，促进初级卵泡的发育可以使原始卵泡激活的数量增加，可见GDF-9是通过促进初级卵泡的发育来发挥诱导原始卵泡的激活作用。

3. 骨形态发生蛋白（BMP） 多项研究表明，BMP-4、BMP-7和BMP-15可能参与人类早期卵泡形成，对原始卵泡活化起促进作用。人类性腺细胞培养初步研究发现，在小鼠卵巢及人卵巢中，BMP-4可加速原始卵泡向初级卵泡的转变过程。卵巢储备建立时，体细胞和生殖细胞中BMP-4的活性是通过促进原始生殖细胞的凋亡和颗粒前体细胞的分化来实现的。BMP-15由颗粒细胞合成，通过旁分泌在卵母细胞发挥效应，该效应不依赖促性腺激素的作用，用BMP-4和BMP-15联合处理体外培养的人卵泡颗粒细胞，AMH受体2的基因表达量上调，被激活的原始卵泡数目增加。而使用BMP-4拮抗剂的大鼠，则表现出生长卵泡数目减少且原始卵泡储备降低。将大鼠卵巢给予BMP-7处理后可见大量原始卵泡募集，生长期卵泡数量增加。而离体实验中BMP-7的加入加速颗粒细胞由单层鳞状向多层柱状转变，BMP-7在卵泡生长发育中可能存在正反

馈作用。

4. 转化生长因子β（TGF-β） 研究发现，TGF-β1处理新生0 d的大鼠卵巢后原始卵泡的数量显著减少，TGF-β1和FSH联合培养新生4 d的大鼠卵巢后卵泡的发育显著抑制且凋亡增加，提示TGF-β调控鼠卵巢卵泡发育。有实验表明TGF-β信号通路不影响Akt、FOXO3a的磷酸化变化，但是TGF-β1可以显著下调TSC/mTROC下游的S6K1/rpS6信号通路中的p-S6K1（T389）、p-rpS6（S235/6）和p-rpS6（5240/4）的磷酸化水平，而TGF-β信号通路抑制剂SD208可显著上调上面三种蛋白的磷酸化水平，提示TGF-β信号通路通过调节TSC/mTROC信号通路来调控小鼠原始卵泡的激活，并且TSC/mTROC信号通路的特异性抑制剂雷帕霉素可以部分逆转SD208，促进原始卵泡生长激活。

（二）生殖细胞特异表达转录因子

1. NOBOX 卵母细胞发生同源框 NOBOX 卵母细胞发生同源框（NOBOX oogenesis homeobox, Nobox）是第一个有报道的生殖细胞特异性转录因子，在控制原始卵泡活化过程中起关键作用。在卵巢中，NOBOX在生殖细胞囊、原始卵泡和生长卵泡的卵母细胞中表达。当卵巢NOBOX基因缺失时，原始卵泡可以正常形成，但是在成熟卵巢中生长期的卵母细胞却很少。值得注意的是，卵巢中NOBOX基因缺失后，FOXO3 mRNA的表达显著下调。该结果提示NOBOX可能是原始卵泡卵母细胞中FOXO3的潜在正向调节因子，并且NOBOX可能通过调节FOXO3来促进原始卵泡库的维持。

2. 精卵发生特异表达螺旋-环-螺旋转录因子1 精卵发生特异表达螺旋-环-螺旋转录因子1（spermatogenesis and oogenesis specific basic helixloop-helix 1，Sohlh1）是另一个生殖细胞特异性基因，在精子发生和卵母细胞发生早期起关键作用，可调节原始卵泡的激活。Sohlh1在生殖细胞囊和卵巢原始卵泡卵母细胞中表达。作为NOBOX的潜在上调基因，敲除Sohlh1基因的小鼠表现出原始卵泡激活障碍，卵母细胞直径增加但颗粒细胞增殖分化受阻。颗粒细胞的旁分泌缺乏，导致到7周龄时卵母细胞数量迅速减少。

3. LIM 同源盒蛋白因子8 LIM 同源盒蛋白因子8（LIM Homeobox 8，LHX8）是高度保守的LIM同源盒蛋白，该蛋白优先在包括人卵巢在内的哺乳动物卵巢中表达。LHX8缺乏症的雌性小鼠不孕，出生后迅速失去卵母细胞，在出生后第7天原始卵泡库枯竭。有研究为了探讨LHX8在原始卵泡激活中的作用，对原始卵泡卵母细胞（原始卵母细胞）中的LHX8基因进行条件性敲除。结果表明，LHX8抑制卵母细胞的活化，并超越PTEN信号通路，在卵母细胞存活中起主导作用，原始卵母细胞中的LHX8缺失使卵母细胞活化与体细胞分化脱钩LHX8直接调节Lin28a表达，并与PI3K-Akt途径间接相互作用。此外，与PTEN途径不同，我们发现从初级卵泡的卵母细胞（初级卵母细胞）中条件性敲除LHX8会导致初级卵泡死亡和次级/窦状卵泡池的消耗。

（三）颗粒细胞特异表达转录因子

叉头框L2转录因子（forkhead box L2，FOXL2）是叉头转录因子家族的成员，其成员共享叉头DNA结合域，为颗粒细胞中特异性表达的转录因子。FOXL2的突变会引起睑板增生-上睑下垂-picpichuths inversus综合征（Blepharophimosis-ptosis - epicanthus inversus syndrome, BPES），该疾病为常染色体显性遗传病，会引起卵巢早衰。FOXL2在原始卵泡激活过程中，特别是在初级卵泡的颗粒细胞中高度表达。FOXL2缺失可导致雌性小鼠不孕，也可将成年卵巢卵泡重编程为睾丸细胞，提示FOXL2在原始卵泡库维持中不可或缺的作用。

（四）其他因素

1. c-Jun途径　原癌基因*c-Jun*的活性由c-Jun-N-末端激酶（c-Jun-N-terminal Kinase，JNK）在翻译后水平上调控。作为c-Jun途径的一部分，JNK和c-Jun的表达对细胞周期进程和增殖至关重要。使用SP600125抑制c-Jun磷酸化可导致细胞周期明显停滞，而FSH可诱导大鼠颗粒细胞中c-Jun mRNA的合成，表明c-Jun在颗粒细胞增殖中起作用。c-Jun途径抑制剂SP600125能够激活卵巢癌细胞系中的AMH Ⅱ型受体。而使用磷酸化抑制剂体外培养分离卵泡表明，抑制c-Jun磷酸化可使早期卵泡发育停滞，该现象中存在剂量效应。

2. p65　转录因子p65又称RelA，是转录因子NF-κB的核心成分之一，该因子可参与调节原始卵泡颗粒细胞存活的生理过程，进而维持原始卵泡存活。在人类中，已确定p65与颗粒细胞功能异常引起的多囊卵巢综合征高度相关。在小鼠中，p65加速颗粒细胞进入细胞周期。而在颗粒细胞大量凋亡导致的猪闭锁卵泡中，p65的表达量与健康卵泡相比显著降低。这些观察结果表明，p65在调节与卵泡发育有关的颗粒细胞的增殖和凋亡中起着至关重要的作用，该作用与PI3K通路及成纤维细胞转录因子受体1的激活有关。

3. 成纤维细胞生长因子

（1）碱性成纤维细胞生长因子。碱性成纤维细胞生长因子（basic fibroblast growth factor，bFGF）调节原始卵泡的发育并促进原始卵泡向初级卵泡的转化，还促进卵巢内细胞存活、增殖和发育。此外，BFGF能够激活多个下游级联反应，包括对原始卵泡激活具有重要意义的PI3K-Akt和ERK信号通路。由于卵泡的成熟和发育需要激素和生长因子的共同作用，最近的研究表明，bFGF和FSH在原始卵泡活化中存在协同作用。

（2）表皮生长因子。表皮生长因子（epidermal growth factor，EGF）在原始卵泡活化中起促进作用。EGF是一种已知的促有丝分裂多肽，参与调节哺乳动物的细胞增殖。具体而言，在人类原始、初级和窦前卵泡的卵母细胞，以及后期卵泡的颗粒细胞和卵泡膜细胞中都可检测到EGF。EGF受体（EGFR）也表达在人原始卵泡和初级卵泡的卵母细胞中。EGF/EGFR信号传导上调了丝裂原活化蛋白激酶（MAPK）和PI3K通路，进而刺激了包括卵丘细胞和卵母细胞本身在内的各种细胞类型的增殖、生长和存活。例如，已证明EGF在从原始卵泡到初级卵泡的过渡过程中刺激山羊的卵泡和卵母细胞的生长。最近一项在大鼠中的研究表明，EGF/EGFR通过MAPK和蛋白激酶C途径促进原始卵泡到次级卵泡的活化生长。

（3）角质细胞生长因子。角质细胞生长因子（keratinocyte growth factor，KGF）又被称为FGF-7，是旁分泌生长和分化因子，已知可促进上皮细胞增殖、分化和迁移，以及DNA合成。来自大鼠的证据表明，KGF可能在促进原始卵泡激活和初级卵泡的生长中起作用，同时可以减少细胞凋亡。此外，KGF还在原始卵泡周围的基质细胞中表达。

4. 白血病抑制因子　白血病抑制因子（leukemia inhibitory factor，LIF）是一种具有多效活性的糖蛋白，在卵泡生长、卵母细胞成熟，以及包括体细胞和卵泡细胞在内的多种细胞类型中发挥重要作用。Silber等以山羊为模型，在7 d的体外培养中证明了LIF对原始卵泡激活和窦前卵泡存活的积极影响。研究结果表明：①LIF诱导了原始卵泡的活化、颗粒细胞新细胞层的形成和分化，从而形成了初级卵泡；②LIF支持的体外培养体系中，卵泡可存活7 d。

5. 神经生长因子　神经生长因子（nerve growth factor，NGF）属于神经营养素（neurotropin，NT）家族，而所有的NT及其各自的受体都在哺乳动物的卵巢中表达，并且这种表达早于原始卵泡的形成。在人和啮齿类动物中，通过trkA受体激活的NGF是NT系统的重要组成部分，并在早期卵巢发育中发挥作用。现有证据表明，NGF及其受体在原始卵泡激活中发挥作用。NGF敲除的小鼠表现出初级和次级卵泡数目减少，提示原始卵泡激活障碍。

五、小结

原始卵泡体外激活技术为卵巢早衰患者提供了一种新的不孕症治疗策略，让这部分患者有希望孕育自己的遗传学后代。该技术有望治疗卵巢功能减退或卵巢早衰引起的不孕症，包括卵巢衰老的妇女和癌症幸存者。值得注意的是，体外激活技术使可获得的成熟卵母细胞的数量增多，但并不能逆转与年龄相关的卵母细胞质量下降。尽管该技术具有较高的潜在临床价值，但在现有的实验结果中，并不能排除少数卵巢早衰患者自发恢复月经周期并妊娠的可能性。因此，未来仍需对照试验来验证该技术的临床效果。

该技术急需开发一种非侵入性的评估方法，在手术前检测患者体内残余原始卵泡的数目。目前，医师仅能通过卵巢早衰的确诊时间来大概推测原始卵泡储备情况，由于原始卵泡丢失速度存在个体差异，该方法缺乏特异性，依赖医师经验，无法做到对每位患者的精准评估。此外，通过改善现有卵巢组织冻存质量及加快移植后血管再生速度，以减少此类原始卵泡丢失，是未来突破该技术瓶颈的新方向之一。

（严杰）

参考文献

［1］Zhang H, Liu K. Cellular and molecular regulation of the activation of mammalian primordial follicles: Somatic cells initiate follicle activation in adulthood. Hum Reprod Update, 2015, 21(6): 779-786. doi: 10.1093/humupd/dmv037.

［2］Grosbois J, Demeestere I. Dynamics of PI3K and Hippo signaling pathways during in vitro human follicle activation. Hum Reprod, 2018, 33(9):1705-1714. doi: 10.1093/humrep/dey250.

［3］LI J, KAWAMURA K, CHENG Y, et al. Activation of dormant ovarian follicles to generate mature eggs. Proc Natl Acad Sci U S A,2010, 107(22):10280-10284. doi:10.1073/pnas.1001198107.

［4］ZHAI J, ZHANG J, ZHANG L, et al. Autotransplantation of the ovarian cortex after in-vitro activation for infertility treatment: a shortened procedure. Hum Reprod,2021,36(8): 2134-2147. doi:10.1093/humrep/deab143.

［5］KAWAMURA K, CHENG Y, SUZUKI N, et al. Hippo signaling disruption and Akt stimulation of ovarian follicles for infertility treatment. Proc Natl Acad Sci U S A,2013,110(43): 17474-17479. doi:10.1073/pnas.1312830110.

［6］DEWAILLY D, ANDERSEN C Y, BALEN A, et al. The physiology and clinical utility of anti-Mullerian hormone in women.Hum Reprod Update，2014，20(3):370-385. doi:10.1093/humupd/dmt062.

第七节　子宫移植

一、子宫移植概述

子宫移植（uterine transplantation，UTx）是治疗绝对子宫因素不孕（absolute uterine factor infertility，AUFI）的首选方法。

（一）子宫移植治疗AUFI

随着体外受精-胚胎移植（in vitro fertilization-embryo transfer，IVF-ET）技术的出现，不孕不育的治疗已经发生了革命性的变化。现有的辅助生殖技术已经可以解决引起不孕不育的大部分主要问题，但在世界范围内仍有3%~5%的患者患有绝对子宫因素不孕（AUFI），包括先天性无子宫、子宫发育不良、子宫功能受损或因产后出血、子宫破裂、胎盘植入、子宫恶性肿瘤等病因行子宫切除术者（表5-7-1）。对于这类患者依然缺乏有效的治疗手段。这些女性不得不选择领养或者代孕的方式来拥有后代。然而，由于宗教、伦理和法律问题，代孕在很多国家是被禁止的；而通过领养手段是无法获得遗传学上的母亲身份的。因此，子宫移植是绝对子宫因素不孕妇女潜在的重要治疗方法，可以帮助这些女性获得生育的权利[1]。通过子宫移植技术，她们能有机会亲自体会胎儿从孕育到分娩的喜悦，并且不会发生代孕后可能出现的伦理争议，避免对后代产生心理方面的影响。

表5-7-1　可用子宫移植治疗的子宫源性不孕病因

病因	患病率（%）	导致不孕（%）
先天性		
无子宫	0.000 2	100
子宫发育不全	0.038	尚不确定
后天性		
平滑肌瘤子宫切除	1	100
产后大出血子宫切除	0.04~1.25	100
宫颈癌子宫切除	0.000 04~0.000 1	100
重度宫腔粘连	<1	70
平滑肌瘤	21~26	40

（二）子宫移植介绍

子宫移植顾名思义就是将一个女性的子宫移植给另一个需要该子宫的女性。人类UTx的目的是让先天性无子宫、后天因某种病变子宫切除的不孕妇女恢复生育能力。它是一种器官移植手术，但与大多数实体器官移植手术不同的是，子宫移植不是一种拯救生命的手术，而是一种提高生活质量的移植手术。子宫作为一种重要的生殖器官，它的缺失或切除并不会导致患者丧失生命或者严重影响正常生活。患者接受子宫移植并不是为了延长生命，而是为了经历妊娠过程，成为遗传学母亲，获得拥有自己孩子的机会。因此，子宫移植是种暂时的移植，移植器官并不计划终身使用，而是有预期的时间限制，通常是在子宫移植5年后，或成功妊娠两次后切除移植子宫。这种限制期既可以保证子宫移植后进行妊娠分娩，又确保免疫抑制药物治疗的时间是有限的，从而降低发生肾毒性、高血压、糖尿病和恶性肿瘤等长期副作用的风险。与其他可移植器官相比，子宫的解剖结构更为复杂，特别是复杂多变的静脉血管蒂对手术精度和技术的要求很高。作为一种涵盖器官移植及辅助生殖技术两大领域的新技术，移植后的子宫需承担孕育后代的功能，需进行长期的母胎-新生儿随访，因此子宫移植的成功实施必须依靠多学科团队的共同参与，是妇产科、器官移植外科、药剂科、生殖中心、检验科、心身科等多学科通力合作的结果。

（三）发展进程

19世纪60年代后期，子宫移植作为输卵管功能障碍不孕症的治疗方案概念提出。研究人员开始进行子宫-输卵管移植的动物模型研究，但是因条件限制，只在犬模型中实现自体移植，未能实现异体移植。1978年体外受精-胚胎移植技术的临床突破使子宫-输卵管或单一输卵管的移植研究暂停。在1998年，瑞典的Mats Brannstrom医师与一位计划进行根治性子宫切除术和淋巴结清扫治疗宫颈癌的25岁左右的女性进行了术前交流。当这名女性得知即将进行的子宫切除术会导致她无法生育，她很快回应说子宫移植可能会解决她的问题。患者的这一提议开启了瑞典的研究项目：UTx是否有可能成为AUFI女性不孕不育的临床治疗手段[2]。

人类子宫移植的第一次尝试是沙特阿拉伯在2000年为一名因产后大出血而行子宫切除的26岁女性所做的子宫移植手术，供体为一名46岁女性。但由于不理想的手术方案，99 d后坏死的子宫被移除。这是首例人体子宫移植病例，虽然失败了，但

却激发了全球几个研究小组开始以动物为基础的研究，探究子宫移植与手术、免疫抑制、排斥和妊娠结局的关系。研究小组在几个动物物种上进行了研究，并取得了实质性进展。2011年，土耳其进行了世界上第2例人体子宫移植，同时也是世界上第1例死亡供体子宫移植。瑞典在2013年启动子宫移植的临床试验，涉及9对临床试验（活体供体），于2014年9月分娩子宫移植后世界上第1个活产儿，之后在2014年11月又有两名婴儿出生。2015 年 11 月 20 日，西京医院的陈必良教授团队完成了我国第1例人活体子宫移植，在国际上率先采用了达芬奇机器人辅助下子宫切取术。该移植团队包括妇产科等 11 个学科的 38 位专家。2019年患者成功分娩。2016年2月，美国进行了世界第2例死亡供体的子宫移植，术后两周发生真菌感染不得不切除子宫。此后，瑞典和欧洲、北美、拉丁美洲和亚洲的其他中心都有子宫移植后分娩的报道。截至2019年6月，人类子宫移植手术共报道45例，发表35例，待发表及会议报道10例。全世界子宫移植实际操作已超过60例。

任何科研、技术的进步发展都不是一蹴而就的，子宫移植目前仍处于实验性研究阶段，很多问题还有待进一步探索。只有科研医务工作者不懈地追求进步，不断促进技术的完善才能在不久的将来使这项技术造福更多需要的人。

（四）子宫移植成功标准

子宫移植手术明显的目的性意味着仅仅完成移植本身并不代表真正的成功，完成患者妊娠、分娩健康后代的心愿才是子宫移植手术的意义。考虑到这需要一个较长的时间，根据实现活产所需的逐步

成功进程，UTx之后可以分为7个渐进阶段[3]，每个阶段都有可跟踪和报告的成功里程碑。

子宫移植的逐步成功：

第一阶段即移植本身，并以技术上的成功来定义：在术后第30天移植物仍存活。

第二阶段是移植子宫功能恢复，恢复月经。

第三阶段是胚胎移植后成功妊娠，定义为超声检查胚胎有心管搏动。

第四阶段是维持妊娠至成功分娩。

第五阶段是成功分娩1名或1名以上活产婴儿。

第六阶段是停止免疫抑制和移除移植物（移植子宫切除术）。

第七阶段是受体和后代的长期随访。

虽然各阶段的目标本身并不能定义子宫移植的成功，但是按照定义分的七个渐进阶段对子宫移植进行报告将有助于描述失败发生的位置和时间，有利于发现、寻找问题，帮助改进子宫移植技术。

二、子宫移植手术

（一）血管选择

1.动脉解剖　在正常的子宫生理中，血液主要通过双侧子宫动脉流入子宫。在所有报道的子宫移植病例中，吻合是从受体的髂外动脉到供体的子宫（或髂内）动脉，这些动脉向移植物提供血流。在手术报告中，供体动脉流入应注明来自以下来源：子宫末端动脉、髂内动脉段。也应报告一侧存在多根动脉的情况。对于受体来说，确定移植物的吻合部位是很重要的。吻合部位包括髂外动脉、髂总动脉或髂内动脉。来自供体的额外的血管也可以被用

来扩展或补充动脉流入的构建，若有这种情况也该体现在手术报告中。

2.静脉解剖　子宫静脉有丰富的侧支血流和患者变异性，因此子宫血液流出比流入更加复杂。对流出静脉已有的文献报道存在很大的不一致性，很难对组间结果进行比较。并且关于子宫的静脉系统没有统一的命名，《人体解剖学图谱》将通往子宫下侧的血管命名为"子宫血管"，而位于卵巢悬韧带的血管则命名为"卵巢血管"。然而，这种粗略的命名并不足以详细描述用于子宫移植的静脉。我们可以将起源于子宫的静脉重新命名为子宫上静脉和子宫下静脉[3]。

双侧子宫下静脉引流子宫下侧面的静脉血。子宫下静脉通常是丛状的，起源于子宫的一侧，在进入髂内静脉之前在子宫阔韧带的底部向外走行。这些子宫下静脉被传统的解剖学教科书简称为"子宫静脉"。从子宫上部到卵巢的静脉段称为子宫上静脉。这些静脉已被证明在子宫移植中至关重要，但在解剖学文献中从未被描述为单独的血管。一直以来，人们认为子宫上部的静脉引流是通过所谓的卵巢静脉。因为使用不同的静脉会对术后产生巨大的影响，我们选择将《人体解剖学图谱》所述卵巢静脉分别描述成两条单独的静脉。使用之前定义的卵巢静脉则需要进行供体卵巢切除术。相比之下，使用子宫上静脉（卵巢悬韧带中从上子宫流出到卵巢的静脉段）可以保存供体的卵巢，因为卵巢静脉（从卵巢到腹膜后的静脉段）仍然可以为卵巢血液流出提供满意通道。区分子宫上静脉和卵巢静脉，可以明确使用什么血管，供体的卵巢是否被保存，这对手术评估有重要意义。

（二）术式

世界范围内已经成功进行了多起子宫移植手术，但手术方式还没有一个严格的规定，仍处于不断摸索进步之中。

2011年，土耳其进行的世界第1例死亡供体子宫移植手术中，一名21岁的患者MRKHS从已故的22岁捐献者那里获得了子宫。虽然移植操作成功，但是该患者未能成功妊娠分娩，仅有2次成功受孕，其中一次为生化妊娠，另外一次系宫内妊娠，但于孕8周自然流产。术中血管吻合为端侧吻合髂外静脉和髂外动脉。这种术式也被称为土耳其术式。

2013年，瑞典进行的9对临床试验中[2]，供体剖腹手术涉及切除双侧子宫深静脉、子宫动脉，以及髂内血管段，供体手术耗时10~13 h。受体手术（耗时4~6 h）包括髂内四段血管与髂外血管端侧吻合、阴道吻合术，以及固定移植物到骶前韧带、子宫圆韧带和盆底韧带。试验包括9名受体（年龄27~38岁），其中8人患有MRKH综合征（Mayer-Rokitansky- Küster-Hauser syndrome）。第9例患者在进行子宫移植7年前因宫颈癌而行根治性子宫切除术。捐献者中有7例有遗传关系（5位母亲、1位姐妹、1位姨妈），还有2例非遗传关系（婆婆、家族朋友）。捐献者的年龄从37~62岁不等，其中5人是绝经后。9例中有8例获得第一阶段的成功，有1例移植物由于双侧动脉和静脉血栓形成且无法进行血栓切除，而在术后第3天移植物被切除。另一名受体在子宫移植术后约两个月发生宫内感染，并发展成脓肿。尽管反复使用抗生素和手术引流治疗，仍在术后第105天进行子宫切除术。9例受体中有7例在1年内出现规律月经，并计划在移植后12个月（以避免在移植后第1年出现高排异风险和高剂量

免疫抑制时妊娠）进行胚胎移植。

该术式被称为瑞典式。特点是动脉端子宫动脉与移植物的髂内段吻合到受体的髂外动脉的一侧。静脉端左侧为具有髂内静脉段的子宫深静脉与受体的髂外静脉吻合。子宫-卵巢静脉的近端部分与子宫深静脉端侧吻合以增加血液流出。右侧为采用两条深子宫静脉在Back-table期间重新吻合后与受体髂内静脉吻合。

2015年，西京医院为一对母女进行了子宫移植手术，这是世界上第一个完整的达芬奇机器人辅助子宫摘除手术[4]，取子宫时间为6 h。供体子宫切除时切取了子宫动脉/髂内动脉血管蒂和子宫-卵巢静脉，通过阴道取出了宫后，在台下背部摘除卵巢和输卵管。子宫卵巢静脉的主要部分在卵巢切除术后吻合到受体的髂外静脉，极大地降低了器官获取难度和时间。受体手术持续了近9 h，使用标准的剖腹手术和髂外血管吻合。受体在术后第40天时出现第一次月经，在子宫移植术后的最初一年有规律的月经周期。于2019年1月受体孕34周时剖宫产分娩一男婴。证明子宫移植微创手术，卵巢静脉足以用于子宫引流、子宫植入和正常妊娠而无并发症。该术式被称中国术式。但是摘除未绝经供体的卵巢对供体本身的影响引起了伦理争议，该术式的风险受益比仍有待讨论。

2016年4月至2017年12月，捷克共和国进行了5例活体子宫移植手术，并公布了6~24个月的随访。这5名活体捐献者（年龄为47~58岁）有4名是受体的母亲，还有1名是受体母亲的姐妹。所有手术均采用瑞典团队开发的技术，行剖腹中线开腹手术，但是略做了修改。静脉流出经卵巢静脉（中国术式）3例，子宫深静脉和卵巢静脉（中国术式）1

例，子宫深静脉（瑞典术式）1例。供体手术的时间为5.5~7 h，受体手术时间为3.5~5 h。1例术后第5天进行了血栓切除术，术后第15天子宫摘除。4例子宫移植后6~14周内恢复月经。在4例有月经和可存活移植的受体中，有2例在阴道-阴道吻合线上发生狭窄。

此后的子宫移植手术血管吻合方式基本以土耳其术式、瑞典术式和中国术式为基础，进行细微调整。同时，随着人们对减少手术损伤的追求和微创技术的发展，通过微创手术和达芬奇机器人辅助手术进行子宫移植手术越来越被重视。使用机器人辅助进行子宫摘除可以更容易、更安全、耗时更短。这将最终促进子宫移植微创手术的更快发展和广泛应用。

（三）缺血再灌注损伤

子宫移植在本质上受到供体器官缺乏、缺血再灌注损伤（ischemia-reperfusion injury，IRI），以及子宫移植后免疫抑制的限制，尤其是缺血再灌注损伤对移植组织的影响[5]。首先，IRI作用于细胞内，因为活性氧（ROS）与脂质、蛋白质和核酸相互作用，导致细胞损伤、凋亡和炎症。其次，IRI影响免疫系统，导致血管病变、移植物功能障碍和排斥反应。

在长时间缺血期间，无氧代谢增强，消耗细胞三磷酸腺苷（ATP）导致ATP酶依赖的离子转运体出现功能障碍。这种损害会导致细胞pH值降低，代谢废物增多，细胞膜稳定性被破坏，细胞内和线粒体内钙水平增加，并可能导致自溶酶进入细胞和周围组织。缺血组织血供的恢复可引起进一步的损伤，称为再灌注损伤，其损伤程度比原发性缺血更严重。在缺血组织恢复血液供应后，过量的自由基攻击这部分重新获得血液供应的组织内的细胞。在缺血组织中具有清除自由基的抗氧化酶类合成能力发生障碍，从而加剧了自由基对缺血后再灌注组织的损伤。

器官静态冷保存（static cold storage，SCS）是移植前最普遍的器官保存方法[6]。热缺血时间（warm ischemia time，WIT）指器官从供体供血停止到冷灌注（冷保存）开始的这段时间，冷缺血时间（cold ischemia time，CIT）指器官从冷灌注（冷保存）开始到移植后供血开始的这段时间。热缺血时间和冷缺血时间与IRI十分相关，对子宫移植术后的长期生存和功能有不利影响。IRI会引起ROS过量产生炎症反应，导致细胞坏死和凋亡。因此，预防策略中如何减少IRI在子宫移植中具有重要的临床意义。Wranning等在绵羊的子宫移植模型中研究了短时间SCS后的IRI。他们比较了保存溶液丙哌唑（PER）和醋酸林格氏液（RIN）。研究方案为器官静态冷保存1 h后再灌注3 h。结果表明，子宫短时间的SCS并不会引起严重的再灌注损伤，但与简单的溶液相比，使用保护缓冲液PER可降低氧化应激和炎症反应。也有实验证明，使用免疫抑制剂可以减少器官中氧化应激标记物的产生，增加抗氧化能力并且抑制组织学上发生的变化。

不仅CIT和WIT、存储溶液或操作技术会影响结果，抗氧化剂和免疫抑制剂也会对结果产生影响[5]。子宫是一个对SCS和WIT具有良好耐受性的器官。

三、供受体选择

子宫移植手术已经在动物模型和临床上取得了

成功，但是这项技术仍在发展阶段。由于技术、伦理和器官来源的限制，现在子宫移植并不能在临床实践中随意开展。在进行受体供体的选择时，医师要经过十分详细的分析，充分考虑供体、受体的各种情况。要对供体、受体进行全面的检查，对有意向的人群严格按照标准纳入、排除。

（一）受体选择

受体选择的主要问题在于哪些患者可以进行子宫移植手术。首先，受体一定是具有强烈生殖意愿的子宫因素不孕症已婚女性，并且处于育龄期，可以提供足够数量的可移植胚胎。其次，医务工作者要对受体做到充分的知情同意，受体清楚各种风险并愿意配合治疗。但是我们要清楚的是，不是所有有意愿配合的子宫因素不孕症患者都可以接受这项手术。子宫移植手术作为一项高难度、高风险的操作，有着严格的纳入及排除标准（表5-7-2）。存在影响最终妊娠分娩危险因素的患者（如年龄过大、胚胎质量不好等）不可以进行移植手术，因为没有最后的妊娠分娩，子宫移植手术就没有意义。既往有高血压、糖尿病或其他严重的系统性疾病的患者或者其他因素导致实施该手术风险太大的患者不可以进行该手术。同样无法实施手术的还有无法耐受免疫抑制剂，存在HIV感染等问题的患者。因此医师须严格掌握子宫移植的纳入、排除标准，对每一位患者进行个体化分析。

表5-7-2　子宫移植受体纳入及排除标准的建议

纳入标准	排除标准
子宫缺失或为非功能性子宫的育龄期女性（18~45岁），具备足够数量且预后良好的可移植胚胎	年龄>45岁或胚胎质量差
愿意并且能接受包括精神状态、身体状态，以及社会保障在内的各项评估，能接受全身麻醉、子宫移植、体外受精胚胎移植、剖宫产及移植子宫切除等手术和操作	存在风险并发症的既往病史，例如，3个月内或现在存在全身感染，有恶性肿瘤史（不包括早期宫颈癌或其他复发风险低的癌症）
愿意并且能接受免疫抑制剂的治疗；并能遵循实体器官免疫抑制后相关感染预防方案	有免疫抑制的相对或绝对禁忌证
无烟酒嗜好	在纳入研究的3个月内有烟草、酒精或化学药品依赖或滥用
愿意接受标准疫苗接种；包括但不限于巨细胞病毒和肺孢子虫肺炎的预防	人类免疫缺陷病毒的相关病史或任何分枝杆菌感染史（治疗或未治疗）；未经治疗的丙型肝炎或活动性乙型肝炎病毒血症或携带者状态
已婚且受体及其家属充分知情同意	未婚女性，或未能做到充分知情同意

（二）供体选择

临床子宫移植手术中，除了活体供体（living donor，LD）外，还有脑死亡供体（deceased donor，DD）。对捐献者需要进行具体的测试，LD和DD都应通过妇科检查和广泛的血液化学检查进行筛查，包括肝功能、肾功能、凝血和血液学检查。巨细胞病毒、HPV、HIV和梅毒的血清学也应检查。由于DD的分析时间有限，这种情况下的所有测试结果应在12~24 h内完成，这通常是获取可能的供体和器官信息的时间。供体还需进行CT检查，用来排除胸部、腹部及子宫的疾病。

关于供体选择方面，子宫的活体供体和脑死亡供体各有优缺点（表5-7-3）。

根据世界卫生组织的指导原则，来自已故捐赠者的器官捐献应发挥其最大潜力，避免活体捐赠者的风险。然而，由于现在脑死亡捐献者愿意捐献子宫的并不普遍，而且相对结果较差，因此来自活体捐赠者的子宫优势较大。但是针对器官移植领域，脑死亡捐赠者来源的器官可以保证可移植器官的数量，可以极大地促进器官移植的发展。

与DD相比，LD为手术提供了更大的可能性，有机会在移植前对供体及其子宫进行细致和长期的评估，可以从LD获得详细的产科和妇科病史，同时也减少了冷缺血时间和免疫排斥反应的发生，从而提高移植的成功率[7]。然而，鉴于捐献者面临的各种手术风险，以及其应用存在伦理方面的问题，选择DD容易被人们接受。

虽然DD和LD取子宫的技术相似，但在DD可以在子宫血管蒂两侧切开输尿管，而不用细致地切开输尿管管道，因此DD的速度更快。在脑死亡供体的子宫切除中，大部分子宫静脉切除时可将子宫-膀胱静脉丛分支和髂深静脉分支分开进行，以减少对邻近结构的损害。术中血管封闭将降低再灌注后大量出血的风险。与此相一致的是，子宫附近的组织应该留在移植物上，这样小血管就不会被破坏或打开。

对于活体供体而言，手术的主要风险是开腹手术及其所有潜在的并发症，尤其是对输尿管的损伤，以及在剥离术中发生血流中断和输尿管阴道瘘的风险。这种手术并发症的风险可能会随着新的微创方法

的使用而降低，如腹腔镜或机器人辅助手术[8]。与脑死亡供体器官捐献相比，活体捐献无可争辩的优势还在于，可以通过完整的子宫形态学和微生物学评估进行筛选，以排除不合适的供体候选。

表5-7-3　子宫移植中活体供体与脑死亡供体比较

项目	活体供体	脑死亡供体
捐献者		
手术风险	输尿管损伤、输尿管阴道瘘风险和麻醉意外风险高	无
手术时长	11 h左右	90 min
卵巢静脉等较大血管的获取（利于吻合）	较难获取，尤其是卵巢静脉的获取只适用于绝经后妇女	易获取
子宫年龄	可能较年老	有可能较年轻
形态、感染	可完整评估	较难完整评估
冷缺血时间	较短	较长
受体		
免疫排斥反应	较少	较多
组织相容性	好	差
社会伦理	花费少，伦理问题多	花费高，伦理问题相对较多

四、子宫移植与免疫

子宫移植手术的独特之处在于，它是一种临时移植，需要免疫抑制，直到切除移植物，通常不超过5年或不超过两次妊娠后。子宫移植增加了妊娠和移植期间免疫的复杂性，但该过程提供了一个独特的临床和实验模型。然而，免疫抑制的副作用对母亲和婴儿都有潜在的影响，了解移植子宫、胎儿和母体循环界面的免疫特性可能为改善子宫移植的预后提供有价值的新见解。

正常妊娠期间，母亲蜕膜内的免疫细胞与胚胎滋养细胞相互连接，以促进胎盘的形成和对半同种异源胎儿的耐受。同种异体子宫移植是非自身的器

官移植，可能改变免疫环境，对妊娠和移植有潜在的影响。为了防止异体子宫的排斥反应，免疫抑制是必需的，现在已经有移植子宫后妊娠和分娩的经验。然而，与未接受免疫抑制的正常妊娠的妇女相比，接受子宫移植的妇女妊娠具有高风险，如可增加子痫前期、早产和出生体重较低的概率。在同种异体子宫移植中又加上半异源胎儿时，尚缺乏移植的子宫与胎母界面的相互作用的免疫学复杂性的相关知识。我们认为子宫移植的免疫特性可能损害或促进异体移植物的耐受和功能，干扰胚胎着床过程或导致发育不良的胎儿[9]。

（一）子宫移植的移植耐受

在子宫移植过程中，同种异体移植物存在一段时间的缺血，导致组织缺氧，免疫原性增强，可能加速同种异体免疫过程，这在实验小鼠心肺移植模型和临床实体器官肾移植模型中都可以观察到。再灌注后，毛细血管微循环的代谢变化可引起局部组织损伤和全身无菌性炎症。在实体器官移植中，缺血再灌注损伤表现为延迟移植物功能，在各种临床前动物模型中观察到这一过程可能与子宫移植相关。例如，在大鼠肾缺血再灌注损伤模型中，组织转录因子核因子（NF-κB）的mRNA表达增加与移植肾功能延迟恢复相关，在他克莫司治疗的同种异体大鼠子宫中也观察到此现象。此外，食蟹猕猴模型的长时间子宫缺血会损害同种异体子宫的移植功能，导致月经延迟或缺失。最近，羊子宫移植模型实验进一步阐述了缺血再灌注损伤影响移植物生存能力，即动物子宫间质组织水肿可出现在所有子宫组织层，出现广泛上皮细胞损伤，增加乳酸代谢变化和子宫肌酸激酶浓度。

除了缺血再灌注损伤对移植子宫功能的直接影响，缺血再灌注损伤期间还启动依赖损伤相关分子模式（DAMP）和增强同种异体免疫反应。在发生急性排斥反应的子宫移植的活组织检查中发现，人子宫移植后的移植物急性排斥反应主要是CD3细胞介导的CD3 T细胞广泛浸润。此外，急性排斥反应在临床子宫移植中经常发生，迄今报道有17例子宫移植的受体中24次经组织学活检，证实T细胞介导的排斥反应。在临床子宫移植的经验中，可耐受的缺血时间没有明确的定义，尽管目前的建议是缺血时间不应超过6 h。因此，以前一些失败的子宫移植尝试及死亡捐赠者可能与缺血时间延长有关。综上所述，缺血再灌注损伤为非特异性损伤，增强同种免疫反应和（或）炎症也可能导致子宫内膜接受能力低下，并可能导致月经周期不正常的发生。这可能是脑死亡供体子宫移植妊娠率较低的原因之一。

（二）子宫移植的免疫学特征可能会对胎儿和胎盘植入产生挑战

成功的胎盘植入需要蜕膜血管的修饰、免疫稳态的改变和滋养细胞的入侵；这一过程可能受免疫抑制和同种异体子宫移植本身的影响。在没有免疫抑制的情况下，大鼠子宫移植被排斥，在移植后2周出现严重的坏死。因此，子宫移植需要有效的免疫抑制，也可能干扰几种白细胞亚群，包括巨噬细胞、树突状细胞和自然杀伤（NK）细胞；这些细胞都在胎盘形成和维持妊娠过程中扮演着重要的角色。目前开展的子宫移植经验是大多数免疫抑制疗法联合使用抗胸腺细胞球蛋白、免疫抑制钙调磷酸酶抑制剂（主要是他克莫司）、霉酚酸酯（MMF）（硫唑嘌呤，胚胎移植前3个月使用）和糖皮质激素。

在异体子宫移植过程中，子宫组织NK（uNK）细胞是促进螺旋动脉重构和分泌胎儿生长因子的主要驱动因子，这些因子来源于供体。供体来源的免疫细胞在移植后不久完全被受体来源的细胞所取代。皮质类固醇也抑制巨噬细胞的吞噬功能，它们可能进一步破坏螺旋动脉重构和滋养细胞入侵，因为人类巨噬细胞通过血管平滑肌细胞吞噬作用参与了这一过程。

总的来说，子宫移植过程中通过免疫抑制、内环境失衡、免疫细胞缺失导致白细胞功能受损，可能导致血管重塑不足和滋养细胞浸润受损，阻碍胚胎植入成功和妊娠维持。免疫抑制剂的应用导致妊娠期间的流产率、早产率和低出生体重率更高。此外，子宫移植后考虑到较高的免疫抑制和早期感染，应慎重考虑胚胎移植的时机。

（三）子宫移植的免疫学特征可能会挑战胎儿的耐受

传统上，子宫被认为是支持半异体胎儿发育和生长的免疫优势部位。母体免疫系统是如何将同种异体免疫反应和排斥反应与保留半同种异体胎儿的机制相结合的，目前还不清楚。在人类妊娠的早期阶段，白细胞占蜕膜细胞的30%，并通过促进炎症环境来支持胚胎植入。例如，人中性粒细胞介导分娩时胎膜的细胞外基质降解，而人巨噬细胞通过其促炎分泌体，包括基质金属蛋白酶、IL-1、IL-6和肿瘤坏死因子-α（TNF-α），帮助胎盘形成。中性粒细胞和巨噬细胞早期浸润在子宫内膜和子宫肌层可能损害胎儿耐受。

（四）子宫移植促进异体移植物耐受的免疫学特征

与母体异源免疫反应影响蜕膜的免疫稳态相反。胎儿-母体界面的各种生理免疫抑制机制促进了母体对胎儿的耐受，这些独特的免疫调节特性反过来也可以改善同种异体免疫反应。目前已经证实，T细胞介导的对人实体器官移植的排斥反应特征是通过识别成熟的树突状细胞提供的供体抗原来激活同种异体反应的T细胞。抗原提呈有三种途径：①直接途径的特点是供体来源的树突状细胞迁移到移植物内的淋巴结，呈递供体MHC分子；②在间接途径中，移植物侵染宿主树突状细胞通过自身MHC表达经过处理的供体抗原；③半直接途径是受体和供体树突状细胞通过细胞间接触产生完整供体MHC肽复合物。

值得注意的是，胎母界面显示出一种减弱的抗原提呈轴，限制了母体免疫系统对胎儿的同种异体识别，这可能不仅有助于妊娠的免疫特权，而且可能帮助促进子宫移植的接受。因此，与子宫肌层相比，树突状细胞向子宫引流淋巴结的迁移受到趋化能力受损和蜕膜淋巴管减少的抑制[9]。因此，在子宫移植中，供体树突状细胞来源的直接抗原提呈可能受损，这可能改善T细胞介导的同种异体免疫，直接抗原提呈是急性排斥反应的主要驱动因素。

（五）子宫移植正在进行的免疫挑战

临床子宫移植虽然还处于初期阶段，但已在50多例移植手术中取得了成功，截至2019年9月，大约有20名健康婴儿出生。免疫排斥是异体器官移植领域的一个重大阻碍，研究发现老年异体肾移植存在整体高排异率。子宫移植的临床成功与器官年龄密切相关，可能也受高龄免疫问题影响。由于供体大多为受体的母亲，子宫年龄不可避免地成为限制子宫移植成功率的重要因素，解决高龄供体子宫免疫相关问题是未来子宫移植研究的重点方向之一。在子宫移植中，我们推测与实际年龄本身相比，供体绝经的时间与移植成功之间更具有相关性。

宫颈活检已经成为检测排斥反应的主要手段，将排斥反应分重度、中度、轻度和边缘性子宫排斥反应。月经期间生理性淋巴细胞波动可能会影响宫颈活检的结果。因此，早期同种异体子宫移植排斥反应需要更详细的标记物。在子宫移植中，由于子宫中含有大量的白细胞，可能会发生同种异体来源的嵌合体。这种情况可能导致来自三个不同个体的细胞的复杂共存。即母亲、胎儿和子宫移植的供体，正如造血干细胞移植需要确定供体和受体之间的人类白细胞抗原（HLA）相似性一样，胎儿、母亲和子宫供体之间HLA相似性强，但不完全相同，可能会促进自身免疫耐受能力的丧失，进而促进自身免疫过程。因此，生理妊娠期间观察到的供体来源的同种异体子宫白细胞的存在，这些白细胞可能对妊娠、移植结果和后代产生潜在影响。临床子宫移植的所有环节（手术植入、免疫抑制、胚胎移植、蜕膜化、妊娠和分娩）所应用的免疫抑制剂需要调整。

子宫移植的同种异体免疫、妊娠和完整的免疫反应过程，有许多未解决的问题。有必要对母亲和子女进行终生随访，以研究和了解对婴儿健康的免疫后果，以及短期免疫抑制对母亲的长期影响。

五、伦理

（一）器官移植伦理原则

子宫移植是器官移植的一种，因此必须要遵循器官移植的一般伦理原则。

1.遵循自主，知情同意 遵循自主、知情同意是器官移植所要遵循的首要伦理原则，也是医患关系所要遵循的伦理原则。"知情同意"对于受体而言，不只代表患者有权了解所有可供选择的医疗方案的风险和利弊，在移植手术之前了解移植器官的来源，选择是否接受器官移植。也代表患者有权自由委托医师，在治疗中服从医嘱。对于活体供体而言，代表自愿捐献。对于脑死亡供体，一定要有生前自愿捐献的书面或口头遗嘱；对于活体捐献者，知情同意的重要性显而易见。目前活体供体一般都为配偶，有血缘关系的亲属和自愿无偿献出器官的健康者。对子宫移植来说，活体供体一般为相识的人，主要为母亲或姐妹。

知情同意的程度在一定意义上决定了医患关系的好坏。良好有效的沟通可以构建和谐的医患关系。对于现阶段的整体医疗环境来说，医师还是占据主导地位的，应当成为患者就医过程始终可以信任的向导。患者作为医疗活动的承受体，其对医疗过程的判断选择主要还是依靠医师分享的信息和建议。同时知情同意体现了人的自主性。随着社会的发展进步，人的自主意识越来越强，人对知情同意的要求也越来越高。医疗实践要适应这一变化，跟随时代进步。

2.尊重生命原则 尊重生命包括尊重生命和尊重生命价值两方面。生命是一切价值的客观基础，当一个人的生命消失了，与这个人相关的价值也就消失了。保证生命才保证了一切的可能。在器官移植这一操作中，这一原则的核心意义是要求人们不仅要尊重受体生命的宝贵性，还要充分考虑到术后受体的生存时限及生活质量；不仅要尊重供体为人奉献的高尚品格，更应该尊重受体生命的神圣性，以及考虑术后的生活质量。这一原则的具体要求就是根据实际严格选择供、受体，掌握移植手术适应证，保证利益风险比在可承受范围。

子宫移植手术主要目的是妊娠分娩后代，除考虑活体供体、受体的手术安全和术后健康外，还需特别注意后代的顺利分娩及健康。因此进行子宫移植手术更需严格遵循尊重生命原则。

3.分配公正原则　现代社会人们追求公平、公正。从器官移植手术问世至今，器官就成了一种稀缺资源。保证器官供体分配公正是社会公正的基本要求。现代医疗强调每个社会成员享有利用公共资源医治疾病的权利平等。器官移植分配公正包括：不同的患者给予相同的对待；不同经济状况的患者给予相同的对待；不同需要的患者给予相同的对待；相同的患者给予同等的对待。

当器官供不应求时，医师怎样判断谁最先接受器官移植？首先要求医务人员根据尊重生命原则对患者的情况和医疗条件进行判断，确定患者是否为器官移植的适应人群。其次在确保尽量降低移植等待名单的患者死亡率的前提下，优化器官与移植等待者的匹配质量，提高移植受体的术后生存率和生存质量。最后分配的程序要避免器官的浪费，最大限度地增加患者接受移植手术的机会，提高器官分配效率。只有建立有效的分配机制、保证器官分配的公正，才能减少甚至杜绝器官买卖的问题[10]。

子宫移植手术发展到现阶段，供体多为受体的母亲或姐妹，子宫捐献带有强烈的个人意愿。因此现阶段大部分子宫移植手术器官分配并不涉及公正原则。但是仍有部分供体并未指定受体，分配公正不仅是社会道德发展的要求，也是对供体无私奉献的尊重。保证分配公正可以促进器官移植事业的发展。

（二）活体供体与脑死亡供体移植子宫的伦理问题

对一项新的干预措施，在伦理学上首先是对其进行风险受益比的评估。上文已经提到子宫移植手术与其他器官移植手术的不同，子宫不是维持生命的器官（如心脏、肝脏或肾脏），它只是一种"工具性器官"。其他器官移植的主要目的是挽救生命，患者因器官衰竭而濒临死亡，如果不进行移植，患者就会丧失生命，而子宫移植并非救命，而是满足患者要生一个在遗传学上与其有联系的孩子的需求。从这个角度来说，子宫移植在社会和伦理学上的可接受性较其他器官移植差。另外，子宫移植与其他器官移植相比在技术要求上要更为复杂。复杂就意味着风险的提升。因此有必要为每一位患者进行详细的子宫移植手术的风险受益分析，风险受益比直接决定了子宫移植的进行与否。

子宫移植主要涉及的个体就是受体和供体。

1.受体　受体可以得到的受益主要是解决受体无法生育的问题，令其有机会妊娠分娩，这对于患有绝对子宫因素不孕的患者来说意义极其重大。尤其是对于那些极其渴望拥有一个在遗传学上与其有联系的孩子的绝对子宫因素不孕患者，子宫移植是她们目前可以寻求到的最优解。不孕不育的女性往往受人轻视、歧视甚至侮辱，尽管这种歧视是没有道理的，但是长久以来的观念并不是一朝一夕就可以改变的。因此子宫移植的成功不仅为患者的家庭带来一个健康的后代，同时会减轻患者的心理压力及社会舆论压力、改善家庭关系[11]。发展子宫移植术不仅可以解决个人的问题，同样也有利于在社会层面消除这种畸形的观念。

对于受体的风险主要是手术难度大。子宫位于盆腔深处，子宫周围存在输尿管、膀胱、闭孔神经、髂内动脉和静脉分支等重要器官，并且子宫、动静脉血管纤细、迂曲，因此供体子宫的切取，UTx血管的选取、切取和吻合都存在一定的困难[12]；子宫血管复杂，吻合困难；移植术后抗免疫治疗涉及妊娠；成功分娩后还需进行剖宫产术和子宫摘除术，使得它成功的可能性相对较低。并且在保证受体健康安全的同时要取得子宫移植的成功，最终包括分娩一个健康的新生儿。涉及术前准备、手术操作、术后护理，以及免疫抑制，子宫移植团队必须认真而仔细地制订治疗计划，想办法降低风险，使用风险最小化的办法，使风险受益比达到一个可以接受的比例。

2.活体供体 对于活体供体来说，伦理重点就是要将风险和获益进行评估并使之达到平衡。供体侧的子宫移植临床实践主要是以子宫切除术为主体的器官或组织摘取，其中包括盆腔组织游离、选择保留血管蒂等一系列外科操作。盆腔解剖结构的特殊性决定了移植子宫摘取比根治性全子宫切除术更为复杂和具有高侵入性。除了出血、感染等其他外科手术共有的术后并发症，移植供体还可能面临骨盆损伤、泌尿系统损伤等其他损伤。同时为了保证移植子宫的正常功能，供体侧手术需获得支持子宫生理功能的血管蒂，不同的手术选择有可能会造成供体的额外损伤

（如卵巢功能衰竭、性功能障碍等风险）。

而仅从生理上而言，供体无法从子宫移植的过程中获得任何医疗益处。但是多项研究显示，即便是已知了诸多生理上的风险，供体在进行器官移植后仍会经历自尊感、快乐感等生活质量上的持续增长，特别是对家庭成员从移植中获得了巨大的益处所带来的成就感。

3.脑死亡供体 脑死亡移植供体所面临的伦理问题更多地存在于社会和家属的伦理价值判断[13]。子宫移植作为新兴技术，移植子宫作为用于提高生命质量的器官，公众对其缺乏了解。与肝、肾、眼角膜等器官相比，捐献人数较少。因此目前脑死亡供体来源的子宫移植并不多。

尽管尸体的器官摘除不会对供体造成任何风险和不利，但这并不意味着它完全符合不伤害原则。脑死亡供体的子宫由于血供减少和全身多脏器炎性脑改变可能会对受体产生不利影响。在既往的临床试验中，Ejzenberg 等在进行器官摘取前给予了 4 h 的血管活性药物支持，这可能间接导致了受体在血管吻合后大量失血（1 200 mL）。随着技术和社会的发展，脑死亡供体来源的子宫在未来必然会大幅增多。因此继续进行脑死亡供体的子宫移植临床试验，不断完善其中的伦理及法律规范等配套框架是必不可少的。

对子宫移植进行伦理学的探讨是必要的，因为科学建立在社会关系之上并应受到其检验和质疑。用批判性和分析性的伦理探讨对于一种新兴的医疗实践而言极为重要。过去10年中子宫移植动物实验与子宫移植临床试验的开展，已证实子宫移植是治疗子宫性不孕最为根本的外科手术治疗方式。然而，子宫移植中涉及的伦理道德问题从移植供受

体的筛查覆盖到辅助生殖技术中的全过程，其复杂性也不是用几句话就能阐述清楚的。应思考的是，医疗技术的发展将如何去适应国家不断发展的社会主义人文体系及法律法规，器官移植的应用又如何在伦理道德与科学进步之间达到平衡。目前子宫移植技术还处于新生期，为了确保移植的成功率，主要的供体类型依然是育龄期活体，供受体关系以母女关系为主，其间所牵涉的伦理道德问题也是社会和科学界紧密关注的。在无法实行代孕的国家和地区，子宫移植是患病人群获得具有遗传关系性后代的唯一方式。但我们应清醒地认识到，伦理不会因方法的唯一性而放松对该项技术的约束力，相反，正是因为技术方法建立在社会之中，伦理道德更应得到强调和重视。如同现代医学中肝、肾移植技术的广泛开展，子宫移植技术也将随着医疗技术的不断发展和社会认知水平的不断提高而得以不断完善。目前，子宫移植技术更多地以一种科学研究的方式担当着治疗子宫性不孕症的角色，而不是治疗指南。因此，对不同类型的潜在子宫移植供体中所涉及的伦理问题进行深入探讨势在必行。

六、展望

自 2014 年瑞典团队首次报道人子宫移植术后活产分娩以来，世界各地的研究显示子宫移植是安全可行的，但因时间尚短，尚无大样本和长期生长发育的资料可供参考，免疫抑制方案对后代产生的毒性影响也无具体研究。现行的子宫移植免疫抑制剂的毒性和不良反应可导致感染、肿瘤等并发症，而诱导免疫耐受作用持久且术后可能无须给予免疫抑制药物维持，因此如何诱导移植子宫的免疫耐受状态是免疫研究重点。

子宫移植技术的发展、推广还需解决更多的问题。术中需要克服血管解剖、血管吻合、血流重建和缺血再灌注等问题，术后则需要平衡免疫抑制与感染、抗凝与出血、抗菌与菌群失调，以及免疫调控和胚胎移植等问题。同时选择何种受孕方式、如何避免子宫脱垂、免疫调控下怎样保证母胎安全等问题也是必须解决的。此外，将子宫移植与生殖技术结合[14]以保证顺利妊娠分娩也是我们需要继续完善的方面。手术时间长（>10 h）、血管剥离和输尿管损伤的风险是手术的主要缺点。2015年11月西京医院陈必良教授团队完成的世界首例达芬奇机器人辅助下活供体子宫切除术为活体捐赠者提供了更好的选择[4]。瑞典的研究小组正在对8例机器人辅助下子宫移植子宫切除术和保留子宫静脉的病例进行研究。我们认为未来微创手术，以及机器人辅助下手术，可以在子宫移植中发挥重要作用。掌握机器人辅助宫颈癌根治性子宫切除术是实现机器人辅助子宫移植手术的必要前提。有大型动物实验的训练、血管解剖的经验、移植手术的知识和专门的血管吻合外科医师也是至关重要的。新兴技术的成熟运用必须经过艰辛探索，克服困难的旅程、更加成熟的技术才能保证更多患者的受益。

子宫移植在人类受试者中的实施计划应由经验丰富的多学科团队共同制订与完成。子宫移植团队的构成、伦理学及知情同意、供体及受体的选择、免疫抑制及排斥反应的监测等方面要严格把握标准，进行记录、汇报，尽量统一标准，对每一位患者保证个体化医疗。世界各国进行子宫移植的积极性是很高的，很多国家处于启动了临床试验或正在启动试验的过程中。虽然这一过程仍处于实验阶段，但是重要的是所有的数据，无论是成功还是失败，都鼓励公开。针对目前全球子宫移植手术次数局限，数据交流共享可以极大地促进子宫移植技术的发展[2]。

子宫移植的大部分工作，如供受体选择、胚胎移植、剖宫产、子宫切除术，以及术后随访、护理等工作的主要执行者都是妇产科医师，因此，未来子宫移植领域仍需妇产科医师主导。子宫移植具有广大的前景。目前，世界各国的子宫移植研究方兴未艾，临床试验研究和组织工程技术的开展有望开拓子宫移植新时代。

（陈必良　翟梁好）

参考文献

［1］BRNNSTRM M.Introduction: Uterus transplantation.Fertility and Sterility, 2019, 112(1): 1-2.

［2］BRNNSTRM M, ENSKOG A, KVARNSTRM N.Global results of human uterus transplantation and strategies for pre-transplantation screening of donors. Fertility and Sterility, 2019, 112(1): 3-10.

［3］JOHANNESSON L, TESTA G, FLYCKT R, et al. Guidelines for standardized nomenclature and reporting in uterus transplantation: An opinion from the United States Uterus Transplant Consortium. American Journal of Transplantation, 2020, 20(12): 3319-3325.

［4］WEI L, XUE T, TAO K S, et al. Modified human uterus transplantation using ovarian veins for venous drainage: the first report of surgically successful robotic-assisted uterus procurement and follow-up for 12 months. Fertility & Sterility, 2017, 108(2): 346.

［5］ZITKUTE V, KVIETKAUSKAS M , LEBER B , et al. Ischemia and reperfusion injury in uterus transplantation: A comprehensive review. Transplantation Reviews, 2020, 34(3): 100550.

［6］刘海霞，陈必良 . 子宫移植的外科应用技术现状 . 中国妇幼健康研究, 2013, 24(3): 448-451.

［7］KVARNSTRM N, ENSKOG A, DAHM-KAHLER P, et al. Live versus deceased donor in uterus transplantation. Fertility and Sterility, 2019, 112(1): 24-27.

［8］AYOUBI J M, CARBONNEL M, PIRTEA P, et al. Laparotomy or minimal invasive surgery in uterus transplantation: a comparison. Fertility and Sterility, 2019, 112(1): 11-18.

［9］ISKE J, ELKHAL A, TULLIUS S G.The Fetal–Maternal Immune Interface in Uterus Transplantation.Trends in Immunology, 2020, 41(3): 213-224.

［10］BARN G . Uterus Transplants and the Potential for Harm: Lessons From Commercial Surrogacy. Developing World Bioethics, 2020.

［11］JRVHOLM S , DAHM-KHLER P , KVARNSTRM N , et al. Psychosocial outcomes of uterine transplant recipients and partners up to 3 years after transplantation: results from the Swedish trial. Fertility and Sterility, 2020, 114(2): 407-415.

［12］魏莉，陈必良 . 先天性无子宫应用子宫移植的治疗和价值 . 实用妇产科杂志, 2018, 34(9): 17-19.

［13］程天一，陈必良 . 子宫移植供体选择中的伦理问题 . 现代妇产科进展, 2019, 28(9): 709-715.

［14］DE Z D , PIRTEA P , CARBONNEL M , et al. Assisted reproductive technology strategies in uterus transplantation. Fertility and Sterility, 2019, 112(1): 19-23.

第六章
生育对妇科恶性肿瘤复发和转移的影响
Influence of fertility on recurrence and metastasis of gynecological malignant tumor

近年来，妊娠期妇科恶性肿瘤的发病率有所增加，其中宫颈癌的发病率居所有妊娠期妇科恶性肿瘤的首位，占71.6%。卵巢恶性肿瘤次之，占7.0%[1]。妊娠期外阴癌及妊娠期子宫内膜癌的发生也有文献报道，但多为个案报道，发病率低。与非妊娠期妇科恶性肿瘤相比，妊娠期妇科恶性肿瘤的症状较不典型，易被妊娠状态掩盖，并与某些妊娠期疾病混淆，相关辅助检查也因妊娠而有所限制，因此诊断较为困难，漏诊率高。随着妇科恶性肿瘤发病的年轻化、妊娠年龄的推迟及妊娠期诊断措施的完善，妊娠期妇科恶性肿瘤的发病率呈现出逐年上升趋势。由于生殖器官和妊娠本身的直接关系，以及肿瘤诊治可能会对发育中的胎儿造成影响，妊娠期妇科肿瘤的管理面临着许多独特的挑战。明确生育对妇科恶性肿瘤复发和转移的影响，对于保障母婴健康有着极为深远的意义。

第一节　妊娠和分娩对妇科恶性肿瘤复发和转移的影响

有研究认为妊娠对宫颈癌和卵巢癌的预后没有直接不利影响，欧洲的指南和专家共识指出：在允许的情况下，应尽可能使患者继续妊娠。但也有研究指出，妊娠时的生理变化如免疫抑制、血管增生及激素暴露增加等，是导致妇科恶性肿瘤尤其是雌激素依赖性肿瘤恶化的可能因素。

一、妊娠影响妇科恶性肿瘤进展的机制

1.妊娠对宫颈癌的影响　女性人乳头瘤病毒（HPV）感染的发病率和持续性在妊娠期较高，这可能是由于激素变化和局部免疫抑制促进病毒再激活所致。但是，由于病毒对宫颈细胞的影响需要长期的作用，HPV负荷增加与妊娠期间宫颈癌发生及发展的关系尚待探讨。

妊娠对宫颈癌进展和预后的影响存在一些争议。有学者认为妊娠有抑制肿瘤生长的作用，但妊娠期生殖器官血运丰富、淋巴管充盈及雌激素的水平升高都成为促进肿瘤发展的因素，可能会使癌细胞更易经血行或淋巴扩散。由于需要考虑胎儿的成活能力，部分病例需要延迟治疗，但这可能对宫颈癌的预后有影响。Hecking等认为妊娠可以加速肿瘤细胞的增殖。宫颈扩张在分娩期间的机械作用很容易导致癌栓的扩散，使其易于通过骨盆淋巴结和血液循环转移。然而Morice等的研究提示，妊娠对宫颈癌妇女的长期生存率并没有影响。欧洲的指南和专家共识指出，只要可行，就应保留妊娠。

合并宫颈癌的妊娠女性如果经阴道分娩，分娩时的宫颈扩张可引起癌栓的播散，胎儿通过宫颈时可能引起裂伤及大出血，从而使肿瘤周围结缔组织被破坏，促使肿瘤在产褥期迅速扩散，导致病情恶化。Sood等的配对病例对照研究（$n=27$）结果显示，产后6个月内诊断出宫颈癌的女性的存活率（60%）比妊娠期诊断出宫颈癌的女性存活率（88%）更低，且前者易复发，尤其是经阴道分娩的女性。

2.妊娠对卵巢癌的影响 妊娠期间子宫体积增大，出现腹部膨隆等表征，可使部分早期卵巢癌的症状被忽视；除少数因肿瘤生长迅速或伴有腹水引起压迫症状或腹胀、腹痛，或因肿瘤发生蒂扭转、破裂出现急腹症的女性外，妊娠期卵巢癌多无特异性表现。另外，由于妊娠，部分孕妇减少或拒绝盆腔检查，从而导致了诊断延误；由于考虑到妇科手术可能对胎儿或哺乳产生影响，部分卵巢肿物未能及时手术治疗，贻误了卵巢癌的诊治；妊娠期母体呈免疫耐受状态，盆腔血液供应丰富，卵巢癌生长

可能加速，易发生浸润和转移，这可能影响疾病的进展及预后。这些原因均可对卵巢癌患者的预后产生不良影响。

3.妊娠对乳腺癌的影响 妊娠可以显著降低女性患乳腺癌的风险，但这种保护机制仍不清楚。关于足月妊娠对乳腺癌的保护机制，现有如下几种理论：①乳腺上皮细胞的分化作用；②乳腺上皮-间质相互作用；③干细胞活性的改变。有研究显示，"足月妊娠"可能通过改变乳腺干细胞从而影响乳腺癌发生的风险，且其诱导的预防乳腺癌的作用被认为只针对雌激素受体阳性的乳腺癌。雌激素反应细胞的低敏感性和低数量被认为是乳腺癌保护作用的可能因素。研究还表明，在妊娠期间，短期服用一定水平的雌激素和黄体酮，可以有效地降低雌激素受体阴性乳腺癌的发病率。

二、妊娠影响妇科恶性肿瘤的治疗

1.宫颈癌 与其他恶性肿瘤一样，治疗方法的选择主要基于以下因素：妊娠期的诊断、肿瘤分期、组织学亚型、患者对生育力和生活质量的渴望。国外有报道，以妊娠20周为界限，对于妊娠<20周的患者，建议终止妊娠立即治疗宫颈癌；当妊娠20周后诊断为宫颈癌时，治疗可推迟到胎儿成熟。

（1）手术治疗[2]：2014年欧洲妇科肿瘤学会（ESGO）指南推荐[3]（图6-1-1、图6-1-2），对于妊娠22~25周以前诊断的宫颈癌：

1）ⅠA1期：对于ⅠA1期妊娠合并宫颈癌的患者，行宫颈锥切术并达到阴性切缘即可；分娩后可根据其有无保留生育功能，再行随访或行筋膜外全子宫切除术。

2）ⅠA2期及ⅠB1期：建议先行盆腔淋巴结

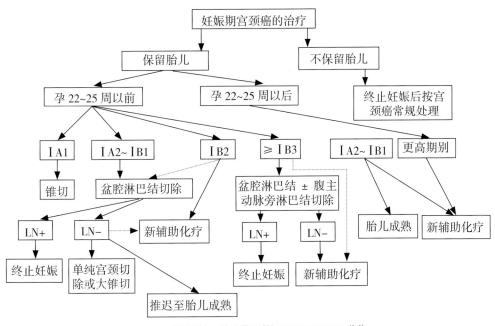

LN：淋巴结；肿瘤期别按照 FIGO 2018 分期

图6-1-1　妊娠合并宫颈癌的管理——2014年欧洲妇科肿瘤学会和国际妇科肿瘤学会第二次国际会议共识

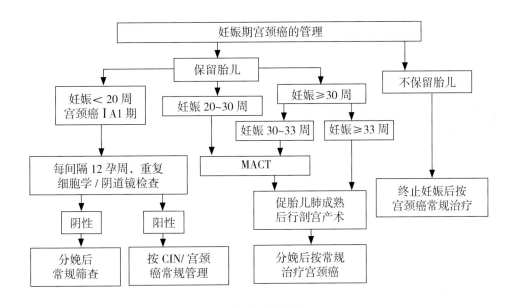

图6-1-2　妊娠期宫颈癌的管理

切除，若淋巴结阴性，行大锥切或者单纯宫颈切除。ESGO不推荐行广泛宫颈切除术，因为据统计发现，这一手术难度高、出血量多，还有较高的流产率（32%，6/19）。结合这一期别的非妊娠宫颈癌患者的宫旁浸润可能性较小（<1%），对这个期别的患者，可选择行大锥切或者单纯宫颈切除。但

是，也有术者采取保留子宫及胎儿的广泛宫颈切除术，术中分别缝合子宫下段和阴道残端，可有效降低术后流产的发生率。对于淋巴结阳性患者，由于其预后较差，建议立即终止妊娠，尽早接受宫颈癌的标准化治疗。

3）ⅠB2期：先行盆腔淋巴结切除，若淋巴结

阴性，可行新辅助化疗（neoadjuvant chemotherapy，NACT）至胎儿成熟，或影像学检查提示淋巴结阴性者可直接行新辅助化疗。

4）ⅠB3期及以上：NACT是继续妊娠的唯一方式。此时，行盆腔淋巴结切除的分期治疗的作用尚不明确。但评估淋巴结有无转移可帮助决策，可行盆腔淋巴结±腹主动脉旁淋巴结切除术，或行影像学检查，淋巴结阴性者行新辅助化疗。

对于妊娠22~25周以后诊断的宫颈癌，由于妊娠子宫的增大，行盆腔淋巴结切除±腹主动脉旁淋巴结切除非常困难。对于ⅠA2期及ⅠB1期的患者，可以延迟治疗至胎儿分娩后。如果随访期间发现肿瘤进展，可提早终止妊娠或行NACT，直接行NACT也有可行性。

对于25周以后的妊娠合并宫颈癌患者，NACT是继续妊娠至胎儿成熟的唯一方式。

2018年我国妊娠合并宫颈癌管理的专家共识[4]指出，对妊娠期行腹腔镜下淋巴结切除及宫颈切除术，应采取慎重态度。指南提出，对于妊娠20周前发现的ⅠA2期及以上的宫颈癌，原则上建议终止妊娠后，行宫颈癌标准治疗。对于有继续妊娠保留胎儿意愿的患者，如在妊娠20~30周诊断的ⅠB期及以上宫颈癌者，可使用NACT治疗2~3个疗程后，促胎儿肺成熟，待胎儿分娩后行宫颈癌标准治疗；妊娠30周以上合并宫颈癌的患者，也可以进行NACT，一般进行1个疗程。

（2）延迟治疗：文献表明，对于淋巴结阴性且孕龄＞22~25周的女性，ⅠB1期的宫颈癌可以采取延迟治疗。有研究显示，对76例淋巴结阴性的ⅠB1期宫颈癌患者延迟治疗至分娩后（平均延迟16周），患者生存率为95%，平均随访期为37.5个

月，患者在随访期间没有复发[5]。Takushi等[6]的一项研究也报告了关于ⅠB1期宫颈癌患者的延迟治疗。在最长延迟至32周的21名患者中，2名死于癌症，其余患者均没有疾病进展。Fukushima等[7]回顾了24例妊娠合并宫颈癌患者，3名ⅠA1期的患者和一名ⅠB期的患者（7周）选择了平均19.8周的延迟治疗，无疾病复发或死亡。

（3）化疗：NACT治疗妊娠期宫颈癌的目的是：①治疗、稳定和预防肿瘤的进展和转移。②减少肿瘤的体积和范围，使其在胎儿娩出后易于手术或对放疗的敏感性更高。③减少淋巴结转移和远处转移。一项荟萃分析比较了NACT治疗后放疗与单纯放疗在局部进展期宫颈癌中的疗效。结果显示，NACT仅增高了给予较高剂量顺铂的患者组和周期间隔较短的患者组中的生存率[8]。同一项研究表明，接受NACT及手术治疗的患者，其生存期比单纯放疗患者更好（HR为0.65，5年生存期绝对增长14%）[8]。

一般来说，化疗对妊娠的影响与孕周有关。在妊娠15周之前，可以观察到，接受化疗后胎儿出现精神发育迟缓、小头畸形、骨骼和生殖器异常、生长迟缓。而在妊娠15周之后，这种情况并不常见。在妊娠早期，特别是在胎儿器官形成期（第4~12周）进行的化疗对胎儿致畸的风险最大，且多种药物联合治疗的相关风险增加。Ebert等[9]报道了217例在妊娠期使用多种不同的联合化疗方案（如生物碱、嘌呤类似物、环磷酰胺、阿霉素、博来霉素、长春碱、长春新碱等的不同组合）治疗的各种癌症（如白血病、恶性淋巴瘤、严重风湿病、妇科肿瘤或乳腺癌）的病例。其中18例新生儿有先天性异常，2例为染色体异常，15例发生在妊娠早期。这

些研究表明，对于妊娠早期的女性，应避免化疗。在妊娠15~25周发生重大的胎儿畸形很罕见。妊娠30周后的化疗相对安全，发生胎儿结构异常及生长迟缓的可能性较小。

药物代谢动力学和化疗药物在妊娠期间通过胎盘的通路也值得探讨。胎盘转运取决于药物的特性，如脂溶性、离子化、分子量和蛋白质转运等。在宫颈癌新辅助治疗中，广泛使用的化疗药物有铂类药物、异环磷酰胺和紫杉类药物。铂类药物是治疗宫颈癌的有效药物之一。该药物通过胎盘屏障的浓度较低，孕妇使用该药物是相对安全的。Köhler等[10]对羊水和脐带血中的铂含量进行了检测。研究观察到羊水和脐带中的铂类药物浓度分别为母体血液的11%~42%和23%~65%。在小鼠模型上的研究发现，卡铂在母血和胎鼠血中的浓度相同（117.0% ± 38.9%）；而在狒狒模型中，胎血中卡铂的浓度为母血的57.5% ± 14.2%。铂类衍生物会导致胎儿的发育延迟，并有导致耳聋的可能性。小鼠模型显示，胎鼠血液中不含紫杉醇；而狒狒模型中，胎儿血浆中紫杉醇浓度为母体浓度的1.4% ± 0.8%。而且，由于紫杉醇类药物的物理化学性质，它被认为比其他药物更容易沉积在胎儿组织中。研究显示，多西他赛和紫杉醇在妊娠中晚期不会对胎儿造成伤害。异环磷酰胺的毒性及在妊娠期使用的安全性未得到证实，且可能具有肾毒性和性腺毒性，因此妊娠期应避免使用异环磷酰胺。综上，妊娠期的化疗目前推荐的方案是以铂类为基础的化疗（顺铂75 mg/m³，紫杉醇175 mg/m³），间隔3周。在NACT给药的情况下，最好在最后一个化疗周期后间隔3周，以避免母婴感染和血液并发症的发生，防止药物在胎儿体内积聚。

妊娠期间的生理变化，如血浆和细胞外液量的增加、血清蛋白浓度和结合能力的变化、肾小球滤过率的增加和肝功能的改变，都可能对细胞毒性药物的药代动力学产生实质性的影响，这些药代动力学的变化会改变药物的疗效和安全性。Calsteren等[11, 12]报道了妊娠期母体血液中所有被检测的细胞毒性药物的最大血浆浓度和受试者操作特征曲线（ROC）曲线下面积下降，这主要是由于药物的清除率和分布体积增加所致。考虑到这一点，标准治疗方案对妊娠女性和非妊娠女性的效用是否相同仍值得商榷。

2. 卵巢癌 恶性生殖细胞肿瘤（malignant germ cell tumor， MGCT）是妊娠中最常见的卵巢恶性肿瘤类型。在妊娠MGCT中最常见的是无性细胞瘤，约占38%；其次是卵黄囊瘤（30.4%）[13]。MGCT多见于妊娠早期，治疗方法建议采用保留妊娠子宫和对侧卵巢的单侧附件切除术。临床 I A期的无性细胞瘤或 I A~ I B期G1~G2级的未成熟畸胎瘤不需要辅助化疗。辅助化疗对 I C期G3级未成熟畸胎瘤和 I B ~ I C期无性细胞瘤的疗效存在争议。经典的化疗方案包括博来霉素、依托泊苷和顺铂（BEP化疗方案）。MGCT停止辅助化疗后肿瘤常复发，因担心化疗对胎儿产生不利影响，而延迟开始全身治疗，可能会影响孕产妇的肿瘤结局。

卵巢上皮癌（EOC）在妊娠期极为罕见。Blake等[15]进行了系统的文献综述，在1955—2013年妊娠期卵巢上皮癌报道105例。其中浆液性癌最多（47.6%），其次是黏液性癌（27.6%）和子宫内膜样癌（10.5%）。其中近一半是在妊娠前3个月诊断的（45.3%），有78例活产（81.3%），其中41例为足月产（57.7%）。手术主要在妊娠中期进行

（43.0%），单侧附件切除术最常见（63.4%），子宫切除术16例（15.8%），网膜切除术21例（20.8%）。对于诊断及监测起重要作用的肿瘤标记物的数据，在妊娠期间需慎重参考。一般CA125值通常在妊娠前3个月升高，在妊娠中期恢复正常，并一直保持在较低水平，直到分娩。

支持间质细胞瘤和颗粒细胞瘤仅占所有卵巢肿瘤的2%~3%，在妊娠期很少见。Blake等[14]在1955—2012年进行了系统的文献检索，共发现了46例妊娠期诊断的性索间质细胞瘤。其中，颗粒细胞瘤最常见（22.0%），其次是支持间质细胞瘤（8.5%）。妊娠和非妊娠患者的总生存率相似。41.3%的产妇或胎儿发生了严重不良事件，其中腹腔积血导致休克6例（13.0%），严重高血压4例（8.7%），产妇死亡3例（6.5%）。

卵巢肿瘤是否需要在妊娠期手术目前尚存争议。有研究认为，对于中、低危人群来说只需在妊娠期间密切监测即可。但也有研究认为，当卵巢肿瘤直径超过5 cm并且持续存在时，应进行手术治疗。一方面肿瘤有破裂、扭转，以及分娩时阻塞产道的可能风险；另一方面有恶性肿瘤发病风险。考虑到妊娠期子宫增大会影响手术视野，为了保证肿块的可视效果最佳，排除生理性肿块干扰，妊娠16~20周是手术的最佳时机，此时手术创伤造成的流产率更低。对于手术路径是剖腹探查还是腹腔镜检查目前也存在争议。有文献认为，如术前评估恶性肿瘤可能性大，那么剖腹探查时手术野需暴露更充分，而腹腔镜检查会增加肿瘤破裂、种植及转移的风险，导致肿瘤分期改变。也有文献认为，由于卵巢恶性肿瘤的发生率极低，腹腔镜检查也是诊断和减少围手术期并发症的重要选择。

对于合并卵巢癌的妊娠女性，分娩方式可以选择阴道分娩。如果选择在剖宫产同时行肿瘤减灭术，那么妊娠引起的组织水肿、骨盆器官的血液供应增加、输尿管积水和骨盆的解剖变化等因素均会增加手术难度。因为妊娠合并卵巢癌发病率极低，关于何时终止妊娠及治疗方案的报道有限，无统一建议。大多数文献认为，晚期卵巢癌不可因妊娠推迟手术及化疗，必要时需要放弃胎儿。

原发性卵巢上皮癌患者手术后多行化疗，首选卡铂联合紫杉醇方案。Doll等研究证明，在妊娠中期和妊娠晚期，卡铂的致畸风险仅为1.3%；而在妊娠早期，这一风险上升到25%。因此，为了降低胎儿畸形率，妊娠中期及妊娠晚期是化疗的最佳时间。生殖细胞肿瘤及其他非卵巢上皮癌均应遵循常规肿瘤化疗指南选择化疗方案。在妊娠期化疗中，早产和胎儿生长受限风险最常见，而化疗药物对新生儿远期的影响尚缺乏临床数据。由于药物的清除率和分布体积增加，标准治疗方案的药物剂量对孕妇和非孕妇是否一样有效仍不清楚。

3.乳腺癌 总体而言，乳腺癌孕妇的治疗应遵循非妊娠患者的治疗指南，同时稍做调整以保护胎儿。妊娠期乳腺癌的治疗不能因为妊娠而被不必要地延迟。应在充分知情同意的情况下，选择合适的治疗方案。虽然在制订治疗方案时可能会考虑终止妊娠，但目前尚无证据表明终止妊娠可改善妊娠期乳腺癌的结局。

（1）手术治疗：尽管在妊娠期与哺乳期乳房血管过度增生，但目前的研究并未显示出较高的并发症发生率[16]。如果患者选择继续妊娠，即使其临床分期为Ⅰ期和Ⅱ期，也可选择行乳房切除术。乳房切除术的一个优点是可以避免乳腺放疗。如果想要进行乳房重建，文献推荐分娩后再重建更好。另一方面，保乳手术也是安全可行的。文献报道，保乳手术并不增加乳腺癌的局部复发率及并发症发生率[17]。然而，乳房放射治疗对实现肿瘤局部控制很重要，而在妊娠期间，尤其是妊娠中晚期，治疗性乳房放疗是禁忌，因为这会使胎儿辐射暴露的相关风险增大。

（2）化疗：研究显示，许多治疗乳腺癌的药物在妊娠早期阶段过后使用很安全，大多数妊娠结局为活产，且新生儿相关并发症发生率低[18]。现有的研究数据多是采用以蒽环类药物为基础的化疗，通常每3周1次。研究显示，与每3周1次的化疗方案相比，剂量密集型化疗方案（每2周1次）似乎并没有增加母亲或胎儿发生并发症的风险[19]。因此，可以根据乳腺癌的亚型及孕周来选择化疗给药方案。对于患乳腺癌的孕妇，化疗药物在哪个时期应用至关重要，妊娠早期是胎儿器官形成的时期，此时如果暴露于化疗环境中，则胎儿发生先天畸形、染色体异常、死产和自然流产的风险较大。如果在妊娠中期或晚期进行化疗，此时已过了胎儿器官形成的主要时期，胎儿先天性畸形的发生率较低，但发生宫内生长受限的可能性会增加。对于这部分女性，她们往往面临着是应当立即开始化疗，还是等到分娩后再化疗的问题。患者可能希望等到分娩后再开始化疗，以避免给妊娠和胎儿带来风险。这个问题需要个体化分析，既要考虑到孕周，又要考虑肿瘤的生物学特征。对于需要化疗的乳腺癌孕妇，一旦安全达到妊娠中期或晚期，应建议其不要延迟化疗。综上，需要避免胎儿在妊娠早期阶段暴露于化疗药物的风险，并在分娩前停止化疗，使母亲和婴儿在分娩时或产后阶段不会面临治疗的

相关毒性。

（3）放疗：辐射对胎儿的影响取决于妊娠的阶段。在妊娠早期，0.1 Gy的放疗剂量即可导致胎儿流产。在胎儿器官形成发育过程中，辐射可导致胎儿畸形，尤其是中枢神经系统的畸形。在妊娠中期，辐射的主要影响是导致胎儿生长受限、智力低下。放疗对胎儿的致癌作用是不确定的，其风险与辐射的剂量呈正相关。一些文献报道了关于妇女在妊娠期间接受放射治疗的影响。Luis等[20]报道了23名妇女在妊娠2~24周因乳腺癌接受了放射治疗，接受最大辐射剂量为0.16 Gy。其中有两例胎儿发生围产期死亡，其他妇女生下了健康的婴儿，但研究没有对孩子进行长期随访。通常来讲，放疗应该推迟到分娩后。特殊情况下，在权衡延迟放射治疗对母体肿瘤进展的风险及放射治疗对胎儿的潜在危害后，可考虑在妊娠早期进行有效屏蔽的放射治疗，因为此时子宫尚在骨盆内而远离照射野。

三、分娩对妇科恶性肿瘤的影响

1.宫颈癌 虽然分娩方式对宫颈癌肿瘤学结果的总体影响存在争议，但普遍认为，剖宫产术可以避免肿瘤扩散，阴道分娩可能会增加肿瘤传播及出血的风险，从而导致肿瘤撕裂、过度出血和会阴切开部位恶性肿瘤细胞的植入。对于妊娠期ⅠA1期宫颈癌，分娩方式可遵循产科指征；对于妊娠期ⅠA2期及以上的宫颈癌患者，由于宫颈肿瘤可能阻碍产道，且宫颈癌组织糟脆易出血，经阴道分娩易造成肿瘤细胞播散，其分娩方式应选择剖宫产。

一项配对病例对照研究显示，与非妊娠对照组相比，56名妊娠期间诊断为宫颈癌的妇女和27名分娩后6个月内诊断为宫颈癌的妇女（19名为Ⅰ

期，8名为ⅡA期或更高），阴道分娩妇女的复发率（59%，n=10）高于剖宫产分娩的妇女（14%，n=1）。与肿瘤分期、产后诊断、吸烟状况和肿瘤组织学相比，阴道分娩是复发的最重要相关因素［优势比（OR）= 6.91，95%置信区间（CI）1.45~32.8］。阴道分娩与其他分娩方式相比，总体存活率更低（P=0.001）[21]。在剖宫产术中，有研究认为子宫下段横切口比传统切口更有利于减少出血。虽然如果胎盘位于前壁，可能会发生肿瘤腹壁转移。分娩时，标准治疗为根治性子宫切除术。重要的是应警惕，在妊娠期根治性子宫切除术的并发症发生率增加。与非妊娠患者相比，剖宫产时的根治性子宫切除术可能会增加失血量。在3名阴道分娩非存活胎儿（如<24周胎龄）的妇女和4名接受联合剖宫产子宫切除术的患者中，根治性子宫切除术的输血率为57%，而非妊娠时为9%[22]。

总的来讲，为避免肿瘤细胞转移，妊娠期宫颈癌患者的分娩方式均应选择剖宫产，并建议纵向子宫切口以减少肿瘤的腹腔暴露风险。根治性子宫切除术可以在剖宫产时进行，但由于会增加大出血的风险，也可推迟几周进行。因此多学科治疗方法是必要的，包括患者的产科医师、妇科肿瘤学家和内科肿瘤学家。患者需要得到关于继续妊娠的结果及治疗相关问题的指导。在决策中，特别重要的是平衡胎儿早产和患者治疗延迟的风险，以及与产科和肿瘤手术相结合的风险。

2.外阴癌　外阴癌占妇科恶性肿瘤的4%。外阴癌在老年女性中常见，仅15%的外阴癌发生于40岁以下患者[23]，因此妊娠合并外阴癌比较罕见。已经报道的妊娠期合并外阴癌的病例不足 30 例[24]。有妊娠期外阴癌手术后，成功经阴道分娩的案例报道。如果外阴切口愈合良好，阴道分娩不是禁忌[24]。但要警惕经阴道分娩可能导致肿瘤撕裂、过度出血和会阴切开部位恶性肿瘤细胞植入的风险。

四、妊娠及分娩对妇科恶性肿瘤患者预后的影响

妊娠及分娩对妇科恶性肿瘤患者预后的影响尚存在争议。妊娠可使部分妇科肿瘤症状得以掩盖，从而导致诊断延迟。由于担心对胎儿的不利影响，治疗措施受限。因此，一般认为，妊娠合并妇科恶性肿瘤患者预后较差。但预后情况也存在争议。在一项对36例妊娠期外阴癌患者的生存分析表明，诊断延迟和疾病晚期通常与无病生存率和总生存率降低有关[25]。而Stensheim等[26]进行了一项以人群为基础的队列研究：将516名妊娠期诊断为癌症的妇女与41 464名年龄在16~49岁的非孕妇进行比较，特定原因导致死亡的风险并没有增加。Halaska等在英国利物浦举行的2013年欧洲妇科肿瘤学会会议上，介绍了一项病例对照研究的结果，该研究对132名妊娠期宫颈癌妇女与264名年龄和阶段匹配的非孕妇进行了比较，发现二者存活率没有差异。对46例已发表的妊娠期卵巢性索间质肿瘤病例的回顾发现，其总生存期（OS）与非妊娠患者相当（5年OS，肿瘤分期为Ⅰ期和Ⅱ~Ⅳ期，分别为100%和70.0%）[14]。

（李立伟　王志启）

参考文献

［1］SALANI R, BIOLLINGSLEY C C, CRAFTON S M. Cancer and pregnancy: an overview for obstetricians and gynecologists. American journal of obstetrics and gynecology, 2014, 211(1): 7-14.

［2］唐晓燕, 邱君君, 华克勤. 妊娠合并宫颈癌治疗现状及进展. 中国实用妇科与产科杂志, 2019, 35(10): 1085-1089.

［3］AMANT F, HALASKA M J, FUMAGALLI M, et al. Gynecologic cancers in pregnancy: guidelines of a second international consensus meeting. International journal of gynecological cancer : official journal of the International Gynecological Cancer Society, 2014, 24(3): 394-403.

［4］魏丽惠, 赵昀, 谢幸, 等. 妊娠合并宫颈癌管理的专家共识. 中国妇产科临床杂志, 2018, 19(2): 190-192.

［5］HAN S N, VERHEECKE M, VANDENBROUCKE T, et al. Management of gynecological cancers during pregnancy. Current oncology reports, 2014, 16(12): 415.

［6］TAKUSHI M, MOROMIZATO H, SAKUMOTO K, et al. Management of invasive carcinoma of the uterine cervix associated with pregnancy: outcome of intentional delay in treatment. Gynecologic oncology, 2002, 87(2): 185-189.

［7］FUKUSHIMA K, OGAWA S, TSUKIMORI K, et al. Can we diagnose invasive cervical cancer during pregnancy as precise as in nonpregnant women?: maternal and perinatal outcome in pregnancies complicated with cervical cancers. International journal of gynecological cancer : official journal of the International Gynecological Cancer Society, 2009, 19(8): 1439-1445.

［8］NACCCMA. Neoadjuvant chemotherapy for locally advanced cervix cancer. The Cochrane database of systematic reviews, 2004, (2): Cd001774.

［9］EBERT U, LÖFFLER H, KIRCH W. Cytotoxic therapy and pregnancy. Pharmacology & therapeutics, 1997, 74(2): 207-220.

［10］KÖHLER C, OPPELT P, FAVERO G, et al. How much platinum passes the placental barrier? Analysis of platinum applications in 21 patients with cervical cancer during pregnancy. American journal of obstetrics and gynecology, 2015, 213(2): 206-207.

［11］CALSTEREN K V, VERBESSELT R, DEVLIEGER R, et al. Transplacental transfer of paclitaxel, docetaxel, carboplatin, and trastuzumab in a baboon model. International journal of gynecological cancer : official journal of the International Gynecological Cancer Society, 2010, 20(9): 1456-1464.

［12］VAN CALSTEREN K, VERBESSELT R, OTTEVANGER N, et al. Pharmacokinetics of chemotherapeutic agents in pregnancy: a preclinical and clinical study. Acta obstetricia et gynecologica Scandinavica, 2010, 89(10): 1338-1345.

［13］KODAMA M, GRUBBS BH, BLAKE E A, et al. Feto-maternal outcomes of pregnancy complicated by ovarian malignant germ cell tumor: a systematic review of literature. European journal of obstetrics, gynecology, and reproductive biology, 2014, 181: 145-156.

［14］BLAKE E A, CARTER C M, KASHANI B N, et al. Feto-maternal outcomes of pregnancy complicated by ovarian sex-cord stromal tumor: a systematic review of literature. European journal of obstetrics, gynecology, and reproductive biology, 2014, 175: 1-7.

［15］BLAKE E A, KODAMA M, YUNOKAWA M, et al. Feto-maternal outcomes of pregnancy complicated by epithelial ovarian cancer: a systematic review of literature. European journal of obstetrics, gynecology, and reproductive biology, 2015, 186. 97-105.

［16］DOMINICI L S, KUERER H M, BABIERA G, et al. Wound complications from surgery in pregnancy-associated breast cancer (PABC). Breast disease, 2010, 31(1): 1-5.

［17］KUERER H M, GWYN K, AMES F C, et al. Conservative surgery and chemotherapy for breast carcinoma during pregnancy. Surgery, 2002, 131(1): 108-110.

［18］MARTÍNEZ M T, BERMEJO B, HERNANDO C, et al. Breast cancer in pregnant patients: A review of the literature. European journal of obstetrics, gynecology, and reproductive biology, 2018, 230: 222-227.

［19］CARDOMICK E, GILMANDYAR D, SOMER R A. Maternal and neonatal outcomes of dose-dense chemotherapy for breast cancer in pregnancy. Obstetrics and gynecology, 2012, 120(6): 1267-1272.

［20］LUIS S A, CHRISTIE D R, KAMINSKI A, et al. Pregnancy and radiotherapy: management options for minimising risk, case series and comprehensive literature review. Journal of medical imaging and radiation oncology, 2009, 53(6): 559-568.

［21］SOOD A K, SOROSKY J I, MAYR N, et al. Cervical cancer diagnosed shortly after pregnancy: prognostic variables and delivery routes. Obstetrics and gynecology, 2000, 95(6 Pt 1): 832-838.

［22］LEATH C A, BEVIS K S, NUMNUM T M, et al. Comparison of operative risks associated with radical hysterectomy in pregnant and nonpregnant women. The Journal of reproductive medicine, 2013, 58(7-8): 279-284.

[23] GITSCH G, VAN EIJKEREN M, HACKER N F. Surgical therapy of vulvar cancer in pregnancy. Gynecologic oncology, 1995, 56(2): 312-315.

[24] NIJMAN T A, SCHUTTER E M, AMANT F. Sentinel node procedure in vulvar carcinoma during pregnancy: A case report. Gynecologic oncology case reports, 2012, 2(2): 63-64.

[25] MATSUO K, WHITMAN S A, BLAKE E A, et al. Feto-maternal outcome of pregnancy complicated by vulvar cancer: a systematic review of literature. European journal of obstetrics, gynecology, and reproductive biology, 2014, 179: 216-623.

[26] STENSHEIM H, MØLLER B, VAN DIJK T, et al. Cause-specific survival for women diagnosed with cancer during pregnancy or lactation: a registry-based cohort study. Journal of clinical oncology, 2009, 27(1): 45-51.

第二节　哺乳对妇科恶性肿瘤复发和转移的影响

一、哺乳的生理状态

1.乳腺　妊娠晚期阶段，乳腺的变化主要是继续加强其分泌活性。乳腺小叶进一步发出分支，完全分化的分泌单位（腺泡）的形成越来越明显。新腺泡增殖减少，已经成型的腺泡腔内因分泌物或初乳的积聚而膨胀。在临近分娩前和分娩期间，乳腺内又会出现新一轮的有丝分裂。胎盘娩出后，体内雌激素、孕激素水平急剧下降，而催乳素增高，使乳汁分泌。在此时和哺乳期间，在相同的小叶类型中可以观察到进一步生长和分化的过程，同时伴有乳汁分泌。乳房的腺体结构也在这时增加，使乳房主要由上皮成分组成而间质成分很少。这些变化存在于整个哺乳期。

2.生殖道　从胎儿娩出后哺乳开始至哺乳结束（一般哺乳时间为1年半左右），阴道壁松弛，肌张力低下，阴道腔扩张。产褥期阴道壁肌张力逐渐恢复，阴道腔也逐渐缩小。约产后3周重新出现黏膜皱襞。盆底组织水肿逐渐消失，组织肌张力逐渐恢复。若盆底肌肉组织及筋膜撕裂造成盆底松弛，过早参加重体力劳动，可导致阴道壁膨出，甚至子宫脱垂。哺乳则有利于产妇生殖器官的快速恢复。

二、哺乳对乳腺癌和子宫内膜癌等激素依赖性肿瘤的影响

哺乳可以减少女性患乳腺癌、子宫内膜癌和卵巢癌的风险。哺乳还与哺乳期女性更快地恢复孕前体重、更低的代谢综合征发病率相关。一项队列研究和一项病例对照研究的大量流行病学证据表明，母乳喂养时间越长，绝经前和绝经后乳腺癌的患病风险越低。在乳腺癌国际合作小组的一项来自30个不同国家的50 000多名乳腺癌妇女的研究表明，母乳喂养对乳腺癌的发生具有保护作用。累积母乳喂养每12个月，乳腺癌病风险估计降低4.3%。同一项研究表明，绝经前和绝经后妇女乳腺癌的患病风险都降低了。母乳喂养推迟了分娩后月经周期的恢复，降低了乳房中的雌激素水平，并使乳房组织完全分化，使其更难受到激素环境的影响。哺乳期间乳腺组织的脱落和哺乳结束时大量上皮细胞的凋亡，也有助于通过从乳腺导管组织中排出有DNA损伤的细胞来降低癌症的患病风险。

此外，母乳喂养与子宫内膜癌和卵巢癌的患病风险降低也有一定的关联。一项荟萃分析显示，总母乳喂养时间每增加5个月，卵巢上皮癌的相对风险显著降低约8%。母乳喂养可以抑制促性腺激素释放激素，抑制卵巢内卵泡生长，并将雌激素水平降低到绝经后的范围内。在这些水平下，子宫内膜细胞有丝分裂几乎不存在。总的来说，目前表明母乳喂养可以预防卵巢癌的证据是十分有限的，无法就哺乳对子宫内膜癌风险的影响得出明确的结论。

三、哺乳对女性生殖道恶性肿瘤及治疗的影响

母乳喂养可降低绝经前和绝经后女性乳腺癌的患病风险，对子宫内膜癌和卵巢癌的保护作用中等。母乳喂养还可以使产妇更快地恢复妊娠前的体重，并降低代谢综合征的发生率。

（李立伟　王志启）

临床篇
Clinical

第七章
早期宫颈癌保留生育功能
Fertility preservation in early-stage cervical cancer

第一节　手术适应证

随着宫颈癌筛查的普及，宫颈癌患者诊断年龄有年轻化趋势，年轻妇女（＜35岁）宫颈癌患者的构成比由9%上升至24%，部分年轻患者尚未完成生育功能，有迫切的生育愿望。目前保留生育功能的手术可经阴道、经腹腔镜或经腹完成，包括宫颈锥切术、单纯宫颈切除术、广泛性宫颈切除术等。在充分权衡生育要求、手术安全性及肿瘤结局等诸多因素后，对于早期宫颈癌保留生育功能的手术适应证，本节将详细论述。

一、早期宫颈癌保留生育功能的手术适应证

对于要求保留生育功能的宫颈癌患者，需充分平衡利弊，要在保证宫颈癌不复发或低复发的前提下尽量保留生育能力。由于保留生育功能的手术缺乏大样本的临床资料参考，因此所有选择该治疗策略的患者，医师要充分告知患者及其家属术前准备、化疗、手术、术后复发风险及可能的远期并发症，并签署知情同意书。

目前，绝大多数学者认同的早期宫颈癌患者保留生育功能的手术适应证包括：①患者有强烈的生育要求；②国际妇产科联盟（FIGO）2018年宫颈癌临床分期为ⅠA1、ⅠA2、ⅠB1期的患者；③肿瘤直径≤2 cm；④病理类型为鳞癌、腺癌或腺鳞癌；⑤影像学检查病变局限于子宫颈，未达子宫颈管上方或累及子宫颈内口；⑥无盆腔淋巴结和远处转移证据；⑦无不孕因素；⑧年龄≤45岁。

实际上，关于早期宫颈癌保留生育功能的手术指征，国际妇产科联盟、欧洲肿瘤内科学会（ESMO）、美国国立综合癌症网络（NCCN）和中华医学会妇科肿瘤学分会的指南间略有不同，且不断修改更新指南，加入新的证据，以及补充文献。因此，虽然上述手术适应证正逐步趋于统一，但在

诸多方面仍然存在争议。

（一）肿瘤大小

目前大部分学者认同肿瘤直径＞2 cm是术后复发最主要的高危因素。Beiner 等[1]对548例患者的临床数据进行荟萃分析后发现：肿瘤直径＞2 cm复发率为17%，肿瘤直径≤2 cm复发率2%。Arimoto等[2]研究也认为肿瘤直径＞2 cm、淋巴管浸润、切缘距肿瘤＜5~8 mm与复发率增加相关。现有的研究指出，阴式及腹腔镜手术因手术范围相对较小，在治疗直径＞2 cm的肿瘤时会明显增加复发率。Park等[3]研究也发现：在行腹腔镜广泛性宫颈切除术（radical trachelectomy，RT）的早期宫颈癌患者中，肿瘤最大直径为2~4 cm的患者发生淋巴血管间隙浸润、深层间质浸润、阴道受累、宫旁受累、切缘阳性和淋巴结转移的风险显著高于肿瘤最大直径＜2 cm的患者，其术后复发风险高，常需后续辅助治疗。因此，大部分学者不推荐癌灶最大直径＞2 cm的患者接受此类保留生育功能的手术治疗[4-6]。

然而，鉴于生育意愿的强烈需求，越来越多的学者尝试对直径超过2 cm的宫颈癌患者实施保留生育功能的手术，但是对于该类患者需先注意淋巴结状态。研究表明：30%~40%肿瘤直径＞2 cm的ⅠB期患者可能因为淋巴结的转移而丧失了保留生育功能的机会[7]。在一项49例肿瘤直径为2~4 cm的宫颈癌患者的临床研究显示：所有患者均经前哨淋巴结（SLN）活检，其中45例淋巴结阴性，最终成功保留生育功能。有19例患者尝试妊娠，其中5例患者成功妊娠，1例患者成功分娩[8]。目前越来越多的研究指出，经腹根治性宫颈切除术（abdominal RT，ART）因手术切除范围较大，在对直径＞2 cm的肿瘤实施保育治疗是相对安全的。Lintner等[8]对45例ⅠB期保留生育功能的宫颈癌患者（肿瘤直径＞2 cm）进行研究，共31例患者完成ART（开腹广泛性子宫颈切除术），该31例患者术后5年生存率高达93.5%，术后生育率也达到9.7%。我国有学者对62名宫颈癌患者（肿瘤例直径介于 2~4 cm）研究发现88.7%的患者成功保留生育功能，且经30.2个月的随访无患者复发[9]。

NCCN 2021年宫颈癌指南指出所有类型的广泛性宫颈切除术最适合肿瘤直径＜2 cm的肿瘤；对肿瘤直径＞2 cm患者，可考虑实施ART手术或可先行新辅助化疗待肿瘤直径缩小后再行手术，是提高预后的途径。近期Lanowska等报道了20例病灶＞2 cm的宫颈癌患者，其中病灶直径最大达到5 cm，所有患者经腹腔镜盆腔淋巴清扫术及新辅助化疗后，共有18例患者最终完成经阴道根治性宫颈切除术（VRT），所有患者术后均无复发。由于当前尚缺乏高等级证据的大型临床研究，对于肿瘤直径＞2 cm的宫颈癌采取哪种保育手术最为合适，目前仍存在较大的争议[11]。

（二）新辅助化疗（neoadjuvant chemotherapy，NACT）

新辅助化疗的目的是缩小肿瘤体积以降低手术难度，以期减少术后肿瘤复发。对于FIGO（2018）ⅠB期、ⅡA期肿瘤直径在2~4 cm的患者来说，新辅助化疗不仅可以减少淋巴结转移，而且减少宫旁浸润，为要求保留生育功能的患者提供了更多的手术机会[12, 13]。已有的研究表明：新辅助化疗后行RT的术后妊娠率为30.6%，显著高于RVT（经阴道根治性性子宫颈切除术）（24%）和ART（16%）术后的妊娠率，而NACT后再行RT与直接行ART患者的术后复发率（6%）相近[14, 15]。而在一项18例病灶最大直径>2 cm的宫颈癌病例研究中，先给予新辅助化疗后再行VRT，术后妊娠率达到71%[16]。因此部分学者认为对于宫颈癌灶最大直径>2 cm拟保留生育功能者，新辅助化疗后行RT术是安全的。

既往曾有学者建议对于肿瘤直径>2 cm的患者可先行新辅助化疗后再行RT[17, 18]。但目前学界更倾向于先行腹腔镜下盆腔淋巴结清扫±腹主动脉旁淋巴结取样，判断盆腔淋巴结有无转移；淋巴结阳性者剔除保留生育功能的治疗方案，改为放射治疗；阴性者予新辅助化疗缩小肿瘤体积，消除微转移，拓展手术指征。Salihi等[19]对11例ⅠB期宫颈癌患者（10例ⅠB1期、1例ⅠB2期）进行前瞻性研究，首先行腹腔镜下淋巴结切除术，然后接受NACT及宫颈锥切术，化疗方案为紫杉醇+异环磷酰胺+卡铂或紫杉醇+卡铂。化疗后7例（63.6%）完全缓解，3例（27.3%）部分缓解，1例（9.1%）疾病进展。疾病进展者行广泛性子宫切除术（radical hysterectomy，RH），其余患者均接受保留生育功能的手术，其中6例患者术后妊娠，中位随访时间为58个月，无复发病例。

而部分学者认为NACT化疗后病灶缩小程度满意者可行扩大宫颈锥切术，若术后病理不理想可追加宫颈癌根治术。前哨淋巴结定位切除术目前越来越被广大学者接受并推广，对判定早期宫颈癌淋巴结是否转移有关键性作用，具有替代传统盆腔淋巴结切除术的趋势[20]。当然，基于已有的文献报道，手术前应用NACT，存在延误手术治疗、反应率低、掩盖术后中高危因素，以及未能改善预后等弊端。因此虽然新辅助化疗为宫颈癌病灶直径>

2 cm的患者带来了生育机会，但其疗效和安全性尚缺乏大样本、多中心的临床试验支持和长期随访资料，尚需进一步探索[21, 22]。

（三）肿瘤的病理类型

一般认为，宫颈腺癌和腺鳞癌比鳞癌更容易复发。但在Ditto等[23]研究22例保留生育功能的早期宫颈癌患者中，包含11例腺癌、10例鳞癌和1例腺鳞癌，平均随访48.8个月，术后无复发病例。Helpman等[24]研究发现，在接受广泛性子宫颈切除术的患者中，腺癌组与鳞癌组肿瘤结局相似，复发率差异无统计学意义。2017年NCCN指南中明确指出宫颈小细胞神经内分泌癌及宫颈胃型腺癌不适合保留生育功能。因此，目前多数研究学者认为，保留生育功能手术仍以宫颈鳞状细胞癌、腺癌或腺鳞癌为主，神经内分泌癌和胃型腺癌由于远处转移率高、复发风险大，该病理类型的宫颈癌患者不考虑保留生育功能。

（四）不孕因素

随着辅助生殖技术的发展，越来越多既往有不孕症病史的患者通过辅助生殖技术妊娠，不孕症目前不应成为宫颈癌保留生育功能手术的绝对禁忌证。但是应当在术前向患者及其家属详细交代术后不孕的可能及相应的措施[25]。因为由于宫颈狭窄、宫颈黏液缺乏、亚临床子宫内膜炎、粘连、亚临床输卵管炎等原因存在，即使术前不存在不孕因素，RT术后仍可发生不孕。但是宫腔内人工授精（IUI）、体外受精-胚胎移植（IVF-ET）和单精子卵胞浆显微注射（ICSI）等现代辅助生殖技术的快速发展，使得该类患者仍有机会妊娠成功。Kasuga

等[26]回顾性分析了2002—2013年172例接受保留生育功能手术的宫颈癌患者，共61例妊娠，其中42例通过辅助生殖技术受孕。因此，夫妻双方存在不孕因素并不是手术的绝对禁忌证。

二、国内学者提出的手术适应证新标准

为确保早期宫颈癌保留生育功能手术的成功实施，术前应从患者本身、肿瘤情况和医者能力等多方面对病情进行充分评估。要考虑到宫颈上段浸润者保留生育功能的失败率和不良产科结局率均明显升高，肿瘤直径>2 cm，以及对NACT反应差是术后复发的高危因素[27, 28]，胃型腺癌和神经内分泌癌等非HPV相关性宫颈恶性肿瘤本身预后极差等诸多影响因素。国内熊光武[29]结合现有文献和NCCN宫颈癌指南2021. V1版，提出了新的早期宫颈癌保留生育功能适应证标准，以下为具体内容。

（一）患者因素

患者方面需具备：①具有强烈的生育愿望；②生育期年龄段，具有生育潜力（40~45岁以下）；③对手术方式及其选择理由、可能存在的并发症、术后肿瘤结局、术后妊娠期监测和妊娠结局等相关问题充分知情同意。

（二）肿瘤因素

肿瘤方面：①影像学或病理学证据证实盆腔淋巴结无转移。②肿瘤局限于宫颈，最大直径≤2 cm，宫颈间质浸润深度<1/2，病灶距宫颈内口≥1.5 cm；肿瘤直径>2 cm者应先行腹腔镜下腹膜后淋巴结切除，充分评估淋巴结状态后，对于淋巴结阴性者先予以2~3个疗程NACT，待肿瘤缩小至≤2 cm时再行RT。③肿瘤病理类型为小细胞神经内分泌癌、肠型腺癌、微偏腺癌和恶性腺瘤者不适于保留生育功能。

（三）医方因素

医者方面：医疗团队应具备实施保留生育功能手术的外科技术、围手术期精细化管理与质量控制方案，以及术后长期随访和提供人工辅助生殖的医疗平台条件等。

（吴小华　陈诚）

参考文献

[1] BEINER M E, COVENS A. Surgery insight: radical vaginal trachelectomy as a method of fertility preservation for cervical cancer. Nat Clin Pract Oncoh, 2007, 4(6): 353-361.

[2] ARIMOTO T, KAWANA K, ADACHI K, et al. Minimization of curative surgery for treatment of early cervical cancer: a review. Jpn J Clin Oncol, 2015, 45(7): 611-616.

[3] PARK J Y, JOO W D, CHANG S J, et al. Long -term outcomes after fertility -sparing laparoscopic radical trachelectomy in young women with early -stage cervical cancer: an Asan Gynecologic Cancer Group (AGCG) study. J Surg Oncol, 2014, 110(3): 252-257.

[4] ROB L, SKAPA P, ROBOVA H. Fertility-sparing surgery in patients with cervical cancer .Lancet Oncol, 2011, 12(2): 192-200.

[5] LANOWSKA M, MANGLER M, SPEK A, et al.Radical vaginal trachelectomy(RVT)combined with laparoscopic lymphadenectomy: prospective study of 225 patients with early-stage cervical cancer.Int J Gynecol Cancer, 2011, 21(8): 1458-1464.

[6] LANDONI F, PARMA G, PEIRETTI M, et al. Chemo-conization in early cervical cancer .Gynecol Oncol, 2007, 107(1 Suppl 1): S125-S126.

[7] DENG X, ZHANG Y, LI D, et al.Abdominal radical trachelectomy guided by sentinel lymph node biopsy for stage IB1 cervical cancer with tumors > 2 cm. Oncotarget, 2017, 8(2): 3422-3429.

［8］LINTNER B, SASO S, TARNAI L, et al. Use of abdominal radical trachelectomy to treat cervical cancer greater than 2 cm in diameter. Int J Gynecol Cancer, 2013, 23(6): 1065-1070.

［9］LI J, WU X, LI X, et al.Abdominal radical trachelectomy: Is it safe for IB1 cervical cancer with tumors≥2 cm?. Gynecol Oncol, 2013, 131(1): 87-92.

［10］LANOWSKA M, MANGLER M, SPEISER D, et al. Radical vaginal trachelectomy after laparoscopic staging and neoadjuvant chemotherapy in women with early-stage cervical cancer over 2 cm: oncologic, fertility, and neonatal outcome in a series of 20 patients. Int J Gynecol Cancer, 2014, 24(3):586-593.

［11］PLAIKNER A , SIEGLER K ,HERTEL H,et al.Fertility sparing therapy in women with lymph node negative cervical cancer >2cm - oncologic and fertility outcomes of neoadjuvant chemotherapy followed by radical vaginal trachelectomy.International journal of gynecological cancer: official journal of the International Gynecological Cancer Society, 2023, 33(10):1542-1547.

［12］KIM H S, SARDI J E, KATSUMATA N, et al. Efficacy of neoadjuvant chemotherapy in patients with FIGO stage Ib1 to IIa cervical cancer:An international collaborative meta—analysis. Eur J Surg Oncol, 2013, 39(2) : 115-124.

［13］THOMAKOS N, TRACHANA S P, Davidovic-Grigoraki M, et al. Less radical surgery for early-stage cervical cancer: To what extent do we justify it?-Our belief. Taiwan J Obstet Gynecol, 2016, 55(4) : 495-498.

［14］PAREJA R, RENDÓN G J, VASQUEZ M, et al. Immediate radical trachelectomy versus neoadjuvant chemotherapy followed by conservative surgery for patients with stage Ⅰ B1 cervical cancer with tumors 2cm or larger: a literature review and analysis of oncological and obstetrical outcomes. Gynecol Oncol, 2015, 137(3): 574-580.

［15］PAREJA R, RENDÓN G J, SANZ-LOMANA C M, et al.Surgical, oncological, and obstetrical outcomes after abdominal radical trachelectomy - a systematic literature review.Gynecol Oncol, 2013, 131(1): 77-82.

［16］LANOWSKA M, MANGLER M, SPEISER D, et al. Radical vaginal trachelectomy after laparoscopic staging and neoadjuvant chemotherapy in women with early-stage cervical cancer over 2cm: oncologic, fertility, and neonatal outcome in a series of 20 patients. Int J Gynecol Cancer, 2014, 24(3): 586-593.

［17］LANOWSKA M, MANGLER M, SPEISER D, et al.Radical vaginal trachelectomy after laparoscopic staging and neoadjuvant chemotherapy in women with early-stage cervical cancer over 2 cm: oncologic, fertility, and neonatal outcome in a series of 20 patients. Int J Gynecol Cancer, 2014, 24(3): 586-593.

［18］ROBOVA H, HALASKA M J, PLUTA M, et al.Oncological and pregnancy outcomes after high-dose density neoadjuvant chemotherapy and fertility-sparing surgery in cervical cancer. Gynecol Oncol, 2014, 135(2): 213-216.

［19］SALIHI R, LEUNEN K, VAN LIMBERGEN E, et al. Neoadjuvant chemotherapy followed by large cone resection as fertility-sparing therapy in stage IB cervical cancer. Gynecologic Oncology, 2015,139(3): 447-451.

［20］TAX C, ROVERS M M, DE GRAAF C, et al. The sentinel node procedure in early stage cervical cancer, taking the next step; a diagnostic review. Gynecol Oncol, 2015, 139(3): 559-567.

［21］ESTEVEZ J P, HEQUET D, DUBOT C, et al.Fertility sparing treatment in women affected by cervical cancer larger than 2cm. Bull Cancer, 2016, 103(2): 173-179.

［22］Wang D, Yang J, Shen K, et al.Neoadjuvant chemotherapy followed by fertility-sparing surgery for women with stage Ⅰ B1 cervical cancer. J Gynecol Oncol, 2013, 24(3): 287-290.

［23］DITTO A, MARTINELLI F, BOGANI G, et al. Fertility-sparing surgery in early -stage cervical cancer patients: oncologic and reproductiveoutcomes. Int J Gynecol Cancer, 2015, 25(3): 493-497.

［24］HELPMAN L, GRISARU D, COVENS A. Early adenocarcinoma of the cervix: is radical vaginal trachelectomy safe? . Gynecol Oncol, 2011, 123(1): 95-98.

［25］EMA P, AHMED I. Conservative surgery for early cervical cancer. Indian Journal of Surgical Oncology, 2016, 7 (3) : 336-340.

［26］KASUGA Y, NISHIO H, MIYAKOSHI K, et al. Pregnancy outcomes after abdominal radical trachelectomy for early-stage cervical cancer: a 13-year experience in a single tertiary-care center. Int J Gynecol Cancer, 2016, 26(1): 163-168.

［27］TESFAI F M, KROEP J R, GAARENSTROOM K, et al. Fertility-sparing surgery of cervical cancer > 2 cm (International Federation of Gynecology and Obstetrics 2009 stage IB1-IIA) after neoadjuvant chemotherapy. Int J Gynecol Cancer, 2020 , 30(1): 115-121.

［28］ZUSTERZEEL P L M, AARTS J W M, POL F J M, et al. Neoadjuvant chemotherapy followed by vaginal radical trachelectomy as fertilitypreserving treatment for patients with FIGO 2018 stage 1B2 cervical cancer. Oncologist, 2020, 25(7) : e1051- e1059.

［29］熊光武.早期宫颈癌保留生育功能手术的术前评估［J］.中国微创外科杂志, 2021, 21(4): 289-292.

第二节　宫颈癌保留生育功能患者的生育能力评估

一、流行病学及简介

宫颈癌是危害全球妇女生命健康的主要恶性肿瘤之一，目前其发病率位于女性恶性肿瘤第4位[1]。在我国，宫颈癌发病率较高，我国宫颈癌患者占全球宫颈癌患者的1/3[2]。人类乳头瘤病毒（HPV）持续性感染是宫颈癌的主要致病因素，有研究证实人工流产次数过多、首次性交年龄早、性伴侣过多、配偶包皮过长、早婚、结婚次数过多、多产及初产年龄过早等，都可能增加宫颈癌发病的危险，成为宫颈癌发病的独立高危因素[3]。发病率与国家和社会经济条件也有一定的关系，全世界约85%的宫颈癌患者死亡发生在不发达国家或发展中国家，低收入和中等收入国家的死亡率较富裕国家高18倍[4]。

据世界统计，全球每年宫颈癌确诊病例超过50万人，病死患者超过30万人[5]。随着医疗技术的不断发展和宫颈癌疫苗的推广及应用，宫颈癌的发病率和死亡率在发达国家已有所下降，而我国宫颈癌死亡率虽呈下降趋势[6]，但其发病率却呈上升趋势且趋向年轻化[7]，40%的子宫颈癌发生在育龄妇女[8]，这些育龄期宫颈癌患者有强烈的生育需求，因此保护宫颈癌患者的生育能力逐渐引起人们的重视，如何使年轻女性肿瘤患者的生育力得到保存和保护，成为妇科及生殖科等相关领域共同关注的问题[9]。

生育力保护是指使用手术、药物或者辅助生殖技术等，对存在不孕或不育风险的成人、青少年或儿童提供帮助，保护生殖功能，使其具有产生遗传学后代的能力[13]。既往早期宫颈癌患者的标准治疗是子宫切除术、广泛性子宫切除术+盆腔淋巴结清扫术等，切除子宫的同时可使患者的生育功能丧失[10, 11]。放化疗是宫颈癌治疗的重要手段，但会对子宫及卵巢功能造成不可逆的损伤，从而使育龄期患者丧失生育功能。对于年轻的特别是青春期前的女性，因肿瘤本身或放化疗、卵巢手术等会不同程度地损伤卵泡，导致卵巢功能减退甚至功能丧失，其中化疗后将有42%的女性面临卵巢早衰风险[12]。一些专家对早期宫颈癌经典术式的术后常规病理结果进行了回顾性研究，发现早期宫颈癌的宫旁受累、淋巴结转移、血行转移的概率很低，于是提出对育龄期早期宫颈癌患者可以考虑行保留生育能力的手术[14]。

1994年，Dargent等[15]首次提出阴式广泛性宫颈切除术治疗早期宫颈癌患者，随后很多研究者跟进了该术式的临床试验[16-18]，研究表明：阴式广泛宫颈切除术患者术后复发率不到5%，死亡率仅2%[19-21]。宫颈癌生育力保护手术方式主要有宫颈锥切术、单纯宫颈切除术、根治性子宫颈切除术等，大量数据均表明早期宫颈癌患者为保留生育功能可行宫颈锥切术（ⅠA1期）或广泛性宫颈切除术（ⅠA2~ⅠB1期），患者术后复发率和生存率与根治术后相比无明显差别[22]，对于希望保留生育能力的早期宫颈癌患者，保留生育能力的手术是最合适的选择[23]。有高危因素的早期宫颈癌患者可行新辅助化疗消除肿瘤微转移灶、减少阳性淋巴结数目和缩小肿瘤直径，提供了保留生育能力的手术机会[24]。对不能进行保留生育功能手术的患者，可考虑行生育力保存技术，如胚胎冻存、卵母细胞冻存、卵巢组织冻存、卵巢移位、子宫移植等保留生育希望[9]。如何在不危及癌症治疗的情况下，有效保护和保存生育力，提高女性肿瘤患者的生殖健康水平已经成为现代肿瘤治疗的重要组成部分[11]。

二、保守手术治疗后的生育力评估

随着宫颈癌筛查的普及及筛查技术的提高，越来越多的年轻女性被诊断出宫颈癌。宫颈癌的传统治疗包括全子宫切除术、根治性子宫切除术及淋巴结清扫术和放化疗，临床治疗效果显著。据估计，大约40%的早期宫颈癌患者年龄<40岁[25, 26]，许多患者希望保留生育能力。因此，评估保守治疗方案对希望保留生育能力的年轻宫颈癌患者的作用是至关重要的。

关于生育力保护性手术的宫颈癌患者的选择标准目前尚未完全统一。综合 FIGO 2018年[27]宫颈癌分期和 NCCN[28]指南关于宫颈癌分期及生育力保护手术治疗的建议，有生育意愿的早期宫颈癌（ⅠA~ⅠB1期，以及部分经严格筛选的ⅠB2期患者）妇女可行保存生育力的手术治疗。目前，早期宫颈癌患者保留生育功能手术的适应证包括：①患者有强烈的生育要求；②FIGO宫颈癌临床分期为ⅠA1、ⅠA2、ⅠB期的患者；③肿瘤直径≤4 cm；④病理类型为鳞癌、腺癌或腺鳞癌；⑤病变局限于

子宫颈外口，未达子宫颈管上方及未累及子宫颈内口；⑥无盆腔淋巴结和远处转移证据。患者年龄尚无统一标准。对于特殊类型的宫颈癌，如小细胞神经内分泌肿瘤、子宫颈胃型腺癌目前尚无充分数据表明可以保留生育功能，不推荐伴有高危和中危因素的患者保留生育功能[28]。目前，早期宫颈癌保守手术方式包括宫颈锥切术、单纯宫颈切除术、根治性宫颈切除术。

1.宫颈癌患者保守性手术方式

（1）宫颈锥切术：宫颈锥切术是指切除部分子宫颈阴道部和宫颈管组织，目标是切除微小浸润癌灶并追求切缘阴性。ⅠA1期宫颈癌淋巴结转移的风险低，可考虑宫颈锥切术或宫颈锥切术加盆腔淋巴结切除术[28]。NCCN子宫颈癌临床实践指南提出早期宫颈癌实施锥切术时，首选冷刀锥切，锥切切缘至少有1 mm的阴性距离，切除深度至少为10 mm，已生育者可增加到18~20 mm。如能达到足够的深度和宽度，也可以采用环形电刀（LEEP刀）切除术。手术应尽量一次整块切除组织，保持标本的完整性。如锥切切缘阴性，术后可随访观察。如切缘阳性，建议再次锥切或行宫颈切除术。

淋巴结状态是早期宫颈癌最重要的预后因素之一，一些文献报道前哨淋巴结活检可作为系统盆腔淋巴结切除术的替代选择，它不仅降低了手术并发症的风险，同时还提供了淋巴结状态的准确信息。研究表明前哨淋巴结活检和系统淋巴结切除术对于宫颈癌复发率、生存率没有显著差异[29, 30]。

（2）单纯子宫颈切除术：单纯子宫颈切除术是指手术切除范围超出肿瘤边界 7~10 mm，并切除子宫颈管，但不涉及宫旁组织切除[22]。常用于ⅠA~ⅠB1 期的需要保留生育功能的宫颈癌患者。

在大多数研究中宫颈锥切术和单纯性宫颈切除术的适应证没有明确的定义。PLANTE 等[31]的队列研究中，纳入50例低危早期宫颈癌患者（肿瘤直径<2 cm），行单纯宫颈切除术+前哨淋巴结活检（±盆腔淋巴结切除术），其中11例为ⅠA1期伴有淋巴脉管侵犯，13例为ⅠA2期，26例为ⅠB1期，5年无进展生存期和总生存期分别为97.9%和97.6%。2019年FOKOM等[25]纳入346例仅通过保守手术治疗的早期宫颈癌患者（大多数患者的病灶直径<2 cm）进行分析，其中82例行单纯子宫切除术，88例行单纯宫颈切除术，176例行宫颈锥切术，最长随访时间168个月，计算的粗复发率为1.7%，粗死亡率为0.3%。因此，对于需要保留生育功能的早期宫颈癌且无高危因素的患者，可考虑行单纯宫颈切除手术。根据最新的ConCerv研究，满足以下标准的早期宫颈癌：无淋巴脉管间隙浸润（LVSI），宫颈锥切切缘阴性，鳞癌（任何级别）或普通类型腺癌（G1～G2级），肿瘤直径≤2 cm，浸润深度≤1 cm，影像学检查无其他部位转移，可首选宫颈切除术+盆腔淋巴结切除（或前哨淋巴结活检SLNB）作为保育治疗方式[95]。

（3）根治性子宫颈切除术：根治性宫颈切除术是指切除整个宫颈、宫旁组织和部分阴道，留下完整的宫体、宫底、输卵管和卵巢。手术入路主要包括经阴道和经腹两种方式，也可在腹腔镜下或机器人辅助下完成。宫颈癌保留生育功能原则上推荐选择肿瘤直径≤2 cm的患者，对于肿瘤直径2~4 cm的患者，推荐行经腹根治性子宫颈切除术[28]。目前根治性宫颈切除术主要适用于：ⅠA1~ⅠB2期存在LVSI，不符合ConCerv标准的ⅠB1期和部分经严格筛选的ⅠB2期宫颈癌[28]。Bentivegna 等对1 765例早期宫颈癌患者的回顾性分析发现经阴道手术是最常用的保留生育手术途径[11]。多项研究表明经阴道根治性子宫颈切除术对于经仔细筛选的ⅠA2期或ⅠB1期（≤2 cm）宫颈癌妇女是一种安全的选择，且具有良好的治疗效果和较高妊娠率[23, 32-34]。经腹根治性子宫颈切除术与经阴道途径相比能切除更多的宫旁组织，对于肿瘤直径>2 cm的宫颈癌具有更好的治疗疗效。

目前肿瘤较大的妇女保留生育能力治疗方案的数据较少（肿瘤直径>2 cm），复发风险高[35, 36]。从肿瘤角度来看，经腹根治性宫颈切除术似乎是安全的，但其生育能力和产科预后相对较差[37]。研究表明新辅助化疗联合保育手术在肿瘤较大（直径>2 cm）的宫颈癌患者中取得了较好的疗效，生育能力和产科结局满意[38]。研究表明在ⅠB2期宫颈癌患者中，新辅助化疗后实施保育手术和盆腔淋巴结清扫术是一种安全且保留生育能力的选择，治疗效果良好，78%的人的生育能力得到了保留[39]。对于存在高危因素且有强烈保存生育力愿望的患者，新辅助化疗联合保育治疗值得考虑，但目前关于肿瘤较大的宫颈癌及存在高危因素的宫颈癌患者的保守治疗的数据较少，临床效果及妊娠结局尚缺乏有效数据进行评估，仍需要进一步研究。

2.宫颈癌患者保守性手术的优点及缺点

（1）优点：宫颈癌患者保守性手术最大的优点是保留生育功能。宫颈锥切术保留了子宫、子宫下段、部分宫颈、阴道穹及阴道的基本结构，对受孕能力影响较小。与宫颈切除术相比，宫颈锥切术简便易行且术后发生不良产科事件的比例和风险均较低[25]。与根治性子宫切除术相比，经阴道根治性宫颈切除术手术时间短、手术范围小，术后并发症、术后复发率、生存率与根治性子宫切除术无显著差异[11, 40]。经腹根治性子宫颈切除术术中视野暴露理想，宫旁组织切除范围相对较广。与经腹根治性子宫颈切除术相比，经阴道根治性宫颈切除术减少了盆腹腔粘连并保留了子宫动脉上行支，还保留了部分子宫韧带用于牵拉固定子宫体，减少了对手术部位以外组织及器官的损伤，理论上更有利于生育能力的保留和恢复。

（2）缺点：宫颈锥切术使得子宫颈的完整性受到损伤，减弱了子宫颈承托支持作用，引起子宫颈机能不全，导致晚期流产及早产率增加。有学者认为锥切深度与早产率呈正相关，切除深度>10 mm时即增加早产及晚期流产发生风险[41]，锥切深度>17 mm 时，胎膜早破的概率至少增加 3 倍[42]。除此之外，随着宫颈切除组织的增多，还可能出现子宫颈狭窄、子宫颈闭锁、子宫颈黏液栓的消失、子宫颈环扎线排异反应、继发感染等风险。上述因素均可能引起不良妊娠结局的发生。根治性宫颈切除术和单纯宫颈切除术相比锥切术，产科不良事件发生率有所提高。经阴道根治性宫颈切除术操作空间有限，经阴道探查定位并游离输尿管是其难点，对宫旁组织暴露相对困难，切除范围相对有限，因此，需严格把握手术指征。经腹根治性宫颈切除术往往会结扎子宫动脉，术后增加了盆腹腔粘连的机会，引起输卵管卵巢粘连，可能导致输卵管性不孕。此外，宫旁组织切除可能引起自主神经损伤、排尿障碍等。

3.宫颈癌患者保守性手术的妊娠结局　术后妊娠结局是评价早期宫颈癌保留生育功能手术的重要指标之一。术后组织完全修复一般需要3个月左右，妊娠前还需注意患者的生理功能恢复情况，如月经周期变化、排卵情况等。目前，术后妊娠时间尚无统一标准，大多数学者认为术后半年至1年内肿瘤无复发者，可考虑妊娠，必要时可以借助辅助生殖技术。目前，关于宫颈癌保守手术的妊娠结局报道并不完全一致。

大量研究表明保守性手术具有良好的妊娠结局。一项多中心前瞻性研究表明，150例早期宫颈癌患者中73例行经腹根治性子宫颈切除术、77例行经阴道根治性子宫颈切除术，经阴道根治性子宫颈切除术组的妊娠率高于经腹根治性子宫颈切除术组（39.5% vs 8.8%，$P=0.003$）[21]。近期有研究表明经阴道根治性子宫颈切除术的患者妊娠率为86%[43]，经腹根治性子宫颈切除术的妊娠率为59.3%[44]。宫颈锥切和单纯宫颈切除术术后活产率最高，可高达86.4%，经腹根治性宫颈切除术术后活产率为65.7%，经阴道根治性宫颈切除术术后活产率为63.4%[23]。根治性宫颈切除术后妊娠早期流产风险与普通人群相当（20%），而妊娠中期流产风险（9.5%）高于普通人群（4%）[45]。与根治性宫颈切除术相比，宫颈锥切术后妊娠率较高，且流产率、早产率较低，妊娠结局更好[46, 47]。保守手术治疗后妊娠情况，需要多学科协作，医患双方共同配合，如何提高妊娠率、活产率仍是目前需要重点关注的问题，等待进一步探究。

三、化疗对女性生育力的不利影响

（一）概述

宫颈癌的一个重要治疗方式是化疗，在某些患者的治疗中，化疗起着决定性的作用，直接关系到肿瘤患者的生存预后，但其副作用也是不容忽视的，化疗会对育龄期女性的生殖功能造成不利影响，甚至引起不孕[48]。受传统文化的影响，生育年龄的女性均有生儿育女的任务，研究显示，生育年龄宫颈癌患者的生育忧虑水平比普通人群整体较高[49]。故有必要探讨宫颈癌化疗对育龄期女性生育力的影响。

（二）宫颈癌常用化疗药物及其作用机制

目前用于宫颈癌的化疗药物主要有铂类（主要有顺铂、卡铂）、紫杉醇、拓扑替康等。铂类化疗药物主要作用机制为干扰细胞DNA的合成，诱导DNA损伤，不仅用于宫颈癌的化疗，还被食品药品监督管理局（FDA）批准用于女性其他多种恶性肿瘤的化疗，为一类经典的抗肿瘤化疗药物。紫杉醇为细胞周期特异性药物，主要作用于肿瘤M期，对有丝分裂中的纺锤体具有毒性作用，能够阻止微管的解聚，阻碍细胞复制。拓扑异构酶在DAN复制过程中起着非常重要的作用，维持着正常DNA的稳定性。拓扑替康为拓扑异构酶Ⅰ的抑制剂，与DNA拓扑异构酶Ⅰ及DNA结合形成复合物，堆积的复合物与DNA继续复制的复制叉碰撞引起DNA双链断裂，最后复制停止，细胞死亡[50]。

（三）化疗药物对卵巢功能的影响

宫颈癌患者接受化疗时，化疗药物通过细胞毒性作用既可以杀灭肿瘤细胞，同时也对正常组织细胞产生毒副作用，损害育龄期女性的卵巢功能，甚至造成卵巢早衰[51, 52]。化疗引起卵巢功能损伤，这早已为人们所知晓。卵巢功能一旦损伤，将影响女性正常发育潜力，使女性生育力下降甚至丧失，使女性体内激素分泌减少甚至提前进入更年期[53, 54]。

损伤的程度则取决于年龄、化疗药物类型、剂量、化疗持续时间等[55, 56]。不同的化疗药物有着不同的卵巢毒性作用[57]，学者们将单药化疗对卵巢损伤风险分为高、中、低风险。高风险药物包括：环磷酰胺、异环磷酰胺。中风险药物包括顺铂、卡铂[58]、多柔比星、紫杉醇、多西紫杉醇。低风险药物包括甲氨蝶呤、长春新碱、氟尿嘧啶。曲妥珠单抗、贝伐单抗、拉帕替尼风险级别尚未完全明确，用于宫颈癌化疗的药物绝大多数属于中风险。目前化疗药物造成卵巢功能损伤的确切机制尚未完全明了，研究表明临床常用化疗药物可能诱导直接和（或）间接的DNA损伤，以及细胞氧化应激，进一步启动卵泡内卵母细胞的凋亡和自噬程序，加速储存卵泡的耗竭[52]。化疗药物也能够对正常卵巢的微血管网造成破坏，降低卵巢皮质微血管网的密度，从而降低卵巢功能，例如，顺铂类药物[57]。

（四）化疗药物对子宫的影响

目前关于化疗药物对女性生殖功能的影响主要集中于卵巢的损伤，而关于化疗药物对子宫的影响研究甚少。偶有零星报道化疗药物可对子宫内膜造成损伤[59]，烷基化类化疗药物可使DNA造成损伤，有研究显示组织细胞暴露于烷化剂下，上皮细胞将变为不典型增生，所以化疗能引起DNA损伤或影响细胞正常周期或可对子宫造成持续性的损伤[60]，或可引起不孕[61]。早期接受化疗对子宫造成的损伤，主要是增加产科不良结局风险，例如，流产、早产、胎儿宫内生长受限、围产儿死亡、先兆子痫及胎盘早剥等[62]。另外，化疗引起的如恶心、呕吐及疲乏不适等副反应常常会影响女性性欲[63]，或可进而影响女性的生殖能力。

四、放射治疗对生育力的有害影响

（一）宫颈癌放疗的适应证

放射治疗是宫颈癌的重要治疗方法，CT及MRI是其基础治疗的检查依据。根据2024版NCCN子宫颈癌临床实践指南，放疗范围包括已知及可疑肿瘤侵犯的部位。外放射治疗（EBRT）是作用于有或无腹主动脉旁区域侵犯的盆腔区域。阴道近距离放疗是所有不适合手术的原发子宫颈癌患者的根治性放疗。对于大多数接受盆腔外放射治疗的患者，放疗期间给予同期含铂方案化疗，8周内完成治疗者效果最佳。外放射治疗范围：盆腔外照射的范围应该包括大体肿瘤（如果有）、宫旁组织、子宫骶韧带、距大体肿瘤足够的阴道范围（至少3 cm）、骶前淋巴结，以及其他危险的淋巴结区域。对于手术及放射影像上淋巴结阴性的患者，照射范围应该包括髂内外、闭孔和骶前淋巴结区域，以及盆腔。对于认为是更高危淋巴结转移的患者（大肿瘤；可疑或确定为低位真骨盆区域淋巴结），放射治疗需升高到包括髂总淋巴结区域。对于确定为髂总和（或）腹主动脉旁区域淋巴结转移的患者，建议盆腔扩大野和腹主动脉旁淋巴结区域照射，直到肾血管水平，或者根据累及的淋巴结范围向头侧扩展。对于侵犯阴道下1/3的患者，放疗区域需要包括双侧腹股沟淋巴结区域。在开腹手术时，对有肿瘤残留风险的瘤床或无法切除的孤立残留病灶可进行单次大剂量的术中放疗。

放疗可以提高宫颈癌患者的总体生存率，降低复发率，增加手术机会，减少术中和术后并发症等[64]。宫颈癌术后辅助放疗的指征有：腹膜后淋巴结转移、宫旁组织阳性、脉管受累、肿瘤侵犯子宫颈间质深部、阴道切缘阳性或切缘距病灶不足2 cm[65]。辅助放疗主要用于保留生育功能手术后有高危因素的患者，如有盆腔淋巴结阳性、切缘阳性和宫旁浸润，有任何一项者均推荐术后补充盆腔放疗+顺铂的同期化疗[66]。

宫颈癌放疗可引起不同程度的正常组织或器官损伤，大幅度降低患者的生活质量，而对于有生育要求的年轻患者，放疗可能会对其生育功能造成一定的损害。

（二）宫颈癌放疗对生育功能的损害

1.宫颈癌放疗对卵巢功能的损害 卵巢是女性的性腺器官，具有生殖及内分泌的作用，主要分泌雌激素、孕激素及少量雄激素。年轻女性卵巢功能衰退会导致更年期症状提前，出现潮热、心悸、骨质疏松，更甚于导致心脑血管疾病。卵巢对放射线非常敏感，放疗辐射可能会造成卵巢的严重损伤，其对卵巢功能的损害随着放射剂量增加而增加，最终可导致卵巢功能衰竭，影响妊娠[67-69]。为了保护卵巢功能，放疗时可实施卵巢移位术和卵巢固定术，减少射线对卵巢的辐射，转位后，卵巢内分泌功能的保留率约为50%[70]。

2.宫颈癌放疗对子宫的损害 接受盆腔放疗的女性，可造成子宫内膜异常，引起内膜变薄，还可导致内膜萎缩，宫腔粘连，影响正常的蜕膜化。此外，有研究表明放疗会损害肌肉纤维，降低子宫弹性、扩张性，导致子宫体积变小[71]。放疗还会引起子宫血管系统的损害，减少子宫血流灌注[72]。以上这些均可能导致盆腔放疗后的一些不良妊娠结局，如胎儿生长受限、胎盘植入、死产、早产等。

有研究表明，接受高剂量放疗（＞500 cGy）的女性发生早产的概率为50.0%、低出生体重儿发生的概率为36.2%，小于胎龄儿发生的概率为18.2%[73]。更值得注意的是，若儿童时期使用＞25 Gy的剂量直接照射，可引起子宫不可逆转的损伤[74]。

3.宫颈癌放疗对阴道的损害 阴道近距离放疗是所有原发宫颈癌根治放疗的关键部分[75]，而放疗可诱发阴道疾病并引起广泛的副反应。研究发现，接受宫颈癌放疗后6～12个月就可能出现阴道相关疾病，放疗1年以上可发生性功能障碍并可能持续存在，影响生育功能[76]。宫颈癌放疗后阴道损伤表现为阴道干燥、出血、疼痛、溃疡、黏膜萎缩，以及阴道狭窄[77-79]，造成性交疼痛或性交困难，最终可导致阴道闭锁，影响患者的生活质量。研究发现，最常见的损伤为阴道狭窄，放疗结束后2年内发生阴道狭窄的概率为22%[76]，且随着时间推移狭窄的严重程度逐渐增加。病理学改变为阴道上皮萎缩，毛细血管扩张，结缔组织增生，阴道黏膜皱襞减少，子宫旁和盆腔组织纤维化，阴道壁粘连，弹性变差[80]。有研究发现约60.9%的患者在放疗后1年性欲明显减低，大约1/5的患者在放疗后出现程度不等的焦虑、抑郁等心理问题[81]。

综上所述，放射治疗作为宫颈癌的主要治疗方法，临床疗效显著，但放疗后引起的不良反应降低了患者的生活质量。放疗对卵巢、子宫及阴道均会产生诸多有害影响，对于年轻有生育要求的患者，严重影响了其生育功能。

五、何时以及如何保护年轻宫颈癌患者的生育能力

1.ⅠA1期宫颈癌 ⅠA1期宫颈癌无淋巴脉管侵犯时可行宫颈锥切术，首选冷刀锥切。锥切术后病理提示边缘阴性者，可选择继续临床随访观察；锥切术后病理提示边缘阳性者，可选择再次宫颈锥切或行子宫颈切除术。ⅠA1期伴淋巴脉管间隙浸润，首选根治性子宫颈切除＋盆腔淋巴结切除或前哨淋巴结显影，次选锥切＋盆腔淋巴结切除或前哨淋巴结显影[82]。

2.ⅠA1～ⅠA2期伴淋巴脉管间隙浸润（LVSI） 首选根治性子宫颈切除＋盆腔淋巴结切除或前哨淋巴结显影，次选锥切＋盆腔淋巴结切除或前哨淋巴结显影[82]。

3.早期低危宫颈癌 主要包括无LVSI，宫颈锥切切缘阴性，鳞癌（任何级别）或普通类型腺癌（G1～G2级），肿瘤直径≤2cm，浸润深度≤1cm，影像学检查无其他部位转移。首选宫颈锥切＋盆腔淋巴结切除或前哨淋巴结显影。

4.其他ⅠB1期和选择性ⅠB2期宫颈癌 宫颈癌患者的病灶直径≤2 cm，可考虑行保留生育功能的手术，选择经阴道或经腹行根治性子宫颈切除术＋盆腔淋巴结切除±主动脉旁淋巴结切除，也可考虑行前哨淋巴结显影。肿瘤直径2~4 cm者，推荐行经腹根治性子宫颈切除术。ⅠB2期宫颈癌保存生育力的保守性手术成功率较低。一项腹腔镜下根治性宫颈切除术治疗88例早期宫颈癌患者的前瞻性队列研究结果显示，肿瘤直径超过2 cm是复发的确定风险因素，复发率高达20%。

5.ⅠB2期含有高危因素及以上的晚期宫颈癌 对于肿瘤直径为2~4 cm的具有高危因素（包括淋巴结阳性、切缘阳性和宫旁组织浸润）的ⅠB2期及以上分期的患者，不推荐保留生育力手术。一般采用手术、放疗和化疗相结合的治疗方案[75]。

（一）不同手术方案的妊娠结局

一项回顾性病例对照研究[83]表明：宫颈锥切术可增加早产率，早产儿中35周以下分娩患者占比最多；还可导致出生体重<2 500 g的新生儿数量显著增加。但宫颈锥切术保留了子宫、子宫下段、部分子宫颈、阴道穹及阴道的基本结构，对受孕能力的影响较小。与宫颈切除术相比，宫颈锥切术简便易行且术后发生不良产科事件的比例和风险均较低。根治性宫颈切除术后妊娠早期流产风险与普通人群无明显差别，而妊娠中期流产风险相较于普通人群更高[45]。有综述[23]显示，经阴道根治性宫颈切除术术后临床妊娠率均高于其他方式的根治性宫颈切除术。经阴道根治性宫颈切除术可以减少盆腹腔粘连并保留子宫动脉上行支。而经腹根治性宫颈切除术可引起输卵管卵巢粘连，导致输卵管性不孕，会在一定程度上影响受孕[84]。宫颈锥切和单纯宫颈切除术术后活产率最高，可高达86.4 %，经腹根治性宫颈切除术后活产率为65.7%，经阴道根治性宫颈切除术后活产率为63.4%。目前认为可能原因为根治性宫颈切除术易引起子宫颈机能不全，从而导致患者无法维持妊娠至足月[85]。

保存生育力的保守性手术术后患者可发生宫颈狭窄、继发性闭经和不孕。子宫颈狭窄的发生率为10.5%[96]，可导致输卵管碘油造影或胚胎移植失败。仅40%的患者在术后愿意尝试妊娠，说明保存生育力手术对生育意愿也会造成一定的影响，可能与术后性欲降低、性交困难或计划推迟生育有关。术后约20%的患者选择通过辅助生殖技术妊娠[13]。

（二）保留生育能力的方法

对于无法行保留生育功能手术的患者，还有以下几种保留生育能力的方法：

1.胚胎冷冻技术 该技术目前已经成为临床最常用的生育力保存技术，仅用于已婚女性。该方法需要对卵巢进行药物刺激以获得多个卵母细胞进行受精，一般需要2~5周促排卵时间。然而在卵巢药物刺激过程中激素水平的升高可能对激素依赖性肿瘤产生不利的影响，对其长期预后的潜在影响目前尚无定论。早期宫颈癌患者可以通过体外受精和胚胎冷冻保存生育能力，一般是在化疗或治疗前获取卵母细胞进行体外受精，亦可以在自然月经周期中取出成熟卵子受精，并冻存胚胎，适时进行胚胎移植[86]。

2.成熟及未成熟卵母细胞冻存 冻存的成熟卵母细胞为促排卵后获取的卵母细胞。研究显示，用玻璃化冻存的成熟卵母细胞进行胚胎移植的活产率与非肿瘤患者结果相似[87]。未成熟卵母细胞冻存，主要针对卵巢有激素刺激禁忌证和不能推迟治疗的癌症患者，不耽误肿瘤相关治疗，没有肿瘤播散的风险，是肿瘤患者保护生育力的有效途径之一。在治疗前取出未成熟卵母细胞冷冻，在体外模拟体内成熟的微环境，将卵母细胞体外成熟培养成为成熟卵母细胞。未婚的恶性肿瘤女性患者多采用该项技术来保存生育力。关于成熟及未成熟卵母细胞冻存的报道较少，临床妊娠结局仍需要更多的数据进行评估。

3.卵巢组织冻存 卵巢组织冻存主要是在癌症治疗前移取富含卵母细胞的卵巢皮质进行冻存，在治疗结束后再移植回体内。该项技术适用于各个年龄段的绝经前女性，无论是恶性的还是良性的卵巢病变，都可以选择。卵巢组织移植后不但能够提供卵母细胞，还有可能恢复自身生殖内分泌功能，是更为理想的生育力保存办法，临床上也取得了良好的成绩。但该技术更为复杂和困难，移植后因缺血再灌注损伤等导致大量的卵泡丢失，大大降低了成熟卵母细胞获得率。此外，卵巢组织移植亦可能存在移回癌细胞的风险。因此，术前应充分告知肿瘤微残留、复发及卵巢衰退等风险。

4.卵巢移植和冻存　该方法目前仍然处于试验阶段，尚需长期随访观察。

5.卵巢移位　将卵巢移位于照射以外部位固定，尽可能远离放射部位，避免放疗对卵巢功能的损害。移位后卵巢亦有自行移动风险，放射线的散射仍可能影响卵巢功能。

6.子宫移植　子宫移植是将供体子宫移植到受体的体内并发挥作用。世界首例子宫移植活产是在2014年由瑞典团队完成的。2019年1月我国首例移植子宫内成功孕育的胎儿顺利出生。子宫移植无论是供体还是受体匹配都非常困难，且排斥反应、合并症多，价格昂贵。对于切除子宫但又有生育需求的患者，该项技术亦可考虑，但不是首选方案。

在子宫移植开展前，患有绝对子宫因素不孕的妇女的唯一治疗选择是代孕（在合法的情况下）[88]。首例成功的宫颈癌患者代孕报道于20世纪90年代末，但仅少数病例报告表明经放射治疗或卵巢移位术的妇女代孕取得成功。这些病例中的患者均较年轻（<30岁），对过度刺激的反应适中（≤5个卵母细胞），并大多经腹取出。子宫移植后的第一次活产报道于2014年，这标志着通过子宫移植可以达到健康活产的最终目的。自此，若干个子宫移植研究项目陆续在世界各地实施[89]。据报道[90]，巴西将已故捐献者的子宫移植给受者，后受者分娩出本国第1例利用子宫移植出生的健康婴儿。在此基础上，美国生殖医学会（ASRM）已经认识到子宫

移植是绝对子宫因素不孕的一种可行治疗方案，但同时也坚定表明该方法仍处于试验阶段，利用子宫移植实现生育仍然具有很大的挑战性[91]。子宫移植后很可能发生排斥反应，所以必须及时识别及治疗，妇女在妊娠期间应定期检测[92]。同时，子宫移植后的移植物必须在一个或两个健康婴儿出生后即取出。绝大多数接受子宫移植的患者患有先天性无阴道综合征，这种疾病的主要特征是子宫发育不全[93]。然而，移植相关的免疫抑制可能会增加癌症再活化的风险，并可能促进新恶性肿瘤的发展，如皮肤癌和血液系统恶性肿瘤[89, 94]。有宫颈癌病史的女性，其子宫因素不孕有可能是骨盆辐射的结果[89]。放射损伤子宫和盆腔的血管形成，血管和吻合并发症是子宫移植失败的常见原因[89]。子宫移植暂时还处于试验阶段，目前认为不应在宫颈癌根治性子宫切除术患者中使用该项技术。ASRM将"既往恶性肿瘤史（不包括早期宫颈癌或其他复发风险低的癌症）"列为子宫移植受体的排除标准[91]。

六、未来展望

女性生育力保护与宫颈癌治愈或缓解后能否具有生育能力密切相关，对患者日后的生活质量及家庭和谐具有极大的影响。对宫颈癌患者生育力的保护意识应该体现在临床诊治的各个方面，同时还需要多学科专家与妇科专家密切合作，制订科学合理的治疗方案，在保证疾病治疗效果和充分知情同意的前提下，更有效地保护患者的生育力，达到保存生育能力的最终愿望[13]。

（吴小华　訾聘）

参考文献

［1］王宇, 宋淑芳, 刘凤. 我国宫颈癌流行病学特征和发病高危因素的研究进展. 中国妇幼保健, 2019, 34(5): 1207-1209.

［2］李医, 孟晓楠, 马晓娟. 保留生育功能术对宫颈癌患者生育功能的影响. 癌症进展, 2020, 18(23): 2457-2459.

［3］刘慧强. 我国宫颈癌流行病学特征和高危因素分析. 中国妇幼保健, 2016, 12 (6) : 1258-1260.

［4］SMALL W, BACON M A, BAJAJ A, et al.Cervical cancer: A global health crisis. Cancer. 2017, 123(13): 2404-2412.

［5］COHEN P A, JHINGRAN A, OAKNIN A, et al. Cervical cancer. Lancet, 2019, 393(10167) : 169-182.

［6］周薇, 张志将, 王丽君, 等. 2018中国子宫颈癌1987–2014年死亡趋势的Joinpoint回归分析.中国癌症杂志,2017,27(8):634-640.

［7］陈彤.1990-2017年中国宫颈癌的发病率分析.现代养生, 2019(20): 47-49.

［8］SIEGEL R L, MILLER K D, JEMAL A. Cancer statistics.CA Cancer J Clin, 2015, 65(1): 5-29.

［9］郑峥, 姚吉龙.女性生育力保存和保护的热点问题.中国实用妇科与产科杂志, 2019, 35(7): 775-779.

［10］BENTIVEGNA E, GOUY S, MAULARD A, et al. Oncological outcomes after fertility-sparing surgery for cervical cancer: a systematic review. Lancet Oncol, 2016, 17(6): e240-e253.

［11］BENTIVEGNA E, MAULARD A, PAUTIER P, et al. Fertility results and pregnancy outcomes after conservative treatment of cervical cancer: a systematic review of the literature. Fertil Steril, 2016, 106(5): 1195-1211.e5.

［12］DEL M L, CEPPI M, POGGIO F, et al. Gonadotropin-releasing hormone analogues for the prevention of chemotherapy- induced premature ovarian failure in cancer women：systematic review and meta-analysis of randomized trials .Cancer Treat Rev, 2014, 40 (5)：675-683.

［13］谢锋, 隋龙.早期宫颈癌患者生育力保护和保存的思考.中国计划生育和妇产科, 2020, 12(10): 37-39.

［14］HOLMAN D A. Fertility Preservation in Gynecologic Cancer. Semin Oncol Nurs, 2019, 35(2): 202-210.

［15］DARGENT D,BURN J L,ROY M.Pregnancies following radical trachelectomy for invasive cervical cancer.Gynaecol Oncol, 1994(52): 105.

［16］HEPHERD J H,CRAWFORD R A,ORAM D H.Radical trachelectomy:A way to preserve fertility in the treatment of early cervical cancer .Br J Obstet Gynaecol, 1998, 105(8): 912-916.

［17］PLANTE M, RENAUD M C, FRANCOIS H, et al.Vaginal radical trachelectomy:An oncologically safe fertility-preserving surgery.An updated series of 72 cases and review of the literature.Gynecol Oncol, 2004, 94(3): 614-623.

［18］EINSTEIN M H,PARK K J,SONODA Y,et al.Radical vaginal versus abdominal trachelectomy for stage Ⅰ B1 cervical cancer:A comparison of surgical and pathologic outcomes.Gynecol Oncol, 2009, 112(1):73-77.

［19］KIM C H,ABU-RUSTUM N R,CHI D S, et al. Reproductive outcomes of patients undergoing radical trachelectomy for early-stage cervical cancer.Gynecol Oncol, 2012, 125(3): 585-588.

［20］WETHINGTON S L, SONODA Y, PARK K J, et al.Expanding the indications for radical trachelectomy:A report on 29 patients with stage Ⅰ B1 tumors measuring 2 to 4 centimeters. Int J Gynecol Cancer, 2013, 23(6): 1092-1098.

［21］CAO D Y, YANG J X,WU X H, et al.Comparisons of vaginal and abdominal radical trachelectomy for early-stage cervical cancer:Preliminary results of a multi-center research in China. Br J Cancer, 2013, 109(11): 2778-2782.

［22］ROB L, SKAPA P, Robova H.Fertility-sparing surgery in patients-with cervical cancer. Lancet Oncol, 2011, 12: 192-200.

［23］NEZHAT C, ROMAN R A, RAMBHATLA A, et al. Reproductive and oncologic outcomes after fertility-sparing surgery for early stage cervical cancer: a systematic review. Fertil Steril, 2020, 113(4): 685-703.

［24］李娟, 李长忠.妇科恶性肿瘤保留生育功能肿瘤结局.中国实用妇科与产科杂志, 2019, 35(6): 638-643.

［25］FOKOM DOMGUE J, SCHMELER K M. Conservative management of cervical cancer: Current status and obstetrical implications. Best Pract Res Clin Obstet Gynaecol, 2019, 55: 79-92.

［26］PLANTE M, RENAUD M C, SEBASTIANELLI A, et al. Simple Vaginal Trachelectomy: A Valuable Fertility-Preserving Option in Early-Stage Cervical Cancer. Int J Gynecol Cancer, 2017, 27: 1021-1027.

［27］U.S. Cancer Statistics Working Group. U.S. Cancer Statistics Data Visualizations Tool, based on November 2018 submission data (1999-2016):U.S. Department of Health and Human Services, Centers for Disease Control and Prevention and National Cancer Institute［EB/OL］. www.cdc.gov /cancer/dataviz,June 2019.

［28］SCHAEFFER E, SRINIVAS S, ANTONARAKIS E S, et al. NCCN Guidelines Insights: Prostate Cancer, Version 1.2021. J Natl

Compr Canc Netw, 2021, 19(2): 134-143.

［29］LENNOX G K, Covens A. Can sentinel lymph node biopsy replace pelvic lymphadenectomy for early cervical cancer? . Gynecol Oncol, 2017, 144(1): 16-20.

［30］GIL-IBAÑEZ B, GLICKMAN A, DEL PINO M, et al. Vaginal fertility-sparing surgery and laparoscopic sentinel lymph node detection in early cervical cancer. Retrospective study with 15 years of follow-up. Eur J Obstet Gynecol Reprod Biol, 2020, 251: 23-27.

［31］PLANTE M, Renaud M C, Sebastianelli A, et al. Simple vaginal trachelectomy in women with early-stage low-risk cervical cancer who wish to preserve fertility: the new standard of care? . Int J Gynecol Cancer, 2020, 30(7): 981-986.

［32］ZUSTERZEEL P L, POL F J, VAN HAM M, et al. Vaginal Radical Trachelectomy for Early-Stage Cervical Cancer: Increased Recurrence Risk for Adenocarcinoma. International journal of gynecological cancer: official journal of the International Gynecological Cancer Society, 2016, 26(7): 1293-1299.

［33］PLANTE M, GREGOIRE J, RENAUD M C, et al. The vaginal radical trachelectomy: an update of a series of 125 cases and 106 pregnancies. Gynecologic oncology, 2011, 121(2): 290-297.

［34］PLANTE M. Evolution in fertility-preserving options for early-stage cervical cancer: radical trachelectomy, simple trachelectomy, neoadjuvant chemotherapy. International journal of gynecological cancer : official journal of the International Gynecological Cancer Society, 2013, 23(6): 982-989.

［35］ROBOVA H, HALASKA M J, PLUTA M, et al. Oncological and pregnancy outcomes after high-dose density neoadjuvant chemotherapy and fertility-sparing surgery in cervical cancer. Gynecol Oncol, 2014, 135(2): 213-216.

［36］PARK J Y, JOO W D, CHANG S J, et al. Long-term outcomes after fertility-sparing laparoscopic radical trachelectomy in young women with early-stage cervical cancer: an Asan Gynecologic Cancer Group (AGCG) study. J Surg Oncol, 2014, 110(3): 252-257.

［37］VAN KOL K G G, VERGELDT T F M, BEKKERS R L M. Abdominal radical trachelectomy versus chemotherapy followed by vaginal radical trachelectomy in stage Ⅰ B2 (FIGO 2018) cervical cancer. A systematic review on fertility and recurrence rates. Gynecol Oncol, 2019, 155(3): 515-521.

［38］MARCHIOLÈ P, Ferraioli D, Moran E, et al. NACT and laparoscopic-assisted radical vaginal trachelectomy in young patients with large (2-5 cm) high risk cervical cancers: Safety and obstetrical outcome. Surg Oncol, 2018, 27(2): 236-244.

［39］ZUSTERZEEL PETRA L M, AARTS JOHANNA W M, POL FRAUKJE J M, et al. Neoadjuvant Chemotherapy Followed by Vaginal Radical Trachelectomy as Fertility-Preserving Treatment for Patients with FIGO 2018 Stage 1B2 Cervical Cancer. Oncologist, 2020, 25(7): e1051-e1059.

［40］XU L, FU-QING S, WANG Z H. Radical trachelectomy versus radical hysterectomy for the treatment of early cervical cancer: a systematic review. Acta Obstet Gynecol Scand, 2011, 90(11): 1200-1209.

［41］KYRGIOU M, ATHANASIOU A, PARASKEVAIDI M, et al. Adverse obstetric outcomes after local treatment for cervical preinvasive and early invasive disease according to cone depth: systematic review and meta-analysis. BMJ, 2016, 354: i3633.

［42］KYRGIOU M, MITRA A, ARBYN M, et al. Fertility and early pregnancy outcomes after conservative treatment for cervical intraepithelial neoplasia. Cochrane Database Syst Rev, 2015, 9: CD008478.

［43］YAN H, LIU Z, FU X, et al. Long-term outcomes of radical vaginal trachelectomy and laparoscopic pelvic lymphadenectomy after neoadjuvant chemotherapy for the IB1 cervical cancer: A series of 60 cases. Int J Surg, 2016, 29: 38-42.

［44］PAREJA R, RENDÓN G J, SANZ-LOMANA C M, et al. Surgical, oncological, and obstetrical outcomes after abdominal radical trachelectomy-a systematic literature review. Gynecol Oncol, 2013, 131(1): 77-82.

［45］BOSS E A, VAN GOLDE R J T, BEERENDONK C C M, et al. Pregnancy after radical trachelectomy: a real option? . Gynecol Oncol, 2005, 99(3): S152-156.

［46］ZHANG Q, LI W, KANIS M J, et al. Oncologic and obstetrical outcomes with fertility-sparing treatment of cervical cancer: a systematicreview and meta-analysis. Oncotarget, 2017, 8(28): 46580-46592.

［47］端英维, 李雪辉, 刘禹伶. 早期宫颈癌患者保留生育功能的宫颈锥切术后性生活和妊娠的结局. 广东医学, 2020, 41(6): 614-617.

［48］秋曼, 赵烨, 姚丽婷, 等. 接受放化疗年轻女性恶性肿瘤患者的生育能力保存. 国际生殖健康/计划生育杂志, 2019, 38(1): 71-74.

［49］王闪闪. 育龄期宫颈癌患者生育忧虑的现状及影响因素分析. 郑州: 郑州大学, 2020.

［50］Barbara L.Hoffman, John Schorge, Karen Bradshaw, 等. 威廉姆斯妇科学(英文版)3 版：北京：科学技术文献出版社，2019.

［51］楚培源，吴衡慧. 女性化疗患者卵巢功能保护的研究进展. 中国实用医刊，2020(08)：118-122.

［52］MAURI D, GAZOULI I, ZARKAVELIS G, et al. Chemotherapy Associated Ovarian Failure. Front Endocrinol (Lausanne), 2020, 11: 572388.

［53］MICHALCZYK K, CYMBALUK-PłOSKA A. Fertility Preservation and Long-Term Monitoring of Gonadotoxicity in Girls, Adolescents and Young Adults Undergoing Cancer Treatment. Cancers (Basel), 2021, 13(2): 202.

［54］WANG C, ZHANG K. Advances in preservation of endocrine function with ovarian tissue cryopreservation and transplantation in cervical cancer. Zhong Nan Da Xue Xue Bao Yi Xue Ban, 2020, 45(8): 994-998.

［55］MEIROW D, BIEDERMAN H, ANDERSON R A, et al. Toxicity of chemotherapy and radiation on female reproduction. Clin Obstet Gynecol, 2010, 53(4): 727-739.

［56］狄文，宋柯琦. 化疗对年轻恶性肿瘤患者卵巢功能的影响. 中国实用妇科与产科杂志，2016, 32(9): 908-910.

［57］HAO X, ANASTáCIO A, LIU K, et al. Ovarian Follicle Depletion Induced by Chemotherapy and the Investigational Stages of Potential Fertility-Protective Treatments-A Review. Int J Mol Sci, 2019, 20(19): 4720.

［58］OKUGAWA K, YAHATA H, SONODA K, et al. Evaluation of adjuvant chemotherapy after abdominal trachelectomy for cervical cancer: a single-institution experience. Int J Clin Oncol, 2021, 26(1): 216-224.

［59］KIM E K, YOON G, KIM H S. Chemotherapy-induced endometrial pathology: mimicry of malignancy and viral endometritis. Am J Transl Res, 2016, 8(5): 2459-2467.

［60］GARG D, JOHNSTONE E B, LOMO L, et al. Looking beyond the ovary for oncofertility care in women: uterine injury as a potential target for fertility-preserving treatments. J Assist Reprod Genet, 2020, 37(6): 1467-1476.

［61］GRIFFITHS M J, WINSHIP A L, HUTT K J. Do cancer therapies damage the uterus and compromise fertility?. Hum Reprod Update, 2020, 26(2): 161-173.

［62］OKTEM O, KIM S S, SELEK U, et al. Ovarian and Uterine Functions in Female Survivors of Childhood Cancers. Oncologist, 2018, 23(2): 214-224.

［63］PEREIRA N, SCHATTMAN G L. Fertility Preservation and Sexual Health After Cancer Therapy. J Oncol Pract, 2017,13(10):643-651.

［64］卫婷，李英. 宫颈癌放疗后阴道不良反应的研究进展. 临床肿瘤学杂志，2020, 25(6): 568-572.

［65］郭旗，许碧纯，刘叶红，等. 宫颈癌术后调强放射治疗的早期不良反应及影响因素. 中华放射医学与防护杂志,2020,40(5):365-371.

［66］张丽，柳露. 早期宫颈癌保留生育功能的治疗进展. 中国计划生育和妇产科，2018,10(12): 9-12.

［67］张俊泽. 宫颈癌术后并发症的产生及对卵巢功能影响分析. 中国实用医刊，2016(6): 66-67.

［68］NASH S M, ESTEFANIA S, ALICE R V, et al. Laparoscopic Ovarian Transposition Before Pelvic Cancer Treatment: Ovarian Function and Fertility Preservation. Gynecologic oncology, 2017, 24(1): 28-35.

［69］ENES TAYLAN, KUTLUK O. Fertility preservation in gynecologic cancers, 2019, 155(3):522-529.

［70］XIE X, SONG K, CUI B, et al. A comparison of theprognosis between adenocarcinoma and squamous cell carcinoma in stageIB-IIA cervical cancer. Int J Clin Oncol, 2018, 23(3): 522-531.

［71］BERNARD S, OUELLET M P, MOFFET H, et al. Effects of radiation therapy on the structure and function of the pelvic floor muscles of patients with cancer in the pelvic area: a systematic review. J Cancer Surviv, 2016, 10(2): 351-362.

［72］UNGVARI Z, PODLUTSKY A, SOSNOWSKA D, et al. Ionizing radiation promotes the acquisition of a senescence-associated secretory phenotype and impairs angiogenic capacity in cerebromicrovascular endothelial cells: role of increased DNA damage and decreased DNA repair capacity in microvascular radiosensitivity. J Gerontol A Biol Sci Med Sci, 2013, 68(12): 1443-1457.

［73］TEH W T, STERN, SARAT C, CHANDER S, et al. The Impact of Uterine Radiation on Subsequent Fertility and Pregnancy Outcomes. Biomed research international, 2014, 2014: 482968.

［74］BUONOMO B, ORECCHIA R, TOMAO F, et al. Uterine irradiation as a determinant of infertility and pregnancy losses in young cancer survivors. Ecancermedicalscience, 2020, 14: 1032.

［75］周晖，刘昀昀，罗铭，等.《2021 NCCN 子宫颈癌临床实践指南(第1版)》解读. 中国实用妇科与产科杂志，2020, 36(11):1098-1104.

［76］KIRCHHEINER K, NOUT R A, TANDERUP K, et al. Manifestation Pattern of Early-Late Vaginal Morbidity After Definitive

Radiation (Chemo)Therapy and Image-Guided Adaptive Brachytherapy for Locally Advanced Cervical Cancer: An Analysis From the EMBRACE Study. Int, 2014, 89(1): 88-95.

[77] GUNER O, GUMUSSOY S, CELIK N, et al. An examination of the sexual functions of patients who underwent a gynecologic cancer operation and received brachytherapy. Pakistan J, 2018, 34(1): 15-19.

[78] MORRIS L, DO V, CHARD J, et al. Radiation-induced vaginal stenosis: current. ent perspectives. Int J Womens Health, 2017, 9: 273-279.

[79] MARTINS J, VAZ A F, GRION R C, et al. Factors associated with changes in Vaginal length and diameter du "ng peIvic radiotherapy for cervical cancer, Arch Gvnecol 0bstet, 2017, 296(6): 1125-1133.

[80] SON C H, BW E, OH J H, et al. Dosimetc Predictors ofRadiation-Induced Vaginal Stenosis After Pelvic RadiaIion Therapv for Rectal and Anal Cancer l J J. Int JRadiatoncolBiolPhys, 2015, 92(3): 548-554.

[81] 英珍, 袁亚萍, 吕银, 等. 宫颈癌同步放化疗患者抑郁状况及其影响因素. 中华肿瘤防治杂志, 2017, 24(23): 1619-1623.

[82] KOH W J, ABU-RUSTUM N R, BEAN S, et al. Cervical Cancer, Version 3.2019, NCCN Clinical Practice Guidelines in Oncology. J Natl Compr Canc Netw, 2019, 17(1): 64-84.

[83] ANDÍA D, MOZO DE ROSALES F, VILLASANTE A, et al. Pregnancy outcome in patients treated with cervical conization for cervical intraepithelial neoplasia. Int J Gynaecol Obstet, 2011, 112(3): 225-228.

[84] DONNEZ J. CO2 laser laparoscopy in infertile women with endometriosis and women with adnexal adhesions. Fertil Steril, 1987, 48(3): 390-394.

[85] CHAWANPAIBOON S, VOGEL J P, MOLLER A B, et al. Global, regional, and national estimates of levels of preterm birth in 2014: a systematic review and modelling analysis. Lancet Glob Health, 2019, 7(1): e37-e46.

[86] JADOUL P, KIM S S. Fertility considerations in young women with hematological malignancies. J Assist Reprod Genet, 2012, 29(6): 479-487.

[87] DRUCKENMILLER S, GOLDMAN K N, LABELLA P A, et al. Successful Oocyte Cryopreservation in Reproductive Aged Cancer Survivors. Obstet Gynecol, 2016, 127(3): 474-480.

[88] MENIRU G I, CRAFT I. Assisted conception options for patients with good-prognosis cervical cancer. Lancet, 1997, 349(9051): 542.

[89] JOHANNESSON L, KVARNSTRÖM N, MÖLNE J, et al. Uterus transplantation trial: 1-year outcome. Fertil Steril, 2015, 103(1): 199-204.

[90] EJZENBERG D, ANDRAUS W, BARATELLI CARELLI MENDES L R, et al. Livebirth after uterus transplantation from a deceased donor in a recipient with uterine infertility. Lancet, 2019, 392(10165): 2697-2704.

[91] Practice Committee of the American Society for Reproductive Medicine. Electronic address: asrm@asrm.org, Practice Committee of the American Society for Reproductive Medicine. American Society for Reproductive Medicine position statement on uterus transplantation: a committee opinion. Fertil Steril, 2018, 110(4): 605-610.

[92] BRÄNNSTRÖM M, ENSKOG A, KVARNSTRÖM N, et al. Global results of human uterus transplantation and strategies for pre-transplantation screening of donors. Fertil Steril, 2019, 112(1): 3-10.

[93] BRÄNNSTRÖM M, DAHM-KÄHLER P. Uterus transplantation and fertility preservation. Best Pract Res Clin Obstet Gynaecol, 2019, 55: 109-116.

[94] PISELLI P, VERDIROSI D, CIMAGLIA C, et al. Epidemiology of de novo malignancies after solid-organ transplantation: immunosuppression, infection and other risk factors. Best Pract Res Clin Obstet Gynaecol, 2014, 28(8): 1251-1265.

[95] SCHMELER K M, PAREJA R, LOPEZ BLANCO A, et al. ConCerv: a prospective trial of conservative surgery for low-risk early-stage cervical cancer. Int J Gynecol Cancer, 2021, 31(10): 1317-1325.

[96] LI X, LI J, WU X. Incidence, risk factors and treatment of cervical stenosis after radical trachelectomy: A systematic review. Eur J Cancer, 2015, 51(13): 1751-1759.

第三节 宫颈癌保留生育功能的治疗方式

对于早期宫颈癌患者，保留生育功能的手术方式包括宫颈锥切术、单纯宫颈切除术、广泛性子宫颈切除术、伴或不伴有盆腔淋巴结切除术或前哨淋巴结活检术。关于保留生育功能手术适应证的选择问题，总体而言，在基于指南推荐的大体原则的基石上，随着临床观察，随机对照试验（RCT）、研究等循证依据的增加，观念也逐渐发生更改和调整。对于低风险早期的宫颈癌，目前倾向于更加保守的手术方式。低风险早期宫颈癌的标准主要包括：病理类型为鳞癌、腺癌、腺鳞癌；肿瘤大小<2 cm，间质浸润深度<10 mm，无淋巴结转移和淋巴脉管间隙浸润（lymphovascular space invasion，LVSI）。而对于肿瘤>2 cm的肿瘤，可以进行个体化处理或进行临床试验研究。有专家尝试新辅助化疗缩小肿瘤后保留生育功能，长期肿瘤结局尚待考证。三种手术方式的手术程序、手术适应证及相关问题，以下将分别论述。

一、低风险极早期宫颈癌保留生育功能的手术方式

（一）宫颈锥切术

罹患低风险的极早期宫颈癌，对于年轻渴望保留生育功能的患者，宫颈锥切术为可选用的手术方式之一。根据手术器械及能量工具的不同，可分为宫颈冷刀锥切术（cold knife conization of cervix，CKC of cervix）、宫颈环形电切术（loop electrosurgical excision procedure of cervix，LEEP of cervix）、宫颈激光锥切术（laser conization of cervix，LC）和国产锐扶刀锥切术，后两者可认为是能量器械的一种改良，目前应用较少。CKC是传统术式，采用手术刀片锥形切除部分子宫颈组织，其用于诊断及治疗宫颈病变已有上百年历史。20世纪80年代开始对于宫颈病变患者实施LEEP并证明其能够有效治疗高级别宫颈鳞状上皮内病变，之后，LEEP逐渐成为诊断和治疗子宫颈病变及早期浸润癌的主要方法。

1.手术适应证 宫颈癌ⅠA1期不伴LVSI，组织学为鳞状细胞癌或腺癌，有生育需求的患者推荐选择宫颈锥切术。高危组织学特征宫颈癌如神经内分泌癌不予保留生育功能。2024版美国NCCN指南建议首选CKC，次选LEEP。极早期宫颈癌保留生育功能的宫颈锥切术，不同于高级别宫颈上皮内病变的宫颈锥切术，其手术切除范围相对较大，手术操作程序更加规范，可切除部分子宫颈阴道部和子宫颈管组织，锥高至少超过10 mm。手术目标是切除微小浸润癌灶并追求切缘阴性，阴性切缘以3 mm为宜，至少>1 mm。

ConCerv研究是针对早期宫颈癌患者采用保守性手术、缩小手术切除范围的临床研究，该研究共纳入44例早期低危宫颈癌患者，包括：无淋巴脉管间隙浸润（LVSI），宫颈锥切切缘阴性，鳞癌（任何级别）或普通类型腺癌（G1～G2级），肿瘤直径

≤2 cm，浸润深度≤1 cm，影像学检查无其他部位转移，选择宫颈切除术+盆腔淋巴结切除（或前哨淋巴结活检SLNB）作为保育治疗方式，总复发率为2.4%。基于以上研究，目前大多数学者认为早期低危宫颈癌可采用较大的宫颈锥切术+盆腔淋巴结切除术作为优选的保育治疗方式[39]。

2.手术操作程序

（1）术前准备：术前3 d开始阴道准备，白带检查除外外阴阴道急性炎症。决定手术方案前应与患者充分沟通，对治疗方法、疗效、预后达成共识。术前对患者的病变情况、病理类型进行复习及充分评估，了解病变范围、深度、宫颈转化区的类型。建议手术前再次行阴道镜评估，明确病变的具体位置。该手术方式强调术中鲁氏碘液标记子宫颈病变范围，可初步进行手术定位，减少外切缘病变残留的风险。按常规程序，准备手术相关的器械、能量设备，鲁氏碘液及消毒物品等，核对患者，准备手术。

（2）CKC手术操作步骤：患者取膀胱截石位，气管插管全身麻醉或静脉麻醉成功后，常规消毒外阴、阴道及宫颈，铺无菌手术巾。阴道拉钩暴露宫颈，碘伏消毒后以干棉球拭干宫颈表面，鲁氏碘液标记宫颈病变范围。有专家建议可在宫颈侧方的3点、9点处用丝线缝扎子宫动脉下行支预防出血。用鼠齿钳钳夹宫颈前后唇12点和6点处，固定宫颈，向外牵拉宫颈可更好地进行操作，在子宫颈阴道部外缘10 mm或碘不着色外5~8 mm处用手术尖刀进行锥形切除，深达宫颈间质，刀的角度需朝向宫颈管，沿宫颈管的方向旋转进行环形切除，逐渐缩小范围，使锥尖内斜向宫颈内口，切除标本呈现为外宽内窄的立体锥形体。对于扩大的宫颈

锥切术，可在宫颈外缘10 mm做环形切口，与前所述相同方法进行操作，但切入宫颈组织缩小范围的速度减缓，不急于收口进入子宫颈管，如此可以切除部分子宫颈阴道部及更多的宫颈组织，锥高可达20~25 mm，切除的锥形宫颈标本更大更宽。切除标本缝线标记部位一般为12点。

目前NCCN指南建议残余宫颈管内膜需行宫颈管搔刮评估，除非患者妊娠。缝合止血前先用小刮匙搔刮残余宫颈管及宫颈内口黏膜，标本装瓶。用鼠齿钳钳夹宫颈内口切缘，创面出血可采用电凝止血或直接缝合止血。宫颈缝合可选择"W"四针缝合及AB线缝合成型方法。前者止血确切，缝合相对耗时；后者缝合简便，成型宫颈外观更美观，但有术后缝线松动出血增加的风险。缝合成型后，探针或弯血管钳探测宫颈内口方向并测量残余宫颈的长度。检查无活动性出血后，宫颈管放置碘仿纱布或油纱布一张，阴道可放置纱布压迫止血，24 h后取出。

（3）LEEP手术操作步骤：患者取膀胱截石位，将负电极板贴于患者左侧大腿上1/3内侧，注意贴敷到位，充分粘贴，避免电传导引起皮肤热损伤。可采用静脉麻醉或利多卡因局部宫颈麻醉，常规消毒外阴、阴道，铺无菌手术巾。以LEEP专用绝缘阴道扩张器暴露宫颈，继而鲁氏碘液初步定位宫颈病变范围，再选用合适的电极进行切割。依据电极形状和大小确定切割的深度及范围，切除长度可选择10 mm、10~15 mm、15~25 mm。原则上选择一次性切除足够大的病变范围，避免组织切碎或补切。建议整块完整切除，有利于病理诊断。根据病变的不同形状选择切除路线，应该选择病变最严重部位外侧5~8 mm作为切割的起始点，也可以自

下而上从宫颈 6 点向 12 点方向，或反之自上而下切除。也可以从左至右自宫颈 3 点向 9 点方向，或反之自右向左切除。若采用鱼钩状电极或三角形电极时，以宫颈口为支点顺时针或逆时针旋转切除病变。

LEEP 手术的目的是完整切除病变和转化区并提供组织学标本，LEEP 操作的技术参数是关键环节。一是功率选择：一般电切的功率可设置在 40~60 W，电凝的功率设置在 20~40 W，切凝混合的功率可设置在 35~45 W。功率的选择还应结合宫颈组织的韧度、电极的大小和种类。二是切割模式选择：目前多采用混切模式，按操作者的经验选择不同的切割模式。对操作熟练者，建议选择电切占70%，电凝占30%的模式。操作要点是切割的无张力模式，可达到有效的切割及止血，组织切缘不变黄变焦，且能有效避免损坏电极。操作模式及功率的选择完美结合能尽可能地降低对患者正常组织的损害、尽可能减少切除标本的电热损伤以利于病理诊断。切割标本采用大头针或其他手段标记宫颈12点。残余宫颈可采用刮匙进行搔刮，标本装瓶，评估有无残留病变及跳跃性病变，尤其是宫颈腺癌患者。

完成切割后如无出血，再次消毒，可不放置纱布压迫，结束手术。如创面有出血，可采用热凝或球形电极或 Monsel's 液进行创面止血。有效止血后创面可填塞纱布或带尾线棉球达到进一步止血目的，24 h后取出。

3.术后注意事项 宫颈锥切术后禁止性生活两个月，避免过重体力活动，避免游泳或盆浴。可应用抗生素预防感染。宫颈锥切术后出血是术后常见的并发症，一般出血量不超过月经量，无须处理。

若出血量超过月经量需及时到医院就诊处理，创面脱痂出血采用纱布压迫止血常可奏效，活动性血管出血必要时需缝合或双极电凝止血。锥切术后可出现宫颈狭窄和粘连，术后出现经血流出不畅及痛经应尽早处理，行宫颈管扩张术，时间越长则宫颈粘连分离越困难。

4.妊娠相关问题 宫颈锥切术可最大限度保留宫颈管的结构，有效降低宫颈机能不全的发生率，减少妊娠相关并发症，如流产、早产、胎膜早破及宫颈屏障作用破坏造成的孕期感染问题。因宫颈结构相对完整，宫颈锥切术的妊娠率、足月产率较其他保留生育的手术方式更高，不良妊娠结局更少。一项荟萃分析纳入宫颈癌保留生育功能的观察性研究，其中372例行宫颈锥切术的患者，包含176例（47.3%）ⅠA1 期和 167例（44.9%）ⅠB1期宫颈癌患者，总妊娠率为 36.1%（26.4%~46.2%），自然流产率14.8%（9.3%~21.2%），足月妊娠率 6.8%（1.5%~15.5%）[1]。

5．肿瘤结局及手术安全性评价 宫颈锥切术是对患者生育功能影响最小的手术方式，但是这种手术方式不仅没有切除宫旁组织，而且留下了许多宫颈组织，有病变残留，有肿瘤复发的风险，因此这种手术方式仅适用于临床分期较早，肿瘤转移风险不高的患者。一项研究回顾了美国癌症数据库中心40岁以下不伴有LVSI的ⅠA1期宫颈癌患者临床资料。1 409例患者中841例（60%）行子宫切除术，568例（40%）行宫颈锥切术，两组患者5年生存率差异无统计学意义（99% vs 98%）[2]。因此对于不伴LVSI的ⅠA1期宫颈癌患者，宫颈锥切术是安全的。还有临床数据表明：不伴LVSI的ⅠA1期宫颈癌患者盆腔淋巴结转移率只有1%[3]，所以这类患者无须进行盆腔淋巴结切除。一般认为宫颈腺癌预后较差，然而Spoozak等回顾了1988—2005年SEER数据库内3 987例ⅠA1~ⅠA2期宫颈鳞状细胞癌或腺癌患者的临床资料，发现早期微浸润型宫颈癌患者中，腺癌与鳞状细胞癌的生存率相似，而且对于腺癌患者，宫颈锥切术与子宫切除术比较，生存率也没有统计学差异[4]。伴有LVSI的ⅠA1期患者或ⅠA2期患者，以及ⅠB1期患者，采用宫颈锥切术是否合适，尚存争议。一般认为这类患者盆腔淋巴结转移率明显增高，术中需要进行盆腔淋巴结切除[5]。国内吴小华团队进行了40例低风险早期宫颈癌保留生育功能的回顾性研究，其中5例（12.5%）ⅠA1期伴LVSI（+），21例（52.5%）ⅠA2期和14例（35.0%）ⅠB1期的宫颈癌患者，采用宫颈锥切术和盆腔淋巴结切除术，35个月随访结果显示，1例（2.5%）出现切缘复发，无1例死亡，短期的肿瘤学结局是安全的[6]。国外其他类似的研究，也是采用宫颈锥切除术和盆腔淋巴结切除术/前哨淋巴结活检术，中位随访44个月，未发现疾病相关死亡及肿瘤复发[7]。基于上述的研究随访数据，病例选择合适，术后复发率较低。有学者认为早期宫颈癌年轻患者采用保守的宫颈锥切术是安全有效的[8]，该结论尚需更多的循证依据的支持，也要依赖严格的风险评估体系、病例选择及充分的医患沟通。

总之，对于ⅠA1期不伴LVSI的宫颈鳞状细胞癌或腺癌，保留生育功能的患者，推荐采用宫颈锥切术，不推荐进行盆腔淋巴结切除。对于伴有LVSI的ⅠA1期或ⅠA2期宫颈癌患者，推荐常规行盆腔淋巴结切除术。早期低危宫颈癌也可以选择较大的宫颈锥切术，该结论仅限于部分小样本的临床研究[9]，长期肿瘤安全性不明确，仍需要更多的数据支持。

（二）单纯宫颈切除术

单纯宫颈切除术是介于宫颈锥切术和广泛性宫颈切除术之间的一种手术方式。与广泛性宫颈切除术的区别在于不需要切除宫旁组织。该术式更常采用的情况是对宫颈锥切术的一个补充：宫颈高级别鳞状上皮内瘤变患者，行宫颈锥切术后切缘阳性，随访发现高级别病变复发，或是再次行宫颈锥切术困难，仍然希望保留生育功能或年轻不愿意切除子宫的患者，以及极早期微浸润的宫颈癌患者，可认为宫颈切除术的适用标准与宫颈锥切术适应证相同，优点在于切除了更多的宫颈组织，可准确评估宫颈管宫颈内口病变情况，并有可能降低肿瘤复发的概率。但是，宫颈切除术造成的宫颈结构破坏、宫颈机能不全及不良妊娠风险高于宫颈锥切术。如果极早期宫颈癌要求保留生育功能的患者，宫颈锥切术后切缘阳性，也可考虑行单纯宫颈切除术作为补充。

1.手术适应证　经阴道单纯宫颈切除术适应证同宫颈锥切术，可作为早期宫颈癌患者保留生育功能手术方式的一个选择。此外，近年来，观念有所更新。对于ⅠA1期、ⅠA2期或ⅠB1期宫颈癌患者，一些回顾性研究发现：如果患者没有高危因素［肿瘤直径<2 cm，浅间质浸润，无LVSI，盆腔淋巴结转移（术中冰冻）］，那么宫旁转移的风险<1%。如果患者符合这一标准，可以选择行保守性的手术，比如，单纯宫颈切除术和盆腔淋巴结切除术/前哨淋巴结活检术，手术安全性及肿瘤结局有待进一步验证。

2.经阴道单纯宫颈切除手术操作步骤 患者取膀胱截石位，气管插管全身麻醉或静脉麻醉成功后，常规消毒外阴阴道，铺无菌手术巾。阴道拉钩或窥器暴露宫颈。用鼠齿钳钳夹固定宫颈，向外牵拉宫颈。于宫颈膀胱横沟部位注射生理盐水，形成水垫。在此处切开阴道前壁黏膜，鼠齿钳钳夹阴道黏膜，靠近宫颈上推膀胱，暴露膀胱宫颈间隙达膀胱反折腹膜处。环形切开宫颈侧方及宫颈后壁阴道黏膜，适当分离阴道直肠间隙。阴道拉钩拉开膀胱，充分暴露宫颈，与宫颈左侧方靠近宫颈钳夹左侧宫颈骶韧带，切开，7号丝线贯穿缝扎断端，可分次钳夹切断主韧带达子宫峡部下方。子宫动脉上行支保留，不予处理。同法处理右侧。于宫颈峡部下方8~10 mm部位平行环切宫颈一周，切除标本呈柱状体。切除宫颈标本内口处，缝线标记。

鼠齿钳钳夹全层宫颈内口创面，用2/0可吸收微乔线间断或8字缝合阴道黏膜与宫颈切缘，3点、6点、9点、12点四处分别缝合，残余宫颈成形。检查无活动性出血，宫颈管放置碘仿纱布或油纱布一张，阴道可放置纱布压迫止血，24 h后取出。

3.宫颈环扎问题 宫颈切除术后存在宫颈过短、宫颈机能不全的问题。根治性宫颈切除术和单纯宫颈切除术均可导致较高的不良产科事件，特别是宫颈粘连造成的不孕和宫颈机能不全造成的晚期流产、早产、胎膜早破及孕期感染问题。基于以上原因，单纯宫颈切除术时有学者建议同时常规行宫颈环扎术。但术中同时环扎，目前尚存争议，未达共识。术中环扎太紧，术后可能引起宫颈管狭窄造成受孕及助孕困难等弊端，目前尚缺乏随机对照研究证据。环扎材料也可能引起相关问题，环扎材料的选用，采用慕丝带还是不可吸收尼龙线缝合环扎

等，何种效果确切亦无定论。术中环扎也存在环扎失败，仍存在宫颈机能不全的问题。准备妊娠前或妊娠早期经腹腔镜在宫颈峡部环扎可达到预防宫颈机能不全的作用，改善不良结局，术后再环扎也是一个有效的策略。

4.围手术期注意事项 经阴道单纯宫颈切除术，有发生膀胱和直肠损伤的风险，术中需仔细操作，注意解剖层次。术后注意事项同宫颈锥切术，宫颈切除术后禁止性生活两个月，避免过重体力活动，避免游泳或盆浴。需应用抗生素预防感染。术后出血多发生于术后7~15 d，感染及缝线松解后可发生创面出血，若出血量少于月经量，无须特殊处理。若出血量超过月经量，且颜色鲜红，需及时处理，用纱布压迫止血。术后需关注月经情况，可发生宫颈狭窄和粘连，需及时处理。

5.肿瘤结局及手术安全性 单纯宫颈切除术的长期肿瘤结局，目前证据较少。35例小样本的研究表明，8例ⅠA1期宫颈癌伴LVSI阳性，9例ⅠA2期宫颈癌，18例ⅠB1期宫颈癌，采用单纯宫颈切除和盆腔淋巴结切除，42个月随访有1例复发，25例妊娠[10]。另一个类似研究纳入了50例样本，76个月随访仅1例出现局部复发，5年无进展生存期（PFS）和总生存期分别为97.9%和97.6%[11]。目前，对于低风险的早期宫颈癌采用宫颈切除似乎可以获得和广泛性宫颈切除术相当的结果，但尚待大样本的数据及前瞻性的随机对照研究提供证据。

对于保留生育功能的单纯宫颈切除术，精准评估肿瘤大小、宫旁浸润风险及宫颈管内侵犯情况对手术方案选择至关重要。肿瘤直径≤2 cm、无淋巴结转移、无深肌层浸润、不伴LVSI，宫旁浸润的风险显著降低，这种情况可以考虑采用保守的单纯宫

颈切除术[12]。迄今，尚没有保留生育的广泛性宫颈切除术与单纯宫颈切除术预后比较的临床研究。目前的研究初步表明，单纯宫颈切除术可用于低风险的早期宫颈癌，因为如果患者没有高危因素，宫旁组织的切除似乎没有必要。ⅠA2及ⅠB1期宫颈癌的治疗，可同时采用盆腔淋巴结切除术或活检术，在达到较好的妊娠率的同时可以获得较好的肿瘤学结局[13]；而有研究又发现，在ⅠB1期宫颈癌患者不切除宫旁组织会降低生存率。所以，哪些早期宫颈癌患者适合采用单纯宫颈切除术，目前尚缺乏随机对照临床试验证实。在得到更强的证据之前，对于术式的选择应更为谨慎。

总之，单纯宫颈切除术推荐应用于ⅠA1期、无LVSI、低危组织病理类型、无淋巴结转移风险的患者。对于ⅠA1期伴LVSI和ⅠA2期的宫颈癌患者，也可选择行单纯宫颈切除术及盆腔淋巴结切除术（或前哨淋巴结活检），基于证据尚不充分，目前指南并未予以推荐。故选择进行该手术方式，需进入临床试验，严格评估及筛选病例，充分知情沟通，告知肿瘤复发转移风险。对于ⅠB1期宫颈癌，该手术方式尚需商榷，有待临床循证依据支持。

二、广泛性宫颈切除术

广泛性宫颈切除术（radical trachelectomy，RT）是将宫颈连同宫旁组织，以及部分阴道上段一并切除的手术方式。广泛性宫颈切除术与盆腔淋巴结切除术结合是目前早期宫颈癌患者保留生育功能的主要手术方式。此种手术方式由Dargent最先报道。此后20年，早期子宫颈癌年轻患者的保留生育功能手术（fertility-sparing surgery，FSS）得以快速发展，已经形成了以Dargent术式——腹腔镜辅助经阴道广泛性子宫颈切除术（laparoscopic-assisted vaginal radical trachelectomy，LARVT/RVT）为经典，开腹广泛性宫颈切除术（abdominal radical trachelectomy，ART）、腹腔镜辅助下广泛性子宫颈切除术（laparoscopic radical trachelectomy，LRT）、机器人辅助腹腔镜广泛性子宫颈切除术（robotic-assisted radical trachelectomy，RRT）等多种手术路径并存，兼以子宫颈锥切术和单纯子宫颈切除术（simple trachelectomy，ST）等非根治性手术为补充的格局，从而使早期子宫颈癌、渴望保留生育功能的年轻患者在切除宫颈癌灶的同时、确保肿瘤结局良好的前提下，有效地保留了年轻患者的生育功能。

（一）术前准备

拟实施广泛性宫颈切除术前，根据适应证标准逐一排查，患者需完全符合手术适应证条件。若存有不能承受广泛性宫颈切除手术风险，或术后妊娠过程中有不宜继续妊娠的风险，或合并不宜妊娠的基础疾病者应放弃广泛性宫颈切除术。此外，若不具备诊疗技能和条件的医师应将患者推荐或转诊至有资质的医疗机构及专家。

妇科检查是评估宫颈癌的基本手段，通过妇科检查可了解宫颈肿瘤大小、位置及阴道穹隆是否受侵，并可通过三合诊触摸判断宫旁骶韧带和主韧带是否受累。当然，影像学检查如MRI能够更准确地提供肿瘤的部位、大小、间质浸润深度和肿瘤距宫颈内口距离等信息及数据。

CT检查不适合用于广泛性子宫颈切除术术前对肿瘤局部的评估，有宫内金属节育器的患者除外，因无法做MRI检查，CT可作为参考。原因在于，CT

检查对于盆腹腔转移病灶和腹膜后淋巴结显像较有优势，但难以清晰显示癌灶与周围组织的界线和组织的层次关系。

宫颈癌影像学评估的首选手段是MRI动态增强成像，MRI可清晰显示肿瘤的位置、大小、宫颈间质浸润深度、肿瘤距宫颈解剖学内口的距离等信息；DWI信号有助于显示肿瘤病灶、转移病灶和淋巴结转移，包括腹股沟、宫旁和盆腔淋巴结转移；还可客观对比NACT前后肿瘤局部及周围组织的变化。文献报道，MRI评估宫颈局部肿瘤的敏感性和特异性分别为71%~88%和86%~95%；评估盆腔和腹主动脉旁淋巴结转移的敏感性虽然相对较低（29%~69%），但特异性高（88%~98%）[14]。然而，MRI成像对于阴道上段和阴道穹是否受累的假阳性率较高，不及肉眼观察和妇科检查清晰准确，这可能与阴道穹隆局部积液、积血、感染和组织充血水肿等因素干扰了成像及结果判读有关。

另外一个有效的影像学检查技术是正电子发射计算机断层扫描（PET/CT），其采用同位素扫描和CT扫描双成像技术，将肿瘤代谢影像与CT平扫的解剖影像融合成图像数据，更加准确，使微小转移病灶的检出率显著提高，假阴性率相对较低；然而，宫颈局部病灶的显像与CT检查基本相似，达不到MRI的优势。PET/CT最大的优势是提高了淋巴结转移及微小病灶转移的检出率，对盆腔淋巴结转移的敏感性、特异性、阳性及阴性似然比分别为0.88、0.93、11.90和0.13；对主动脉旁淋巴结转移的敏感性、特异性、阳性和阴性似然比分别为0.40、0.93、6.08和0.64，对盆腔淋巴结转移的评估优于腹主动脉旁淋巴结[15]。一篇纳入了72项研究共5 042例宫颈癌患者的荟萃分析研究结果显示，不同方法检测淋巴结转移的敏感性和特异性分别为：PET的敏感性为75%，特异性为98%；MRI的敏感性为56%，特异性为93%；CT的敏感性为58%，特异性为92%[16]。虽然PET/CT是评估淋巴结最准确的影像学检查，但也可出现假阴性结果。例如，一项研究纳入了60例ⅠB2~ⅣA期的宫颈癌患者，结果发现，在PET/CT检查没有发现腹主动脉旁淋巴结受累的患者中，有12%的腹主动脉旁淋巴结病理结果为阳性。在通过PET/CT检查发现盆腔淋巴结为阳性但腹主动脉旁淋巴结为阴性的一个患者亚组中，病理学检查发现腹主动脉旁淋巴结为阳性的患者比例甚至更高（22%）。在另一项关于腹主动脉旁淋巴结的PET/CT检查和病理学分析的研究中，PET示盆腔淋巴结阳性的患者比PET示盆腔淋巴结阴性的患者更可能在手术时确诊腹主动脉旁淋巴结转移（24% vs 3%）[17]。

（二）腹腔镜辅助经阴道广泛性子宫颈切除术

腹腔镜辅助经阴道广泛性子宫颈切除术（LARVT）是1994年Dargent等创建的手术方式，被称为21世纪宫颈癌手术发展的标志。LVRVT是先在腹腔镜下行盆腔淋巴结切除，然后术中快速冰冻病理检查确诊无淋巴结转移后，再经阴道行子宫颈广泛切除。LARVT类似于Schauta-Stoeckel根治性阴式子宫切除术，仅结扎子宫动脉的子宫颈阴道支，宫旁组织及阴道切除范围约2 cm[18]。

（1）手术步骤：子宫颈切除术可以分为以下6个步骤：

1）准备：标出并切除宫颈周围1~2 cm阴道黏膜断端。阴道黏膜的前缘和后缘刚好接近中线以覆盖宫颈。

2）前方：确定前方的膀胱阴道间隙，以安全游离膀胱。然后分离两侧的膀胱旁间隙，从而识别膀胱支柱。在膀胱支柱内可以触到和识别输尿管（膀胱支柱可在之后安全切除）。

3）后方：向后打开直肠子宫陷凹（道格拉斯陷凹），可识别直肠周间隙，切断近端子宫骶韧带。

4）侧方：在重新识别输尿管后，在子宫峡部水平切除近端子宫旁组织，此时需要小心保护子宫主动脉分支，从而优化子宫的供血，以备将来妊娠。输尿管支架可用于帮助识别输尿管。

5）切除：在子宫峡部下方约1 cm处切除宫颈，随后进行宫颈管内膜刮取术。

6）关闭：荷包缝合以关闭直肠子宫陷凹，然后在子宫峡部水平进行永久性环扎。通过间断缝合使阴道黏膜与新的外子宫颈重新对合。

（2）围手术期并发症：LAVRT围手术期的并发症主要集中在血管损伤及泌尿系统的损伤。Bentivegna等[19]的系统综述提示：一是手术造成的膀胱损伤和输尿管损伤，二是腹腔镜下淋巴结切除过程中出现的血管损伤。淋巴囊肿及淋巴水肿为主要的术后并发症。Cao等[20]报道了77例接受LAVRT的患者，出现了3例髂血管的损伤，术后出现了1例不全肠梗阻，1例尿潴留。Hauerberg等[21]报道了120例早期宫颈癌患者接受LAVRT，术中1例患者出现了宫旁组织出血，术后1例患者出现了下肢深静脉血栓，1例患者出现了输尿管损伤，1例患者出现了脓毒血症，8例患者出现了泌尿系统感染，3例患者出现了尿潴留，13例患者出现了术后感染，48例患者出现了不同程度的淋巴水肿。

（3）肿瘤学结局：足够的宫旁切除范围至关重要，获得无肿瘤组织的阴性切缘，可有效降低术后的局部复发及转移，由于阴道的操作空间相对狭窄，LAVRT的宫旁切除宽度实际上与Piver等[22]所描述的广泛性子宫切除术相似。对于肿瘤直径≤2 cm，盆腔淋巴结转移阴性且浸润深度≤1 cm的患者，Covens等[23]的研究结果显示，存在宫旁转移的概率约为0.6%。2016年Bentivegna等[19]的系统综述共纳入了1 523例早期宫颈癌患者（ⅠA期和ⅠB1期）的21项接受LAVRT手术的研究，术后总的复发率为4%，病死率为2%。文章统计比较了肿瘤直径≤2 cm与肿瘤直径>2 cm患者的术后复发率，分别为4%和17%，差异具有统计学意义。可见肿瘤直径>2 cm是LARVT的禁忌证。淋巴脉管间隙浸润（LVSI）也是术后复发的危险因素，LVSI对肿瘤预后的影响主要从三方面来判断：①LVSI的数量；②LVSI的位置，是在肿瘤组织里面还是在肿瘤组织周围；③LVSI的类型，是血管的浸润还是淋巴管的浸润。LVSI单独作为危险因素并不被认为是该手术的绝对禁忌证，但是应该告知患者复发的风险更高[24]。

（4）妊娠结局：2016年Bentivegna等[25]在一项关注妊娠结局的系统综述中纳入总共1 355例接受LAVRT手术的38篇观察性研究，患者术后妊娠率为57%，活产率为67%，早产率为39%。与其他保留生育功能的手术方式类似，术后子宫颈管粘连及子宫颈管狭窄是影响妊娠的主要因素之一，也是最常见的并发症，可造成痛经或经血流出受阻，发生率为8%。在患者术后第一次月经来潮时行子宫口扩张术，可以有效地减少术后子宫颈粘连的发生。

总而言之，LAVRT虽然具有微创手术的优势，但是由于经阴道手术时宫旁组织暴露相对困难，以及经阴道手术的学习周期较长等缺点，故该术式推荐适用于肿瘤直径≤2 cm和无明显宫旁浸润的患者，以及具有丰富阴式手术经验的术者，对于未生育的女性及有过子宫颈锥切术病史的患者，阴道操作空间较狭窄，宫旁切除宽度不足，有遗漏宫旁受累组织的风险。

（三）开腹广泛性子宫颈切除术

开腹广泛性子宫颈切除术（abdominal radical trachelectomy，ART）由Smith等学者在1997年首次提出。ART与开腹子宫广泛切除术（abdominal radical hysterectomy，ARH）类似，因此对于大多数妇科肿瘤医师来说更容易掌握。ART较VRT相比，有开阔的手术视野，对宫旁切除范围具有更大的优势。有文献报道，VRT的平均宫旁切除范围约1.45 cm，ART的平均宫旁切除范围约3.97 cm[26]。

（1）ART的优势与缺点：与经阴道入路相比，经腹入路的主要优点在于学习周期更短，既不需掌握腹腔镜，以及阴道手术的技能，也不需要特殊仪器或培训。因为该手术类似于根治性子宫切除术，所以外科医师对该手术更为熟悉，这也是该手术在世界范围内越来越受欢迎的原因。在发展中国家实施似乎也安全可行。与经阴道入路相比，经腹入路可以获得范围更宽的宫旁组织，因此该手术可用于病灶较大的患者。ART也可用于不可进行阴道入路手术的年轻女孩。对于解剖学变形的女性和不能经阴道进入的女性，经腹入路扩大了根治性子宫颈切除术的适用范围。此外，一项小型病例系列研究探讨了妊娠期间进行的ART，称在5例患者中有3例在手术后短期内出现自发性流产。

ART的缺点包括需要正中剖腹切口、更多的失血、更长的住院时间，以及损伤更大的手术范围，后者可能导致子宫内膜萎缩及宫颈狭窄/瘢痕形成，

以及将来的妊娠中出现低体重儿。一个研究组曾描述了可保留子宫动脉的精细手术技术，但子宫动脉是否保留也取决于患者的肿瘤大小及位置。

（2）ART围手术期并发症：在前述Bentivegna等[25]的系统综述中发现，接受ART的患者围手术期的并发症发生率较VRT及腹腔镜辅助下广泛子宫颈切除术（laparoscopic radicaltrachelectomy，LRT）高且相对严重。13例患者出现了严重术后感染，包括深部脓肿、腹膜炎或者输卵管卵巢脓肿；3例患者出现了输尿管损伤。Cao等报道的接受ART的患者中，1例患者术中出现了盆腔血管的损伤。Li等[27]报道了107例患者接受ART，出现了1例输尿管损伤，1例肠管损伤。共39例患者出现了术后并发症，最常见的为术后发热，发生率为16.8%，其次为淋巴囊肿（4.7%）及尿潴留（4.7%）。

（3）ART的肿瘤学结局：一篇系统综述[19]纳入了28篇文章，660例最终完成ART的手术。这些病例中ⅠA期153例，ⅠB2期为19例，ⅡA期4例，其余为ⅠB1期，而ⅠB1期至少167例患者是肿瘤直径在2~4 cm的患者。其中有31例出现复发，复发率为5%。在肿瘤直径2~4 cm的患者中，8例患者复发，复发率为5%。Li等[28]报道了333例接受ART术式的患者，其中201例患者肿瘤直径<2 cm，132例患者肿瘤直径≥2 cm。56（6~169）个月的中位随访时间，复发率两组没有统计学差异（2% vs 5.3%），由此可见，对于肿瘤直径2~4 cm的早期宫颈癌患者，ART术式是安全可行的。该研究纳入的333例患者中，271例为鳞癌，51例为腺癌，11例为腺鳞癌。复发的11例患者中，7例为鳞癌，2例为腺癌，2例为腺鳞癌。统计分析发现，腺鳞癌的复发率高于鳞癌及腺癌，且差异有统计学意义。

（4）ART妊娠结局：最近有人总结了330多例ART的资料，显示肿瘤学结局良好，复发率低于4%。来自国际联盟共101例病例的近期资料显示复发率为4%，其报告了迄今为止最好的产科结局，即74%尝试受孕的女性获得成功。总体上，10%的妊娠最终在妊娠早期发生胎儿丢失，19%为妊娠中期胎儿丢失，52%能够达到晚期妊娠。这些结果很有前景。然而，30%的患者需要辅助治疗（放疗）并失去了生育能力。2016年的系统综述[25]纳入36项研究总共735例患者，最终完成ART术式者643例，其术后妊娠率为44%，活产率为68%，早产率为57%。提示ART的术后妊娠率低于LARVT。分析ART术后妊娠率低的原因主要有：手术创面大，围手术期并发症发生率高，术后出现粘连的概率大、范围广。据统计，ART术后最常见的影响生育的并发症为子宫颈狭窄，发生率为8%；其次为术后出现的严重腹腔感染，包括输卵管卵巢脓肿等，发生率为1.7%，也是后续影响生育的重要原因。一项研究描述了置入带尾丝的T形宫内节育器（intrauterine device，IUD），其似乎可以减少宫腔内粘连形成和宫颈狭窄。

（四）腹腔镜辅助下广泛性子宫颈切除术

2002年Lee等学者首先报道了腹腔镜辅助下广泛性子宫颈切除术，该术式具有手术创面小、患者痛苦少、术后恢复快、住院时间短等优点。随着腹腔镜技术的推广及其相关器械的发展，LRT被越来越多的学者所接受。

（1）手术步骤：

1）腹腔镜下行两侧盆腔淋巴结切除术，可疑淋巴结送快速冰冻切片。

2）距腹股沟内环2 cm处切断圆韧带，切开膀胱反折腹膜，分离膀胱至子宫外口以下位置。

3）打开子宫阔韧带后叶，暴露并分离输尿管。

4）分离输尿管隧道，分离子宫动脉，切断子宫动脉下行支，保留宫体支。

5）分离阴道侧窝和膀胱宫颈韧带，将输尿管推向侧方。

6）分离直肠阴道间隙：用举宫器把子宫举向前方，术者左手提起子宫直肠腹膜反折断端的子宫侧，右手以超声刀刀头贴近阴道后壁深入阴道直肠间隙轻柔推进、分离。

7）切断子宫骶韧带：用超声刀沿骶骨前，距宫颈3 cm切断骶韧带。

8）切断子宫主韧带：在膀胱侧窝与直肠侧窝之间分离子宫主韧带，然后用超声刀距宫颈2 cm切断子宫主韧带。

9）距阴道穹2 cm处切开阴道壁。

10）自子宫峡部切断，将宫体与宫颈分离。

11）1号尼龙线环扎缝合子宫下段。

12）2/0号可吸收线将阴道与子宫下段吻合。

13）取下宫颈标本送检，确定宫颈和阴道切缘距肿瘤边缘的距离。

（2）LRT围手术期并发症：Marcelo等[29]报道了42例接受微创RT（腹腔镜或机器人系统）的患者，2例患者出现术中并发症，1例为膀胱损伤，1例为输卵管损伤。7例患者出现术后并发症，其中4例为泌尿系统感染，2例为淋巴囊肿，1例为尿潴留。Park等[30]报道了79例接受LRT的患者，其中4例患者发生了围手术期并发症，2例为出现术后发热，1例为输尿管损伤，1例为膀胱阴道瘘。由此，LRT的围手术期较严重的并发症主要集中在输尿管膀胱的损伤，以及术后形成的瘘。在处理输尿管隧道切除宫旁组织的过程中，尽量避免使用能量器械，多采用钛夹等，可以有效地减少输尿管的热损伤。

（3）LRT妊娠结局：2016年一项关于广泛性子宫颈切除术后生育结局的系统综述，其中微创组（腹腔镜或机器人系统）纳入314例患者，术后的妊娠率为65%，活产率为78%，早产率为50%。这些病例均在手术结束后进行了预防性的子宫颈环扎。除了两项研究，其余所有的患者都保留了子宫动脉。术后最常见的影响生育的并发症为子宫颈狭窄，发生率约为5%[25]。广泛性子宫颈切除术后由于子宫颈被部分或完全切除，子宫颈的天然"门户"作用被削弱，因此术后妊娠早产率显著增加。

（4）腹腔镜治疗早期子宫颈癌的争议：传统观念认为腹腔镜治疗早期子宫颈癌是安全有效的，但是2018年《新英格兰医学杂志》发表的一项随机对照研究颠覆了传统的观念，引起了医学界的广泛关注。该研究微创手术组（腹腔镜或机器人系统）纳入319例早期子宫颈癌患者，其中ⅠA1期5例，ⅠA2期21例，ⅠB1期293例。开腹手术组纳入312例患者，其中ⅠA1期5例，ⅠA2期20例，ⅠB1期287例。研究结果显示微创手术组的无进展生存期及总生存期均低于开腹手术组。文章指出有可能是因为术中使用了举宫器，以及CO_2制造气腹的过程中促使了肿瘤细胞的生长、扩散及转移，从而导致了微创组的无进展生存期及总生存期均显著低于开腹手术组，因此微创手术不再是治疗早期子宫颈癌的首选。但是这两项研究均采用FIGO 2009年版分期标准，纳入的患者均为ⅠB1期及以前者，即肿瘤直

径≤4 cm。在2018版宫颈癌新分期体系实行后，将原来的ⅠB1期以肿瘤直径2 cm为界，分为ⅠB1和ⅠB2期，可见有必要以2 cm为界再次对开腹与微创手术进行对比。对于LRT这一术式安全性的探讨同样需要以2 cm为界，进行大规模长时间的随机对照研究来进行评判。

（5）LRT肿瘤学结局：2016年的系统综述纳入了18项研究共252例患者，其中238例患者完成了LRT。这些患者中ⅠA期55例，ⅠB2期2例，ⅡA期1例，其余为ⅠB1期。ⅠB1期中42例患者肿瘤直径>2 cm。238例接受LRT的患者中15例（6%）复发，而7例（17%）是肿瘤直径>2 cm的患者[19]。可见，LRT对于肿瘤直径>2 cm的早期子宫颈癌患者是不够安全的。为了降低术后复发率，有学者报道对于肿瘤直径>2 cm的患者，可以行新辅助化疗，使肿瘤直径缩小到2 cm后行LRT。新辅助化疗不仅能有效缩小肿瘤直径，还可降低淋巴结转移的概率。

（6）机器人根治性子宫颈切除术：机器人手术发展良好，已报道有机器人辅助根治性子宫颈切除术成功进行的案例。2008年由3个不同研究团队报道了首批病例。该手术类似于经腹技术，但具有微创外科入路的优势。机器人子宫颈切除术的根治性似乎与经腹子宫颈切除术相当。保留子宫动脉与保留神经的技术也已有报道。已有文献总结36例病例的数据，尽管不成熟，但结果似乎非常有前景：该方法并发症发生率低，失血极少，住院时间很短。然而，有一个小组报道了中转为根治性子宫切除术的发生率高，因为机器人清理宫颈内手术边缘并不充分，可能是由于难以准确触到或者探查子宫下段，因而更难以确定与肿瘤水平相关的宫颈切断

部位。另外，机器人手术似乎是个值得考虑的方案，因其能够同时具备经腹入路的根治性手术和微创手术入路的获益。

综上所述，VRT及LRT的妊娠率明显高于ART。对于肿瘤直径2~4 cm的患者，可以直接进行ART，或者选择进行新辅助化疗，待肿瘤直径缩小后进行RT或者宫颈锥切同样也是安全有效的。术者需要根据患者的具体情况来进行手术方案的制订，以期达到最好的治疗效果。

三、宫颈癌保留生育功能治疗其他相关问题

（一）广泛性宫颈切除术是否保留子宫动脉

子宫血供来自阴道动脉、子宫动脉、卵巢动脉。根治性宫颈切除术中切断子宫动脉可能会对子宫的血供造成短期的影响，但越来越多的研究证实，双侧子宫动脉切除并不会对子宫的功能及妊娠造成长期、致命性的损害。同时，保留下来的子宫动脉是否具有完整的生理功能仍未得到证实，一项研究使用计算机断层血管造影显示，在保留子宫动脉的开腹根治性宫颈切除术中，有87.5%的患者子宫动脉梗阻[31]。另一项研究以吲哚菁绿（ICG）荧光来反映子宫血供[32]，将开腹或腹腔镜下根治性子宫切除的患者分为保留子宫动脉和不保留子宫动脉两组。总共有20例患者纳入了研究，其中保留子宫动脉的10例，未保留子宫动脉的10例。术后ICG血管造影提示子宫的荧光强度在两组中无统计学差异（P=0.22），两组患者术后8周月经复潮率均为100%；保留子宫动脉组妊娠4例（占40%），未保留子宫动脉组妊娠3例（占30%）。所以该研究认为根治性宫颈切除术中切断子宫动脉并不影响子宫血

供和子宫功能，故可不予保留子宫动脉。

2019年的一篇文章对根治性宫颈切除术是否保留子宫动脉进行了文献回顾[33]，使用PubMed、Google Scholar和Ovid搜索工具，共对28篇文章进行了回顾，其中16篇符合使用条件。手术包括传统的腹腔镜手术和机器人辅助手术，共有154例保留子宫动脉，40例未保留子宫动脉。收集了患者人口学资料，以及手术、肿瘤和生育结果的数据。保留组平均年龄30岁，未保留组平均年龄32岁。在保留子宫动脉组和不保留子宫动脉组中，至少有42%的妇女是未产妇。在保留组和未保留组中，大多数病例表现为鳞状细胞癌（保留组为71%，未保留组为51%），其次为腺癌（24% vs 43%）。两组中的大多数患者都为ⅠB1期宫颈癌。两组手术时间相近，保留组平均314 min（170~420 min），未保留组平均283 min（172~345 min）。保留组的平均估计失血量为173 mL（范围23~300 mL），未保留组为77 mL（范围50~250 mL）。平均随访42个月和26个月后，保留子宫动脉组和未保留子宫动脉组的复发率均为2.6%。保留组中有41名患者妊娠，未保留组中有2名患者妊娠。在未尝试妊娠或未妊娠的患者中，保留组有15例月经正常，而未保留组只有6例月经正常。所以该荟萃分析认为：子宫动脉的成功保存有助于子宫动脉血流的维持。这一观点也被许多进行微创根治性宫颈切除术的妇科肿瘤医师所采用。在临床技术能够实现保留子宫动脉的情况下，进行子宫动脉解剖性保留，甚至功能性保留，仍然是未来手术的发展方向和临床研究课题。

（二）宫颈癌保留生育功能手术的前哨淋巴结活检问题

淋巴结评估对宫颈癌的预后判定和术后辅助放化疗的选择非常重要。目前认为，宫颈的淋巴引流遵循一定顺序：子宫旁淋巴结、骨盆侧壁淋巴结、髂总淋巴结到主动脉旁淋巴结。极少数情况下，淋巴引流可以绕过这一路径，直接引流到髂总淋巴结和主动脉旁淋巴结。早期宫颈癌淋巴结受累的发生率估计为15%~20%，这意味着10名接受盆腔淋巴结切除的患者中有8名都不会从中获益，而这些患者还会受到淋巴水肿的困扰。前哨淋巴结活检被认为是一种相对简单和微创的淋巴结评估方法，可避免与淋巴结清扫相关的并发症发生。NCCN指南中也指出，对早期宫颈癌（ⅠA1期、ⅠA2期、ⅠB1期、ⅡA1期）可考虑行前哨淋巴结活检。

2011年发表的SENTICOL研究[34]对139例ⅠA1期合并LVSI至ⅠB1期宫颈癌患者进行了腹腔镜下淋巴结绘图及前哨淋巴结活检。发现这种方法评估淋巴结转移的敏感性为92.0%，阴性预测值为98.2%。2011年美国纪念斯隆凯特琳癌症中心建立早期宫颈癌前哨淋巴结绘图与切除的标准流程。按照这个流程图操作，75%的患者可以避免不必要的双侧盆腔淋巴结系统切除术。2019年对早期宫颈癌前哨淋巴结应用的荟萃分析纳入了36个研究3 853例患者，结果发现：前哨淋巴结活检评估盆腔淋巴结转移的敏感性为91%。

早期关于宫颈癌前哨淋巴结活检的研究主要将前哨淋巴结切除的患者和前哨加淋巴结切除的患者进行比较。随机SENTICOL2研究的初步数据表明单纯前哨淋巴结切除比前哨加淋巴结切除活检的术后病率显著降低（31.4% vs 51.5%；P=0.004 6）。

Niikura等的一项前瞻性研究表明，单纯SLN与盆腔淋巴结切除术相比，下肢淋巴水肿的绝对风险降低了33%（P=0.03）。另一项研究前瞻性地收集了ⅠA/ⅠB期宫颈癌患者的资料，比较了淋巴结阴性患者行盆腔淋巴结清扫术与单纯前哨淋巴结活检术后的无复发生存率，这项研究包括1 078名盆腔淋巴结清扫患者和110名仅接受前哨淋巴结活检的患者，两组患者在2年和5年的无复发生存率或总生存率方面没有差异。盆腔淋巴结清扫与手术时间延长、失血、输血和术后感染有关。与标准淋巴结切除术相比，鉴别前哨淋巴结也有助于提高淋巴结转移的检出率。Gortzak等在一项配对队列研究中证明，前哨淋巴结标记比盆腔淋巴结清扫术具有更高的盆腔淋巴结转移检出率（17% vs 7%，OR=2.8，95%CI=1.3~5.9；P=0.006）。这一发现可归因于异常的淋巴引流途径、淋巴结切除的确证和淋巴结的超声显像。虽然检测率的提高部分是由于发现了微转移和分离的肿瘤细胞，但其临床意义（尤其是后者）仍不清楚。最近的一项荟萃分析对使用吲哚菁绿（ICG）与蓝色染料和（或）放射性示踪剂治疗子宫内膜癌和宫颈癌的研究进行了比较，与单独使用蓝色染料相比，ICG显著提高了前哨淋巴结的检出率，相当于单独使用放射性示踪剂，并且放射性示踪剂与蓝色染料的组合在总体和双侧的检出率上是相同的。ICG可以很方便地注射到宫颈中且在手术中观察也较为方便，而放射性核苷酸示踪剂术前注射通常需要核医学科的配合，因此ICG可能会成为识别前哨淋巴结的首选方法。

2020年8月和9月相继有两篇文章对前哨淋巴结切除问题进行了讨论。一篇文章评估了经阴道保留生育功能手术加腹腔镜下前哨淋巴结活检术治疗早期宫颈癌15年的肿瘤学结果。研究纳入了西班牙巴塞罗那Clínic医院38例接受经阴道保留生育功能手术的早期宫颈癌患者，其中FIGO分期ⅠA1期伴淋巴管间隙侵犯和ⅠA2期的患者接受了单纯宫颈切除术，ⅠB1期患者接受了经阴道根治性宫颈切除术。所有病例均行腹腔镜下前哨淋巴结活检。患者的中位数年龄为33.5岁（22~44岁）。其中单纯宫颈切除7例（18.4%），经阴道根治性宫颈切除31例（81.6%）。19例行腹腔镜下前哨淋巴结活检，19例行前哨淋巴结活检加腹腔镜下双侧盆腔淋巴结切除术。两个淋巴结评估组在组织学和肿瘤大小方面没有显著差异。平均随访73个月（1~160个月），复发4例（ⅠB1组3例，ⅠA2组1例）。前哨淋巴结活检组2例，前哨淋巴结活检加腹腔镜下双侧盆腔淋巴结切除组2例。所有复发病例均诊断为腺癌，3例无淋巴管侵犯。所以该文章认为：经阴道保留生育功能手术联合腹腔镜下前哨淋巴结活检是一种安全的肿瘤治疗方法。

另一篇文章是一项国际性、多中心、前瞻性的观察性试验（ENGOT-CX2/CEEGOG-CX1），主要评价早期宫颈癌前哨淋巴结活检（SLN）的检出率。18个国家47个有前哨淋巴结活检经验的医院参与了这一研究。纳入的病例共有395例，其中包括了保留生育功能的宫颈癌手术，术前影像学检查均无可疑淋巴结，术中行前哨淋巴结冰冻评估，术后再行石蜡切片病理检查。双侧检出率为90%（355/395），检出率与肿瘤的大小、分期或体重指数并无关，与其较高年龄和开腹手术者显著有关，表现为较低的检出水平。SLN和阳性SLN多位于髂总动脉分叉以下，髂血管分叉上方单发性SLN阳性率为2%，盆腔外均未见SLN。冰冻切片未检出阳性

淋巴结的有54%，石蜡切片发现这些未检出阳性的淋巴结，其中28%为大转移瘤，90%为微转移瘤。所以该文章最后得出结论：对于有经验的肿瘤中心，SLN检出率高，所有SLN均位于盆腔，大多数位于髂血管分叉下方；靠术中冰冻进行治疗分流并不可靠，可能漏掉一半的阳性SLN。

所以SLN活检应用于早期宫颈癌保留生育功能的根治性宫颈切除具有可行性，对于诊断宫颈癌淋巴结转移敏感性高，但是此结论还需更大样本量的结果来验证。

（三）宫颈癌保留生育功能手术中宫旁切除范围问题

目前根治性宫颈切除术已成为早期宫颈癌保留生育功能治疗中得到认可的手术方式。根治性手术宫旁切除范围大，对患者膀胱功能和性功能都有不同程度的不良影响，所以近来其用于早期、肿瘤体积小的患者中的重要性受到了质疑。有文献荟萃分析针对早期宫颈癌行非根治性手术是否可以在维持肿瘤预后的同时降低术中、术后并发症。荟萃分析包括了鳞状细胞癌、腺癌和腺鳞状细胞癌患者，得出的结果表明：对于适当选择的患者，单纯子宫切除术和单纯宫颈切除术是安全的；对于风险极低的患者，锥切活检也可能是一个很好的选择；新辅助化疗也是一种减少根治性手术的方法。

2014—2018年进行了一项Medline研究[35]，针对保留生育功能的保守性手术方式，如对单纯宫颈切除术和宫颈锥切术进行评估，还针对根治性宫颈切除中宫旁组织切除的范围与产科结局，以及肿瘤学结局的影响进行了研究。结果表明：在直径≤2 cm的肿瘤中，若无淋巴脉管间隙侵犯，没有

子宫旁受累的证据，保守性保留生育能力手术可以增加妊娠率，提高患者的生活质量，并且安全。

两个妇科癌症中心（伦敦圣托马斯医院和英国梅德斯通肯特妇科癌症中心）进行了一项前瞻性队列研究，探讨早期宫颈癌患者在考虑保留生育功能手术时是否可以适当减少根治性手术的应用。研究中包括了接受保留生育功能手术的早期宫颈癌患者66例，手术方式包括单纯宫颈切除术和经阴道根治性宫颈切除术（RVT）。研究结果表明：单纯宫颈切除术标本无残留病变者占53%，VRT为29%。有两名患者在VRT后评估淋巴结发现阳性，其中一名在等待取卵成功后才接受辅助治疗，后因疾病复发死亡（1.5%）。所有患者平均随访96个月（12~120个月），1例阴道中部复发（1.5%），有24名妇女试图妊娠，其中14名妇女成功妊娠分娩，妊娠活产率为70.8%。所以该研究认为，对于术前评估为低危的早期宫颈癌患者，可考虑选择非根治性手术保留患者生育功能，并降低术后并发症发生率，但对于患者的筛选必须严格，并在具有经验的肿瘤中心进行评估和治疗。

在有相关新辅助化疗的研究中提到，当有肿瘤较大等中危因素时，通过新辅助化疗也可以行保留生育功能手术，但这类患者宫旁切除大小对安全性的影响尚无定论。虽然上述的两个随机对照试验（RCT）表明肿瘤安全性未因较不彻底的子宫旁切除术而受到影响。然而，对于有中高危因素的患者，因术后接受了辅助化疗或放疗，所以宫旁切除范围更加难以评估。值得注意的是，在未保留生育功能的根治性子宫切除术后，宫旁切除较少的患者复发率似乎更高，在一项关于早期宫颈癌预后因素的大型回顾性研究中也发现了类似的结果，在直径

>2 cm的肿瘤中，宫旁切除范围越大，患者的无病生存率越高。Bentivegna等进行了文献回顾，期望为不同宫颈癌分期和不同肿瘤大小患者找到最佳保留生育功能的治疗。

（四）宫颈癌保留生育功能手术中新辅助化疗问题

早期宫颈癌的标准治疗方法是根治性子宫切除术加盆腔淋巴结清扫术。根据国际妇产科学联盟（FIGO）2018年的数据，对于ⅠB1期（肿瘤直径在2 cm以内）的宫颈癌患者，如果希望保留其生育能力，阴道根治性宫颈切除术和盆腔淋巴结清扫术是一种安全的选择。在FIGOⅠB2期（肿瘤直径2~4 cm）的宫颈癌患者中，没有标准的保留生育能力治疗。直径超过2 cm的肿瘤行经阴道宫颈切除术会导致更高的复发率，因此被认为是不安全的。希望保留生育能力的ⅠB2期宫颈癌患者的最佳治疗策略仍有待确定。目前保留生育能力手术有两种方法：根治性经腹宫颈切除术伴盆腔淋巴结切除术或新辅助化疗后行锥切术、单纯宫颈切除术或根治性宫颈切除术。目前还没有临床研究对这些治疗方法进行对比。新辅助化疗已被证明能有效地缩小宫颈癌肿瘤大小。对于希望保留生育能力的患者，可以使用新辅助化疗来减小肿瘤大小，然后进行保留生育功能手术。Maneo等[40]首次提出了这一策略，对21名患者进行了3个周期的化疗，然后行盆腔淋巴结切除术和宫颈锥切术。Kol等的文献回顾对92例新辅助化疗后行经阴道宫颈切除术的ⅠB2期宫颈癌患者进行了分析，发现复发率为10%，死亡率为2.9%，这与经腹部根治性宫颈切除术患者中观察到的肿瘤学结局相当[41]。然而，在接受新辅助化疗

和阴道根治性宫颈切除术的患者中，妊娠率更高：70%尝试妊娠的妇女成功妊娠，63%活产。因此认为新辅助化疗后行更保守的保留生育功能手术有望提高成功妊娠的概率。

在评估肿瘤治疗方案时，安全性评估是关键。对于直径>2 cm的宫颈癌，新辅助化疗减小肿瘤大小并行保留生育能力的宫颈手术治疗在不同研究中的肿瘤学结局和生育结局有很大差异。医师有义务向这些准备接受非标准方案的患者全面讲述本次治疗的安全性。Plante等评估了与肿瘤大小相关的生存结果[36]。肿瘤直径2~4 cm的宫颈癌患者行根治性子宫切除术和盆腔淋巴结清扫术后5年无复发率和总生存率分别为87%和91%，约1/3患者需要辅助治疗。肿瘤直径4~6 cm的宫颈癌患者5年无复发率为76%，总生存率为83%，超过50%的患者术后需要辅助治疗。有研究表明：肿瘤直径>2 cm的宫颈癌接受新辅助化疗后再行根治性宫颈切除术加盆腔淋巴结清扫术的患者复发率为13%，生存率与接受标准治疗的患者相当。

肿瘤的复发与多因素相关，总的来说，复发组患者以腺癌多见，与肿瘤组织学类型及淋巴脉管间隙浸润（LVSI）有关。这些患者对新辅助化疗的反应也不理想。所以仔细选择那些可以安全地进行保留生育功能治疗的患者是很重要的。对于复发高风险的患者，如肿瘤特别大、淋巴结阳性、神经内分泌肿瘤不应给予保留生育功能的治疗。

不同研究采用了不同的化疗方案，手术治疗路径和接受放疗的量也不同。化疗方案中的主要药物是顺铂。异环磷酰胺与紫杉醇和顺铂联合治疗晚期宫颈癌的疗效优于不用异环磷酰胺，但毒性也更大，值得注意的是，异环磷酰胺除了严重的血液学毒性外，还有性腺毒性，因此不太适合希望保留生育功能的患者。使用卡铂代替顺铂也是一个趋势，毒性也较低。目前关于新辅助化疗后保留生育功能手术安全性的开放性、前瞻性、Ⅱ期临床研究CONTESSA/NEOCON-F将化疗方案的选择权交由参与中心自行决定。但估计大多数患者都会接受卡铂加紫杉醇联合化疗。

近期的一篇文章回顾性分析了对宫颈肿瘤直径>2 cm的患者行新辅助化疗后再行根治性宫颈切除术的可行性、安全性、肿瘤及产科结局[37]。研究中共有19名女性因宫颈肿瘤直径>2 cm接受新辅助化疗。中位年龄为28岁（19~36岁）。FIGO（2009）分期ⅠB1期7例（36.8%），ⅠB2期10例（52.6%），ⅡA期2例（10.5%）。平均临床肿瘤直径大小为4.4 cm（范围3.5~6.0 cm）。组织学显示79%的病例为鳞状细胞癌，21%为腺癌，仅有1例为透明细胞腺癌（5%）。新辅助化疗包括6个周期的顺铂（70 mg/m²）和紫杉醇（70 mg/m²）。19例患者中有15例（78.9%）成功保留了生育能力。在4名保留生育功能失败的患者中，1名患者在3个周期后病情稳定，不符合保留生育功能手术的标准，3名患者有术中或术后辅助治疗的指征。19例患者中有3例（15.8%）复发，其中2例死亡。所以该文认为：新辅助化疗联合保留生育功能手术治疗直径>2 cm的宫颈肿瘤是一种安全可行的选择，化疗无反应和非鳞状细胞癌被认为是影响预后的不良因素。

（五）根治性宫颈切除后宫颈功能维持的问题

宫颈对于妊娠的维持是一个关键解剖结构，它在机械支撑胎儿和防止逆行感染上发挥了重要作用。手术造成的宫颈损伤（锥切、单纯或根治性宫颈切除）都可能损害其功能。多项研究表明，接受大锥切除术的妇女早产风险增加。一项经腹根治性宫颈切除术的研究表明[38]：残留宫颈越短，发生早产的风险越高；妊娠中期宫颈<13 mm的患者在妊娠34周前早产的风险增高；≥13 mm的妇女早产的概率较小。因此提出，在根治性宫颈切除术中，至少应保留10 mm健康的宫颈间质。然而，术后宫颈可能发生坏死性改变，另外妊娠期残留宫颈还可能缩短。目前大多数手术医生采用宫颈切除术中宫颈环扎的方法来降低胎膜早破和早产风险，认为宫颈环扎可以对抗宫颈长度的缩短，减少感染发生。对于术中环扎失败的患者可在孕前或孕早期再次经腹/腹腔镜行环扎术。尽管如此，环扎术用在根治性宫颈切除术中仍有争议。有人认为使用环扎术可能导致宫颈狭窄、阴道分泌物过多和性交深度障碍，从而降低患者的生活质量并导致不孕。

为减少宫颈环扎术后并发症的发生，在手术中应注意以下问题：环扎缝线应埋入阴道上皮下，以减少细菌沾染。此外，环扎术的位置和固定对于减少宫颈狭窄至关重要，即缝合不能太深入宫颈间质。缝合材料对宫颈管狭窄预后的影响不容低估。多股编织缝合材料强度大但缝合线内的空间为细菌繁殖提供了最佳环境，并通过阻止免疫巨噬细胞进入而对细菌有保护作用，使感染风险增加。相比之

下，由于单股缝合材料表面非常光滑，组织反应性较低，感染概率也较低，但如要达到同样的强度，其普遍比编织缝线硬，会增加性交不适的发生率。因此，缝线的选择非常重要，目前除了Gore-Tex缝线为单股，较其他单股线如Prolene可能是更好的选择。

宫颈环扎的同时，是否需要放置器具来保持宫颈管通畅，以及防止瘢痕挛缩导致的宫颈硬化呢？目前还没有较为一致的结论。但有研究认为，放置抗狭窄工具可以有效降低宫颈狭窄的发生率，（放置和不放置分别为4.6%和12.7%），至于放置何种器具也没有统一结论。有人放置Smit套管，也有人放置宫内节育器，也有人放置菌性管。应该结合是否容易固定、尽量少增加感染风险，以及不影响患者活动、患者容易接受等诸多因素仔细权衡利弊。

总之，对于有生育要求的宫颈癌患者的治疗目标是既要根治肿瘤，又要最大限度地减少对患者生育功能的影响，而这两个目标在现实中又是矛盾的。因此在宫颈癌保留生育功能手术方案的选择过程中，需要充分评估患者的获益与风险，结合患者的具体情况进行个体化治疗。

（吴小华　王延洲　邓黎　凌开建）

参考文献

[1] ZHANG Q, LI W, KANIS M J, et al. Oncologic and obstetrical outcomes with fertility-sparing treatment of cervical cancer: a systematic review and meta-analysis. Oncotarget, 2017, 11, 8(28): 46580-46592.

[2] WRIGHT J D, NATHAVITHARANA R, NATHAVITHRANA R, et al. Fertility-conserving surgery for young women with stage IA1 cervical cancer: safety and access. Obstetrics & Gynecology, 2010, 115(3): 585-590.

[3] ELLIOTT P, COPPLESON M, RUSSELL P, et al. Early invasive (FIGO stage IA) carcinoma of the cervix: a clinico-pathologic study of 476 cases. Int J, 2010, 10(1): 42-52.

［4］SPOOZAK L , LEWIN S N, BURKE W M , et al. Microinvasive adenocarcinoma of the cervix. American Journal of Obstetrics and Gynecology, 2012, 206(1): 80.

［5］KARIN C H M, RUUD L M, Rome R M, et al. Treatment of microinvasive adenocarcinoma of the uterine cervix: A retrospective study and review of the literature. Gynecologic oncology, 2007, 107(3): 424-430.

［6］LI X, XIA L, CHEN X, et al.Simple conization and pelvic lymphadenectomy in early-stage cervical cancer: A retrospective analysis and review of the literature. Gynecol Oncol, 2020, 158(2): 231-235.

［7］DITTO A, MARTINELLI F, BOGANI G, et al. Fertility-sparing surgery in early-stage cervical cancer patients: oncologic and reproductive outcomes. Int J Gynecol Cancer, 2015, 25(3): 493-497.

［8］LUCCHINI S M , FERREYRA H D , LANDEROS J ,et al.Conization and lymph node evaluation in low-risk cervical cancer. Is it time to avoid radical surgery? Retrospective series and literature review.European Journal of Obstetrics, Gynecology and Reproductive Biology: An International Journal, 2021,23:163-168.

［9］FANFANI F, PEDONE ANCHORA L, DI MARTINO G, et al. Oncologic and obstetric outcomes after simple conization for fertility-sparing surgery in FIGO 2018 stage IB1 cervical cancer. Int J Gynecol Cancer, 2021, 31(3): 452-456.

［10］PLANTE M, RENAUD M C, SEBASTIANELLI A, et al. Simple Vaginal Trachelectomy: A Valuable Fertility-Preserving Option in Early-Stage Cervical Cancer. Int J Gynecol Cancer, 2017, 27(5): 1021-1027.

［11］PLANTE M, RENAUD M C, SEBASTIANELLI A, et al.Simple vaginal trachelectomy in women with early-stage low-risk cervical cancer who wish to preserve fertility: the new standard of care? Int J Gynecol Cancer, 2020, 30(7): 981-986.

［12］BAIOCCHI G, D E BROT L, FALOPPA C C, et al. Is parametrectomy always necessary in early-stage cervical cancer? Gynecol Oncol, 2017, 146(1): 6-19.

［13］THEOFANAKIS C, HAIDOPOULOS D, THOMAKOS N, et al. Minimizing Fertility-sparing Treatment for Low Volume Early Stage Cervical Cancer; Is Less the (R)Evolution? Anticancer Res, 2020, 40(7): 3651-3658.

［14］WOO S, ATUN R, WARD Z J, et al. Diagnostic performance of conventional and advanced imaging modalities for assessing newly diagnosed cervical cancer: systematic review and meta-analysis. Eur Radiol, 2020, 30(10): 5560-5577.

［15］ADAM J A, VAN DIEPEN P R, MOM C H, et al.［(18)F］FDG-PET or PET/CT in the evaluation of pelvic and para-aortic lymph nodes in patients with locally advanced cervical cancer: A systematic review of the literature. Gynecol Oncol, 2020, 159(2): 588-596.

［16］NGUYEN N C, BERIWAL S, MOON C H, et al. Diagnostic Value of FDG PET/MRI in Females With Pelvic Malignancy-A Systematic Review of the Literature. Front Oncol, 2020, 29(10): 519440.

［17］NGUYEN N C, BERIWAL S, MOON C H, et al. (18)F-FDG PET/MRI Primary Staging of Cervical Cancer: A Pilot Study with PET/CT Comparison. J Nucl Med Technol, 2020, 48(4): 331-335.

［18］SONODA Y, ABU-RUSTUM N R.Schauta radical vaginal hysterectomy. Gynecol Oncol, 2007, 104(2 suppl 1): 20-24.

［19］BENTIVEGNA E, GOUY S, MAULARD A, et al.Oncological outcomes after fertility-sparing surgery for cervical cancer: a systematic review. Lancet Oncol, 2016, 17(6): e240-253.

［20］CAO D Y, YANG J X, WU X H, et al.Comparisons of vaginal and abdominal radical trachelectomy for early stage cervical cancer: preliminary results of a multi-center research in China. Br J Cancer, 2013, 109(11): 2778-2782.

［21］HAUERBERG L, HOGDALL C, LOFT A, et al.Vaginal radical trachelectomy for early stage cervical cancer.Results of the Danish National Single Center Strategy. Gynecol Oncol, 2015, 138(2): 304-310.

［22］PIVER M S, RUTLEDGE F, SMITH J P. Five classes of extended hysterectomy for women with cervical cancer. Obstet Gynecol, 1974, 44(2): 265-272.

［23］COVENS A, ROSEN B, MURPHY B, et al. How important is removal of the parametrium at surgery for carcinoma of the cervix?［J］. Gynecol Oncol, 2002, 84(1): 145-149.

［24］鲁琦,刘崇东.广泛性子宫颈切除手术途径之探讨.中国实用妇科与产科杂志, 2020, 36(04): 325-328.

［25］BENTIVEGNA E, MAULARD A, PAUTIER P, et al.Fertility results and pregnancy outcomes after conservative treatment of cervical cancer: a systematic review of the literature. Fertil Steril, 2016, 106(5): 1195-1211.

［26］EINSTEIN M H, PARK KJ, SONODA Y, et al.Radical vaginal versus abdominal trachelectomy for stage IB1 cervical cancer: A comparison of surgical and pathologic outcomes. Gynecol Oncol, 2009, 112(1): 73-77.

［27］LI X, LI J, WEN H, et al.The survival rate and surgical morbidity of abdominal radical trachelectomy versus abdominal radical hysterectomy for stage IB1 cervical cancer. Ann Surg Oncol, 2016, 23(9): 2953-2958.

[28] LI X, LI J, JIANG Z, et al. Oncological results and recurrent risk factors following abdominal radical trachelectomy: an updated series of 333 patients. BJOG, 2019, 126(9): 1169-1174.

[29] MARCELO AV, GABRIEL JR, MARK M, et al.Radical trachelectomy in early-stage cervical cancer: a comparison of laparotomy and minimally invasive surger. Gynecol Oncol, 2015, 138(3): 585-589.

[30] PARK J Y, KIM D Y, SUH D S, et al.Reproductive outcome after laparoscopic radical trachelectomy for early-stage cervical cancer. J Gynecol Oncol, 2014, 1(25): 9-13.

[31] TANG J, LI J, WANG S, et al. On what scale does it benefit the patients if uterine arteries were preserved during ART? Gynecol Oncol, 2014, 134:154.

[32] ESCOBAR P F, RAMIREZ P T, GARCIA OCASIO R E, et al. Utility of indocyanine green (ICG) intra-operative angiography to determine uterine vascular perfusion at the time of radical trachelectomy. Gynecol Oncol, 2016, 143(2): 357-361.

[33] KIM S, CHUNG S, AZODI M, et al. Uterine Artery-sparing Minimally Invasive Radical Trachelectomy: A Case Report and Review of the Literature. J Minim Invasive Gynecol, 2019, 26(7):1389-1395.

[34] CIBULA D, KOCIAN R, PLAIKNER A, et al. Sentinel lymph node mapping and intraoperative assessment in a prospective, international, multicentre, observational trial of patients with cervical cancer: The SENTIX trial. Eur J Cancer, 2020, 137: 69-80.

[35] THEOFANAKIS C, HAIDOPOULOS D, THOMAKOS N, et al. Minimizing Fertility-sparing Treatment for Low Volume Early Stage Cervical Cancer; Is Less the (R)Evolution? Anticancer Res, 2020, 40(7): 3651-3658.

[36] PLANTE M, VAN TROMMEL N, LHEUREUX S, et al. FIGO 2018 stage IB2 (2-4 cm) Cervical cancer treated with Neo-adjuvant chemotherapy followed by fertility Sparing Surgery (CONTESSA); Neo-Adjuvant Chemotherapy and Conservative Surgery in Cervical Cancer to Preserve Fertility (NEOCON-F). A PMHC, DGOG, GCIG/CCRN and multicenter study. Int J Gynecol Cancer, 2019, 29(5): 969-975.

[37] TESFAI F M, KROEP J R, GAARENSTROOM K, et al. Fertility-sparing surgery of cervical cancer > 2 cm (International Federation of Gynecology and Obstetrics 2009 stage IB1-IIA) after neoadjuvant chemotherapy. Int J Gynecol Cancer, 2020, 30(1): 115-121.

[38] YAO T, MO S, LIN Z. The functional reconstruction of fertility-sparing radical abdominal trachelectomy for early stage cervical carcinoma. Eur J Obstet Gynecol Reprod Biol, 2010, 151(1): 77-81.

[39] SCHMELER K M, PAREJA R, LOPEZ BLANCO A,et al. ConCerv: a prospective trial of conservative surgery for low-risk early-stage cervical cancer.Int J Gynecol Cancer, 2021, 31(10): 1317-1325.

[40] MANEO A, CHIARI S, BONAZZI C, et al. Neoadjuvant chemotherapy and conservative surgery for stage IB1 cervical cancer. Gynecol Oncol. 2008, 111(3): 438-443.

[41] KOL K, VERGELDT T, BEKKERS R. Abdominal radical trachelectomy versus chemotherapy followed by vaginal radical trachelectomy in stage 1B2 (FIGO 2018) cervical cancer. A systematic review on fertility and recurrence rates. Gynecol Oncol, 2019, 155(3): 515-521.

第四节 宫颈癌保留生育功能的妊娠结局

宫颈癌患者保留生育功能的治疗越来越受到重视，在有生育需求的患者中，生育力下降是一个值得关注的问题。生育力是癌症患者治疗后生活质量的重要组成部分，在考虑癌症治疗方案生存率的同时，年轻宫颈癌患者关心的问题是相关治疗是否会影响未来的生育力。随着妇科恶性肿瘤的早期诊断及治疗方案的日益成熟，宫颈癌患者的生存率大大提高。如何在不影响宫颈癌治疗的情况下，选择适合宫颈癌患者保留生育力的方案，是妇科医师和生殖医师所面临的挑战。本节对宫颈癌女性助孕方式相关内容予以阐述，具体分为宫颈癌治疗对生育功能的影响、妊娠时机的选择、自然受孕、辅助生殖技术助孕四个方面的内容。

一、宫颈癌治疗对生育功能的影响

（一）宫颈癌患者术后生育现状

宫颈癌是临床常见的妇科恶性肿瘤，患者群体中45岁以下者占43%，40岁以下者占28%[1]。育龄期宫颈癌患者的治疗原则是采用手术为主，化疗为辅的综合治疗，除了需要结合患者年龄、病理类型、临床分期、肿瘤大小、全身情况等因素外，还需要结合患者的生育要求，制订个体化治疗方案。

育龄期宫颈癌患者经过有效正规治疗后，生存时间明显延长，生育需求愈发强烈。但宫颈癌女性实施保留生育功能手术后，早产率、晚期流产率较正常女性增加2~3倍[2]。因此，研究分析宫颈癌

相关治疗对患者生育功能的影响程度，对于育龄期患者选择合适的助孕方式至关重要。目前的研究发现，所有妇科恶性肿瘤中宫颈癌对卵巢功能的影响是最小的[3]，宫颈癌保育术后部分患者可以自然妊娠。一项纳入65项回顾性研究的荟萃分析显示，80%接受保存生育力手术治疗的宫颈癌患者可以自然受孕，在尝试受孕的群体中平均临床妊娠率为55.4%，其中经阴道根治性宫颈切除术（RVT）治疗的女性临床妊娠率最高，可达67.5%[4]。

（二）宫颈癌患者术后的生育障碍

尽管宫颈癌女性术后妊娠率较高，但保留生育功能患者术后在成功受孕的道路上仍然存在许多阻碍，具体包括：①根治性宫颈切除术使部分早期宫颈癌患者保留了子宫体，从而保留了生育的可能性，但是根治性宫颈切除术后可能会造成粘连、宫颈管狭窄，以及宫颈功能的减低或缺失；②术后宫颈黏液的缺失导致精子的迁移能力下降，降低自然受孕的概率；③潜在的亚临床子宫内膜炎的风险增加，导致妊娠早期流产，以及妊娠中晚期宫内感染和胎膜早破风险增加；④术后宫颈长度缩短，宫颈机能下降，导致早产的风险增加。其中，宫颈管狭窄是保留生育能力术后最为常见的并发症之一，其发生概率为6.2%~25%，其他并发症如长期的分泌物多、痛经、月经异常，以及性交困难，不仅影响正常的排卵，还会影响精卵之间的结合，大大降低了自然妊娠的概率。

另外，对于早期宫颈癌患者可以采用手术或以手术为主的综合治疗，对于中晚期宫颈癌患者则大多采用同步放化疗治疗[5]。患者接受放疗后，14.3 Gy的照射剂量即可使97.5%的30岁女性失去全部的卵巢功能[6]。子宫经过放疗后，萎缩、纤维化及血管改变均可能造成子宫内膜和肌层的损伤。保留子宫的宫颈癌患者子宫接受45 Gy的照射剂量后因内膜的破坏也会导致生育能力极大降低，接受12 Gy的照射剂量后流产、早产及低体重儿发生率增加[7]。宫颈癌患者接受细胞周期非特异性烷化剂（如环磷酰胺）化疗后，卵巢中大量卵母细胞被破坏。30岁以下患者接受烷化剂治疗后，永久性闭经的风险在20%以下，但40岁以上患者出现永久性闭经的风险高达80%以上[8]。与正常人群相比，接受过抗癌放、化疗后的女性生育功能明显下降。

上述这些生育障碍问题一方面降低患者自然妊娠的概率，另一方面使不良妊娠结局的风险增高。对于早期宫颈癌患者，虽然术后复发和死亡风险相对较小，但是随着手术治疗后时间的延长，总体的累计复发风险逐步增高，且患者生育能力随年龄增长会逐步下降，因此手术后适宜妊娠的窗口期是有限的，而期待自然妊娠常常需要等待很长时间，因此患者在手术恢复后应积极前往生殖医学中心就诊，尽早进行助孕前的相关评估，及时选择合适的助孕方式，确定妊娠后积极保胎治疗。对于有生育力保存意愿的早期宫颈癌年轻患者，术后未复发，完成生育需求后是否应切除子宫，目前仍有争议。大部分学者认为应在无须妊娠后切除子宫。如持续HPV感染或细胞学异常，根据患者意愿，可考虑切除子宫[9]。

二、妊娠时机的选择

妊娠时机的选择直接影响宫颈癌患者助孕的成功率，所以选择最佳的受孕时机尤为重要。针对早期治愈效果良好的年轻宫颈癌患者，建议患者尝试自然受孕；而对于高龄患者，在自然受孕概率低的情况下，应该把握最佳时机，及时有效地采取相应助孕措施。另外，还要根据宫颈癌病理类型及期别、术后是否添加辅助治疗、病程进展情况、肿瘤类型、输卵管情况，以及男方精子质量来综合考虑是否进行助孕治疗。

宫颈癌术后最佳妊娠时机目前还没有统一标准，有学者建议术后至少避孕6个月[10]。此外，有研究指出对于鳞状细胞癌患者可采用非激素性避孕6~12个月，在术后放置宫内节育器（IUD）可预防宫颈狭窄[11, 12]。宫颈组织切除得越多，创面修复时间延长，宫颈机能不全发生率越高。有证据表明，宫颈组织再生发生在锥切术后3~12个月内，75%再生的宫颈组织发生于术后6月内，因此建议宫颈手术与尝试怀孕的时间间隔至少6个月，或可延长至1年时间[13, 14]。

三、自然受孕

（一）生育功能评估

在选择自然受孕之前，首先应由生殖医师对患者进行生育功能评估，包括患者的年龄、既往病史、卵巢储备功能、输卵管通畅度、男方精液质量等多方面因素，综合考虑患者情况，评估患者自然受孕的概率。对于卵巢储备功能好、输卵管通畅、男方精液正常、肿瘤无复发迹象等条件的患者，可在生殖医师的指导下尝试自然试孕。关于宫颈癌患者的生育功能评估内容详见本章第二节。

（二）积极寻求生殖咨询

宫颈癌患者生育功能会有不同程度的下降，这会严重增加患者的焦虑情绪，可能造成远期生活质量的下降。及时和恰当的生殖咨询是宫颈癌患者临床管理工作中不可或缺的一部分，应该贯穿整个生育功能保留手术的前后，并完全融入宫颈癌治疗过程中。具体可以分为术前生殖咨询和术后生殖咨询两方面。

1. 术前生殖咨询　术前生殖咨询主要包括对患者生育功能的评估和生育力保存方法的指导，使每位有生育需求的患者在开始治疗前充分了解生育力保存方法，这对于患者生育力的保护至关重要。向患者提供的生育力保存建议，取决于患者的年龄、婚姻状况、肿瘤的治疗，以及患者自身心理状态等诸多因素。在患者术前进行生殖咨询时，需要生殖医师与肿瘤医师相互配合，优化生育力保存方案，在保留生育功能的同时尽量提高患者术后的生活质量。

但目前，部分妇科肿瘤医师考虑到生育力保存会增加患者经济负担，以及额外医疗带来的风险，在与患者沟通中可能会告知不充分。肿瘤治疗的紧迫性也会使患者优先考虑肿瘤的治疗，这些因素可能使患者错失保留生育功能的机会。近年来，随着生育力保存技术的发展，越来越多的肿瘤患者开始意识到肿瘤治疗前进行生殖咨询的重要性。因此，在临床工作中，对于保留生育力的指导，临床医师不仅要结合指南的要求，考虑宫颈癌的分期，还需要结合患者自身的病情、经济状况、生育意愿及当

地的医疗水平等，多学科合作制订适合患者的生育力保存方案。

2. 术后生殖咨询　保留生育功能的宫颈癌治疗术式破坏了宫颈的解剖结构及生理功能，会造成部分患者的不孕，大部分宫颈癌患者术后可以自然受孕，少部分患者需通过辅助生殖技术受孕。宫颈癌术后有生育要求的患者应尽早积极寻求生殖医师的帮助，经过详细的生育力评估，在生殖医师指导下选择合适的妊娠时机和助孕方式。其中，宫颈癌患者的年龄和手术方式是影响助孕方式选择的重要因素。

随着患者年龄的增加，生育能力逐渐降低，存在以下问题：①卵巢功能下降，卵泡数目减少，卵子质量降低；②胚胎染色体异常概率增加，自然流产的概率增加；③患者随着年龄的增加会出现机体各方面的机能减退，第二肿瘤发生风险增加；④高血压疾病及相关并发症、妊娠期糖尿病、早产、低出生体重儿和死胎等风险均会增加，剖宫产率及相关的并发症增加。因此，对于年龄超过35岁甚至40岁，且具有强烈生育意愿的宫颈癌患者，建议采用积极的治疗措施，尽早进行辅助生殖助孕，提高妊娠可能性。同时，对于高龄患者在选择助孕前应充分告知其发生不良妊娠相关风险大大增加，且助孕成功率明显降低，若无特别强烈的生育意愿则建议高龄患者放弃妊娠。

另外，宫颈癌患者术后的妊娠与手术方式密切相关。保留生育功能手术往往依据不同宫颈癌分期有不同的手术方式，宫颈癌ⅠA1~ⅠA2期的患者可行宫颈锥切术保留生育能力，而更高分期的宫颈癌（ⅠA2~ⅠB2期）患者可应用宫颈切除术保留生育能力。VRT是治疗早期宫颈癌较安全并保留

生育功能的治疗方案之一。Zusterzeel等对132例接受VRT治疗的宫颈癌患者的回顾性研究中，70例患者尝试妊娠，其中31例（44%）需接受辅助生殖技术（assisted reproductive technology）助孕，47例患者成功妊娠，37例分娩[15]。Plante等对125例因早期宫颈癌行VRT治疗的患者进行回顾性研究，15例（12%）患者需要辅助生殖技术助孕[16]。腹式根治性宫颈切除术（radical abdominal trachelectomy，ART）比VRT更简单，易操作，但是ART术后较VRT术后患者自然妊娠率低，术后采用辅助生殖技术助孕的概率更高[17]。ART和VRT都保留了子宫，虽然ART对卵巢功能影响较小，但ART切除了更大范围的宫旁组织及盆腔内脏神经，这些会影响患者术后的生育能力，并且更易发生胎膜早破[18, 19]。不同研究中宫颈癌患者术后不孕症发生率差异较大，但总体而言均高于普通人群。

3. 监测排卵/促排卵指导同房 保留生育功能的宫颈癌患者术后在自然试孕的过程中，可采用卵泡监测、促排卵治疗等措施以提高妊娠率，帮助患者尽快妊娠。对于卵泡能够正常发育、排卵正常的患者，可以通过阴道B超监测其卵泡发育，一方面能准确了解患者卵泡发育的情况，另一方面在排卵期指导同房可明显提高患者的受孕率。

对于排卵障碍的患者，可以应用药物进行促排卵治疗。可选择的药物包括：①克罗米芬（clomiphene citrate，CC）是应用最广泛、临床首选的促排卵药物。CC的化学结构式与雌激素相似，本身的雌激素效应微弱，能与下丘脑的雌激素受体结合，刺激垂体分泌FSH和LH，促进卵泡发育。其应用方法为自然月经周期或人工诱发周期第5天开始服用，初始剂量50 mg/d，连用5 d，若应用3个周期后无排卵则加大剂量至每日100~150 mg。CC促排卵率很高，但妊娠率只有40%。②来曲唑（letrozole，LE）是一种具有高度特异性的第三代芳香化酶抑制剂。来曲唑可以抑制雌激素合成过程中的芳香化酶活性而减少外周雄激素向雌激素的转化，并最终降低血浆中雌激素的水平，使下丘脑-垂体的负反馈抑制得以解除，从而使内源性促性腺激素分泌增多，进而促进卵泡生长、发育。其应用方法为从自然月经周期或人工诱发周期第5天开始，初始剂量2.5 mg/d，连用5 d，若卵巢无反应，第二周期逐渐增加剂量，最大剂量至每日7.5 mg。目前未发现克罗米芬或来曲唑等促排卵药物对宫颈癌发病率有影响[20]。

四、辅助生殖技术助孕

宫颈病变及早期宫颈癌患者在接受保留生育功能的治疗后生育功能下降，这与宫颈治疗导致宫颈坏死，阻止精子进入宫腔，以及破坏宫颈黏液的分泌有关。此外，宫颈HPV感染还可能会引起上行感染，最终导致输卵管炎症[21]。部分宫颈癌患者在保留生育功能的手术治疗后面临无法自然受孕的困境，这种情况可借助辅助生殖技术进行助孕治疗，在不影响肿瘤预后的情况下为患者提供生育的可能。目前有关的研究比较关注妇科癌症患者在接受保留生育功能的手术治疗后实施辅助生殖技术的安全性和有效性，但相关研究数据和结果不够充足，需要不断地研究与探索。

对宫颈癌女性实施辅助生殖技术助孕前要充分告知其必要性和适应证。过去10年宫颈癌发病率逐年升高，尤其是年轻育龄女性，这与宫颈脱落细胞涂片筛查应用不够广泛、HPV病毒感染及HPV疫苗的缺失有关，这些因素都会增加宫颈癌的发病率[22]。育龄女性宫颈癌发病率逐年升高势必造成更多患者寻求生育力保存方案。虽然根治性宫颈切除术相比子宫全切术保留了患者的子宫，为患者提供了生育的可能，但部分女性生育力的降低导致患者需要辅助生殖技术的助孕。

目前辅助生殖技术主要包括人工授精（artificial insemination，AI）和体外受精-胚胎移植（in vitro fertilization- embryo transfer，IVF-ET）及其衍生技术。

（一）人工授精

人工授精（AI）是以非性交方式将精子置入女性生殖道内，使精子与卵子自然结合，实现受孕的方法。目前AI技术主要采用的是宫腔内人工授精（intrauterine insemination，IUI）。IUI的原理是减少妨碍精子前进的因素，如阴道的酸性环境和宫颈黏液的干扰，并使经过浓缩的、活力高的精子尽可能地接近卵子，从而易于受孕。IUI可以帮助宫颈受损的宫颈癌术后患者，跨过精子在宫颈遇到的阻碍，缩短精子遇到卵子的距离。IUI技术可以用于自然周期，也可以用于促排卵周期。Kasuga等通过IUI技术成功使3例宫颈癌术后患者受孕[23]。但鉴于IUI的成功率低（每周期15%~20%），而大部分宫颈癌术后患者非常急迫受孕，如经历2~3个周期IUI助孕不成功或患者非常迫切希望在短期内受孕，则建议改行IVF-ET助孕。

（二）体外受精-胚胎移植

体外受精-胚胎移植（IVF-ET）技术是将从母体取出的卵子置于培养皿内，加入经优选诱导获能处理的精子，使卵子在体外受精，并发育成胚胎后移植回母体子宫内，经妊娠后分娩婴儿的过程。目前，IVF-ET包括常规体外受精（in vitro fertilization，IVF）技术、卵胞质内单精子注射（intracytoplasmic sperm injection，ICSI）技术和胚胎植入前遗传学检测（preimplantation genetic testing，PGT）技术。IVF-ET治疗过程主要包括：控制性卵巢刺激（controlled ovarian stimulation，COS）、B超引导下穿刺获取卵子、精子体外获能、精子和卵子体外受精后继续培养、选择优质胚胎移植、药物黄体支持和随访。

1. COS的安全性　生殖医师在选择保留生育功能的宫颈癌患者的COS方案时，应该首先考虑两个安全问题：导致肿瘤治疗延迟的时间，以及COS对肿瘤产生的不利影响。促排卵药物是否增加妇科恶性肿瘤发生的可能，目前不同的研究结果存在争议。有研究认为虽然宫颈癌是与激素有关的癌症，但IVF-ET过程并不会增加宫颈癌发生的风险[24]。Siristatidis等对109 969例接受IVF治疗的女性进行回顾性研究，发现其中207例患有宫颈癌，相对风险系数为0.86，表明IVF治疗并没有增加宫颈癌风险[25]。Akel等研究发现宫颈癌女性可以通过COS有效地保存生育能力，在合适时机进行冻胚移植能够获得45%的活产率，目前看来宫颈癌女性通过COS获得卵母细胞或者胚胎进行冷冻，从而保存生育能力是安全可行的[26]。

2. COS方案

（1）拮抗剂方案：拮抗剂方案由于促性腺激素（Gn）治疗时间短、安全（发生卵巢过度刺激风险低）、高效（获卵数和妊娠率与激动剂方案相当）等优势，近几年被广泛应用。拮抗剂方案可以用于卵巢储备功能低下或高龄女性，同样也适用于缺乏足够时间实施激动剂长方案的情况。目前保存生育能力的肿瘤患者多首选拮抗剂方案，其主要原因是患者能够在进行放化疗之前最大化获得卵母细胞，并在最短时间开始肿瘤的治疗。具体用药方案有两种：①固定给药方案，在使用Gn促排卵第5~6天加用拮抗剂至HCG日；②灵活给药方案，根据卵泡的大小、数目和LH水平加用拮抗剂，一般当主导卵泡直径达14 mm或者LH≥10 U/L时加用拮抗剂[27]。

（2）长方案：促性腺激素释放激素激动剂（GnRH-a）长方案是临床常用的COS方案，曾被国内外医师作为COS的"金标准"方案[28]。GnRH-a长方案自月经周期第2~4天或黄体期中期开始给予GnRH-a，垂体达到降调节标准时（LH<5 U/L，E_2<183.5 pmol/L，内膜厚度<5 mm，无卵巢功能性囊肿），给予Gn促排卵（75~300 U/L），在用药过程中根据卵巢反应性和激素水平调整Gn用量直至HCG日[27]。

（3）短方案：GnRH-a短方案是利用GnRH-a的激发作用，通常月经第2天开始使用短效激动剂直至HCG日，第3天开始用Gn促排卵[29]。

（4）黄体期方案：当患者处于黄体期，超声发现双侧卵巢<10 mm的小卵泡≥2个，可使用克罗米芬或来曲唑、尿促性素促排卵，超声检查卵泡发育情况，当有1个以上卵泡发育到18 mm，HCG扳机，36 h后取卵。黄体期方案的主要依据是女性在经期会出现多个卵泡募集波，在黄体期生长的卵泡会慢慢发展至窦状卵泡阶段，在该阶段给予外源卵泡刺激素，可促进卵泡生长。

（5）微刺激和高孕激素状态下促排卵方案：对于高龄、卵巢储备功能低下等卵巢低反应人群，可使用微刺激方案或者高孕激素状态下促排卵方案（PPOS）。微刺激方案具有对卵巢刺激小、经济、灵活等优点，但不进行降调节，容易出现早发LH峰和卵泡早排，周期取消率较高。PPOS是近年新出现的COS方案，其核心是在雌激素水平上升前，外源性给予孕激素以阻断雌激素的正反馈作用，抑制早发LH峰，从而提高优质胚胎率及可移植胚胎数，降低周期取消率。

（6）自然周期方案：自然周期每个周期仅产生1个或2个卵子，并且由于过早排卵而出现不能获卵的风险较高。因此，不推荐常规给予宫颈癌患者术前生育力保存。

（7）随时启动COS方案：宫颈癌患者术前应尽快通过COS保留生育功能，并尽早开始肿瘤治疗，随时启动COS方案也应运而生。卵巢刺激通常在自然月经周期的卵泡早期，然而现在的研究表明整个月经周期都可以使窦状卵泡持续生长，这为需要紧急治疗的肿瘤患者提供了随时启动的COS方案[28，30]。Campos等通过随时启动COS方案帮助2名宫颈癌患者获得卵母细胞，成功获得了生育力保存[31]。

3.COS主要并发症——卵巢过度刺激综合征 卵巢过度刺激综合征（ovarian hyperstimulation syndrome，OHSS）是COS最严重的并发症，是人体对促排卵药物产生的一种过度反应，以双侧卵巢多个卵泡发育、卵巢增大、毛细血管通透性异常、体液和蛋白外渗进入人体第三腔隙为特征而引起的一系列临床症状的并发症。OHSS可能对宫颈癌患者的生育力保存计划产生重大影响，因为OHSS可能会导致挽救生命的癌症治疗计划延迟或者使后续治疗复杂化。

4. IVF IVF是指精子和卵子在体外自然结合并继续培养到卵裂期胚胎或囊胚，再移植回母体子宫内发育着床的过程。宫颈病变及宫颈癌的发生与

HPV病毒感染有关，HPV病毒感染也会影响生育，HPV病毒感染能造成精子的坏死，影响受精过程，甚至引起胚胎细胞早期凋亡，可能诱发流产及胎膜早破，引起IVF助孕的成功率降低[32]。但也有研究表明，HPV感染并未显著降低IVF成功率[33]。宫颈病变及早期宫颈癌行宫颈锥切治疗后的患者行IVF治疗后发生早产的概率远高于自然受孕者。目前尚无直接证据表明宫颈锥切是否影响IVF的成功率及妊娠结局。

5. ICSI ICSI是借助于显微技术将一个精子直接注射到卵子胞质内形成受精卵的技术，主要适用于精子过少、活力低等因精子穿透障碍产生的受精失败。ICSI和IVF是根据不同适应证选择的不同授精方式。

6. PGT PGT是通过在配子阶段或胚胎阶段进行分子遗传学检查，选择没有疾病表型的胚胎移植入子宫，从而避免异常胎儿的出生。因为HPV病毒感染是宫颈癌的主要病因，遗传因素方面目前仅发现*ERCC2/ERCC5*等基因的多态性突变与宫颈癌的易发性有关，但无特异性宫颈癌相关遗传基因，因此在无其他遗传病等适应证时，尚不具备实施PGT的条件[34]。

（三）IVF 相关衍生技术

在IVF-ET基础上衍生出众多辅助生殖技术，本节阐述了可以用于宫颈癌患者保留生育功能的IVF-ET相关衍生技术。

（1）胚胎冷冻：目前，胚胎冷冻技术已经成为临床最有效的生育力保存技术。2015年一项纳入63名肿瘤患者的回顾性研究显示，采用胚胎冷冻移植的肿瘤患者与因输卵管因素接受IVF-ET治疗的不孕患者在Gn使用总量、获卵数、受精率、妊娠率、活产率等方面均无统计学差异[35]。该研究证实通过胚胎冷冻可有效保存肿瘤患者的生育能力。

（2）卵母细胞冷冻：对于未婚女性，卵母细胞冷冻是保存生育能力的首选。冷冻保存的是配子-卵母细胞而不是胚胎，这会赋予女性患者充分的生殖自主权。美国临床肿瘤学会提出"癌症的治疗可能会对女性未来的生育能力构成严重威胁，可以将卵母细胞冷冻保存作为生育保护策略"[36]。针对宫颈癌患者取卵时间，有研究指出对于实施手术治疗的早期宫颈癌患者在手术后尝试获得卵母细胞更加合理，而对于实施放化疗的患者则应该考虑在治疗前取卵[37]。

成熟卵母细胞具有表面积与体积比小、含水量高和存在减数分裂纺锤体等特点，是最难成功冷冻的细胞之一。近年多项研究显示，玻璃化冷冻的卵母细胞存活率、临床妊娠率和活产率均比慢速冷冻高，已经成功取代慢速冷冻成为人卵母细胞冷冻的首选[38]。

（3）未成熟卵母细胞体外成熟培养：随着未成熟卵母细胞体外成熟培养（in vitro maturation，IVM）技术的不断发展，IVM和卵母细胞冷冻组合产生了新的治疗思路。与传统的胚胎冷冻相比，IVM无须使用促排卵药物，不用进行卵泡监测，无OHSS风险；在雌激素敏感的肿瘤患者中避免使用激素；可在月经周期任何时候进行取卵；从卵巢活检组织中获取未成熟的卵母细胞。这些优点使IVM技术不仅可以避免卵母细胞的浪费，而且避免了肿瘤细胞回移的风险[39]。

（4）卵巢组织冷冻：卵巢组织冷冻技术是一种运用低温生物学原理冷冻保存卵巢组织的生育力

保存方法，是青春期前女性和放化疗无法延迟的女性的生育力保存的唯一选择。

卵巢组织冷冻技术目前已经逐渐成熟并应用于肿瘤患者的生育力保存，在世界范围内已有很多成功实现活产的报道。卵巢组织冷冻的基本流程是在宫颈癌腹腔镜手术的同时，取部分卵巢组织进行冻存，通常取单侧/双侧卵巢组织的1/2以上进行冻存，从而避免放化疗对卵巢组织产生不可逆的损伤。待患者身体满足条件时再将卵巢组织移植回去，移植部位可选择在卵巢外侧壁腹膜血供良好处做切口后放入卵巢组织片。通过卵巢组织冷冻技术不仅能够保留宫颈癌女性的生育能力，还能保存患者的内分泌功能。Radwan等对1名28岁因ⅠB2期宫颈腺癌进行手术及辅助放疗的患者进行卵巢组织移植技术，移植后其各项内分泌功能在第9周开始逐渐恢复，第24周恢复至正常水平[40]。Kim对宫颈癌女性进行卵巢组织移植后进行长达10年的内分泌功能随访，发现移植12~20周后患者内分泌功能得到恢复，甚至内分泌保持时间最长达7年[41]。

宫颈癌患者进行卵巢组织移植前应排除微小残余病灶的可能，这是影响卵巢组织冻存移植的最关键因素，排除方法包括组织学切片、异体移植试验等。不同病理类型的宫颈癌发生卵巢转移的风险不同，目前研究发现宫颈鳞癌属于低风险（发生率0.4%），而宫颈腺癌属于中风险（发生率8.2%）[42]。有研究报道，宫颈癌在ⅠA期，卵巢转移发生率为0%；在ⅠB期，卵巢转移发生率为2.8%；在ⅡA期，卵巢转移发生率为3.4%；在ⅡB期，卵巢转移发生率为11.8%。所以，宫颈癌ⅡB期患者不建议进行卵巢组织冷冻[43]。

（四）辅助生殖技术在宫颈癌患者中应用的注意事项

辅助生殖技术对于宫颈癌保留生育功能治疗的患者成功受孕起到非常积极的作用，能够提高患者的生育功能，提高妊娠率。随着宫颈癌早期诊断和手术技术的不断提高，宫颈癌保留生育功能患者日益增多，但这类患者助孕治疗方案仍缺乏共识，因此在临床中应强调多学科协作，及时选择适宜的辅助生殖技术，追踪治疗重点，总结大样本多中心临床实验资料，为宫颈癌助孕方案的制订寻找有力的证据。

五、总结

随着宫颈癌患者生存率的提高，年轻宫颈癌患者对生育力保存的需求越来越高，这就需要妇科肿瘤和生殖医学科相互配合，根据患者具体情况个体化选择合适的助孕方式。大部分宫颈癌患者术后经过生育力评估和生育指导，可以自然受孕。无法自然受孕的宫颈癌患者，建议积极进行辅助生殖技术助孕治疗。需要进行COS的患者，要综合考虑患者的病情、年龄、卵巢储备功能等制订个体化COS方案。具体对宫颈癌患者采取何种助孕方式应该严格掌握指征，充分告知患者助孕相关风险与获益，坚持规范化和个体化相结合，慎重选择，以确保良好肿瘤治疗效果的同时，获得理想的生育结局。

（吴小华　晁岚）

参考文献

［1］ZHANG Q, LI W, KANIS M J, et al. Oncologic and obstetrical outcomes with fertility-sparing treatment of cervical cancer: a systematic review and meta-analysis. Oncotarget, 2017, 8(28): 46580-46592.

［2］SCHNEIDER A, ERDEMOGLU E, CHIANTERA V, et al. Clinical recommendation radical trachelectomy for fertility preservation in patients with early-stage cervical cancer. Int J Gynecol Cancer, 2012, 22(4): 659-666.

［3］KARIMI ZARCHI M, MOUSAVI A, GILANI M M, et al. Fertility sparing treatments in young patients with gynecological cancers: Iranian experience and literature review. Asian Pac J Cancer Prev, 2011, 12(8): 1887-1892.

［4］NEZHAT C, ROMAN R A, RAMBHATLA A, et al. Reproductive and oncologic outcomes after fertility-sparing surgery for early stage cervical cancer: a systematic review. Fertil Steril, 2020, 113(4): 685-703.

［5］中华人民共和国国家卫生健康委员会. 宫颈癌诊疗规范(2018年版). 肿瘤综合治疗电子杂志, 2020, 6(3): 33-43.

［6］WALLACE W H, THOMSON A B, Saran F, et al. Predicting age of ovarian failure after radiation to a field that includes the ovaries. Int J Radiat Oncol Biol Phys, 2005, 62(3): 738-744.

［7］TEH W T, STERN C, CHANDER S, et al. The impact of uterine radiation on subsequent fertility and pregnancy outcomes. Biomed Res Int, 2014, 2014: 482968.

［8］LEE S J, SCHOVER L R, PARTRIDGE A H, et al. American Society of Clinical Oncology recommendations on fertility preservation in cancer patients. J Clin Oncol, 2006, 24(18): 2917-2931.

［9］KOH W J, ABU-RUSTUM N R, BEAN S, et al. Cervical Cancer, Version 3.2019, NCCN Clinical Practice Guidelines in Oncology. J Natl Compr Canc Netw, 2019, 17(1): 64-84.

［10］SHEPHERD J H, SPENCER C, HEROD J, et al. Radical vaginal trachelectomy as a fertility-sparing procedure in women with early-stage cervical cancer-cumulative pregnancy rate in a series of 123 women. Bjog, 2006, 113(6): 719-724.

［11］SPEISER D, MANGLER M, KÖHLER C, et al. Fertility outcome after radical vaginal trachelectomy: a prospective study of 212 patients. Int J Gynecol Cancer, 2011, 21(9): 1635-1639.

［12］KAMEI Y, MIYOSHI A, WAKUI N, et al. Successful Pregnancy following Myomectomy Accompanied with Abdominal Radical Trachelectomy for an Infertile Woman with Early Cervical Cancer: A Case Report and Literature Review. Case Rep Surg, 2018, 2018(1): 5623717.

［13］NICOLAS F, ROBERT A L, LAVOUÉ V, et al. Ultrasound evaluation of cervical regeneration after LLETZ for cervical intraepithelial neoplasia: a prospective observational study. Anticancer Res, 2014, 34(7): 3799-3805.

［14］CIAVATTINI A, CLEMENTE N, DELLI CARPINI G, et al. Loop electrosurgical excision procedure and risk of miscarriage. Fertil Steril, 2015, 103(4): 1043-1048.

［15］ZUSTERZEEL P L M, POL F J, VAN HAM M, et al. Vaginal Radical Trachelectomy for Early-Stage Cervical Cancer: Increased Recurrence Risk for Adenocarcinoma. Int J Gynecol Cancer, 2016, 26(7): 1293-1299.

［16］PLANTE M, GREGOIRE J, RENAUD M C, et al. The vaginal radical trachelectomy: an update of a series of 125 cases and 106 pregnancies. Gynecol Oncol, 2011, 121(2): 290-297.

［17］BENTIVEGNA E, MAULARD A, PAUTIER P, et al. Fertility results and pregnancy outcomes after conservative treatment of cervical cancer: a systematic review of the literature. Fertil Steril, 2016, 106(5): 1195-1211.

［18］KYRGIOU M, VALASOULIS G, STASINOU S M, et al. Proportion of cervical excision for cervical intraepithelial neoplasia as a predictor of pregnancy outcomes. Int J Gynaecol Obstet, 2015, 128(2): 141-147.

［19］LI X, XIA L, LI J, et al. Reproductive and obstetric outcomes after abdominal radical trachelectomy (ART) for patients with early-stage cervical cancers in Fudan, China. Gynecol Oncol, 2020, 157(2): 418-422.

［20］DEL PUP L, PECCATORI F A, LEVI-SETTI P E, et al. Risk of cancer after assisted reproduction: a review of the available evidences and guidance to fertility counselors. Eur Rev Med Pharmacol Sci, 2018, 22(22): 8042-8059.

［21］JAKOBSSON M, GISSLER M, SAINIO S, et al. Preterm delivery after surgical treatment for cervical intraepithelial neoplasia. Obstet Gynecol, 2007, 109(2 Pt 1): 309-313.

［22］CHEN W, ZHENG R, BAADE P D, et al. Cancer statistics in China, 2015. CA Cancer J Clin, 2016, 66(2): 115-132.

［23］KASUGA Y, NISHIO H, MIYAKOSHI K, et al. Pregnancy Outcomes After Abdominal Radical Trachelectomy for Early-Stage Cervical Cancer: A 13-Year Experience in a Single Tertiary-Care Center. Int J Gynecol Cancer, 2016, 26(1): 163-168.

[24] BRINTON L A, TRABERT B, SHALEV V, et al. In vitro fertilization and risk of breast and gynecologic cancers: a retrospective cohort study within the Israeli Maccabi Healthcare Services. Fertil Steril, 2013, 99(5): 1189-1196.

[25] SIRISTATIDIS C, SERGENTANIS T N, KANAVIDIS P, et al. Controlled ovarian hyperstimulation for IVF: impact on ovarian, endometrial and cervical cancer--a systematic review and meta-analysis. Hum Reprod Update, 2013, 19(2): 105-123.

[26] AKEL R A, GUO X M, MORAVEK M B, et al. Ovarian Stimulation Is Safe and Effective for Patients with Gynecologic Cancer. J Adolesc Young Adult Oncol, 2020, 9(3): 367-374.

[27] 胡琳莉, 黄国宁, 孙海翔, 等. 促排卵药物使用规范(2016). 生殖医学杂志, 2017, 26(4): 302-307.

[28] 颜磊, 陈子江. 卵巢恶性肿瘤治疗后的生育和助孕策略. 实用妇产科杂志, 2016, 32(11): 809-811.

[29] 乔杰, 马彩虹, 刘嘉茵, 等. 辅助生殖促排卵药物治疗专家共识. 生殖与避孕, 2015, 35(4): 5-17.

[30] MUTESHI C, CHILD T, OHUMA E, et al. Ovarian response and follow-up outcomes in women diagnosed with cancer having fertility preservation: Comparison of random start and early follicular phase stimulation - cohort study. Eur J Obstet Gynecol Reprod Biol, 2018, 230(1): 10-14.

[31] CAMPOS A P C, GEBER G P, HURTADO R, et al. Ovarian response after random-start controlled ovarian stimulation to cryopreserve oocytes in cancer patients. JBRA Assist Reprod, 2018, 22(4): 352-354.

[32] NIYIBIZI J, ZANRÉ N, MAYRAND M H, et al. The association between adverse pregnancy outcomes and maternal human papillomavirus infection: a systematic review protocol. Syst Rev, 2017, 6(1): 53-64.

[33] SIRISTATIDIS C, VAIDAKIS D, SERTEDAKI E, et al. Effect of human papilloma virus infection on in-vitro fertilization outcome: systematic review and meta-analysis. Ultrasound Obstet Gynecol, 2018, 51(1): 87-93.

[34] JOO J, YOON K A, HAYASHI T, et al. Nucleotide Excision Repair Gene ERCC2 and ERCC5 Variants Increase Risk of Uterine Cervical Cancer. Cancer Res Treat, 2016, 48(2): 708-714.

[35] CARDOZO ER, THOMSON A P, KARMON A E, et al. Ovarian stimulation and in-vitro fertilization outcomes of cancer patients undergoing fertility preservation compared to age matched controls: a 17-year experience. J Assist Reprod Genet, 2015, 32(4): 587-596.

[36] LOREN A W, MANGU P B, BECK L N, et al. Fertility preservation for patients with cancer: American Society of Clinical Oncology clinical practice guideline update. J Clin Oncol, 2013, 31(19): 2500-2510.

[37] SOMIGLIANA E, MANGILI G, MARTINELLI F, et al. Fertility preservation in women with cervical cancer. Crit Rev Oncol Hematol, 2020, 154: 103092.

[38] NAGY Z P, ANDERSON R E, FEINBERG E C, et al. The Human Oocyte Preservation Experience (HOPE) Registry: evaluation of cryopreservation techniques and oocyte source on outcomes. Reprod Biol Endocrinol, 2017, 15(1): 10-20.

[39] SON W-Y, HENDERSON S, COHEN Y, et al. Immature Oocyte for Fertility Preservation. Front Endocrin, 2019, 10(1):464-475.

[40] RADWAN P, ABRAMIK A, WILCZY SKI J, et al. Successful autotransplantation of cryopreserved ovarian tissue with recovery of the ovarian function. Ginekol Pol, 2016, 87(3): 235-240.

[41] KIM S S. Assessment of long term endocrine function after transplantation of frozen-thawed human ovarian tissue to the heterotopic site: 10 year longitudinal follow-up study. J Assist Reprod Genet, 2012, 29(6): 489-493.

[42] BASTINGS L, BEERENDONK C C, Westphal J R, et al. Autotransplantation of cryopreserved ovarian tissue in cancer survivors and the risk of reintroducing malignancy: a systematic review. Hum Reprod Update, 2013, 19(5): 483-506.

[43] CHENG H, HUO L, ZONG L, et al. Oncological Outcomes and Safety of Ovarian Preservation for Early Stage Adenocarcinoma of Cervix: A Systematic Review and Meta-Analysis. Front Oncol, 2019, 9(1): 777-787.

第五节　宫颈癌保留生育功能后妊娠期及围产期处理

一、宫颈癌保留生育功能后妊娠期管理

早期宫颈癌保留生育功能的手术治疗可分为广泛性宫颈切除术、宫颈锥切术和单纯性宫颈切除（simple trachelectomy）。不同手术方式选择患者的适应证不同，当前文献表明，对于希望保留生育能力的低风险早期宫颈癌患者，采用宫颈锥切术或单纯性宫颈切除术联合盆腔淋巴结切除术的保守性手术是可行的，此类手术避免了广泛的宫旁切除，在不损害肿瘤结果的情况下减少了并发症，相对妊娠结局更好。而广泛性宫颈切除术，切除宫颈、部分阴道和穹隆及一定范围的宫旁组织，吻合阴道上段与子宫峡部断端，保留子宫体，同时还可以对剩余的宫颈行环扎术[1]。以上手术虽保留了生育功能，但术后妊娠可能碰到一系列的问题，主要包括[2-4]：

（1）宫颈管口狭窄甚至完全闭锁：术后宫颈管发生粘连狭窄，或者经血排出不畅，阻碍精子顺利进入子宫，精子与卵子结合概率降低，影响后续妊娠。

（2）阴道缩短及狭窄：患者术后可能因阴道条件改变，出现性交疼痛，影响性生活质量，甚至惧怕性交，性交困难。

（3）影响精子获能：手术切除部分宫颈组织，使宫颈黏液分泌减少，从而影响精子的移动和获能。

（4）宫内感染和胎膜早破：因大部分宫颈被切除，宫颈对逆行感染的屏障作用减弱，逆行感染的机会明显增加，易引起宫内感染和胎膜早破等。

（5）对子宫内膜的影响：因术中切断了供应子宫的一些血管分支，可能会导致子宫内膜异常，故术中最好避免损伤子宫动脉，以保证子宫血液供应，利于后续妊娠。

（6）不良妊娠结局：子宫体扩张受限，子宫畸形，胎儿生长受限，胎儿宫内窘迫，导致流产、死胎、早产等。

尽管肿瘤治疗的预后在保留生育功能的早期宫颈癌患者中较为乐观，但是生育结果却不尽如人意。荟萃分析数据显示，宫颈锥切术后妊娠率为36.1%，自然流产率为14.8%，早产率为6.8%，相比于宫颈根治术后的妊娠率（20.5%）、自然流产率（24.0%）和早产率（26.6%），妊娠结局较佳[5]。在已发表的文献中，关于RT术后妊娠率（20%~74%）和早产率（5%~57%）的结果差异较大，而自然流产率各文献报道中相似，为15%~24%，活产率从67%~78%不等，这些差异可能与手术切除的范围相关[6]。新辅助化疗后行RT的术后妊娠率为30.6%，显著高于直接经阴道RT（24%）和经腹RT（16%）的术后妊娠率[7]。早期宫颈癌患者保留生育功能治疗后的总体妊娠率一

般为20%~40%，其中45%的患者可达到足月妊娠，25%的患者在妊娠28~36周发生早产，其中发生早于28周的早产占5%[8]。另外，对于术后自然受孕失败的患者，需尽早采用辅助生殖技术以期提高妊娠率。

（一）妊娠早期管理

关于保留生育功能手术后的妊娠时间间隔目前尚无统一标准。通过冷刀或激光环形电切宫颈锥切手术，是否导致宫颈功能不全的发生取决于切除宫颈组织的量。术中切除的宫颈组织越多，宫颈功能不全的发生率也就越高。有研究认为宫颈锥切术后75%的宫颈组织再生发生在术后半年内，而宫颈环形电切术（LEEP）后妊娠时间间隔少于1年的患者发生自然流产的风险显著增高，因此建议LEEP术后的妊娠间隔时间为1年，对于迫切要求生育者也以术后半年为宜。而关于接受了宫颈根治术患者的术后妊娠间隔时间，有学者建议术后半年以上可以考虑尝试妊娠，而也有学者则主张最好1年内不要妊娠，建议临床上应根据患者的手术情况及妊娠需求等酌情决定时间间隔[9, 10]。

1. 妊娠前管理

（1）既往病史采集及既往手术情况：

1）年龄：需了解手术时患者年龄，患者目前年龄，如果妇女年龄<20岁或>35岁，在产科均属于高危妊娠。

2）需要详细了解并记录诊断宫颈癌的时间，就诊医疗机构，行手术治疗时的病理类型、临床分期、术后病理结果、手术方式、手术过程记录，以及术后恢复情况。按产科四色分级，瘢痕子宫（距末次子宫手术间隔<18个月）属于橙色B级[11]。

3）月经史及孕产史：初潮年龄，手术后首次月经恢复情况，月经周期、经量变化、经期等，以及是否伴发痛经及其发生的时间和严重程度。了解月经周期有助于准确推算预产期，月经周期延长者预产期需相应推迟。既往是否有不良孕产史，如流产、伴发妊娠期高血压疾病、产力异常、产道异常、死胎、死产和遗传病患儿、先天缺陷儿等。

4）既往史：是否合并有原发性高血压、心脏疾病、糖尿病、血液病、肝肾疾病、风湿免疫系统疾病等，以及各种疾病的发病时间及治疗情况。

5）家族史：家族中是否有原发性高血压、糖尿病、肝肾疾病、风湿免疫系统疾病、血栓病及遗传病等。

6）丈夫健康状况：丈夫年龄，有无遗传性疾病、慢性感染性疾病或是泌尿生殖系统疾病。

7）个人史：有无吸烟、酗酒、成瘾性药物应用史、吸毒史、职业，以及特殊环境、毒物接触史，如染发、皮革制剂、矿山或建筑施工烟尘，或有害物质如放射线、苯、化肥、农药等。

（2）一般体格检查：

1）体格发育及营养状况，身高、体重、体脂分布特征。既往腹部伤口愈合情况。另外，精神状况也值得关注，对妊娠的渴望、生产生育的预期、对既往疾病的认识程度等。

2）测量血压及脉搏，检查心、肺有无病变，检查甲状腺及乳房情况，如乳房发育状态、乳头大小、是否有凹陷等。注意有无雄激素过多体征（多毛、痤疮、黑棘皮征等）。

（3）专科妇科双合诊或三合诊检查：妇女排空膀胱后取膀胱截石位，观察外阴发育、阴毛分布、阴道和宫颈异常分泌物，扩开阴道检查新生或重建之宫颈是否有畸形或炎症，子宫大小、形状、位置和活动度，双侧宫旁及附件区域活动度，直肠子宫陷凹处的包块、触痛和结节等；盆腔和腹壁有无压痛和反跳痛。

（4）非妊娠状态下的宫颈评估：保留生育功能的宫颈癌患者拟妊娠前，需行宫颈状态评估，但目前并无统一标准检测方式。以下几种检测均在临床中有所使用，包括8号扩宫器可以轻松通过、Foley导管牵拉试验、宫腔镜检查或子宫输卵管造影观察造影液体外漏情况、通过放射影像或子宫X线摄影对宫颈管上段宽度进行测量等[12-15]。虽然多数检测结果异常，都伴随着既往妊娠结局不佳，但没有哪项检测能够完全预测未来的妊娠结局。有学者建议将这些检测结果联合，给出宫颈顺应性评分，但似乎并不具有很好的预测性及临床应用价值。另外，即使同一女性在妊娠和非妊娠状态下的宫颈组织功能状况亦不相同，因此尚需进一步探索更好的术后宫颈评估方法。

（5）辅助检查[16]：

1）基础体温测定：周期性的基础体温测定可以大致反映排卵和黄体功能，但不能作为独立的诊断依据，一般需结合其他排卵监测的方法辅助使用。

2）B型超声，推荐使用经阴道超声，检查包括：子宫大小和形态、肌层回声、子宫内膜的厚度和分型；卵巢基础状态，卵巢的体积、双侧卵巢内2~10 mm直径的窦状卵泡计数、优势卵泡的直径、卵巢内异常回声的大小及回声特征；是否有输卵管积水征象、是否有盆腔积液征象。

3）基础激素水平测定：一般在排卵异常和高育龄妇女（>35岁）中进行。周期第2~4天的FSH、LH、E_2可反映卵巢的储备功能和基础状态；孕激素证实是否发生排卵；TSH反映甲状腺功能；PRL反映是否存在高催乳素血症；雄激素反映高雄激素血症等内分泌紊乱导致的排卵障碍。

4）阴道脱落细胞学检查：阴道脱落细胞主要来自阴道上段和子宫颈阴道部，也可来源于宫腔、输卵管、卵巢及腹腔上皮。一方面取自不同部位的脱落细胞，通过检查可发现不同部位的肿瘤；另一方面阴道上皮细胞受卵巢激素影响具有周期性变化，检查阴道脱落细胞可反映体内性激素水平。需告知患者取标本前24 h内禁止性生活、阴道冲洗或上药。标本采集的方法有宫颈刮片法、宫颈管吸片法、宫腔吸片法、后穹隆吸片法、阴道侧壁沾取法、阴道分泌物棉拭子涂片法等。

5）宫颈液基薄层细胞学检查：通过专门的采集宫颈细胞的软毛刷，在宫颈内口处顺时针转4~5圈，再将毛刷放置于固定液中，检测宫颈细胞有无异常改变，与原来的宫颈刮片检查相比较，可以明显提高标本的满意度和宫颈异常细胞的检出率，因此应在妊娠前推荐检查。也需告知患者取标本前24 h内禁止性生活、阴道冲洗或上药。

6）HPV检测：提取患者病变组织和局部组织的黏液及分泌物做HPV-DNA检测，临床上用于HPV检测的方法包括细胞学方法、免疫组化、原位杂交、斑点杂交、核酸印迹和聚合酶链反应（PCR）等。根据检测阳性型别结合液基薄层细胞学结果指导患者是否开始尝试妊娠。

7）阴道镜检查：利用阴道镜能将宫颈和阴道部黏膜放大10~40倍，可以直接观察这些部位的血管形态及上皮结构，发现与癌变有关的异型上皮、异型血管及早期癌变的所在，以准确地选择可疑部位做活组织检查。阴道镜可分为光学阴道镜和电子阴道镜两种，均可与计算机和监视器相连。此检查无创、痛苦小，可即时做出初步诊断，且可反复进行。因此在保留生育功能宫颈癌患者的术后随访中占有重要地位，应由阴道镜检查经验丰富、技能熟练的医师进行，以期获得准确的判定结果。

2.妊娠早期管理

（1）确诊早期妊娠：

1）根据症状和体征判断是否成功妊娠，如停经时间、有无早孕反应和乳房变化、生殖系统的改变等。

2）妊娠试验（pregnancy test），包括尿液早孕试纸测试、血液放射免疫法测定。

3）超声检查确定宫内妊娠，排除异位妊娠和滋养细胞疾病，也可排除盆腔肿块或子宫异常引起的停经；最早可在妊娠5周做出诊断，可检查宫内妊娠囊是否与停经天数相符。妊娠囊形态为圆形或椭圆形，妊娠5周时可以观察到胚芽，妊娠6周可以观察到卵黄囊，是子宫内妊娠的标志，妊娠8周可见原始心管搏动，并可测定头臀径，根据其大小预测胎龄。一般而言，经阴道超声较腹部超声可提前5~7 d确诊早期妊娠。

4）其他：基础体温测定和宫颈黏液检查对诊断早孕也有一定帮助。

（2）推算预产期：从末次月经第1天算起，月份减3或加9，日数加7，如果是农历，换算为阳历再推算预产期。记不清末次月经来潮者，应根据早孕反应出现的时间、HCG测定数值、B超孕囊大小、头臀径来估算预产期。实际分娩日期与推算的预产期，可以相差1~2周。

（3）本次妊娠情况：了解此次妊娠过程中有无早孕反应、病毒感染及其他用药史。按产科评估分级恶性肿瘤治疗后无复发转移（橙色10分B级），即使未发现异常者，也需按高危妊娠者管理，接受重点监护，进行系统孕期管理，做到早预防、早发现、早治疗，及时有效地控制高危因素的发展，防止可能导致胎儿及孕妇死亡的各种危险情况出现，以保证母亲及胎儿顺利地度过妊娠期与分娩期。在确诊妊娠后，在停经12周内到相关妇产科机构建立《孕产妇保健手册》，并进行第一次产前检查。每4周进行一次产前检查（孕16、20、24、28周）[11]。

（4）其他常规早期妊娠检查，如甲状腺功能、免疫风湿系列、凝血功能、血脂、心电图、肝胆胰脾B超等检查。

（二）妊娠中晚期管理

1.孕妇产前检查 保留生育功能宫颈癌患者妊娠后，应较一般正常妊娠增加产前检查次数，每次需详细询问病史，进行全面的全身检查、产科检查及必要的辅助检查。妊娠期特有疾病在此类患者中的发生、表现、临床诊断及产科处理原则，均和无宫颈癌手术史的普通妊娠妇女一致，在此不多加赘述，主要侧重于管理与保留生育功能手术相关的妊娠、分娩期并发症。

（1）妊娠中期：妊娠28~36周，每周检查一次。

1）询问记录病史：有无阴道流血、头痛、头晕、心悸、气短、腹痛、下肢水肿等症状，胎动开始的时间。

2）体格检查：测量血压、体重、宫高、腹围、胎心率，并注意有无下肢水肿。

3）产科检查：包括腹部检查、骨盆测量、阴道检查、肛门检查等，以及了解胎儿情况（胎心率、胎儿大小、胎位、胎动及羊水量），需高度警惕宫颈手术部位的异常。

4）辅助检查：主要是每次复查血常规及时发现妊娠合并贫血，复查尿常规及时筛查妊娠高血压病和妊娠糖尿病；妊娠15~20周建议做唐氏综合征和神经管缺陷的血清学筛查；妊娠20~24周建议做B超筛查胎儿体表畸形；妊娠24~28周建议做妊娠合并糖尿病的筛查（50 g葡萄糖耐量检查）。

（2）妊娠晚期：妊娠36周以后每周检查一次。

1）继续妊娠中期的相关病史记录和体格检查，注意检查胎位，如发现异常需及时纠正；计数胎动并记录；注意有无水肿。在妊娠后期，孕妇常伴有膝以下或踝部水肿。经休息后消退，不属于异常。测量体重，于妊娠晚期体重每周增加不应超过500 g，超过者多有水肿或隐性水肿。

2）产科检查：妊娠最后1个月及临产后应避免不必要的阴道检查。

3）肛门检查：由经验丰富的医师轻柔检查，可了解胎先露、骶骨前面弯曲度、坐骨棘间径及坐骨切迹宽度，以及骶尾关节活动度，并能结合肛诊测得出口后矢状径。但如患者既往为行广泛性宫颈切除术，不考虑尝试经阴道分娩，首选剖宫产。

4）绘制妊娠图：将每次产前检查结果，如血压、体重、子宫底高度、腹围、B型超声测得的胎头双顶径值、尿蛋白、胎位、胎心率、水肿等项目分别记录于妊娠图中，绘制成曲线，观察其动态变化，可以及早发现并处理孕妇和胎儿的异常情况。

5）辅助检查：除常规检查血常规、血型及尿常规外，按需要进行肝功能测定、乙型肝炎抗原和抗体检查、血液生化学检查、电解质测定，以及胸部X射线检查、心电图检查等。对于胎位不清、听不清胎心者，应行B型超声检查。如之前有死胎死产史、胎儿畸形史和患遗传性疾病的病例，除需测甲胎蛋白外，还应行羊水细胞培养，做染色体核型分析等。

2.胎儿及其成熟度的监护[16]　胎儿及其成熟度的监护包括胎儿宫内情况的监护、胎盘功能检查、胎儿先天畸形的宫内诊断和胎儿遗传性疾病的宫内诊断。

（1）胎儿宫内情况的监护：

1）胎动计数：可以通过自测或B型超声下检测计数胎动，胎动是胎儿存活的良好标志，也是胎儿宫内缺氧最为敏感的指标。一般妊娠20周左右能感到胎动，28周后应让孕妇学会自数胎动，逐日记录胎动计数，若发现胎动与往日比较过频或过少都可能提示胎儿有宫内缺氧。胎动计数正常应1 h不少于3~5次，12 h明显胎动次数为30~40次以上。

2）胎儿彩色超声多普勒检查：测定脐动脉和大脑中动脉的血流可了解胎儿心脏、胎儿胎盘循环及脑循环的状况，能提示胎儿宫内缺氧程度。

3）B型超声检查：可提供胎儿状况的重要信息，测量双顶径、腹围及股骨长度，可对胎儿宫内生长及发育情况进行评估。

4）胎儿电子监护：胎儿电子监护仪在临床广泛应用，可以连续观察并记录胎心率（fetal heart rate，FHR）的动态变化。因胎儿电子监护有子宫收缩描记录、胎动记录，故能反映胎心率、子宫收缩记录、胎动记录之间的关系，可评估胎儿宫内安危情况。

5）胎儿生物物理监测：1980年Manning指出利

用胎儿电子监护仪及B型超声联合监测胎儿宫内缺氧情况。5项指标包括无应激试验（non-stress test，NST）、胎儿呼吸运动（fetal breathing movement，FBM）、胎动（fetal movement，FM）、胎儿肌张力（fetal muscular tension，FMT）及羊水容量（amniotic fluid capacity，AFV）。评分细则同常规妊娠。

6）羊膜镜检查：必要时应用羊膜镜观察羊水情况。正常羊水为淡青色或乳白色，混有胎脂，若混有胎粪为黄绿色甚至棕黄色。

7）胎盘功能检查：通过胎盘功能检查可以间接了解胎儿在宫内的安危情况，胎盘功能的检查方法较多，可根据不同医疗条件选择，包括：血清人胎盘催乳素（HPL）测定、测定孕妇尿中雌三醇值、测定血清妊娠特异性糖蛋白、催产素激惹试验（oxytocin challenge test，OCT）等。

（2）胎儿成熟度的监测：

1）正确推算妊娠周数：必须问清末次月经第1天的确切日期，并问明月经周期是否正常，有无延长或缩短。

2）尺测宫高及腹围：以估算胎儿大小。胎儿体重（g）估算方法为宫高（cm）×腹围（cm）+200。

3）B型超声测胎头双顶径值：胎头双顶径值＞8.5 cm，提示胎儿已成熟；观察胎盘成熟度，根据绒毛膜板、基底板、胎盘内光点加以判定。

4）羊水分析：可根据条件通过羊膜腔穿刺抽羊水进行。包括：卵磷脂与鞘磷脂比值、肌酐值、胆红素类物质、淀粉酶值、脂肪细胞出现率等项目检测。

（3）胎儿先天畸形及遗传性疾病的宫内诊断：建议进行胎儿遗传学咨询和检查、B型超声检查、羊水细胞酶的测定、甲胎蛋白测定等。

3. 保留生育功能宫颈癌患者妊娠期特殊症状的处理 由于此类患者大多数妊娠期获得性因素与宫颈的手术有关，可以被认为是医源性的。除了解剖学宫颈缺陷外，同时功能性宫颈缺陷也可能发挥着重要作用。子宫颈从生殖组织胚胎学发展来说，是由远端米勒管融合，而后中央萎缩形成。宫颈的70%由结缔组织组成，大部分为Ⅰ型和Ⅲ型胶原，其余大部分由平滑肌组织构成。在妊娠期，子宫体的肌性下段，或者说峡部扩张并延长，它的下缘与以纤维组织为主的宫颈一起形成了功能性子宫内口。这个括约肌样的区域在以毫米为单位的组织学上不易辨别，它能够帮助维持宫内妊娠。子宫颈强度主要来自结缔组织，宫颈中结缔组织的量与强度成正比，而平滑肌组织的量与强度成反比。目前文献表明，宫颈锥切术对宫颈机能影响低于宫颈根治性切除术[17]。

（1）阴道出血：由于宫颈功能不全、宫颈松弛以致不能维持妊娠，最常见的症状是阴道出血。如果在妊娠早期的时候即有阴道出血，需要考虑先兆流产的可能，需要根据HCG和孕酮等检查结果，结合妊娠前宫颈机能状态，住院给予对应的保胎治疗。必要时需联合阴道超声检查，测量宫颈长度，评估是否行宫颈环扎术（详见围产期处理）。如果在妊娠中晚期有阴道出血的症状，有可能是晚期先兆流产或者先兆早产可能，也不排除胎盘位置偏低或前置胎盘引起的出血，所以需要加强监护，及时在医院进一步检查并给予对应的止血治疗，甚至提前终止妊娠。

（2）腹痛、下腹坠胀、腰背酸胀：宫颈功能不全或晚期先兆流产、先兆早产之前通常都有宫颈口的扩张,首先发生于宫颈内口。宫颈从内向外进行性开放导致宫颈有功能的长度缩短,孕妇可出现下腹隐痛、坠胀不适。同时妊娠期间关节韧带松弛,增大的子宫向前突出使躯体重心后移,腰椎向前突出,背伸肌处于持续紧张状态,常引起腰背酸痛不适。此时应建议孕妇可在腰背部垫靠枕等缓解疼痛,必要时卧床休息、局部热敷及服用止痛药。若腰背痛明显,应及时查找原因,按病因治疗。

(3)下肢水肿:保留生育功能宫颈癌患者行保守性手术时,按目前手术原则要求需要清扫盆腔髂血管走行区域淋巴结,切除淋巴结后常常引起不同程度的淋巴循环回流功能障碍,常有阴阜或下肢的水肿,妊娠时可进一步加重,临床表现为踝部及小腿下半部、大腿、阴阜出现不同程度的水肿,大多经休息后可消退或缓解。若下肢明显肿胀,经休息后不消退,需鉴别除外妊娠合并肾脏疾病、低蛋白血症等,针对病因治疗。此外,睡眠时取左侧卧位,同时下肢垫高15°能使下肢血液回流改善,减轻水肿。必要时可穿下肢弹力袜或口服地奥司明片、迈之灵片等药物辅助治疗。

4.保留生育功能宫颈癌患者妊娠期普通症状的处理[16]

(1)消化系统症状:部分孕妇出现恶心、呕吐现象,轻者一般无须特殊处理,症状明显者,可给予B族维生素口服,如诊断妊娠剧吐则需住院补液、纠正电解质紊乱治疗。

(2)贫血:孕妇于妊娠后半期对铁需求量增多,仅靠饮食补充明显不足,应适时补充铁剂,如富马酸亚铁或硫酸亚铁,口服预防贫血。若已发生贫血,应查明原因,针对贫血原因进行治疗。

(3)便秘:妊娠期间孕妇肠蠕动及肠张力减弱,同时运动量减少,容易发生便秘。由于巨大子宫及胎先露部的压迫,常会感到排便困难。可每日清晨饮开水1杯,并养成每日按时排便的良好习惯,多摄入富含纤维素的新鲜蔬菜和水果。如症状明显,必要时可口服缓泻药物如果导片,或使用开塞露、甘油栓等,使大便滑润容易排出,但禁用峻泻剂,如硫酸镁,也不应灌肠,以免引起流产或早产。

(4)痔疮:妊娠晚期增大的子宫压迫和腹压增高,使痔静脉回流受阻、压力增高,导致痔静脉曲张加重。为防止痔的发生和加重,要减少和防止便秘,多吃蔬菜、水果等纤维素类食物,少吃辛辣食物,必要时可外用痔疮膏或痔疮栓,痔疮脱出者,可用手法还纳。一般于分娩后痔疮症状可减轻或消失。

(5)下肢及外阴静脉曲张:妊娠期因下腔静脉压力增大易发生下肢及外阴静脉曲张,并随妊娠时间增加逐渐加重。因此妊娠末期应尽量避免长时间站立或长距离行走,必要时可穿下肢弹力袜或适当垫高下肢以利于静脉回流。

(6)下肢肌肉痉挛:妊娠期间代谢消耗增加、钙摄入不足,于妊娠后期多在夜间出现小腿腓肠肌痉挛。发作时应将痉挛下肢伸直,使腓肠肌紧张,并予局部按摩,痉挛常能迅速缓解。还可辅助口服乳酸钙、维生素AD丸、维生素E等药物补充钙,缓解痉挛。

(7)仰卧位低血压:妊娠末期孕妇若较长时间取仰卧位姿势,增大的妊娠子宫压迫下腔静脉,使回心血量及心排出量减少,出现低血压。此时若改为侧卧位，血压可恢复正常。

5. 妊娠期保健

（1）多样化饮食：宜进食高蛋白、高维生素、高微量元素饮食，妊娠后期应适当减少食盐摄入，并适当增加含钙、磷、铁的食物。尽可能避免接触有害物质，包括远离烟雾、乙醇、药物、辐射、噪声、挥发性有害气体、有毒有害重金属等。

（2）活动与休息：相比一般健康孕妇，宫颈癌保留生育功能者妊娠后宜适当减少工作和活动量，避免上夜班及长时间站立或重体力劳动。坐位时可抬高下肢，以减轻下肢水肿。每日应有8~9 h睡眠时间，提倡中午休息1~2 h。卧床时宜左侧卧位，以增加胎盘血供。

（3）保持外阴清洁卫生：宫颈癌保留生育功能者宫颈切除后，宫颈过短（<25 mm）或宫颈机能不全，胎膜接近阴道，缺乏宫颈黏液保护，易受病原微生物感染。同时妊娠期机体代谢机能增高，汗腺、皮脂腺分泌旺盛，加之阴道分泌物增多，更易诱发阴道感染。故应勤洗澡、勤换内衣，洗澡时宜用淋浴、擦浴，不宜盆浴和池浴。冬季应保持外阴清洁，每晚用温水清洗。

（4）妊娠期用药：大多数药物可透过胎盘直接作用于胎儿。部分药物可导致胎儿畸形或对胎儿发育造成不良影响，因此孕期用药，包括缓解下肢水肿、静脉曲张，促进淋巴回流等药物应在医师的指导下慎重应用。

（5）性生活教育指导：宫颈癌保留生育功能者妊娠后，为妥善安全起见，均应尽可能避免或减少性生活，尤其是妊娠12周前及妊娠28周后，以免性生活刺激引起子宫收缩，导致流产、早产及宫腔感染。

（6）坚持规律产前检查，与医师保持密切联系：规律规范地进行产前检查，定期密切地向医师汇报身体变化情况，通过正确适当的方法给予孕妇生活、卫生、保健指导，能及早发现并预防病理产科疾病，保护孕妇健康。同时也可及早发现畸形，了解胎儿生长发育是否正常，适时终止妊娠，减少不良妊娠对保留生育功能的宫颈癌患者身体机能的伤害，降低肿瘤复发风险，改善患者预后和妊娠结局。

（7）良好的心理精神建设：引导宫颈癌保留生育功能者正确认识自身疾病和与正常妊娠的不同点与相同点，正确认识胎儿对母体的影响，调节因过度负荷应激产生的对妊娠及分娩过程的恐惧、焦虑、抑郁。注重孕妇心理保健，对心境状态的变化做到早期发现、早期干预，给予适当的心理照护和疏导，提高围产医学质量。

二、宫颈癌保留生育功能患者的围产期处理

随着妇科恶性肿瘤保留生育功能治疗的不断推进，治疗缓解后患者的妊娠和分娩是一个必须面对和解决的棘手问题。北京协和医院报道了经阴道广泛性子宫颈切除术妊娠结局的临床分析，结果表明术后妊娠率为45%，但早产比例较高；妊娠足月行子宫下段剖宫产术是适宜与安全的分娩方式[18]。对保留生育功能的宫颈癌患者的围产期管理必须制订个体化的诊治方案。关注母亲和胎儿的安全，加强治疗后和产科的监测，重视患者的意愿和心理辅导是临床决策的核心和依据。

（一）积极预防和处理妊娠期并发症

1. 宫颈机能不全与宫颈环扎术 [19-21]

（1）宫颈机能不全：

1）病因：广义的宫颈机能不全最有可能的仅是母体对妊娠排斥的一种"可见"临床表象，如母体存在的自身免疫性疾病、异常的凝血-纤溶问题、异常的血脂/脂肪酸氧化代谢、糖代谢异常和（或）胰岛素抵抗问题等，这些都是引发宫颈扩张表现的母体潜在因素。宫颈机能不全的高危人群普遍是指曾有3次或以上的中期妊娠丢失或早产史或伴有宫颈缩短者。就宫颈解剖结构的改变而言，保留生育功能接受相应手术治疗的宫颈癌患者均被评估为高危人群，而不是限于妊娠丢失次数。虽然保留宫体的宫颈根治术包含重建宫颈时进行的宫颈环扎步骤，但亦不能完全避免术后宫颈机能不全的发生。

2）临床症状：一般宫颈管长度为2.5~3 cm，宫颈内口位于宫颈最上端，距外口约为3 cm，宫颈锥切术切除的深度大多在2.5 cm左右，宫颈根治术则超过3 cm深度，已经接近或达到宫颈内口水平，因此术后引起宫颈机能不全的概率大大升高，增加妊娠期流产、早产、胎膜早破风险。因病灶残留或复发多次行宫颈锥切术者，更需要警惕这个问题。一旦在妊娠期出现因宫颈机能不全导致的流产征象，需要行宫颈环扎术保胎治疗。

3）诊断：保留生育功能的宫颈癌患者非孕期行妇科检查发现宫颈外口松弛明显，宫颈扩张器探查宫颈管时，宫颈内口可顺利通过8号扩张器。如在妊娠期无明显腹痛出现宫颈内口开大2 cm以上，宫颈管缩短并软化，此外B超检查测量宫颈内口宽度≥15 mm均有助于诊断。宫颈机能不全大多需要在妊娠12~16周时考虑行宫颈环扎术，术后定期随诊，提前待产住院，待分娩发动前拆除缝线；若环扎术后有流产征象，治疗失败，应及时拆除缝线，以免造成残留宫颈撕裂。

（2）宫颈环扎术：

1）概述：自1955年Shirodkar及1957年MacDonald描述了宫颈环扎术（cervical cerclage）的临床应用以来，宫颈环扎术成为临床最常用于宫颈机能不全的抗孕中期妊娠丢失和抗早产的手术方式。宫颈环扎术在抗早产中的作用和对围产结局的影响在各研究报道中的结论也不尽相同。尤其对相关研究进行的荟萃分析的循证医学探讨认为，对有宫颈变短的妇女进行预防性环扎并不能减少早产，宫颈环扎术还不能在有孕中期妊娠丢失的低、中风险人群中得到预防作用的证实。无论是Shirodkar还是MacDonald描述的宫颈环扎术，一般描述的都是在妊娠宫颈形态变化不大的情形下进行的手术，而上述环扎指征也仅限于有孕中期妊娠丢失或早产史者，或仅仅考虑的是宫颈问题。治疗性质的环扎术尤其是紧急状况下的临床抗早产作用已经受到重视和肯定，需要临床医师保持高度的临床警觉性，掌握行环扎术的时机，不能放过通过加固宫颈阻抑早产临产和早产进程的机会。目前关于宫颈环扎术的研究报道多集中在宫颈机能不全病例，如前所述保留生育功能的宫颈切除术仅是引起宫颈机能不全的因素之一，对保留生育功能的宫颈癌患者的应用价值，仍是一个值得研究与探讨的问题。宫颈变化受多重因素影响，宫颈环扎术不但需要联合宫缩抑制剂双重阻断宫颈和子宫变化，还需要针对性干预母体诱发因素，才能取得良好的抗早产效果。

2）宫颈环扎术类别：根据不同病情、实施手术的时间、环扎线、环扎效果等对宫颈环扎术的类别进行标注区分，但并无统一标准分类。常见的类别有：

A.预防性环扎术：对明确已诊断宫颈机能不全者，在妊娠早中期（13~16周）宫颈变化尚未开始之前进行，而双胎或多胎正常妊娠者并非预防性环扎术的指征。

B.治疗性环扎术：当妊娠期宫颈已发生变化或已出现早产临产时所进行的环扎，以干预、阻断进行的病程为目的，常常有超声检查提示宫颈缩短。

C.紧急和急症环扎术：宫颈机能不全者宫颈进行性开大或胎囊已突入阴道内并伴有规律宫缩时采取的环扎。宫颈口扩张和胎囊的脱出可以有各种表现形式：可见有宫颈内口和宫颈管已经全程扩张但宫颈外口尚为闭合的"碗状"，也可见胎儿肢体经宫口嵌入阴道或胎头衔接下降将宫口和突入阴道的胎囊压挤向一侧者，无或有不同程度感觉的宫缩表现等。紧急环扎是紧急状态下的急症手术，二者区别在于手术时间的选择问题，一般在入院的24 h内完成宫颈环扎术为宜。

D.援救环扎术：Kimberly在2006年提出其定义。B超监测宫口扩张1.5 cm以上或者胎囊突向阴道时采取的环扎，也有定义为本次妊娠中第一次环扎失败后的再次环扎补救，即重复环扎。

E.双重线环扎术：当宫颈处瘢痕较坚硬不易拉紧环扎线时，可酌情行第二道线加固缝扎。或者宫颈口已经开大6~7 cm时胎囊突入阴道且张力较大、宫颈已经变得很薄、缝线过紧易损伤宫颈组织，缝线不够紧则术后胎囊有可能再次膨出形成大的水滴状囊，故此时需要双重线环扎。

F.指征性环扎术：国外有学者提出根据发现宫颈机能不全的不同方式将指征性环扎术分为病史指征性环扎术、体检（发现）指征性环扎术和超声指征性环扎术三种，不建议应用紧急环扎和援救环扎术等术语。对于保留生育功能的宫颈癌患者更符合病史指征性环扎术。即已存在宫颈损伤或已经丧失正常解剖结构，需要在孕前进行预防性和选择性环扎术。部分患者符合体检指征性环扎术，即孕前经宫颈检查确诊为宫颈机能不全，也有可能在孕期体检时发现宫颈口开大、胎囊突出宫颈外口，此时应伴随频繁宫缩，不一定能显示分娩的紧迫性，除了宫颈紧急环扎术外还需积极抑制宫缩并查找诱因进行处置。也有部分患者在妊娠中期经阴道超声发现宫颈长度变短（宫颈长度≤25 mm）而行宫颈环扎术。

3）常用宫颈环扎术式：手术方式有经阴道环扎及经腹环扎，经阴道环扎是常用术式，经腹环扎主要用于不适合经阴道手术者。

A.经阴道环扎术：临床常用Shirodkar环扎及MacDonald环扎。Shirodkar环扎选择在膀胱下缘1 cm处切开宫颈黏膜，在宫颈内口水平进行缝扎，但此手术有一定的操作难度并且容易出血。MacDonald环扎术则不切开阴道黏膜，在相当于宫颈内口处的黏膜下进行肌层荷包缝合，方法较简单且效果良好，但需要在宫颈内口进行扩张性操作。

B.经腹环扎术：分为开腹环扎及经腹腔镜环扎，适用于宫颈极短或严重损伤的宫颈结构缺陷难以施行孕期阴道手术的患者，即保留生育功能的宫颈癌患者。或者部分宫颈癌手术时已行宫颈环扎，但经有经验的产科医师判断经阴道环扎术失败、不适合再行阴道环扎术的病例。经腹或腹腔镜下宫颈环扎在孕前及妊娠妇女均可进行，该术式的优点是孕期可以在最接近宫颈内口的水平或非孕期的子宫峡部水平实施环扎，减少缝合线移动的风险；其次可以直接在宫颈内口水平阻止宫颈漏斗的形成，阻止宫颈管的开放；无阴道内操作过程既减少了感染的风险；还可以将缝线留在原处，有利于再次妊娠。对于经阴道环扎失败者选择此术式效果较好，但它的缺点也是显而易见的：创伤性较大，由于线带或者缝线的植入，分娩时需要剖宫产，增加了一次手术；另外如果胎儿畸形，则需拆除缝线（可经阴道拆线），方能使胎儿经阴道娩出。

4）术前评估和术前准备：

A.选择合适的手术时机：对保留生育功能的宫颈癌患者而言，孕前已经有宫颈机能不全的明确诊断者或存在宫颈功能损伤者，建议在妊娠13~16周进行选择性环扎。术前需要评估胎儿发育及明确胎儿暂无发育畸形，环扎术后仍然需要继续进行胎儿畸形的产前和超声筛查等系列检查，以及必要的产前诊断。同时还需要针对母体查找可能导致孕中期流产及早产的其他潜在因素并给予相应的干预和治疗。有早产高危因素者推荐进行超声监测，出现宫颈变化时及时行治疗性环扎，对于妊娠期宫颈缩短或有宫颈漏斗形成者，应当谨慎选择紧急环扎，但单纯的宫颈缩短至2.5 cm并不是紧急环扎术的指征，有些宫颈缩短孕妇可以维持妊娠至近足月或预产期。同时还需要进行母体各种高危因素和诱发因素的评估和筛查，并进行宫缩监测，以及宫颈动态观察，也就是需要对孕妇整体状况进行评估和观察。妊娠中期宫颈在1.0~1.5 cm者需要更为密切地观察和进行相应筛查，有宫颈进展趋势者需要适时进行宫颈环扎。如果在明确胎儿有存活能力前

出现了进行性宫颈变化显示宫颈机能不全，则以完成紧急环扎术为好；在妊娠期间通过超声和（或）体检发现宫颈机能不全证据，宫颈进行性变短、宫颈口开大或胎囊突出宫颈外口者，及时行紧急宫颈环扎术。值得注意的是不管上述何种情形，手术前都应当排除阴道炎症的存在。是否进行宫颈环扎术还应考虑有些病例存在新生儿重症监护医疗费用等问题，能够尽量将妊娠维持到新生儿最佳生存胎龄时限，提高胎儿成熟度为宜，不但可以减少住院费用，也能减少早产儿远期并发症的后续问题。

B.充分的医患沟通、知情同意：对具有宫颈机能不全的保留生育功能的宫颈癌患者，妊娠期间的任何操作都需要强化沟通，做到知情同意，获得患者及其家属的充分信任，增强妊娠成功的信心，缓解紧张焦虑情绪，并掌握配合术后的注意事项和自我监测观察。对此类患者的环扎术，要求由高年资和有经验的医师给予实施，医患双方的共同努力才能使宫颈环扎术易于实施和保障良好的术后结局。

C.宫缩抑制剂的选择：对于宫颈机能不全患者一般在术后需给予宫缩抑制剂。对于存在宫缩或达到早产临产诊断标准的病例需要在收治后立即给予宫缩抑制剂，尤其是宫口已开大、胎囊已经突入阴道很深者更需要强力地抑制宫缩，使膨大的胎囊张力减低，才有利于宫颈环扎术的操作。

D.麻醉的选择和注意事项：可以选择全身麻醉或者脊髓麻醉；可以是连续硬膜外麻醉，也可以是单次蛛网膜下腔阻滞。对于宫口开大、胎囊已经突入阴道者，尤其要注意避免麻醉后的恶心和呕吐，避免因腹压增加使已经突入阴道的胎囊压力增大，增加手术难度，甚至导致胎膜破裂而丧失环扎手术的机会。对于阴道深、软组织厚的患者，同时宫口

已开大且胎囊突入阴道者，尤其要注意麻醉肌松效果，避免造成手术医师在"深井中"操作的情形。如果估计手术难度大，则不宜选择单次腰麻，对于少部分阴道松弛的预防性环扎术也可采取局部麻醉方法，阻滞麻醉双侧阴部神经，需避免麻醉药物注入血管内，另外尽量减少不必要的风险。

E.宫颈环扎术的禁忌证：宫颈环扎术前必须排除胎儿畸形，即使在妊娠早中期阶段实施的预防性环扎术，仍然需要孕期的一系列胎儿畸形筛查和产前诊断。如已发生胎盘早剥、绒毛膜羊膜炎等所有不适宜继续妊娠的并发症或合并症，均不再考虑行宫颈环扎术。

综上所述，宫颈环扎是一种手术治疗，其应用指征、时机和方式、方法应注意个体化原则，临床上必须根据宫颈具体情况和母体利弊、宫颈机能不全产生病因和病程，灵活变通地处理，而非一成不变、固定僵化的模式。

2. 流产 [16]

（1）病因：流产是保留生育功能的宫颈癌患者妊娠后最容易发生的病症。发生于妊娠12周前者称为早期流产，发生在妊娠12周后至28周前者称为晚期流产。这里主要探讨的是由于既往宫颈癌手术造成因子宫畸形、宫颈内口松弛或宫颈重度裂伤、宫颈部分或全部切除术后等所致的宫颈机能不全影响胎儿生长发育而导致的流产，以晚期自然流产更为多见。

（2）临床症状：流产的主要症状是阴道流血和腹痛。早期流产的全过程均伴有阴道出血；晚期流产时，胎盘已形成，流产过程与早产相似，胎盘继胎儿娩出后排出，一般出血量不多，特点是往往先有腹痛，然后出现阴道流血。流产时腹痛系阵发

性宫缩样疼痛，早期流产出现阴道出血后，胚胎分离及宫腔内存有的血块刺激子宫收缩，出现阵发性下腹部疼痛，特点是阴道出血往往出现在腹痛之前。晚期流产则先有阵发性子宫收缩，然后胎盘剥离，故阴道出血出现在腹痛之后。流产的临床类型，实际上是流产发展的不同阶段，即先兆流产、难免流产、不全流产、完全流产。此外对既往接受保留生育功能手术的宫颈癌孕妇，因宫颈内口缺失、缩短，更加容易松弛，因此需要更加警惕稽留流产或流产引起的宫内感染，及时加以处理。

（3）诊断：

1）体格检查：监测生命体征，检查有无贫血及感染征象。消毒外阴后行妇科检查，注意宫颈口是否扩张，羊膜囊是否膨出，有无妊娠物阻塞于宫颈内口；子宫大小与停经周数是否相符，有无压痛；双附件有无压痛、增厚、包块。

2）辅助检查：主要经过B超检查，根据妊娠囊形态，有无胎心搏动，确定胚胎或胎儿是否存活。其次选用连续测定血HCG水平的方法来预估流产的预后，正常妊娠6~8周时，HCG每日应以66%的速度增长，若48 h增长速度<66%，提示预后不良。

（4）治疗：一旦发生流产症状，应根据流产的不同类型，及时进行恰当的处理。

1）先兆流产：应卧床休息，严禁性生活，阴道检查操作应轻柔，必要时给予对胎儿危害小的镇静剂。对黄体功能不足者应用黄体酮每日肌内注射20 mg，维生素E及小剂量甲状腺片（适用于甲状腺功能减退者）也可应用。此外，患者的心理稳定也很重要，必须要有坚持妊娠的信心，保持情绪安定，积极配合医生处理。经治疗症状不见缓解或反而加重者，如进行B超检查及血HCG测定，明确有

胚胎发育异常需终止妊娠。

2）难免流产：此时处理以尽早使胚胎及胎盘组织完全排出为主。早期流产应及时行负压吸宫术，晚期流产，因子宫较大，吸宫或刮宫有困难者可用缩宫素促使子宫收缩。当胎儿及胎盘排出后需检查是否遗留妊娠产物，必要时刮宫以清除宫腔内残留的妊娠产物，注意操作时尽量不钳夹手术部位，避免再次损伤。

3）不全流产：及时行刮宫术或钳刮术清除宫腔内残留组织。出血多有休克者应同时输血输液，并给予抗生素预防感染。

4）完全流产：一般无须特殊处理，观察子宫、宫颈恢复情况即可。

5）稽留流产：因胎盘组织机化，与子宫壁紧密粘连，造成刮宫困难。稽留时间过长，可能发生凝血功能障碍，导致弥散性血管内凝血（DIC）的发生。处理前应检查血常规、凝血功能、血小板计数，并做好输血准备。若凝血功能正常，可先予雌激素口服，以提高子宫肌肉组织对缩宫素的敏感性。子宫<12孕周者，建议行刮宫术，术时注射缩宫素以减少出血，若胎盘机化并与宫壁粘连较紧，手术应特别小心穿孔，如一次不能刮净，可考虑5~7 d后再次刮宫。子宫>12孕周者，应静脉滴注缩宫素，或口服米非司酮加米索前列腺素进行引产，促使胎儿、胎盘排出。若已出现凝血功能障碍，应尽早使用纤维蛋白原及输新鲜血等，纠正凝血功能后，再行引产或刮宫。

6）流产合并宫腔感染：治疗原则为控制感染的同时尽快清除宫内残留物，并避免宫腔操作引起宫内感染扩散。需积极应用广谱抗生素，待感染控制后再行彻底刮宫。

3. 早产 [16]

（1）病因：本节所讨论的早产主要是指由于宫颈癌手术导致的子宫畸形引起的28~37孕周之间的分娩，如患者同时有其他诱因如吸烟、重度营养不良、长途旅行、气候变换、情绪剧烈波动等使精神体力负担增加，或出现腹部直接受撞击、创伤、性交或手术操作刺激等外力作用的情况，可能会促使此类患者早产的发生。在此期间出生的新生儿称为早产儿，一般体重轻，身体各器官发育不够健全，死亡率随之上升。出生孕周越小，体重越轻，其预后越差。因此，防止出现早产也是保留生育功能的宫颈癌患者围产期降低围生儿死亡率和提高新生儿素质的主要措施之一。

（2）分类：按诱发原因可将早产分为自发性早产、未足月胎膜早破早产和治疗性早产，即由于母体或胎儿的健康原因不允许继续妊娠。

（3）临床表现及辅助检查：按临床表现可分为先兆早产和早产临产两个阶段。先兆早产有规则或不规则宫缩，伴有宫颈管进行性缩短。早产临产则出现：规律宫缩（20 min≥4次或60 min≥8次）、宫颈扩张>1 cm、宫颈展平≥80%，对保留生育功能的宫颈癌孕妇而言，宫颈扩张程度不易准确判断，规律宫缩则需与妊娠晚期出现的生理性子宫收缩（布雷希氏收缩）相鉴别。可以应用阴道超声检测宫颈长度、形态来帮助诊断，另外胎儿纤连蛋白（fFN）检测有较高阴性预测价值，若fFN>50 ng/mL则提示早产高风险。

（4）预防和治疗：预防泌尿生殖道感染，预防妊娠合并症及并发症，怀疑宫颈机能不全者可以阴道试用黄体酮，如效果不佳或已明确诊断为宫颈机能不全者，考虑行宫颈环扎术。早产的治疗原则是在胎膜完整的基础上，尽量保胎至妊娠34周，为促胎肺成熟治疗和宫内转运赢得时机。要求孕妇尽量卧床休息，孕34周以下者常用地塞米松促进胎肺成熟，同时使用宫缩抑制剂，常用的包括β肾上腺素能受体激动剂、催产素拮抗剂、钙通道阻滞剂、钙离子拮抗剂，以及前列腺素合成酶抑制剂等。另外需积极控制感染，对孕妇做阴道分泌物细菌学检查，根据药敏试验对感染阳性者选用对胎儿安全的抗生素。对孕周≥34周、宫缩进行性增强已无法控制，有或无并发宫内感染的孕妇，权衡利弊，如继续妊娠保胎弊大于利，则应果断终止妊娠。对于既往仅行宫颈LEEP或冷刀锥切的罹患宫颈癌癌前病变或早期宫颈癌的孕妇，因大部分早产儿较小可尝试经阴道分娩，临产后慎用吗啡、派替啶等抑制新生儿呼吸中枢的药物，产程中给予孕妇吸氧，密切监测胎心变化，持续胎心监护，若估计短时间内不能经阴道分娩者，应行剖宫产术。对于既往接受宫颈根治性切除孕妇，则尽量选择行剖宫产。

4. 胎儿生长受限（fetal growth restriction，FGR）[16]

（1）病因：胎儿受各种不良因素影响，未能达到其应有的生长潜能，使其出生体重低于同胎龄儿应有体重第10百分位数或低于同龄胎儿平均体重两个标准差，也称为小于胎龄儿。胎儿生长受限是导致胎儿宫内死亡的主要原因，是导致新生儿死亡的第二大原因。在保留生育功能的宫颈癌患者中，由于手术、易发生宫内感染、抗肿瘤药物和麻醉剂等多重影响，FGR发生的风险也相应升高。

（2）分型：根据胎儿的生长特征分型，一般将胎儿生长受限分为3型。

1）内因性均称型：少见，属原发性胎儿生长受限。常因基因或染色体异常、感染性疾病及环境有害物质所致。由于发病早，胎儿各器官细胞数均减少，常出现脑神经发育障碍，出生缺陷发生率高，围产儿死亡率高。

2）外因性不均称型：常见，属继发性胎儿生长受限。不利因素主要作用在妊娠晚期，胎儿各器官细胞数量正常，但体积小，以肝为著，身长和头径与孕龄相符，但体重偏低。

3）外因性均称型：为上述两型的混合型，致病因素在整个妊娠期发生作用，常由于缺乏叶酸、氨基酸、微量元素等重要的营养物质或有害药物影响所致。新生儿的特点是体重、身长、头径均减少，但相称，各器官体积均小，尤以肝、脾为著，外表有营养不良表现，但无缺氧表现。

（3）诊断：在准确核实孕周的基础上，认真询问产前病史，采用计算胎儿发育指数、妊娠图绘制等方法初步筛选胎儿生长发育异常的孕妇。

1）胎儿发育指数=宫底高度（cm）-3×（月份+1），胎儿发育指数在-3和+3之间为正常，<-3提示可能为FGR。

2）妊娠图：通过动态监测孕妇的宫高、腹围及体重的变化，及时发现胎儿生长发育异常。使用妊娠图评价生长异常的标准为连续2次测量的宫高、腹围、体重数值或间断3次测量值低于同孕龄正常平均值第10百分位数。另外，妊娠晚期孕妇每周体重增加0.5 kg，若体重增长停滞或增长缓慢时，可能为FGR。

3）B超检查：通过超声用头围、腹围、股骨长、双顶径4个参数的测量来估测胎儿体重、大小，是诊断胎儿生长受限最可靠的方法。还可以通过检查羊水量、胎动、肌张力、呼吸运动、胎心宫缩反应等进行生物物理评分的评估。

4）其他检查：对于错过产前筛查和诊断的部分患者，胎儿出生后建议行染色体检查。另外，目前研究表明抗心磷脂抗体与胎儿生长受限发生有关。

（4）治疗：治疗原则为积极寻找病因、补充营养、改善胎盘循环、加强胎儿监测、适时终止妊娠。重点是对胎儿进行严密监测，预防发生死胎、宫内缺氧等不良结局。对孕妇进行孕前教育及营养指导，强化戒烟、纠正不良生活习惯、补充均衡营养；取左侧卧位休息，可纠正子宫右旋，增加胎盘血流量；积极防治孕妇的各种并发症，适当吸氧，促进细胞代谢、改善胎盘微循环。产科处理关键在于决定分娩时机和分娩选择方式，对保留生育功能的宫颈癌孕妇，根据胎儿生长受限的严重程度、胎盘功能情况，可进行分期管理。

1）Ⅰ期FGR（轻度胎盘功能不全）：如孕妇脐动、静脉多普勒超声检测结果良好，在没有其他异常的情况下，可每周监测一次至37周后分娩，但产时可能增加胎儿窘迫的风险。

2）Ⅱ期FGR（严重胎盘功能不全）：这一阶段被定义为胎儿脐动脉舒张末期血流缺失（AEDV）或舒张末期逆流（REDV），妊娠34周时择期剖宫产终止妊娠；对于妊娠34周前出现脐动脉舒张期血流缺失而其他监测结果正常的情况，则需在糖皮质激素促胎肺成熟治疗的基础上，期待治疗至34周再终止妊娠。

3）Ⅲ期FGR（轻度怀疑胎儿酸中毒）：此阶段会增加死产和神经系统不良发育的发生，推荐30周即终止妊娠，每隔24~48 h需监测脐动、静脉多普勒超声。

4）Ⅳ期FGR（高度怀疑胎儿酸中毒）：自发性

胎心率减缓，或在静脉多普勒波形中显现逆转的心房血流，以及胎心宫缩监护记录中短期变异幅度低于3次/分组，这些均为潜在风险信号。值得注意的是，自发性胎心率减缓往往在另外两项指标出现异常之前，其最初表现可能依旧处于正常范围，这使得其早期识别变得尤为困难。此期推荐26周结束妊娠，每隔12 h需监测1次脐动静脉多普勒超声。

出现胎儿生长受限时，胎儿对缺氧耐受力差，胎儿胎盘储备不足，难以耐受分娩过程中子宫收缩时的缺氧状态，故应放宽剖宫产指征。即使是因宫颈癌癌前病变接受宫颈锥切术者，自然临产后宫内状况及监测结果异常，无法继续耐受阴道分娩，也应改为剖宫产终止妊娠。若胎儿难以存活，无剖宫产指征时予以引产。引产时应尽量减少对宫颈的牵拉，预防裂伤，必要时需缝合裂伤。此外，此类孕妇的胎儿属于高危新生儿，出生时应有新生儿复苏抢救小组在场，给予必要的复苏及处理，有效地改善新生儿预后。

（二）积极预防和处理分娩期及产后并发症

1. 胎儿窘迫

（1）病因：保留生育功能的宫颈癌患者在临产分娩期，胎儿在子宫内因急性或慢性缺氧而危及胎儿健康和生命的综合症状，可能的因素是发生前置胎盘、胎盘早剥引起母胎间血氧运输及交换障碍，或脐带血液循环障碍。也有可能为母体血液含量不足、母胎间血氧运输及交换障碍、胎儿自身因素异常等与既往恶性肿瘤手术史无关的其他因素导致。

（2）临床表现及诊断：

1）急性胎儿窘迫：主要发生在分娩期的急性

胎儿窘迫。主要表现为以下几种。①胎心率异常：胎心率异常是急性胎儿窘迫的重要征象，正常胎心率为110~160 次/min，规律。缺氧早期胎心率于无宫缩时加快＞160 次/min，随产程进展胎心率下降到＜110次/min，胎儿电子监护可出现多发晚期减速、重度变异减速；当胎心率＜100 次/min，基线变异＜5次/min伴频繁晚期减速，提示胎儿缺氧严重，可随时胎死宫内。②羊水胎粪污染：10%~20%的分娩中会出现羊水胎粪污染，羊水中胎粪污染不是胎儿窘迫的征象。出现羊水胎粪污染时，如果胎心监护正常，无须进行特殊处理；如果胎心监护异常，存在宫内缺氧情况，会引起胎粪吸入综合征，造成不良胎儿结局。③胎动异常：缺氧初期胎动频繁，继而出现胎动减弱及次数减少，进而消失。④酸中毒：采集胎儿头皮血进行血气分析，若pH值＜7.20，PaO_2＜1.33 kPa，PCO_2＞8 kPa，诊断为胎儿酸中毒。

2）慢性胎儿窘迫：慢性胎儿窘迫主要发生在妊娠晚期，常延续至临产并加重。主要表现为：①胎动减少或消失，临床常见胎动消失24 h后，胎心消失；②胎儿电子监护异常，出现无应激试验无反应型、无应激试验可疑型等异常情况；③胎儿生物物理评分低，根据B超监测胎动、胎儿呼吸运动、胎儿肌张力、羊水量及胎儿电子监护结果进行综合评分，总分降低；④脐动脉多普勒超声血流异常，出现进行性舒张期血流降低、脐血流指数升高提示有胎盘灌注不足。

（3）处理原则：急性胎儿窘迫多发生在分娩期，应根据病因采取果断措施，迅速改善胎儿缺氧状态，停用缩宫素，纠正脱水及低血压；慢性胎儿窘迫常发生在妊娠晚期，但临产后往往表现为急性

胎儿窘迫，应针对病因，根据孕周、胎儿成熟度及缺氧程度决定处理措施，尽快行剖宫产术终止妊娠。如临产前后发现因胎儿窘迫已造成胎儿死亡，一经确认应尽早引产或选择对母体影响小、个体化的方式终止妊娠。引产方法有多种，原则是尽量经阴道分娩，特殊情况下使用剖宫产，根据产科引产指南和孕妇实际情况而定。

（4）预防：保留生育功能的宫颈癌患者妊娠后，特别需要注意做好自我监护。胎动是表明胎儿存活的良好标志，也是胎儿宫内缺氧最为敏感的指标。胎动计数是妊娠期监测胎儿宫内状况的一种简便方法，一般妊娠20周左右能感到胎动，应指导孕妇学会自数胎动，逐日记录胎动计数，若发现胎动与往日比较过频或过少都可能提示胎儿有宫内缺氧，应及时到医院检查。另外定期产检才能及时发现可能引起胎儿宫内缺氧的各种母源性因素，并得到及时的诊治。医师还可通过胎儿心电图检查、胎心率电子监护、多普勒超声脐血流检查等及时发现胎心率异常变化，及时采取应变措施。分娩时，应指导孕妇避免过度紧张、恐惧，否则会造成机体过度疲劳，引起产程延长、胎头受压过度而出现胎儿缺氧。

2. 胎膜早破

（1）病因：临产前胎膜自然破裂称为胎膜早破。未足月胎膜早破指在妊娠20周以后、未满37周，在临产前发生的胎膜破裂。本节主要论述因手术创伤导致宫颈组织薄弱，宫颈内口松弛，前羊膜囊嵌入，受压不均；或者因宫颈过短（＜25 mm）或宫颈锥形切除后宫颈机能不全，胎膜接近阴道，缺乏宫颈黏液保护，易受病原微生物感染引起胎膜炎，使胎膜局部抗张能力下降而破裂导致的胎膜早破。胎膜早破往往是异常分娩的先兆，可引起早

产、胎盘早剥、羊水过少、脐带脱垂、胎儿窘迫、新生儿呼吸窘迫综合征，孕妇及胎儿感染率和围产儿病死率显著升高。

（2）临床表现：孕妇突感有较多液体从阴道流出，有时可混有胎脂或胎粪，无腹痛等其他产兆。肛诊将胎先露部上推，见阴道流液量增加。阴道窥器检查见阴道后穹有羊水积聚或有羊水自宫口流出，即可诊断胎膜早破。伴羊膜腔感染出现绒毛膜羊膜炎，是未足月胎膜早破的主要并发症，其诊断依据包括：母体心动过速（心率≥100 次/min）、胎儿心动过速（心率≥160 次/min）、母体发热（体温≥38 ℃）、子宫压痛、阴道分泌物异味、母体白细胞计数升高（≥15×10⁹/L）或出现核左移，中性粒细胞百分比≥90%，孕妇体温升高的同时伴有上述1个或1个以上症状或体征即可诊断。

（3）治疗：

1）处理原则：妊娠＜24周的孕妇应终止妊娠，妊娠24~27⁺⁶周，保胎风险大，胎儿存活率低，依据孕妇本人及其家属的意愿选择保胎或终止妊娠；妊娠28~33⁺⁶周无继续妊娠禁忌，应保胎、延长孕周至34周，但必须排除绒毛膜羊膜炎。保胎过程中出现危及母胎安全的情况时，应终止妊娠，孕34~36⁺⁶周不宜保胎，应及时终止妊娠。

2）足月胎膜早破：应评估母胎状况，排除胎儿窘迫、绒毛膜羊膜炎、胎盘早剥、胎位异常、母体合并症或并发症等，对接受宫颈根治术保留生育功能的孕妇行剖宫产。对于仅行宫颈LEEP或冷刀浅锥切、宫颈条件成熟的足月胎膜早破孕妇，行缩宫素静脉滴注是首选的引产方法；对宫颈条件不成熟同时无促宫颈成熟及阴道分娩禁忌证者，可应用前列腺素制剂以促宫颈成熟，同时注意预防感染，引产失败者行剖宫产。

3）未足月胎膜早破：一般破膜后常于24 h内临产，不论孕龄大小，均不宜阻止产程进展。对孕妇和胎儿状况进行全面评估，如有无感染、胎儿状况、母体有无其他合并症或并发症如胎盘早剥等。依据孕周、母胎状况、当地的医疗水平及孕妇及其家属意愿4个方面进行处理决策：放弃胎儿、终止妊娠、期待保胎治疗；若终止妊娠带来的益处超越继续期待孕周的潜在获益，那么，积极推行引产或剖宫产术以完成分娩应成为优选之策。

4）宫颈环扎术后早产胎膜早破的处理：宫颈环扎术是早产胎膜早破的高危因素，发生率约38%，破膜后如果保留环扎线可以显著延长孕周48 h以上，但同时也显著增加孕妇绒毛膜羊膜炎、新生儿感染和新生儿败血症的发生率，因此需要个体化处理。对于＜24周的孕妇可拆线放弃胎儿；妊娠24~27⁺⁶周者，依据患者的知情同意和个体化情况决定是否期待治疗并给予促胎肺成熟治疗；妊娠28~31⁺⁶周者，在无禁忌证的前提下促胎肺成熟完成后，依据个体情况可考虑拆线或保留；≥32孕周者，一旦确诊应考虑结束妊娠，如尝试经阴道分娩则需要拆线。

5）预防保健：应指导尝试生育的保留生育功能的宫颈癌患者妊娠期及时治疗滴虫性阴道炎、细菌性阴道病、宫颈沙眼衣原体感染及淋病奈瑟菌感染等。加强围生期宣传教育与指导，妊娠中期、妊娠后期应尽量避免过性生活，避免突然腹压增加，以免发生意外。注意营养平衡，要补充足量的维生素、钙、锌及铜等营养素。宫颈内口松弛、宫颈机能不全者于妊娠12~16周行宫颈环扎术并卧床休息。

3.子宫破裂

（1）病因：子宫破裂是指在妊娠晚期或分娩期子宫体部或子宫下段裂开，未及时诊治可导致胎儿及产妇死亡，是产科的严重并发症。最常见原因是子宫瘢痕和梗阻性难产，即既往有剖宫产、子宫肌瘤剔除术、宫角切除术、子宫成形术等手术史的孕妇，也包括根治性宫颈术后保留生育功能宫颈癌的孕妇，宫腔内压力增高使子宫瘢痕破裂，或胎先露下降受阻子宫下段过度伸展变薄，子宫收缩过强导致发生先兆子宫破裂或子宫破裂。

（2）分类：按照破裂程度分为完全性破裂和不完全性破裂；按部位分子宫体部破裂和子宫下段破裂。

（3）临床表现：先兆子宫破裂临床总结为四大表现：病理性子宫缩复环、下腹剧痛、排尿困难及血尿、胎心率异常。完全性子宫破裂时子宫肌壁全层破裂，宫腔与腹腔相通，胎心胎动消失、胎先露部升高，开大的宫颈口缩小，腹腔内出血，全腹压痛、反跳痛，腹壁下扪及胎体，子宫位于侧方，孕妇出现低血容量性休克征象。

（4）治疗：不论是先兆子宫破裂还是子宫破裂，一经诊断应尽快剖宫产终止妊娠，同时抑制子宫收缩，手术前后给予大量广谱抗生素控制感染，严重休克者需要就地抢救。

（三）宫颈癌保留生育功能患者分娩后的管理[22]

（1）分娩后一般情况：经阴道分娩保留生育功能的宫颈癌孕妇在产后2 h内极易出现严重并发症，如产后出血、子痫、心衰等，需在产房内严密观察2~3 h后转入普通病房，血压、脉搏、子宫收缩情况、阴道出血量、宫底高度及膀胱充盈情况等是观察的重点。产后4 h内排尿，排尿困难者尝试用热水熏洗外阴、肌内注射新斯的明等帮助排尿，必要时留置导尿管。剖宫产术后一般8 h后可进全流食，次日半流食，排便后进普通饮食。24 h后可去除尿管。注意营养、热量、水分摄入，多吃蔬菜，早下地活动，防止便秘。检查伤口有无红肿、硬结及分泌物。

（2）观察子宫复旧及恶露排出情况：胎盘娩出后，宫底位于脐下一横指，以后每天下降1~2 cm，产后10 d左右子宫底降入骨盆腔，此时于耻骨联合上方已触不到子宫底。产后由阴道排出的含有血液、坏死蜕膜组织及宫颈黏液的分泌物称为恶露，产后2~3 d血量较多、色鲜红，称为血性恶露；之后血量减少，坏死蜕膜、白细胞及渗出物增多，色淡红，称为浆液性恶露；约2周后变为白色恶露，其色白而黏稠，含大量白细胞、坏死蜕膜组织、表层细胞及细菌，约持续3周。正常恶露有血腥味，但无臭味。若子宫复旧不全或宫腔内残留胎盘、胎膜组织或合并感染，会出现恶露量增多，血性恶露持续时间长并有臭味。

（3）观察情绪变化及乳房护理：乳汁开始产生后乳房血管、淋巴管极度充盈，乳房胀大，可有一定程度体温升高，称为泌乳热，一般持续4~16 h即下降，不属于病态。

（4）产后检查、产后康复锻炼：产妇出院后3 d、产后14 d及产后28 d均应到医院做产后访视，了解产妇及新生儿健康状况及哺乳情况，子宫复旧情况及伤口愈合情况，并给予及时指导。尽早适当活动与做产后健身操，有利于体力恢复、排尿及排便，避免或减少静脉栓塞的发生，并能使骨盆底及腹肌张力得以恢复。应根据产妇的实际情况，由弱到强循序渐进地进行练习。

（5）计划生育指导：产褥期内禁忌性生活。产后42 d开始采取避孕措施，哺乳者以工具避孕为宜，不哺乳者可用药物避孕。

（四）其他分娩期并发症及产褥期并发症

保留生育功能的宫颈癌患者在妊娠期、分娩期、产褥期，除接受恶性肿瘤的手术治疗导致阴道、宫颈、宫体部位解剖结构发生一定变化，引起一定程度的功能改变外，其他应与正常妊娠妇女发生分娩期并发症和产褥期并发症的概率相当，本节不再详细阐述如产后出血、前置胎盘、产褥感染等其他并发症，可参考产科相应指南及规范处理。产褥期母体各系统变化很大，虽属生理范畴，但子宫内有较大创面，乳腺分泌功能旺盛，容易发生感染和其他病理情况，及时发现异常并进行处理非常重要。

（五）保留生育功能的宫颈癌患者围产期保健[23]

早期宫颈癌年轻患者，因保留生育的强烈渴望，促使医疗工作者不断对手术方式、患者选择、分期规范、术后随访、围产期管理等一系列方面进行探索、研究，为这部分患者再次点燃生育火花的同时还要保障她们远离肿瘤复发、转移的困扰。目前通过20多年的不懈努力，保留生育功能的生育期宫颈癌患者逐年增多，妊娠分娩成功率持续增加，对这批特殊"准妈妈"的围产期保健（定期产前检查、指导妊娠期营养和用药、及时发现和处理异常情况）管理日趋重要，需要从妊娠前期、妊娠期、产时、产褥期、哺乳期、新生儿期为孕母和胎儿、婴儿的健康进行一系列保健措施。

1.妊娠前期保健　重视健康与行为方面的问题，以围生育期保健、孕前期保健为重点：自我保健、营养指导、体育锻炼。对接受手术后的患者进行卫生指导、性卫生指导，选择最佳的受孕时机，夫妻双方保持健康的身心状况和友善的社会环境，积极治疗对妊娠有影响的疾病，避免接触有毒物质和放射线。有不良孕产史者，做好孕前准备。完善备孕前生殖系统及全身系统检查，避免恶性肿瘤局部复发、转移的不良影响，安全、安心备孕。

2.妊娠早期保健　妊娠早期是胚胎、胎儿分化发育阶段，易受外界因素及孕妇疾病的影响，导致胎儿畸形或发生流产，需要定期系统的产前检查，注意防病、防畸，尽早确诊妊娠，避免接触有害化学制剂和放射线，避免病毒感染、精神刺激，患病时遵照医嘱服药。筛查具有其他高危因素的孕妇，及早评估与诊治。为保留生育功能的宫颈癌孕妇建立系统的保健手册制度，提高产科疾病的防治与管理质量。做好遗传学咨询工作，做好孕期的各项保健工作，一旦发现异常结果，需要明确是否要终止妊娠、胎儿在宫内的安危、出生后是否存在后遗症、是否可治疗、预后如何等。采取切实可行的诊治措施，进行系统的出生缺陷筛查，包括定期的超声检查、血清学筛查等，必要时还要进行染色体检查。

3.妊娠中晚期保健　妊娠中期是胎儿发育较快的阶段，通过各项产科相关检查明确妊娠早期各种影响因素对胎儿是否有损伤，进行产前诊断和产前治疗，预防妊娠晚期并发症的发生。加强营养，适当补充铁剂和钙剂，预防和及早发现胎儿发育异常。预防和治疗生殖道感染，对胎儿宫内情况进行监护、保证孕妇和胎儿的健康直至安全分娩，及早发现高危孕妇并及时转诊。补充营养，要注意营养均衡，定期行产前检查，及早发现并矫正胎位异常，注意胎盘功能和胎儿宫内安危的监护，做好分娩前的心理准备，指导孕妇做好乳房准备。

4.产时保健 由于保留生育功能的宫颈癌患者分娩时大多数情况均需行剖宫产，因此"五防一加强"仍不可放松，也要做到产时防出血、防感染、防滞产、防产伤、防窒息，注意产妇精神状态，给予安慰鼓励，密切观察宫缩，定时了解宫口扩张和胎先露部下降情况，及时识别难产。防产伤和防产后感染、防产后出血、防新生儿窒息，加强对此类高危产妇的产时监护和产程处理。

5.产褥期保健 产褥期是产妇全身各器官从胎盘娩出后恢复或接近正常未孕状态所需的时间，一般约为6周。若此期处理不当，会导致各种慢性远期疾病的发生，指导产妇顺利度过产褥期，将有助于产妇的正常恢复和新生儿的健康发育。观察产妇有无乳房、生殖道感染，子宫复旧、手术伤口情

况，产前有并发症者有无后遗疾病，注意精神心理护理，积极加强营养和心理健康指导。产后访视和产后健康检查是必需的。

6.哺乳期保健 保护、促进和支持母乳喂养，宣讲母乳喂养的好处，根据WHO促进母乳喂养的十项措施对产妇进行哺乳指导和帮助，寻找母乳不足的原因和处理方法。哺乳期产妇和新生儿用药需慎重，需专业和多学科交叉协同治疗。乳头、乳房的清洁是防止乳腺炎发生的首要条件。产后提倡早期哺乳和母乳喂养。母乳是新生儿最富有营养的食物，适合婴儿消化、吸收，母乳喂养婴儿省时、省力、经济、方便，并且母乳含有多种免疫物质，能增强婴儿的抗病能力，预防传染性疾病。通过母乳喂养，母婴皮肤频繁接触，不但有助于增加母子感情，减少产妇心理障碍，通过哺乳吸吮刺激还有助于促进子宫复旧。同时医师也需要告知产妇哺乳期的避孕方法，减少意外妊娠。

（黄裕 邹冬玲）

参考文献

［1］BENTIVEGNA E,MAULARD A,Pautier P,et al. Fertility results and pregnancy outcomes after conservative treatment of cervical cancer: a systematic review of the literature. Fertil Steril, 2016, 106(5): 1195-1211.

［2］KYRGIOU M,MITRA A,Paraskevaidis.Fertility and early pregnancy outcomes:following conservative treatment for cervical intraepithelial neoplasia and early cervical cancer. JAMA Oncol, 2016, 2(11): 1496-1498.

［3］OKUGAWA K,KOBAYASHI H,SONODA K,et al.Oncologic and obstetric outcomes and complications during pregnancy after fertility-sparing abdominal trachelectomy for cervical cancer: a retrospective review. Int J Gynecol Cancer, 2017, 22(2): 340-346.

［4］曹冬焱,杨佳欣,向阳,等.早期子宫颈癌患者行阴式子宫颈广泛性切除术的治疗效果及生育结局.中华妇产科杂志, 2014, 49(4): 249-253.

［5］ZHANG Q,LI W,KANIS M J,et al.Oncologic and obstetrical outcomes with fertility-sparing treatment of cervical cancer: a systematic review and meta-analysis. Oncotarget, 2017, 8(28): 46580-46592.

［6］端英维,李雪辉,刘禹伶.早期宫颈癌患者保留生育功能的宫颈锥切术后性生活和妊娠的结局.广东医学, 2020, 41(6): 614-617.

［7］PLANTE M.Evolution in fertility-preserving options for early-stage cervical cancer:radical trachelectomy,simple trachelectomy,neoadjuvant chemotherapy. Int J Gynecol Cancer, 2013, 23(6): 982-989.

［8］CAO D Y,YANG J X,WU X H,et al.Comparisons of vaginal and abdominal radical trachelectomy for early-stage cervical cancer:preliminary results of a multi-center research in China.Br J Cancer, 2014, 110(2): 341-352.

［9］JIN G,LANLAN Z,Li C,et al.Pregnancy outcome following loop electrosurgical excision procedure(LEEP) a systematic review and meta-analysis.Arch Gynecol Obstet, 2014, 289(1): 85-99.

［10］MABUCHI S,Kimura T.Extraperitoneal radical trachelectomy with pelvic lymphadenectomy: a novel fertility-preserving option for early stage cervical cancer patients.Int J Gynecol Cancer, 2017, 27(3): 537-542.

［11］陈敦金,漆洪波,赵扬玉.产科医师能力提升培训教程.北京:人民卫生出版社,2020.

［12］WETHINGTON S L,CIBULA D,DUSKA L R,et al.An international series on abdominal radical trachelectomy:101 patients and 28 pregnancies. Int J Gynecol Cancer, 2012, 22(7): 1251-1257.

［13］WILLOWS K,LENNOX G,COVENS A.Fertility-sparing management in cervical cancer: balancing oncologic outcomes with reproductive success.Gynecol Oncol Res Pract, 2016, 21:3-9.

［14］CĂPÎLNA M E,SZABO B,BECSI J,et al.Radical Trachelectomy performed during pregnancy: a review of the literature.Int J Gynecol Cancer, 2016, 26(4): 758-762.

［15］LIU C Y,LI H J,LIN H,et al.Fertility-Preserving treatments in patients with gynecological cancers: Chinese experience and literature review.Asian Pac J Cancer Prev, 2015, 16(12): 4839-4841.

［16］王冬,张华.实用临床妇产科学.郑州:郑州大学出版社, 2020.

［17］PLANTE M, RENAUD M C, SEBASTIANELLI A,et al.Simple Vaginal Trachelectomy:A Valuable Fertility-Preserving Option in Early-Stage Cervical Cancer.Int J Gynecol Cancer, 2017, 27(5): 1021-1027.

［18］马良坤,曹冬焱,杨佳欣,等.广泛性子宫颈切除术后妊娠临床分析.中华妇产科杂志. 2012, 47(12): 883-887.

［19］Berek J S. Berek & Novak 妇科学:第15版.郎景和,向阳,沈铿,译.北京:人民卫生出版社, 2018.

［20］Apuzzio J J. Vinlzileos A M. 产科手术学:原书第4版.刘俊涛,周希亚,译.北京:中国科学技术出版社, 2019.

［21］刘兴会,徐先明,段涛,等.实用产科手术学.北京:人民卫生出版社, 2020.

［22］乔秋飞.围产期保健宣教概论.陕西:西北大学出版社, 2014.

［23］世界卫生组织(WHO).妊娠,分娩,产后及新生儿期保健:基础临床实践指南.赵温,侯睿,译.北京:人民卫生出版社, 2020.

第八章
子宫内膜癌保留生育功能
Fertility preservation in endometrial cancer

第一节　子宫内膜癌保留生育功能的适应证及解读

随着人们生活水平的提高和生活方式的改变，子宫内膜癌（endometrial carcinoma，EC）的发病率逐渐升高[1]，2015年大约有63 400新发病例[2]。大多数子宫内膜癌患者为绝经后女性，但有7%发生在20～44岁的育龄女性[3]。并且，生育年龄的推迟，使越来越多的年轻女性在诊断为内膜癌时尚未完成生育。对于无生育要求的子宫内膜样癌患者，首选手术治疗；而保留生育功能治疗仅适用于有强烈保留生育功能的愿望并经严格选择的ⅠA期G1级子宫内膜样癌患者。合适患者的选择对于保守治疗的疗效和肿瘤治疗的安全性至关重要。本节将详细论述子宫内膜癌保留生育功能治疗的安全性、适应证、禁忌证及特殊情况下的保留生育功能治疗。

一、子宫内膜癌保留生育功能的安全性

绝经前子宫内膜癌患者的肿瘤多为低级别，分期为早期，年轻子宫内膜癌患者较老年患者预后更好：年轻EC患者的5年生存率（93%）显著高于老年患者（86%）[4]。45岁以下EC患者较年龄更大的患者分期更早，病灶更多局限于子宫浅肌层，无复发生存率明显更高[5]。病理为高分化且无肌层浸润的EC患者，其淋巴结受累的风险低至1.43%[6]，且5年无复发生存率为95%[7]。分化好的EC更可能表达孕激素受体，因而对孕激素反应好[8]。分析Ⅰ期EC患者的手术病理特征，发现分化好的EC患者具有较低的肌层浸润、子宫外转移（包括淋巴结、卵巢或腹腔转移）风险；78%的G1级EC患者病变局限于子宫内膜或浅肌层；分化G1级、G2级和G3级的患者盆腔淋巴结转移率分别为3%、9%和18%（$P<0.000\,1$）；无肌层浸润及浸润肌层内1/3、中1/3和外1/3的患者盆腔淋巴结转移率分别为1%、5%、6%和25%[9]。

早期子宫内膜癌患者激素保守治疗后，不影响其生存预后。一项人群研究表明，比较激素治疗和手术治疗的45岁以下肿瘤局限于子宫的高分化EC患者，随访15年，两组治疗方式后的总死亡率差别很少（14.1% vs 9.3%）[10]。另一项大样本研究表明，49岁以下ⅠA期子宫内膜癌患者，孕激素治疗对比子宫切除两种治疗方式的5年生存率无差异（97.5% vs 97.5%）；分层分析，孕激素治疗不增加ⅠA期患者的死亡率[11]。这表明对年轻高分化的早期子宫内膜癌患者行保留生育功能的治疗能达到与手术治疗相近的、较好的长期生存率，但是有待进一步长期随访研究。

因此，对于肿瘤分化好、无肌层浸润的年轻EC患者，保留生育功能治疗是安全的。

二、子宫内膜癌保留生育功能的适应证

（一）组织学类型

子宫内膜非典型增生：子宫内膜非典型增生为子宫内膜癌的癌前病变，WHO 2014 年的第 4 版女性生殖系统肿瘤分类中称之为子宫内膜非典型增生或子宫内膜上皮内瘤变（endometrial intraepithelial neoplasia，EIN）。

子宫内膜样癌：子宫内膜样癌在所有子宫内膜癌的病理类型中最常见，占子宫内膜癌的70%左右，为雌激素依赖性肿瘤。国际妇产科学联盟（FIGO）2018年根据肿瘤组织中实性生长区的占比将子宫内膜样癌分为 3 级，即G1：肿瘤组织中实性生长区≤5%；G2：肿瘤组织中实性生长区占6%~50%；G3：肿瘤组织中实性生长区>50%。

目前，具有保留生育功能治疗指征的病理类型

为高分化（G1级）子宫内膜样腺癌，或子宫内膜非典型增生。鉴于病理诊断对治疗决策的选择有着重要的指导意义，强调病理须由资深病理专家进行判读或会诊。

病理标本推荐通过宫腔镜下诊刮获得，其次为诊断性刮宫。宫腔镜可直视下全面评估宫腔及子宫内膜，并能对可疑子宫内膜病灶进行精准活检，减少漏诊。研究表明宫腔镜对比诊刮或子宫内膜活检，前者与子宫切除术后病理的一致性更高[12]。故推荐首选宫腔镜评估子宫内膜病理情况。

（二）病变范围及影像学检查

子宫内膜样癌ⅠA期，病灶局限于子宫内膜，且影像学提示无宫外转移，是保留生育功能治疗的指征。EC病情评估的影像学检查首选盆腔增强磁共振成像（magnetic resonance imaging，MRI）[13]。MRI对于子宫肌层浸润、子宫外转移、附件累及和盆腔淋巴结转移均有较好的提示作用，尤其对肌层浸润的判断是目前最有价值的检查方法。若MRI检查为阴性，仅有不到1%后来证明为肌层受侵。主要以T2W1或T2W1联合DWI及动态对比增强MRI对子宫内膜癌的肌层浸润程度进行判定[14]。子宫结合带是紧贴子宫内膜最内层的子宫肌层组织，评估早期子宫内膜癌有无肌层浸润的重要标志是在T2W1序列上的子宫结合带的完整性：结合带完整，表明肿瘤局限于子宫内膜；结合带中断或外肌层内出现高信号则提示子宫肌层受浸润。但因各种混杂因素的影响，也会出现误判，如DWI图像分辨率低、肿瘤与子宫肌层信号对比不明显、合并子宫肌瘤或（和）子宫腺肌症致使部分信号强度不均、肿瘤延伸至子宫角、先天性子宫异常等，加之子宫内膜癌

患者确诊前需行诊刮术，则术后可能发生组织水肿等情况均可影响判定[15, 16]。

在没有MRI条件时，盆腹腔增强CT也可以用于除外子宫外转移；经阴道子宫和双附件超声也可由有经验的超声医师较准确地判断肿瘤肌层浸润程度[7]。在一项前瞻性研究中[14]，经阴道超声检查（TVUS）可达到与MRI相当的效能，对于MRI检查较困难的地区，TVUS可以作为替代MRI判断肌层浸润的方法。

然而，能够100%准确判断肌层浸润的影像方法是不存在的。对于要求保留生育功能的EC患者，其中小部分患者有一定程度的肌层浸润，但利用现有的影像学工具还检测不到。有研究发现，接受保留生育功能治疗对孕激素疗效不佳或复发的患者，在行子宫切除术后，最终19例中的7例诊断为早期肌层浸润[17]。

需注意的是，约5%子宫内膜样癌累及卵巢，包含子宫内膜样癌转移至卵巢、子宫内膜样癌和卵巢上皮性癌同时发生这两种情况[18]。如果影像学提示卵巢囊肿需要警惕卵巢肿瘤，必要时行腹腔镜探查明确病理诊断。

（三）患者的意愿和知情同意

子宫内膜癌保留生育功能治疗前，应告知患者保留生育功能治疗并非子宫内膜非典型增生和早期子宫内膜癌的标准治疗方式，详细告知患者保留生育功能治疗的可能风险，包括治疗无效、治疗期间病情进展，以及完全缓解后复发的可能，有子宫切除的可能，有疾病缓解后妊娠失败的可能，治疗药物可能存在副作用，并签署知情同意书。

保留生育治疗期间需要加强对疾病的监测，因此要求患者有较高的依从性，能按时随访和复诊，以免延误治疗。

（四）其他参考的适应证：年龄、病理标志物、血清学标志物等

1.年龄 在美国国立综合癌症网络（NCCN）的指南中对EC患者保留生育治疗的年龄并没有限制[19]。国内指南中推荐年龄应≤40岁，而对于有强烈保留生育意愿的患者年龄最大不应超过45岁。基于40岁的年龄限制主要考虑：①随着发病年龄增大，特殊组织学类型、组织学分级G3、深肌层浸润等发生率增大，保留生育治疗的风险随之增大，高龄患者的肿瘤预后也更差。研究显示，对于ⅠA期内膜癌患者，按照年龄分层，相较于35岁以下的患者，35~39岁、40~44岁孕激素治疗的患者死亡率无差别，而45~49岁组患者的死亡率明显升高[20]。②完成生育需要具备良好的卵巢功能，卵巢功能会随着年龄的增长而衰减，抗米勒管激素（anti-Müllerian hormone，AMH）可以间接地反映卵巢功能，其水平与年龄成反比，我国女性血清AMH在35岁以后急剧下降，40岁后平均值仅为1.29 ng/mL，45岁后基本耗竭[21]。研究表明45岁以下经过保留生育功能治疗后并成功分娩的女性，其中位年龄为36岁（33~38岁）[22]。但国外对40~45岁的女性进行保留生育治疗也有活产的报道，并且年龄与疾病缓解、妊娠结局无相关性[23, 24]。体外受精周期后的活产率随着年龄的增长而降低，在35岁以下的女性为41.5%，35~40岁的女性为31.9%~22.1%，41~44岁的女性为12.4%~5%，44岁以上的女性为1%；高龄妇女的自然流产率也在增高，对于年龄＞40岁并且有强烈生育意愿的患者需要首先评估生育能力，在

严密监测的情况下进行治疗，治疗完全缓解后即由生殖专业医师接手给予后续助孕。

2.病理标志物　国内指南建议保留生育的EC患者孕激素受体（progesterone receptor，PR）表达为阳性。而欧美国家指南中并未对PR的表达有要求。欧洲妇科肿瘤学会（European Society of Gynaecological Oncology，ESGO）认为，由于PR阴性表达的患者中50%可以获得完全缓解，因而对保留生育功能的EC患者无须常规进行PR表达的检测[7]。但是多数学者认为PR阴性表达是预后欠佳的标志[25,26]。PR表达阳性者，对于保留生育治疗反应更好，其孕激素治疗有效率为60%，而PR表达阴性患者仅为18.8%[8]。但是也有研究显示PR表达阴性或阳性的患者治疗反应没有显著差异[27]，因此建议对PR表达阴性或低表达的EC患者在治疗前充分评估和知情同意，治疗期间密切监测疾病的反应情况。

3.血清学标志物（CA125）　可考虑将CA125作为疾病初始评估和治疗过程中的监测标志物。CA125升高提示可能发生远处转移，但CA125在炎症、子宫腺肌病、子宫内膜异位症等疾病中也可升高。因此如能除外肿瘤转移，CA125不应成为子宫内膜癌保留生育功能治疗的禁忌证，但应结合影像学有无宫外转移的提示并密切注意其动态变化。

4.遗传学咨询　评估是否具有恶性肿瘤家族史和错配修复（MMR）蛋白表达缺陷情况，建议年轻EC患者进行针对林奇综合征的基因检测[28]。目前对于合并林奇综合征的患者咨询，一方面对该部分患者能够保留生育功能治疗结论不一，需要密切随访；另一方面需告知患者后代的遗传风险。

5.生育功能评估　由于EC患者常合并有多囊卵巢综合征、肥胖、胰岛素抵抗等不孕因素，肿瘤治疗前评估其生育能力对于指导疾病缓解后助孕方案具有意义。国内专家共识指出卵巢功能不作为是否行保留生育功能治疗的依据，对合并生育障碍或男方有不孕因素的患者也可行保留生育功能治疗[29]，在肿瘤缓解后借助辅助生殖技术促进妊娠。有研究显示，8例合并生育障碍的EC患者（5例排卵障碍，2例不明原因，1例男方因素），均行体外受精，受精率达58%，75%的患者成功妊娠，与同期非子宫内膜癌的不孕患者的成功率无差异[30]。因此，对于合并不孕的患者，在决定接受保留生育治疗的同时就应进行生殖咨询。

三、子宫内膜癌保留生育功能的禁忌证

子宫内膜癌保留生育功能治疗的主要方式包括口服高效孕激素或宫内含孕激素的避孕装置（左炔诺孕酮宫内缓释节育系统，LNG-IUS）。口服孕激素的药物禁忌证包括：血栓高风险、对药物过敏、严重肝肾功能异常及乳腺癌。由于孕激素会导致水钠潴留、体重增加，因此肥胖的患者也不宜口服孕激素。

血栓高风险的人群包括：静脉血栓或动脉血栓的个人史或家族史、肥胖（体重指数 $>30\ kg/m^2$）、吸烟（尤其是35岁以上吸烟者）、高血压及其他血栓形成高危因素。研究表明合成孕激素可能增加乳腺癌的风险，因此乳腺癌患者是孕激素治疗的禁忌证。对于上述全身用药禁忌的患者，可考虑局部孕激素治疗，即LNG-IUS联合促性腺激素释放激素类似物（GnRH-a）等作为治疗方案。

四、特殊情况下子宫内膜癌的保留生育功能治疗

（一）中分化子宫内膜癌

目前指南和共识均推荐子宫内膜癌保留生育治疗用于病理学肿瘤组织学分级为高分化的患者，而临床中存在有中分化的子宫内膜癌患者，其同样具有强烈的生育愿望。但对于中分化子宫内膜癌患者，其能否安全有效地保留和实现生育尚未得知。目前仅有数篇个案报道对于G2级分化子宫内膜癌患者进行保留生育治疗，其完全缓解率为72.7%（8/11），复发率较高，为50%（4/8）[31]。一篇多中心研究中报道的完全缓解率为76.5%（13/17），复发率为23.1%（3/13），并且能获得50%（3/6）的妊娠率[32]。近期，另一篇单中心前瞻性研究，予口服孕激素联合LNG-IVD治疗，完全缓解率为60%（3/5），平均随访期为44.4个月，无一例患者出现疾病进展[31]。但一项来自美国国家癌症研究所的SEER数据库研究表明，保留子宫对于G2级或G3级局限于内膜的子宫内膜癌，会显著降低5年生存率[33]。另一项SEER数据库的长期队列研究也认为，对于低级别子宫内膜癌患者，激素治疗或手术治疗两组5年生存率无差别，但是对于G2级分化患者激素治疗的预后，由于其死亡例数太少，因而不足以得出对生存率可靠的结论[34]。因此，目前对于EC中分化且有强烈生育意愿的患者，需经过专家病理会诊，充分告知患者病情及其长期预后的不确定性，严密监测下可以尝试保留生育治疗。

（二）浅肌层浸润子宫内膜癌

国内专家共识指出高分化子宫内膜样腺癌如仅浸润子宫浅肌层，系统评估无淋巴结转移后，在不合并其他高危因素时，可以考虑保留生育功能。

对于有肌层浸润的患者，一篇对于3例单发病灶、G1级、浅肌层浸润（1~2 mm）患者的单中心研究中，使用切除病灶、病灶下子宫肌层、周围内膜及肌层、宫腔多点活检的四步法，予孕激素联合GnRH-a治疗，均获得完全缓解，并且1例经过辅助生殖技术（ART）后成功妊娠；2例出现了内膜非典型增生的复发[35]。另一篇多中心研究中，对于G1级分化伴有浅肌层浸润的患者（n=23）和G2~G3级分化伴有浅肌层浸润的ⅠA期EC患者（n=8），保留生育功能治疗后完全缓解（complete remission，CR）率分别为73.9%（17/23）和87.5%（7/8），复发率分别为47.1%（8/17）和71.4%（5/7）[32]。可见G1分化浅肌层浸润的EC患者具有一定的缓解率，但是中低分化合并浅肌层浸润的患者存在较高的复发风险，因此不建议保留生育功能治疗。

目前临床对于浅肌层浸润的内膜癌患者的处理存在以下难点：①判断肌层浸润尚无绝对精准的方法，MRI为推荐的影像学检查方法，MRI对于子宫肌层浸润判断的准确性为82%[36]。对于特殊情况，如宫腔镜操作后、子宫角处病灶、合并子宫肌瘤、子宫腺肌症等情况[37]，以及放射科医师的经验，会影响MRI对肌层浸润深度的判断。实际上，研究表明保留生育功能治疗后子宫切除的患者中有部分存在肌层浸润，可能是影响保守治疗效果的潜在不利因素。②在EC合并浅肌层浸润、尝试保留生育功能治疗的研究中，对肌层浸润深度的推荐不

一，有研究建议浸润深度在1~2 mm内可尝试保留生育治疗[35]，也有建议浅肌层浸润（＜1/2肌层）可尝试保留生育功能的治疗[32]。因而这部分经验尚少，对病灶的评估、手术处理、妊娠结局都具有很大的挑战性和未知性。

（三）复发后再次保留生育治疗

子宫内膜癌保守治疗后的复发率约32.2%[38]，长期的缓解率＜50%[39]，多数在两年内复发。JSGO[40]及我国专家共识[29]指出子宫内膜癌保留生育功能治疗后复发的患者应首选子宫切除术，但如果患者仍有保留生育能力的强烈意愿，可在严密的管理及充分的告知下，继续保留生育治疗。

复发后再次治疗仍然可以获得较高的缓解率（82.6%~90.7%），但是可能低于初次治疗的缓解率[41]；再次治疗后的妊娠率较初治无明显差异（20.8% vs 22.7%）[42]，可能与复发后仍然选择保守治疗的患者妊娠意愿较为强烈有关。因此子宫内膜癌复发不是保留生育的绝对禁忌证。仍需结合患者意愿、保留生育适应证和前次治疗反应，制订保守治疗方案。另外需注意，复发患者的二次复发风险增高，5年无复发生存率明显低于初治患者（11.2% vs 33.2%，$P = 0.02$）[42]。反复复发的患者可能具有子宫内膜癌的全身高危因素，以及持续不孕的情况，建议行子宫切除。

（王益勤）

参考文献

［1］WANG Y, YANG J X. Fertility-preserving treatment in women with early endometrial cancer: the Chinese experience. Cancer management and research, 2018, 10:6803-6813. DOI: 10.2147/CMAR.S188087.

［2］CHEN W, ZHENG R, BAADE P D, et al. Cancer statistics in China, 2015. CA: a cancer journal for clinicians, 2016, 66(2): 115-132. DOI: 10.3322/caac.21338.

［3］CORZO C, BARRIENTOS SANTILLAN N, WESTIN S N, et al. Updates on Conservative Management of Endometrial Cancer. Journal of minimally invasive gynecology, 2018, 25(2): 308-313. DOI: 10.1016/j.jmig.2017.07.022.

［4］KALOGIANNIDIS I, AGORASTOS T. Conservative management of young patients with endometrial highly-differentiated adenocarcinoma. J Obstet Gynaecol, 2011, 31(1): 13-17.

［5］GRESSEL G M, PARKASH V, PAL L. Management options and fertility-preserving therapy for premenopausal endometrial hyperplasia and early-stage endometrial cancer. Int J Gynaecol Obstet, 2015, 131(3): 234-239.

［6］CREASMAN W T, ODICINO F, MAISONNEUVE P, et al. Carcinoma of the corpus uteri. FIGO 26th Annual Report on the Results of Treatment in Gynecological Cancer. Int J Gynaecol Obstet,2006,95 (1):S105-S143.

［7］RODOLAKIS A, BILIATIS I, MORICE P, et al. European Society of Gynecological Oncology Task Force for Fertility Preservation: Clinical Recommendations for Fertility-Sparing Management in Young Endometrial Cancer Patients. Int J Gynecol Cancer, 2015, 25(7): 1258-1265.

［8］EHRLICH C E, YOUNG P C, STEHMAN F B, et al. Steroid receptors and clinical outcome in patients with adenocarcinoma of the endometrium. Am J Obstet Gynecol, 1988, 158(4): 796-807.

［9］CREASMAN W T, MORROW C P, BUNDY B N, et al. Surgical pathologic spread patterns of endometrial cancer. A Gynecologic Oncology Group Study. Cancer, 1987, 60(8 Suppl): 2035-2041.

［10］GREENWALD Z R, HUANG L N, WISSING M D, et al. Does hormonal therapy for fertility preservation affect the survival of young women with early-stage endometrial cancer?. Cancer, 2017, 123(9):1545-1554. doi:10.1002/cncr.30529.

［11］RUIZ M P, HUANG Y, HOU J Y, et al. All-cause mortality in young women with endometrial cancer receiving progesterone therapy. Am J Obstet Gynecol, 2017,217(6):669.e1-669.e13. doi:10.1016/j.ajog.2017.08.007.

［12］LAGO V, MARTÍN B, BALLESTEROS E, et al. Tumor Grade Correlation Between Preoperative Biopsy and Final Surgical Specimen in Endometrial Cancer: The Use of Different Diagnostic Methods and Analysis of Associated Factors. Int J Gynecol Cancer, 2018, 28(7): 1258-1263.

［13］KINKEL K, FORSTNER R, DANZA F M, et al. Staging of endometrial cancer with MRI: guidelines of the European Society of Urogenital Imaging. Eur Radiol, 2009, 19(7): 1565–1574.

［14］SAVELLI L , CECCARINI M , LUDOVISI M , et al. Preoperative local staging of endometrial cancer: transvaginal sonography vs. magnetic resonance imaging. Ultrasound in obsterics & gynecology, 2008, 31(5): 560-566.

［15］陈基明，李周丽，朱晴，等. DWI和动态增强MRI定量参数诊断子宫内膜癌肌层浸润. 中国医学影像技术, 2019, 35(2): 71-75.

［16］NOUGARET S , REINHOLD C , ALSHARIF S S , et al. Endometrial Cancer: Combined MR Volumetry and Diffusion-weighted Imaging for Assessment of Myometrial and Lymphovascular Invasion and Tumor Grade. Radiology, 2015, 276(3): 797-808.

［17］USHIJIMA K, YAHATA H, YOSHIKAWA H, et al. Multicenter phase II study of fertility-sparing treatment with medroxyprogesterone acetate for endometrial carcinoma and atypical hyperplasia in young women. J Clin Oncol, 2007, 25(19): 2798-2803.

［18］LIN K Y, MILLER D S, BAILEY A A, et al. Ovarian involvement in endometrioid adenocarcinoma of uterus. Gynecol Oncol, 2015, 138(3): 532-535. DOI: 10.1016/j.ygyno.2015.07.012.

［19］National Comprehensive Cancer Network (US). NCCN Practice Guidelines in Oncology. Uterine neoplasms［Internet］. Fort Washington, PA: National Comprehensive Cancer Network; 2019［cited Year Month Day］. Available from:https://www.nccn.org/professionals/physician_gls/default.aspx#uterine.

［20］RUIZ M P, HUANG Y, HOU J Y, et al. All-cause mortality in young women with endometrial cancer receiving progesterone therapy. Am J Obstet Gynecol, 2017, 217(6): 669.e1-669.e13. doi:10.1016/j.ajog.2017.08. 007.

［21］陈思敬，郑莹. 子宫内膜癌保留生育功能指南解析. 实用妇产科杂志, 2019, 35(12): 905-909.

［22］HARRISON R F, HE W, FU S, et al. National patterns of care and fertility outcomes for reproductive-aged women with endometrial cancer or atypical hyperplasia. Am J Obstet Gynecol, 2019,221(5):474.e1-474.e11. doi: 10.1016/j.ajog.2019.05.029.

［23］Yang B, Xu Y, Zhu Q, et al. Treatment efficiency of comprehensive hysteroscopic evaluation and lesion resection combined with progestin therapy in young women with endometrial atypical hyperplasia and endometrial cancer. Gynecol Oncol, 2019, 153(1):55-62.

［24］CHAE S H, SHIM S H, LEE S J, et al. Pregnancy and oncologic outcomes after fertility-sparing management for early stage endometrioid endometrial cancer. Int J Gynecol Cancer, 2019, 29(1): 77-85. doi: 10.1136/ijgc-2018-000036.

［25］YAMAZAWA K, HIRAI M, FUJITO A, et al. Fertility-preserving treatment with progestin and pathologic criteria to predict responses, in young women with EC. Hum Reprod, 2007, 22: 1953-1958.

［26］UPSON K, ALLISON K H, REED S D, et al. Biomarkers of progestin therapy resistance and endometrial hyperplasia progression. Am J Obstet Gynecol, 2012, 207(1): 31-36.

［27］DUSKA L R, GARRETT A, RUEDA B R, et al. Endometrial cancer in women 40 years old or younger. Gynecologic oncology, 2001, 83(2): 388-393. DOI: 10.1006/gyno.2001.6434.

［28］RANDALL L M, POTHURI B, SWISHER E M, et al. Multi-disciplinary summit on genetics services for women with gynecologic cancers: a Society of Gynecologic Oncology White Paper. Gynecol Oncol, 2017, 146(2):217-224. DOI: 10.1016/j.ygyno.2017.06.002.

［29］周蓉，鹿群，刘国莉，等. 早期子宫内膜癌保留生育功能治疗专家共识. 中国妇产科临床杂志, 2019, 20(04): 369-373. DOI: 10.13390/j.issn.1672-1861.2019.04.025.

［30］ELIZUR S E, BEINER M E, KORACH J, et al. Outcome of in vitro fertilization treatment in infertile women conservatively treated for endometrial adenocarcinoma. Fertility and sterility, 2007, 88(6): 1562-1567. DOI: 10.1016/j.fertnstert.2007.01.058

［31］HWANG J Y, KIM D H, BAE H S, et al. Combined Oral Medroxyprogesterone/Levonorgestrel-Intrauterine System Treatment for Women With Grade 2 Stage IA Endometrial Cancer. Int J Gynecol Cancer, 2017, 27(4):738-742.

［32］PARK J Y, KIM D Y, KIM TJ, et al. Hormonal therapy for women with stage IA endometrial cancer of all grades. Obstet Gynecol, 2013, 122(1): 7-14.

［33］GONTHIER C, TREFOUX-BOURDET A, KOSKAS M. Impact of Conservative Managements in Young Women With Grade 2 or

3 Endometrial Adenocarcinoma Confined to the Endometrium. Int J Gynecol Cancer, 2017, 27(3): 493-499.

[34] GREENWALD Z R, HUANG L N, WISSING M D, et al. Does hormonal therapy for fertility preservation affect the survival of young women with early-stage endometrial cancer?. Cancer, 2017, 123(9): 1545-1554.

[35] CASADIO P, GUASINA F, PARADISI R, et al. Fertility-Sparing Treatment of Endometrial Cancer with Initial Infiltration of Myometrium by Resectoscopic Surgery: A Pilot Study. Oncologist, 2018, 23(4): 478-480.

[36] DUNCAN K A, DRINKWATER K J, FROST C, et al. Staging cancer of the uterus: a national audit of MRI accuracy. Clin Radiol, 2012, 67(6): 523-530.

[37] Nougaret S, Horta M, Sala E, et al. Endometrial cancer MRI staging: updated guidelines of the European Society of Urogenital Radiology. European radiology, 2019, 29: 792-805.

[38] ZHANG Q, QI G, KANIS M J, et al. Comparison among fertility-sparing therapies for well differentiated early-stage endometrial carcinoma and complex atypical hyperplasia. Oncotarget, 2017, 8(34): 57642-57653.

[39] GUNDERSON C C, FADER A N, CARSON K A, et al. Oncologic and reproductive outcomes with progestin therapy in women with endometrial hyperplasia and grade 1 adenocarcinoma: a systematic review. Gynecol Oncol, 2012, 125(2): 477-482.

[40] YAMAGAMI W, MIKAMI M, NAGASE S, et al. Japan Society of Gynecologic Oncology 2018 guidelines for treatment of uterine body neoplasms. Journal of gynecologic oncology, 2020, 31(1): e18. DOI: 10.3802/jgo.2020.31.e18.

[41] WANG Y, YU M, YANG J X, et al. Prolonged conservative treatment in patients with recurrent endometrial cancer after primary fertility-sparing therapy: 15-year experience. Int J Clin Oncol, 2019, 24(6): 712-720.

[42] YAMAGAMI W, SUSUMU N, MAKABE T, et al. Is repeated high-dose medroxyprogesterone acetate (MPA) therapy permissible for patients with early stage endometrial cancer or atypical endometrial hyperplasia who desire preserving fertility?. J Gynecol Oncol, 2018, 29(2): e21.

第二节　子宫内膜癌保留生育功能患者的生育能力评估

一、生育能力评估的意义

在过去的几十年里，癌症治疗方法不断研究更新，无病生存期有较大的提高，患者对保留生育能力的需求也在增加。尤其是年轻的高分化子宫内膜癌内分泌治疗取得高的完全缓解率，且研究发现生育可能对内膜有保护作用，能减少内膜癌复发，延长无病生存期[1, 2]。近年来，年轻的子宫内膜癌（年龄在40岁以下）发病率增加，这些患者通常为雌激素依赖性分化良好的子宫内膜样癌，适于保留生育功能。为了在子宫内膜癌保留生育功能后取得较好的妊娠结局，需要在保留生育功能前进行生育能力评估。

与其他恶性肿瘤相比，子宫内膜癌保留生育功能难度相对较大。研究发现制约子宫内膜癌保留生育功能后妊娠的因素，是卵巢储备功能减退、卵巢低反应和内膜过薄、内膜容受性下降。因此对子宫内膜癌保留生育功能患者的生育功能评估要包括这两个方面。在子宫内膜癌保留生育功能前，由于病变发生在子宫内膜，治疗措施也聚焦于内膜，内膜因切除病变、反复活检而损伤，出现内膜过薄等，因此在子宫内膜癌保留生育功能前的评估多集中在对卵巢储备功能的评估，而对于内膜，重在治疗疾病的同时，要减少内膜损伤。

基于子宫内膜癌常见于无排卵患者，合并肥胖、胰岛素抵抗等，这些都是导致不孕的重要因素。因此，在子宫内膜癌保留生育功能后，采用辅助生殖技术助孕是尽早实现妊娠的重要方式。在实施辅助生殖技术助孕之前，常需要评估卵巢储备功能。卵巢储备功能是指卵巢产生卵子数量和质量的潜能，即剩余卵母细胞的数量和质量，即在一定程度上反映生育能力。评价指标多样，包括年龄、基础FSH和雌二醇（E_2）、抑制素B、抗米勒管激素（AMH）、窦状卵泡计数（AFC）、卵巢体积、平均卵巢直径等[3]。卵巢储备功能减退（diminished ovarian reserve，DOR）通常是指，与年龄匹配的女性相比，育龄女性的月经虽然正常，但生育能力下降，或对卵巢刺激的反应不良。其中，年龄>40岁女性群体中的DOR的发病率可能超过50%。DOR主要表现为卵巢刺激周期发育的卵泡少、血雌激素峰值低、促性腺激素（Gn）用量多、周期取消率高、获卵数少和临床妊娠率低[4, 5]。因此，在子宫内膜癌保留生育功能之前，需要进行卵巢功能评估，预测未来生育的概率，在保留生育功能的风险和未来的生育之间取平衡点，在保证患者安全的情况下，让患者实现生育，提高患者的生存质量。

二、子宫内膜癌患者保留生育功能治疗前，生育功能的评估方法

生育功能的评估需要男女双方参与，其中男性的生育能力评估较为简单，包括评估男性的性激素水平、睾丸大小、精液情况、基因等方法。随着辅助生殖技术的发展，如卵胞浆内单精子注射的普遍

应用，有精子即可能使女性获得妊娠，对男性的要求相对比较低。因此，本文将重点介绍女性生育力评估的方法。卵巢储备功能评估包括生化指标和超声成像。卵巢储备功能的生化指标可分为基础检测和激发试验。常用的指标有[6]：

1.临床变量　年龄、BMI及取消周期的病史。

2.基础状态的血液检查　卵泡刺激素（FSH）、黄体生成素（LH）、FSH与LH比值、雌二醇（E_2）、抑制素A和B、抗米勒管激素、睾酮、血管内皮生长因子、胰岛素样生长因子-1与胰岛素样生长因子结合蛋白-1比值。

3.激发试验　克罗米芬激发试验、促性腺激素释放激素类似物刺激试验、外源性FSH卵巢储备试验。

4.超声检查　基础窦状卵泡计数、卵巢体积、卵巢间质收缩期峰值速度，包括波形、搏动指数、卵泡血运。

（一）年龄

年龄是影响生育能力的关键指标。女性的生育力大约在32岁时开始下降，而在37岁后下降得更快。使用供精人工授精资料显示，31岁以下女性12个人工授精周期的累积妊娠率为74%，31~35岁女性则下降到62%，35岁以上女性下降到54%。来自体外受精-胚胎移植（IVF-ET）的数据也观察到了类似的趋势，35岁以下女性的活产率为41.5%，35~37岁女性的为31.9%，38~40岁女性的为22.1%，41~42岁女性的为12.4%，43~44岁女性的为5%，44岁以上女性的为1%[7,8]。因此，年龄是自然受孕和生育力最可靠预测指标。年龄是较基础FSH水平能更好地预测ART结局的指标，而且对卵子质量的影响

大于数量；如临床上年龄在35岁以下的女性，虽然基础FSH升高，仍然可以获得较好的体外受精-胚胎移植结局。因此，子宫内膜癌保留生育功能患者要限定在40岁以下，最好年龄在35岁以内，未来妊娠概率高。

（二）身体质量指数（BMI）

随着人们对卵巢反应预测的兴趣日益浓厚，BMI在卵巢反应中的作用受到质疑。然而，实际上只有几项研究评估BMI作为卵巢反应预测因子的准确性。在这些研究中发现，BMI对卵巢反应有很小的或没有预测价值。有荟萃分析发现BMI既不是卵巢反应的重要预测因子，也不是低反应或高反应的预测因子。因此，BMI不是预测卵巢反应的独立因子[9]。子宫内膜癌患者常合并无排卵、多囊卵巢综合征、肥胖、胰岛素抵抗等，因此在子宫内膜癌保留生育功能的评估中，BMI也视为一项重要的指标。

（三）取消周期

最近的研究表明，在标准促排卵方案中，由于卵巢反应差而取消周期的病史比年龄或FSH更能预测后续治疗周期的取消情况[10]。

（四）卵泡刺激素和雌二醇水平

基础FSH水平是预测体外受精-胚胎移植结局最常用的指标，也是临床上常用评估卵巢储备功能的指标之一。在月经周期的第2~4天，即基础血清FSH浓度升高，如连续两个月经周期的基础 FSH≥10 IU/L 提示卵巢储备功能减退。基础血清FSH升高是DOR的一种特异性表现，但不敏感[11]。并且FSH水平具有显著的周期间和周期内的变异性，这限制了单

一检测的可靠性。周期间的变异性高，提示卵巢储备功能减退更明显。

基础E_2不能作为筛查DOR的独立指标，但有助于正确解释基础血清FSH值的意义。基础E_2浓度的早期升高是生殖老化的典型特征；由于E_2升高引起下丘脑–垂体的负反馈，使基础FSH水平降低到正常范围，从而可能导致对FSH预测卵巢储备功能解读有误，需要联合基础FSH和E_2解读卵巢储备功能的预测。如果基础FSH浓度正常，E_2水平升高时（如>60~80 pg/mL），这提示卵巢储备功能减退、卵巢反应不良、妊娠率降低[11]。

（五）抗米勒管激素 (AMH)

抗米勒管激素（anti-Müllerian hormone，AMH）是转化生长因子β（transforming growth factor-β，TGF-β）超家族成员之一。AMH最早在初级卵泡表达，在窦前卵泡和小窦卵泡中AMH的表达水平达峰值，当卵泡直径增大至8 mm左右时AMH的表达水平骤然下降。因此，AMH是预测卵巢储备功能的可靠指标[12]。欧洲人类生殖与胚胎学学会（ESHRE）将AMH 0.5~1.1 μg/L定义为卵巢储备功能减退[13]。2016年波塞冬标准则是将AMH<1.2 μg/L作为卵巢反应不良的预测指标之一[14]。AMH在一定程度上提示卵巢呈多囊状态；研究发现AMH超过3.52~3.9 ng/mL时提示卵巢高反应[15]。因此，基于AMH对卵巢储备功能的预测，AMH成为促排卵方案和启动剂量的选择关键指标。

年龄是影响AMH最主要的因素，AMH水平在不同年龄阶段存在较大范围的波动，但在不同月经周期期间和月经周期不同阶段，AMH具有较好的稳定性。因此，AMH较FSH能更为准确地反映卵巢储备功能。

（六）窦状卵泡计数 (antral follicle count, AFC)

AFC是指早卵泡期在经阴道超声观察到的直径在2~10 mm卵泡数，两个卵巢窦状卵泡数量的总和。其与年龄、基础FSH呈负相关，是预测卵巢储备功能的另一较为可靠指标，检测方便、结果即时、成本低；但AFC的检测依赖操作者的技术与经验，受人为因素影响较大。ESHRE将AFC 5~7个定义为卵巢储备功能减退[13]。AFC超过14~16个提示卵巢高反应。AMH和AFC在预测卵巢低反应和卵巢高反应中具有同等水平的准确性。

（七）克罗米芬激发试验 (CCCT)

1987年，Navot等描述了克罗米芬（CC）激发试验，即在月经周期第5~9天服用100 mg CC前（第3天）和第10天测定血清FSH水平的试验。CC刺激卵巢后，卵泡生长，抑制素B和E_2水平上升，抑制FSH；募集的卵泡少，抑制素B和E_2水平低，通过负反馈抑制FSH分泌程度低，即刺激FSH浓度升高。因此，克罗米芬刺激后FSH浓度升高提示DOR。在CCCT中，月经周期第3日和第10日的FSH水平均<10 mIU/mL，提示卵巢储备充足；月经周期第3日FSH水平为临界值（10~15 mIU/mL）和月经周期第3日或第10日的FSH水平升高均表明卵巢储备下降[16]。与基础FSH和AFC、AMH相比，CCCT预测卵巢低反应或妊娠结局方面未能表现出优势。目前CCCT已经被弃用。

（八）遗传、手术等因素

卵巢储备功能还受到遗传因素，如特纳综合征、脆性X综合征和GDF9、FSHR基因多态性等影响，也会受到卵巢或输卵管手术的影响，环境因素如环境污染、毒物接触、电力及电磁辐射、吸烟等均会损害卵巢功能[17]。因此，卵巢储备功能需要综合评估。

（九）卵巢储备功能的综合评估

基于上述卵巢储备功能评估指标，有团队利用年龄、AMH、FSH、AFC和睾酮水平等预测卵巢低反应和高反应。有研究团队根据妊娠来自一个整倍体胚胎，计算获得一个整倍体胚胎需要多少卵子，形成ART计算器。如30岁女性使用射精精子，最少需要4个成熟卵子（3~6个）；33岁至少需要6~9个成熟的卵母细胞；当年龄到36岁时，至少需要10~15个成熟的卵母细胞，具体详见https：//members.groupposeidon.com/Calculator/。国内学者也对促排卵效果进行预测，开发成了免费在线工具，即预测促排卵周期获卵数（http：//121.43.113.123：8002/）及卵巢高反应和低反应（http：//121.43.113.123：8001/），输入预测指标，即可得到预测的获卵数和高、低卵巢反应概率及风险分组，便于临床医师进行相应的治疗选择和患者管理。

总之，随着数据不断积累，模型构建的不断完善，越来越多的模型不断涌现，对妊娠、生育结局的预测在逐步提高，这对于生育能力的评估有重要意义。

三、卵巢储备功能减退和卵巢低反应对生育功能的影响

卵巢储备功能减退（DOR）和卵巢低反应（POR）的诊断

国内外对于DOR、POR的诊断、治疗尚未达成共识。

1. DOR的概念　DOR是由于卵母细胞的数量减少和（或）质量下降，导致卵巢功能不足，引起生育能力下降，同时伴有抗米勒管激素（AMH）水平降低、窦状卵泡数（AFC）减少、基础FSH水平升高。10%~35%的女性可能会因各种原因而导致卵巢储备功能减退，年龄＞40岁女性DOR的发病率可能超过50%[5]。目前卵巢储备功能检测方法尚不够精确，叠加DOR的隐匿性、渐变性，导致DOR的诊断被延迟，所以实际DOR的患病率可能更高。

2. 卵巢低反应定义　卵巢低反应（poor ovarian response， POR）是指接受体外受精–胚胎移植（IVF-ET）的人群中卵巢对Gn刺激反应不良的病理状态，主要表现为卵巢促排卵周期发育卵泡少、血雌激素峰值低、Gn用量多、周期取消率高、获卵数少、临床妊娠率低。关于POR的定义，目前主要是博洛尼亚标准和波塞冬标准。博洛尼亚标准是以下3条标准中满足2个标准即可诊断：①女性年龄≥40岁或者有其他POR的风险因素（特纳综合征、卵巢手术史、癌症治疗史等）；②前次IVF周期卵巢反应低下，即接受常规促排卵方案后，获卵数≤3枚；③卵巢储备功能检测异常，即AFC＜5~7枚或AMH＜0.5 ~ 1.1 ng / mL[13]。2016年在博洛尼亚标准基础上进一步提出了一种薪的以患者治疗预后为导向、基于个体化卵母细胞数量的POR管理策

略，即波塞冬（poseidon）分组，以35岁为分界，参照前次促排周期患者的卵巢反应，将POR分为卵巢对外源性Gn反应异常导致的非预期POR（Ⅰ、Ⅱ组）与DOR导致的POR（Ⅲ、Ⅳ组），其中Ⅳ组约占55%，Ⅲ组可占10%[14]。见表8-2-1。

表8-2-1　以患者治疗预后为导向、基于个体化卵母细胞数量的波塞冬分组

波塞冬Ⅰ组	波塞冬Ⅱ组
·年龄<35岁	·年龄≥35岁
·卵巢储备功能正常（AFC>5个，AMH>1.2 ng/mL）	·卵巢储备功能正常（AFC>5个，AMH>1.2 ng/mL）
·1a：<获卵数4个	·1a：<获卵数4个
·1b：获卵数4~9个	·1b：获卵数4~9个
波塞冬Ⅲ组	波塞冬Ⅳ组
·年龄<35岁	·年龄≥35岁
·卵巢储备功能减退（AFC<5个，AMH<1.2 ng/mL）	·卵巢储备功能减退（AFC<5个，AMH<1.2 ng/mL）

3. DOR、POR相关的其他概念

（1）早发性卵巢功能不全（premature ovarian insufficiency，POI）指女性在40岁以前出现月经异常（月经稀发或停经至少4个月以上、闭经等）、FSH>25 U/L（连续两次，测定间隔超过4周）、雌激素水平波动性下降。亚临床期POI，即FSH水平在15~25 U/L之间，这些患者属POI的高危人群[18]。

（2）卵巢早衰（premature ovarian failure，POF）指女性40岁之前出现闭经、FSH>40 U/L和雌激素水平降低，并伴有不同程度的围绝经期症状，是POI的终末阶段。POI/POF的诊断标准较严格，存在年龄的限制，而DOR是根据异常的卵巢储备功能参数进行诊断，无年龄限制，如>40岁的女性可能被诊断为DOR，但不会被诊断为POI/POF[18]。

4. 卵巢储备功能减退、卵巢低反应对生育能力的影响

在自然状态下，卵巢储备功能减退、卵巢低反应表现为不孕、自然流产，即生育能力下降；在卵巢促排卵周期，表现为卵泡发育少、血雌激素峰值低、Gn用量多、周期取消率高、获卵数量少和临床妊娠率低。研究发现卵巢储备功能减退的患者妊娠在35%左右，卵巢低反应妊娠率在25%以下，活产率在15%以下，是制约IVF-ET成功的关键因素[19, 20]。

关于有生育需求的卵巢储备功能减退、卵巢低反应的治疗，以积极助孕为主。在治疗过程，尽管不同的促排卵（COS）方案辈出，存在多种预处理药物（辅酶Q10、脱氢表雄酮、生长激素、中医药等）治疗，但是这些方法的治疗效果尚无定论，患者妊娠率一般不足40%。

四、子宫内膜癌保留生育功能的患者卵巢储备功能评估的意义

对于子宫内膜癌患者来说，保留生育功能的主要目的是生育。实现生育不仅能达到预期目的，还能有效地降低复发率。基于生育的目的，在保留生育功能前需要评估生育能力，预测生育概率。

在子宫内膜癌保留生育功能的过程中，发现合并卵巢储备功能减退、卵巢低反应的患者高达1/3[21, 22]，获卵数量减少，一如常规的卵巢储备功能减退、卵巢低反应患者，制约IVF的成功率。另外，为了增加获卵量，需要多次反复促排卵，反复的高雌激素水平是否刺激内膜生长、病变，增加复发的风险尚有待于进一步观察。因此，对于卵巢储备功能减退、卵巢低反应的患者，需要告知患者生育的概率和风险，针对是否需要保留生育功能与患者进行深入的讨论，在充分知情同意后谨慎地开展。

对于卵巢储备功能正常或好的子宫内膜癌患者

来说，保留生育功能的评估重在治疗过程中减少内膜损伤，保护正常内膜组织，改善内膜容受性。研究发现，保留生育功能后子宫内膜癌患者的平均内膜厚度低于正常IVF助孕的患者，尤其是子宫内膜过薄、宫腔粘连占比达15.2%[23]，这也是制约子宫内膜癌保留生育功能患者助孕成功的关键因素。

子宫内膜癌保留生育功能是复杂且富有挑战的难题，尤其是对保留生育功能的生育功能患者评估缺乏系统的研究，亟待开展研究、建立评估模型，预测妊娠概率。随着大数据和各项研究的深入，未来能建立模型，在子宫内膜癌保留生育功能前给医护人员和患者更多的提示，帮助医护人员为患者提供指导的建议，帮助患者更好地抉择。

（肖泽睿　鹿群）

参考文献

［1］CHAE S H, SHIM S H, LEE S J, et al. Pregnancy and oncologic outcomes after fertility-sparing management for early stage endometrioid endometrial cancer. Int J Gynecol Cancer, 2019, 29(1): 77-85.

［2］NOVIKOVA O V, NOSOV V B, PANOV V A, et al. Live births and maintenance with levonorgestrel IUD improve disease-free survival after fertility-sparing treatment of atypical hyperplasia and early endometrial cancer. Gynecol Oncol, 2021, 161(1): 152-159.

［3］Practice Committee of the American Society for Reproductive Medicine. Electronic address: asrm@asrm.org, Practice Committee of the American Society for Reproductive Medicine. Testing and interpreting measures of ovarian reserve: a committee opinion. Fertil Steril, 2020, 114(6): 1151-1157.

［4］Pérez-Cerezales S, Ramos-Ibeas P, Acuña O S, et al. The oviduct: from sperm selection to the epigenetic landscape of the embryo. Biology of Reproduction, 2018, 98(3): 262-276.

［5］田秦杰. 卵巢储备功能减退临床诊治专家共识. 生殖医学杂志, 2022, 31(4): 425-434.

［6］Johnson N P, Bagrie E M, Coomarasamy A, et al. Ovarian reserve tests for predicting fertility outcomes for assisted reproductive technology: the International Systematic Collaboration of Ovarian Reserve Evaluation protocol for a systematic review of ovarian reserve test accuracy. BJOG: An International Journal of Obstetrics & Gynaecology, 2006, 113(12): 1472-1480.

［7］JOHNSON N P, BAGRIE E M, COOMARASAMY A, et al. Ovarian reserve tests for predicting fertility outcomes for assisted reproductive technology: the International Systematic Collaboration of Ovarian Reserve Evaluation protocol for a systematic review of ovarian reserve test accuracy. BJOG, 2006, 113(12): 1472-1480.

［8］TAN SL, ROYSTON P, CAMPBELL S, et al. Cumulative conception and livebirth rates after in-vitro fertilisation. Lancet. 1992, 6, 339(8806): 1390-1394.

［9］ADELEYE A J, CEDARS M I, SMITH J, et al. Ovarian stimulation for fertility preservation or family building in a cohort of transgender men. J Assist Reprod Genet, 2019, 36(10): 2155-2161.

［10］KE H, JIANG J, XIA M, et al. The Effect of Tamoxifen on Thin Endometrium in Patients Undergoing Frozen-Thawed Embryo Transfer. Reprod Sci, 2018, 25(6): 861-866.

［11］Practice Committee of the American Society for Reproductive Medicine. Testing and interpreting measures of ovarian reserve: a committee opinion. Fertil Steril, 2015, 103(3): e9-e17.

［12］李蓉, 徐慧玉, 金丽, 等. 抗米勒管激素临床应用专家共识(2023年版). 中国实用妇科与产科杂志, 2023, 39(4): 431-439. DOI:10.19538/j.fk2023040111.

［13］FERRARETTI A P, LA MARCA A, FAUSER B C, et al. ESHRE working group on Poor Ovarian Response Definition. ESHRE consensus on the definition of 'poor response' to ovarian stimulation for in vitro fertilization: the Bologna criteria. Hum Reprod, 2011, 26(7): 1616-1624.

［14］Poseidon Group (Patient-Oriented Strategies Encompassing Individualized Oocyte Number), Alviggi C, Andersen C Y, et al. A new more detailed stratification of low responders to ovarian stimulation: from a poor ovarian response to a low prognosis concept.

Fertil Steril, 2016, 105(6): 1452-1453.

［15］El Tokhy O, Kopeika J, El-Toukhy T. An update on the prevention of ovarian hyperstimulation syndrome. Womens Health (Lond), 2016, 12(5):496-503. doi: 10.1177/1745505716664743IF: 2.4 . Epub 2016 Aug 19.

［16］HENDRIKS D J, MOL B W J, BANCSI L F, et al. The clomiphene citrate challenge test for the prediction of poor ovarian response and nonpregnancy in patients undergoing in vitro fertilization: a systematic review. Fertility and sterility, 2006, 86(4): 807-818.

［17］武学清, 孔蕊, 田莉, 等. 卵巢低反应专家共识. 生殖与避孕, 2015, 35(2): 71-79.

［18］陈子江, 田秦杰, 乔杰. 早发性卵巢功能不全的临床诊疗中国专家共识. 中华妇产科杂志, 2017, 52(9): 577-581.

［19］LU, Q, SHEN H, LI Y. et al. Low testosterone levels in women with diminished ovarian reserve impair embryo implantation rate: a retrospective case-control study. J Assist Reprod Genet, 2014, 31(4): 485-491.

［20］SHIN J, KWON H, CHOI D H, et al. Accumulated Vitrified Embryos Could Be a Method for Increasing Pregnancy Rates in Patients with Poor Ovarian Response. J Clin Med, 2022, 11(17): 4940.

［21］XIAO Z, SONG Z, WANG J, et al. Pregnancy outcomes after fertility preservation in women with endometrial carcinoma and atypical endometrial hyperplasia: A systematic review and meta-analysis. Gynecology and Obstetrics Clinical Medicine, 2021,1(4): 190-196.

［22］ZONG X, GUO Y, LI H, et al. Obstetric and perinatal outcomes following frozen and fresh embryo transfer in patients with endometrial hyperplasia and carcinoma: a retrospective study in a high-volume reproductive center. BMC Pregnancy Childbirth, 2023, 3, 23(1):92.

［23］肖泽睿, 鹿群, 周蓉, 等. 子宫内膜非典型增生及子宫内膜癌患者保留生育功能治疗的妊娠结局分析. 中华妇产科杂志, 2020, 55(12): 857-864. DOI: 10.3760/cma.j.cn112141-20200613-00501.

第三节　子宫内膜癌保留生育功能的治疗方式

子宫内膜癌发病机制主要为长期无孕激素拮抗的雌激素暴露，代谢紊乱在促进子宫内膜癌发生发展中也发挥重要作用，约3%子宫内膜癌与遗传性因素有关。同时，子宫内膜癌患者通常存在肥胖症、高血压、脂肪肝等合并症，存在血栓和药物性肝功能损伤的风险。因此，子宫内膜癌保留生育功能治疗应基于对可能病因、治疗危险因素等的全面评估，制订个体化治疗方案。

子宫内膜癌保留生育功能以药物治疗为主，包括大剂量高效孕激素和降雌激素药物治疗。近年来宫腔镜全面评估和个体化治疗在提升内膜癌保育疗效中的价值也逐步显现。由于肥胖症是影响子宫内膜癌保留生育功能疗效的独立预后因素，生活方式指导和体重管理也是子宫内膜癌保育治疗的重要一部分。

本节将从子宫内膜癌保育治疗前评估、适应证、一般治疗、药物治疗、手术治疗、生活方式和体重管理、保育治疗流程和评估、个体化治疗方案制订策略、完全缓解后预防和随访策略、患者教育等几方面进行阐述。

一、保育治疗前全面评估

在启动治疗前应全面充分评估，评估内容包括病理、临床、影像学和宫腔镜评估等各方面。

1.病理评估　病理评估是决定可否进行保育治疗最重要的标准。由于子宫内膜病理诊断的一致性较低，建议所有子宫内膜病理切片由病理专家再次仔细评估[1]。对于仅经内膜吸取活检或诊断性刮宫确诊的病例，由于存在遗漏更重性质病变的可能性，可考虑进行全面宫腔镜评估和子宫内膜病理检查。病理评估内容包括：①明确病变性质，是否为内膜样癌G1级，是否存在更严重级别或其他类型病变；②明确病灶范围是弥漫还是局限，是位于表层还是基底层；③若切除标本带有肌层组织，还应评估有无肌层浸润；④建议进行内膜病灶雌激素受体（ER）、孕激素受体（PR）及林奇综合征相关指标免疫组化检测。内膜病灶ER及PR表达水平及在治疗过程中的变化情况有助于预测和评估治疗反应。尤其注意启动治疗前ER、PR双阴性表达的内膜样癌G1级病例，此类病例往往对激素治疗无反应，预后不良[2,3]，不建议保育治疗。

2.临床评估　临床评估要有整体观念，充分评估病例是否合并肥胖、糖尿病、高血压等内科合并症；有无血栓及乳腺癌的高危因素；生殖系统以外有无恶性肿瘤或其他妇科恶性肿瘤；家族性肿瘤病史或多发癌倾向，有无林奇综合征、考登综合征等可能。<50岁子宫内膜癌女性林奇综合征等遗传性疾病发生风险较高，均建议进行遗传筛查与咨询[4,5]。还应了解肝肾功能，卵巢储备功能，糖、脂代谢指标，肿瘤标记物如CA125、HE4

等基线状态。必须特别注意除外孕激素使用禁忌证和血栓高危因素如乳腺癌、中风、心肌梗死、肺栓塞、深静脉血栓、吸烟等情况[6]。

3.影像学评估　包括盆腔超声、盆腔增强MRI及上腹部增强CT。必须对病灶部位（尤其是双侧子宫角及子宫下段）、范围及大小进行评估，重点了解基底层有无破坏，对可疑肌层浸润病例，应在影像学指导下进行宫腔镜定位活检，切除可疑病灶及其下方部分肌层，以明确有无肌层浸润。同时注意评估子宫外有无累及，尤其是年轻子宫内膜癌病例合并卵巢恶性肿瘤（同时发生或转移性）风险增加[7]，应仔细评估。还应重点评估盆腔及腹主动脉旁区域淋巴结状态。

4.宫腔镜评估　重点评估病灶范围及位置，尤其注意勿遗漏对两侧子宫角及宫腔下段的评估。对可疑病变部位进行定位活检后，背景内膜也应行随机取样或轻轻搔刮取样送病理检查。宫腔镜评估时应注意尽量保护正常子宫内膜，避免损伤。

5.生育力评估　绝大部分保育患者有生育要求，因此生育力评估对预测患者保育后能否成功妊娠非常重要。具体评估见本章第二节。

6.遗传咨询与评估　约3%子宫内膜癌患者合并林奇综合征。林奇综合征也称为遗传性非息肉病性结直肠癌（hereditary nonpolyposis colorectal cancer，HNPCC），为常染色体显性遗传性疾病。林奇综合征患者及其家庭成员存在DNA错配修复（mismatch repair，MMR）基因（MLH1、MSH2、MSH6、PMS2）中的一个或几个或EpCAM基因的种系突变。女性患者除了60%左右有罹患结直肠癌的风险外，27%~71%有罹患子宫内膜癌的风险及2%~14%有罹患卵巢癌的风险。所有子宫内膜癌保育患者均应进行林奇综合征筛查。对于确诊林奇综合征的病例，应进行详细遗传咨询，告知患者本人及其后代可能面临的风险[8-10]。对其他可能的遗传性内膜癌，如考登综合征也应根据患者具体情况进行遗传筛查。

二、子宫内膜癌保留生育功能治疗适应证

子宫内膜癌保留生育功能的适应证具体见本章第一节。概括地讲，仅同时满足以下条件的早期子宫内膜癌病例才可实施保育治疗：

（1）病理诊断为内膜样癌G1级，无肌层浸润证据，并经病理学专家确认。

（2）病灶局限于子宫内膜层，影像学评估无肌层浸润、附件累及或远处转移证据。

（3）原则上年龄<40岁，最大不超过45岁。

（4）无药物治疗禁忌证。

（5）有强烈保留生育的意愿并签署保育治疗知情同意书。

（6）有良好依从性，并能进行随访和再次子宫内膜病理检查者。

启动治疗前必须详细告知患者，子宫内膜癌的标准初始治疗包括子宫、双侧输卵管卵巢切除术在内的手术治疗，保育治疗并非首选治疗方案。应充分告知患者可能面临的风险，包括治疗失败、治疗期间病情进展、治疗过程中未检测到子宫外转移/卵巢癌风险、治疗后妊娠失败，以及完全缓解后复发等可能，并签署知情同意书[6]。

三、一般治疗

一般治疗包括去除可能病因、内科合并症处理、心理干预、社会支持等。

应仔细评估是否存在可去除的危险因素，如长期外源性雌激素类药物/食品摄入，分泌激素的卵巢肿瘤等，并予以针对性地去除危险因素。对合并各种内科合并症如高血压、糖尿病、脂肪肝的，应积极治疗。

由于许多患者合并肥胖症等内科合并症导致血栓形成风险增加，故应进行血栓风险评估，对血栓形成高危人群，如BMI＞30 kg/m²、吸烟、高血压、深静脉血栓或动脉血栓病史等，应予以阿司匹林等抗凝药预防血栓形成。

由于子宫内膜癌患者通常存在焦虑情绪，而保留生育功能治疗是长期工程，达到完全缓解中位治疗时间为6～7个月，所以对患者进行有效的心理干预和社会支持是缓解患者紧张情绪，提升治疗依从性的重要措施。在启动治疗前应充分告知患者保留生育功能治疗的方式、流程、预期结果和治疗可能的不良反应，减少患者对长期治疗的疑惑与不满情绪。评估患者的心理状态，及时识别心理亚健康患者，必要时给予心理疏导和干预，重建患者治疗疾病的信心。通过建立医患或患者沟通群，与患者家属合作等方式为患者提供全面的家庭及社会支持。

四、药物治疗

大剂量高效孕激素是子宫内膜癌保留生育功能治疗的经典方案，此外还包括孕激素治疗、降雌激素治疗、口服避孕药、二甲双胍等。

1. 孕激素治疗 大剂量高效孕激素是NCCN指南推荐的子宫内膜癌保留生育功能治疗的首选方案，包括醋酸甲地孕酮（megestrol acetate，MA）、醋酸甲羟孕酮（medroxyprogesterone acetate，MPA）和左炔诺孕酮宫内缓释节育系统（levonorgestrel-

releasing intrauterine system，LNG-IUS）[4, 11, 12]。

（1）MA及MPA：

1）剂量与方法：MA初始剂量为160～320 mg/d，口服，连续使用；MPA初始剂量为400～600mg/d，口服，连续使用。

2）疗效：一项纳入25项观察性队列研究的荟萃分析结果显示，共445例接受口服孕激素治疗的早期子宫内膜样癌患者。病变消退率为82.4%，在病变消退的患者中，96.5%达到完全缓解。复发率为25.0%[13]。另一项荟萃分析显示，共280例接受孕激素治疗的子宫内膜样癌G1级患者，其中74%接受MPA或MA治疗。完全缓解率为48%，中位完全缓解时间为6个月；完全缓解后的复发率为35%。25%患者的疾病持续或进展。治疗后的妊娠率为35%[14]。总体而言，口服孕激素治疗的完全缓解率为50%～80%，中位缓解时间为6～9个月，复发率为20%～30%，目前有报道延长治疗时间可提高疗效，但一般不超过1年[15]。并未发现使用更大剂量孕激素可取得更好疗效。文献报道，MPA及MA疗效无显著差别，但Park等的研究发现，采用MPA治疗达到完全缓解后，疾病复发风险低于MA治疗组[11]。

3）不良反应及注意事项：长期口服孕激素有潜在副作用，包括水肿、情绪改变、头痛、恶心、阴道点滴出血、乳房胀痛/压痛、夜尿增多及体重增加等症状，随访观察即可。药物应使用最低有效剂量。由于血栓形成风险增加，因此，启动治疗前必须充分评估血栓风险，如为高危人群，谨慎使用大剂量孕激素，必要时可选择其他治疗方式。

（2）LNG-IUS：

1）剂量与方法：LNG-IUS宫腔内长期放置。

2）疗效：LNG-IUS通过在宫腔持续释放左炔诺孕酮，使内膜局部达到远高于系统给药的药物浓度，发挥对内膜的治疗作用。LNG-IUS的优点是不需要每日给药，内膜局部药物浓度高，全身药物浓度低，不良反应小，血栓高风险患者可考虑使用。LNG-IUS（单用或与系统性治疗联合使用）治疗子宫内膜癌的完全缓解率为64%～88%[16, 17]。一项前瞻性研究纳入16例子宫内膜样癌G1级且局限于子宫内膜的患者，平均35岁，接受LNG-IUS加口服MPA（500 mg/d）治疗，总体完全缓解率为87.5%，达到完全缓解的平均时间为9.8个月[16]。另一项前瞻性研究纳入32例平均年龄为33岁的子宫内膜样癌G1级患者，采用LNG-IUS+促性腺激素释放激素激动剂（GnRH-a）治疗，6个月时完全缓解率为63%，治疗持续时间更长时的累积完全缓解率达72%[17]。

3）不良反应及注意事项：①对于宫腔较大（包括合并影响宫腔的子宫肌瘤等情况）的患者，可能导致部分子宫内膜无法获得足够药物从而导致治疗失败，故应慎重使用或联合系统药物治疗[18]；②有环脱落从而导致治疗失败的风险；③有乳腺癌病史但已治愈的患者，长期放置LNG-IUS其乳腺癌复发风险略有升高趋势，虽差异无统计学意义，但应充分告知患者可能存在的风险[19]。

2. 降雌激素治疗 对于孕激素耐药/无效或不适合采用高效孕激素治疗的患者，可考虑选择以下降雌激素治疗方案。

（1）GnRH-a：

1）剂量与方法：长效GnRH-a 每28 d一次，全身给药，共6个疗程。

2）疗效：GnRH-a通过中枢性抑制下丘脑-垂体-卵巢轴，降低内源性雌激素水平达到治疗目的。有报道，采用GnRH-a联合LNG-IUS治疗子宫内膜样癌的完全缓解率为57%[20]。

3）不良反应及注意事项：可有雌激素下降导致的类似围绝经期症状，如潮热、盗汗等。长期使用可导致骨质疏松。

（2）芳香化酶抑制剂：

1）剂量与方法：包括来曲唑、阿那曲唑等。来曲唑2.5 mg 口服，每日1次，连续服用3~6个月。

2）疗效：芳香化酶抑制剂通过抑制芳香化酶活性降低卵巢及外周（如脂肪组织）雌激素的生成[21]。目前芳香化酶抑制剂治疗子宫内膜癌的有关报道较少，多数报道将其联合GnRH-a、左炔诺孕酮宫内缓释节育系统或大剂量孕激素用于难治性病例的二线治疗，有一定疗效[22]。

3）不良反应及注意事项：需注意在绝经前患者如单独使用芳香化酶抑制剂，部分抑制雌激素产生，由于雌激素的双向调节作用，可能通过负反馈促进下丘脑-垂体-卵巢轴功能，反而使卵巢雌激素分泌水平大幅升高。因此，在绝经前患者芳香化酶抑制剂不建议单独使用。

3. 口服避孕药

1）剂量与方法：月经周期第1～2天开始服药，每日1次，每次1片，服药21 d，停药7 d，周期性服用。

2）疗效：市售口服短效避孕药品种较多，笔者经验炔雌醇环丙孕酮（达英-35®）对子宫内膜癌保育治疗具有较好疗效。有报道炔雌醇醋酸环丙孕酮联合二甲双胍治疗合并多囊卵巢综合征的子宫内膜癌患者6例，完全缓解率达到100%[23]。但应注意达英-35含有炔雌醇成分，可能具有促肿瘤作用，目前并非一线用药，仅适用于孕激素治疗失败患者的探索性治疗，应谨慎使用。

3）不良反应及注意事项：口服避孕药可能增加患者血栓的发生风险。用药前必须充分评估血栓风险，对血栓高危患者尽量避免使用。此外，尽管乳腺癌整体风险与口服避孕药关系尚不明确，但必须充分评估患者乳腺癌病史及家族史，并告知患者可能的风险。

4. 二甲双胍

1）剂量与方法：推荐用法为500 mg口服，每日3次，连续服用。

2）疗效：二甲双胍为辅助方案，可以提升其他方案的疗效。二甲双胍不但是胰岛素增敏剂，越来越多的报道发现其具有抗肿瘤作用[24]。一项关于对比二甲双胍联合MA和单用MA在子宫内膜非典型增生和子宫内膜癌保育疗效的随机对照研究显示，二甲双胍联合MA在治疗32周后的缓解率略高于单用MA组（80% vs 66.7%），但统计学差异不显著，可能和内膜癌样本量较少有关（n=23）[25]。二甲双胍的治疗价值有待更大样本量的临床研究证实。

3）不良反应及注意事项：可伴有恶心、呕吐等胃肠道症状，一般无须处理。需注意二甲双胍为辅助用药，不作为单独用药。

五、手术治疗

子宫内膜癌保留生育功能治疗以药物治疗为主，通过手术方法充分去除病灶和保护正常子宫内膜有助于提升子宫内膜癌保育疗效和后续妊娠结局。

1. 宫腔镜　2010年Mazzon等首先提出宫腔镜电切术联合孕激素作为ⅠA期子宫内膜癌患者保留生育功能治疗的新型治疗选择[26]。近年来宫腔镜联合药物对子宫内膜癌进行保留生育功能治疗的报道均显示了较好的疗效，子宫内膜癌完全缓解率可达80%~100%，妊娠率可达45%~60%[27]。

应用宫腔镜检查术能够在直视下全面地评估子宫内膜病变的位置、范围、宫腔的形态及宫颈管的情况。局部肉眼可见病灶在宫腔镜直视下切除，减少肿瘤负荷。同时，宫腔镜直视下可尽量保护正常内膜，避免由于过度机械性操作导致的内膜损伤，影响后续妊娠结局。建议尽量减少电切的使用，尽量保护子宫内膜基底层，保护子宫内膜的生育力。

宫腔镜操作可能的风险是促进肿瘤细胞向腹腔内播散。为尽量减少肿瘤细胞播散风险，建议将膨宫压力控制在13～15 kPa以下。对行根治性手术的子宫内膜癌病例研究显示，是否在术前行宫腔镜检查并不影响患者的复发率和死亡率[28]。

2. 腹腔镜　子宫内膜癌在启动保留生育功能治疗前，必须排除子宫外累及和淋巴结转移可能。由于影像学检查对淋巴结转移的评估并不令人满意，增强MRI对于判断淋巴结转移的敏感性和特异性分别为50%和95%，有研究人员建议使用腹腔镜检查和淋巴结清扫或活检排除可疑的子宫外累及[29, 30]。

六、生活方式和体重管理

多项研究发现，子宫内膜癌保育治疗中，BMI $\geqslant 25$ kg/m^{2}是影响孕激素治疗完全缓解率的独立危险因素，且与复发风险显著相关[11, 31]。因此，2020年NCCN指南已经明确指出，超重及肥胖患者应在专业指导下通过饮食控制、运动指导、药物治疗甚至手术治疗积极减重，并进行健康生活方式宣教[4]。

1. 饮食控制　对于合并肥胖症（BMI $\geqslant 28$ kg/m^2）

的子宫内膜癌保育治疗患者，应评估肥胖程度及体脂分布情况，给予饮食指导，原则上要求总摄入能量低于每日总能耗（基础代谢率+活动能耗），营养素的分配比例为蛋白质占25%，脂肪占15%～20%，碳水化合物占50%～55%，可分3～6餐，目标为每周体重下降0.5 kg，每个月体重下降2 kg左右[32]。

2. 运动减重 应充分了解运动习惯，进行体适能评估，开设有效、安全及可接受的运动处方，分为力量训练和有氧运动，养成运动习惯。

3. 心理健康疏导 减重管理前可评估患者心理状态，根据评估结果对患者进行心理疏导和干预，必须关注减重平台期患者的心理变化，必要时给予团体支持，甚至精神心理科及时干预。

4. 药物治疗 当出现以下情况时，建议药物治疗积极减重：

（1）食欲旺盛，餐前饥饿难忍，每餐进食量较多。

（2）合并负重关节疼痛。

（3）肥胖引起呼吸困难或有阻塞性睡眠呼吸暂停低通气综合征。

（4）BMI≥24 kg/m²合并代谢异常性疾病，如高血脂、糖尿病等。

（5）BMI≥28 kg/m²无论有无合并症，经过3～6个月控制饮食和增加活动量处理后仍不能减重5%，甚至体重有上升趋势者。

短期药物治疗（一般<12周）可选择安非他酮、苯丁胺等；长期治疗可选择奥利司他、利拉鲁肽等[33]。

5. 手术治疗 对于以下情况，排除相关禁忌证（如神经性贪食等）后可考虑手术减重[34]：

（1）BMI≥40 kg/m²且没有共存疾病患者。

（2）BMI为35～39.9 kg/m²且至少有一项严重共存疾病患者。

（3）BMI为30～34.9 kg/m²且有以下共存疾病的患者：无法控制的2型糖尿病；代谢综合征。

七、保育治疗的流程和评估

治疗期间评估和随访流程见图8-3-1。

治疗期间每3个月应行超声及子宫内膜活检病理

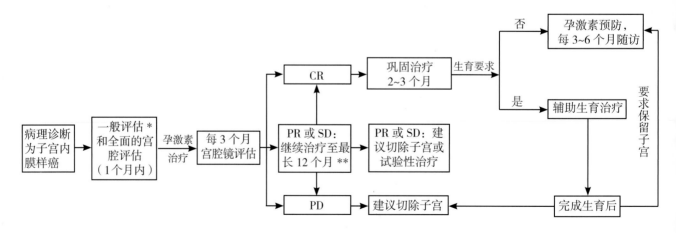

图8-3-1 治疗期间评估和随访流程图

注：CR，complete response，完全缓解；PR，partial response，部分缓解；SD，stable disease，疾病稳定；PD，progressive disease，疾病进展；*包括一般资料收集、肝肾功能评估、病理专家会诊、影像学评估；**对于治疗6个月仍为SD同时拒绝手术患者，进行多科会诊后予以更换方案治疗

检查以评估疗效，首选宫腔镜检查。疗效判断标准：

（1）完全缓解（complete response，CR）：治疗后病理检查结果为分泌期子宫内膜、增殖期子宫内膜或其他类型没有异常增生性改变的子宫内膜。

（2）部分缓解（partial response，PR）：治疗后病理检查结果为子宫内膜增生过长不伴非典型性或非典型增生。

（3）疾病稳定（stable disease，SD）：治疗后病理检查结果与治疗前相同。

（4）疾病进展（progressive disease，PD）：治疗期间病理升级为非内膜样癌或病情加重。

对SD患者，建议每6个月进行盆腔和上腹部影像学检查，评估有无肌层浸润、子宫外转移或合并其他生殖系统肿瘤[6]。

一般达到CR的中位治疗时间为6～7个月[35]。如治疗期间疾病进展、治疗9～12个月仍未达到CR，应考虑治疗失败，建议手术切除子宫[36]；如患者仍强烈要求保留生育功能，应在尽最大可能保证生命安全和充分知情同意的前提下改用其他方案进行探索性治疗[35，37]。

八、个体化治疗方案的制订策略

大剂量高效孕激素为子宫内膜癌保留生育功能的一线治疗方案，但对于孕激素治疗不耐受，合并血栓或乳腺癌高危因素，或其他特殊情况的患者，应基于多学科讨论，为患者制订最适合的个体化治疗方案。如对血栓或乳腺癌高危人群，可考虑采用GnRH-a±LNG-IUS或GnRH-a±芳香化酶抑制剂治疗[19，22]。对一线治疗方案无效，仍坚持保育患者，可考虑加用二甲双胍，试用口服避孕药或改用降雌激素治疗方案。

九、复发患者的治疗

对于复发患者，多数报道显示原治疗方案仍有良好的治疗效果。因此，对复发患者在排除治疗禁忌证后，仍可选择初始治疗方案进行治疗[38]。

十、完全缓解后预防和随访策略

尽管早期子宫内膜样癌保留生育功能治疗完全缓解率较高，可达70%～80%，部分报道甚至可达90%以上[27]，但患子宫内膜癌的年轻女性往往存在无孕激素拮抗的雌激素持续刺激环境，复发率高达30%～40%，中位复发时间为15个月[39]，因此建议在完成生育功能后进行根治性手术[4]。若病变达到完全缓解后暂无生育要求，或完成生育功能后仍然要求保留子宫的患者，必须采取有效的预防措施减少内膜癌的复发[40]。这些预防方案包括：

（1）LNG-IUS：子宫正常大小者为首选方案，每4～5年更换新环。

（2）短效口服避孕药：无血栓或乳腺癌高危者，长期周期性规则服用。

（3）低剂量孕激素后半周期治疗：地屈孕酮，口服10 mg，每天3次，连用20 d，月经周期第5天起服用。长期周期性服用。

必须注意的是，即使采取预防措施，仍有复发风险，因此必须定期随访子宫内膜情况，建议每3个月复查超声，每半年进行一次内膜吸取活检。高度怀疑复发时需行宫腔镜检查。

十一、患者教育

子宫内膜癌保留生育功能治疗是长期工程，患者的充分知情和理解是有效治疗的关键。因此应向患者全面介绍子宫内膜癌的发病原因、治疗的目的和方法、可能的治疗结局和妊娠结局、影响治疗成功或失败的关键因素。如此，才有可能取得患者最大程度的理解和配合，有效提升治疗效果和患者满意度。

（罗雪珍　陈晓军）

参考文献

[1] ALLISON K H, REED S D, VOIGT L F, et al. Diagnosing endometrial hyperplasia: why is it so difficult to agree?. Am J Surg Pathol, 2008, 32(5): 691-698.

[2] SALVESEN H B, HALDORSEN I S, TROVIK J. Markers for individualised therapy in endometrial carcinoma. The Lancet Oncology, 2012, 13(8): e353-e361.

[3] GUAN J, XIE L, LUO X, et al. The prognostic significance of estrogen and progesterone receptors in grade I and II endometrioid endometrial adenocarcinoma: hormone receptors in risk stratification. J Gynecol Oncol, 2019, 30(1): e13.

[4] NCCN clinical practice guidelines in Oncology:uterine neoplasms(2020.V1) [EB/OL]. https://www.nccn.org/professionals/physician_gls/pdf/uterine.pdf.

[5] RANDALL L M, POTHURI B, SWISHER E M, et al. Multi-disciplinary summit on genetics services for women with gynecologic cancers: A Society of Gynecologic Oncology White Paper. Gynecol Oncol, 2017, 146(2): 217-224.

[6] 陈晓军, 杨佳欣, 王华英, 等. 子宫内膜非典型增生和早期子宫内膜样癌的保留生育功能治疗及评估的建议. 中华妇产科杂志, 2019, 54(2): 80-86.

[7] LI J, ZHU Q, YANG B, et al. Risk factors for ovarian involvement in young and premenopausal endometrioid endometrial cancer patients. Eur J Obstet Gynecol Reprod Biol, 2018, 222: 151-154.

[8] KANDOTH C, SCHULTZ N, CHERNIACK A D, et al. Integrated genomic characterization of endometrial carcinoma. Nature, 2013, 497(7447): 67-73.

[9] KOORNSTRA J J, MOURITS M J, SIJMONS R H, et al. Management of extracolonic tumours in patients with Lynch syndrome. Lancet Oncol, 2009, 10(4): 400-408.

[10] BARROW E, ROBINSON L, ALDUAIJ W, et al. Cumulative lifetime incidence of extracolonic cancers in Lynch syndrome: a report of 121 families with proven mutations. Clin Genet, 2009, 75(2): 141-149.

[11] PARK J Y, KIM D Y, KIM J H, et al. Long-term oncologic outcomes after fertility-sparing management using oral progestin for young women with endometrial cancer (KGOG 2002). Eur J Cancer, 2013, 49(4): 868-874.

[12] LEONE ROBERTI MAGGIORE U, MARTINELLI F, DONDI G, et al. Efficacy and fertility outcomes of levonorgestrel-releasing intra-uterine system treatment for patients with atypical complex hyperplasia or endometrial cancer: a retrospective study. J Gynecol Oncol, 2019, 30(4): e57.

[13] QIN Y, YU Z, YANG J, et al. Oral Progestin Treatment for Early-Stage Endometrial Cancer: A Systematic Review and Meta-analysis. Int J Gynecol Cancer, 2016, 26(6): 1081-1091.

[14] GUNDERSON C C, FADER A N, CARSON K A, et al. Oncologic and reproductive outcomes with progestin therapy in women with endometrial hyperplasia and grade 1 adenocarcinoma: a systematic review. Gynecol Oncol, 2012, 125(2): 477-482.

[15] KALOGIANNIDIS I, AGORASTOS T. Conservative management of young patients with endometrial highly-differentiated adenocarcinoma. J Obstet Gynaecol, 2011, 31(1): 13-17.

[16] KIM M K, SEONG S J, KIM Y S, et al. Combined medroxyprogesterone acetate/levonorgestrel-intrauterine system treatment in young women with early-stage endometrial cancer. Am J Obstet Gynecol, 2013, 209(4): 358 e1-e4.

[17] PRONIN S M, NOVIKOVA O V, ANDREEVA J Y, et al. Fertility-Sparing Treatment of Early Endometrial Cancer and Complex Atypical Hyperplasia in Young Women of Childbearing Potential. Int J Gynecol Cancer, 2015, 25(6): 1010-1014.

[18] PAL N, BROADDUS R R, URBAUER D L, et al. Treatment of Low-Risk Endometrial Cancer and Complex Atypical Hyperplasia With the Levonorgestrel-Releasing Intrauterine Device. Obstet Gynecol, 2018, 131(1): 109-116.

[19] JAREID M, THALABARD J C, AARFLOT M, et al. Levonorgestrel-releasing intrauterine system use is associated with a

decreased risk of ovarian and endometrial cancer, without increased risk of breast cancer. Results from the NOWAC Study. Gynecol Oncol, 2018, 149(1): 127-132.

［20］MINIG L, FRANCHI D, BOVERI S, et al. Progestin intrauterine device and GnRH analogue for uterus-sparing treatment of endometrial precancers and well-differentiated early endometrial carcinoma in young women. Ann Oncol, 2011, 22(3): 643-649.

［21］Committee on Gynecocogic. Committee Opinion No. 663: Aromatase Inhibitors in Gynecologic Practice. Obstet Gynecol, 2016, 127(6): e170-e174.

［22］Straubhar A, Soisson A P, Dodson M, et al. Successful treatment of low-grade endometrial cancer in premenopausal women with an aromatase inhibitor after failure with oral or intrauterine progesterone. Gynecol Oncol Rep, 2017, 21: 10-12.

［23］LI X, GUO Y R, LIN J F, et al. Combination of Diane-35 and Metformin to Treat Early Endometrial Carcinoma in PCOS Women with Insulin Resistance. J Cancer, 2014, 5(3): 173-181.

［24］MITSUHASHI A, SATO Y, KIYOKAWA T, et al. Phase II study of medroxyprogesterone acetate plus metformin as a fertility-sparing treatment for atypical endometrial hyperplasia and endometrial cancer. Ann Oncol, 2016, 27(2): 262-266.

［25］YANG B Y, GULINAZI Y, DU Y, et al. Metformin plus megestrol acetate compared with MA alone as fertility-sparing treatment in patients with atypical endometrial hyperplasia and well-differentiated endometrial cancer: a randomised controlled trial. BJOG, 2020, 127(7): 848-857.

［26］MAZZON I, CORRADO G, MASCIULLO V, et al. Conservative surgical management of stage IA endometrial carcinoma for fertility preservation. Fertil Steril, 2010, 93(4): 1286-1289.

［27］YANG B, XU Y, ZHU Q, et al. Treatment efficiency of comprehensive hysteroscopic evaluation and lesion resection combined with progestin therapy in young women with endometrial atypical hyperplasia and endometrial cancer. Gynecol Oncol, 2019, 153(1): 55-62.

［28］SOUCIE J E, CHU P A, ROSS S, et al. The risk of diagnostic hysteroscopy in women with endometrial cancer. American Journal of Obstetrics and Gynecology, 2012, 207(1): 71.

［29］WALSH C, HOLSCHNEIDER C, HOANG Y, et al. Coexisting ovarian malignancy in young women with endometrial cancer. Obstet Gynecol, 2005, 106(4): 693-699.

［30］YAMANOI K, MANDAI M, SUZUKI A, et al. Synchronous primary corpus and ovarian cancer: High incidence of endometriosis and thrombosis. Oncol Lett, 2012, 4(3): 375-380.

［31］YANG B, XIE L, ZHANG H, et al. Insulin resistance and overweight prolonged fertility-sparing treatment duration in endometrial atypical hyperplasia patients. J Gynecol Oncol, 2018, 29(3): e35.

［32］吴国豪. 临床营养治疗理论与实践. 上海科学技术出版社, 2015.

［33］中国超重/肥胖医学营养治疗专家共识编写委员会. 中国超重/肥胖医学营养治疗专家共识(2016年版). 糖尿病天地(临床), 2016, 10(10): 451-455.

［34］王勇, 王存川, 朱晒红, 等. 中国肥胖及2型糖尿病外科治疗指南(2019版). 中国实用外科杂志, 2019, 39(04): 301-306.

［35］RODOLAKIS A, BILIATIS I, MORICE P, et al. European Society of Gynecological Oncology Task Force for Fertility Preservation: Clinical Recommendations for Fertility-Sparing Management in Young Endometrial Cancer Patients. Int J Gynecol Cancer, 2015, 25(7): 1258-1265.

［36］李卫华, 曹冬焱, 沈铿, 等. 子宫内膜不典型增生及早期子宫内膜癌保守治疗失败患者临床分析. 生殖医学杂志, 2015, 24(09): 697-702.

［37］WANG Y, YANG J X. Fertility-preserving treatment in women with early endometrial cancer: the Chinese experience. Cancer Manag Res, 2018, 10: 6803-6813.

［38］YAMAGAMI W, SUSUMU N, MAKABE T, et al. Is repeated high-dose medroxyprogesterone acetate (MPA) therapy permissible for patients with early stage endometrial cancer or atypical endometrial hyperplasia who desire preserving fertility?. J Gynecol Oncol, 2018, 29(2): e21.

［39］GALLOS I D, YAP J, RAJKHOWA M, et al. Regression, relapse, and live birth rates with fertility-sparing therapy for endometrial cancer and atypical complex endometrial hyperplasia: a systematic review and metaanalysis. Am J Obstet Gynecol, 2012, 207(4): 266 e1-e12.

［40］王建六. 应重视和规范早期子宫内膜癌患者保留生育功能治疗[J]. 中国计划生育和妇产科, 2019, 11(10): 10-11, 19.

第四节　子宫内膜癌保留生育功能后的助孕治疗

子宫内膜癌（endometrial carcinoma，EC）的患病率逐年增高，且呈年轻化趋势。近期的研究数据显示，在EC女性中，≤40岁的女性所占比例为4%~5%[1-4]。子宫内膜不典型增生（atypical endometrial hyperplasia，AH）是癌前病变，可在数年内发展为EC。在一项包括289例因AH而行手术治疗的研究中，最后病理诊断为EC的比率高达43%[5]。因此，在保留生育功能治疗方面，常常对二者采取同样的处理措施。随着整个社会生育年龄的延迟，许多年轻的女性在诊断EC或AH时没有生育，因此，她们迫切地希望保留生育能力。

越来越多的年轻EC/AH女性接受保留生育功能治疗[6]，并且保留生育功能治疗后成功分娩[7-9]，这让医师和患者看到希望。但是目前关于EC/AH保留生育功能治疗后的妊娠、分娩依然多为小样本研究，并且这些女性的生育力较正常女性低下，因此探讨EC/AH保留生育功能后实现生育的方式、提高生育效率尤为重要。

一、子宫内膜癌保留生育功能后的生育情况

患EC/AH的女性多合并排卵障碍、多囊卵巢综合征（polycystic ovarian syndrome，PCOS）、肥胖、胰岛素抵抗等导致不孕症的因素[6, 10, 11]，在接受保留生育功能治疗（包括口服孕激素、左炔诺孕酮宫内缓释节育系统、宫腔镜联合激素治疗等）后，自然妊娠的概率相对较低。另外，在保留生育功能治疗的过程中，由于多次刮宫或宫腔镜检查、活检，易导致子宫内膜损伤，内膜变薄，影响内膜容受性，导致妊娠率降低。研究发现EC/AH保留生育功能后的临床妊娠率在34.8%~79%不等[7, 12, 13]，活产率为23.6%~66%[7, 8, 12]。有学者发现，EC/AH女性接受保留生育功能治疗后，至少有1次妊娠的女性与没有妊娠的女性相比，无病生存率更高[7]。因此，应在保留生育功能的治疗缓解后，鼓励和促进EC/AH女性生育。

二、子宫内膜癌保留生育功能后生育方式选择

考虑到在妊娠期间，子宫处于高孕激素状态，与EC的孕激素治疗原理相似，对女性有保护作用；另外，鉴于保留生育功能后，短期内疾病复发风险仍高，因此大多数学者推荐EC女性在保留生育功能治疗达到完全缓解后尽快妊娠。专家共识推荐对女性监测排卵、指导性生活，期待自然妊娠3~6个月[14]。如仍未孕，建议采用辅助生殖技术（assisted reproductive technology，ART）助孕。

1. 自然妊娠及其效率　由于EC/AH合并排卵障碍、肥胖、胰岛素抵抗等导致不孕的因素，甚至不孕症本身就是EC/AH的高危因素，所以EC/AH保留生育功能完全缓解后，自然妊娠较为困难。研究显示EC/AH女性的自然妊娠率为43.2%~54.2%[7, 15]，实现妊娠需要的中位时间约5.5个月[15]。可见，在

EC/AH疾病完全缓解后，尝试自然妊娠有一定的可行性，但需要结合女性卵巢储备功能、有无排卵等情况综合考虑，应以尽早妊娠为目的。

2. 辅助生殖技术及其效率　ART是不孕症女性实现妊娠的重要手段，更是高效的助孕措施。研究发现，EC/AH女性在保留生育功能治疗达到完全缓解后，使用ART助孕可以达到59.5%~80.0%的临床妊娠率[16]。与自然妊娠方式相比，接受ART助孕女性的妊娠率显著高于期待自然妊娠女性（43.2% vs 80.0%，$P < 0.01$）[16]。其中在接受ART的女性中，有7.1%接受了促排卵治疗，21.4%接受了IUI，71.4%的女性接受体外受精-胚胎移植（in vitro fertilization-embryo transfer，IVF-ET）治疗。IVF-ET妊娠率明显高于自然妊娠（62.7% vs 35.1%，OR=2.85，95%CI 1.44~5.63，P=0.003，I2=29%）（资料尚未发表）。也没有证据表明ART会增加自然流产及异位妊娠的风险。

另外，研究发现ART助孕女性自缓解后至妊娠的时间较自然妊娠女性长，中位时间延长了14个月[15]。这种时间的延长是否源于先考虑自然妊娠，失败后再行ART助孕治疗尚需要证实；另外，这种时间的延长是否会增加复发概率，有待于进一步探究。总之，目前多项研究证实，ART不会增加EC及AH的疾病复发风险。在这一前提下，ART对于EC/AH女性而言，也是一种高效可行的方式。因此，对于有妊娠意愿的EC及AH女性，考虑到短期内疾病复发的风险，可以建议女性尽早接受ART治疗以获得妊娠。

3. 妊娠方式选择　针对卵巢储备功能良好、有排卵、输卵管通畅、精液基本正常的夫妇，可以监测排卵、指导性生活，期待自然妊娠3~6个月；

如仍未孕，建议采用ART助孕；也可直接采用ART助孕治疗。针对无排卵，但是卵巢储备功能良好、输卵管通畅、精液基本正常的夫妇，建议诱导排卵、指导性生活3~6个月；也可直接采用ART助孕治疗。

通常，建议女性在保留生育功能治疗缓解后约3个月内尝试自然妊娠[11, 17, 18]。此外，如果尝试后很久无法实现自然妊娠，则应考虑ART助孕。NCCN和欧洲妇科肿瘤学会指南建议应在保留生育功能前，先咨询生育专家。因为大多EC/AH女性都有排卵障碍，且多合并有不育、肥胖、PCOS病史，针对此类女性，建议其尽早采用ART助孕治疗，例如，IVF-ET就是EC/AH保留生育功能治疗后很好的选择[19, 20]。

4. 辅助生殖技术在子宫内膜癌保留生育功能中应用的必要性、可行性　基于上述EC/AH女性常合并不孕症和各种影响妊娠的因素，自然妊娠概率偏低。另外，由于导致EC/AH发生的高危因素并没有解除，研究发现EC/AH保留生育功能缓解后复发率为26%~40.6%，中位复发时间在18个月[15, 21, 22]。有研究认为复发风险在女性达到CR后1年达到峰值，然后在几年内逐渐降低，在大约7年出现第二个峰值。因此在保留生育功能治疗缓解后，应鼓励患者尽快妊娠，以免癌症复发。将ART，尤其是IVF-ET作为高效的助孕措施，在高效地实现妊娠方面有重要价值。但是关于EC/AH保留生育功能缓解后ART助孕妊娠结局的研究很少，并且大多以病例报告的形式报道。有研究报道了EC/AH患者保留生育功能治疗后的IVF结局，累积妊娠率为50%~75%，累积活产率为27.3%~50%。每次胚胎移植的临床妊娠率为26.5%~29.2%，着床率16.7%~19.4%[23, 24]。远较自然妊娠提高了效率。研究显示，对于EC／AH女性使用ART不会增加疾病的复发率[25]，且妊娠对肿瘤结局具有保护的作用[26]。由此可见，ART尤其是IVF-ET在EC/AH保留生育功能完全缓解后实施是有效的、安全的。

三、子宫内膜癌保留生育功能后的助孕方式

随着ART的成熟，该技术在不孕症女性中广泛应用，已经证实该技术是高效且安全、可靠的[16]。尽管EC保留生育功能后助孕多为小样本研究，但是有限的数据初步证实，促排卵不是EC/AH复发的危险因素，相反助孕有助于高效地实现妊娠，在妊娠期高孕激素水平对子宫内膜的保护作用下，可能使EC/AH女性获益更多[6, 27, 28]。下面从几个方面详述。

1. 促排卵方式选择 EC作为雌激素依赖性肿瘤，在促排卵过程中多个卵泡同时发育导致体内远超生理量的雌激素水平可能潜在地增加EC的复发风险。如何在获得适宜数量卵子的同时，降低促排卵过程中的雌激素水平、增加对子宫内膜的保护措施等都是EC保留生育功能治疗后促排卵方案选择的侧重点。

（1）常见促排卵方案：

1）长方案：又称为黄体期长方案，从女性上一个月经周期的第21天注射促性腺激素释放激素激动剂（GnRH-a）（长效GnRH-a为单次注射1.25 mg或每天注射短效GnRH-a 0.05~0.1 mg，共14 d左右），主要作用是使垂体降调节。达到降调节标准，就开始使用促性腺激素（gonadotropin，Gn）促进卵泡生长。在用药期间，需通过B超监测卵泡的生长情况，并监测雌激素、促黄体生成素及孕酮水平的变化，根据超声和激素结果来调整Gn的使用剂量和决定人绒毛膜促性腺激素（HCG）注射的时间。一般Gn用药需要8~12 d时间。当监测到2~3个大卵泡直径达到1.7 cm以上，注射HCG激发排卵扳机。在HCG注射36 h后取卵。

一般来说，年龄＜40岁，基础FSH＜10 IU/L，卵巢储备功能好的女性可以选择长方案。长方案可操控性好，妊娠率高，应用广泛。

2）短方案：短方案也是常用的促排卵方案之一。一般是在月经的第2~3天开始，同时使用短效GnRH-a和Gn，GnRH-a初期通过flare-up作用，促进女性体内的FSH、LH的分泌以达到促排卵的目的，后期转为降调节作用，抑制LH峰的出现。卵泡发育的监测同上。短方案适用于高龄或卵巢储备减退的女性。

3）拮抗剂方案：拮抗剂方案是不进行垂体降调，而是使用GnRH拮抗剂（GnRH-ant）来抑制LH峰的一种促排卵方法。在促排卵的第5~6天或者卵泡达到13 mm开始注射GnRH-ant，注射至激发排卵时。其中温和刺激是指使用口服的促排卵药物，联合少量Gn进行促排卵获得8个以内的卵子。该方案适用范围广，不同卵巢储备功能女性均能适用，如卵巢储备功能减退、卵巢低反应及卵巢高反应的女性。优点是Gn刺激时间短，用药量少，对女性经济压力小，且起效快，可灵活应用。

4）微刺激方案：采用口服的促排卵药物，联合少许Gn进行卵巢刺激，可以获得3~5个卵子。该方案适于年龄大、卵巢储备下降，常规方案卵巢反应不良或既往促排卵曾发生卵巢过度刺激的女性。优点是用药少，给女性带来的身体负担及经济压力较小。缺点是女性内膜薄，容受性差。

5）黄体期促排卵方案和PPOS方案：是指卵子排出后，在黄体期进行卵巢刺激。通过B超检查明

确排卵后，剩余卵泡直径≤8 mm时，使用口服促排卵药物和Gn促排卵。在卵泡的直径发育到≥17 mm后予以扳机，等到36 h左右取卵。适用于卵巢储备功能减退女性。如果在促排卵周期中，女性卵泡生长速度不一致，大小不一，少数卵泡长大，取卵后仍存有多个小卵泡，也适用该方案。黄体期促排卵方案可在一个月经周期实现2次取卵，可提高女性获卵量，同时避免卵巢过度刺激综合征的发生。且该方案不会出现自发的LH峰，无须使用防止提早排卵药物。缺点是需将胚胎冷冻保存。

国内学者根据上述方案，创新性地提出在早卵泡期持续应用外源性孕激素抑制内源性LH峰，结合Gn促排卵的方案即卵泡期高孕激素状态下促排卵（progestin-primed ovarian stimulation，PPOS）方案：使用较少量的孕激素制剂再联合一定剂量的Gn进行卵巢刺激，获取多个高质量卵子。该方案适用于卵子数量少、高龄、卵巢储备功能减退、反复常规IVF周期结果不佳、PCOS女性。PPOS方案用药少、效率高，可处理疑难患者。但由于该方案使用了孕激素，导致卵泡的发育与子宫内膜发育不同步，故新鲜促排卵周期不能移植，需行全胚冷冻，后期再进行冷冻胚胎的移植。

6）超长方案：指女性在促排卵治疗之前，需先使用长效促性腺激素释放激素激动剂（GnRH-a）至少1个月，待女性各项指标达到要求，垂体降调节后才开始促排卵。多在女性月经来潮第2~3天，通过B超及激素检查后，根据女性的病情予以长效的GnRH-a注射。一般在末次用药30 d左右，再次进行B超及激素检查，当卵泡开始恢复生长时，可以开始促排卵，待卵泡生长发育成熟时，予以HCG扳机，36 h后即可取卵。

超长方案适用于子宫内膜异位症、高LH等女性。女性在进周期前需要进行性激素六项等检查后，才能够顺利进入周期。相较于"短方案"来说，超长方案更适合卵巢功能好的女性。超长方案不仅可以改善女性的激素水平、盆腔环境，对改善子宫内膜容受性也有效。该方案能抑制子宫内膜异位症的病灶；可以完全抑制LH的水平，避免提前排卵；如果激素水平与子宫内膜厚度同步，则适合新鲜周期移植；女性卵泡发育更均匀。缺点是耗时长，用药量多，花费高。

上述是临床上常见的促排卵方案，应根据女性的年龄、基础疾病、卵巢储备功能等进行个体化的促排卵。对于EC或AH女性来说，更需要权衡获卵量、妊娠率和疾病复发，并在其中寻找到平衡点。

（2）来曲唑在EC保留生育后促排卵方案中的应用：来曲唑（letrozole，LE）是一种人工合成的非甾体高选择性芳香化酶抑制剂，最初用于乳腺癌女性的内分泌治疗[29,30]，因其同时具有促排卵作用，近年来越来越多用于ART中的促排卵治疗中[31,32]，尤其是对雌激素依赖性肿瘤如保留生育功能的EC促排卵治疗[14]。

1）来曲唑促排卵作用机制：来曲唑促排卵作用机制主要表现在中枢和外周两方面[33,34]：在中枢水平上，来曲唑通过抑制芳香化酶活性，阻断雌激素合成，雌激素水平的下降解除了对下丘脑-垂体-卵巢轴的负反馈抑制，促使内源性促性腺激素分泌增多，刺激卵泡的发育；在外周水平上，来曲唑通过阻止卵巢颗粒细胞合成雌激素，从而降低外周及卵巢内雌激素水平，同时导致卵泡内雄激素的短暂蓄积[35]，雄激素可导致卵巢卵泡的生长，促进卵泡的早期发育[36]，同时雄激素水平的上升可刺激胰岛素样生长因子1及其他自分泌和旁分泌因子的表达，提高卵巢对刺激的反应性；在哺乳动物体内，睾酮还可加强卵泡内卵泡刺激素（FSH）受体的表达，扩大FSH的效应，起到促进卵泡生长和发育的作用[37]。

2）来曲唑对雌激素水平的影响：由于来曲唑具有阻止体内雌激素合成的特点，因此，使用来曲唑促排卵可以有效地降低体内雌激素水平。研究证实，在正常人群中使用来曲唑促排卵可以使雌激素水平降低60%，同时可以缩短促排卵的时间，并且不影响促排卵效果[38, 39]。同样，在肿瘤女性的促排卵治疗中，也证实使用来曲唑可以有效地降低女性雌激素水平[40]。我们的前期研究对正常的高反应人群使用来曲唑5 mg/d，连续使用4~5 d。与拮抗剂组和长方案相比，来曲唑组Gn平均使用天数为9.15 d ± 1.20 d，均少于拮抗剂组和长方案组。同时，来曲唑组Gn使用总量（20.98支 ± 5.90支）低于拮抗剂组（23.88支 ± 9.87支）和长方案组（29.91支 ± 9.89支），差异均有统计学意义（来曲唑组vs拮抗剂组，$P<0.05$；来曲唑组vs长方案组，$P<0.05$）。比较三组患者HCG注射日雌激素水平，来曲唑组HCG注射日平均E_2水平（1 689.10 pg/mL ± 1 219.42 pg/mL）及单个大卵泡（直径在13 mm以上的卵泡）的平均E_2水平（147.64 pg/mL ± 88.08 pg/mL）显著低于拮抗剂组（3 500.93 pg/mL ± 1 380.02 pg/mL、296.39 pg/mL ± 190.67 pg/mL）和长方案组（4 105.48 pg/mL ± 995.36 pg/mL和322.52 pg/mL ± 328.18 pg/mL，$P<0.05$）。可见，来曲唑组患者HCG注射日单个大卵泡平均E_2水平低于拮抗剂组与长方案组，较其他两组下降约50%。但其胚胎种植率、临床妊娠率及累积活产率并不低于其他两组，

可见来曲唑在促进卵泡发育成熟的过程中，在不影响胚胎质量及妊娠结局的情况下，可显著地降低单个卵泡的雌激素水平，进而导致总体雌激素水平的降低（资料尚未发表）。因此，较低的雌激素水平使来曲唑在EC女性促排卵治疗中具有安全可靠的效果。

3）联合来曲唑的促排卵方案在EC女性中的应用：对于EC这一雌激素依赖性肿瘤来说，促排卵过程中超生理水平的雌激素是导致疾病复发的潜在危险因素。因此，在保留生育功能的EC女性中，理论上应选用能降低雌激素水平的来曲唑促排卵方案。如上文所述，我们使用来曲唑2.5~5 mg/d，4~5 d，就能有效地降低女性雌激素水平达50%。使用来曲唑的时间延长，雌激素水平将进一步下降。有文献报道使用来曲唑促排卵过程中雌激素水平最高为386.67 pg/mL ± 102.93 pg/mL[41]。关于使用来曲唑的时间长短，需要综合考虑，如是否进行胚胎移植等。目前尚未有文献报道使用来曲唑促排卵可能会增加雌激素依赖性肿瘤复发的风险。但是由于多数研究均为小样本研究或个案报道，尚缺乏有力证据，有待进一步大样本的研究证实。

2. 孕激素方案在子宫内膜癌保留生育功能后促排卵中的应用 高效孕激素是EC及子宫内膜非典型增生（AEH）保留生育功能治疗的主要药物，除此之外，低剂量孕激素也可以在促排卵过程中应用，用于抑制LH峰。使用孕激素促排卵方案，一方面可以作为EC及AH的维持治疗，进一步降低女性的复发风险，可以延长女性的无病生存期；另一方面，该方案发生卵巢过度刺激综合征（OHSS）的风险低，是很好的促排卵选择。

1）孕激素促排卵的作用机制：PPOS是指从

卵泡早期开始口服低剂量外源性孕酮（P）如醋酸甲羟孕酮（MPA）、黄体酮胶丸及地屈孕酮（dydrogesterone，DYG）等，与促性腺激素一起使用[42]。在天然和外源孕激素的持续作用下同时使用外源性促性腺激素，能启动卵泡生长，同时保留孕激素对下丘脑/垂体的抑制作用，且有效阻止雌激素诱导正反馈，从而达到多卵泡发育的同时又能避免早发性LH峰导致的自发排卵。因此PPOS方案可作为GnRH类似物常规治疗的替代方案[43]。

2）孕激素促排卵的效果：Dong等[44]的随机对照试验（RCT）显示，卵巢正常反应女性PPOS方案中使用4 mg MPA组的Gn时间及剂量、扳机日血清LH水平、获卵数、成熟卵率、受精率、卵裂率、可用胚胎数、首个FET周期的胚胎种植率、临床妊娠率、流产率、新生儿出生体质量均与10 mg MPA组相近，促排卵过程中均未出现早发LH峰及中、重度OHSS，提示4 mg与10 mg MPA对垂体抑制程度及临床结局相似。Yu等[45]的RCT结果显示，卵巢储备正常女性使用DYG（20 mg/d）与MPA（10 mg/d）的获卵数、成熟卵率、受精率、卵裂率、首个FET周期的临床结局均无差异；DYG组的平均LH水平虽始终高于MPA组，但并未出现早发性LH峰及中、重度OHSS。Zhu等[46]比较了DYG（20 mg/d）与黄体酮胶丸（100 mg/d）的IVF结局，发现两组间LH水平、获卵率、可用胚胎数及临床结局均无差异，认为PPOS方案使用DYG能够有效替代MPA。

3）孕激素促排卵方案在EC女性中的应用：研究表明，含醋酸甲羟孕酮（MPA）的PPOS方案可产生优质的卵母细胞/胚胎，并可获得与GnRH拮抗剂方案、短期方案和微刺激等方案媲美的妊娠结局。再加上冻胚移植（frozen embryo transfer，FET）的应用和GnRH激动剂与低剂量HCG的双重扳机，PPOS方案也允许几乎完全避免OHSS的发生[42]。除了上述优势外，与传统促排卵方案对比，孕激素作为治疗EC及AH的药物，在促排卵过程中的使用，可以起到维持治疗的效果，在理论上能降低EC因雌激素刺激而导致的复发，是EC/AH女性疾病缓解后选择促排卵的方案之一。

3. 联合左炔诺孕酮宫内缓释节育系统（曼月乐）的促排卵治疗在子宫内膜癌保留生育功能中的应用

1）曼月乐的治疗机制：曼月乐（levonorgestrel-releasing intrauterine device，LNG-IUD）是市场上使用时间最长，使用最广泛的激素型宫内节育器[47]。曼月乐是纵臂含有52 mg有效成分的左炔诺孕酮的T形装置，置入子宫并在局部释放激素发挥作用，且具有局部浓度大、效应强、全身吸收少的特点，因此有助于规避其他器官或全身的不良反应。曼月乐向子宫腔的左炔诺孕酮初始释放约为20 μg/d，5年后释放速率降低至约10 μg/d，故曼月乐装置的有效避孕期限为5年。置入后最初几周，左炔诺孕酮的血浆水平稳定在150~200 pg/mL，表明全身吸收低。用左炔诺孕酮宫内缓释节育系统达到的平均子宫内膜组织浓度约为808 ng/g湿组织重量，远远高于口服左炔诺孕酮后的子宫内膜组织水平（即约3.5 ng/g湿组织重量）[48]。因此，曼月乐局部的孕激素作用能抑制内膜细胞的增殖、促进凋亡，达到使子宫内膜萎缩变薄、间质蜕膜化的效果。

2）曼月乐在子宫内膜癌保留生育功能治疗中的应用：要求进行保留生育功能治疗的女性大多数是相对分化良好的Ⅰ型子宫内膜样癌，预后较为良好。对于这类女性，保留生育功能治疗意义重大。

基于曼月乐能够局部释放孕激素、抑制内膜的增生、产生蜕膜化的改变，人们逐渐将曼月乐用于治疗EC或AH，取得较好的临床效果。

曼月乐通过局部释放高浓度孕激素，对抗失衡雌激素对子宫内膜细胞的刺激，抑制子宫内膜异常增生，从而导致子宫内膜发生腺体萎缩、间质水肿，以及分裂相减少等变化，达到治疗EC及AH的效果。多项研究表明，对于AH，LNG-IUD的治疗效果优于口服高效孕激素[49-51]。由于早期EC的病变局限于内膜层，曼月乐在子宫内膜局部释放高孕激素水平显著地增强疗效，降低口服孕激素的剂量；因此口服孕激素联合LNG-IUD治疗在EC治疗中取得较好的效果。但是在EC中单纯使用LNG-IUD的经验仍然有限，仍需要更多研究证实。专家共识建议，对于不能耐受大剂量孕激素全身治疗的女性，可采用LNG-IUD及GnRH-a联合使用。

3）曼月乐在子宫内膜癌保留生育功能后促排卵中的应用：曼月乐的孕激素主要作用于子宫局部，对促性腺轴及卵巢的影响有限。研究发现，当宫内节育器中孕激素释放＞50 μg/24 h，才能完全抑制排卵；而曼月乐中孕激素的释放量为20 μg/24 h时，85%的女性使用曼月乐有排卵[52]。多项研究表明，使用LNG-IUD期间，卵巢对Gn刺激的反应正常，卵子质量、受精及胚胎发育，以及活产率没有明显的影响[53-56]。因此推测对于使用LNG-IUD的EC或AEH女性，可以直接进行促排卵治疗。

另外，由于助孕尤其是IVF-ET过程中，高雌激素水平对内膜的影响，是否增加EC、AEH的风险尚无定论。研究发现这些女性助孕后的复发率为26%~40.6%[15, 21, 22]，为降低EC、AH助孕后的复发，理论上，在促排卵期间放置LNG-IUD局部释放孕激素能在一定程度上对抗血高雌激素水平对内膜的刺激，可能会在一定程度上降低EC、AH的复发。但是目前尚缺乏文献报道，有待进一步研究证实。

4. 新鲜周期胚胎移植还是冻胚移植 新鲜胚胎移植是指促排卵、获得胚胎后，在取卵周期进行胚胎移植。冻胚移植（FET）是将新鲜周期的剩余可用胚胎进行冷冻保存，择期复苏冷冻胚胎后进行移植的技术。与FET相比，新鲜周期胚胎移植所需的时间短，可以减少患者花费的时间和精力。但是，一是促排卵过程中的高雌激素水平，可能会影响子宫内膜容受性，导致胚胎种植率下降；二是高雌激素水平可能增加AEH、EC复发风险；三是获卵量过多时会导致OHSS；这些都不利于新鲜周期胚胎移植成功和患者的身体健康。

近年来，FET以其较高的妊娠率、活产率引起人们的重视。对于EC或AEH女性来说，是新鲜周期胚胎移植还是FET好，尚无定论。对于不同女性如不同卵巢储备功能，所使用促排卵方案不同，适于不同周期的移植。因此需要采取个体化的胚胎移植方案。

对于FET来说，在胚胎移植前，需要进行子宫内膜准备。子宫内膜准备的目的是使子宫内膜与胚胎发育同步化，这是冻胚移植后成功与否的决定条件。子宫内膜准备方法常有以下几种：

（1）自然周期：适用于月经及排卵规律且内膜生长良好的女性。需要检测血LH峰并观察子宫内膜的发育和明确排卵情况来判断胚胎移植的时机。在月经第8~12日监测卵泡、内膜厚度，评估卵泡及内膜发育情况，当优势卵泡直径≥14 mm，需通过定期超声监测卵泡发育联合血LH来确定排卵日期。一般在排卵后第3天移植卵裂期胚胎，在排卵后第5天移植囊胚。

（2）诱导排卵周期：适用于月经不规律、卵泡发育障碍的女性。常用药物有来曲唑（LE）和人绝经期促性腺激素（human menopausal gonadotropin，hMG）。在月经第2~4日给予来曲唑2.5~5 mg/d，用3~5 d，在第10日超声监测卵泡发育，余处理同自然周期。hMG 使用方法为月经第 3~5 日予以每天hMG 37.5 ~75 IU肌内注射。

（3）激素替代周期：适用于月经不规律、卵泡发育障碍的女性。自月经周期第2~3日口服雌激素4~6 mg/d，必要时适当增加剂量，当子宫内膜厚度≥8 mm时，使用黄体酮转化内膜，并行胚胎移植。在内膜转化的第4天，移植D3卵裂期胚胎；在内膜转化的第6天，移植囊胚[57]。

（4）降调节激素替代周期：常适用于合并子宫腺肌症、子宫内膜异位症，以及反复移植失败的女性。一般在月经周期第2~3日，注射长效 GnRH-a 3.75 mg，注射后第20~28日测定血雌二醇、FSH、LH水平。若达降调节标准，启用激素替代治疗，后续处理同激素替代周期[58]。

对于行FET的EC或AEH女性来说，大量雌激素使用是禁忌证。因此，应考虑自然周期和诱导排卵周期为主。基于上述的关于来曲唑诱导排卵、降低雌激素水平的研究，首先推荐使用来曲唑的诱导排卵周期进行FET。关于EC或AEH女性适宜的FET内膜准备方案，尚有待于进一步研究。

四、子宫内膜癌保留生育功能后助孕治疗的影响因素

EC或AEH女性保留生育功能后助孕的妊娠率和活产率远较正常女性低，这可能是因为EC影响子宫内膜的容受性，不利于胚胎着床，从而导致了较低的妊娠率和活产率。同时病理类型、年龄、肥胖等因素对女性的妊娠也存在影响，分述如下。

1. 肿瘤分级 研究显示，肿瘤分级对EC女性的妊娠结局有影响。G1级与G2级EC在接受孕激素治疗时即出现差异，普遍认为G1级EC对孕激素更敏感，可以更快地达到完全缓解，即子宫内膜的正常形态恢复得更好。G2级女性的妊娠率显著低于G1级（OR=6.2，95%CI 1.0~38.9，$P<0.05$）[59]。在常规IVF助孕的研究中显示，有血栓形成倾向的女性，妊娠次数显著降低（$P=0.018$），不孕持续时间显著延长（$P<0.001$）[60]。在EC女性中，EC分级越高，PAI-1水平越高，发生血栓的可能性越高。因此推测EC女性妊娠失败可能与PAI-1水平有关[60]。可见，较低级别的EC女性可获得更好的妊娠结局。

2. 年龄 美国生殖医学会（ASRM）指南指出，年龄是影响妊娠的重要因素。在对女性的生育力研究中显示，19~26岁女性的妊娠率是35~39岁女性的两倍[61]。35岁以上初产产妇为高龄产妇，对于35岁以上的女性，自然流产、各种产科并发症和新生儿先天性残疾的风险随着年龄的增长而显著增加，而妊娠率和活产率则随着年龄的增长而显著下降。针对普通女性接受IVF结局的研究显示，IVF的累积妊娠率和活产率会随着年龄的增长而降低，而流产率会随着年龄的增长而增加。因此，35岁以上女性的自然妊娠和ART助孕的妊娠率均较35岁以下低[62, 63]。关于EC保留生育功能女性的研究显示，年龄也是影响妊娠结局的主要因素。在接受IVF治疗的EC/AH保留生育功能女性中，40岁以上女性妊娠结局较40岁以下更差[64]。考虑到这些结果，建议40岁以下的EC女性保留生育能力，而40岁或40岁

以上的女性则推荐手术治疗。

3. 子宫内膜容受性与宫腔粘连 子宫内膜容受性是影响妊娠的重要因素。子宫内膜薄是子宫内膜容受性差的表现之一，也是妊娠的负面影响因素之一。许多研究发现子宫内膜厚度（通常 > 5 mm）和成功IVF之间的正相关性[65-68]，显示随着子宫内膜厚度的增加，胚胎植入率逐渐增加[69, 70]。反复诊断性刮宫或宫腔操作也会引起子宫内膜变薄[11]。在EC / AH女性保留生育功能的治疗中，子宫内膜刮除术的最初目的是彻底检查并清除恶性细胞。由于不能在肉眼下识别癌细胞，因此大多数临床医师会选择全方位进行刮除术。然而，该过程可能对正常子宫内膜细胞造成不可逆的机械损伤，并导致子宫内膜无反应［定义为超声检查时，尽管卵巢反应和血清雌二醇（E_2）水平足够，但在排卵前或注射HCG或使用孕酮前，经阴道超声扫描测量的子宫内膜最大厚度不超过7 mm］[71]。在针对EC保留生育功能女性接受IVF治疗的研究中显示，与对照组相比，EC / AH妇女的子宫内膜厚度明显薄，胚胎植入率更低[6]。

另外，EC及AH女性在保留生育功能治疗的过程中，多次诊断性刮宫或宫腔镜手术会或多或少地损伤内膜，甚至破坏基底层，可能会导致宫腔粘连[11, 72, 73]。宫腔粘连使受精卵着床受阻，妊娠率降低，增加了月经不调、反复流产、不育和妊娠并发症的风险。研究发现宫腔粘连是影响EC及AH女性保留生育功能妊娠的因素之一，合并宫腔粘连的女性较未合并女性的妊娠率显著降低（$P=0.032$，OR=0.145）[15]。宫腔镜下EC及AH病灶局部切除可以更好地保护女性的子宫内膜，相较于全面搔刮宫腔可以减少对子宫内膜的损伤，是预防宫腔粘连

形成的关键[74]。因此，EC及AH女性在保留生育功能治疗中，应尽量减少对子宫内膜的损伤，保护女性的子宫内膜，防止宫腔粘连的形成。

对于保留生育功能治疗后，已经出现宫腔粘连的女性，可以在宫腔镜下分离粘连。但是损伤后的内膜很难修复，尤其是保留生育功能的EC及AH女性，常用的刺激内膜生长、增加内膜厚度的药物如雌激素、生长激素等可能会促进疾病的复发，不适于这些患者应用。因此在EC及AH保留生育功能过程中减少内膜损伤是关键。

4. 肥胖 肥胖与生殖力降低有关，女性肥胖会影响排卵、卵母细胞质量、受精、胚胎质量和植入，从而增加不孕风险[57]。EC和AH女性通常合并肥胖，因此肥胖是影响EC及AH女性保留生育功能治疗后妊娠结局的关键因素之一。在关于保留生育功能后EC和AH女性的妊娠结局情况研究中显示，肥胖是影响妊娠结局的独立危险因素。多项研究报道了EC/AH女性中，肥胖女性的妊娠率明显低于非肥胖女性[58, 75, 76]。在EC与AH女性中，非肥胖女性的1年和3年妊娠概率分别达到33%和49%；而肥胖女性的1年和3年妊娠概率更低，分别为10%和23%[76]。

多种机制可以解释肥胖的EC/AH女性的妊娠率较低的原因，并且每种机制可能都起一定作用。一方面，有人提出，BMI≥35 kg/m²与用左炔诺孕酮宫内缓释节育系统治疗失败和子宫内膜病变的复发密切相关[77]。由于肥胖的EC及AH女性存在拮抗孕激素治疗的内源性雌激素过多及体重增加导致的雌激素诱导的子宫内膜增生[78]，可见，较高的复发率降低了这部分女性的妊娠率。另一方面，肥胖会影响自然妊娠，因为肥胖是排卵障碍的已知危险

因素[79]。同时，肥胖女性更容易出现PCOS，这严重损害了自然妊娠的可能性[80]。

因此，建议严格控制肥胖女性的体重并密切随访，鼓励有妊娠愿望的女性尽早妊娠，以有效降低复发率。同时由于妊娠可能性低，推荐使用ART以获得更好的妊娠结局[76]。

5. 孕激素治疗时间　EC和AH患者保留生育功能多采用高效孕激素治疗法。外源高效孕激素疗法可诱导内膜细胞蜕膜化和纺锤状基质的腺细胞减少，使子宫内膜表现为静止的内膜组织，无有丝分裂活性。同样，暴露于高孕酮水平的子宫内膜组织，表达出嗜酸性细胞质化生、腺体萎缩和蜕膜间质等特征。因此，长期外源性孕激素暴露可能引起子宫内膜的组织学改变，这可能影响子宫内膜的生殖功能，导致子宫内膜容受性降低。有研究显示，可以获得临床妊娠的EC/AH女性，孕激素治疗最长持续时间为24个月。孕激素治疗时间超过24个月，即使是较年轻的妇女，也没有成功临床妊娠[64]。但也有研究报道激素治疗或完全缓解的时间对妊娠没有影响[59]。尚需要更多的研究来探讨这一因素。

五、子宫内膜癌保留生育功能后生育对复发的影响

需要注意的是，应告知EC女性保留生育功能治疗后缓解及生育不是EC治愈的标准。虽然研究发现生育对EC/AH有一定的保护作用，但是导致EC/AH病变的因素并未解除，疾病存在复发风险。因此除女性强烈要求保留子宫，且有密切随访的条件外，一般建议在分娩后进行子宫切除术。

1. 子宫内膜癌保留生育功能后促进生育的方式对复发的影响　由于使用促性腺激素刺激卵巢会导致血清雌二醇浓度急剧升高，这可能会成为EC及AH复发的危险因素，所以ART在EC保留生育功能女性中应用ART助孕的安全性受到广泛关注。接受保留生育功能治疗的EC及AH女性，自然妊娠的女性的复发率为23.1%~71.4%[81]；几项研究对比自然妊娠和接受ART助孕的女性，发现使用促排卵药物和疾病复发之间没有相关性[7, 15, 24, 26]。

尽管未观察到统计学显著性差异，有研究对在IVF期间EC复发女性进行了更长时间的随访（71个月 vs 40个月，$P=0.203$），发现这部分复发的女性接受了更高剂量的促性腺激素（2 325 IU vs 1 700IU，$P=0.196$）[24]。考虑到这一现象，应该注意在促排卵过程中尽量减少促性腺激素的用量，获取适量的卵子，降低血雌激素水平，避免疾病复发。另外，在IVF助孕后，需要进行更长时间的密切随访，以免遗漏可能的复发。有必要进一步研究，促性腺激素的总剂量、雌激素水平，以及IVF后癌症复发之间的相关性。

2. 子宫内膜癌保留生育功能后妊娠对复发的影响　EC保留生育功能的女性，在妊娠后的肿瘤学结局也受到人们的关注。由于妊娠可以为女性提供孕激素环境，这与使用高效孕激素治疗EC的机制一致，因此广泛认为妊娠是EC女性复发的保护因素。理论上，缓解后的孕妇处于高孕酮状态，能抑制肿瘤细胞增殖，发挥抗肿瘤的作用，从而降低了EC及AH的复发率。现有的研究显示，妊娠组和未妊娠组的中位无病生存期分别为26个月（范围20~38个月）和12个月（范围4~48个月）（$P<0.05$）[59]。另一项研究结果显示，妊娠女性和未妊娠女性的5

年无病生存率分别为76%和62%（ $P = 0.028$ ）[7]。肿瘤学结果显示妊娠的女性较未妊娠女性复发更晚。

因此，有生育意愿的EC女性在达到完全缓解后应当尽快妊娠，也许能降低疾病的复发风险。但是，尽管妊娠对EC及AEH的复发有保护作用，考虑到疾病仍有复发风险，仍然建议完成活产的女性尽快接受子宫切除术。

总之，EC及AH女性在接受保留生育功能治疗完全缓解后，可以选择自然妊娠及ART妊娠两种方式。但由于这些女性常合并有肥胖、高龄、卵巢储备能力减退、子宫内膜容受性差等情况，自然妊娠率较低。且考虑到随着时间的推移，疾病有复发风险，因此建议女性尽早选择ART进行高效的助孕。更重要的是，需要进一步优化促排卵方案，如使用来曲唑、孕激素、曼月乐等方案，在实现高效助孕的同时，降低疾病复发的风险。

（肖泽睿　鹿群）

参考文献

[1]LEE N K, CHEUNG M K, SHIN J Y, et al. Prognostic factors for uterine cancer in reproductive-aged women. Obstet Gynecol, 2007, 109(3): 655.

[2]DUSKA L R, GARRETT A, RUEDA B R, et al. Endometrial cancer in women 40 years old or younge. Gynecol Oncol, 2001, 83(2): 388-393.

[3]PELLERIN G P, FINAN M A. Endometrial cancer in women 45 years of age or younger: a clinicopathological analysis. Am J Obstet Gynecol, 2005, 193: 1640-1644.

[4]NAVARRIA I, USEL M, RAPITI E, et al. Young patients with endometrial cancer: how many could be eligible for fertility-sparing treatment?. Gynecol Oncol, 2009, 114 (3): 448-451.

[5]TRIMBLE C L, KAUDERER J, ZAINO R, et al. Concurrent endometrial carcinoma in women with a biopsy diagnosis of atypical endometrial hyperplasia: a Gynecologic Oncology Group study. Cancer, 2006, 106 (4), 812-819.

[6]FUJIMOTO A, ICHINOSE M, HARADA M, et al. The outcome of infertility treatment in patients undergoing assisted reproductive technology after conservative therapy for endometrial cancer. J Assist Reprod Genet, 2014, 31(9): 1189-1194.

[7]PARK J Y, SEONG S J, KIM T J, et al. Pregnancy outcomes after fertility-sparing management in young women with early endometrial cancer. Obstet Gynecol, 2013, 121: 136-142.

[8]GALLOS I D, YAP J, RAJKHOWA M, et al. Regression, relapse, and live birth rates with fertility-sparing therapy for endometrial cancer and atypical complex endometrial hyperplasia: a systematic review and metaanalysis. Am J Obstet Gynecol, 2012, 207(4): 266.e1-266.12.

[9]DURSUN P, ERKANLI S, GUZEL A B, et al. A Turkish Gynecologic Oncology Group study of fertility-sparing treatment for early-stage endometrial cancer. Int J Gynaecol Obstet, 2012, 119(3): 270-273.

[10]MN SHAFIEE, C CHAPMAN, D BARRETT, et al. Reviewing the molecular mechanisms which increase endometrial cancer (EC) risk in women with polycystic ovarian syndrome (PCOS): time for paradigm shift?. Gynecol Oncol, 2013, 131(2): 489-492.

[11]INOUE O, HAMATANI T, SUSUMU N, et al. Factors affecting pregnancy outcomes in young women treated with fertility-preserving therapy for well-differentiated endometrial cancer or atypical endometrial hyperplasia. Reprod Biol Endocrinol, 2016, 14: 2.

[12]ZAPARDIEL I, CRUZ M, DIESTRO M D, et al. Assisted reproductive techniques after fertility-sparing treatments in gynaecological cancers. Hum Reprod Update, 2016, 22(3): 281-305.

[13]GUNDERSON C C, FADER A N, CARSON K A, et. al. Oncologic and reproductive outcomes with progestin therapy in women with endometrial hyperplasia and grade 1 adenocarcinoma: a systematic review. Gynecol Oncol, 2012, 125(2): 477-482.

[14]周蓉, 鹿群, 刘国莉, 等. 早期子宫内膜癌保留生育功能治疗专家共识. 中国妇产科临床杂志, 2019, 20(4): 369-373.

[15]肖泽睿, 鹿群, 周蓉, 等. 子宫内膜非典型增生及子宫内膜癌患者保留生育功能治疗的妊娠结局分析. 中华妇产科杂志, 2020,

55(12): 857-864.

[16] TONG X M, LIN X N, JIANG H F, et al. Fertility-sparing treatment and pregnancy outcomes in the early stage of endometrial carcinoma. Chin med J, 2013, 126(15): 2965-2971.

[17] NIWA K, TAGAMI K, LIAN Z, et al. Outcome of fertility-preserving treatment in young women with endometrial carcinomas. BJOG, 2005, 112(3): 317-320.

[18] YAMAZAWA K, HIRAI M, FUJITO A, et al. Fertility-preserving treatment with progestin, and pathological criteria to predict responses, in young women with endometrial cancer. Hum Reprod, 2007, 22(7): 1953-1958.

[19] ZHOU R, YANG Y, LU Q, et al. Prognostic factors of oncological and reproductive outcomes in fertility-sparing treatment of complex atypical hyperplasia and low-grade endometrial cancer using oral progestin in Chinese patients. Gynecol Oncol, 2015, 139(3) :424-428.

[20] CHAO A S, CHAO A, WANG C J, et al. Obstetric outcomes of pregnancy after conservative treatment of endometrial cancer: case series and literature review. Taiwan J Obstet Gynecol, 2011, 50(1): 62-66.

[21] WON S, KIM M K, SEONG S J. Fertility-sparing treatment in women with endometrial cancer. Clin Exp Reprod Med, 2020, 47(4): 237-244.

[22] NOVIKOVA O V, NOSOV V B, PANOV V A, et al. Live births and maintenance with levonorgestrel IUD improve disease-free survival after fertility-sparing treatment of atypical hyperplasia and early endometrial cancer. Gynecol Oncol, 2021, 161(1): 152-159.

[23] ELIZUR S E, BEINER M E, KORACH J, et al. Outcome of in vitro fertilization treatment in infertile women conservatively treated for endometrial adenocarcinoma. Fertil Steril, 2007, 88(6): 1562-1567.

[24] KIM M J, CHOE S, KIM M K, et al. Outcomes of in vitro fertilization cycles following fertility-sparing treatment in stage IA endometrial cancer. Arch Gynecol Obstet, 2019, 300(4):975-980.

[25] RODOLAKIS A, BILIATIS I, MORICE P, et al. European Society of Gynecological Oncology Task Force for Fertility Preservation: clinical recommendations for fertility-sparing management in young endometrial cancer patients. Int J Gynecol Cancer, 2015, 25(7): 1258-1265.

[26] ICHINOSE M, FUJIMOTO A, OSUGA Y, et al. The influence of infertility treatment on the prognosis of endometrial cancer and atypical complex endometrial hyperplasia. Int J Gynecol Cancer, 2013, 23(2): 288-293.

[27] MATTHEWS M L, HURST B S, MARSHBURN P B, et al. Cancer, fertility preservation, and future pregnancy: a comprehensive review. Obstet Gynecol Int, 2012, 2012: 953937.

[28] ZAPARDIEL I, CRUZ M, DIESTRO M D, et al. Assisted reproductive techniques after fertility-sparing treatments in gynaecological cancers. Hum Reprod Update, 2016, 22(3): 281-305.

[29] DOMBERNOWSKY P, SMITH I, FALKSON G, et al. Letrozole, a new oral aromatase inhibitor for advanced breast cancer: double-blind randomized trial showing a dose effect and improved efficacy and tolerability compared with megestrol acetate. J Clin Oncol, 1998, 16(2): 453-461.

[30] CATHIE T CHUNG, ROBERT W CARLSON. The role of aeomatase inhibitors in early breast cancer. Curr Treat Options Oncol, 2003, 4(2): 133-140.

[31] SH-TEHRANI-NEJAD E, ZHILA A, RASHIDI B H, et al. Comparison of the efficacy of the aromatase inhibitorletrozole and clomiphen citrate gonadotropins in controlledovarian hyperstimulation: a prospective, simply randomized,clinical trial. J Assist Reprod Genet, 2008, 25(5): 187-190.

[32] Maysoon S, Najlaa R N. Comparison of letrazole and clomiphene citrate in women with polycysticovaries undergoing ovarian stimulation. J Pak Med Assoc, 2015, 65(11): 1149-1152.

[33] K VENDOLA, ZHOU J, WANG J, et al. Androgens promote oocyte Insulinlike Growth factor lexpression and initiation of follicle development in the primateovary. Biol Reprod, 1999, 61(2): 353-357.

[34] NIKOLAOS P P, SPYRIDON T, Ahmed M B. romatase inhibitors for female infertility:a systematic review of the literature. Reprod Biomed Online, 2009, 19(4): 456-471.

[35] ORTEGA I, SOKALSKA A, CRESS A B, et al. Letrozole increases ovarian growth and Cyp17a1 gene expression in the rat ovary. Fertil Steril, 2013, 99(3): 889-896.

[36] VENDOLA K A, ZHOU J, ADESANYA O O, et al. Bondy Androgens Stimulate Early Stages of Follicular Growth in the Primate

Ovary. J Clin Invest, 1998, 101(12): 2622-2629.

［37］周丽霞，温晓薇，匡延平，等．卵泡发育不同阶段激素间相互作用的研究进展．中国现代医生，2017, 3(55): 157-164.

［38］HAAS J, BASSIL R, MERIANO J, et al. Does daily co-administration of letrozoleand gonadotropins during ovarian stimulation improve IVF outcome?. Reprod Biol Endocrinol, 2017, 15(1): 70.

［39］YANG X, LIN G, LU G, et al. Letrozole supplementation during controlled ovarian stimulation in expected high responders: a pilot randomized controlled study. Reprod Biol Endocrinol, 2019, 17(1): 43.

［40］KIM J K, KIM S K, LEE H J, et al. Efficacy of random-start controlled ovarian stimulation in cancer patients. J Korean Med Sci, 2015, 30(3): 290-295.

［41］AZIM A, OKTAY K. Letrozole for ovulation induction and fertility preservation by embryo cryopreservation in young women with endometrial carcinoma. FertilSteril, 2007, 88(3): 657-664.

［42］KUANG Y P, CHEN Q J, FU Y L, et al. Medroxyprogesterone acetate is an effective oral alternative for preventing premature luteinizing hormone surges in women undergoing controlled ovarian hyperstimulation for in vitro fertilization.Fertil Steril, 2015, 104 (1) : 62-70.

［43］CUI L, LIN Y, WANG F, et al.Effectiveness of progesterone-primed ovarian stimulation in assisted reproductive technology: a systematic review and meta-analysis. Arch Gynecol Obstet, 2021, 303(3): 615-630. doi: 10.1007/s00404-020-05939-y. Epub ahead of print. PMID: 33433705.

［44］DONG J, WANG Y, CHAI W R, et al. The pregnancy outcome of progestin -primed ovarian stimulation using 4 versus 10 mg of medroxyprogesterone acetate per day in infertile women undergoing in vitro fertilisation: a randomised controlled trial. BJOG, 2017, 124(7): 1048-1055.

［45］YU S, LONG H, CHANG H Y, et al. New application of dydrogesterone as a part of a progestin -primed ovarian stimulation protocol for IVF: a randomized controlled trial including 516 first IVF/ICSI cycles. Hum Reprod, 2018, 33(2): 229-237.

［46］ZHU X, YE H, FU Y. Duphaston and human menopausal gonadotropin protocol in normally ovulatory women undergoing controlled ovarian hyperstimulation during in vitro fertilization/ intracytoplasmic sperm injection treatments in combination with embryo cryopreservation. Fertil Steril, 2017, 108(3): 505-512. e2.

［47］Ashley Christiani:Pfenninger and Fowler's Procedures for Primary Care, Chapter 135, 932-945.

［48］Mirena (levonorgestrel-releasing intrauterine system) package insert. Wayne, NJ: Bayer HealthCare Pharmaceuticals Inc.; Aug 2020.

［49］GALLOS I D, SHEHMAR M, THANGARATINAM S, et al. Oral progestogens vs levonorgestrel-releasing intrauterine system for endometrial hyperplasia: a systematic review and metaanalysis. Am J Obstet Gynecol, 2010, 203(6): 547.e1-547.e10.

［50］ABU-HASHIM H, ESSAM G, MOHAMED E R, et al. Levonorgestrel-releasing intrauterine system vs oral progestins for non-atypical endometrial hyperplasia: a systemic review and metaanalysis of randomized trials. Am J Obstet Gynecol 2015, 213(4): 469-478.

［51］YUK J S, SONG J Y, LEE J H, et al. Levonorgestrel-releasing intrauterine systems versus oral cyclic medroxyprogesterone acetate in endometrial hyperplasia therapy: a meta-analysis. Ann Surg Oncol, 2017, 24(5): 1322-1329.

［52］CHANDRA K, DAVID C. Review of the safety, efficacy and patient acceptability of the levonorgestrel — releasing intrauterine system. Patient Preference and Adherence, 2008, 2: 293-301.

［53］KAILASAM C, AKANDE V, GORDON U D. Levonorgestrel hormone releasing intrauterine system (Mirena®) as a contraceptive in egg donors: case report. J. Assist Reprod. Genet, 2005, 22(3): 137-140 .

［54］FRIEDENTHAL J, MAXWELL S, WILLSON S, et al. The progestin-containing intrauterine device (IUD) during ovarian stimulation and oocyte retrieval: should it stay or should it go?. Fertil Steril, 2017, 108(3): e12.

［55］MCQUEEN D, UHLER M, FEINBERG E. Impact of the levonorgestrel intrauterine device (LNG-IUD) on oocyte donation. Fertil Steril, 2017, 108: e233.

［56］ANA GALVÃO. Oocyte donation in donors with levonorgestrel intrauterine device: a good match.Reproductive Bio Medicine Online, 2019, 39(4): 641-647.

［57］JUNGHEIM E S, MOLEY K H. Current knowledge of obesity's effects in the pre- and periconceptional periods and avenues for future research. Am J Obstet Gynecol, 2010, 203(6): 525-530.

［58］XU Z, TIAN Y, FU J, et al. Efficacy and prognosis of fertility-preserved hysteroscopic surgery combined with progesterone in the treatment of complex endometrial hyperplasia and early endometrial carcinoma. J BUON, 2020, 25(3): 1525-1533.

[59] CHAE S H, SHIM S H, LEE S J, et al. Pregnancy and oncologic outcomes after fertility-sparing management for early stage endometrioid endometrial cancer. Int J Gynecol Cancer, 2019, 29(1):77-85.

[60] GOLDSTAJN M S, KOVACEVIĆ D. The effect of trombophilia on pregnancy outcome and IVF success. Coll Antropol, 2014, 38(4): 1153-1161.

[61] DUNSON D B, COLOMBO B, BAIRD D D. Changes with age in the level and duration of fertility in the menstrual cycle. Hum Reprod, 2002, 7(5): 1399-1403.

[62] SUNDERAM S. Assisted reproductive technology surveillance—United States, 2017. MMWR Surveillance Summaries, 2020, 69(9): 1-20.

[63] FERTILISATION H, AUTHORITY E. Fertility treatment 2018: trends and figures. Retrieved June, 2019, 28: 2020.

[64] KIM M J, CHOE S A, KIM M K, et al. Outcomes of in vitro fertilization cycles following fertility-sparing treatment in stage IA endometrial cancer. Arch Gynecol Obstet, 2019, 300(4): 975-980.

[65] ZHANG X, CHEN C H, CONFINO E, et al. Increased endometrial thickness is associated with improved treatment outcome for selected patients undergoing in vitro fertilization-embryo transfer. Fertil Steril, 2005, 83(2): 336-340.

[66] WU Y, GAO X, LU X, et al. Endometrial thickness affects the outcome of in vitro fertilization and embryo transfer in normal responders after GnRH antagonist administration. Reprod Biol Endocrinol, 2014, 12(1): 96.

[67] KASIUS A, SMIT J G, TORRANCE H L, et al. Endometrial thickness and pregnancy rates after IVF: a systematic review and meta-analysis. Hum Reprod Update, 2014, 20(4): 530–541.

[68] FANG R, CAI L, XIONG F, et al. The effect of endometrial thickness on the day of hCG administration on pregnancy outcome in the first fresh IVF/ICSI cycle. Gynecol Endocrinol, 2016, 32(1/6): 473-476.

[69] RICHTER K S, BUGGE K R, BROMER J G, et al. Relationship between endometrial thickness and embryo implantation, based on 1,294 cycles of in vitro fertilization with transfer of two blastocyst-stage embryos. Fertil Steril, 2007, 87(1): 53-59.

[70] KOVACS P, MATYAS S, BODA K, et al. The effect of endometrial thickness on IVF/ICSI outcome. Hum Reprod, 2003, 18(11): 2337-2341.

[71] SHUFARO Y, SIMON A, LAUFER N, et al. Thin unresponsive endometrium–a possible complication of surgical curettage compromising ART outcome. J Assist Reprod Genet, 2008, 25(8): 421-425.

[72] FRIEDLER S, MARGALIOTH E J, Kafka I, et al. Treatable uterine cause for in-vitro fertilisation failures. Lancet, 1993, 341(8854): 1213.

[73] HAN A R, KWON Y S, KIM D Y, et al. Pregnancy outcomes using assisted reproductive technology after fertility-preserving therapy in patients with endometrial adenocarcinoma or atypical complex hyperplasia. Int J Gynecol Cancer, 2009, 19(1): 147-151.

[74] PARK J Y. Hysteroscopy in fertility-sparing management for early endometrial cancer: a double-edged sword. J Gynecol Oncol, 2017, 28(1):e16. doi: 10.3802/jgo.2017.28.e16. Epub 2016 Nov 17. PMID: 27894168; PMCID: PMC5165065.

[75] KIM J J, CHAPMAN-DAVIS E. Role of progesterone in endometrial cancer. Semin Reprod Med, 2010, 28(1): 81-90.

[76] GONTHIER C, WALKER F, LUTON D, et al. Impact of obesity on the results of fertility-sparing management for atypical hyperplasia and grade 1 endometrial cancer. Gynecol Oncol, 2014, 133(1): 33-37.

[77] GALLOS I D, GANESAN R, GUPTA J K. Prediction of regression and relapse of endometrial hyperplasia with conservative therapy. Obstet Gynecol, 2013, 121(6): 1165-1171.

[78] MACDONALD P C, SIITERI P K. The relationship between the extraglandular production of estrone and the occurrence of endometrial neoplasia. Gynecol Oncol, 1974, 2(2-3): 259-263.

[79] MORAN C, HERNANDEZ E, RUIZ J E, et al. Upper body obesity and hyperinsulinemia are associated with anovulation. Gynecol Obstet Invest, 1999, 47(1): 1-5.

[80] FAUSER B C, TARLATZIS B C, REBAR R W, et al. Consensus on women's health aspects of polycystic ovary syndrome (PCOS): the Amsterdam ESHRE/ASRM-Sponsored 3rd PCOS Consensus Workshop Group. Fertil Steril, 2012, 97(1): 28-38e.

[81] PARK J Y, KIM D Y, KIM T J, et al. Hormonal therapy for women with stage IA endometrial cancer of all grades. Obstet Gynecol, 2013, 122(1): 7-14.

第五节　子宫内膜癌保留生育功能的复发风险

一、复发的定义

子宫内膜癌的5年总复发率约为27%，其中早期子宫内膜癌的复发率相对较低。而早期子宫内膜癌保留生育功能治疗的疗效经过近60年的临床实践已得到肯定，完全缓解率能达到50%~80%，但其复发率也相对较高。据文献报道，复发率达20%~50%。复发是指子宫内膜癌患者在初次保留生育功能治疗达到完全缓解后，于随访期内行宫腔镜下诊刮术复查内膜情况，组织病理学证实内膜再次出现子宫内膜非典型增生或内膜样腺癌的病变。子宫内膜癌保育治疗复发后可表现为非典型增生、内膜样腺癌或混合型。复发后内膜样腺癌按肿瘤细胞分化程度仍可表现为高分化或中分化，低分化者极少见。初次保留生育功能治疗完全缓解到复发的时间为12~15个月。

二、影响子宫内膜癌复发的相关因素

子宫内膜癌保留生育功能治疗后复发与患者年龄、体重指数（BMI）、肿瘤组织学类型、肿瘤细胞分化程度、有无肌层浸润、糖脂代谢异常等多种因素有关，常为多因素同时存在所致。

（一）年龄

在围绝经期及绝经后患者中，年龄是子宫内膜癌复发的独立危险因素，是影响子宫内膜癌患者预后的重要因素。而年龄≤35岁者，因高危因素少，受孕成功率高，预后较好；另一方面，年龄越小，保留生育功能治疗在未行手术之前，复发的概率随着时间推移也将升高。随着子宫内膜癌患者的年轻化趋势，对更多复发患者的诊治提出了挑战，如何降低复发率及提高妊娠活产率成为保育治疗的研究重点之一。

（二）体重指数（BMI）

肥胖是 I 型子宫内膜癌发生的独立危险因素，BMI每增加5 kg/m^2，子宫内膜癌的发病风险将增加1.6倍[1]。文献报道[2, 3]BMI≥25 kg/m^{2}时口服孕激素的治疗效果差，且易复发；也提出[4]BMI≥35 kg/m^{2}被证明是子宫内膜癌的独立预后因素，与子宫内膜癌逆转失败及复发密切相关。

（三）孕激素受体 (PR) 表达

子宫内膜病变组织中PR的表达对肿瘤的发生、发展及其内分泌治疗具有重要意义。PR阴性者不仅完全缓解率低，且复发率明显高于PR阳性者；PR阴性表达明显影响患者的无病生存率及总生存率。PR阴性是子宫内膜癌复发的独立危险因素[5]。

（四）孕激素治疗的持续时间

子宫内膜病变组织至少在孕激素作用10周后才

起反应，故临床上以12周为一个疗程进行复查。为了取得更高的完全缓解率，治疗持续时间不应少于12个月。若6个月达到完全缓解，可给予1~2个疗程的巩固治疗。建议连续两次宫腔镜下活检病理均为阴性方可停药或改为小剂量孕激素维持治疗。

（五）胰岛素抵抗

代谢综合征（metabolic syndrome，MS）是指多种代谢异常同时存在的一种临床综合征，以肥胖、胰岛素抵抗、高血压、高血糖、血脂紊乱为特征。当子宫内膜癌合并代谢综合征时不仅给治疗带来一定的困难，也增加了复发风险。胰岛素抵抗是其共同的病理生理基础，是MS发生发展的中心环节。在胰岛素抵抗状态下，机体分泌过多胰岛素。高胰岛素血症是子宫内膜癌发生的独立危险因素，可能通过激活胰岛素受体、降低性激素结合球蛋白水平和增加无拮抗游离雌二醇的水平影响子宫内膜病变的发生、发展，故胰岛素抵抗在子宫内膜癌的发生中起着重要作用。糖脂代谢的异常不仅与保留生育功能治疗的疗效有显著关系，而且与子宫内膜癌远期转移、复发及生存率关系密切[6, 7]。

（六）组织细胞分化程度

Boutselis等报道了882例子宫内膜癌，其中Ⅰ期子宫内膜癌420例，G1、G2、G3级患者的5年生存率分别为91.5%、72%、48.1%。多数学者认为肿瘤细胞的分化程度是影响复发的危险因素。王建六教授团队的相关研究结果[8]报道中分化子宫内膜癌组、高分化子宫内膜癌组及子宫内膜非典型增生组的完全缓解率分别为82%、91%、96%，复发率分别为33%、30%、22%，但三组间的差异无统计学

意义（P>0.05）。Park[9]多中心小样本量的研究中浅肌层浸润的子宫内膜癌G1级患者保育后完全缓解率为73.9%，复发率为47.1%；而浅肌层浸润的子宫内膜癌G2~G3级患者保育后的完全缓解率为87.5%，复发率为71.4%。从这份研究中可看出组织分化越差者其复发率越高。

（七）肌层浸润程度

近年根据年轻患者强烈的保育意愿，少数浅肌层浸润患者选择了保育治疗。据美国妇科肿瘤学组（GOG）报道，无肌层浸润、浅肌层浸润，以及深肌层浸润患者的5年生存率分别为92.9%、87.6%及62.6%，淋巴结转移率分别为0、5%、20%[10]；而梅奥标准[11]报道浅肌层浸润、病灶≤2 cm、G1~G2级的子宫内膜样癌具有较低的淋巴结转移风险（0.3%~0.5%），肿瘤特异性生存率高达97%。Ackerman等[12]认为子宫内膜癌浅肌层浸润的复发率为10%，深肌层浸润则达30%。目前仅有个别中心报道关于浅肌层浸润患者保育治疗的临床疗效，Park[9]的研究中，无肌层浸润的G2~G3级子宫内膜癌患者保育治疗后完全缓解率为76.5%，复发率为23.1%；伴浅肌层浸润的G2~G3级患者完全缓解率为87.5%，复发率为71.4%；而有浅肌层浸润的G1级患者完全缓解率为73.9%、复发率为47.1%，稍高于大部分文献中所报道的复发率。伴有肌层浸润者复发风险高于无肌层浸润患者。目前尚无有深肌层浸润子宫内膜癌患者行保育治疗的研究报道，对于子宫内膜癌肌层浸润的保育治疗效果尚不明确。

（八）辅助生殖技术

辅助生殖技术在肿瘤患者中的应用取得了较好

的效果，曾有学者提出子宫内膜癌患者行ART卵巢刺激方案可能会造成体内雌激素过高而引起复发，但近年相关文献[13]报道辅助生殖技术在早期子宫内膜癌保育治疗中并不增加复发风险，也不影响患者的无病生存率。不同的促排卵方案对体内激素的影响不同，建议对子宫内膜癌患者尽量选择低剂量的促排方案（如孕激素方案），以减少对雌激素的长期影响。

（九）维持治疗

多项临床研究发现，许多复发者在孕激素治疗成功后未继续给予孕激素保护子宫内膜（如月经后半周期口服小剂量孕激素或长期安置左炔诺孕酮宫内缓释节育系统）。Park等[14]的报道中显示在完全缓解后给予低剂量孕激素周期性维持治疗有助于减少复发。停药后若无近期妊娠意愿可给予小剂量孕激素（如地屈孕酮 20 mg）于月经后半周期口服或放置左炔诺孕酮宫内缓释节育系统（如曼月乐）维持治疗，文献报道在达到完全缓解后给予低剂量孕激素治疗有助于减少复发。

三、复发的诊断

子宫内膜癌患者经过初次治疗达完全缓解后，仍需3~6个月定期复查。可根据患者的症状选择阴道彩色超声检查或宫腔镜下活检术。确诊复发，组织病理学仍是金标准。若组织病理学证实存在内膜样腺癌的病变，还需行盆腔增强CT以明确是否有宫外转移和盆腔增强MRI检查以明确是否有肌层浸润，以及其浸润程度，确定下一步治疗方式。

四、复发的治疗

一旦明确复发，须更加严谨地全面评估患者病情。复发的治疗方式为再次保留生育功能治疗及分期手术治疗。

（一）再次保留生育功能治疗

复发患者再次保留生育功能治疗目前已有多个研究中心报道是安全有效的，而在各国指南中仅日本妇科肿瘤学会（JSGO）指南[15]提出未完成生育的复发患者可选择再次孕激素保育治疗。相关文献报道了子宫内膜癌复发后再次保育治疗仍可获得较满意的完全缓解率。日本Tamauchi[16]回顾性分析了名古屋大学附属医院39例子宫内膜非典型增生和子宫内膜癌患者，保留生育功能治疗后36例（92.3%）达到完全缓解，在中位67周后21例（58.3%）患者复发，其中18例选择再次保育治疗，中位24周，17例（94.4%）患者再次达到完全缓解。Yamagami[17]等单中心回顾性研究分析了82例复发患者（AH 28例和EC 54例），经过再次孕激素治疗后AH和EC的缓解率分别为96.4%和98.1%。何翙姣[18]等多中心回顾性研究中分析了27例复发患者再次保育治疗的情况，其中AH患者16例和EC患者11例，中位复发时间14个月，22例选择再次保育治疗后完全缓解率为81%（AH为81%，EC为82%）。结合国内外相关小样本量的研究报道，子宫内膜癌保育治疗复发后经过全面评估病情，病灶仅局限于内膜，无宫外浸润、无远处转移者可选择再次接受保留生育功能治疗。

1.适应证

（1）患者具有强烈保留生育功能的意愿。

（2）病灶为子宫内膜非典型增生或高分化子

宫内膜样腺癌。

（3）影像学检查证实病灶局限于子宫内膜，无肌层侵犯及宫外转移。

（4）PR阳性。

（5）无妊娠禁忌。

（6）无孕激素药物使用禁忌证。

（7）签署知情同意书，并须具有较好的随访条件。

2.治疗方式

（1）口服孕激素：醋酸甲羟孕酮或醋酸甲地孕酮。

（2）口服孕激素联合左炔诺孕酮宫内缓释节育系统（LNG-IUS）。

（3）促性腺激素释放激素受体激动剂（GnRH-a）单用或联合左炔诺孕酮宫内缓释节育系统（LNG-IUS）。

根据有限的文献报道，目前复发后再次保育治疗方式与初始治疗方式相似，仍主要以口服孕激素为主，但可根据患者的一般情况、复发病理类型、PR的反应变化、新出现的并发症及合并症情况来调整用药方案。比如，口服孕激素副作用大者可选择GnRH-a或联合LNG-IUS；肥胖、合并糖尿病、胰岛素抵抗者治疗上可加二甲双胍；子宫较大或合并子宫腺肌症、靠近内膜的子宫肌瘤者可选择宫腔镜下电切术联合口服孕激素或LNG-IUS。

3.疗效的评估　仍以12周为1个疗程，每1疗程结束进行宫腔镜下内膜活检，根据患者服药情况及症状酌情于随访间期行阴道彩色超声及MRI，检查有无肌层侵犯情况。评估疗效结果主要有以下几种（同初次保育治疗）：①完全缓解；②部分缓解；③无反应；④疾病进展。文献报道中复发患者再次

保留生育功能治疗的疗效与初次保留生育功能治疗无显著差异。在定期严密随访下，能及时发现复发并给予干预，极少有发生疾病进展及远处转移的情况。复发后再次保育治疗与初次保育治疗的妊娠率和活产率也无显著差异。具有强烈保留生育功能意愿的年轻复发患者选择再次保留生育功能治疗，当再次达到完全缓解后有妊娠意愿者应尽快转诊至生殖中心，若近期无妊娠意愿者应长期给予月经后半周期的小剂量孕激素口服或宫内留置左炔诺孕酮宫内缓释节育系统维持治疗。

（二）分期手术治疗

根据复发时组织病理学报告和影像学报告，以及患者一般情况综合考虑后制订具体手术方案。若是子宫内膜非典型增生可仅行全子宫及双侧输卵管切除术，若是子宫内膜样腺癌则行全面分期手术，术后根据组织病理报告决定后续治疗。

关于复发后的具体手术方式目前并未达成共识。主要争议点在于子宫切除时是否切除卵巢。年轻患者切除卵巢会使心血管疾病、骨质疏松、髋部骨折和认知功能障碍的风险增加。有研究者报道55岁前行卵巢切除术的女性到了80岁，其死亡率将高出8.6%[19]。Wright研究中收集了子宫内膜癌患者3 629例（其中一组为2 687例行卵巢切除术和一组为402例卵巢保留）分析卵巢保留的安全性，得出早期子宫内膜癌年轻患者保留卵巢可能是安全的，与癌症相关死亡率增加无关，对癌症特异性生存率和总生存率无影响。而另一部分研究者却认为保留卵巢具有潜在风险，约5%的子宫内膜癌患者出现子宫内膜和卵巢同时发生原发性肿瘤。所以，是否保留卵巢还需个体化对待。保留卵巢者手术病理应同

时行免疫组化和MSI分析，以判别是否存在错配修复基因的缺失等遗传相关性肿瘤可能，且同时术后每年须定期随访。

子宫内膜癌保留生育功能治疗旨在为年轻患者争取妊娠时机，一旦活产，目前仍建议尽早行手术治疗。

（何翊姣）

参考文献

［1］CROSBIE E, ZWAHLEN M, KITCHENER H, et al. Body mass index, hormone replacement therapy and endometrial cancer risk: a meta analysis. Cancer Epidemiol Biomarkers Prev, 2010, 19: 3119–3130.

［2］PARK J Y, KIM D Y, KIM J H, et al. Long-term oncologic outcomes after fertility-sparing management using oral progestin for young women with endometrial cancer (KGOG 2002). Eur J Cancer, 2013, 49(4): 868-874. DOI: 10.1016/j. ejca.2012.09.017.

［3］RENEHAN A G,TYSON M, EGGER M,et al.Body-massindexand incidence of cancer: a systematic review and meta-analysis of prospective observational studies. Lancet, 2008, 371(9612): 569-578.DOI:10.1016/S0140-6736(08)60269-X.

［4］GALLOS I D, GANESAN R, GUPTA J K. Prediction of regression and relapse of endometrial hyperplasia with conservative therapy. Obstetrics & Gynecology, 2013, 121(6): 1165-1171.

［5］李明珠,王志启,赵丽君,等. Ⅰ～Ⅱ期子宫内膜癌患者复发及预后的影响因素分析.中华妇产科杂志,2014, 49(6): 455-459. DOI:10.3760/cma.j.issn.0529-567x.2014.06.013

［6］BINGYI Y, LIYING X, HONGWEI Z, et al. Insulin resistance and overweight prolonged fertility-sparing treatment duration in endometrial atypical hyperplasia patients. Journal of Gynecologic Oncology, 2018, 29(3): e35.

［7］WANG Y, ZHOU R , WANG H , et al. Impact of treatment duration in fertility-preserving management of endometrial cancer or atypical endometrial hyperplasia. International Journal of Gynecological Cancer, 2019, 29(4):699-704.

［8］王益勤,周蓉,徐礼江,等.中分化Ⅰa期子宫内膜癌患者保留生育功能治疗的肿瘤结局和妊娠结局分析,中华妇产科杂志, 2020,55(5): 327-332.

［9］PARK J Y , KIM D Y, KIM T J , et al. Hormonal Therapy for Women With Stage IA Endometrial Cancer of All Grades. Obstetrics & Gynecology, 2013, 122(1):7-14.

［10］STEINER E, EICHER O, SAGEMÜLLER J, et al. Multivariate independent prognostic factors in endometrial carcinoma: A clinicopathologic study in 181 patients: 10 years experience at the Department of Obstetrics and Gynecology of the Mainz University. International Journal of Gynecological Cancer, 2003, 13(2)197-203.

［11］MILAM M R, JAVA J, WALKER J L, et al. Nodal metastasis risk in endometrioid endometrial cancer. Obstet Gynecol, 2012, 119(2 Pt 1): 286-292.

［12］ACKERMAN AND S, MALONE AND G, THOMAS AND E, et al. Endometrial Carcinoma—Relative Effectiveness of Adjuvant Irradiation vs Therapy Reserved for Relapse. Gynecologic Oncology, 1996, 60(2)：177-183.

［13］PARK J Y, SEONG S J, KIM TJ, et al. Pregnancy outcomes after fertility-sparing management in young women with early endometrial cancer. Obstetrics & Gynecology, 2013, 121(1):136-142.

［14］PARK J Y, KIM D Y, KIM J H, et al. Long-term oncologic outcomes after fertility-sparing management using oral progestin for young women with endometrial cancer (KGOG 2002). Eur J Cancer, 2013, 49(4):868-874.DOI:10.1016/j. ejca.2012.09.017.

［15］EBINA Y , KATABUCHI H , MIKAMI M, et al. Japan Society of Gynecologic Oncology guidelines 2013 for the treatment of uterine body neoplasms. International Journal of Clinical Oncology, 2016, 21(3): 419-434.

［16］TAMAUCHI S, KAJIYAMA H, UTSUMI F, et al. Efficacy of medroxyprogesterone acetate treatment and retreatment for atypical endometrial hyperplasia and endometrial cancer. Journal of Obstetrics and Gynaecology Research, 2017, 44(1): 151-156.

［17］YAMAGAMI W, SUSUMU N, MAKABE T, et al. Is repeated high-dose medroxyprogesterone acetate (MPA) therapy permissible for patients with early stage endometrial cancer or atypical endometrial hyperplasia who desire preserving fertility?. J Gynecol Oncol, 2018,29(2): e21.

［18］何翊姣,王益勤,王建六,等.子宫内膜非典型增生及早期子宫内膜癌复发后再次保留生育功能治疗的临床疗效及妊娠结局.中华妇产科杂志, 2020, 55(1): 21-28.

［19］PARKER W H , BRODER M S , LIU Z, et al. Ovarian Conservation at the Time of Hysterectomy for Benign Disease. Obstetrics & Gynecology, 2005, 106(6): 1413.

第六节　子宫内膜癌保留生育功能后的妊娠期及围产期处理

罹患子宫内膜癌或者子宫内膜非典型增生的育龄期女性，通常在保留生育功能治疗期间，会使用大量孕激素，长期使用大剂量孕激素对全身的影响包括体重增加、血栓风险、肝功能异常、凝血功能异常等，一旦子宫内膜癌保留生育功能的患者成功妊娠，孕激素治疗带来的对于机体的影响均将是妊娠期的高危因素。子宫内膜癌患者一般还会有肥胖、高血压、糖尿病或胰岛素抵抗等内科合并症，这些内科合并症在孕期保健中也是值得产科医生重点关注的问题。在本节，我们将重点讲述子宫内膜癌保留生育功能后的妊娠期保健内容及围产期处理需要注意的相关问题。

（一）孕前阶段

如果子宫内膜癌保留生育功能后的患者病情经过妇科肿瘤专家评估为可以备孕，那么需要请生殖内分泌专家对患者子宫内膜厚度、卵巢功能状态等项目进行充分评估，必要时可在妇科肿瘤专家及生殖内分泌专家共同监护下借助辅助生殖技术受孕，但是在孕前准备阶段，需要产科专家对患者是否有妊娠期相关高危因素进行评估。如果患者有血栓高风险、肝功能异常、肥胖、代谢综合征等高危因素，需要在孕前阶段对相关高危因素及可能受损脏器进行功能状态评估，避免妊娠期发生严重的合并症。计划妊娠的女性可在孕前3个月开始补充叶酸0.4~0.8 mg/d，或者含叶酸的复合维生素。

1.血栓风险评估　子宫内膜癌保留生育功能后的患者在治疗时，可选择的方案包括口服醋酸甲羟孕酮和醋酸甲地孕酮，这是保留生育功能治疗最常用的方式。但口服孕激素会导致血栓风险增加。患有恶性肿瘤、口服孕激素、妊娠均会导致血液高凝状态，形成静脉血栓，严重时会导致肺栓塞。妊娠期女性患血栓栓塞性疾病的概率是非妊娠期女性的4~5倍，患病率为（0.5~2.0）/1 000。《2018 ACOG实践简报：妊娠期血栓栓塞症的临床管理指南》中指出[1]，有血栓栓塞性疾病病史的患者妊娠期静脉血栓栓塞症（venous thromboembolism, VTE）复发的风险增加3~4倍，而复发性VTE占所有妊娠期VTE患者的15%~25%。所以，孕前对该疾病患者的凝血功能、易栓症和血管超声的评估，显得尤为重要。

（1）凝血功能的评估：①D-二聚体。D-二聚体是最简单的纤维蛋白降解产物，D-二聚体水平升高说明体内存在高凝状态和继发性的纤维蛋白溶解亢进。妊娠期间，雌、孕激素水平升高，血液呈高凝状态，正常妊娠的高凝状态增加了孕妇深静脉血栓的风险，同时可能是导致不良妊娠结局的影响因素之一。因此，D-二聚体质量浓度水平对血栓性疾病的诊断、疗效评估和预后判断具有重要的意义。②同型半胱氨酸。研究表明，同型半胱氨酸可能通过以下途径参与血栓形成——破坏血管内皮细胞、激活血小板、活化凝血因子、抑制抗凝系统、破坏纤溶系统、抑制蛋白C、诱导细胞凋亡等。妊娠期正常孕妇的同型半胱氨酸水平比非妊娠期女性的低，如果同型半胱氨酸在妊娠期异常升高，可能与流产、早产、妊娠期高血压疾病、胎盘早剥、低出生体质量等有关。但《2018 ACOG实践简报：妊娠期遗传性易栓症指南》中指出，没有足够的证据支持亚甲基四氢叶酸多态性或者同型半胱氨酸的水平与静脉血栓的形成有关。③蛋白S、蛋白C。蛋白S为依赖维生素K的血浆蛋白，作为一种辅助因子，激活蛋白C，抑制血液凝固；蛋白C是机体一种重要的依赖维生素K生理性抗凝蛋白，在蛋白S的辅助下被激活。活化蛋白C（activated protein C，APC）的抗凝血、抗血栓功能主要包括灭活活化凝血因子V（FVa）和活化凝血因子Ⅷa（FⅧa）、限制活化凝血因子Xa（FXa）与血小板结合、增强纤维蛋白溶解、增加抗凝血酶与凝血酶结合而加强抗凝。有文献报道称，蛋白C在正常妊娠组与正常未妊娠组相比无明显差异，蛋白C活性似乎不受妊娠的影响，蛋白S随妊娠增加而下降，在妊娠期高血压疾病患者血浆中的蛋白S、蛋白C水平明显低于正常妊娠组[2]。

（2）血栓相关疾病筛查：如子宫内膜癌保留生育功能后的患者患有内科合并症，包括活动性系统性红斑狼疮、炎症性多关节病或炎症性肠病、肾病综合征、1型糖尿病合并肾病、镰状细胞病、静脉吸毒等，这些均为静脉血栓形成的高危因素。因此，这类患者在受孕前即为VTE的高危人群。如果既往有过不良孕产史的患者在孕前建议行免疫疾病相关指标筛查，如抗心磷脂抗体、系统性红斑狼疮免疫指标等检查。

（3）影像学评估：子宫内膜癌保留生育功能后的患者在孕前评估时，尤其是接受大剂量孕激素治疗后的患者，孕前建议完善双下肢血管超声检查。血管超声是目前临床诊断下肢静脉血栓常用的一种方法，可以发现临床症状不典型的下肢静脉血栓或者部分血流淤滞的高危人群。

（4）计划受孕方式的评估：有生育要求的子宫内膜非典型增生和早期子宫内膜样癌患者，治疗达完全缓解（CR）后，建议尽早妊娠。由于这类患者因多次宫腔镜检查可能会造成子宫内膜损伤、卵巢功能不良等，自然妊娠率较一般人群低，然而辅助生殖技术的使用，可以显著提高妊娠率。在2015年英国皇家妇产科医师学会指南《妊娠期及产褥期静脉血栓栓塞疾病诊治》中[3]，列出了完善的VTE相关风险评估，其中辅助生殖技术（assisted reproductive technology，ART）和体外受精（in vitro fertilization，IVF）均为发生VET的产科高危因素。

2.代谢综合征相关因素评估 2020年《子宫内膜癌筛查规范建议》中指出[4]，子宫内膜癌发生的高危因素包括：①肥胖，体重指数（BMI）≥30 kg/m²；②多囊卵巢综合征；③无孕激素拮抗的雌激素使用史；④晚绝经（>55岁）；⑤终身未育或原发不孕；⑥他莫昔芬长期治疗（尤其是>50岁或绝经后仍在使用他莫昔芬的患者）；⑦年龄≥45岁，且合并糖尿病。由此可见，伴有代谢综合征的高龄女性为易患子宫内膜癌或者子宫内膜不典型增生的高危人群，此类患者如果有生育要求，保留生育功能病情缓解后计划妊娠，一定要在孕前对患者的内科合并症及内分泌情况进行评估。

（1）血糖代谢异常：研究表明，妊娠期高血糖的严格管理可显著改善母婴结局。未经控制的血糖异常患者在妊娠期可能导致稽留流产、胎儿畸形、流产等妊娠不良结局大大增加。对于有血糖代谢异常高危因素的人群，包括肥胖（尤其是重度肥胖）、一级亲属患2型糖尿病、多囊卵巢综合征（polycystic ovary syndrome，PCOS）、空腹尿糖反复阳性等，需要在孕前对其血糖代谢情况，如糖化血红蛋白、空腹血糖（必要时行糖耐量试验明确诊断）、眼底、血压、尿常规、甲状腺功能等进行评估。血糖代谢异常可能影响全身各脏器功能，如果患者孕前血糖异常或者诊断为糖尿病，需要对患者各个脏器进行评估。可选择的检查包括：①糖尿病眼底检查——用以发现视网膜病变的情况；②肾功能检查——部分孕前未发现、未控制的糖尿病会导致糖尿病肾病，如果已经伴有肌酐异常，则需要行尿蛋白-肌酐比值，24 h尿蛋白检查来评估肾脏功能是否适合妊娠。如果血糖异常需要进行营养门诊咨询，饮食、运动控制血糖不满意的情况下，必要时在内分泌医师建议下用药物控制血糖，在非妊娠状态下可选择二甲双胍口服，一旦妊娠，建议更换为胰岛素皮下注射。个别也有妊娠期选择口服二甲双胍控制血糖的报道，需在孕妇及其家属充分知情同意的基础上酌情选择。

（2）高血压：妊娠期高血压疾病是全世界孕产妇和围产儿死亡的主要原因之一。对于有子痫前期家族史（母亲或姐妹患有该疾病），高血压遗传因素，年龄≥35岁，妊娠前BMI≥28 kg/m²，有高血压病、肾脏疾病、糖尿病或自身免疫性疾病如系统性红斑狼疮、抗磷脂综合征等，存在高血压危险因素如阻塞性睡眠呼吸暂停，收缩压≥130 mmHg或舒张压≥80 mmHg（首次妊娠前检查时、妊娠早期或妊娠任何时期检查时）、持续存在随机尿蛋白≥（＋）的患者，需要评估血压控制情况、心脏功

能、肾脏功能、眼底、腹部超声等，以明确慢性疾病对脏器的损伤情况，妊娠期注意慢性疾病的管理[5]。

（3）肥胖：妊娠前超重和肥胖的患者妊娠后，发生妊娠期高血压疾病及妊娠期糖尿病的风险大大增加，并且会影响子代的发育。既往的研究表明，母亲肥胖是发生胎儿心脏发育异常的独立危险因素。在分娩过程中也会使难产、产后出血及剖宫产术后切口愈合不良等概率增加。超重和肥胖女性自然受孕概率下降，通常需要依靠辅助生育手段受孕。因此，对于妊娠前体重超重或者肥胖的育龄期妇女，建议通过饮食、运动适当减重，妊娠前良好的生活方式和健康状况有助于降低不良妊娠结局的风险，并使妊娠期严重合并症发生风险大大降低。

3.年龄 FIGO将分娩年龄≥35岁的孕产妇称为高龄孕产妇，高龄女性自然受孕概率下降，妊娠后发生胎儿畸形、流产、妊娠合并症和妊娠并发症的概率较大[6]。在孕产妇死亡患者中，高龄产妇比例较高，所以对高龄女性的妊娠前评估显得非常重要。如果子宫内膜癌保留生育后的患者为高龄女性，在孕前阶段，需要对患者进行遗传咨询和全身状态的评估，并详细介绍可能涉及的各种产前诊断的方式。

（二）妊娠期保健

一旦子宫内膜癌保留生育功能后的患者成功受孕，此类患者为高危妊娠患者，需要定期进行产前咨询及妊娠期保健。尤其是高龄孕妇，并发各种妊娠合并症的概率较高，按时的妊娠期保健尤为重要，有条件的医院可启用多学科协作（MDT）团队，包括产科专家、妇科肿瘤专家、儿科专家、内科相关疾病专家及麻醉科专家等，以确保高危患者

妊娠期、围产期及新生儿的安全。

1.妊娠早期 妊娠早期是指自末次月经到13^{+6}周的妊娠。计划妊娠的子宫内膜癌保留生育功能后的患者一旦停经，应立即到医院进行相关检查。建立孕产保健手册，确保后续产检按时、有序进行。后续妊娠期保健应针对以下几个方面进行。

（1）产科情况：子宫内膜癌保留生育功能后的患者一般月经可能不规律，或者存在人工辅助生殖技术助孕的情况，应根据早期超声核对孕周，核实预产期。子宫内膜癌保留生育功能后的患者可能因内膜多次手术或者药物治疗后，子宫内膜变薄或者伴有高龄等高危因素，妊娠早期较容易伴发先兆流产，如出现阴道出血或褐色分泌物、腹痛等症状，对于这类患者在发现妊娠后可适当给予孕激素保胎治疗，使妊娠早期平稳度过。应加强对患者进行流产的宣教和预防、常规妇科检查及产科超声检查。妊娠早期超声检查的目的是发现胎儿数目、判断多胎妊娠的绒毛膜性状（单绒毛膜双胎或者双绒毛膜双胎）、判断胎儿大小以核实孕周、进行NT数据测量、发现早期较为明显的胎儿畸形。另外，需关注患者的早孕反应，部分症状较严重的患者需要补液治疗度过妊娠早期[7]。

（2）内科合并症：子宫内膜癌保留生育功能的患者确诊妊娠后，应进行全面的体格检查，包括心肺听诊，测量血压、体重，计算BMI。对于肥胖和超重的孕妇，要进行营养和生活方式的指导，建议到营养门诊就诊，进行妊娠期营养指导，合理饮食，避免妊娠期体重增加过多。妊娠早期建议尽量避免性生活，进行适当的慢走锻炼，避免剧烈运动，避免劳累。同时对血糖异常的患者关注血糖控制情况及相关脏器功能的评估，口服降糖药可更换为皮下注射胰岛素治疗，因妊娠早期血糖可能较基础血糖低，更换胰岛素用量需慎重，避免妊娠早期低血糖的发生。如血糖控制不佳，将可能造成胎儿发育畸形、胚胎停育等不良妊娠结局。对于血压异常的患者，应注意降压药物的使用，避免使用可能影响胎儿发育的药物，如ACEI和ARB类药物，同时评估各个脏器受损情况，有条件的医疗机构建议行24 h血压监测，了解孕妇的血压情况。如伴有其他内科疾病，如血液系统、风湿免疫相关疾病，建议尽早转诊至相关内科专家处以评估疾病情况，共同进行妊娠期保健。对于具有发生静脉血栓栓塞高危因素的患者，根据VTE评分酌情开始预防性抗凝治疗，避免因妊娠期血液高凝状态导致的静脉血栓栓塞疾病的发生。妊娠期可选择的抗凝药物包括低分子肝素、阿司匹林和肝素。同华法林相关的胚胎病与妊娠6~12周的暴露有关，华法林可穿透胎盘，导致特征性华法林胚胎病，发生率约为5%，表现为鼻骨发育不全、先天性心脏缺陷、室管膜缺陷、脑室增宽、胼胝体发育不良或点状骨骺，还可能导致自然流产、胎死宫内、胎儿神经系统发育异常及母胎出血等[8]。

（3）产前筛查和产前诊断：患有子宫内膜癌或者子宫内膜非典型增生疾病的患者保留生育妊娠后，如果伴有高龄或者早期NT超声提示异常，则需要进行产前诊断。妊娠早期产前诊断的方式可选择的有绒毛膜穿刺术，手术时间一般在孕11~14周，但由于绒毛穿刺流产、畸胎风险高于羊水穿刺，目前较少采用。孕妇外周血胎儿游离DNA产前筛查适用于血清学筛查显示胎儿常见染色体非整倍体风险值介于高风险切割值与 1/1 000 之间的孕妇；有介入性产前诊断禁忌证者（如先兆流产、发热、出血倾向、慢性病原体感染活动期、孕妇 Rh 阴性血型等）；妊娠20^{+6}周以上，错过血清学筛查最佳时间，但要求评估21三体综合征、18三体综合征、13三体综合征风险者[9]。特别需要指出一点，孕妇外周血胎儿游离DNA产前筛查不能替代产前诊断，即使筛查结果为低风险，如果后续超声检查提示异常情况，仍有进行产前诊断的可能性。

（4）心理干预：由于患有子宫内膜癌或者子宫内膜非典型增生疾病，同时保留生育功能的治疗周期需要反反复复的检查和手术，高龄患者对妊娠期胎儿发育及可能进行的产前诊断方式风险的担心，子宫内膜癌保留生育功能后的患者对妊娠和自身所患疾病在心理上都会面临巨大压力，焦虑情绪较大。妊娠期由于激素水平的波动，对孕妇情绪影响较大。因此，对该类患者的健康心理宣教很重要。由于妊娠后孕激素水平升高，妊娠期对于子宫内膜癌或者子宫内膜非典型增生患者来说都将起到对内膜的保护作用，所以如果胚胎发育良好，建议患者不必要过度焦虑，避免不必要的恐慌。

2.妊娠中期　妊娠中期指妊娠14~28周。妊娠中期随着子宫缓慢增大，孕妇逐渐可感受胎动，伴随着孕育生命的喜悦之情，一些疾病也在这个时期逐渐进展。妊娠中期的孕期保健可按照以下项目进行。

（1）产科情况：妊娠中期如果无特殊情况，需要进行4周一次的妊娠期检查。重点关注胎儿生长发育情况，同时在22周左右和28周左右将有两次重要的胎儿超声先天畸形的筛查，用以发现早期的胎儿心脏发育异常或者胎儿其他器官发育异常等。同时测量胎儿发育指标和羊水量，评估胎儿宫内生长发育情况。患有子宫内膜癌或者子宫内膜非典型增生疾病的患者保留生育妊娠后，由于子宫内膜受损或者反复宫腔操作，妊娠期发生前置胎盘的风险增加。如果伴有阴道出血的情况，则要重点提示超声医师患者既往手术史和关注胎盘生长的位置及深度，早期发现可疑胎盘植入征象。保留生育功能的孕妇，因为妊娠前多次行宫腔镜检查、手术，妊娠中期在孕期保健时应考虑到宫颈功能不全的可能，可于每次产检行超声检查时监测宫颈管长度，避免因宫颈功能不全造成的不良结局。

（2）内科合并症和并发症情况：随着妊娠周增加，胎盘分泌的抗胰岛素因子逐渐增多，甚至部分妊娠前血糖正常的孕妇也会发生妊娠期糖尿病，如果使用胰岛素治疗的孕妇，应根据血糖情况，适当增加胰岛素用量。即使没有任何血糖代谢异常的情况，在妊娠24~28周也要进行75 g糖耐量试验，发现妊娠期糖尿病患者。孕期如果血糖控制不满意，可能造成胎儿生长发育异常、羊水量异常等。肥胖或超重患者应注意妊娠期体重增长和胎儿发育情况，建议到营养门诊就诊，孕期共同管理，使患者体重增长在控制范围之内，避免体重增加过快。另外，要关注筛查患者易栓症相关危险因素，对存在肾脏疾病及高凝状况等子痫前期高危因素者，可以在妊娠早中期（妊娠12~16周）开始每天服用小剂量阿司匹林（50~150 mg），依据个体因素决定用药时间，预防性应用可维持到妊娠26~28周；同时也不能忽视对妊娠期间子痫前期发病的警觉性和严密监控及干预[10]。因保留生育功能患者妊娠前长期使用孕激素，部分患者妊娠前肝功能会有轻度异常，应警惕妊娠期肝功能指标；一旦患者出现消化道症状，应及时化验肝功能、肾功能、血常规、尿常规、凝血功能，并完善肝脏超声检查。

（3）产前筛查和产前诊断：妊娠中期的筛查包括唐氏筛查、无创DNA检测、超声检查及介入性产前诊断。唐氏筛查适用于非高龄、无家族遗传病史和不良孕产史的孕妇。也可以选择无创胎儿染色体非整倍体检测，筛查准确率大于唐氏筛查。唐氏筛查高风险、超声产前诊断提示异常（2项以上超声软指标异常）、高龄孕妇、家族遗传病史等患者需要进行产前诊断。妊娠中期的产前诊断包括羊水穿刺术和脐血穿刺术。羊水穿刺术一般在妊娠18~22周进行，在超声引导下，从孕妇腹部进入羊膜腔抽取羊水进行培养。羊水细胞是来自胎儿的脱落细胞，具有相同的遗传信息。对羊水穿刺获得的羊水进行检测，可用于胎儿宫内状况的评估和胎儿疾病的诊断。脐血穿刺术一般针对超过24周发现异常需要进行产前诊断的孕妇，超声引导下经孕妇腹部穿刺抽取脐带血进行培养，用于胎儿宫内状况的评估和胎儿疾病的诊断。

（4）心理干预：随着妊娠的继续进展，孕妇的情绪慢慢起了变化，妊娠初期出现的不适症状逐渐消失了，食欲和睡眠又恢复了正常。尤其是胎动的出现对初为人母的孕妇来说无异于一剂强心剂，妊娠失败的恐惧骤减，取而代之的是更多的幸福感和自豪感。所以说，妊娠中期这3个月是孕妇心理上的黄金时期。但是随着孕期合并症及并发症的病情逐渐加重，部分孕妇仍有焦虑、抑郁的情绪，需要家人更多的理解和倾听。如果焦虑和抑郁情绪影响了睡眠、食欲等日常生活，必要时咨询心理门诊医师，缓解孕期焦虑情绪。

3.妊娠晚期 妊娠晚期指满28周至分娩的时间。如果妊娠期合并症及并发症病情控制良好，大部分孕妇都可以等到足月分娩。但是如果病情较

重，也有可能发生早产的情况。妊娠晚期保健应注意以下情况。

（1）产科情况：妊娠晚期每2周产检一次，37周后每1周产检一次，直至分娩。如果患者合并症较严重，也可增加妊娠期保健频率。在进行产科超声检查时，应注意胎盘位置，是否有前置胎盘或者胎盘植入的可能。注意宫颈管长度，是否有早产的可能。妊娠晚期需要进行胎动计数的监测和胎心监护的检查。

（2）内科合并症和并发症：随着妊娠周增加，胎盘分泌的抗胰岛素因子逐渐增多，使用胰岛素治疗的孕妇胰岛素用量可能缓慢增加，一般妊娠36周达高峰，随着胎盘成熟度逐渐增加，胰岛素用量部分可能减少。这个时期应更加注意监测血糖，避免低血糖发生[11]。妊娠期高血压疾病患者应每周监测病情变化，如果血压控制不佳或者子痫前期病情较重，随时有终止妊娠的可能。对于长期使用预防性抗凝患者，应根据终止妊娠时间调整药物的使用。

（3）终止妊娠时机：妊娠顺利的情况下可于妊娠41周前终止妊娠，如果出现相应的并发症，则根据具体病情选择终止妊娠的孕周。如果患者病情不宜继续妊娠，在34周前终止需要进行促胎肺成熟治疗。

（4）终止妊娠方式：子宫内膜癌保留生育功能的患者终止妊娠时，不是必须行剖宫产手术，应根据产科因素决定分娩方式[12]。此类患者入院终止妊娠前，需启动多学科协作（MDT），包括妇科肿瘤专家、产科医师、麻醉科专家、儿科专家、内科合并症专家等。如因产科因素需剖宫产终止妊娠，应邀请妇科肿瘤专家台上探查盆腔、腹腔淋巴

结情况。如无明确转移证据，常规行剖宫产手术，同时注意有无胎盘植入风险，术前充分备血，积极预防产后出血。术中可同时取部分子宫内膜送病理，明确诊断。

（5）心理干预：随着妊娠周的逐渐增加，对迎接新生命越来越期盼，同时因内科合并症的加重，害怕发生早产或者对分娩的恐惧又会逐渐产生更多的焦虑情绪。分娩后担心病情的复发也会成为焦虑的重点内容。这个时期更需要放松心情迎接新生命的到来，如果家人能给予很好的陪伴和心理疏导，可以起到非常重要的效果。

4.产褥期 对于血栓高风险人群，产后抗凝药的选择和时机是产褥期需要关注的重点。为减少产后出血，《2018 ACOG实践简报：妊娠期血栓栓塞症的临床管理指南》建议在阴道分娩后4~6 h或剖宫产术后6~12 h恢复抗凝治疗。当产后抗凝治疗时间超过6周时，需要将抗凝药物过渡到华法林。哺乳期间可选择的抗凝药包括低分子肝素、肝素、华法林，选择上述药物抗凝期间不需要停止母乳喂养。如为静脉血栓低风险，则可以产后建议下地活动或者使用弹力加压装置至产后可下地活动。产后42 d复查时，建议同时请妇科肿瘤专家共同检查，确定后续个体化的诊疗方案。

（周敬伟 刘国莉）

参考文献

［1］BIRSNER M, KAIMAL A. ACOG Practice Bulletin No. 196 Summary：Thromboembolism in Pregnancy. Obstet Gynecol, 2018, 132(1): 243-248.

［2］CLARK P, BRENNAND J, CONKIE J A, et al.Activated protein C sensitivity, protein C, protein S and coagulation in normal pregnancy. Thromb Haemost, 1998, 79(6):1166-1170.

［3］Royal College of Obstetricians and Gynaecologists. Thromboembolic Disease in Pregnancy and the Puerperium: Acute Management. Green-top Guideline No. 37a. (2015-04-30)［2017-07-15］.https://www.rcog.org.uk/globalassets/ documents/ guidelines/gtg-37b.pdf.

［4］俞梅, 向阳, 马晓欣, 等.子宫内膜癌筛查规范建议.中华妇产科杂志, 2020, 55(5): 307-311.

［5］中华医学会妇产科学分会妊娠期高血压疾病学组.妊娠期高血压疾病诊治指南(2020).中华妇产科杂志, 2020,55(4): 227-237.

［6］中华医学会妇产科学分会妊娠期高血压疾病学组. 高龄妇女妊娠前、妊娠期及分娩期管理专家共识(2019).中华妇产科杂志, 2019,54(1): 24-26.

［7］中华医学会妇产科学分会产科学组. 孕前和孕期保健指南(2018).中华妇产科杂志, 2018,53(1): 7-13.

［8］Inherited Thrombophilias in Pregnancy.ACOG Practice Bulletin No.197.American College of Obstetricians and Gynecologists. Obstet Gynecol, 2018, 132(1): e18-e34.

［9］国卫办妇幼. 国家卫生计生委办公厅关于规范有序开展孕妇外周血胎儿游离DNA产前筛查与诊断工作的通知. (2016-10-27).

［10］ACOG. Committee Opinion No. 743: Low-Dose Aspirin Use During Pregnancy.Obstet Gynecol, 2018, 132(1):e44-e52.

［11］中华医学会妇产科学分会产科学组,中华医学会围产医学分会妊娠合并糖尿病协作组.妊娠合并糖尿病诊治指南(2014).中华妇产科杂志, 2014 ,49(8):561-569.

［12］中国研究型医院学会妇产科专业委员会.早期子宫内膜癌保留生育功能治疗专家共识. 中国妇产科临床杂志,2019, 20(4):369-373.

第七节　子宫内膜癌保留生育功能患者子代结局

目前较少有文献报道子宫内膜癌（endometrial cancer，EC）保留生育患者生育子代的安全性。早期研究显示，宫内暴露于醋酸甲羟孕酮的患者，其子代的体格生长、一般健康状况、性腺发育和智力水平（包括语言和空间能力）与非暴露组无明显差异。孕前大剂量孕激素的使用对子代安全性的影响尚需长期随访研究。EC/子宫内膜不典型增生（atypical endometrial hyperplasia，AEH）患者保留生育功能治疗后的妊娠及子代的结局与肥胖、糖尿病、多囊卵巢综合征（polycystic ovary syndrome，PCOS）有一定相关性[1, 2]。

PCOS是一种常见的妇科内分泌疾病。本病患者在月经异常的女性中占70%～80%，导致如月经失调、体内雄激素过量、心血管疾病发病率增加及EC/AEH风险增加等，尤其严重损害了育龄期妇女的生育功能。然而，PCOS的危害不仅局限于患者本身，还关系到母体是否能够成功孕育子代，甚至持续影响子代从胎儿期至生后不同阶段的生长发育健康状态[3]。

Hart等观察到PCOS患者流产的风险更高，她们的流产住院率是非PCOS孕母的2倍[4]。大样本的人口分析发现，PCOS患者妊娠期合并症的发病率较高，如妊娠期糖尿病（gestational diabetes mellitus，GDM）、妊娠高血压综合征（pregnancy-induced hypertension，PIH）、子痫前期、早产、胎膜早破、胎盘早剥、剖宫产和转入新生儿重症监护室（neonatal intensive care unit，NICU）等率均高于正常人群[5]。而且研究显示，无论采用哪种妊娠方式，PCOS患者发生GDM均高于正常对照组；在自然怀孕的年轻PCOS女性中，PIH发病率较高，双胎妊娠、早产和胎儿生长受限发病率与正常对照组差异无统计学意义；在经体外受精-胚胎移植（in vitro fertilization-embryo transfer，IVF-ET）和促排卵治疗怀孕的女性中，双胎妊娠、早产和胎儿生长受限发病率高于正常对照组，而PIH发病率与正常对照组差异无统计学意义[6]。

PCOS患者的后代患先天性疾病的风险增加，其中先天性心血管疾病和泌尿生殖系统畸形较为常见[7]。一项关于母亲PCOS和新生儿先天性心脏病之间关系的研究发现，母亲PCOS与子代某些特殊类型先心病的发生有关，与房间隔缺损、异常肺静脉回流之间的联系尤其显著。在一项大型前瞻性队列研究中，对4 098名母亲的4 949名子代的生长指标进行分析后发现，PCOS女性的子代在3岁时的体重、身高、身体质量指数（body mass index，BMI）与正常女性的子代相比均无显著性差异[8]。然而，一项多变量线性回归分析结果提示，PCOS患者孕前BMI与子代6～8岁时的BMI呈显著正相关关系[9]。这些研究提示随着子代年龄增长，母体孕期PCOS状态对子代产生着越来越明显的体重增加效应。部分PCOS患者孕期使用了二甲双胍，研究发现她们的子代在4岁时均有较高的体重，8岁左右出现高血糖情况，提示与总体研究人群相比，PCOS女性的子代更易发生胰岛素和血糖代谢的紊乱[3]。

此外，Chen等研究了既往无神经精神病史PCOS妇女所分娩第一个子代的神经精神状况，发现PCOS母亲状态与子代神经精神疾病的发生相关，包括睡眠障碍、注意缺陷多动障碍（attention deficit hyperactivity disorder，ADHD）、抽动障碍、智力障碍、孤独症谱系障碍（autism spectrum disorders，ASD）、精神情绪障碍及其他行为异常，且神经精神疾病的发生在子代中没有显著的性别差异；母亲BMI分层分析显示，重度肥胖PCOS母亲的子女患神经精神障碍的风险比正常体重PCOS母亲的子女高；排除围产期并发症的影响，与非PCOS母亲的子代相比，PCOS母亲的子代患神经精神疾病的风险仍然增加[10]。不可忽视的是PCOS女性自身的神经精神疾病发病率高于正常妇女，且这些神经精神障碍表现为可遗传性，在分析母体PCOS和子代神经精神障碍之间的联系时可能会受到遗传因素的干扰[3]。

妊娠合并糖尿病（diabetes in pregnancy，DIP）包括妊娠前糖尿病和GDM。DIP的不良影响主要包括：孕妇孕期出现流产、早产、子痫等风险增加，孕妇产后发生2型糖尿病（type 2 diabetes mellitus，T2DM）的风险也明显增加；DIP患者的后代在新生儿期出现巨大儿、产伤、低血糖等近期损害的风险增加，青春期出现肥胖的风险明显升高，成年后患代谢性疾病的风险也增加。DIP患者的后代还可能出现神经系统发育不良，DIP使后代的认知功能障碍、孤独症谱系障碍和多动症的发病风险增加[11]。

为明确DIP与后代肥胖的独立相关性，Dabelea等[12]以家庭为单位选择母亲患糖尿病前后所生后代作为研究对象，排除了遗传、生活环境等混杂因素，共纳入52个家庭。结果显示，与母亲患T2DM之前所生后代相比，患T2DM后出生的孩子BMI明显升高；说明母亲宫内高糖环境与后代BMI增加的相关性可能独立于遗传和生活环境等影响因素。丹麦一项前瞻性队列研究结果显示，在后代9~16岁时，GDM母亲所生后代的BMI显著高于非糖尿病母亲所生后代。对母亲孕前BMI进行调整后，GDM仍是后代BMI升高的独立危险因素。另外，芬兰一项研究显示，当后代暴露于母亲孕前超重和GDM两个因素时，后代16岁时超重和肥胖的发生率高于单独暴露于GDM或母亲孕前超重。因此暴露于宫内高糖环境可能是后代肥胖的独立危险因素，而且DIP和母亲孕前肥胖对后代肥胖的影响可能具有协同作用[11, 13]。

多项研究结果显示，DIP与后代认知功能降低有关。丹麦一项研究结果显示，GDM使后代在13~19岁时认知功能明显降低，表现为复合智力、言语智力、非言语智力、复合记忆能力降低[14]。一项荟萃分析结果显示，GDM使后代在1~2岁时认知功能下降，在智力和精神运动发育方面受损[15]。但有一项772例母子队列研究结果显示，GDM与后代4岁时的认知功能无关联，阴性结果可能是研究对象的血糖均控制良好，掩盖了GDM与后代认知功能的相关性[16]。另外还有一项前瞻性队列研究纳入了515例研究对象，其中GDM母亲的后代32例，非GDM母亲的后代483例，结果显示GDM对后代9~10岁时认知功能有积极影响，包括后代的学习、长期记忆、推理、语言能力、注意力和集中度等方面。该研究的局限性在于阳性病例数量少，未记录CDM严重程度及治疗情况，这些可能会使研究结果出现偏差[17]。后代认知功能受母亲肥胖、教育水平、家庭经济水平、生活环境等多种因素影响，当多种混杂因素的控制情况不同时，可能会影响DIP与后代认知功能相关性研究的结果，从而得出不同甚至相反的结论。另外，各项研究中认知功能的评定方法也不尽相同，也会影响各项研究结论之间的可比性[11]。

ADHD是一组常见的儿童行为障碍综合征。多项研究显示，DIP使后代患ADHD的风险增加。美国一项回顾性出生队列研究，共纳入新生儿333 182例，其中37 878例（11.4%）新生儿的母亲妊娠期患有糖尿病（GDM 29 534例，T2DM 7 822例，T1DM 522例），在中位随访时间4.9年中，共有17 415（5.2%）名儿童诊断为ADHD。与非糖尿病母亲的后代相比，母亲患T1DM、T2DM、需要药物治疗的GDM和不需要药物治疗的GDM，其后代ADHD发病风险分别为1.57、1.43、1.26和0.93，说明T1DM使后代患ADHD的风险最大，其次是T2DM[18]。瑞典一项全国回顾性队列研究结果显示，T1DM父母的后代患ADHD的风险是普通人群的1.29倍，并且T1DM母亲对后代的影响大于T1DM父亲对后代的影响[19]。

另外，DIP也增加后代患ASD的风险。一项纳入419 425名儿童的回顾性队列研究中，T1DM和T2DM母亲患者分别为621例和9 453例，母亲妊娠26周前、妊娠26周后诊断为GDM者分别为11 922例和24 505例，中位随访时间6.9年，结果显示确诊ASD的儿童5 827例，这些暴露于T1DM、T2DM、妊娠26周诊断的GDM和妊娠26周后诊断的GDM的儿童每年ASD发病率分别为0.44%、0.36%、0.29%和0.21%。故T1DM与后代ASD相关性最强，其次为T2DM[20, 21]。

妊娠期肥胖包括妊娠前肥胖和妊娠期增重过多，其不仅危害孕母健康，导致妊娠期糖尿病、子痫前期等并发症，还会使子代巨大儿、早产、死产等的发生风险增加。母亲超重、肥胖、妊娠期增重过多是巨大儿的已知危险因素[22]。乌拉圭的一项横断面研究纳入了42 663例孕妇，结果显示，妊娠前超重、肥胖的女性分别占20.9%和10.7%，妊娠初期体重正常但妊娠末期超重的女性占23%，妊娠初期超重但妊娠末期肥胖的女性占34.4%，妊娠前超重、肥胖、妊娠期增重过多与巨大儿的发生密切相关，妊娠前肥胖女性生出巨大儿的风险更高[23]。英国的一项大型回顾性研究同样显示，女性妊娠前BMI增加与巨大儿、引产和剖宫产的发生率增加有关[24]。Torloni等的一项荟萃分析纳入了39项研究（共1 788 633例女性），结果显示，妊娠前BMI过高会增加早产的风险，且母亲肥胖程度越高，生出胎龄越小的早产儿的风险越高[25]。Maasilta等的一项针对正常孕妇与肥胖孕妇的睡眠监测研究表明，与正常孕妇相比，肥胖孕妇打鼾时间更长，睡眠相关的呼吸障碍、低氧血症更常见，因此推测，孕妇肥胖会导致向胎儿的供氧减少，从而使死产的风险增加[26]。Ikedionwu等的一项横断面回顾性研究纳入了美国2014—2017年的新生儿出生数据及胎儿死亡数据（出生10 043 398例，死产48 799例），结果显示，体重正常母亲巨大儿的发生率为6.3%，肥胖母亲巨大儿的发生率为11.2%，其中肥胖母亲巨大儿的死产率是正常母亲的8倍[27]。妊娠期肥胖导致巨大儿死产风险增高的原因尚不明确，可能与妊娠期肥胖导致孕母妊娠期糖尿病、高血压疾病的发病风险增高有关。儿童肥胖问题日益突出，超重的儿童会面临高血压、血脂异常、T2DM等相关疾病的风险。

多项研究表明，儿童肥胖与母亲妊娠期肥胖相关。美国的一项多中心、多种族回顾性队列研究，纳入了10 226例参与者，在对重要的混杂因素进行调整后发现，母亲妊娠体重增加与后代7岁时的超重有关，妊娠体重每增加1.0 kg，子代7岁时超重的概率就增加3%[28]。Liu等的研究同样显示，妊娠期增重过多与子代6岁时肥胖的风险增加有关[29]。泰国的一项前瞻性队列研究纳入了628例19.1~22.1岁的年轻子代，结果显示，超重、肥胖母亲的年轻子代较正常体重母亲的子代分别重14.1 kg和9.4 kg，超重、肥胖母亲的子代肥胖率较体重正常母亲的子代明显升高。芬兰的一项调查研究显示，孕前超重、肥胖的母亲的男性后代较体重正常母亲的男性后代每日碳水化合物摄入量更高，过量的碳水化合物摄入可能是后代肥胖的重要影响因素之一[30]。Paul等的动物研究表明，母体肥胖可诱导子代肠道菌群发生改变，肠道菌群的改变可导致肥胖大鼠的后代体重增加[31]。

妊娠期肥胖的后代发生糖尿病、脂质代谢异常等的风险增加。英国的一项大型队列研究显示，超重或肥胖与后代T2DM发病率增加有关，母亲超重、肥胖时，后代T2DM的患病率分别增加1.4倍、3.5倍，且与女性后代相比，男性后代患糖尿病的可能性更大[32]。另一项对丹麦308对母子的研究评估了母亲妊娠期增重与子代20岁时代谢水平的关系，结果表明，母亲妊娠期增重越大，男性后代的瘦素、胰岛素水平等越高[33]。英国的一项前瞻性妊娠队列研究发现，母亲妊娠前体重越大，

后代在9岁时肥胖程度越高，不良心血管风险因素也越多，母亲妊娠期增重与后代脂质、炎症的异常发生风险呈正相关[34]。

近年来，越来越多的研究表明，儿童哮喘和心血管疾病的发生与母亲妊娠期肥胖相关。美国的一项纵向出生队列研究，对4 898例产妇在产后进行了调查访问，其中3 309例产妇在3年后再次接受访问，了解子代是否曾被诊断出哮喘，最终纳入了1 971例子代，结果显示肥胖母亲的子代被诊断为哮喘的概率比非肥胖母亲高52%[35]。另一项纵向研究纳入了6 450例儿童，对儿童早期哮喘与孕妇妊娠期体重增加的关联进行了研究，研究发现母亲肥胖和妊娠期增重过多是儿童早期哮喘的危险因素[36]。部分研究认为，儿童哮喘的发生是由于母亲妊娠前肥胖和妊娠期增重过多导致儿童肥胖，儿童肥胖可能会影响其肺功能，增加哮喘发病的风险。然而，也有研究认为，与体重正常的孕妇相比，肥胖孕妇胎盘中的炎症因子增加，导致子宫内的炎症环境。胎儿暴露于宫内炎症状态，高水平的炎症因子会影响子代的肺发育；同时，母体其他与肥胖相关的代谢或激素因素，如血糖、胰岛素和脂质水平升高，也会影响胎儿的发育，导致子代哮喘的发病率增加。人类队列研究的观察数据表明，肥胖母亲的子代在婴儿期和儿童期超重、肥胖及晚年患心血管疾病的风险增加[37]。希腊的一项对977对母子的研究表明，母亲妊娠早期增重与儿童肥胖风险及舒张压升高有关。澳大利亚一项对2 432例子代的研究表明，母亲妊娠期增重越多，子代BMI越高，且子代21岁时的收缩压越高。母体肥胖对胎儿心脏的直接影响包括心脏肥大、主动脉僵硬等，以上均可导致高血压的发生。母体肥胖诱发的子代肥

胖中出现的轻度炎症反应也可能增加后代患心血管疾病的风险，子代的瘦素抵抗和交感神经系统活动增加进一步增加了高血压的风险[38-40]。

营养环境对胎儿时期的大脑发育至关重要。西班牙的一项前瞻性研究，探讨了母亲孕前超重、肥胖对婴儿神经发育的影响，结果显示，母亲孕前超重、肥胖与后代肌肉运动评分较低有关，但与语言和认知得分无关。Menting等研究了孕妇孕前超重、肥胖与子代5岁时行为问题和执行能力的关系，研究显示，孕前肥胖和部分孕前超重母亲的子代，5岁时出现行为问题的概率较体重正常母亲的子代增加了30%~70%，执行能力出现轻度下降[41]。Heikura等研究了母亲孕前BMI和子代青少年时期智力障碍之间的关系，研究发现，母亲肥胖是子代智力障碍的一个预测因素[42]。目前也有研究认为，孕妇孕前超重和肥胖是后代ADHD的潜在危险因素。Van Lieshout等的研究发现，妊娠期肥胖的子代在儿童期智商下降及出现ADHD的风险增加，甚至可能在成年后出现非情感性精神障碍[43]。Rodriguez等的两项研究也表明，母亲孕前BMI和儿童ADHD之间可能存在联系[44]。澳大利亚的一项队列研究，探讨了母亲孕前BMI与子代儿童期和青少年期情感问题（抑郁障碍、重度抑郁障碍）之间的发展关系，结果显示，超重和肥胖母亲的子代在5~17岁出现情感问题的风险增加。肥胖母亲的子代通常与母亲生活在相同的"致肥"环境中，童年受到该环境相关的生活方式的影响而出现肥胖，如缺乏体育活动、久坐增多、饮食不健康等，研究表明，肥胖导致严重抑郁症的发生率增高，且对精神疾病的治疗反应有负面影响[45]。

总之，尽管EC/AEH是妇科疾病，而保留生育功能属于生殖医学领域，但保留生育功能治疗，妊娠及子代结局涉及妇科肿瘤、妇科内分泌、影像医学、肿瘤病理、内分泌科、儿科、营养科、中医针灸科、心理科等学科，因此多学科协作即MDT在EC/AEH保留生育功能治疗中是重要且必需的[46]。

对于合并高血压、糖尿病、PCOS等的EC/AEH患者，需通过生活方式干预、药物治疗等方法，纠正糖脂代谢紊乱，改善胰岛素抵抗，这不仅可以提高疗效也有助于患者完成生育目标。同时建议超重、肥胖的EC/AEH保留生育功能治疗患者定期到营养管理门诊随访，由营养师根据患者肿瘤治疗程度及全身情况综合考量，制定个体化的营养处方，通过控制热量摄入、改善饮食结构、辅助有氧运动等方式将BMI控制在正常范围内。EC/AEH保留生育治疗患者经过多次宫腔操作，流产、前置胎盘或胎盘植入风险增加，且合并妊娠期代谢系统相关并发症的可能性大，妊娠期应在产科专家门诊严密产前检查[46]。EC/AEH患者子代的健康成长离不开儿科的协作，从新生儿期到青春期均需儿科医师的密切监测与指导。

（刘玉鹏　杨志仙）

参考文献

［1］王益勤, 周蓉, 鹿群, 等. 子宫内膜癌保留生育功能治疗现状与挑战. 中国临床医生杂志, 2020, 48(3):255-258.

［2］郭亚兴, 李红真, 乔杰. 早期子宫内膜癌及子宫内膜非典型增生保守治疗后接受辅助生殖技术助孕现状及研究进展. 中华生殖与避孕杂志, 2023, 43(3): 311-315.

［3］康鹤遥, 杨永秀, 安静, 等. 母体多囊卵巢综合征对子代不同生长发育阶段影响的研究进展. 生殖医学杂志, 2022, 31(3):414-419.

［4］HART R. Generational Health Impact of PCOS on Women and their Children. Med Sci, 2019, 7(3).

［5］JOHAM A E, RANASINHA S, ZOUNGAS S, et al. Teede HJ. Gestational diabetes and type 2 diabetes in reproductive-aged women with polycystic ovary syndrome. J Clin Endocrinol Metab, 2014, 99(3): 2007-2013.

［6］MILLS G, BADEGHIESH A, SUARTHANA E, et al. Associations between polycystic ovary syndrome and adverse obstetric and neonatal outcomes: a population study of 9.1 million births. Hum Reprod, 2020, 35(8): 1914-1921.

［7］DOHERTY D A, NEWNHAM J P, BOWER C, et al. Implications of polycystic ovary syndrome for pregnancy and for the health of offspring. Obstet Gynecol, 2015, 125(6): 1397-1406.

［8］BELL G A, SUNDARAM R, MUMFORD S L, et al. Maternal polycystic ovarian syndrome and offspring growth: the Upstate KIDS Study. J Epidemiol Community Health, 2018, 72(9): 852-855.

［9］GUNNING M N, VAN RIJN B B, BEKKER M N, et al. Associations of preconception Body Mass Index in women with PCOS and BMI and blood pressure of their offspring. Gynecol Endocrinol, 2019, 35(8): 673-678.

［10］CHEN X, KONG L, PILTONEN T T, et al. Association of polycystic ovary syndrome or anovulatory infertility with offspring psychiatric and mild neurodevelopmental disorders: a Finnish population-based cohort study. Hum Reprod, 2020, 35(10): 2336-2347.

［11］杨彦娜, 潘清蓉, 王广, 等. 妊娠合并糖尿病对后代的远期影响. 中华糖尿病杂志, 2021, 13(5): 501-504.

［12］DABELEA D, HANSON R L, LINDSAY R S, et al. Intrauterine exposure to diabetes conveys risks for type 2 diabetes and obesity: a study of discordant sibships. Diabetes, 2000, 49(12): 2208-2211.

［13］GRUNNET L G, HANSEN S, HJORT L, et al. Adiposity, Dysmetabolic Traits, and Earlier Onset of Female Puberty in Adolescent Offspring of Women With Gestational Diabetes Mellitus: A Clinical Study Within the Danish National Birth Cohort. Diabetes Care, 2017, 40(12): 1746-1755.

［14］BYTOFT B, KNORR S, VLACHOVA Z, et al. Long-term Cognitive Implications of Intrauterine Hyperglycemia in Adolescent Offspring of Women With Type 1 Diabetes (the EPICOM Study). Diabetes Care, 2016, 39(8): 1356-1363.

［15］CAMPRUBI ROBLES M, CAMPOY C, GARCIA FERNANDEZ L, et al. Maternal Diabetes and Cognitive Performance in the Offspring: A Systematic Review and Meta-Analysis. PLoS One, 2015, 10(11): e0142583.

［16］DARAKI V, ROUMELIOTAKI T, KOUTRA K, et al. Effect of parental obesity and gestational diabetes on child neuropsychological and behavioral development at 4 years of age: the Rhea mother-child cohort, Crete, Greece. Eur Child Adolesc Psychiatry, 2017, 26(6): 703-714.

［17］VEENA S R, KRISHNAVENI G V, SRINIVASAN K, et al. Childhood cognitive ability: relationship to gestational diabetes mellitus in India. Diabetologia, 2010, 53(10): 2134-2138.

［18］XIANG A H, WANG X, MARTINEZ M P, et al. Maternal Gestational Diabetes Mellitus, Type 1 Diabetes, and Type 2 Diabetes During Pregnancy and Risk of ADHD in Offspring. Diabetes Care, 2018, 41(12): 2502-2508.

［19］JI J, CHEN T, SUNDQUIST J, et al. Type 1 Diabetes in Parents and Risk of Attention Deficit/Hyperactivity Disorder in Offspring: A Population-Based Study in Sweden. Diabetes Care, 2018, 41(4): 770-774.

［20］YAMAMOTO J M, BENHAM J L, DEWEY D, et al. Neurocognitive and behavioural outcomes in offspring exposed to maternal pre-existing diabetes: a systematic review and meta-analysis. Diabetologia, 2019, 62(9): 1561-1574.

［21］XIANG A H, WANG X, MARTINEZ M P, et al. Maternal Type 1 Diabetes and Risk of Autism in Offspring. Jama, 2018, 320(1): 89-91.

［22］CATALANO P M, SHANKAR K. Obesity and pregnancy: mechanisms of short term and long term adverse consequences for mother and child. BMJ, 2017, 356: j1.

［23］PEREDA J, BOVE I, PINEYRO M M. Excessive Maternal Weight and Diabetes Are Risk Factors for Macrosomia: A Cross-

Sectional Study of 42, 663 Pregnancies in Uruguay. Front Endocrinol, 2020, 11: 588443.

[24] BHATTACHARYA S, CAMPBELL D M, LISTON W A. Effect of Body Mass Index on pregnancy outcomes in nulliparous women delivering singleton babies. BMC Public Health, 2007, 7: 168.

[25] TORLONI M R, BETRÁN A P, DAHER S, et al. Maternal BMI and preterm birth: a systematic review of the literature with meta-analysis. J Matern Fetal Neonatal Med, 2009, 22(11): 957-970.

[26] MAASILTA P, BACHOUR A, TERAMO K, et al. Sleep-related disordered breathing during pregnancy in obese women. Chest, 2001, 120(5): 1448-1454.

[27] IKEDIONWU C A, DONGARWAR D, YUSUF K K, et al. Pre-pregnancy maternal obesity, macrosomia, and risk of stillbirth: A population-based study. Eur J Obstet Gynecol Reprod Biol, 2020, 252:1-6.

[28] WROTNIAK B H, SHULTS J, BUTTS S, et al. Gestational weight gain and risk of overweight in the offspring at age 7 y in a multicenter, multiethnic cohort study. Am J Clin Nutr, 2008, 87(6): 1818-1824.

[29] LIU J, BOGHOSSIAN N S, FRONGILLO E A, et al. Associations of maternal gestational weight gain with the risk of offspring obesity and body mass index Z scores beyond the mean. Ann Epidemiol, 2019, 32:64-71.

[30] KASEVA N, VÄÄRÄSMÄKI M, MATINOLLI H M, et al. Maternal pre-pregnancy overweight and gestational diabetes and dietary intakes among young adult offspring. Nutr Diabetes, 2020, 10(1): 26.

[31] PAUL H A, COLLINS K H, BOMHOF M R, et al. Potential Impact of Metabolic and Gut Microbial Response to Pregnancy and Lactation in Lean and Diet-Induced Obese Rats on Offspring Obesity Risk. Mol Nutr Food Res, 2018, 62(4):22.

[32] LAHTI-PULKKINEN M, BHATTACHARYA S, Wild S H, et al. Consequences of being overweight or obese during pregnancy on diabetes in the offspring: a record linkage study in Aberdeen, Scotland. Diabetologia, 2019, 62(8): 1412-1419.

[33] HROLFSDOTTIR L, RYTTER D, OLSEN S F, et al. Gestational weight gain in normal weight women and offspring cardio-metabolic risk factors at 20 years of age. Int J Obes, 2015, 39(4): 671-676.

[34] FRASER A, TILLING K, MACDONALD-WALLIS C, et al. Association of maternal weight gain in pregnancy with offspring obesity and metabolic and vascular traits in childhood. Circulation, 2010, 121(23): 2557-2564.

[35] REICHMAN N E, NEPOMNYASCHY L. Maternal pre-pregnancy obesity and diagnosis of asthma in offspring at age 3 years. Matern Child Health J, 2008, 12(6): 725-733.

[36] POLINSKI K J, LIU J, BOGHOSSIAN N S, et al. Maternal Obesity, Gestational Weight Gain, and Asthma in Offspring. Prev Chronic Dis, 2017, 9(14): e109.

[37] SCHOLTENS S, WIJGA A H, BRUNEKREEF B, et al. Maternal overweight before pregnancy and asthma in offspring followed for 8 years. Int J Obes, 2010, 34(4): 606-613.

[38] KARACHALIOU M, GEORGIOU V, ROUMELIOTAKI T, et al. Association of trimester-specific gestational weight gain with fetal growth, offspring obesity, and cardiometabolic traits in early childhood. Am J Obstet Gynecol, 2015, 212(4): 31.

[39] MAMUN A A, O'CALLAGHAN M, CALLAWAY L, et al. Associations of gestational weight gain with offspring body mass index and blood pressure at 21 years of age: evidence from a birth cohort study. Circulation, 2009, 119(13): 1720-1727.

[40] MENTING M D, MINTJENS S, VAN DE BEEK C, et al. Maternal obesity in pregnancy impacts offspring cardiometabolic health: Systematic review and meta-analysis of animal studies. Obes Rev, 2019, 20(5): 675-685.

[41] MENTING M D, VAN DE BEEK C, DE ROOIJ S R, et al. The association between pre-pregnancy overweight/obesity and offspring's behavioral problems and executive functioning. Early Hum Dev, 2018, 122: 32-41.

[42] HEIKURA U, TAANILA A, HARTIKAINEN A L, et al. Variations in prenatal sociodemographic factors associated with intellectual disability: a study of the 20-year interval between two birth cohorts in northern Finland. Am J Epidemiol, 2008, 167(2): 169-177.

[43] VAN LIESHOUT R J, TAYLOR V H, BOYLE M H. Pre-pregnancy and pregnancy obesity and neurodevelopmental outcomes in offspring: a systematic review. Obes Rev, 2011, 12(5):17.

[44] RODRIGUEZ A, MIETTUNEN J, HENRIKSEN T B, et al. Maternal adiposity prior to pregnancy is associated with ADHD symptoms in offspring: evidence from three prospective pregnancy cohorts. Int J Obes, 2008, 32(3): 550-557.

[45] ROBINSON M, ZUBRICK S R, PENNELL C E, et al. Pre-pregnancy maternal overweight and obesity increase the risk for affective disorders in offspring. J Dev Orig Health Dis, 2013, 4(1):42-48.

[46] 贺淼, 王建六. 多学科协作在子宫内膜癌保留生育治疗中的重要意义. 实用妇产科杂志, 2021, 37(7): 488-491.

第八节　中医针灸治疗在子宫内膜癌保留生育功能中的应用

子宫内膜癌（endometrial carcinoma，EC）是妇科生殖道常见恶性肿瘤之一，全球流行病统计数据显示，本病发病率在全球范围内呈现上升趋势，且患病群体呈现年轻态势[1]。据文献，45岁前患病者占7%～14.4%，多数患者尚未完成生育功能[2]。现代医学对于具有强烈生育意愿并符合相关限制条件的育龄期子宫内膜癌患者，多采取保留生育功能治疗，并取得了一定的成果[3]。

中医治疗不孕不育症历史悠久，有较为完整的理论体系。中医古籍很早就有"肾主生殖""种子必先调经"等记载。近代张锡纯的《医学衷中参西录》云："男女生育，皆赖肾脏作强。"《傅青主女科》中强调肾主精，是妇人受孕的根本，"妇人受妊，本于肾气旺也，肾旺是以摄精"。中医把肾称为先天之本，元气之根；肾主藏精气，所藏之精为先天之精，是人体生长发育与生殖功能的物质基础，肾精是生殖之精，是卵细胞发育成熟所需的基本物质。试管婴儿技术应用促排卵药，获得较多卵细胞，让卵细胞共同发育，优质胚胎依赖受孕女性的肾精是否充盛，如母体肾虚、精血不足，胚胎的正常发育缺乏必要的物质条件，胚胎着床率及妊娠率受此影响而不能达到满意的结果。《素问·上古天真论》中阐述肾气和任脉的作用，曰："女子七岁，肾气盛，齿更发长；二七而天癸至，任脉通，太冲脉盛，月事以时下，故有子。"肾气充盛是促进排卵的内在动力，同时"肾为冲任之本""冲为

血海，任主胞胎"，肾气足、冲任二脉通畅，则月事来、胞宫发育正常，子宫的调经孕子功能才能得以正常发挥。脾胃为后天之本，脾主运化、胃主受纳，是气血生化之源，妇女月事及受孕胚胎的正常有赖于气血的充盈滋养。肝主疏泄、藏血，肝的疏泄功能正常，气畅能推动血液正常运行。中医讲究治病求本，标本兼治，整体合参，故补益和调节肾、肝、脾三脏功能在妇科病及辅助生殖治疗中具有重要作用。针灸作为中医的重要组成部分，在治疗妇科病中积累了丰富的经验，发挥着重要作用，虽然传统针灸并无育龄期子宫内膜癌患者保留生育功能治疗方面的文献记载，但随着针灸在受孕过程中被越来越多地使用，其在辅助生殖治疗领域起到的积极作用也越来越多地引起研究者重视。

一、针灸对于卵巢的影响

现代研究表明，针刺可以激发机体神经-内分泌系统活动，调节下丘脑-垂体-卵巢轴的功能，起到提高卵母细胞质量、促进卵泡发育、改善排卵功能的作用，促使女性生殖内分泌系统功能恢复正常[4]。

（一）针灸改善卵巢储备功能

卵巢储备功能低下是临床IVF-ET患者最常见的临床现象之一，严重影响了患者的卵子数、胚胎

质量及着床率。中医虽然没有卵巢储备功能下降这一病名，但根据其症状，可以归于"闭经""血枯""不孕""绝子""经水早断"等。这些病症多以冲任失调为基本病机，女子以肝为先天，肝气郁结是因亦是果，是发病的关键因素。因此，本病的主要中医治则是调理冲任、疏肝宁神。

周莉等[5]在对63例患者进行的对照研究中发现，在针灸序贯治疗后，试验组患者在取卵周期中排卵日雌激素分泌显著增加（$P<0.05$），基础窦状卵泡数、获卵数、受精数及优质胚胎数增加，差异有统计学意义；移植周期中胚胎种植率、临床妊娠率显著增加（$P<0.01$），周期取消率显著减低（$P<0.01$）。提示该疗法可以提高卵巢反应性，改善卵巢储备功能，进而提高IVF-ET的临床妊娠率。李晓彤等[6]采用前瞻性病例序列研究的方法对40例DOR患者进行观察，于治疗前后及治疗结束3个月后随访时记录患者卵泡刺激素（FSH）、卵泡刺激素/黄体生成素（FSH/LH）、雌二醇（E_2）水平及窦状卵泡计数（AFC）和中医症状评分，并对患者行安全性观察。发现与治疗前比较，治疗后及随访时FSH水平、FSH/LH比值下降，E_2、AFC水平上升（均$P<0.05$）。治疗后及随访时中医症状评分均较治疗前显著下降（均$P<0.05$）。治疗后临床妊娠率为15%（6/40）。无感染、脏器损伤等发生。这充分证明针刺调经促孕治疗对DOR患者的卵巢储备功能具有良好的改善作用，且安全性较好。唐文龙等[7]采用经脉排刺法治疗阴阳两虚型DOR患者，并与西药治疗的对照组进行对比观察，结果显示，总有效率针刺组为87.5%，西药组为89.6%，两组比较，差异无统计学意义；但两组治疗后临床症状评分、FSH、LH及E_2较治疗前均有明显降低；治疗结束后

6个月，月经周期的远期疗效针刺组优于西药组。

（二）针灸对卵子质量的影响

卵子质量是影响辅助生殖技术（assisted reproductive technique，ART）成功的基础因素[8]，目前针灸治疗对卵子质量产生影响的研究主要集中在促排卵、促卵子成熟、促卵泡发育等方面。元代王国瑞《扁鹊神应针灸玉龙经》就有"女子经候不匀调，中极、气海与中髎"的记载。20世纪60年代之后，已有许多针刺关元、中极、子宫等穴位以促排卵的临床与实验研究热点，并认为针刺在一定条件下可能通过调节中枢及内啡肽水平而促进促性腺激素释放激素分泌引起排卵。崔薇等[9]给接受IVF-ET助孕的患者在控制性超排卵前及过程中加用电针疗法，主穴为关元、子宫、三阴交。研究发现，在IVF-ET过程中配合电针可改善卵子质量，优质胚胎率高于对照组；电针组不仅临床妊娠率高于对照组，而且Gn的用量亦明显减少。黄晓燕等[10]研究证实针灸可激发机体的神经内分泌系统，释放生物活性物质，激活靶细胞的传导功能，进而产生调节作用，这些调节作用可影响卵泡的生长、发育、排卵功能及胚胎的着床等。对于以无排卵为主要特征的多囊卵巢综合征（polycystic ovary syndrome，PCOS）患者，有实验证明在药物基础上加用穴位针刺及穴位封闭，能明显提高PCOS患者的卵子成熟度，并改善患者的内分泌激素水平，有望作为药物诱导排卵的一种辅助甚至替代方案[11]。王瑾等[12]将88例IVF-ET患者按就诊单双数顺序分成治疗组和对照组，以探讨针灸对IVF-ET结局的影响。对照组采用微刺激，治疗组在对照组的基础上采取针灸治疗，经期第3天开始进行分阶段治疗，按照月经

周期分3个阶段取不同穴位。研究发现治疗组获卵率、优质胚胎率及内膜厚度均优于对照组。

以上研究表明，针灸可有效促进卵子发育及成熟，并可加速排卵提高妊娠率。

（三）针灸改善卵巢过度刺激综合征

卵巢过度刺激综合征（ovarian hyperstimulation syndrome，OHSS）是使用药物促排卵时较为常见的并发症，研究发现，传统的药物促排卵方法对激素的分泌、卵子的发育均有不同程度的不良影响，并有20%左右的患者在接受促排卵时会发生OHSS，易对患者的身心产生不良影响[13]。中医上虽然没有与卵巢过度刺激综合征相对应的病名，但结合其腹胀、少尿或无尿、腹水、腹腔积液等临床表现，与中医上的"子满""胞阻"大致相符。

崔薇等[14]通过实验发现，行IVF-ET的PCOS患者在长超促排卵的基础上加用电针直至取卵日，可有效减少促排卵药物的用量及用药时间，同时提高临床妊娠率。洪艳丽等[15]对109例行体外受精患者进行随机对照试验，观察电针在辅助生殖技术运用过程中对妊娠结局及OHSS发生的影响，结果表明，电针辅助治疗能有效防治IVF过程中的OHSS，且不影响IVF-ET优胚率及妊娠率。何晓霞等[13]以接受IVF-ET或者ICSI-ET治疗的不孕症患者作为研究对象，观察IVF-ET治疗的过程中针刺治疗对OHSS发生所产生的影响，发现针刺组OHSS发生率低于对照组，胚胎移植日血清E_2水平低于对照组，研究者认为针刺辅助治疗对降低IVF-ET治疗过程中OHSS的发生起到一定的作用。综上，目前研究提示针刺介入对减少或降低药物促排卵过程中OHSS的发生率有着积极的调节作用。

（四）针灸对卵巢低反应的改善

卵巢低反应（poor ovarian response，POR）又称为卵巢反应不良，是卵巢对促性腺激素（Gn）刺激反应不良的病理状态，主要表现为卵巢刺激周期发育的卵泡少、血雌激素峰值低、Gn用量多、周期取消率高、获卵数少和临床妊娠率低[16]。POR并未记载在古代书籍中，属中医"不孕症"的范畴，女子不能受孕的病因概括为肾虚、肝郁、血瘀、痰湿等，最主要与肾气不足、冲任气血失调有关。

焦娇、高修安等[17,18]通过对POR患者进行经皮穴位电刺激（transcutanclus electrical acupoint stimulation，TEAS）干预，结果发现实施TEAS的患者卵巢功能较人工周期者改善效果更为显著，可通过调整下丘脑-垂体-卵巢轴（hypothalamic-pituitary-ovarian axis，HPOA）的功能，改善生殖内分泌的水平，又可以改善卵巢的血流状况，从而达到治疗POR、提高临床妊娠率的目的。POR患者在接受IVF-ET前，进行TEAS的干预可改善患者肾虚症状、提高卵巢反应、增加获卵数、提高优胚率，这为针灸治疗POR提供了理论依据和治疗方法。如今，临床广泛运用创新型仪器，使用TEAS对POR患者进行治疗，操作简单且无创，易被患者接受，同时该疗法可以在很大程度上减轻患者的经济负担。

二、针灸对子宫的影响

（一）针灸对子宫内膜厚度的影响

除卵子质量外，宫腔内环境如内膜厚度、内膜血流等方面也会对移植结果产生重要影响。徐金龙等[19]以IVF-ET反复移植失败患者为研究对象，观察分期针灸对患者子宫内膜厚度的影响。研究将72例患者随机分为治疗组和对照组。治疗组月经期取合谷、三阴交、肝俞、肾俞、次髎，灸八髎穴；滤泡期取肓俞、子宫（灸）、三阴交、足三里、太溪、然谷（灸）、后溪；排卵期取水道（电针）、归来（电针）、中极、足三里、阴陵泉、太冲、合谷、头皮针生殖区、关元（药饼灸）；黄体期取三阴交、至阳、膈俞、肾俞（灸）、列缺、照海、八髎穴（灸）。每次留针30 min，每周3次，1个月为1个疗程，共治疗3个疗程。对照组口服戊酸雌二醇片，疗程3个月。研究发现，两组患者子宫内膜厚度均有所增加，治疗组优于对照组；治疗组临床妊娠率高于对照组。因此认为分期针灸疗法能改善子宫内膜厚度，促进子宫内膜生长，有利于胚胎着床，提高临床妊娠率。

（二）针灸对子宫内膜容受性的影响

子宫内膜的血流状况直接关系到子宫内膜的容受性，进而影响IVF-ET的结局。中医没有子宫内膜容受性的提法，但《傅青主女科·种子》中有"血足则子宫易于容物"的论述，血充盛则子宫易于容纳胚胎的理论类似于现代医学的ER，可见血在子宫"易于容物"的功能占主导作用。在子宫血运充足时同房受孕概率较大，与现代医学的"种植窗口期"基本类似。

杨媛等[20]通过荟萃分析对针灸改善子宫内膜容受性的有效性进行系统评价，发现单用针灸或联合其他疗法对子宫内膜容受性均有较好的改善作用。

陶颖等[21]通过将64例反复种植失败者随机分为治疗组及对照组，每组各32例。对照组仅给予常规用药，治疗组在对照组的基础上于月经干净后开始运用经皮穴位电刺激治疗，于排卵后停止刺激。检测子宫内膜螺旋动脉血流搏动指数（PI）、阻力指数（RI）和子宫内膜血流分型情况。证明经皮穴位电刺激八髎穴可以改善IVF-ET反复移植失败患者子宫内膜血流情况，从而提高子宫内膜的容受性，利于胚胎着床。

陈军等[22]采用随机对照研究设计，将60例患者随机分为电针组和对照组，以此观察电针对卵巢低反应或储备下降患者接受体外受精后卵细胞质量及妊娠结局的影响；两组均给予拮抗剂方案促排卵，电针组在此基础上加用体穴电针治疗。研究发现，电针组HCG注射日血清E_2水平、受精率、卵母细胞成熟率、优质胚胎率、种植率均优于对照组；与对照组比较，电针组临床妊娠率高而流产率低。研究者认为，电针干预对卵巢储备下降的IVF患者有良好的临床效果，可提高卵母细胞质量及妊娠结局。

陈芊等[23]以114例接受长方案治疗的IVF-ET患者为观察对象，以针刺与艾灸为干预方法，探讨针灸IVF-ET过程中的应用价值。患者随机分为对照组和观察组，观察组于促排卵时开始艾灸神阙穴，针刺中极、关元、气海、子宫、血海等穴，至移植日结束治疗；对照组仅用药不加针灸干预。研究发现，针灸可提高优质胚胎率，改善子宫内膜的血流状态和内膜形态，从而改善子宫内膜容受性，并认为该方法有望成为改善IVF-ET治疗结局的辅助治疗手段。研究提示，针刺通过改善卵子质量、胚体质量、胚胎移植后种植率，进而提高临床妊娠率，有望成为改善IVF-ET治疗结局的辅助治疗手段。

三、针灸降低取卵疼痛

取卵是ART必不可少的一个过程，通常采用经阴道超声引导抽吸卵母细胞，其疼痛感因人而异。陈前琼等[24]通过将134例接受IVF-ET助孕的门诊患者随机分为针药组和药物组，以观察电针在取卵术中辅助镇痛的效果。结果证实，在B超引导下的经阴道取卵术中，电针具有较好的辅助镇痛效果，并可缓解因哌替啶（杜冷丁）引起的眩晕、恶心、呕吐等不良反应。陈欢等[25]研究表明，选取神门、内生殖器、心和皮质下等耳穴反应点，可在取卵过程中发挥显著的镇痛作用。同样，采用贴压双侧子宫、盆腔、神门穴等耳穴方法亦可显著地改善取卵过程的痛感，且对妊娠结局无不良影响。此外，有研究表明，在取卵期间给予耳穴电针可显著降低阿片类等镇痛药物的消耗[26]。孟平等[27]将316例接受体外受精和胚胎移植的不孕症患者随机分为针刺复合麻醉组、单纯杜冷丁组。针刺复合麻醉组分别进行2次针刺治疗：①取卵前1天进行体穴电针治疗，频率为2/15 Hz，强度以患者舒适为度，先取背侧腧穴针刺电针30 min，再取腹侧腧穴电针30 min。②取卵当日，于取卵前30 min在肌内注射杜冷丁50 mg的基础上先进行30 min背侧腧穴电针治疗（方法同前），再行腹侧腧穴电针30 min，与此同时进行取卵术，在手术过程中依患者情况追加电针刺激量。单纯杜冷丁组于取卵术前30 min行肌内注射杜冷丁50 mg。研究发现，针刺复合麻醉组在疼痛等级和疼痛评分方面显著优于单纯杜冷丁组，且术后1 h和术后2~5 h，腹痛发生率低于单纯杜冷丁组。研究者认为，在经阴道超声引导下的取卵术中，针刺复合麻醉具有安全、高效、术后恢复快、不良反应小的优点，是一种可供选择的麻醉镇痛方法。

因此，针刺可作为常规镇痛的一种安全有效替代方法，可缩短住院时间并降低医疗成本。

四、针灸对患者焦虑抑郁的缓解

ART是不孕症夫妇获得妊娠的最后途径，这一过程通常伴随高预期、高心理压力和高成本，从而导致焦虑和抑郁。而焦虑及抑郁等不良情绪会降低ART成功率[28]。赵瑞珍等[29]研究发现，对广泛性焦虑障碍患者选取安神解虑针刺法配合电针进行干预，治疗后患者的汉密尔顿焦虑量表评分、中医证候评分均较治疗前降低，提示针刺对广泛性焦虑障碍有效。耳穴针刺被证明可显著改善焦虑症（anxiety disorder，AD）或重度抑郁症（major depressive disorder，MDD），并与渐进性肌肉松弛疗法具有等效性。Qu F等[30]研究发现，从取卵到胚胎移植期间，针刺神门、内分泌和内生殖器等耳穴可增加滤泡液中神经肽Y的水平，改善患者的焦虑状态（包括术前麻醉和手术等相关焦虑），有助于改善IVF结局。

综上，针灸在改善卵子质量、降低OHSS发生率、提高胚胎移植临床妊娠率、改善子宫容受性方面具有积极作用，但目前的治疗方法大多采用"在药物的基础上加用针灸"模式，对照组为药物干预，这种设计模式在疗效评价时并不能单纯体现针灸的效应，而是针灸+药物的混杂效应，即在现有药物治疗的基础上加用针灸是有效的。同时，临床样本量亦有待扩大，若想明确针灸的确切疗效尚需进一步设计严谨、合理大样本研究来验证。相对于临床研究，基础研究明显不足。虽然临床研究得出针灸在改善卵子质量、IVF-ET临床结局、提高子宫内膜容受性等方面具有积极作用，在具体作用机制研究方面尚停留在从激素、子宫血流层面进行分析和探讨，具体深入的分子生物学机制尚待开展。

系统评价是一种建立在临床流行病学和循证医学基础上的研究方法，该评价通过综合原始报告的数据进行定性分析，可以较全面而准确地掌握该项研究临床疗效的真实性程度及其可应用性，并可准确做出有效、无效等结论。在系统评价过程中，研究的异质性、临床问题的确定、研究策略、对照组的设定、结局指标评价等问题均可影响分析结果，

因此，后续当有更多高质量临床研究被纳入系统评价中时，研究结论是否还能保持不变，亦有待验证。

综上所述，基于目前的研究，可认为针灸疗法在改善卵子质量、降低OHSS发生率、提高胚胎移植临床妊娠率、改善子宫容受性方面具有积极作用，但相关机制研究有待深入，设计严谨、大样本高质量的临床研究还亟待开展。

（戴中）

参考文献

[1] 王建六.应重视和发展妇科肿瘤生殖学.中国临床医生杂志, 2020, 48(03):253-254, 250.

[2] 刘秀, 刘海元, 史宏晖, 等.子宫内膜增生和早期子宫内膜癌保守治疗的研究进展.中华妇产科杂志, 2017, 52(02):141-144.

[3] 周蓉, 鹿群, 刘国莉, 等.早期子宫内膜癌保留生育功能治疗专家共识.中国妇产科临床杂志, 2019, 20(04):369-373.

[4] 帅振虹, 连方.针刺在辅助生殖领域中的应用及其作用机制研究进展.中医杂志, 2013, 54(24) : 2149-2151.

[5] 周莉, 夏有兵, 马翔, 等.针灸序贯疗法在辅助生殖中的应用、优势与展望.中华中医药杂志, 2016, 31(7): 2476-2478.

[6] 李晓彤, 许焕芳, 房繁恭, 等.针刺调经促孕治疗卵巢储备功能下降的前瞻性病例序列研究.中国针灸, 2017, 10(10) : 1061-1065.

[7] 唐文龙, 胡雨华, 何晓华.经脉排刺治疗阴阳两虚型 DOR 的临床研究.针刺研究, 2015, 40(6) : 479-483, 488.

[8] 梁荣伟, 刘新雄, 李学余, 等.穴位针刺及封闭联合辅助生殖技术对PCOS不孕患者卵子成熟度的影响.针灸临床杂志, 2013, 29(3):17-19.

[9] 崔薇, 孙伟, 刘莉莉, 等.电针干预对体外受精-胚胎移植患者的作用研究.中国妇幼保健, 2007, 22(24):3403-3405.

[10] 黄晓燕.针刺在辅助生殖领域中的应用.中国计划生育学杂志, 2012, 20(10):714-716.

[11] 宫艺, 李建, 刘承东, 等.针灸在辅助生殖技术中的应用.中国中西医结合杂志, 2020, 40(9):1144-1149.

[12] 王瑾, 高天旸, 李少玲, 等.针灸对体外受精-胚胎移植结局的影响.湖南中医杂志, 2016, 32(11):84-85.

[13] 何晓霞, 张学红, 魏清琳.初步探讨针刺对卵巢过度刺激综合征(OHSS)的影响.生殖与避孕, 2011, 31(12):817-821, 837.

[14] 崔薇, 李静, 孙伟, 等.电针干预对多囊卵巢综合征患者纺锤体及卵子质量的影响.上海针灸杂志, 2015, 34(2):109-112.

[15] 洪艳丽, 谈勇, 殷燕云, 等.电针干预对体外受精-胚胎移植过程中临床结局的影响.中国中西医结合杂志, 2014, 34(11):1292-1296.

[16] 张祥, 张雯碧.针刺在治疗卵巢低反应的临床应用进展.国际生殖健康/计划生育杂志, 2019, 38(01):59-62.

[17] 焦娇, 贾婷, 冯晓军, 等.经皮穴位电刺激对卵巢反应不良不孕患者临床疗效观察90例.中国优生与遗传杂志, 2017, 25(8):114-116.

[18] 高修安, 陈曼珍, 马文敏, 等.针刺结合中药人工周期疗法治疗体外受精卵巢反应低下患者的临床疗效.佛山科学技术学院学报(自然科学版), 2017, 35(6): 57-61.

[19] 徐金龙, 杨增荣, 钱婧, 等.分期针灸对IVF-ET反复移植失败患者子宫内膜厚度的影响.上海针灸杂志, 2018, 37(2):200-204.

[20] 杨媛, 李东, 辛喜艳, 等.针药联合对反复种植失败患者冻融胚胎移植结局及子宫内膜容受性的影响.北京中医药大学学报, 2018, 41 (6) : 516-522.

[21] 陶颖, 王梦.经皮穴位电刺激对体外受精-胚胎移植反复种植失败患者子宫内膜血流的影响.河南中医, 2017, 34(4): 714-716.

［22］陈军, 刘莉莉, 崔薇, 等.电针干预对卵巢低反应患者体外受精胚胎移植的影响.中国针灸, 2009, 29(10):775-779.

［23］陈芊, 郝翠芳.针灸对体外受精-胚胎移植者妊娠结局的影响.中国针灸, 2015, 35(4):313-317.

［24］陈前琼, 魏清琳, 张学红.电针在取卵术中辅助镇痛作用及对杜冷丁不良反应的影响.中国针灸, 2012, 32(12):1113-1116.

［25］陈欢, 王茵萍, 邢剑秋, 等.电针耳穴镇痛在体外受精-胚胎移植取卵术中的应用.江苏医药, 2015, 41(23):2863-2865.

［26］SATOR-KATZENSCHLAGER SM.Auricular electro-acu-puncture as an additional perioperative analgesic method during oocyte aspiration in IVF treanment.Hum Reprod, 2006, 21(8):2114-2120.

［27］孟平, 王玲玲, 徐斌, 等.针刺复合麻醉在经阴道取卵术中的应用.中国针灸, 2008, 28(6):451-455.

［28］LI X H, MA Y G, GENG L H, et al.Baseline psychological stress and ovarian norepinephrine levels negatively affects the outcome of in vitro fertilization.Gynecol Endocrinol, 2011, 27(3):139-143.

［29］赵瑞珍, 秦丽娜, 赵爽."安神解虑" 针刺法治疗广泛性焦虑障碍疗效观察.北京中医药, 2018, 37(02):122-124.

［30］QU F, ZHANG D, CHEN L T, et al.Auricular acupressure reduces anxiety levels and improves outcomes of in vitro fertilization:a prospective, randomized and controlled study. Sci Rep, 2014, 4:5028.

第九章
交界性及恶性卵巢肿瘤保留生育功能
Fertility preservation in borderline and malignant ovarian tumors

第一节　交界性及恶性卵巢肿瘤保留生育功能的适应证

交界性卵巢肿瘤（borderline ovarian tumors，BOT）是指在病理形态学、临床表现、生物学行为及预后均介于良性和恶性肿瘤之间的一类肿瘤。其起源于上皮，以细胞增殖上调并伴有轻度核异型性为特征，但不伴有对组织间质的破坏性浸润[1]。1929年，Taylor首次提出"Semi-malignant Tumor of the Ovarian"。1971年，FIGO将其命名为"低度恶性潜能肿瘤（low malignant potential tumor）"[2]。1973年，WHO将其命名为"交界性恶性肿瘤（borderline malignant tumors）或低度恶性潜能肿瘤"，使其成为独立的卵巢肿瘤病理类型[3]。2003年更名为"交界性肿瘤"。在《WHO女性生殖器官肿瘤组织学分类（2014版）》中，WHO采用"交界性肿瘤/非典型增生性肿瘤（atypical proliferative tumor）"来命名这一类肿瘤，而既往"低度恶性潜能肿瘤"的命名不再使用[4, 5]。

一、交界性卵巢肿瘤保留生育功能的适应证

BOT占上皮性卵巢肿瘤的10%~20%[6]。其中以浆液性交界性卵巢肿瘤（serous borderline ovarian tumor，sBOT）和黏液性交界性卵巢肿瘤（mucinous borderline ovarian tumor，mBOT）最为常见，分别占50%和45%。在其他上皮性肿瘤，如子宫内膜样、透明细胞和Brenner肿瘤等中较为少见，仅占全部BOT的3%~4%[1, 8]。BOT多见于育龄妇女，发病年龄在20~40岁[7]。因疾病进展缓慢，75%的患者确诊时处于FIGO Ⅰ期。BOT患者通常具有良好的预后，不同期别的患者平均10年生存率高达97%[9, 10]。手术治疗是BOT的主要治疗方式。手术范围应该根据患者的年龄、生育要求、肿瘤累及卵巢情况（单侧或双侧）、腹膜种植及浸润情况、组织病理学类型等综合决定。对于伴有卵巢外种植且无生育要求的

患者，应进行全面的分期手术，以明确肿瘤FIGO分期，指导术后辅助治疗和随访[11]。全面分期手术包括腹水或腹腔冲洗液细胞学检查、全子宫加双附件切除、大网膜切除及腹膜多点活检，是否进行淋巴结清扫目前仍有争议。

近年来，很多学者报道了关于BOT患者保留生育功能手术治疗（fertility-sparing surgery，FSS）的安全性[12]。对于年轻尚未完成生育的早期BOT患者，可行保留生育功能的分期手术。术中应进行全面的盆、腹腔探查，留取腹水或腹腔冲洗液进行细胞学检查，根据肿瘤分期可以选择单侧或双侧卵巢肿瘤剥除术、单侧附件切除术或单侧附件切除加对侧卵巢肿瘤剥除术。术中应切除所有肉眼可见的可疑腹膜病变，并进行腹膜多点活检。若术中病理提示存在浸润性种植，应与患者家属充分沟通，保守性手术需慎重选择。

（一）肿瘤局限于一侧卵巢

若肿瘤局限于一侧卵巢，可选择单侧附件切除或单侧卵巢肿瘤剥除。有文献报道，虽然单纯卵巢肿瘤剥除对患者术后生存率没有影响，但其术后复发率明显高于单侧附件切除。因此，对于要求保留生育功能的单侧BOT患者，建议首选单侧附件切除术[13, 14]。而对于对侧卵巢是否进行活检，目前仍存有争议。有学者认为，卵巢活检或部分切除可能会影响卵巢储备功能或引起盆腔粘连，而且外观正常的卵巢经病理学检查也多无病灶，因此不建议对肉眼外观正常的卵巢进行活检，以减少不必要的损害[15]。与浆液性肿瘤相比，黏液性肿瘤复发率较低，然而一旦复发，mBOT患者侵袭性复发的风险似乎更高。由于大多数mBOT都是单侧的，因此建议采用单侧附件切除术来降低侵袭性复发的潜在风险[16]。

（二）肿瘤累及双侧卵巢

尽管BOT保守性手术的术后复发率高于全面分期手术，但侵袭性复发少见，发生率约为0.5%，多数患者复发时仍为交界性，不影响患者的总体生存率[17, 18]。因此，根据肿瘤大小和累及卵巢的严重程度，可行双侧卵巢肿瘤剥除术或单侧附件切除加对侧卵巢肿瘤剥除术。在行保守治疗时应选择肿瘤小、病变轻、包膜完整的一侧行肿瘤剥除术，尽量保留未被肿瘤侵犯的卵巢组织；病变重的一侧行附件切除术。当双侧卵巢受累且肿瘤较大，无法保留正常卵巢组织时，也可考虑保留子宫，术后助孕。有研究报道，15%~25%的浆液性肿瘤可见双侧累及，15%~40%的患者可见腹膜播散，单纯肿瘤剥除术后患者的复发风险增加[19]。然而，这并不意味着附件切除术优于肿瘤剥除术。最近的一项有关BOT的Ⅲ期临床研究表明，与单侧附件切除加对侧肿瘤剥除术相比，双侧肿瘤剥除术能够提高患者的生育率，但并没有增加术后的复发率[20]。因此，对于双侧卵巢受累患者，应尽可能保留正常卵巢组织，以提高生育率。

（三）肿瘤累及腹膜

对于有腹膜种植病灶的BOT患者病灶残留被认为是预后相关因素。因此，彻底的病灶切除对于手术分期和治疗都非常重要。对晚期BOT患者进行保守性手术，术后复发率高于Ⅰ期患者，但对术后总生存率并没有显著影响[21]。肿瘤复发与是否保留卵巢无关，而与初发时的腹膜种植相关[22]。因此，FSS在Ⅱ/Ⅲ期BOT患者中可以选择性实施，重要的是术中要完全彻底切除腹膜种植病灶。

二、恶性卵巢肿瘤保留生育功能的适应证

卵巢癌是致死率最高的女性生殖系统恶性肿瘤，严重威胁着广大女性的健康。2015年，我国新发卵巢癌约52 100例，死亡22 500例，死亡率约为43.19%[23]。据最新统计，2020年美国新发卵巢癌约21 750例，死亡约13 940例，死亡率高达64.09%[24]。上皮性卵巢癌（epithelial ovarian cancer，EOC）是最常见的卵巢癌组织病理类型，其次为恶性生殖细胞肿瘤和性索间质肿瘤。约80%的上皮性卵巢癌发生在50岁以上围绝经及绝经后女性，40岁以下女性的卵巢癌发病率占3%~17%，7%~8%Ⅰ期EOC患者在35岁以下，并呈现年轻化趋势[25]。有研究显示，对Ⅰ期EOC患者行保留生育功能手术的治疗，具有较好的预后，其5年和10年生存率分别为98%和93%[26]。近年来，随着社会的发展、女性生育年龄的推迟及生育政策的放开，由于肿瘤治疗造成的生育力丧失的问题正日益受到关注。保留女性生育功能的治疗（fertility-sparing therapy，FST）也日益成为早期有生育要求EOC患者的选择。

（一）早期卵巢上皮性癌保留生育功能的手术指征

由于上皮性卵巢癌的总体预后不良，在对患者实施FST之前，需要对患者病情、术前辅助治疗、生育能力及预后等多方面进行全面综合评估，在不影响卵巢癌治疗的前提下，以期满足患者的生育要求，提高生活质量。一项来自国内北京协和医院的回顾性研究发现，52例接受了保留生育功能手术的

Ⅰ期EOC患者5年无瘤生存率为91.0%，5年生存率为97.3%。G1级、G2级患者的无瘤生存率及生存率显著高于G3级或透明细胞癌患者。研究认为，接受了保留生育功能手术或根治性手术的患者，其预后并无显著性差异。但G3级或透明细胞癌是育龄Ⅰ期EOC患者生存的唯一独立危险因素，对这类患者实施保留生育功能手术的安全性值得进一步研究[27]。目前，有关EOC保留生育功能治疗的适应证尚无统一意见，国际指南各有不同推荐，FST抉择面临着争议与挑战。

2013年欧洲肿瘤内科学会（European Society of Medical Oncology，ESMO）提出，ⅠA或ⅠC期的单侧卵巢受累且为非透明细胞癌的G1/2级EOC患者，推荐施行保留生育功能的全面分期手术；而对于透明细胞癌或G3级EOC患者，保留生育功能因存在较高复发风险，需详细告知，谨慎选择[28]。2019年欧洲肿瘤内科学会-欧洲妇科肿瘤学会（European Society of Gynaecological Oncology，ESGO）有关卵巢癌的共识会议指出，低级别ⅠA和ⅠC1期患者（浆液性、子宫内膜样或黏液性膨胀型）进行FSS是安全的。然而，ⅠC2、ⅠC3期和G3级的患者接受FSS后复发率更高[29]。2016年以前，美国国家综合癌症网络（national comprehensive cancer network，NCCN）发布的指南中，推荐ⅠA或ⅠC期患者行FSS手术，并没有限制肿瘤病理类型和组织分级[30]。自2017年，指南中增加了ⅠB期患者可以保留子宫、仅行双侧附件切除（bilateral salpingo-oophorectomy，BSO）的推荐，以期通过辅助生殖技术完成生育愿望[31]。而对于ⅠC期患者并没有单独列出，仅在脚注中指出可以根据组织学适当选择患者，并未给予具体说明。

2014年，中华医学会妇科肿瘤学分会制定了《妇科恶性肿瘤保留生育功能临床诊治指南》[32]，该指南指出卵巢癌保留生育功能的治疗需根据患者的年龄、病理类型及手术病理分期综合考虑，在充分告知患者保留生育功能治疗的利弊与风险，征得患者同意，签署治疗同意书后谨慎实施。实施FSS手术，需要具备以下条件：①患者年龄<35岁，渴望生育；②手术病理分期为ⅠA期；③组织分化程度为高分化（G1）；④对侧卵巢外观正常，活检后病理检查为阴性；⑤腹腔细胞学检查阴性；⑥"高危区域"（直肠子宫陷凹、结肠侧沟、肠系膜、大网膜和腹膜后淋巴结）探查及多点活检均阴性；⑦有随诊条件。同时，该指南推荐此类患者在完成生育后可再行子宫及对侧附件切除术。2018年，中国抗癌协会妇科肿瘤专业委员会制定了《卵巢恶性肿瘤诊断与治疗指南（第四版）》[33]，指出对于上皮性卵巢癌患者，要求严格满足下列条件才能保留生育功能：患者年轻、渴望生育、无不孕不育因素、分化好的ⅠA期或ⅠC期、非透明细胞癌；子宫和对侧卵巢外观正常；有随诊条件。同年，国家卫生健康委员会也发布了《卵巢癌诊疗规范（2018年版）》[34]，对于年轻需要保留生育功能的ⅠA或ⅠC期卵巢上皮癌（低级别的浆液性癌和子宫内膜样癌）患者，可行FSS治疗。对于ⅠB期患者，可行双侧附件切除加全面分期手术。对于Ⅰ期的透明细胞癌恶性程度高，需谨慎保留生育功能。

由此可见，由于保留生育功能治疗的临床应用尚缺乏高级别循证医学证据，目前国内外指南中相关的适应证尚缺乏完全统一的意见，需要进一步探索性研究加以论证。因此，临床工作中应充分评估患者病情，合理选择患者，谨慎实施FSS。在保留生育功能的同时，一定要进行全面的分期手术，仔细评估患者的分期及预后，指导随访及制定后续治疗方案。

（二）卵巢非上皮性恶性肿瘤保留生育功能的手术指征

卵巢非上皮性恶性肿瘤约占卵巢恶性肿瘤的10%，主要为卵巢恶性生殖细胞肿瘤（malignant ovarian germ cell tumors，MOGCT）和性索间质肿瘤（sex cord-stromal tumors，SCST），分别占5%~6%及2%~3%[33]。MOGCT包括无性细胞瘤、未成熟性畸胎瘤、胚胎性肿瘤和卵黄囊瘤等，常见于年轻女性，临床表现与卵巢上皮癌有所不同，常常早期即出现腹部包块、腹胀等症状，或因肿瘤扭转、破裂引发急腹症等表现，60%~70%的患者就诊时属早期，5年特异生存率达99%，即使是Ⅳ期患者，5年特异生存率也可达到69%[35]。由于MOGCT具有对化疗敏感、95%以上为单侧发病，以及复发和转移多不累及子宫及对侧卵巢的特点，所以对卵巢恶性生殖细胞肿瘤患者，不论临床期别早晚，只要子宫及对侧卵巢外观无肿瘤均可考虑实施FSS[33, 36]。

SCST发病率低，多发生在青少年和年轻成人，包括颗粒细胞瘤、卵泡膜细胞瘤和卵巢支持-间质细胞瘤等。60%~95%的SCST患者诊断时为早期，治疗后复发较少，预后较好。颗粒细胞瘤是SCST中最常见的病理类型，大多为低度恶性肿瘤，而且该类肿瘤多累及单侧卵巢，仅有2%~8%的病例累及双侧[37]，具有晚复发的特点。因此，对于有生育要求的早期患者可以保留生育功能。Zhang等[38]对376例卵巢性索间质细胞瘤患者的临床病理特点、分期、手术方式及预后等进行了系统性回顾分析，其中132例为Ⅰ期患者，54%的患者接受了保留生育功能的手术，其余均行全面分期手术，两组患者的5年生存率分别为98%和97%，说明早期年轻的SCST患者行FSS是安全可行的。

2018年，ESMO在关于非上皮性卵巢癌的诊治指南中指出，对于ⅠA期有生育要求的SCST患者可以保留子宫及对侧卵巢。但对于ⅠC期尤其是ⅠC2或ⅠC3期的患者，保留生育功能的安全性还是存在争议的[39]。近年来，NCCN指南推荐ⅠA或ⅠC期患者行保留生育功能的全面分期手术[30, 31]。2020年，NCCN指南指出，对于希望保留生育功能、肿瘤局限于卵巢者均可保留生育功能，完成生育后考虑接受根治性手术；而对于其他所有患者则建议全面分期手术[40]。

（娄艳辉 李晓 池淑琦）

参考文献

[1] SILVERBERG S G, BELL D A, KURMAN R J, et al. Borderline ovarian tumors: key points and work-shop summary. Hum Pathol, 2004, 35(8): 910-917.

[2] International Federation of Gynecology and Obstetrics F. Classification and staging of malignant tumours in the female pelvis. Acta Obstet Gynecol Scand, 1971, 50(1): 1-7.

[3] SCULLY R E, SOBIN L H. Histological typing of ovarian tumors. Arch Pathol Lab Med, 1987, 111(9):794-795.

[4] TAVASSOLI F A, DEVILEE P, A For, et al. Pathology and genetics of tumours of the breast and female genital organs. IARC Press, Lyon, 2003.

[5] KURMAN R J, CARCANGIU M L, HERRINGTON C S, et al. WHO classification of tumours of female reproductive organs. Lyon, IAR, 2014.

[6] KATSUBE Y, BERG J W, SILVERBERG S G. Epidemiologic pathology of ovarian tumors：a histopathologic review of primary ovarian neoplasms diagnosed in the Denver Standard Metropolitan Statistical Area, 1 July-31 December 1969 and 1 July-31 December 1979.Int J Gynecol Pathol, 1982, 1(1): 3-16.

[7] HASHMI A A, HUSSAIN Z F, BHAGWANI A R, et al. Clinicopathologic features of ovarian neoplasms with emphasis on borderline ovarian tumors：an Institutional perspective.BMC Res Notes,2016, 6(9):205.

[8] SEIDMAN J D, SOSLOW R A, VANG R, et al. Borderline ovarian tumors: diverse con-temporary viewpoints on terminology and diagnostic criteria withillustrative images. Hum Pathol, 2004, 35(8): 918-933.

[9] SHERMAN M E, MINK P J, CURTIS R,et al. Survival among women with borderline ovarian tumors and ovarian carcinoma:a population-based analysis.Cancer, 2004, 100(5): 1045-1052.

[10] TINELLI R, TINELLI A, TINELLI F G, et al. Conservative surgery for borderline ovarian tumors: a review.Gynecol Oncol, 2006, 100(1): 185-191.

[11] ROMEO M, PONS F, BARRETINA P, et al. Incomplete staging surgery as a major predictor of relapse of borderline ovarian tumor.World J Surg Oncol, 2013, 11: 13.

[12] CHEN R F, LI J, ZHU T T, et al. Fertility sparing surgery for young patients with borderline ovarian tumors (BOTs): Single insititution experience. J Ovarian Res, 2016, 9(1): 1-8.

[13] VASCONCELOS I, DE SOUSA MENDES M.Conservative surgery inovarian borderline tumours：a meta-analysis with emphasis onrecurrence risk. Eur J Cancer, 2015, 51(5): 620-631.

[14] TSAI H W, KO C C, YEH C C, et al.Unilateral salpingo-oophorectomy as fertility-sparing surgery for borderline ovarian tumors. J Chin Med Assoc, 2011, 74(6): 250-254.

[15] MORICE P, CAMATTE S, EL HASSAN J, et al.Clinical outcomes andfertility after conservative treatment of ovarian borderline tumors. Fertil Steril, 2001, 75(1): 92-96.

［16］UZAN C, NIKPAYAM M, RIBASSIN-MAJED L, et al. Influence of histologicalsubtypes on the risk of an invasive recurrence in a large series of stage Iborderline ovarian tumor including 191 conservative treatments. AnnOncol, 2014, 25(7): 1312-1319.

［17］MORICE P, UZAN C, FAUVET R, et al. Borderline ovarian tumour: pathological diagnostic dilemma and risk factors for invasive or lethal recurrence. Lancet Oncol, 2012, 13(3): e103-e115.

［18］RILLSCH F, MAHNER S, WOELBER L, et al. Age-dependent differences in borderline ovarian tumours (BOT) regarding clinical characteristics andoutcome: results from a sub-analysis of the ArbeitsgemeinschaftGynaekologische Onkologie (AGO) ROBOT study. Ann Oncol, 2014, 25(7): 1320-1327.

［19］DARAI E, FAUVET R, UZAN C, et al. Fertility and borderline ovarian tumor: a systematic review of conservative management, risk of recurrence andalternative options. Hum Reprod Update, 2013, 19(2): 151-166.

［20］PALOMBA S, FALBO A, DEL NEGRO S, et al. Ultra-conservative fertility-sparing strategy for bilateral borderline ovarian tumours: an 11-year fol-low-up. Hum Reprod, 2010, 25(8): 1966-1972.

［21］HUANG Y, ZHANG W, WANG Y.The feasibility of fertility-sparingsurgery in treating advanced-stage borderline ovarian tumors: a meta-analysis.Taiwan J Obstet Gynecol, 2016, 55(3): 319-325.

［22］UZAN C, KANE A, REY A, et al. Outcomes after conservative treatment ofadvanced-stage serous borderline tumors of the ovary. Ann Oncol, 2010, 21(1): 55-60.

［23］CHEN W, ZHENG R, BAADE P D, et al. Cancer statistics in China, 2015. CA Cancer J Clin, 2016, 66(2): 115-132.

［24］SIEGEL R L, MILLER K D, JEMAL A. Cancer statistics, 2020. CA Cancer J Clin, 2020, 70(1): 7-30.

［25］Wright J D, Shah M, Mathew L, et al.Fertility preservation in young women with epithelial ovarian cancer. Cancer, 2009, 115(18): 4118-4126.

［26］FRUSCIO R, CEPPI L, CORSO S, et al.Long-term results of fertility-sparing treatment compared with standard radical surgeryfor early-stage epithelial ovarian cancer. Br J Cancer, 2016, 115: 641-648.

［27］JIANG X, YANG J, YU M, et al.Oncofertility in patients with stageI epithelial ovarian cancer：fertility-sparing surgery in youngwomen of reproductive age.World J Surg Oncol, 2017, 15: 154.

［28］LEDERMANN J A, RAJA F A, Fotopoulou C, et al. Newly diagnosed and relapsed epithelial ovarian carcinoma: ESMO Clinical Practice Guidelines for diagnosis，treatment and follow-up. Ann Oncol, 2013, 24(Suppl 6): 24-32.

［29］COLOMBO N, SESSA C,DU BOIS A, et al.ESMO–ESGO consensus conferencerecommendations on ovarian cancer: pathology andmolecular biology, early and advanced stages,borderline tumours and recurrent disease. Annals of Oncology, 2019, 30: 672-705.

［30］National Comprehensive Cancer Network. The NCCN ovarian cancer including fallopian tube cancer and primary peritoneal cancer clinical practice guidelines in oncology(Version1.2016). Fort Washington: NCCN, 2016［2016-08-29］.

［31］National Comprehensive Cancer Network. The NCCN ovarian cancer including fallopian tube cancer and primary peritoneal cancer clinical practice guidelines in oncology(Version3.2017). Fort Washington: NCCN, 2017［2017-08-30］.

［32］中华医学会妇科肿瘤学分会. 妇科恶性肿瘤保留生育功能临床诊治指南. 中华妇产科杂志, 2014, 49(4): 243-248.

［33］周琦, 吴小华, 刘继红, 等. 卵巢恶性肿瘤诊断与治疗指南(第四版). 中国实用妇科与产科杂志, 2018, 34(7): 739-749.

［34］中华人民共和国国家卫生健康委员会. 卵巢癌诊疗规范(2018年版). 肿瘤综合治疗电子杂志, 2019, 5(2):87-96.

［35］Torre L A, Trabert B, Desantis C E, et al.Ovarian cancer statistics, 2018.Histopathology, 2018, 68(4): 284-296.

［36］魏蒙, 杨永秀.卵巢恶性肿瘤保留生育功能治疗. 国际肿瘤学杂志, 2016, 43(6): 475-478.

［37］SCHUMER S T,CANNISTRA S A.Granulosacelltumoroftheovary. JClinOncol,2003,21: 1180-1189.

［38］ZHANG M, CHEUNG M K,SHIN J Y, et al. Prognostic factors responsible for survival in sex cord stromal tumors of the ovary-an analysis of 376 women. Gynecol Oncol, 2007, 104: 396-400.

［39］RAY-COQUARD I, MORICE P, LORUSSO D, et al. Non-epithelial ovarian cancer: ESMO Clinical Practice Guidelines for diagnosis, treatment and follow-up. Annals of Oncology, 2018, 29(4): iv1-iv18.

［40］National Comprehensive Cancer Network. The NCCN ovarian cancer including fallopian tube cancer and primary peritoneal cancer clinical practice guidelines in oncology(Version1.2020). Fort Washington: NCCN, 2020［2020-03-11］.

第二节　交界性及恶性卵巢肿瘤保留生育功能患者的生育能力评估

目前，关于女性生育能力评估尚没有较为统一的标准。首先，对于生殖道发育正常的女性，卵巢功能的状态与生育力关系最为密切，也是交界性及恶性卵巢肿瘤保留生育功能后进行生育能力评估的重要内容。其次，输卵管是否通畅、子宫内膜功能状态及容受性也是常规评估的内容。同时，还要考虑患者年龄及全身因素等对生育力的影响。

一、年龄

女性的最佳生育年龄是25～35岁，随着年龄增长，卵泡数量减少、卵子质量降低，卵巢功能及女性生育力逐渐下降，表现为妊娠率、活产率降低，流产率升高。当女性年龄<30岁时，她在一年内的受孕概率为85%，30岁时为75%，35岁时下降到66%，40岁时则下降到44%。30岁以下的女性发生流产的概率为16%，40岁时流产概率则上升至27%[1]。而且，随着年龄增加，机体各方面功能也出现相应的减退，高血压、高血脂及糖尿病等发生率呈现上升趋势，与妊娠相关的高血压、糖尿病及相关并发症也逐渐增加。因此，对于年龄>35岁、要求保留生育功能的交界性及恶性卵巢肿瘤患者，在完成相应的治疗后，应尽早进行生育能力评估，必要时建议行人工授精或体外助孕。尽管年龄是影响卵巢功能极为重要的指标之一，但由于个体之间存在差异，其不能作为单一的生育力衡量指标，需

要结合其他指标进行综合评估。

二、基础内分泌激素检测

下丘脑-垂体-卵巢轴（hypothalamus-pituitary-ovarian axis，HPOA）是调节卵巢性腺激素分泌的神经内分泌调节系统，下丘脑、垂体分泌的促性腺激素（Gn）和卵巢分泌的性激素之间存在反馈调节，相互影响。当卵巢功能下降时，雌激素和抑制素分泌减少，其对HPOA调节轴的负反馈抑制作用减弱，会导致卵泡刺激素（follicle-stimulating hormone，FSH）和黄体生成素（luteinizing hormone，LH）升高，但在卵巢储备功能降低的早期，FSH可能仍在正常范围，而且LH的升高也相对滞后于FSH，因此，单一FSH及LH水平的检测，不能准确反映卵巢功能的变化，需要结合其他指标综合评估。

（一）基础卵泡刺激素

基础FSH是指自然月经周期第2～5天（即卵泡早期）的血清FSH水平，由于其反映了抑制素和雌激素负反馈的强度，因此可以提示卵巢储备功能。基础FSH水平升高，提示卵巢储备功能下降。同一女性的基础FSH水平在不同月经周期会有所波动，不能仅凭基础FSH的单次检测结果来判定，必须同时结合雌二醇（estradiol，E_2）、FSH/LH比值，以及评估卵巢储备功能较敏感的指标抗米勒管激素

（anti-Müllerian hormone，AMH）和窦状卵泡计数（antral follicle count，AFC）等来综合判断。如果在间隔1个月以上，2次基础FSH>10~15 IU/L，提示卵巢储备功能减退；FSH>20 IU/L，考虑卵巢早衰隐匿期；而当FSH>40 IU/L时，则可以初步诊断为卵巢早衰（premature ovarian failure，POF）。

（二）FSH/LH比值

在卵巢功能减退的早期，FSH水平升高要早于LH，且更显著，导致FSH/LH比值上升，随着卵巢储备功能的进一步下降，FSH和LH水平均升高。因此，FSH/LH升高是卵巢开始老化的预警标志，较单一的基础E_2和FSH更能敏感地反映卵巢储备功能。有关FSH/LH比值上升到何种阈值，目前尚没有统一的标准。有文献报道，FSH/LH≥2时，促排卵时Gn用量增加，但获卵数减少，提示卵巢反应性较低，但移植后临床妊娠率之间没有显著差异；FSH/LH≥3时，患者的获卵数及临床妊娠率明显低于FSH/LH<3的女性；FSH/LH>3.5的患者均无妊娠。因此，一般认为FSH/LH比值>2~3.6能够预测促排卵周期的卵巢低反应，但能否预测临床妊娠仍然存在争议。

（三）基础雌二醇水平测定

单纯应用E_2水平进行预测，易受月经周期及卵巢囊肿等的影响，不是很好的预测指标。采用基础FSH和E_2结合是较为常用的评价卵巢储备功能的指标。卵巢储备功能减退的早期，升高的FSH刺激卵巢产生更多E_2，负反馈抑制FSH分泌，表现为基础FSH正常、E_2升高，卵巢功能明显减退阶段表现为基础FSH升高、E_2下降。

三、抗米勒管激素检测

AMH是转化生长因子β超家族（transforming growth factor-β，TGF-β）的成员之一，其命名源于其在胚胎发育过程中通过诱导米勒管退化促进男性性别分化的作用。人类的AMH基因位于第19号染色体短臂（19p13.3），仅表达于性腺。AMH与其Ⅱ型受体结合，通过自分泌及旁分泌发挥生物学作用。AMH主要由次级卵泡、窦前卵泡及直径<4 mm的窦状卵泡分泌，而在较大的窦状卵泡（直径4~8 mm）中，AMH表达逐渐消失；在直径>8 mm的卵泡中则没有表达[2]。

卵巢储备是由原始卵泡的质量和数量构成的，二者均随着年龄的增长而下降。由于没有可以直接测量原始卵泡数量的血清标志物，因此反映卵泡生长数量的标志物是目前卵巢储备量定量的最佳替代物。从原始卵泡池中募集的生长卵泡的数量反映了原始卵泡的数量，而血清AMH能够反映生长卵泡的数量，故血清AMH值能够间接反映卵巢的储备功能。成年女性的血清AMH水平与年龄密切相关，相较于其他激素指标，AMH能更好地反映卵巢功能随年龄的变化状况。有研究显示，AMH在女性胎儿36周时即开始分泌，自出生后AMH水平的升高与年龄呈正相关，峰值出现在25岁，之后随年龄增长而逐渐下降，平均每年下降5.6%，并伴随着卵泡数目的减少，绝经后女性体内AMH无法测出，追踪测定AMH有利于评估患者卵巢功能变化[3, 4]。欧洲人类生殖和胚胎学学会（European Society of Human Reproduction and Embryology，ESHRE）发表的共识标准推荐，AMH<0.5~1.1 ng/mL是卵巢储备不良的危险因素，但也有研究者建议把12 pmol/L作为卵巢反应不良的临界值[5]。因此，目前研究结果尚存

争议，需要谨慎使用和解释有关AMH水平的结果。

鉴于与年龄相关的原始卵泡数量下降，生长的卵泡数量与血清AMH水平之间存在很强的相关性，几项研究调查了血清AMH是否有助于预测围绝经期。Depmann等[6]的荟萃分析发现，与单独年龄相比，AMH在预测早绝经的统计量从52%增加到80%。另一项最近的前瞻性研究也证实，AMH降低0.1 ng/mL可使早绝经风险增加14%。与2.0 ng/mL的AMH水平相比，AMH为0.5 ng/mL的女性早绝经OR为23[7]。因此，血清AMH被认为是可以有效预测围绝经期的指标。但是，大多数预测模型都是基于单个AMH测量值，并假设每个女性的下降模式都相当。而最近对纵向AMH测量进行分析的研究表明，AMH可能未遵循均匀的下降轨迹，血清AMH似乎在个体水平上具有有限的精确度[9]。最近有研究报道，AMH的水平显示周期内的显著变化高达20.7%[10]，AMH水平的变化反映了月经周期中AFC的变化，而且具有较高基础AMH水平的女性（大部分为年轻女性）在整个月经周期中AMH水平的变化相对较大[11]。这种个体内部差异表明，单次AMH测量可能会导致对卵巢储备功能的评估不准确。而且有报道提示，在绝经前期女性围绝经期年龄的预测中，AMH价值存在矛盾的结果[12]。因此，血清AMH对绝经年龄的预测价值仍有争议。这些研究中的大多数已经分析了不同的年龄范围、随访时间和AMH水平，难以直接比较结果。因此，需要结合其他变量的验证研究，以确定围绝经期的年龄预测中特定的AMH阈值。

四、超声检测窦状卵泡计数

直径在2~9 mm的卵泡称为窦状卵泡，是成熟卵泡的前体。AFC 是指在早卵泡期（即月经周期3~5 d）通过超声影像检查可以探测到的窦状卵泡数量，AFC 能间接地反映卵泡池中存留的原始卵泡数目。窦状卵泡的数量与原始卵泡的数量具有良好的相关性，与女性年龄呈负相关。在基础FSH尚正常的患者，基础AFC是一项良好的预测卵巢反应性的指标。即基础AFC预测卵巢反应性优于基础FSH、基础E_2、抑制素B（inhibin B，INHB），而与基础AMH相当，故有学者提出将基础AFC作为体外受精（in vitro fertilization，IVF）前评价卵巢储备功能和卵巢低反应的首选指标，其灵敏度和特异性均较高。Muttukrishna 等[13]研究报道，如以AFC<5 为卵巢储备功能降低的界值，其灵敏度为85%，特异度为39%。与临床其他预测指标比较，AFC指标成本低、无创伤、可重复性和准确性较高，是目前能单独预测卵巢储备和卵巢反应性的首选指标。

五、宫腔内环境评估

通过超声或宫腔镜检查宫腔形态是否正常，是否有子宫纵隔、畸形子宫等先天发育异常，了解宫腔内有无肌瘤或息肉，是否存在宫腔粘连及内膜损伤等情况。经阴道超声简便易行，可重复性高，是目前最常用的检查方法。宫腔镜检查更加直观地观测到宫腔形态、内膜状态及是否有占位性病变，因其操作方便、准确而成为目前诊断的金标准。

子宫内膜容受性是指子宫内膜成功附着胚胎，对其进行营养并使其存活的能力，是影响胚胎着床的重要因素，对在辅助生殖周期中建立健康妊娠起着至关重要的作用。子宫内膜的容受性评估主要包括检测子宫内膜的形态、厚度、容积，子宫动脉及内膜与内膜下动脉血流参数，子宫收缩频率等。此外，是否合并子宫肌瘤和子宫内膜息肉等疾病也会对子宫内膜的容受性产生影响。子宫内膜容受性可以通过多种方式进行评估，最常见的方法是经阴道超声检查。宫腔镜可以肉眼直接观测到宫腔内膜状态，在子宫内膜容受性评估方面有一定的价值，但因其诊断标准主要依靠医师自身的经验，主观性较大，具有一定局限性。子宫内膜在雌、孕激素的影响下发生一系列的组织学改变和厚度变化，为胚胎着床创造最佳的环境。Kehila等发现，总排卵率和子宫内膜厚度之间存在显著的相关性。他们认为，如果子宫内膜厚度超过12 mm，则成功妊娠的概率要高出3倍左右[14]。较薄的子宫内膜常导致植入失败。与单独的子宫厚度相比，子宫内膜体积被认为是子宫内膜容受性更好的预测指标，但目前无统一的阈值。Kovachev[15]等发现<2 mL的子宫内膜体积可显著降低胚胎植入率，而>2 mL的子宫内膜体积则是预测辅助生殖技术（assisted reproductive technology，ART）成功植入子宫内膜的重要指标。

（娄艳辉 李晓 陈君宇）

参考文献

[1] DELBAERE I, VERBIEST S, TYDÉN T. Knowledge about the impact of age on fertility: a brief review. Ups J Med Sci, 2020, 125(2):167-174.

[2] JEPPESEN J V, ANDERSON R A, KELSEY T W, et al. Which follicles make the most anti-Müllerian hormone in humans? Evidence for an abrupt decline in AMH roduction at the time of follicle selection. Mol Hum Reprod, 2013, 19(8): 519-527.

[3] LAMBERT-MESSERLIAN G, PLANTE B, EKLUND E E, et al. Levels of antimüllerian hormone in serum during the normal menstrual cycle. Fertil Steril, 2016, 105(1): 208-213.

[4] BENTZEN J G, FORMAN J L, JOHANNSEN T H, et al. Ovarian antral follicle subclasses and anti-Müllerian hormone during normal reproductive aging. J Clin Endocrinol Metab, 2013, 98(4): 1602-1611.

[5] ALSON SSE, BUNGUM L J, GIWERCMAN A, et al. Anti-müllerian hormone levels are associated with live birth rates in ART, but the predictive ability of anti-müllerian hormone is modest. Eur J Obstet Gynecol Reprod Biol, 2018, 225: 199-204.

[6] DEPMANN M, EIJKEMANS MJC, BROER S L, et al. Does AMH relate to timing of menopause? Results of an individual patient data meta- analysis. J Clin Endocrinol Metab, 2018, 103: 3593-3600.

[7] ALSON SSE, BUNGUM L J, GIWERCMAN A, et al. Anti-müllerian hormone levels are associated with live birth rates in ART, but the predictive ability of anti-müllerian hormone is modest. Eur J Obstet Gynecol Reprod Biol, 2018, 225: 199-204.

[8] BERTONE-JOHNSON E R, MANSON J E, PURDUE-SMITHE A C, et al. Anti-müllerian hormone levels and incidence of early natural menopause in a prospective study. Hum eprod, 2018, 33(6): 1175-1182.

[9] DE KAT A C, VAN DER SCHOUW Y T, EIJKEMANS M J, et al . Back to the basics of ovarian aging: a population-based study on longitudinal anti-müllerian hormone decline. BMC Med, 2016, 14(1): 151.

[10] GORKEM U, TOGRUL C. Is there a need to alter the timing of anti-müllerian hormone measurement during the menstrual cycle? Geburtshilfe Frauenheilkd, 2019, 79(7): 731-737.

[11] OVERBEEK A, BROEKMANS F J, HEHENKAMP W J, et al. Intra-cycle fluctuations of anti-Müllerian hormone in normal women with a regular cycle: a re-analysis. Reprod Biomed Online, 2012, 24(6): 664-669.

[12] FINKELSTEIN J S, LEE H, KARLAMANGLA A, et al. Antimullerian hormone and impending menopause in late reproductive age: the study of women's health across the nation. J Clin Endocrinol Metab, 2020, 105: 1862-1871.

[13] MUTTUKRISHNA S, MCGARRIGLE H, WAKIM R, et al. Antral follicle count, anti-mullerian hormone and inhibin B: predictors of ovarian response in assisted reproductive technology?. BJOG, 2005,112(10):1384-1390.

[14] KEHILA M, KEBAILI S, BOUGMIZA I, et al. Endometrial thickness in in vitro fertilization. A study of 414 cases. Tunis Med, 2010,88(12):928-932.

[15] KOVACHEV E, GANCHEV Z, CHERNEVA S, et al. Measurement of endometrial volume and endometrial thickness for assessment of endometrial receptivity in assisted reproductive techniques. Akush Ginekol, 2005, 2: 27-33.

第三节　上皮性卵巢肿瘤保留生育功能的治疗方式

卵巢肿瘤是常见的妇科肿瘤，可发生于任何年龄。根据《WHO女性生殖器官肿瘤组织学分类（2014版）》，卵巢肿瘤共分为13大类，主要组织学类型为上皮性肿瘤、生殖细胞肿瘤、性索间质肿瘤及转移性肿瘤[1]。

上皮性肿瘤是最常见的组织学类型，占50%~70%，占卵巢恶性肿瘤的85%~90%。可分为浆液性、黏液性、子宫内膜样、透明细胞、移行细胞（Brenner瘤）和浆黏液性肿瘤6类，各类别依据生物学行为进一步分类，即良性肿瘤、交界性肿瘤（不典型增生）和癌。

近年来，肿瘤发病呈现年轻化趋势，美国国家癌症研究所建立的国家癌症登记系统，即监测、流行病学和最终结果（Surveillance，Epidemiology，and End Results，SEER）数据库，2012—2016年的肿瘤统计数据提示新诊断的卵巢恶性肿瘤中年龄<45岁的患者占比约为12%[2]。随着生育年龄不断推迟，第六次全国人口普查结果显示，我国女性平均生育年龄为29.13岁，比2000年推迟了2.82岁。全国孕前检查数据显示，35岁以上高龄初产妇的比例在10%左右。此外，卵巢作为肿瘤的原发部位，使得卵巢肿瘤的生育力保护较其他肿瘤更具挑战性。

肿瘤生殖学是肿瘤学与生殖学交叉领域的一门新兴学科，最早于2006年由美国著名妇产科学教授Teresa K.Woodruff提出，她首次将"onco"和"fertility"结合提出肿瘤生殖学这一全新的理念，并出版了全世界肿瘤生殖学的第一本专著《Oncofertility：Fertility Preservation for Cancer Survivors》。2006年，美国临床肿瘤学会（American Society of Clinical Oncology，ASCO）首次发布了恶性肿瘤患者保留生育功能的循证指南，并分别于2013年和2018年更新[3, 4]。该指南指出肿瘤治疗可能会影响生育，这一沟通过程应在癌症确诊后尽可能早地进行，且可以与病情分期、治疗方案的制定同步进行；为尽可能地满足患者要求，应在治疗开始前尽可能早地与患者沟通保留生育功能的方案。2014年，中华医学会妇科肿瘤学分会结合我国的国情及临床实践情况，吸取ASCO恶性肿瘤患者保留生育功能的循证指南的经验，荟萃分析相关重要文献，妇科肿瘤学、妇科内分泌学、生殖医学等多学科专家充分讨论，达成共识，制定了我国第一版《妇科恶性肿瘤保留生育功能临床诊治指南》，有力地推动了我国妇科恶性肿瘤患者保留生育功能治疗方案的改进[5]。

近年来，一方面，妇科恶性肿瘤发病呈年轻化，女性完成生育的年龄延后；另一方面，随着对肿瘤的预防及早期筛查的管理理念日益重视，越来越多的早期肿瘤被发现。保留生育功能治疗成为卵巢肿瘤治疗的热点。在临床实践中，妇科肿瘤医师应从肿瘤生殖学出发，参考国内外指南共识和文献荟萃分析，结合患者的年龄及对生育的要求，对卵巢肿瘤进行全面的评估。

一、卵巢交界性肿瘤保留生育功能的治疗方式

卵巢交界性肿瘤（BOT）发病率为1.8 /10万~4.8/10万，占卵巢上皮性肿瘤的10%~20%[6, 7]。1929年，Taylor首次描述该类肿瘤，认为其病理形态学、生物学行为及预后介于良性和恶性肿瘤之间，称之为"半恶性（semi malignant）"[8]。国际妇产科学联合会（FIGO）癌症委员会和WHO分别于1961年和1973年正式将BOT纳入卵巢肿瘤的分类，称为"低度恶性潜能卵巢肿瘤"。随着时代演进，对于该类肿瘤的命名也发生多次变化，至今尚存争议。2014年，WHO采用"交界性/非典型增生性肿瘤"命名，在浆液性、黏液性和子宫内膜样交界性肿瘤中，"低度恶性潜能肿瘤"虽作为同义词但不推荐使用；同时规定，肿瘤中交界性成分超过10%者为交界性肿瘤，不足者仍归为良性，注明伴有灶状上皮增生。

BOT的病理类型主要包括浆液性、黏液性、浆黏液性、子宫内膜样、透明细胞性和Brenner肿瘤。BOT类型的分布与地域相关，北美、中东、欧洲以浆液性肿瘤为主，而东亚黏液性肿瘤占比较高[9]。

卵巢浆液性交界性肿瘤（sBOT）或不典型增生性浆液性肿瘤是BOT中最为常见的病理类型，占所有BOT患者的65%~70%[10]。sBOT中34%为双侧，较黏液性（6%）及其他类型BOT发生率高；与黏液性肿瘤体积通常较大不同，其肿瘤大小差异明显[11]。sBOT常合并卵巢外病变，这类病变与肿瘤转移存在不同，即使出现，整体预后较好，因此以种植命名，可分为非浸润性种植和浸润性种植两种类型[12]。《WHO女性生殖器官肿瘤组织学分类（2014版）》中指出，浸润性种植在组织形态和生物学行为上都等同于低级别浆液性癌（low grade serous carcinoma，LGSC）。一项纳入4 129例sBOT患者的研究提示，中位随访时间为7.4年，非浸润性种植的生存率为95.3%，浸润性种植的生存率为66%[13]；提示浸润性种植是sBOT患者的不良预后因素。在2014年版《WHO女性生殖器官肿瘤分类》中，若sBOT合并微乳头结构，即被单独列为浆液性交界性肿瘤微乳头型（serous borderline tumour-micropapillary variant）或非浸润性LGSC（non-invasive LGSC）。微乳头亚型的诊断标准为肿瘤中出现直径>5 mm融合区域的微乳头结构，且与普通的sBOT相比，细胞核的非典型性较明显。合并微乳头结构的sBOT更倾向于浸润性种植，具有更高的复发率和癌变率[14]。《WHO女性生殖器官肿瘤组织学分类（2014版）》中还提出了卵巢交界性肿瘤伴微浸润及微浸润性癌两个概念。5%~10%的sBOT可出现微浸润，当sBOT合并妊娠时，其微浸润的发生率更高。sBOT的间质中出现丰富嗜酸性胞质的上皮细胞簇，且该病变直径<5 mm则为sBOT伴微浸润；其中雌激素受体（estrogen receptor，ER）和孕激素受体（progesterone receptor，PR）常为阴性，Ki-67指数较低，虽有研究对sBOT复发的多因素分析提示微浸润及浸润性种植是提示复发风险升高的独立因素[15]，但大多研究认为，微浸润及浸润性种植可能是组织细胞终末分化或老化的表现，未见显著影响患者预后[16]。微浸润性癌与微浸润在形态上存在较大差异，微浸润性癌与LGSC在形态上存在一致性，均表现为浸润性微乳头结构，若病变直径<5 mm时称为微浸润性癌。肿瘤浸润灶经常表现为广泛分散。因此，若提示为微浸润性癌时，应广泛取材，从而避免遗漏更为广泛的分散性的浸润性

成分。随着对sBOT在病理上的微乳头结构、微浸润、腹膜种植等概念认识的深入，在临床实践中，应就其对预后的影响综合判断以确定相关诊疗决策。

除sBOT外，黏液性交界性肿瘤（mBOT）或不典型增生性黏液性肿瘤是较为常见的BOT，其通常表现为单侧并局限于卵巢，双侧时应重点排除转移性癌，预后较好。浆液黏液性交界性肿瘤或不典型增生性浆液黏液性肿瘤是《WHO女性生殖器官肿瘤组织学分类（2014版）》新增的病理类型，临床特征与sBOT存在一定的相似性，发现时常为早期，晚期较为少见，亦可出现种植和（或）淋巴结累及。在组织发生上，多认为与子宫内膜异位症有关。其他的BOT病理类型包括交界性子宫内膜样肿瘤或不典型增生性子宫内膜样肿瘤、透明细胞交界性肿瘤或不典型增生性透明细胞肿瘤、交界性勃伦纳肿瘤或不典型增生性勃伦纳肿瘤，共同临床特点是预后较好[17]。

浆液性交界性肿瘤与非浆液性交界性肿瘤为两类不同的肿瘤。浆液性交界性肿瘤是LGSC的前驱病变，可以进展为LGSC，而非浆液性交界性肿瘤则多局限于卵巢，恶性转化发生率低。在临床实践中，应根据其不同特点进行不同处理。

BOT共有的临床特征主要包括：发病年龄较小，约有1/3的患者诊断年龄<40岁[6, 18]；确诊时期别较早，约有70%的患者诊断时为Ⅰ期[19]；预后较好，5年生存率高于80%[20]；有一项SEER数据库研究提示，Ⅰ期、Ⅱ期、Ⅲ期及Ⅳ期的卵巢交界性肿瘤10年总生存（overall survival，OS）率分别为99%、98%、96%及77%[21]。BOT的这些临床特征使得患者保留生育功能的需求更为突出。

（一）卵巢交界性肿瘤保留生育功能的手术治疗

手术治疗是卵巢上皮性交界性肿瘤初始治疗的重要组成部分；手术分为保守性手术和根治性手术。保守性手术即保留生育功能手术（FSS），保留子宫和至少一部分卵巢，包括单侧或双侧卵巢肿瘤切除术、单侧附件切除术（可伴对侧肿瘤切除术）及保留生育功能的分期手术（大网膜系统性切除、腹腔冲洗液检查、腹膜多点活检、伴或不伴腹膜后淋巴清扫术）。根治性手术即肿瘤细胞减灭术（晚期患者）或全面分期手术（早期患者），包括充分全面的盆腔及腹腔探查、子宫及双侧附件切除、大网膜切除、腹膜多点活检、腹腔冲洗，以及切除一切肉眼可见病灶。是否行腹膜后淋巴清扫术存在争议[22]。

1.保留生育功能手术的指征　卵巢交界性肿瘤行FSS的复发率为7%~30%，且复发后多仍为交界性肿瘤，预后较好[23, 24]。一项汇集120项研究的系统性综述提示，早期卵巢交界性肿瘤FSS后妊娠率为54%，致死性复发率为0.5%；晚期妊娠率下降至34%，致死性复发率上升至2%[25]。一项涉及41例晚期（Ⅱ~Ⅲ期）sBOT患者的FSS研究提示，中位随访时间为57个月，复发率较高（56%），但总体预后较好（5年总生存率为100%，10年总生存率为92%），仅有1例浸润性复发患者死亡（初次手术时为微乳头型sBOT且伴非浸润性种植）；共有14例患者妊娠18例次；14例初次手术发现伴浸润性腹膜种植的sBOT患者中，有8例出现复发，其中2例复发后进展为浸润癌，1例死亡[26]。一项意大利卵巢癌和妇科恶性肿瘤多中心试验（Multicentre Italian Trials in

Ovarian Cancer，MITO）开展的多中心回顾性研究，共入组91例Ⅱ~Ⅲ期sBOT患者，中位随访时间为127个月，共有49例出现至少一次复发（53.8%），中位初次复发时间为22个月，多因素分析提示卵巢外病灶的大小、存在浸润病灶是影响复发的独立风险因素。中位无病生存期（disease free survival，DFS）是96个月，中位疾病特异性生存期（disease-specific survival，DSS）尚未达到。29例（31.8%）有妊娠意愿，其中20例（68.9%）至少有1次妊娠，18例（62%）分娩健康婴儿。88例（96.7%）呈现无疾病证据，其中2例（2.2%）带病生存，1例（1.1%）死于交界性肿瘤。该研究提示尽管复发性较高，但未影响DSS，高复发率与盆腔浸润相关而非保留卵巢本身[27]。

2020年的美国国家综合癌症网络（NCCN）指南对交界性肿瘤保留生育功能没有分期的限制[28]。2018年的FIGO指南则限定Ⅰ期患者可行FSS[29]。2014年的我国《妇科恶性肿瘤保留生育功能临床诊治指南》中，保留生育功能的指征为单侧卵巢交界性肿瘤、双侧卵巢交界性肿瘤且有正常卵巢组织存在、期别较晚的则需病变未累及对侧卵巢和子宫，且不伴外生的乳头结构及浸润性种植[5]。2019年欧洲肿瘤内科学会-欧洲妇科肿瘤学会卵巢癌专家共识形成背景与框架要略提及保留至少部分卵巢和子宫是年轻BOT患者的标准治疗方式，对于sBOT伴卵巢外种植者，建议进行全面分期手术，部分Ⅱ期或Ⅲ期sBOT患者仔细评估后可考虑FSS[30]。

因此，早期卵巢交界性肿瘤行FSS安全性较高，晚期复发率较高，预后较好，若不伴浸润性种植及微乳头等高危因素，可考虑保留生育功能。但应就保留生育功能的相关问题与患者进行充分交流，可将其转诊至生育专家处，共同制定诊疗方案。

2.保留生育功能手术的手术范围

（1）全面分期手术：卵巢交界性肿瘤的初始手术方式与卵巢恶性肿瘤的管理基本相同。交界性肿瘤无独立的分期系统，参照卵巢癌、输卵管癌和腹膜癌的分期系统，见表9-3-1。

全面分期手术的主要步骤包括：①进入腹腔后，留取腹水或腹腔冲洗液行细胞学检查；②全面视诊腹膜表面，任何可能潜在转移的腹膜组织或粘连组织均需切除或活检；若无可疑病灶，则需行腹膜多点活检，范围应至少包括双侧盆腔及结肠旁沟、膈下等部位（可行膈下细胞学取样和病理学检查）；③切除子宫和双侧附件，尽量避免肿瘤破裂；④切除大网膜；⑤切除下腔静脉及腹主动脉表面及两侧的主动脉旁淋巴结，上界应至少达到肠系膜下动脉的水平，最好达肾血管水平；⑥盆腔淋巴结切除范围应尽量包括髂内、髂外及髂总血管表面和内侧的淋巴结和闭孔神经上方的淋巴[28]。

对于早期患者保留生育功能是否需行全面分期手术，尚存一定争议。全面分期手术有助于发现晚期交界性肿瘤、隐匿性癌。既往研究提示，对于Ⅰ期BOT，初始未行全面分期患者再分期后有12%~47%出现临床分期上升[31, 33]；黏液性肿瘤较少出现分期上升。目前仍无确定证据证实全面分期手术可改善患者预后。

（2）肿瘤切除：对于单侧/双侧受累的卵巢交界性肿瘤患者，FSS可包括单侧肿瘤切除、单侧附件切除、双侧肿瘤切除、单侧附件切除加对侧肿瘤切除。一项多中心回顾性研究提示，Ⅰ期BOT行肿瘤切除、单侧附件切除、双侧附件切除的复发率分

表9-3-1 2014年FIGO 卵巢癌、输卵管癌及腹膜癌分期及2017年美国癌症联合委员会（AJCC）TNM分期

FIGO分期	肿瘤范围	TNM分期
Ⅰ期	肿瘤局限于卵巢或输卵管	T1-N0-M0
ⅠA	肿瘤局限于一侧卵巢（包膜完整）或一侧输卵管；卵巢或输卵管表面无肿瘤，腹水或腹腔冲洗液中无恶性细胞	T1a-N0-M0
ⅠB	肿瘤局限于双侧卵巢（包膜完整）或双侧输卵管；卵巢或输卵管表面无肿瘤，腹水或腹腔冲洗液中无恶性细胞	T1b-N0-M0
ⅠC	肿瘤局限于一侧或双侧卵巢或输卵管，有如下情况之一	
ⅠC1	手术导致肿瘤破裂	T1c1-N0-M0
ⅠC2	术前肿瘤包膜破裂，或者卵巢或输卵管表面有肿瘤	T1c2-N0-M0
ⅠC3	腹水或腹腔冲洗液中有恶性细胞	T1c3-N0-M0
Ⅱ期	肿瘤累及一侧或双侧卵巢或输卵管，伴有盆腔蔓延（在骨盆缘以下）或腹膜癌	T2-N0-M0
ⅡA	肿瘤扩散和（或）种植于子宫和（或）输卵管和（或）卵巢	T2a-N0-M0
ⅡB	肿瘤扩散至盆腔的其他腹膜内组织	T2b-N0-M0
Ⅲ期	肿瘤累及一侧或双侧卵巢或输卵管，或原发性腹膜癌，伴有细胞学或组织学证实的盆腔外腹膜播散，和（或）转移至腹膜后淋巴结	T1/T2-N1-M0
ⅢA1	仅有腹膜后淋巴结阳性（细胞学或组织学证实）	
ⅢA1（ⅰ）	转移灶最大直径≤10 mm（肿瘤直径非淋巴结直径）	
ⅢA1（ⅱ）	转移灶最大直径＞10 mm	
ⅢA2	骨盆外（骨盆缘之上）累及腹膜的微小转移，伴有或不伴有腹膜后淋巴结阳性	T3a2-N0/N1-M0
ⅢB	骨盆缘外累及腹膜的大块转移，最大直径≤2 cm，伴有或不伴有腹膜后淋巴结阳性	T3b-N0/N1-M0
ⅢC	骨盆缘外累及腹膜的大块转移，最大直径＞2 cm，伴有或不伴有腹膜后淋巴结阳性（包括肿瘤蔓延至肝脏和脾脏包膜，但不包括脏器实质的受累）	T3c- N0/N1-M0
Ⅳ期	腹腔之外的远处转移	任何T，任何N，M1
Ⅳ	胸水细胞学阳性	
Ⅳ	脏器实质转移，转移至腹腔外器官（包括腹股沟和腹腔外淋巴结）	

别为30.3%、11%、1.7%（$P<0.000\ 1$）[34]。一项对比单侧肿瘤切除、单侧附件切除、根治术的研究提示三组的复发率分别为34.3%、20%、6%，5年无进展生存率（progression-free survival，PFS）分别为59.6%、78.4%、93.5%，复发患者无因病死亡。研究提出，肿瘤切除的局部复发率高，但并未影响总体生存，年轻患者伴双侧肿瘤或极年轻患者可考虑肿瘤切除[35]。一项汇集39项研究、纳入5 105例卵巢交界性肿瘤患者（2 725例行FSS）的荟萃分析

提示，单侧肿瘤切除、双侧肿瘤切除、单侧附件切除、单侧附件切除加对侧肿瘤切除的复发率分别为25.3%、25.6%、12.5%、26.1%。在单侧交界性肿瘤患者的亚组分析中，与单侧肿瘤切除相比，单侧附件切除的复发率显著降低（OR，2.2；95%CI，0.793~2.841；$P<0.000\ 1$）。在双侧交界性肿瘤患者的亚组分析中，双侧肿瘤切除与单侧附件切除加对侧肿瘤切除的复发率无显著差异[36]。

目前是否基于组织学类型对卵巢BOT进行不同

的处理尚存争议[37-39]。mBOT较sBOT的复发率低，但若复发，其恶变率较sBOT高，尚无证据明确此是由于肿瘤性质本身或是由于黏液性交界肿瘤体积较大、恶变病灶体积较小可能出现漏诊所致。基于黏液性肿瘤常为单侧，患侧附件切除可减少复发，可作为标准术式[40]。

（3）对侧卵巢活检：外观正常的对侧卵巢存在隐匿性病变的可能性较小。一项对比术中肉眼评估及术后病理显微镜结果的研究提示，术中判断卵巢交界性肿瘤是否发生对侧卵巢转移及腹膜转移的敏感性分别为88%、69.2%，特异性分别为90.2%、92.5%[41]。基于对卵巢储备功能及手术后盆腔粘连发生的考虑，术中应仔细检查对侧卵巢，若经视诊外观无异常者不推荐行常规活检或部分切除[42]。

（4）再分期手术：2019年ESMO-ESGO的上皮性卵巢癌专家共识提出，若初次手术未行全面分期手术，再分期手术是否获益尚存争议。考虑到手术所致并发症，仅对具有较高卵巢外种植风险的患者（如微乳头型浆液性交界性肿瘤）及初次手术时腹、盆腔视诊不全面者行再分期手术[30]。2020年NCCN指南中提出，交界性肿瘤行不全手术和（或）不完全分期的后续治疗方式取决于是否伴浸润性种植及保留生育功能。若保留生育功能，应切除残留病灶并行全面分期手术[28]。基于以上，BOT若行保留生育功能治疗，应结合初次手术情况，初次手术未能完成完整分期手术的患者，需进一步完善胸部、腹部、盆腔增强CT检查，若存在残留病灶尤其是伴复发高危因素者，应考虑行再分期手术及切除残留病灶。

2020年NCCN指南中提及FSS，即行单侧附件切除术或双侧附件切除术，保留子宫，需进行全面的手术分期以排除更晚期疾病。淋巴结切除术和大网膜切除术可能提高分期，但并不影响总生存率[28]。2018年FIGO指南提出BOT的主要治疗方式是初始手术分期或肿瘤细胞减灭术。Ⅰ期有生育要求的患者，若术中排除了对侧卵巢受累，可行患侧附件切除术。只剩一侧卵巢或双侧卵巢肿物均为囊性，可考虑行卵巢部分切除术或卵巢肿瘤切除术以保留生育功能[29]。2014年我国《妇科恶性肿瘤保留生育功能临床诊治指南》中提及：①单侧卵巢交界性肿瘤，对于年龄<40岁的年轻患者，通常行患侧附件切除术，保留生育功能。对于早期患者多不主张进行分期手术，因为手术范围过大会造成盆腔粘连，导致术后不育，而且早期患者术后几乎不需要进行化疗。②双侧卵巢交界性肿瘤，其发生率为38%，只要有正常卵巢组织存在，也可仅行肿瘤切除术，保留生育功能。③期别较晚的卵巢交界性肿瘤，只要对侧卵巢和子宫未受累，无外生型乳头结构及浸润性种植，也可考虑进行保留生育功能治疗[5]。

因此，早期单侧卵巢交界性肿瘤可行患侧附件切除术，对侧外观正常的卵巢不主张行活检或剖视。若为双侧肿瘤，可考虑行双侧肿瘤切除术。应就FSS的高复发率与患者充分交流，知情同意后方可进行。

3.保留生育功能手术的手术方式 传统观点认为，腹腔镜手术可减少术后盆腔粘连的发生，但可能会增加肿瘤破裂、肿瘤播散和不完全分期的风险[43]。目前尚无前瞻性随机对照试验对比腹腔镜或经腹行卵巢交界性肿瘤FSS。一项回顾性分析643例BOT患者手术方式的研究显示，其中开腹组433例、腹腔镜组210例，中位随访时间为57个月，开腹组与腹腔镜组的10年DFS率分别为96%和

97%，10年OS率均为99%[44]。一项汇集32项研究纳入2 691例BOT患者的系统性综述及荟萃分析提示，开腹组与腹腔镜组的预后无显著差异（OR，0.96；95%CI，0.57~1.60）[45]。一项回顾性研究提示，若肿瘤直径≥10 cm，与开腹组相比，腹腔镜组术中肿瘤破裂的风险升高（54.5% vs 12.1%；$P<0.001$），随着肿瘤直径增大，中转开腹及扩大切口取出病理标本的可能性增大[46]。

因此，早期BOT可考虑行腹腔镜手术，但若术前影像学等全面评估提示恶性可能性大、临床期别可能较晚、肿瘤直径较大者，应遵循无瘤原则，行开腹手术。

（二）卵巢交界性肿瘤保留生育功能的辅助治疗

1.辅助性化疗的指征 卵巢交界性肿瘤术后是否给予辅助性治疗尚存争议。目前并无证据支持辅助治疗可降低BOT的复发率或改善患者的预后，因此，术后辅助治疗不推荐常规应用于BOT患者。交界性肿瘤对化疗的敏感性较低，反应率较低。一项汇集27项研究纳入3 124例BOT患者（其中181例合并浸润性种植）的荟萃分析提示，术后行辅助性化疗组与单纯手术组治疗的复发率和死亡率均无显著差异[47]。

2020年NCCN指南中提及完全切除肿瘤、无浸润性种植者，术后可观察。有浸润性种植者，按低级别和高级别浆液性癌（high grade serous carcinoma，HGSC）分别治疗；化疗多采用卵巢上皮性癌方案，即紫杉醇/多西他赛联合铂类化疗[28]。2018年的FIGO指南提出，仅小部分合并浸润性种植的BOT患者对化疗有较低的反应率[29]。《中国妇科恶性肿瘤临床实践指南（第6版）》提出，原则上不给予术后辅助化疗；有浸润性种植者，术后也可施行3~6个疗程的化疗（方案同卵巢上皮性癌）。

2.化疗对卵巢功能的影响 化疗药物损伤卵巢功能的确切机制尚未被充分研究，可能的机制包括：①化疗药物可致生殖细胞（卵母细胞、颗粒细胞）的凋亡及过度募集[48, 49]，从而影响卵巢功能的储备；②导致生长卵泡减少[50]，一般引起短期卵巢功能损伤；③通过氧化应激及血管破坏引起卵巢基质组织损伤，间质纤维化和坏死[51, 52]。

化疗药物对卵巢功能的损害与药物种类、剂量及患者年龄有关[53]。妇科肿瘤常用化疗药物的作用机制及对卵巢功能影响的风险见表9-3-2[54]。

表9-3-2　妇科肿瘤常用化疗药物的作用机制及对卵巢功能影响的风险

化疗药物	分类	机制	细胞周期影响	卵巢功能影响风险
环磷酰胺	烷化剂	DNA交联聚合和双链损伤	细胞周期非特异性	高
多柔比星	蒽环类	抑制拓扑异构酶Ⅱ；产生氧自由基；DNA双链损伤	细胞周期非特异性	中
卡铂、顺铂	铂类	与DNA共价键结合，DNA交联聚合	细胞周期非特异性	中
紫杉醇	紫杉类	破坏分裂过程中微管形成，抑制细胞分裂	M期	低
长春新碱	长春花碱类	抑制微管蛋白聚合和微管形成	M期	低
放线菌素D	抗生素类	与转录起始复合物结合抑制mRNA转录	细胞周期非特异性	中低
博来霉素	抗生素类	氧自由基抑制引起单链、双链DNA损伤	G2-M期	低
依托泊苷	拓扑异构酶Ⅱ抑制剂	抑制拓扑异构酶Ⅱ以抑制DNA复制	G1-S期	低

续表

化疗药物	分类	机制	细胞周期影响	卵巢功能影响风险
甲氨蝶呤	抗代谢类	抑制二氢叶酸还原酶以抑制嘌呤核苷酸的从头合成	S期	低
5-FU		抑制胸苷酸合成酶以抑制DNA合成	S期	低

3. 化疗中卵巢功能的保护

（1）GnRH类似物：促性腺激素释放激素（gonadotropin releasing hormone，GnRH）是由下丘脑弓状核神经细胞分泌的十肽激素，通过垂体门脉系统输送到腺垂体，调节垂体卵泡刺激素（FSH）和黄体生成素（LH）的合成和分泌。

通过改变GnRH十肽结构的部分氨基酸，可得到一些化学结构与GnRH相似的化合物，显著延长其半衰期，称为GnRH类似物，依据它们对垂体促性腺激素释放激素受体的作用性质而分为GnRH激动剂（gonadotropin releasing hormone agonist，GnRH-a）及GnRH拮抗剂（gonadotropin releasing hormone antagonist，GnRH-ant）。

GnRH类似物对卵巢的保护主要是通过阻断内源性GnRH与GnRH受体结合，降低血中促性腺激素水平，从而阻止卵泡募集和进一步成熟；另外，还可以减少卵巢血运，从而减少卵巢局部化疗药物的累积。首次应用GnRH-a时，机体会出现FSH和LH一过性上升，刺激卵巢激素的分泌和卵泡发育，此过程称为"点火效应"；GnRH-ant 无"点火效应"，但其有剂量依赖性，且作用时间短，停药后垂体功能即可恢复。

应用GnRH类似物抑制卵巢功能以减少化学治疗对卵巢的损伤存在较大争议。卵巢储备的重要表现

形式原始卵泡，缺乏GnRH或FSH/LH的受体[55]。

1）GnRH-a：GnRH-a用于化疗过程中的卵巢功能保护的相关临床研究结果一致性较低。有研究提示，在化疗过程中应用GnRH-a可降低卵巢早衰的发生率[56]，但是存在应用月经作为卵巢储备的评价指标、混淆卵巢储备耗竭和卵巢衰竭的概念等问题[57, 58]。而较合理科学应用窦状卵泡计数（AFC）和抗米勒管激素（AMH）的随机对照临床试验提示化疗过程中应用GnRH-a并不能减少化疗药物对卵巢储备的影响[59, 60]。

2018年ASCO更新的恶性肿瘤患者保留生育功能的循证指南指出，目前应用GnRH-a和其他抑制卵巢功能的方法保留生育能力的相关研究存在争议。ASCO专家认为，当可靠的保留生育功能方法如卵母细胞、胚胎或卵巢组织冷冻保存不可行的情况下，对于年轻的乳腺癌女性患者，可推荐使用GnRH-a，以期减少化疗导致卵巢功能不全的可能性。但是，当考虑到更多癌种，应注意既往研究的争议，GnRH-a不应代替确切的保留生育力的方法[4]。

2）GnRH-ant：目前在化疗过程中应用GnRH-ant以保护卵巢功能的相关临床研究较少，且存在多数为非随机对照研究、样本量较小等问题[61, 62]，尚待高级别循证医学证据证实其可行性。

（2）其他保护卵巢功能的药物：随着对化疗药物对卵巢功能影响机制的不断深入研究，使得保护卵巢功能的药物也有了新的探索方向。细胞凋亡是化疗导致卵母细胞耗竭和卵巢功能衰退的机制之一。1-磷酸-鞘氨醇（sphingosine-1-phosphate，S1P）是神经酰胺促凋亡途径的抑制剂，已有动物实验证实S1P可预防化疗对卵巢功能损害[63]。粒细胞集落刺激因子（granulocyte colony-stimulating factor，G-CSF）在动物模型中初步证实可延迟卵巢早衰的发生[64]。

（三）卵巢交界性肿瘤保留生育功能后的随访

卵巢BOT的复发为远期复发，中位复发的时间为49~63个月，有研究报道部分患者的复发时间为10~15年[65, 66]。BOT复发后多仍为交界性肿瘤，恶变率为2%~4%[67]。随着随访时间延长，BOT发生恶变的可能性升高，一项中位随访时间为15年纳入1 026例卵巢sBOT患者的队列研究提示，sBOT患者5年、20年恶变为浆液性癌的风险分别为0.9%、3.7%[14]。恶变多为LGSC，极少数为HGSC。BOT患者需要长期甚至终身随访，尤其是行保留生育功能手术的患者。尚无前瞻性比较性研究或随机对照研究比较随访策略对预后的影响。

对于监测复发，临床查体、肿瘤标志物、超声检查的敏感性分别为57%、33%~66.6%、83.5%~100%。因此，推荐保留生育功能的BOT患者长期随访，随访中应结合超声行全面系统性评估，若初始疾病时CA125升高，则可应用CA125监测肿瘤复发[68]。

（四）卵巢交界性肿瘤保留生育功能后复发的处理

对于卵巢BOT复发后的处理主要取决于复发的肿瘤部位及病理学类型。卵巢BOT保留生育功能手术后复发部位最常见于残留卵巢，大部分患者复发后仍为交界性，预后较好。对于肿瘤局限且不伴浸润性种植者，复发后仍有可能再次行保留生育功能的治疗。

若患者有生育要求，可再次行保留生育功能的手术。一项评估26例Ⅰ期sBOT患者FSS后复发再次保留生育功能的研究提示，初次FSS后共13例患者完成21次妊娠，11例出现2次以上复发，所有患者均经超声检测发现复发，11例患者再次保留生育功能治疗后完成妊娠。初次复发均为交界性肿瘤，但2例患者在第2次或第3次复发后恶变，其中1例死于该病[69]。一项评估20例至少1次复发（非浸润性复发）且随诊≥5年的晚期sBOT患者的研究提示，其中9例再次行保留生育功能治疗，这9例患者中仅1例再次复发，其治疗后无瘤生存，保守性手术的二次复发率与根治性手术相比无显著差异[70]。

若患者无生育要求，可行双侧附件切除术和子宫切除术。若存在卵巢外复发或浸润性种植，则推荐行肿瘤细胞减灭术。若术中未发现浸润性病灶存在，可随访观察；若探查发现浸润性病灶，则根据病理类型，分别按照LGSC或HGSC处理。

综上所述，卵巢交界性肿瘤发病年龄较小，预后较好。与根治性手术相比，FSS复发率高，但对总体预后无显著影响，因此，卵巢交界性肿瘤行FSS安全可行。但浸润性种植预后相对较差，不建议行FSS。早期单侧卵巢交界性肿瘤可行患侧附件切除术，对侧外观正常的卵巢不主张行活检或剖视。若为双侧肿瘤，可考虑行双侧肿瘤切除术。应就FSS的高复发率与患者充分交流，知情同意后方可进行。卵巢交界性肿瘤术后不常规推荐辅助性化疗，伴浸润性种植者可能获益。目前尚无确切证据证实的化疗过程中保护卵巢功能的药物。完成初始治疗后，应长期随访以及时监测复发，若复发后仍为交界性肿瘤且患者保留生育功能意愿强烈，可在充分知情同意的前提下再次保留生育功能。

二、早期卵巢上皮性癌保留生育功能的治疗方式

卵巢上皮性癌（EOC）是病死率最高的妇科恶性肿瘤，70%的患者就诊时已是晚期。Ⅰ期患者所占比例约为22%[71]，影响EOC预后的因素包括临床分期、病理类型、分化程度（grade，G）、年龄及一般情况、手术情况等。其中分化程度主要分为4级，分别为GX级不能评定、G1级分化良好、G2级中度分化、G3级分化不良，而临床分期是最重要的影响因素。Ⅰ期EOC患者的5年总生存率约为92%[72]，其中ⅠA期、ⅠB期、ⅠC期的5年总生存率分别为93.7%、92%、84%[73]；而临床晚期患者的5年总生存率仅约为30%[72]。

EOC组织学类型复杂，主要有浆液性癌、子宫内膜样癌、透明细胞癌、黏液性癌，浆液性癌占EOC的70%~75%。2002年，有学者提出浆液性卵巢癌的两级分类系统，把浆液性卵巢癌分为LGSC与HGSC两种类型[74]。2004年，在卵巢浆液性癌的二分类基础上进而提出了上皮性卵巢癌的二元理论[75]。随后，诸多研究从肿瘤的发生发展、分子生物学及临床特征方面证实了低级别和高级别浆液性癌存在明显不同[76-79]。Ⅰ型卵巢癌包括LGSC、低级别子宫内膜样癌及透明细胞癌、黏液性癌，经过良性—交界性—恶性的渐进发展过程，肿瘤生长相对缓慢，对化疗不敏感，但临床诊断时多为早期，预后较好；Ⅱ型卵巢癌包括HGSC、高级别子宫内膜样癌及未分化癌和癌肉瘤等，大多确诊时已为进展期，肿瘤侵袭性强，进展快，发现时往往伴有盆、腹腔的广泛性转移，虽对化疗相对敏感，但预后较差。

高级别浆液性癌是最常见的组织学类型，约占EOC的70%；低级别浆液性癌约占5%，预后优于高级别癌。子宫内膜样癌占EOC的10%~15%；透明细胞癌约占EOC的10%；黏液性癌绝大多数为转移性癌，卵巢原发性黏液性癌少见，占EOC的3%~4%；癌肉瘤少见，预后较差。各个组织病理学类型诊断时的临床分期存在较大差异，浆液性癌、子宫内膜样癌、黏液性癌、透明细胞癌中Ⅰ期所占的比例分别为9%、59%、64%、58%[71]。

EOC多见于中老年妇女，有3%~17%的患者诊断时年龄≤40岁，年轻患者发病有临床期别较早、分化程度较好的倾向。有研究提示，即使去除临床分期、分化因素，年龄较小仍是提示预后较好的独立因素[80-84]。

EOC预后差，且与其他妇科肿瘤相比，卵巢作为原发肿瘤部位，为EOC保留生育功能带来较大的挑战。如何在减少对肿瘤结局的影响前提下，满足患者的生育要求、提高患者的生活质量是EOC保留生育功能的关键问题。应结合患者意愿及个体情况，从肿瘤的临床分期、病理类型、分化程度综合评估FSS安全性、术后辅助治疗对生育力的影响等，权衡利弊，制定合理的诊疗方案。

（一）早期卵巢上皮性癌保留生育功能的手术治疗

1.保留生育功能手术的指征 目前，EOC保留生育功能的手术治疗的指征仍存争议，争议主要涉及ⅠC期、透明细胞癌或G3级患者。一项系统性综述提示，早期EOC行FSS的复发率为9%~29%，5年生存率为83%~100%；对侧卵巢复发率低于5%，而且大多数患者复发后未影响生存；FSS后妊娠率为60%~100%，流产率低于30%。研究结论为早期

EOC行FSS是安全可行的，但是相关研究基本未涉及ⅠC期或G3级患者，应严格选择患者[85]。一项多中心回顾性研究分析单侧Ⅰ期EOC患者保留生育功能手术的可行性，中位随访78个月，结果提示ⅠA期G1/2级非透明细胞癌患者的5年OS率和无复发生存（recurrence-free survival，RFS）率为100%和97.8%，ⅠA期透明细胞癌患者的5年OS率和RFS率均为100%，ⅠA期G3级患者的5年OS率和RFS率为100%和33.3%，ⅠC期G1/2级非透明细胞癌患者的5年OS率和RFS率为96.9%和92.1%，ⅠC期透明细胞癌患者的5年OS率和RFS率为93.3%和66.0%，ⅠC期G3级患者的5年OS率和RFS率为66.7%和66.7%。研究结论为ⅠA期非透明细胞癌FSS安全可行，ⅠA期透明细胞癌和ⅠC期非透明细胞癌患者也可选择FSS后行辅助性化疗[86]。一项纳入5项研究、涉及60例早期卵巢透明细胞癌患者FSS的系统性综述提示，10例（16.6%）术后复发，临床妊娠率为32%，活产率为24%，完成妊娠者未出现疾病复发；与行根治性手术患者相比，FSS者的复发率和死亡率未见显著差异；该研究初步提示ⅠA/ⅠC期透明细胞癌患者行FSS可行[87]。一项Ⅰ期年龄<40岁的EOC患者（52例患者接受FSS，56例患者接受根治性手术）保留生育功能的回顾性研究提示，经多因素分析，G3级和透明细胞癌为影响年龄<40岁的EOC患者预后的独立风险因素，研究结论为对于Ⅰ期G1/2级、年龄<40岁的EOC患者FSS是安全可行的，G3级及透明细胞癌患者尚待进一步探索FSS的可行性[88]。

一项源自2004—2012年美国国家癌症数据库（National Cancer Database，NCDB）年龄<40岁的ⅠA期及单侧ⅠC期EOC患者的队列研究，中位随访时间为63个月，结果提示行FSS及根治性手术患者的10年生存率分别为88.5%和88.9%，行FSS患者的死亡风险无显著上升（P=0.36）；对于高危人群，如ⅠC期、透明细胞癌或G3级患者，行FSS及根治性手术患者的10年生存率分别为80.5%及83.4%，行FSS患者的死亡风险无显著上升（P=0.61）。研究结论，为与根治性手术相比，FSS未增加Ⅰ期EOC的死亡风险[89]。一项涉及8项观察性研究对比Ⅰ期EOC患者（2 223例患者接受FSS，5 809例患者接受根治性手术）保留生育功能手术与根治性手术的系统性综述和荟萃分析提示，两种手术方式的OS无显著差异（HR，1.03；95%CI，0.80~1.31；P=0.84），DFS无显著差异（HR，1.07；95%CI，0.73~1.58；P=0.72）。荟萃分析提示肿瘤分期、分化程度及组织学类型对预后无显著影响[90]。

2020年NCCN指南中提及，对于希望保留生育能力的年轻患者，单侧附件切除术（保留子宫和对侧卵巢）和全面分期手术适用于单侧Ⅰ期肿瘤（ⅠA和ⅠC期，但不包括ⅠB期）和（或）低危卵巢肿瘤（早期，G1级肿瘤，交界性肿瘤）；对于希望保留生育能力的ⅠB期患者，可行双侧附件切除术（保留子宫）和全面的分期手术。对少见类型做了具体限定，Ⅰ期透明细胞癌、癌肉瘤患者均不建议保留生育功能，而黏液性癌ⅠA~ⅠC期均可保留生育功能[28]。2018年的FIGO指南提出对于年轻、希望保留生育功能的早期患者，可在其充分知情同意后行保守性手术，保留子宫和对侧卵巢[29]。2014年的我国《妇科恶性肿瘤保留生育功能临床诊治指南》提及，EOC保留生育功能的手术必须具备以下条件方可施行：①患者年龄<35岁，渴望生育；②手术病理分期为ⅠA期；③病理分化程度为高分化[5]。2019年ESMO-ESGO的EOC专家共识形成背景

与框架要略提及，所有ⅠA期和ⅠC1期G1级的EOC患者保留生育功能治疗是安全的[30]。

分期和分化程度是决定EOC保留生育功能治疗是否可行的关键影响因素。除此之外，盆腔粘连等可影响分期的因素是否影响治疗尚不确定。一项回顾性研究纳入95例Ⅰ期EOC行FSS的患者，其中29例存在致密粘连；中位随访时间57.8个月，致密粘连组和无粘连组间复发率（21.2% vs 20.7%，$P=1.000$）和死亡率（16.7% vs 6.9%，$P=0.332$）无显著差异；DFS（HR，0.9；95%CI，0.3~2.7；$P=0.792$）和OS（HR，0.2；95%CI，0.1~1.8；$P=0.142$）无显著差异[91]。

EOC预后较差，容易转移与复发。因此，EOC患者保留生育功能应谨慎。行FSS的患者选择标准要严格，向患者及其家属交代保留生育功能治疗的利弊和风险，争得其理解和同意。目前适应证仍存争议，具有强烈生育要求、肿瘤局限于一侧卵巢且分化良好的ⅠA期EOC患者是安全可行的，而对于适应证是否应扩展到高危人群，如ⅠC期、透明细胞癌或G3级患者，尚需更多证据证实。

2.保留生育功能手术的手术范围 早期EOC行全面分期手术，旨在切除肿瘤以减少肿瘤负荷，并避免肿瘤进一步扩散及转移；明确肿瘤的病理学类型及组织分化程度；明确分期后可指导后续的治疗方案。一项评估早期EOC行全面分期术对预后影响的研究提示，全面分期手术可改善患者预后[92]。全面分期手术可引起肿瘤分期升级，影响辅助治疗[93, 94]。

2018年FIGO指南、2020年NCCN指南及2019年ESMO-ESGO的EOC专家共识均强调早期EOC患者的全面分期手术。2014年我国《妇科恶性肿瘤保留生育功能临床诊治指南》中明确指出，EOC保留生育功能的手术须对侧卵巢外观正常，活检后病理检查阴性；腹腔细胞学检查阴性；"高危区域"（包括直肠子宫陷凹、结肠侧沟、肠系膜、大网膜和腹膜后淋巴结）探查及多点活检均阴性。

因此，早期EOC患者FSS应行全面分期手术以明确疾病分期，排除隐匿转移，准确评估患者的预后，从而严格筛选适合行FSS的EOC患者。

3.保留生育功能手术的手术方式 早期EOC患者全面分期手术多采用经腹手术。开腹手术应尽可能保证肿瘤包膜完整，减少肿瘤破裂的发生；直视下探查相对更加全面，减少遗漏病灶的可能；触诊探查后可发现粘连带、肠系膜根部、膈顶等相对隐匿的病灶。

肿瘤破裂是影响早期EOC患者预后的独立风险因素[95]。无论采用何种手术方式，均强调"无瘤原则"；应完整切除肿瘤，避免肿瘤破裂及癌细胞的播散。一系列研究探索了腹腔镜分期手术的可行性，其具有出血量少、创伤小、疼痛轻、恢复快等优点，而其肿瘤破裂发生率及预后较经腹手术无显著差异[96]。一项探索Ⅰ期EOC患者（36例低危：ⅠA期G1/2级患者；29例高危：ⅠA期G3级等）经腹腔镜行FSS手术的多中心研究提示，经病理复核后，4例患者分期升级至ⅡB及Ⅲ期。中位随访时间为38个月，OS率为95.4%，RFS率为84.6%；术后妊娠率为64.8%，其中60%为自然妊娠[97]。因此，腹腔镜早期EOC分期手术可能是一种可行的选择，但尚需进一步研究确定其安全性和可行性。

2020年NCCN指南提及早期EOC患者全面分期手术绝大多数选择开腹手术，微创手术应由有经验的医师施行，可考虑用于经选择的早期患者[28]。2018年FIGO指南指出，对于年轻育龄女性盆腔包块的处理，如果高度怀疑肿物为恶性，宜行开腹手术[29]。《中国妇科恶性肿瘤临床实践指南（第6版）》提出，卵巢恶性肿瘤大多数采用开腹手术，腹腔镜手术需严格筛选，谨慎进行；强调腹腔镜分期手术应在无瘤原则下谨慎进行。2019年ESMO-ESGO的EOC专家共识推荐早期EOC患者全面分期的标准术式为经腹手术[30]。

腹腔镜手术因为存在肿瘤破裂、穿刺口种植等潜在风险增加的可能，目前多数指南尚不推荐早期EOC患者行腹腔镜分期手术。因此，推荐早期保留生育功能的EOC患者经腹行全面分期手术。

（二）早期卵巢上皮性癌保留生育功能的辅助治疗

1.辅助性化疗的指征　两项分别由卵巢肿瘤国际协作组（International Collaborative Ovarian Neoplasm，ICON）和欧洲癌症研究与治疗组织（European Organzation for Research and Treatment of Cancer，EORTC）开展的大样本前瞻性随机对照研究（ICON1和ACTION）结果提示，化疗可以改善早期EOC患者的预后[92, 98]；ICON1研究基于复发风险，提出高复发风险（ⅠA期G3级患者，ⅠB、ⅠC期的G2级、G3级患者，透明细胞癌患者）患者辅助性化疗后可能获益更多。一项Cochrane综述提示，与随访组相比，化疗组改善早期患者的预后，延迟复发；亚组分析显示化疗对满意分期术患者、低危早期患者改善预后作用有限[99]。

妇科肿瘤学组（gynecologic oncology group，GOG）开展的GOG157研究提示，与3个周期化疗相比，6个周期化疗未显著改善Ⅰ期高危EOC（ⅠA、ⅠB期的G3级，透明细胞癌、ⅠC期）患者OS，且不良反应发生率增加[100]。GOG157研究的探索性分析提示，与3个周期化疗相比，早期HGSC患者6个周期化疗可改善预后[101]。

2.辅助性化疗的方案推荐　2020年NCCN指南中对ⅠA、ⅠB期的G1级子宫内膜样癌、黏液性癌、LGSC的患者推荐随访。ⅠA期透明细胞癌，ⅠA、ⅠB期的G2级子宫内膜样癌，ⅠC期的G1级子宫内膜样癌、黏液性癌、LGSC患者可选择观察或含铂方案的联合化疗，具体方案推荐见表9-3-3[28]。2018年FIGO指南提及全面分期手术的ⅠA和ⅠB期G1级、G2级的EOC患者预后好，辅助性化疗并无额外获益，不推荐常规化疗。尽管对已接受完整分期手术的ⅠA和ⅠB期患者化疗是否可改善生存期尚有争议，多数G3级及ⅠC期患者接受含铂方案的联合化疗[29]。《中国妇科恶性肿瘤临床实践指南（第6版）》提出，Ⅰ期透明细胞癌，G2级、G3级，ⅠC期及肿瘤与盆腔粘连，未送病理除外转移者均应行化疗。2019年ESMO-ESGO的EOC专家共识推荐除了全面分期手术的下述患者外，均应辅助化疗：ⅠA期的LGSC，G1级、G2级的子宫内膜样癌及黏液性癌。以下患者辅助化疗的益处尚不确定，应个体化决策：ⅠA、ⅠB、ⅠC1期透明细胞癌，ⅠB、ⅠC1期G1级、G2级的子宫内膜样癌，ⅠB、ⅠC期LGSC；ⅠC期G1级、G2级的黏液性癌；ⅠA期浸润性生长的黏液性癌[30]。各指南对于Ⅰ期EOC患者化疗的周期数均为3~6个，HGSC建议行6个周期化疗。

表9-3-3　2020年NCCN指南 I 期卵巢上皮性癌化疗方案推荐

I 期	首选方案	其他推荐方案
高级别浆液性癌、子宫内膜样癌（G2/3级）、透明细胞癌、癌肉瘤	紫杉醇175/卡铂（紫杉醇175指紫杉醇175 mg/m²，下同）	卡铂/脂质体阿霉素、多西他赛/卡铂
黏液性癌（ I C期）	紫杉醇175/卡铂、5-FU/甲酰四氢叶酸/奥沙利铂、卡培他滨/奥沙利铂	卡铂/脂质体阿霉素、多西他赛/卡铂
低级别浆液性癌（ I C期G1级）、子宫内膜样癌（ I C期）	紫杉醇175/卡铂	卡铂/脂质体阿霉素、多西他赛/卡铂、激素治疗［芳香化酶抑制剂（阿那曲唑，来曲唑，依西美坦）、醋酸亮丙瑞林、他莫昔芬］

早期EOC患者行FSS后的辅助性治疗缺乏高级别循证医学证据，目前与早期EOC患者根治性治疗后的辅助治疗方案基本相同。一项评估卵巢肿瘤行FSS后辅助性化疗患者的卵巢功能及妊娠结局的研究提示，化疗未增加患者卵巢功能衰竭及生育力下降的风险[102]。目前尚无确切证据证实的化疗过程中保护卵巢功能的药物（具体见交界性肿瘤部分）。

（三）早期卵巢上皮性癌保留生育功能后的随访

卵巢上皮性癌预后差，复发率高，尽管早期患者的预后相对较好，仍强调规律随访，特别是保留生育功能者。初始治疗后前2年每2~4个月、第3~5年每3~6个月随访1次，5年后每年随访1次。复发可为临床复发（如腹痛、盆腔积液等）、生化复发（CA125升高）、影像学复发。随访内容包括盆腔检查、肿瘤标志物及影像学检查。对于保留生育功能的患者，应行盆、腹腔超声检查，完成生育后可考虑行根治性手术。

一项多中心回顾性研究提示，FSS后复发率为12%，38%的复发部位为保留的对侧卵巢，62%为卵巢外复发；与G1/2级相比，G3级患者的卵巢及卵巢外复发率均升高；中位随访186个月，孤立卵巢复发的死亡率为12.5%，提示FSS后孤立卵巢复发的患者长期预后较好[103]。目前，尚无确切证据提示早期EOC保留生育功能后初次复发是否仍可行再次FSS。

EOC保留生育功能的研究大多是回顾性分析，由于保留生育功能研究的研究对象个体性强、异质性高，开展前瞻性随机对照研究困难极大，希望开展更多相关研究为临床制定合理决策提供更为充足的依据。另外，随着科学技术的不断发展，辅助生殖技术为卵巢上皮性肿瘤患者提供更多的选择，应适时建议患者于生殖医学、妇科内分泌专家处咨询就诊（具体见辅助生殖技术章节）。

综上所述，FSS可作为有生育要求的早期EOC年轻患者的安全选择，但治疗前应精确评估肿瘤，严格筛选患者，评估适应证，进行充分翔实的知情同意；治疗中按照规范化流程行全面分期手术，术后辅以必要的化疗，重视疗效的评价和治疗方案的个体化及规范化；治疗后应重视肿瘤的随诊和预防复发，必要时辅助生殖。

（宋坤　段爱军）

参考文献

［1］Surveillance Epidemiology, End Results Program, National Cancer Institute. Cancer Stat Facts: Uterine Cancer.(2021-02).https://seer.cancer.gov/statfacts/html/corp.html.

［2］HOWLADER N, A M N, KRAPCHO M, et al. SEER Cancer Statistics Review, 1975-2016. National Cancer Institute, 2018.

［3］LOREN A W, MANGU P B, BECK L N, et al. Fertility preservation for patients with cancer: American Society of Clinical Oncology clinical practice guideline update. J Clin Oncol, 2013, 31(19): 2500-2510.

［4］OKTAY K, HARVEY B E, PARTRIDGE A H, et al. Fertility Preservation in Patients With Cancer: ASCO Clinical Practice Guideline Update. J Clin Oncol, 2018, 36(19): 1994-2001.

［5］中华医学会妇科肿瘤学分会. 妇科恶性肿瘤保留生育功能临床诊治指南. 中华妇产科杂志, 2014, 4: 243-248.

［6］SKÍRNISDÓTTIR I, GARMO H, WILANDER E, et al. Borderline ovarian tumors in Sweden 1960-2005: trends in incidence and age at diagnosis compared to ovarian cancer. Int J Cancer, 2008, 123(8): 1897-1901.

［7］AKESON M, ZETTERQVIST B M, DAHLLÖF K, et al. Population-based cohort follow-up study of all patients operated for borderline ovarian tumor in western Sweden during an 11-year period. Int J Gynecol Cancer, 2008, 18(3): 453-459.

［8］OBSTET, 1929, 48：204-230. T.H.M.a.s.t.o.t.o.J.S.G.

［9］SONG T, LEE Y Y, CHOI C H, et al. Histologic distribution of borderline ovarian tumors worldwide: a systematic review. J Gynecol Oncol, 2013, 24(1):44-51.

［10］SHIH K K, ZHOU Q, HUH J, et al. Risk factors for recurrence of ovarian borderline tumors. Gynecol Oncol, 2011, 120(3): 480-484.

［11］PRAT J, MUTCH D G. Pathology of cancers of the female genital tract including molecular pathology. Int J Gynaecol Obstet, 2018, 143 (Suppl 2): 93-108.

［12］沈丹华, 陈定宝. 解读第4版WHO女性生殖器官肿瘤分类中的变化. 中华妇产科杂志, 2014, 49(09): 717-720.

［13］SEIDMAN J D, KURMAN R J. Ovarian serous borderline tumors: a critical review of the literature with emphasis on prognostic indicators. Hum Pathol, 2000, 31(5): 539-557.

［14］HANNIBAL C G, VANG R, JUNGE J, et al. A nationwide study of ovarian serous borderline tumors in Denmark 1978-2002. Risk of recurrence, and development of ovarian serous carcinoma. Gynecol Oncol, 2017, 144(1): 174-180.

［15］MESSINI I, DOULGERAKI T, CHRYSANTHAKIS D, et al. Assessing the landscape of ovarian serous borderline tumors. Int J Gynecol Cancer, 2019, 29(3): 572-578.

［16］MANIAR K P, WANG Y, VISVANATHAN K, et al. Evaluation of microinvasion and lymph node involvement in ovarian serous borderline/atypical proliferative serous tumors: a morphologic and immunohistochemical analysis of 37 cases. Am J Surg Pathol, 2014, 38(6): 743-755.

［17］王新宇, 谢幸. 卵巢上皮性交界性肿瘤的新概念及诊疗现状. 中国实用妇科与产科杂志, 2015, 31(11):977-980.

［18］LALWANI N, SHANBHOGUE A K P, VIKRAM R, et al. Current update on borderline ovarian neoplasms. AJR Am J Roentgenol, 2010, 194(2): 330-336.

［19］TINELLI R, TINELLI A, TINELLI F G, et al. Conservative surgery for borderline ovarian tumors: a review. Gynecol Oncol, 2006, 100(1): 185-191.

［20］BARAKAT R R, BENJGMIN I, LEWIS J L, et al. Platinum-based chemotherapy for advanced-stage serous ovarian carcinoma of low malignant potential. Gynecol Oncol, 1995, 59(3): 390-393.

［21］TRIMBLE C L, KOSARY C, TRIMBLE E L. Long-term survival and patterns of care in women with ovarian tumors of low malignant potential. Gynecol Oncol, 2002, 86(1): 34-37.

［22］龚子元, 俞梅, 吴焕文, 等. 卵巢浆液性交界性肿瘤诊治的研究进展. 中华妇产科杂志, 2019, 54(9):640-644.

［23］BORAN N, CIL A P, TULUNAY G, et al. Fertility and recurrence results of conservative surgery for borderline ovarian tumors. Gynecol Oncol, 2005, 97(3): 845-851.

［24］MORÏCE P, CAMATTE S, HASSAN J E, et al. Clinical outcomes and fertility after conservative treatment of ovarian borderline tumors. Fertil Steril, 2001, 75(1): 92-96.

［25］DARAI E, FAUVET R L, UZAN C, et al. Fertility and borderline ovarian tumor: a systematic review of conservative management, risk of recurrence and alternative options. Hum Reprod Update, 2013, 19(2): 151-166.

［26］UZAN C, KANE A, REY A, et al. Outcomes after conservative treatment of advanced-stage serous borderline tumors of the ovary. Ann Oncol, 2010, 21(1): 55-60.

［27］FALCONE F, BREDA E, FERRANDINA G, et al. Fertility-sparing treatment in advanced-stage serous borderline ovarian tumors. An analysis from the MITO14 study database. Gynecol Oncol, 2021, 161(3): 825-831.

［28］National Comprehensive Cancer Network.NCCN guideline in ovarian cancer/fallopian tube cancer/primary peritoneal cancer

(Version 1.2020).

[29] BEREK J S, RENZ M, KEHOE S, et al. Cancer of the ovary, fallopian tube, and peritoneum. Int J Gynaecol Obstet, 2021, 155 (Suppl 1): 61-85.

[30] COLOMBO N, SESSA C,BOIS A D,et al. ESMO-ESGO consensus conference recommendations on ovarian cancer: pathology and molecular biology, early and advanced stages, borderline tumours and recurrent disease. Ann Oncol, 2019, 30(5): 672-705.

[31] WINTER W , KUCERA P,RODGERS W, et al. Surgical staging in patients with ovarian tumors of low malignant potential. Obstet Gynecol, 2002, 100(4): 671-676.

[32] WINGO S N, KNOWLES L M,CARRICK K S,et al. Retrospective cohort study of surgical staging for ovarian low malignant potential tumors. Am J Obstet Gynecol, 2006, 194(5): e20-e22.

[33] GERSHENSON D M. Clinical management potential tumours of low malignancy. Best Pract Res Clin Obstet Gynaecol, 2002, 16(4): 513-527.

[34] PONCELET C,FAUVET R,BOCCARA J, et al. Recurrence after cystectomy for borderline ovarian tumors: results of a French multicenter study. Ann Surg Oncol, 2006, 13(4): 565-571.

[35] DE IACO P, FERRERO A,ROSATI F,et al. Behaviour of ovarian tumors of low malignant potential treated with conservative surgery. Eur J Surg Oncol, 2009, 35(6): 643-648.

[36] VASCONCELOS I , MENDES M DE S. Conservative surgery in ovarian borderline tumours: a meta-analysis with emphasis on recurrence risk. Eur J Cancer, 2015, 51(5): 620-631.

[37] BOIS AD,EWALD-RIEGLER N,GREGORIO N DE, et al. Borderline tumours of the ovary: A cohort study of the Arbeitsgmeinschaft Gynakologische Onkologie (AGO) Study Group. Eur J Cancer, 2013, 49(8): 1905-1914.

[38] MORICE P, UZAN C,FAUVET R,et al. Borderline ovarian tumour: pathological diagnostic dilemma and risk factors for invasive or lethal recurrence. Lancet Oncol, 2012, 13(3): e103-e115.

[39] DEWILDE K, MOERMAN P, LEUNEN K, et al. Staging with Unilateral Salpingo-Oophorectomy and Expert Pathological Review Result in No Recurrences in a Series of 81 Intestinal-Type Mucinous Borderline Ovarian Tumors. Gynecol Obstet Invest, 2018, 83(1): 65-69.

[40] UZAN C,NIKPAYAM M,RIBASSIN-MAJED L,et al. Influence of histological subtypes on the risk of an invasive recurrence in a large series of stage Ⅰ borderline ovarian tumor including 191 conservative treatments. Ann Oncol, 2014, 25(7): 1312-1319.

[41] KRISTENSEN G S, SCHLEDERMANN D,MOGENSEN O,et al. The value of random biopsies, omentectomy, and hysterectomy in operations for borderline ovarian tumors. Int J Gynecol Cancer, 2014, 24(5): 874-879.

[42] WEINSTEIN D,POLISHUK W Z. The role of wedge resection of the ovary as a cause for mechanical sterility. Surg Gynecol Obstet, 1975, 141(3): 417-418.

[43] FAUVET R, BOCCARA J,DUFOURNET C,et al. Laparoscopic management of borderline ovarian tumors: results of a French multicenter study. Ann Oncol, 2005, 16(3): 403-410.

[44] JUNG H J, PARK J Y,KIM D Y,et al. Comparison of Laparoscopic and Open Surgery for Patients With Borderline Ovarian Tumors. Int J Gynecol Cancer, 2018, 28(9): 1657-1663.

[45] JIAO X B, HU J, ZHU L R. Prognostic Factors for Recurrence After Fertility-Preserving Surgery in Patients With Borderline Ovarian Tumors: A Systematic Review and Meta-analysis of Observational Studies. Int J Gynecol Cancer, 2017, 27(9): 1833-1841.

[46] CASARIN J, LAGANÀ A S,UCCELLA S,et al. Surgical treatment of large adnexal masses: a retrospective analysis of 330 consecutive cases. Minim Invasive Ther Allied Technol, 2020, 29(6): 366-374.

[47] VASCONCELOS I, OLSCHEWSKI J,BRAICU I,et al. A meta-analysis on the impact of platinum-based adjuvant treatment on the outcome of borderline ovarian tumors with invasive implants. Oncologist, 2015, 20(2): 151-158.

[48] CODACCI-PISANELLI G,DEL PUP L,DEL GRANDE M, et al. Mechanisms of chemotherapy-induced ovarian damage in breast cancer patients. Crit Rev Oncol Hematol, 2017, 113: 90-96.

[49] YUKSEL A, BILDIK G,SENBABAOGLU F,et al. The magnitude of gonadotoxicity of chemotherapy drugs on ovarian follicles and granulosa cells varies depending upon the category of the drugs and the type of granulosa cells. Hum Reprod, 2015, 30(12): 2926-2935.

[50] MORGAN S, ANDERSON R A,GOURLEY C,et al. How do chemotherapeutic agents damage the ovary?. Hum Reprod Update, 2012, 18(5): 525-535.

[51] BEN-AHARON I,SHALGI R. What lies behind chemotherapy-induced ovarian toxicity?. Reproduction, 2012, 144(2): 153-163.

[52] BEN-AHARON I,BAR-JOSEPH H,TZARFATY G, et al. Doxorubicin-induced ovarian toxicity. Reprod Biol Endocrinol, 2010, 8: 20.

[53] FALCONE T, BEDAIWY M A.Fertility preservation and pregnancy outcome after malignancy. Curr Opin Obstet Gynecol, 2005, 17(1): 21-26.

[54] ENES T,KUTLUK O.Fertility preservation in gynecologic cancers. Gynecol Oncol, 2019, 155(3):522-529.

[55]OKTAY K,BRIGGS D, GOSDEN R G. Ontogeny of follicle-stimulating hormone receptor gene expression in isolated human ovarian follicles. J Clin Endocrinol Metab, 1997, 82(11): 3748-3751.

[56]MOORE H C, UNGER J M,PHILLIPS K A,et al. Goserelin for ovarian protection during breast-cancer adjuvant chemotherapy. N Engl J Med, 2015, 372(10): 923-932.

[57]OKTAY K, TAYLAN E, RODRIGUEZ-WALLBERG K A, et al. Goserelin does not preserve ovarian function against chemotherapy-induced damage. Ann Oncol, 2018, 29(2): 512-513.

[58]OKTAY K,ARODRIGUEZ-WALLBERG K, MUNSTER P. Ovarian protection during adjuvant chemotherapy. N Engl J Med, 2015, 372(23): p. 2268-2269.

[59]DEMEESTERE I, BRICE P,PECCATORI F A,et al. No Evidence for the Benefit of Gonadotropin-Releasing Hormone Agonist in Preserving Ovarian Function and Fertility in Lymphoma Survivors Treated With Chemotherapy: Final Long-Term Report of a Prospective Randomized Trial. J Clin Oncol, 2016, 34(22): 2568-2574.

[60]MUNSTER P N, MOORE A P,ISMAIL-KHAN R,et al. Randomized trial using gonadotropin-releasing hormone agonist triptorelin for the preservation of ovarian function during (neo)adjuvant chemotherapy for breast cancer. J Clin Oncol, 2012, 30(5): 533-538.

[61]WHITEHEAD J, TOLEDO M G, STERN C J.A pilot study to assess the use of the gonadotrophin antagonist cetrorelix in preserving ovarian function during chemotherapy. Aust N Z J Obstet Gynaecol, 2011, 51(5): 452-454.

[62]DIGENI A A, SYMEONIDIS, GEORGOPOULOS N A. Effect of the gonadotropin-releasing hormone antagonist cetrorelix on the prevention of chemotherapy-induced ovarian damage in women with hematological malignancy. Int J Gynaecol Obstet, 2012, 118(1): 73-74.

[63]HANCKE K, STRAUCH O,KISSEL C,et al. Sphingosine 1-phosphate protects ovaries from chemotherapy-induced damage in vivo. Fertil Steril, 2007, 87(1): 172-177.

[64]SKAZNIK-WIKIEL M E, MCGUIRE M M,SUKHWANI M,et al. Granulocyte colony-stimulating factor with or without stem cell factor extends time to premature ovarian insufficiency in female mice treated with alkylating chemotherapy. Fertil Steril, 2013, 99(7): 2045-2054.

[65]BOSTWICK D G,TAZELAAR H D,BALLON S C,et al. Ovarian epithelial tumors of borderline malignancy. A clinical and pathologic study of 109 cases. Cancer, 1986, 58(9): 2052-2065.

[66]SILVA E G, GERSHENSON D M,MALPICA A,et al. The recurrence and the overall survival rates of ovarian serous borderline neoplasms with noninvasive implants is time dependent. Am J Surg Pathol, 2006, 30(11): 1367-1371.

[67]EWALD-RIEGLER N, DUBOIS O,FISSELER-ECKHOFF A,et al. Borderline tumors of the ovary: clinical course and prognostic factors. Onkologie, 2012, 35(1-2): 28-33.

[68]BOURDEL N, HUCHON C,ABDEL WAHAB C,et al. Borderline ovarian tumors: French guidelines from the CNGOF. Part 2. Surgical management, follow-up, hormone replacement therapy, fertility management and preservation. J Gynecol Obstet Hum Reprod, 2021,50(1): 101966.

[69]UZAN C, MUILER E,KANE A,et al. Fertility sparing treatment of recurrent stage I serous borderline ovarian tumours. Hum Reprod, 2013, 28(12): 3222-3226.

[70]UZAN C, ZANINI-GRANDON A S,BENTIVEGNA E,et al. Outcome of patients with advanced-stage borderline ovarian tumors after a first peritoneal noninvasive recurrence: impact on further management. Int J Gynecol Cancer, 2015, 25(5):830-836.

[71]TORRE L A, TRABERT B,DESANTIS C E,et al. Ovarian cancer statistics, 2018. CA Cancer J Clin, 2018, 68(4): 284-296.

[72]SUNG H, FERLAY J, SIEGEL R L, et al. Global Cancer Statistics 2020: GLOBOCAN Estimates of Incidence and Mortality Worldwide for 36 Cancers in 185 Countries. CA Cancer J Clin, 2021,71(3):209-249.

[73]AHMED F Y, WILTSHAW E, A'HERN R P,et al. Natural history and prognosis of untreated stage I epithelial ovarian carcinoma. J Clin Oncol, 1996, 14(11): 2968-2975.

[74]SINGER G, KURMAN R J,CHANG H W,et al. Diverse tumorigenic pathways in ovarian serous carcinoma. Am J Pathol, 2002, 160(4): 1223-1228.

[75]SHIH I M,KURMAN R J.Ovarian tumorigenesis: a proposed model based on morphological and molecular genetic analysis. Am J Pathol, 2004, 164(5): 1511-1518.

[76]KURMAN R J,SHIH I M. The Dualistic Model of Ovarian Carcinogenesis: Revisited, Revised, and Expanded. Am J Pathol, 2016, 186(4): 733-747.

[77]LI J, ABUSHAHIN N,PANG S,et al. Tubal origin of 'ovarian' low-grade serous carcinoma. Mod Pathol, 2011, 24(11): 1488-1499.

[78]LABIDI-GALY S I, PAPP E,HALLBERG D,et al. High grade serous ovarian carcinomas originate in the fallopian tube. Nat Commun, 2017, 8(1): 1093.

[79]SHIH I M, Wang Y, WANG T L. The Origin of Ovarian Cancer Species and Precancerous Landscape. Am J Pathol,

2021,191(1):26-39.

［80］DUSKA L R, CHANG Y C,FLYNN C E,et al. Epithelial ovarian carcinoma in the reproductive age group. Cancer, 1999, 85(12): 2623-2629.

［81］PLAXE S C,BRALY P S,FREDDO J L, et al. Profiles of women age 30-39 and age less than 30 with epithelial ovarian cancer. Obstet Gynecol, 1993, 81 ［5(Pt 1)］: 651-654.

［82］SWENERTON K D, HISLOP T G,SPINELLI J, et al. Ovarian carcinoma: a multivariate analysis of prognostic factors. Obstet Gynecol, 1985, 65(2): 264-270.

［83］MASSI D, SUSINI T, SAVINO L, et al. Epithelial ovarian tumors in the reproductive age group: age is not an independent prognostic factor. Cancer, 1996, 77(6): 1131-1136.

［84］SMEDLEY H, SIKORA K. Age as a prognostic factor in epithelial ovarian carcinoma. Br J Obstet Gynaecol,1985,92(8):839-842.

［85］ZAPARDIEL I, DIESTRO M D, ALETTI G,et al. Conservative treatment of early stage ovarian cancer: oncological and fertility outcomes. Eur J Surg Oncol, 2014, 40(4): 387-393.

［86］SATOH T, HATAE M,WATANABE Y,et al. Outcomes of fertility-sparing surgery for stage I epithelial ovarian cancer: a proposal for patient selection. J Clin Oncol, 2010, 28(10): 1727-1732.

［87］PRODROMIDOU A, THEOFANAKIS C,THOMAKOS N,et al. Fertility sparing surgery for early-stage clear cell carcinoma of the ovary; A systematic review and analysis of obstetric outcomes. Eur J Surg Oncol, 2021, 47(6): 1286-1291.

［88］JIANG X, YANG J,YU M,et al. Oncofertility in patients with stage I epithelial ovarian cancer: fertility-sparing surgery in young women of reproductive age. World J Surg Oncol, 2017, 15(1): 154.

［89］MELAMED A, RIZZO A E,NITECKI R,et al. All-Cause Mortality After Fertility-Sparing Surgery for Stage I Epithelial Ovarian Cancer. Obstet Gynecol, 2017, 130(1): 71-79.

［90］LIU D, CAI J,GAO A,et al. Fertility sparing surgery vs radical surgery for epithelial ovarian cancer: a meta-analysis of overall survival and disease-free survival. BMC Cancer, 2020, 20(1): 320.

［91］BAEK M H, PARK J Y,KIM D Y,et al. Feasibility and safety of fertility-sparing surgery in epithelial ovarian cancer with dense adhesion: a long-term result from a single institution. J Gynecol Oncol, 2020, 31(6): e85.

［92］TRIMBOS J B, VERGOTE I,BOLIS G,et al. Impact of adjuvant chemotherapy and surgical staging in early-stage ovarian carcinoma: European Organisation for Research and Treatment of Cancer-Adjuvant ChemoTherapy in Ovarian Neoplasm trial. J Natl Cancer Inst, 2003, 95(2): 113-125.

［93］BUCHSBAUM H J, BRADY M F,DELGADO G,et al. Surgical staging of carcinoma of the ovaries. Surg Gynecol Obstet, 1989, 169(3): 226-232.

［94］HENGEVELD E M, ZUSTERZEEL P L M,LAJER H,et al. The value of surgical staging in patients with apparent early stage epithelial ovarian carcinoma. Gynecol Oncol, 2019, 154(2): 308-313.

［95］VERGOTE I, DE-BRABANTER J,FYLES A,et al. Prognostic importance of degree of differentiation and cyst rupture in stage I invasive epithelial ovarian carcinoma. Lancet, 2001, 357(9251): 176-182.

［96］BROCKBANK E C, HARRY V,KOLOMAINEN D,et al. Laparoscopic staging for apparent early stage ovarian or fallopian tube cancer. First case series from a UK cancer centre and systematic literature review. Eur J Surg Oncol, 2013, 39(8): 912-917.

［97］Ghezzi F, CROMI A,FANFANI F,et al. Laparoscopic fertility-sparing surgery for early ovarian epithelial cancer: A multi-institutional experience. Gynecol Oncol, 2016, 141(3): 461-465.

［98］COLOMBO N, GUTHRIE D,CHIARI S,et al. International Collaborative Ovarian Neoplasm trial 1: a randomized trial of adjuvant chemotherapy in women with early-stage ovarian cancer. J Natl Cancer Inst, 2003, 95(2): 125-132.

［99］LAWRIE T A, WINTER-ROACH B A,HEUS P,et al. Adjuvant (post-surgery) chemotherapy for early stage epithelial ovarian cancer. Cochrane Database Syst Rev, 2015(12): CD004706.

［100］BELL J, BRADY M F,YOUNG R C,et al. Randomized phase III trial of three versus six cycles of adjuvant carboplatin and paclitaxel in early stage epithelial ovarian carcinoma: a Gynecologic Oncology Group study. Gynecol Oncol, 2006, 102(3): 432-439.

［101］CHAN J K, TIAN C Q,FLEMING G F,et al. The potential benefit of 6 vs. 3 cycles of chemotherapy in subsets of women with early-stage high-risk epithelial ovarian cancer: an exploratory analysis of a Gynecologic Oncology Group study. Gynecol Oncol, 2010, 116(3): 301-306.

［102］CEPPI L, GALLI F,LAMANNA M,et al. Ovarian function, fertility, and menopause occurrence after fertility-sparing surgery and chemotherapy for ovarian neoplasms. Gynecol Oncol, 2019, 152(2): 346-352.

［103］BENTIVEGNA E, FRUSCIO R,ROUSSIN S,et al. Long-term follow-up of patients with an isolated ovarian recurrence after conservative treatment of epithelial ovarian cancer: review of the results of an international multicenter study comprising 545 patients. Fertil Steril, 2015, 104(5): 1319-1324.

第四节　非上皮性恶性卵巢肿瘤保留生育功能的治疗方式

卵巢上皮性恶性肿瘤是最常见的卵巢恶性肿瘤组织类型，占90%以上。卵巢非上皮性恶性肿瘤中主要为生殖细胞肿瘤（MOGCT）及性索间质肿瘤（SCST），分别占5%~6%及2%~3%，其分布呈年轻化趋势，其中MOGCT最为明显。多数卵巢非上皮性癌诊断时为Ⅰ期，MOGCT及SCST的5年生存率分别为99%和98%；即使是Ⅳ期患者，5年生存率也可分别达到69%和41%[1]。手术和放、化疗虽然能够使患者获得生存机会，但常带来不同程度的生育功能损害，造成患者生理及心理上的痛苦，在改善卵巢恶性肿瘤患者生存率的同时，尽可能保护患者的生育功能成为治疗中的重要问题。生育力保护是指采用手术、药物或辅助生殖技术等对存在不孕或不育风险的成人或儿童提供帮助，保护其生殖内分泌功能并产生遗传学后代[2]。卵巢恶性肿瘤保留生育功能手术（FSS）主要原则为保留子宫和至少一侧卵巢。

一、卵巢恶性生殖细胞肿瘤保留生育功能的治疗方式

卵巢恶性生殖细胞肿瘤是一类衍生自胚胎性腺的原始生殖细胞肿瘤，好发于青少年女性，确诊的中位年龄是16~20岁，诊断时多为Ⅰ期，预后较好。MOGCT通常在临床上表现为明显的肿块和（或）腹胀、下腹部疼痛、泌尿症状和骨盆饱满感。根据组织学亚型，MOGCT可经常引起血清肿瘤标志物升高。此类肿瘤标志物包括甲胎蛋白（alpha fetoprotein，AFP）、人绒毛膜促性腺激素（human chorionic gonadotropin，HCG）和乳酸脱氢酶（lactate dehydrogenase，LDH）等。除临床发现和常规组织学检测外，免疫组化标志物和荧光原位杂交（fluorescence in situ hybridization，FISH）技术对于诊断也有帮助。Sall4通常在所有卵巢恶性生殖细胞肿瘤中呈阳性，包括未成熟神经上皮细胞；OCT3/4、碱性磷酸酶、PLAP、D2-40、NANOG和SCFR通常在无性细胞瘤中呈阳性表达；PLAP、AFP和糖肽-3在卵黄囊瘤中呈阳性表达；OCT3/4、肿瘤坏死因子受体超家族成员8、NANOG和SOX10在胚胎癌中阳性表达；非妊娠性绒毛膜癌β-HCG和抑制素阳性表达；SOX2在胚胎癌和原始神经外胚层肿瘤中有表达，可用于诊断畸胎瘤起源的胚胎癌和神经外胚层肿瘤。由于卵巢恶性生殖细胞肿瘤可能源于性腺发育不良（如Swyer综合征），因此建议进行性染色体检查。

卵巢恶性生殖细胞肿瘤接受规范化治疗后，5年生存率＞85%。《WHO女性生殖器官肿瘤组织学分类（2014版）》将其分为恶性畸胎瘤、非妊娠性绒毛膜癌、无性细胞瘤、卵黄囊瘤、胚胎癌及混合型恶性生殖细胞肿瘤等。本部分内容参考欧洲肿瘤内科学会（ESMO）、NCCN、我国妇科恶性肿瘤临床实践指南等国内外的诊疗指南。目前MOGCT有多种治疗方法，包括手术、化疗、放疗和免疫治疗。这些治疗方法可以单独使用，也可以结合使用，具

体取决于多种因素，包括年龄、类型和肿瘤分期等。

ESMO颁布的《非上皮性卵巢癌诊断、治疗和随访临床实践指南》[3]指出，年轻MOGCT患者标准治疗方法为保留子宫和对侧卵巢的单侧输卵管-卵巢切除术，患者的预后与接受子宫加双侧输卵管-卵巢切除术的患者相当，且不建议对外观正常的对侧卵巢行系统性活检。对于肉眼可见的双侧卵巢病变（特别是无性细胞瘤或未成熟畸胎瘤），应建议行单侧附件切除术和对侧卵巢肿瘤剥除术。建议只在手术探查和（或）初始 CT 扫描有淋巴结异常及化疗后仍有残余病灶时才行淋巴结清扫。鉴于该类肿瘤对化疗较为敏感，晚期患者亦可考虑行保留生育功能的保守术式，并辅以术后化疗。

NCCN指南[6]指出，有生育要求的MOGCT患者，子宫和对侧附件正常者可行保留生育功能的全面分期手术，术后可用超声随访监测，完成生育后可考虑接受全面分期手术。儿童和青春期MOGCT患者的手术范围与成人不同，早期患者不需切除淋巴结、腹膜、大网膜，仅需活检。Xu等在研究Ⅰ期和Ⅱ期MOGCT患者中，发现是否进行网膜切除术的患者10年总生存率没有显著差异[4]。Qin等研究提出在临床早期患者中，淋巴结切除患者和未行淋巴结切除患者的5年和10年DFS率和OS率无统计学差异，建议可不行淋巴结清扫术[5]。不建议对0~14岁的儿童进行淋巴结清扫术。对于40岁及40岁以上的患者，以及类型为无性细胞瘤或内胚窦瘤的患者，淋巴结清扫术具有重要意义[6]。

对于不全分期手术者NCCN指南指出，先行影像学检查和肿瘤标志物检查，根据检查结果和肿瘤类型决定具体治疗方案。①无性细胞瘤或G1级未成熟畸胎瘤：影像学和肿瘤标志物均阳性，希望保留生育者行保留生育功能的全面分期手术；影像学阴性、肿瘤标志物阳性，可考虑密切观察至肿瘤标志物正常；影像学和肿瘤标志物均阴性，考虑观察。②胚胎癌、卵黄囊瘤、G2/3级未成熟畸胎瘤、非妊娠性绒癌或混合组织类型癌：影像学和肿瘤标志物均阳性，希望保留生育功能者行保留生育功能的全面分期手术；影像学阴性、肿瘤标志物阳性或阴性者，按下述辅助治疗。Ⅰ期的无性细胞瘤、Ⅰ期G1级未成熟畸胎瘤术后可随访。儿童和青春期ⅠA期和ⅠB期无性细胞瘤、ⅠA期G1级未成熟畸胎瘤、ⅠA期胚胎癌和ⅠA期卵黄囊瘤可选择化疗或观察。

我国《妇科恶性肿瘤临床实践指南》指出，①保留生育功能手术：作为卵巢恶性生殖细胞肿瘤治疗的一个基本原则，不受期别的限制。理由是多数卵巢恶性生殖细胞肿瘤为单侧；复发也很少在对侧卵巢和子宫；对顺铂+依托泊苷+博来霉素（PEB）、顺铂+长春新碱+博来霉素（PVB）方案化疗很敏感；切除对侧卵巢和子宫并不改善患者预后。②手术范围：患侧附件切除，保留对侧正常的卵巢和未受侵犯的子宫，尽可能将转移病灶切除干净，术后辅以化疗，但需注意化疗对卵巢的毒性作用，进行卵巢保护。

欧洲妇科肿瘤学会和欧洲儿科肿瘤学会发布的《ESGO/SIOPE指南：青少年和年轻人非上皮性卵巢癌的管理》[3]指出，所有的卵巢恶性生殖细胞肿瘤通常可以用保留生育能力的手术方法来治疗，从而允许后续受孕。在第一次手术时保留至少一个卵巢（或在那些罕见的双侧受累病例中保留一个卵巢的一部分）和子宫。应特别注意减少由于输卵管阻塞或扭曲而可能妨碍未来生育能力的盆腔粘连的风险。即使是双侧卵巢受累或卵巢恶性生殖细胞肿瘤的患者也可能接受保留生育能力的手术，因为顺铂为基础的化疗是可能治愈的[7]。如果行保留生育手术，非上皮性卵巢癌的青少年和年轻人（adolescents and young adults，AYA，AYA的定义包括15~25岁的女性）随后自发妊娠的概率很高。超过100名患者的报道显示，在接受/不接受顺铂化疗后的妊娠率为75%~90%[8,10]。如果遗传性性腺发育异常，由于有发生性腺母细胞瘤和无性细胞瘤的风险，行双侧输卵管卵巢切除术。

对于手术途径，早期MOGCT保留生育功能手术的路径主要包括腹腔镜或经腹手术。研究发现，对于早期MOGCT行腹腔镜分期手术是安全可行的。患者可因手术创伤小、恢复快，能更早行术后辅助化疗而受益；术中要严格规范操作并采取有效预防措施，减少腹腔镜术中易出现的肿瘤转移及播散问题；手术分期是否全面是影响患者预后的最重要的独立因素，手术路径并不影响患者的生存结局。而对于晚期的MOGCT需要实施保留生育功能的肿瘤细胞减灭术，建议开腹手术。有研究者统计分析，术前建议通过B超检查、CT或磁共振成像评估病变程度。ESMO颁布的《非上皮性卵巢癌诊断、治疗和随访临床实践指南》中指出，手术路径可选择开腹，目的是避免手术中的肿瘤破裂，在某些情况下可以选择微创途径，即腹腔镜或机器人手术，临床医师术前需仔细评估肿瘤大小，以确认最佳手术方案。

（一）恶性生殖细胞肿瘤保留生育功能的手术治疗

1. 卵巢恶性畸胎瘤 包括未成熟畸胎瘤（teratoma，IT）和成熟畸胎瘤恶变（transformation of mature teratoma，TMT），前者占卵巢畸胎瘤的1%~3%，后者占卵巢畸胎瘤的2%~4%。卵巢未成熟畸胎瘤由3个胚层（外胚层、中胚层和内胚层）组成，内含不等量的未成熟成分，最常见的是神经成分，根据未成熟成分所占比例进行组织学分级，是唯一有组织学分级的卵巢生殖细胞肿瘤。该病在儿童及育龄期女性均可发生，以儿童更为多见，肿瘤生长迅速，大多首发症状是腹部或盆腔包块，伴或不伴腹部疼痛，部分患者因肿物破裂、扭转呈急腹症表现，大多单侧发病，10%的患者合并对侧成熟畸胎瘤。卵巢IT根据肿瘤中不成熟组织的含量分为Ⅰ~Ⅲ级。Ⅰ级：在任一切片中<1个低倍视野（×40），可见少量未成熟神经上皮。Ⅱ级：在任一切片中有1~3个低倍视野（×40），可见中量的未成熟神经上皮。Ⅲ级：在任一切片中>3个低倍视野（×40），可见大量未成熟神经上皮。随着病理分级越高，IT的恶性程度越大，预后越差。卵巢IT患者多为年轻女性，对她们来说，保持生育能力极其重要，可施行保留生育功能的手术。目前普遍认为，对于有生育要求的卵巢恶性生殖细胞肿瘤患者，不论其病理类型、期别早晚，如果子宫及对侧附件正常均可行保留生育功能手术，包括保留子宫和正常一侧的附件、仔细全面的探查、所有可疑部位的活检及局部的细胞减灭术等。对于是否行盆腔和腹主动脉旁淋巴结切除目前尚未达成共识，ESMO建议只在手术探查和（或）初始CT扫描有淋巴结异常及化疗后仍残余病灶时才行淋巴结清扫。2020年，郑州大学第一附属医院纪妹等[11]通过研究分析收治的20例卵巢未成熟畸胎瘤患者的临床病理资料，探讨卵巢未成熟畸胎瘤临床病理特征、治疗措施及预后特点。结论指出，卵巢未成熟畸胎瘤的预后相对较好，研究结果显示预后与肿瘤的FIGO分期和组织学分级有关，而与年龄及肿瘤大小无关。任何期别均可行保留生育功能的手术，对于早期患者，可行保留生育的全面分期手术及卵巢囊肿剥除术，术后可不化疗而进行严密监测。ESMO指南建议，ⅠA期低级别未成熟畸胎瘤患者经过全面分期手术后无须行辅助化疗。中高级别的ⅠA期及ⅠB~ⅠC期患者是否需要辅助化疗尚有争议，Ⅱ级未成熟畸胎瘤的复发风险为2%~20%，Ⅲ级则为20%~40%，所有级别的未成熟畸胎瘤在保留生育功能手术后仅行随访即可。有研究指出，化疗应留作复发时的治疗选择，且治愈率较高。

卵巢TMT多见于围绝经期或绝经后女性，最常见的类型为鳞状细胞癌（squamous cell carcinoma，SCC），其他类型有腺癌、神经外胚层肿瘤、肉瘤、类癌和恶性黑色素瘤。有文献报道，发现高风险人乳头瘤病毒（human papilloma virus，HPV）感染与TMT的关系热度较高，高风险HPV感染可能是导致成熟畸胎瘤（mature cystic teratoma，MT）向SCC转化的原因[11]。卵巢TMT患者尚无成熟的治疗方案，首选手术治疗，术后辅助化疗，放疗多不考虑。手术治疗原则与卵巢上皮性恶性肿瘤手术原则一致，基本原则以全面分期手术或肿瘤细胞减灭术为主，包括大网膜切除术、全子宫切除术、双侧输卵管卵巢切除术和盆腔腹主动脉旁淋巴结清扫术。

2. 非妊娠性绒毛膜癌 非妊娠性绒毛膜癌（non-gestational choriocarcinoma）又称为卵巢原发性绒毛膜癌（primary ovarian choriocarcinoma），由卵巢生殖细胞中的多潜能细胞向胚外结构（滋养细胞或卵黄囊等）发展而来，是恶性程度极高的卵巢肿瘤，分为单纯型及混合型。混合型即在其他恶性生殖细胞肿瘤中同时存在绒毛膜癌成分，如未成熟畸胎瘤、卵黄囊瘤、胚胎癌及无性细胞瘤等。单纯型极少见。卵巢原发性绒毛膜癌好发于儿童及年轻女性，成年女性少见。卵巢原发性绒毛膜癌可表现为卵巢癌的症状及体征，如腹胀、腹痛、腹腔积液及盆腔肿块等；部分因卵巢肿瘤急性并发症，如肿瘤坏死、破裂出血、蒂扭转等急腹症首诊；还可出现内分泌异常的症状和体征，如青春发育期以前出现性早熟、乳房发育，育龄期可有月经周期异常、闭经或阴道不规则出血。原发性绒毛膜癌治疗尚无统一标准。

在妊娠性绒毛膜癌的治疗中，多采用以5-FU或MTX为主的联合化疗方案，一般认为以相同方案应用于非妊娠性绒毛膜癌，反应率低，且转移早、易耐药、易复发。与妊娠性绒毛膜癌不同，原发性绒毛膜癌是源于自身的恶性肿瘤，预后一般较妊娠性绒毛膜癌差，治疗主要是以手术为主的综合治疗。可根据患者的年龄及生育要求采取根治性手术或保留生育功能的手术；化疗多采用联合用药，如EMA-CO、PVB、PEB方案化疗。手术联合积极的、强有力的化疗是提高生存率的关键。但因发现时瘤体大，转移及侵犯部位广，早期手术切净率低，并易促进血行转移，故目前多主张在经化疗使血HCG正常或接近正常、肿瘤负荷明显减少的情况下行根治性手术，可缩短疗程，降低复发率。对多疗程化疗后仍持续存在的局限、孤立性转移灶行手术切除，可使病情缓解。卵巢单纯原发绒毛膜癌对化疗敏感，即使采用保留生育能力的手术，也可使疾病得到长期缓解；混合性绒毛膜癌预后取决于其合并成分，一般认为疗效较单纯绒毛膜癌差。Xin等[12]对2004—2015年文献报道的14例卵巢非妊娠性绒毛膜癌分析数据显示，术后大多数采用BEP联合化疗方案（占54%）和EMA-CO联合化疗方案（占27%），疗程数尚未统一，一般3~6个周期不等。绒毛膜癌易侵犯血管，在所有生殖细胞肿瘤中预后最差，可在原发性肿瘤不明显的情况下发生广泛性播散。血清β-HCG水平较高、绒毛膜癌综合征（广泛转移所致的广泛内脏出血）均提示预后不好[13]。故目前多建议使用较强的联合化疗方案，并在适当的时机结合手术进行治疗。治疗期间对肿瘤标志物的监测有助于评价疗效和预后。

3.无性细胞瘤 无性细胞瘤（dysgerminoma）是一种最常见的恶性原始生殖细胞肿瘤，但仅占卵巢所有恶性肿瘤的1%~2%，占卵巢恶性生殖细胞瘤的11%~20%，呈低中度恶性，肿瘤细胞无特异性分化模式。多见于儿童或年轻女性，高发年龄段为10~30岁。卵巢无性细胞瘤的大小直径从几厘米至十几厘米不等，包膜大多完整。肿瘤常发生在单侧（约90%），约10%伴对侧卵巢受累，即使大体检查正常的对侧卵巢，在活检时也可发现有10%为隐匿型[14]。由于无性细胞瘤不产生激素，早期常常缺乏明显的临床症状，因此无性细胞瘤最常见的临床表现为腹痛、腹胀或腹部包块。卵巢无性细胞瘤经常在早期被发现，50%~80%的患者为I期，即使在晚期，5年总生存率也在90%以上。故卵巢无性细胞瘤的治疗以保留生育功能的手术为主。无性细胞瘤I期患者可行保留生育功能的单附件切除术；II期及III期的患者可采取全子宫及双附件切除术，如果肿瘤没有侵犯对侧附件可考虑行保留生育功能的手术；IV期患者的治疗包括保留生育功能的

手术、肿瘤细胞减灭术和辅助化疗。有无残余病灶、残留病灶的大小、肿瘤标志物和FIGO分期是影响疾病复发的关键因素。临床分期为I~II期的患者5年生存率为96.9%，而III~IV期仅为53.9%，治疗后复发时间多数在2~4年内。此外，年龄超过45岁也是一个重要的复发危险因素。Cigdem Kilic等研究发现，淋巴结受累是影响预后的独立因素，在晚期无性细胞瘤患者中建议行淋巴结清扫术，IA期患者行分期手术包括淋巴结清扫可协助明确分期并避免术后追加化疗等治疗[15]。如果肿瘤包括畸胎瘤成分或存在残留病灶，在首次肿瘤细胞减灭术或化疗后行二次手术是获益的。然而，如果肿瘤没有畸胎瘤成分或者残留病灶<5 cm或化疗后肿瘤标志物保持正常，将不建议二次手术。无性细胞瘤是一种对放、化疗敏感的肿瘤，除IA期外的患者，术后可联合放疗、化疗，可使5年存活率>95%[16]。但由于无性细胞瘤多数为年轻女性，盆腔局部放疗将影响生理及生育功能，因此其治疗具有一定的局限性。迄今为止，以铂为基础的化疗是主要策略，包括紫杉醇-卡铂（TC）和博来霉素-依托泊苷-顺铂（BEP）[17]。

4.卵黄囊瘤 卵黄囊瘤（yolk sac tumor，YST）又称为内胚窦瘤，属于恶性的生殖细胞肿瘤，是原发生殖细胞肿瘤中的一种，由于胚外结构卵黄囊发生恶变引起，恶性程度高。临床上罕见，发病年龄多较小，一般在18~30岁，多发生于儿童及年轻女性，约占卵巢恶性肿瘤的1%。通常以单侧卵巢受累最常见，其中以右侧卵巢为主，多呈圆形或卵圆形，体积较大，直径在15~18 cm。表面常光滑，易发生坏死、出血、扭转等，发现时50%以上已发生转移。转移途径主要是直接浸润和种植转移，常出

现血性腹水，可向盆腔或腹腔、大网膜、肠管表面等转移。卵黄囊瘤可以合成分泌甲胎蛋白（AFP），术前AFP可显著升高，可达14 000～200 000 ng/mL，术后AFP可在1周内降至正常水平，当肿瘤出现复发情况下，AFP水平可出现明显升高，故术前、术后和化疗前后AFP水平可作为诊疗、预测预后的监测指标。依据临床特征及发病人群的特殊性，目前对卵黄囊瘤的治疗多采用以手术治疗为主的个体化治疗，根据患者年龄、术中情况、术后病理等情况综合评估，除考虑最大程度使生存率提高以外，还应该尽可能行保留生育功能的全面分期手术，原则上应与卵巢上皮性恶性肿瘤一致。对于要求保留生育功能的早期卵黄囊瘤的全面分期手术范围应包括单附件切除（或对侧卵巢肿瘤剥除）+同侧盆腔淋巴结清扫+腹主动脉旁淋巴结清扫术。有项回顾性研究显示，对于卵黄囊瘤患者来说，与根治性手术相比，保留生育功能的手术方式一样有效。保留生育功能是治疗的手术原则，即使是对于晚期的患者也可保留生育功能。

对于手术路径的选择，腹腔镜在诊治此类肿瘤的研究资料较少，因为卵黄囊瘤所含固体成分较多，常呈多囊状，内有出血、坏死区，常伴有包膜的破裂，肿瘤的中位直径约20 cm，切除后取出困难限制了腹腔镜手术的使用。开腹手术中可以直接触摸探查淋巴结是否肿大，必要时行淋巴结活检。

病灶广泛的患者或基础状况较差术后并发症多的患者，可以考虑新辅助化疗（neoadjuvant chemotherapy，NACT）配合中间型保留生育功能的手术（interval fertility-sparing cytoreductive surgery，IFSCS）的治疗方案。

5. 卵巢胚胎性癌 卵巢胚胎性癌（ovarian embryonic carcinoma）是一种罕见的高度恶性生殖细胞肿瘤，好发于青少年。经常出现腹部包块，生长迅速，偶伴腹痛。常为单侧，很少双侧，肿瘤较大，直径10～25 cm，平均17 cm。约半数患者伴有内分泌症状，包括假性性早熟和不规则流血。卵巢胚胎性癌有两种不同的癌细胞，即原始未分化单核瘤细胞和合体滋养细胞，分别产生两种不同的蛋白，即血清甲胎蛋白（AFP）和人绒毛膜促性腺激素（HCG），敏感的肿瘤标志物可提供长期随访监测。典型病例有合体滋养叶巨细胞，并呈HCG阳性，1/3肿瘤呈AFP阳性。手术是卵巢胚胎性癌最主要的治疗方式，因卵巢胚胎性癌极易复发及早期转移，几乎半数患者在诊断时已属晚期。提高对该病的认识，早期诊断、早期治疗，手术的彻底性，以及后续治疗中以铂类为基础的化疗及放疗、分子靶向治疗等综合治疗，显得尤为重要。复发的肿瘤仍主张积极手术。术后化疗采用多药联合，根据其组织学类型、分期、体质状态等因素，可采用PEB、PVB、VAC等方案。本病恶性程度极高，一旦复发，预后差。

6. 卵巢混合型恶性生殖细胞肿瘤 卵巢混合型恶性生殖细胞肿瘤（ovarian malignant mixed germ cell tumor，OMMGCT）是指由至少两种不同的生殖细胞成分（其中至少有一种原始生殖细胞成分）组成，来源于卵巢原始生殖细胞，占MOGCT的8%以下。其较为罕见且侵袭性很强，通过局部血管扩张和淋巴管转移，发病年龄为6～38岁，88.9%发生于30岁以下，儿童及青少年好发，1/3为无月经来潮幼女。OMMGCT中最常见的成分是无性细胞瘤（89%），其次是卵黄囊瘤（60%）、未成熟畸胎瘤（62%）、绒毛膜癌（10%）和胚胎性癌

（24%）。其中无性细胞瘤和卵黄囊瘤混合是最常见的组合。肿瘤局限于单侧是OMMGCT的显著特点，只有约4.3%侵犯输卵管、子宫和对侧附件。播散以腹膜内最常见，多侵及膀胱、结肠旁沟、网膜、膈下间隙或肠系膜；脱落的肿瘤细胞也可随腹腔液的流动入侵肝和膈肌表面；膈淋巴管的侵入和阻塞阻碍腹腔积液的再吸收，可导致腹腔积液和心包淋巴结肿大。因此，OMMGCT伴心包、膈淋巴结肿大和腹腔积液时，提示腹膜转移。诊断时Ⅰ期患者约占75%，发生血行转移较少。淋巴系统转移的发生率约为16%，是预后较差的指标之一。

由于OMMGCT罕见，导致其手术方式目前存在争议。目前推荐保留生育功能的手术治疗，即保留子宫及对侧正常输卵管及卵巢，因为切除子宫及双侧附件并不会改善预后，部分研究表明，即使是对手术病理分期较高的患者也可采用该治疗方法。Park J等[18]的研究表明，保留生育功能的减瘤术联合博来霉素+依托泊苷+顺铂（PEB）方案化疗对患者生存和生殖结局良好，应作为首选的标准治疗方式。ESMO和NCCN指南均指出，对于有生育需求的年轻患者，不论处于疾病哪一期，均可保留生育功能。研究显示，全面分期手术对OMMGCT患者预后无明显改善。虽然全面分期手术可以降低OMMGCT的复发率，但损伤相对较大，使患者丧失了生育及卵巢的内分泌功能，而且OMMGCT对化疗高度敏感，复发后挽救率高。因此，有生育需求的年轻女性，保留生育功能的减瘤术是首选。病变处理之前必须收集腹腔积液和腹腔冲洗液，对所有的腹膜、腹膜后、浆膜、网膜和同侧盆腔淋巴结均应进行检查，若有任何异常，应立即切除或活检；应尽可能切除所有肿瘤组织；对侧卵巢的活检仅在遇到异常时才进行，以减少术后粘连和卵巢功能衰竭的风险。而对于无生育要求的Ⅱ、Ⅲ、Ⅳ期患者，推荐在前述基础上行全子宫及双侧输卵管卵巢切除术。以铂为基础的化疗可显著提高患者的生存率，并缩小肿瘤细胞减灭术的手术范围，对卵巢功能的影响可恢复。ESMO指出，除Ⅰ期所有级别的未成熟畸胎瘤和所有Ⅰ期无性细胞瘤在保留生育功能手术后仅行随访即可，其他卵巢恶性生殖细胞肿瘤建议接受PEB方案化疗。不同成分及比例的OMMGCT化疗方案无差异。对于部分减瘤术难以实现的进展期患者，可先行PEB化疗4个周期或化疗有反应后2个周期，再行OMMGCT标准治疗方式。

7.复发　MOGCT患者保留生育功能的手术自PEB方案问世以来，卵巢MOGCT的预后有了明显改善。其中无性细胞瘤的5年生存率几乎达到100%，非无性细胞瘤的恶性生殖细胞肿瘤的5年生存率也超过80%。但晚期高危患者或初次治疗欠规范使得仍然有10%~20%的MOGCT复发或未控。复发和未控MOGCT患者的预后较差，死亡率为50%~70%，需要进行挽救性治疗，包括恰当的挽救性手术和标准剂量或高剂量的挽救性化疗。相当数量的复发MOGCT可通过挽救性手术获得挽救，尤其是可以获得满意的再次减灭术时[19]。对于未成熟畸胎瘤而言，越来越多的证据显示再次肿瘤细胞减灭术可以起到十分重要的作用[20]。王瑾晖、杨佳欣等[21]研究北京协和医院收治的59名复发性和持续性MOGCT结果显示，复发后的5年生存率和无进展生存率分别为70.0%和67.05%。根据Kaplan-Meier单变量分析，复发后的疾病分期、最佳挽救手术和化疗方案（≥3个周期的BEP或PVB）是影响预后的独立因素。接受最佳挽救手术的患者复发后的5年生存率为79.0%，而接受次优挽救手术的患者为36.0%。挽救治疗期间是否保留生育能力对预后没有影响，提示年轻且有生育要求的复发和未控MOGCT患者可考虑进行保留生育功能的挽救性手术。在这个研究中，复发后的化疗方案（允许范围内足量的博来霉素和≥3个周期的BEP/PVB）与预后相关，化疗应正规、足量和及时地进行。"正规"是指每21 d 1个周期，不能任意拖延；"足量"是指按患者体表面积计算药物用量，不能轻易减量；"及时"是指术后尽早化疗，一般术后1周左右就应该开始化疗，不要延误时间。非标准化疗可能会导致治疗失败。对复发肿瘤进行满意的手术切除提高了肿瘤对辅助化疗的反应性，从而可以治愈肿瘤。因此，再次肿瘤细胞减灭术在复发和未控MOGCT治疗中起着相当重要的作用，应作为经过选择的年轻患者的治疗选择，进行积极的肿瘤细胞减灭术，最大限度地减轻瘤负荷，为术后积极有效的化疗奠定基础。这与Mangili G的研究结果相吻合，研究指出，术后残余肿瘤大小是影响PFS和OS的独立预后因素，综合手术分期不能改善预后，保留生育能力的手术加辅助化疗对预后和生育能力几乎没有影响[22]。

MOGCT的治疗强调规范性，以减少疾病的复发或未控。对于复发和未控MOGCT，满意的肿瘤细胞减灭术加标准的多药物联合化疗对预后起着至关重要的作用。由于复发性和持续性MOGCT很少，因此尚无标准化的挽救方案，对复发MOGCT患者行保留生育功能的治疗仅有个案报道，缺少大样本的研究。迫切需要针对主要治疗失败后复发和持续性MOGCT的创新治疗策略，期待后续高质量的前瞻性研究。

8.手术对卵巢功能的影响 有学者认为在手术过程中对卵巢进行楔形切除会降低生育能力，不育的发生率达10%～20%。ESMO不建议对外观正常的对侧卵巢行系统性活检[5]。对于肉眼可见的双侧卵巢病变（特别是无性细胞瘤或未成熟畸胎瘤），建议应行单侧附件切除术和对侧卵巢肿瘤剥除术。另有研究提示，无性细胞瘤及含有无性细胞瘤成分的混合型恶性生殖细胞肿瘤患者中，约10%看似正常的对侧卵巢会有隐匿性肿瘤，应常规进行保留侧卵巢的楔形切除术。Gershenson总结早期卵巢恶性生殖细胞肿瘤后认为，由于卵巢活检可能导致粘连及卵巢衰竭造成不育，因此初次手术患者如果仅单侧卵巢异常，而冰冻病理证实为卵巢恶性生殖细胞肿瘤，应当进行单侧附件切除术，不需常规施行对侧卵巢活检，但是无性细胞瘤及含无性细胞瘤成分的混合型恶性生殖细胞肿瘤时例外。剖探时要尽量减少对卵巢皮质的损伤，尽量避免用电刀操作[7]。有研究表明，残留卵巢皮质中含卵母细胞的多少与患者的生育能力明显相关，也有学者提出卵巢楔形切除术后出现的持续不育更可能是由于无排卵而不是粘连所造成。目前尚无报道随机活检"看似正常"的卵巢的肿瘤发生率。北京协和医院多年来一直常规对保留侧卵巢进行剖探活检，其治疗后月经正常率为88.1%，术后要求生育的患者78.9%妊娠。这些患者虽可生育，有些却会出现卵巢早衰、过早绝经。但患者大多术后应用化疗药物，不能完全排除化疗药物所致卵巢功能损伤，尚需进一步的临床研究。

（二）恶性生殖细胞肿瘤保留生育功能的化疗辅助治疗

1.术前辅助化疗的应用 对于恶性生殖细胞

瘤，新辅助化疗+单侧附件切除术适用于晚期患者的保留生育功能。在一项关于Ⅲ～Ⅳ期的恶性生殖细胞瘤患者的研究中，新辅助化疗+保留生育手术为试验组，单独保留生育手术治疗为对照组，研究结果表明，新辅助化疗+保留生育手术可以保证患者的无病生存率和生育力，但该研究的样本量较为局限，需大样本、多中心研究进一步探讨。

生殖细胞肿瘤NACT研究主要资料来自美国印第安纳大学[23]，他们总结了1998—2009年共23例接受NACT，方案为BEP方案。可以选择经典5 d方案，也可以选择3 d方案，即博来霉素15 mg、VP-16 120 mg/m²、顺铂40 mg/m²连用3 d，间隔21 d。使用3 d方案NACT后总体缓解率可达到92%。NACT疗程数可个体化，IDS后继续BEP经典5 d方案继续化疗，IDS前后相加总共6个疗程。只要治疗规范，总体预后都好，平均无病生存时间可达20年。

2.术后辅助化疗的应用

（1）适应证及化疗方案：ESMO指南指出，Ⅰ期所有级别的未成熟畸胎瘤和所有Ⅰ期无性细胞瘤在保留生育功能手术后仅行随访即可。有研究指出，化疗应留作复发时的治疗选择，且治愈率较高。所有Ⅰ期卵黄囊瘤患者术后均需辅助化疗。最常用的化疗方案为3个周期或4个周期博来霉素+依托泊苷+顺铂（BEP）5 d方案。有临床试验指出Ⅰ期患者可给予3个周期BEP方案化疗，晚期患者可给予4个周期化疗。高危患者可选择替代方案包括POMB+ACE（顺铂+长春新碱+甲氨蝶呤+博来霉素+放线菌素D +环磷酰胺+依托泊苷）和CBOP+BEP（卡铂+博来霉素+长春新碱+顺铂+博来霉素+依托泊苷+顺铂）方案。尽管已有临床

研究证实上述两种联合替代方案具有较高的抗肿瘤疗效，但与BEP方案的疗效比较有待进一步研究探讨。

NCCN妇科恶性肿瘤临床实践指南指出，Ⅰ期的无性细胞瘤、Ⅰ期G1级未成熟畸胎瘤术后可随访。儿童和青春期ⅠA期和ⅠB期无性细胞瘤、ⅠA期G1级未成熟畸胎瘤、ⅠA期胚胎癌和ⅠA期卵黄囊瘤可选择化疗或观察。成人任何期别的胚胎癌和卵黄囊瘤、Ⅱ～Ⅳ期的无性细胞瘤、Ⅰ期G2～G3级和Ⅱ～Ⅳ期未成熟畸胎瘤、任何期别的非妊娠性绒癌术后均需化疗。难治性应用TIP方案或大剂量化疗加造血干细胞移植。患者FST术后应该进行3～4个疗程的BEP方案化疗，4个疗程化疗是标准方案，对于低危或Ⅰ期肿瘤可考虑3个疗程。有肿瘤标志物升高的患者，化疗应持续至肿瘤标志物降至正常后2个疗程。但化疗时需注意保护卵巢功能。

欧洲妇科肿瘤学会和欧洲儿科肿瘤学会发布的《ESGO/SIOPE指南：青少年和年轻人非上皮性卵巢癌的管理》指南提出，在完全切除的ⅠA期肿瘤中，术后肿瘤标志物正常或阴性，主动监测是首选方法。在ⅠA期卵黄囊肿瘤和术后肿瘤标志物不正常的患者中，辅助化疗（最多2个周期）是一种选择。ⅠB期肿瘤（罕见病例）的处理是复杂的，应根据两个卵巢肿瘤的组织类型进行讨论。在ⅠC1期卵巢生殖细胞恶性肿瘤中，两种选择［化疗（最大2个周期）或主动监测］都可以考虑。所有类型的ⅠC2和ⅠC3期卵巢生殖细胞恶性肿瘤患者应接受辅助化疗（最多3个周期）。在成人方案中使用Ⅲ～Ⅳ期疾病的标准化疗，用博来霉素、依托泊苷和顺铂进行3～4个周期，在第2个周期后省略博来霉素（最

大总累积剂量270 IU），以免发生肺毒性。在青少年患者中，其他选择有顺铂、依托泊苷和异环磷酰胺；顺铂、依托泊苷和减量的博来霉素；或卡铂、依托泊苷和博来霉素，3~4个周期。难治性或复发性的化疗，需要考虑的治疗方案可以应用铂为基础的联合方案，也可以考虑具有干细胞支持的强化化疗。

以往，MOGCT的化疗方案经历了VAC（长春新碱、放线菌素D、环磷酰胺）、BVP（博来霉素、长春新碱、顺铂）、BEP（博来霉素、依托泊苷、顺铂）的演变。由于有效的联合化疗应用，MOGCT的治愈率不断提高，病死率逐步下降。

恶性生殖细胞肿瘤初始治疗方案：

1）首选方案：BEP（博来霉素/依托泊苷/顺铂），博来霉素30 U/周，肌内注射。第1~5天，依托泊苷100 mg/m^2，静脉滴注，顺铂20 mg/m^{2}静脉滴注。每21 d重复。BEP方案中博来霉素对肺功能的不可逆性损害是值得关注的问题，特别是针对儿童、青少年患者。如果考虑使用博来霉素，恶性生殖细胞肿瘤患者接受的辅助检查中应包括肺功能检测。注射博来霉素前口服25 ~ 50 mg消炎痛，以防高热副作用。每次使用顺铂前后都必须进行水化，通过足够的静脉补液来减少肾毒性。每一疗程化疗结束后，必须对患者进行仔细检查以明确是否存在骨髓抑制、脱水、电解质紊乱、重要器官毒性反应（如肝脏和肾脏）和其他毒性反应。

2）某些情况有效：依托泊苷/卡铂（为减轻毒性）。第1天，卡铂400 mg/m^{2}静脉滴注；第1~3天，依托泊苷120 mg/m^{2}静脉滴注，每28天重复，3个疗程。由于博来霉素诱发肺炎的风险增加，传统上认为高龄、肾功能差、肺部合并症和吸烟史是博来霉素的相对禁忌证。而对于不适合博来霉素的患者，可考虑应用此方案[24]。

复发性恶性生殖细胞肿瘤治疗方案：

1）首选方案：大剂量化疗+干细胞移植（SCT），TIP（紫杉醇/异环磷酰胺/顺铂）。

2）其他推荐方案：顺铂/依托泊苷、多烯紫杉醇、多烯紫杉醇/卡铂、依托泊苷/异环磷酰胺/顺铂（VIP）、紫杉醇、紫杉醇/卡铂、紫杉醇/吉西他滨、紫杉醇/异环磷酰胺、VeIP（长春新碱/异环磷酰胺/顺铂）、VAC（长春新碱、放线菌素D、环磷酰胺）、支持治疗。

（2）化疗对卵巢的影响：保留生育功能手术后的化疗在考虑治疗效果的同时，也要考虑其对卵巢功能及妊娠的影响。接受过保留生育功能手术的MOGCT患者，月经功能恢复率很高，对生育和妊娠结局的影响有限。Bedoschi等[25]研究证实，绝大多数接受保留生育功能治疗的卵巢生殖细胞肿瘤患者在治疗后1年内恢复了正常的月经功能，而有生育要求的患者至少经历了一次妊娠，其不孕、畸形或流产的发生率非常少。但联合化疗对卵巢功能的不良影响也得到充分研究。Vasta等[26]研究发现超过85%的恶性卵巢生殖细胞肿瘤患者中，铂类治疗后月经功能得以维持，文献报道的围绝经期提前率在3%~7.4%，而卵巢早衰率则为3.4%~5%。此外，与普通人群相比，生育结局约为80%，致畸风险没有明显增加。化疗引起卵巢功能下降的风险因素包括年龄、卵巢储备功能、卵巢和盆腔手术史、化疗药物种类、化疗剂量等，对卵巢损伤的程度主要与化疗药物的种类、药物的累积剂量及化疗时患者的年龄有关。卵巢损伤的主要机制包括：①对构成卵巢储备的原始卵泡的DNA有直接的有害作用，并诱导凋亡；②诱导休眠卵泡大量生长，然后将其破坏；③诱发卵巢血管损伤。动物和卵巢培养模型已被用于破译不同细胞毒性剂对卵巢功能的影响，并且已经提出了一些有关化学性腺毒性的理论。对化疗引起的卵巢损伤的可能机制的了解增加，将有助于开发新的疗法，旨在保护卵泡储备[27]。

尽管目前研究中很少有患者在接受VAC、PVB或BEP方案治疗后出现持续性闭经或卵巢早衰，但我们无法确定每种化疗方案对卵巢早衰的确切发生率。由于多种因素协同影响，目前还不能预测化疗后卵巢早衰的发生。在许多情况下，尽管月经恢复了正常的FSH和雌二醇，但卵泡仍会消失。FSH可在卵巢衰竭晚期上升，因此FSH是长期卵巢储备的不可靠预测指标。血清AMH水平似乎是癌症幸存者中最敏感的卵巢储备指标，可能有助于量化癌症治疗后对卵巢的损害。卵巢功能受损的早期检测将有助于确定生育期和（或）预期需要针对围绝经期症状和骨骼健康的激素疗法。此外，测量卵巢储备可能有助于预测癌症治疗方法对生殖的影响，从而使诸如卵巢卵母细胞冷冻保存的生育保留策略可以针对绝经期最高风险的患者[28]。

（3）卵巢保护的方法：随着保留生育功能手术的开展及联合化疗的应用，化疗对患者卵巢功能的影响受到越来越多的关注。研究发现，化疗对女性卵巢的结构、功能可产生严重甚至不可逆的损害，造成卵巢早衰及不孕。如何保护卵巢、减少化疗影响成为近年来肿瘤治疗的新兴课题。尽管大多数MOGCT患者在化疗后一段时间内都能恢复正常月经，并且恢复生育功能，但也有部分患者出现卵巢早衰，女性激素水平不能恢复。因而化疗期间卵巢功能的保护显得尤为重要。

目前恶性肿瘤患者化疗期间保护卵巢或生育功能的方法有：①胚胎冷冻保存。胚胎冻存是目前常用的、成熟的保存生育功能的方法之一。Cardozo等[29]在一项回顾性分析中，比较了采用冷冻胚胎移植的癌症患者与接受体外受精的输卵管因素不孕患者的妊娠率，癌症患者与对照组妊娠率相当，分别为37%和43%；活产率也没有显示出明显差异，分别为30%和32%。但该技术不适用于儿童、没有伴侣的育龄妇女及已经开始化疗或恶性程度高的肿瘤患者。如果患者在使用胚胎之前死亡或者与伴侣分离，关于胚胎的处理还受到道德、法律及宗教的影响。②卵母细胞冷冻保存。对于单侧卵巢恶性肿瘤患者，卵母细胞冷冻保存可能是一种有效的选择，特别是对于未婚而又无法接受供精的年轻女性。可获得未成熟或成熟的卵母细胞进行冷冻保存，其中未成熟的卵母细胞可在不需要刺激的情况下获得，然后在冷冻前或解冻后体外成熟。此外，由于未成熟卵母细胞不包含中期纺锤体，因此其比成熟卵母细胞更能抵抗低温损伤。然而，尽管未成熟卵母细胞低温保存后的核成熟率很高，但发生生产率和妊娠率仍然较低[30]。文献报道卵母细胞冷冻保存没有胚胎冷冻保存的成功率高，因为它需要更多的时间来刺激和恢复。另外，一次只能收集有限数量的卵母细胞限制了妊娠的次数，并且该方式也同样不适用于青春期前女性[31]。③卵巢组织的冻存与移植。卵巢组织冷冻保存是青春期前女性或需要立即接受治疗的患者唯一可保留生育能力的选择，全世界已经报道了超过60例使用卵巢组织冷冻保存成功活产的病例，但是，由于该技术仍处于实验性阶段，缺乏关于这项技术结果的确切文献资料[32]。据报道，移植后卵巢功能的平均持续时间为5~10年，其主要受冷冻保存时的年龄、既往的性腺毒性治疗及卵巢组织切除体积等因素影响。该技术比胚胎冷冻保存和卵母细胞冷冻保存技术具有很多优势，其既不会延迟肿瘤治疗的开始时间，也可以避免卵巢过度刺激的风险，而且不需要性伴侣及精子提供。该技术保留了更大的卵泡池，使卵巢功能得以恢复，青春期前女性接受冻存卵巢组织再移植后也可成功诱导青春期[33]。而对于恶性肿瘤患者，卵巢组织冻存再移植后肿瘤细胞的种植是该技术的主要问题，肿瘤细胞可能存在于低温保存的卵巢组织中，用组织学评价或肿瘤标志物进行筛选以降低肿瘤细胞再种植风险是否可靠目前尚不清楚。国际上尚无卵巢组织冻存的筛选标准，较为统一的观点认为，患者具有一定的卵巢储备、原发疾病预后较好、早发性卵巢功能不全发生风险高是重要的筛选指标；我国专家共识认为，肿瘤患者必须排除卵巢恶性肿瘤或卵巢转移。④激素疗法。鉴于上述三种方法的局限性，激素疗法相对简单易行。目前最常用的是应用促性腺激素释放激素激动剂（GnRH-a）。化疗中使用GnRH-a对卵巢的保护功能目前存在争议[34]。GnRH类似物抑制FSH和LH的垂体分泌，并被认为是一种保持生育力的方法。很难解释GnRH类似物如何赋予卵泡储备一定程度的保护，因为人类原始卵泡并不直接受促性腺激素的影响。化疗期间的GnRH类似物联合治疗确实达到了一定程度的卵巢保护作用，但是由于大多数综述研究中的数据都是非随机的，因此需要其他研究来确认GnRH类似物的保护作用[28]。⑤其他疗法。非激素依赖性恶性肿瘤患者在化疗期间口服避孕药也具有保护卵巢功能的作用。有报道使用口服避孕药组及对照组卵巢早衰的发生率分别为13.2%和29.8%。关于口服避孕药对青春期前患者有无不良

影响尚不明确，需要进一步研究。

对于化疗药物作用于卵巢内不同细胞群的毒性机制的探索，促进了潜在卵巢保护药物的研究与应用。这类药物有1-磷酸-鞘氨醇（S1P）、他莫昔芬、沙利度胺、伊马替尼、粒细胞集落刺激因子（G-CSF）等。大多数卵巢保护剂处于非常初步的研究阶段，该领域的研究进展将取决于对其功效的准确评估。除此之外，还有一个非常重要的要求，即证明与这些保护剂联合使用不会干扰化疗药物的抗癌活性[28]。鉴于MOGCT患者的发病年轻化，探讨化疗期间卵巢功能保护的安全性、有效性成为亟待解决的问题。

（4）术后激素补充及避孕：化疗可能导致卵巢功能障碍和不孕，因激素分泌的突然停止引起的医源性绝经与自然绝经患者相比，围绝经期症状通常会更为明显。ESMO指南提出，激素治疗是一种有效的方法，不仅可改善性功能障碍，而且可改善患者身体和心理症状，提高患者的生活质量。在诊断的前2年疾病容易复发，故此期间不建议妊娠，但避孕方式中口服避孕药并非禁忌。如果患者想在短时间内受孕，重要的是要向他们解释在化疗的最后一个周期后需要等待6个月，因为卵母细胞需要6个月才能完全成熟。

（三）恶性生殖细胞肿瘤保留生育功能的其他治疗方式

1.放疗 手术和化疗的辅助治疗。无性细胞瘤对放疗最敏感，但由于无性细胞瘤的患者多年轻，要求保留生育功能，放疗对卵巢伤害巨大，目前多由化疗代替，放疗已较少应用。对复发的无性细胞瘤，放疗仍能取得较好疗效。

2.免疫治疗 由于卵巢恶性生殖细胞肿瘤低发病率和高治愈率，靶向疗法在铂耐药性生殖细胞肿瘤中得到更普遍的测试，但结果却令人失望[35]。生殖细胞肿瘤的子集可以获得KRAS激活突变和其他遗传改变，如BRCA1/2、KIT和MAPK，但其功效靶向治疗和化学耐药性的基因组特征仍有待阐明[36]。到目前为止，在一些临床试验中，分子靶向治疗在MOGCT患者人群中显示无明显临床意义。

PD-L1在睾丸生殖细胞肿瘤中的过表达已有报道，但免疫检查点抑制剂在分子未选择的生殖细胞肿瘤中显示的初步结果并不乐观。在生殖细胞肿瘤的临床试验中，正在测试几种免疫治疗的联合疗效[35]。抗PD-1/PD-L1和抗CTLA4免疫检查点抑制剂的组合可能更有希望，并且正在进行数种度伐利尤单抗和替西利姆单抗的组合研究[37]。许多药物包括依维莫司、伊马替尼、舒尼替尼和帕唑帕尼，反应率范围为0%~13%，在复发性MOGCT中提示无效[38]。其他研究开发中的药物包括次甲基化药物瓜地他滨，细胞周期蛋白依赖性激酶抑制剂alvocidib和第二代taxane cabazitaxel，以期解决迫切需要针对复发性MOGCT的新疗法的窘境。

二、卵巢性索间质肿瘤保留生育功能的治疗方式

卵巢性索间质肿瘤（SCST）是一组单一或混合性成分肿瘤，约占原发性卵巢肿瘤的8%。SCST的年调整发病率为2.1/100万。《WHO女性生殖器官肿瘤组织学分类（2014版）》将SCST分为三大类，即纯间质肿瘤、纯性索肿瘤、混合性SCST。SCST主要由性索样成分（颗粒细胞和Sertoli细胞）、特化性腺间质成分（Theca细胞和Leydig细胞）和成纤维细胞等组成。卵巢胚胎发育的复杂性导致SCST多向分化、形态学变异较大，可呈完全腺样或完全梭形细胞结构，有时可伴细胞非典型性。约10%的SCST呈现出不确定或重叠的形态无法分类，《WHO女性生殖器官肿瘤组织学分类（2008版）》将其命名为未分类的卵巢SCST，《WHO女性生殖器官肿瘤组织学分类（2014版）》则归为混合性性索间质肿瘤中的性索间质肿瘤，NOS。卵巢恶性性索间质肿瘤很少见，包括颗粒细胞瘤（最常见）、卵泡膜细胞瘤和支持-间质细胞瘤等。诊断时多处于早期，预后较好。其他类型的性索间质肿瘤中卵泡膜细胞瘤绝大多数为良性，其恶性的比例仅为3%。绝大多数纯间质细胞及支持细胞瘤为良性，恶性比例约为5%。

诊断时需要检测血清AFP、β-HCG、CA125、抑制素、AMH、钙和乳酸脱氢酶值，也需要检测雌激素、脱氢表雄酮、睾酮、LH和FSH等激素水平。多种免疫组织化学标志物对诊断卵巢性索间质肿瘤具有价值，包括抑制素（最特异性）、钙视网膜黏蛋白、NCAM-1、MART-1、CD99抗原样蛋白2、类固醇生成因子1、FOXL2和WT蛋白。这些标志物虽然在诊断性索间质肿瘤方面有价值，但在区分该组中的各种肿瘤类型方面价值较低。在所有支持-间质细胞肿瘤或性腺母细胞瘤中，患者应筛查与DICER1综合征相关的疾病，特别是甲状腺疾病和各种罕见的肿瘤；应考虑家族史，并进行DICER1的遗传分析及基因咨询。考虑到由于激素产生而导致子宫内膜相关的增生性病变（增生和子宫内膜样癌）的风险，通常建议成人颗粒细胞肿瘤患者进行子宫内膜取样。没有数据支持AYA的子宫内膜取样。然而，可应用子宫内膜成像来评估子宫内膜的厚度。

卵巢恶性肿瘤保留生育功能手术（FSS）的主要原则为保留子宫和至少一侧卵巢。目前卵巢恶性性索间质肿瘤FSS的适应证尚不一致，具体手术方式及术后辅助治疗各个指南及专家意见不统一。本部分内容参考FIGO、NCCN、欧洲肿瘤内科学会（ESMO）等国内外的诊疗指南。

目前SCST有多种治疗方法，包括手术、化疗、激素治疗和靶向治疗。这些疗法可以单独使用，也可以结合使用，具体取决于一些因素，包括年龄、类型和肿瘤分期等。

FIGO分期和肿瘤是否破裂与预后密切相关，根据欧洲肿瘤内科学会新版指南首次明确，年龄（>50岁）及肿瘤大小（直径>5 cm）与该肿瘤预后无明确的相关性。SCST经合理诊治后大多可治愈，但有20%患者可能因复发或远处转移而死亡。ⅠA期保留子宫和对侧卵巢似乎是安全的，但不应在Ⅰ期以上患者中进行。保守性手术也是Ⅰ期SCST年轻患者可以接受的方法。对于青少年颗粒细胞肿瘤，这种处理方法在ⅠC期疾病中的安全性仍然存在争议，特别是在ⅠC2或ⅠC3期疾病中。保守治疗前，必须先行诊断性刮宫以排除颗粒细胞肿瘤患者并发子宫内膜癌。因为早期SCST腹膜后转移的发生率非常低，腹膜后淋巴结评估是不需要的。近期关于SCST淋巴结转移发生率的报道支持这些患者不需要进行淋巴结切除术[39]。早期SCST患者是否需要辅助治疗存在争议。一些学者建议对ⅠC期青少年颗粒细胞肿瘤患者可以选择以铂类为基础的联合化疗。最常用的化疗方案为BEP方案。替代性的化疗方案包括紫杉醇+卡铂（TC）、依托泊苷+顺铂（EP）、环磷酰胺+多柔比星+顺铂（CAP），或者单一铂类化疗，化疗的选择应注意博来霉素不得用

于年龄40岁以上或先前存在肺部疾病的患者。对于晚期及复发患者，可选用以铂类为基础的化疗。

根据NCCN《卵巢癌包括输卵管癌及原发性腹膜癌临床实践指南》，希望保留生育功能、肿瘤局限于卵巢患者可行保留生育功能的全面分期手术（可不切除淋巴结），术后可用超声随访监测，完成生育后考虑接受根治性手术。其他所有患者建议行全面分期手术（可不切除淋巴结）。Ⅰ期低危患者术后可观察，Ⅰ期高危（肿瘤破裂期、分化差）或Ⅰ期中危（有异源成分）可选择观察或以铂为基础的化疗。化疗首选紫杉醇+卡铂方案，或者EP（VP-16/顺铂）、BEP。

根据欧洲妇科肿瘤学会和欧洲儿科肿瘤学会发布的《ESGO/SIOPE指南：青少年和年轻人非上皮性卵巢癌的管理》，所有的卵巢性索间质肿瘤通常可以用保留生育能力的手术方法来治疗，从而允许后续受孕。在第一次手术时保留至少一个卵巢（或在那些罕见的双侧受累病例中保留一个卵巢的一部分）和子宫。应特别注意减少由于输卵管阻塞或扭曲而可能妨碍未来生育能力的盆腔粘连的风险。即使是双侧卵巢受累或晚期卵巢性索间质肿瘤的患者也可能接受保留生育能力的手术，因为以顺铂为基础的化疗是可能治愈的。如果行保留生育手术，非上皮性卵巢癌患者的妊娠结局良好。超过100名患者的报道显示，在接受/不接受顺铂化疗后的妊娠率为75%～90%。分期高于ⅠA的肿瘤可能需要化疗。单独的手术是ⅠC1期颗粒细胞肿瘤的一种选择。所有阶段ⅠC2和ⅠC3青少年颗粒细胞肿瘤和所有阶段ⅠC支持-间质细胞肿瘤均应接受辅助化疗。大多数患者接受3~4个周期的以顺铂为基础的化疗。

（一）卵巢性索间质肿瘤保留生育功能的手术治疗

1.颗粒细胞瘤 颗粒细胞瘤（granulosa cell tumor，GCT）分为低度恶性的成年型卵巢颗粒细胞瘤（占95%），以及较为少见的幼年型卵巢颗粒细胞瘤（占5%）。已知的危险因素包括肥胖、口服避孕药及家族癌症史。GCT可导致激素分泌升高，包括雌激素、抑制素及抗米勒管激素。

成年型卵巢颗粒细胞瘤根据WHO肿瘤编码，其编码为8620/3，为低度恶性肿瘤。可出现核分裂像及细胞异型性，细胞异型性程度和预后相关。95%为单侧，好发年龄为50~55岁。成年型颗粒细胞瘤的首选方案如下。ⅠA期患者的手术范围目前存在争议。有观点提倡对年轻的育龄患者行保留生育功能的手术，即患侧附件切除术，同时行全面分期手术及子宫内膜活检排除伴发的子宫内膜癌可能[40]。一项研究对36例FIGOⅠ期成人颗粒细胞瘤的回顾性研究表明，17例（47%）患者出现子宫内膜改变，如不典型增生或子宫内膜癌，这强调了在保留生育功能的过程中对子宫内膜评估和活检的重要性。ⅠA期以上手术范围已达成共识，即全子宫+双附件切除术及肿瘤细胞减灭术，加或不加盆腔淋巴结及腹主动脉旁淋巴结清扫术。根据欧洲肿瘤内科学会指南建议，SCST患者淋巴结转移发生率较低，无须行淋巴结清扫术；并指出ⅠC1期患者行子宫和双侧附件切除术、分期手术、肿瘤细胞减灭术，部分渴望生育的患者可行保留生育功能手术。2017年，英国的一项个案报道对2例晚期、复发的患者行保留生育功能的手术治疗，均成功妊娠分娩，提示了部分晚期、复发患者有保守生育的可能性。对Ⅰ期无高危

因素的患者，治疗以手术结合随访即可。目前对于早期颗粒细胞瘤患者术后是否需要辅助治疗尚有争议，辅助化疗的相对获益尚不明确。伴高危因素的ⅠA期及晚期患者倾向于使用辅助性治疗[41]，高危因素包括肿瘤破裂、ⅠC期、分化差和肿瘤直径超过10~15 cm。对于晚期或复发性肿瘤无标准治疗，二次肿瘤细胞减灭术是一种选择。

幼年型颗粒细胞瘤（juvenile granulosa cell tumor，JGCT）最早于1977年由Scully报道，发病年龄为青少年或处于育龄期，有恶性潜能，大约90%的患者诊断时<30岁，80%的患者<20岁，50%的患者<10岁[42]。约10%的病例发生在出生<1岁的婴儿期。JGCT能分泌雌激素，大多数患儿表现为假性性早熟、阴道流血、月经不调。根据WHO肿瘤编码，其编码为8622/1。JGCT的细胞核通常呈圆形，深染，罕见核沟，具有高分裂率和中高度的细胞异型性，但异型性程度和预后不相关。镜下病理特点与临床预后不相符，镜下看似恶性度高，其实临床预后良好。因JGCT发病年龄小，在有良好长期预后的情况下选择正确的保留生育功能的治疗非常重要。保留生育功能治疗的同时，疾病的复发风险相应升高。

虽然大多数JGCT患者在早期（Ⅰ期）根据典型临床症状很容易诊断，并且在手术后通常预后良好，但小部分晚期（Ⅱ~Ⅳ期）患者通常没有典型的临床症状，临床预后差。幼年型颗粒细胞瘤淋巴结转移不常见，局部淋巴结转移是罕见的，腹腔外转移更为罕见[43]。对于有生育要求的ⅠA、ⅠB或ⅠC期JGCT患者，当排除卵巢外播散后可行单侧附件切除术。由于对侧卵巢受累不常见（3%），若对侧卵巢外观正常不主张行楔形活检[44]。

由于JGCT的罕见性，文献提供的保守治疗策略数据很有限，目前对该病的治疗经验大多来自病例报告，并没有大量的数据来证明其最佳的手术方式。Wang Y等[45]对手术方式的研究认为，单侧附件切除是对ⅠA期且欲保留生育能力、年龄小的患者最主要的治疗方法。Ⅱ~Ⅳ期患者的治疗策略尚有争议。多数学者认为，晚期JGCT患者应行肿瘤细胞减灭术，术中尽可能切除肿瘤及转移病灶，术后予以铂类为基础的化疗。也有学者报道，对于年轻、有生育要求的晚期JGCT患者，经评估一侧附件和子宫无肿瘤侵犯时行保留生育功能的手术并辅以联合化疗可获得长期生存。对于患有卵巢JGCT的儿童，是否建议微创手术仍然存在争议[46]。

2.支持-间质细胞瘤 支持-间质细胞瘤（Sertoli–Leydig cell tumor，SLCT）也称为"男性母细胞瘤"，占卵巢肿瘤的0.2%~0.5%。文献报道的平均发病年龄为28岁，98%为单侧。形态学上卵巢SLCT可分为以下几类：高分化、中分化、低分化、含有网型或异源成分（黏蛋白、局灶类癌、软骨、骨骼肌）肿瘤。目前认为高分化肿瘤为良性，中、低分化及含有网型或异源成分肿瘤具有恶性生物学行为。高分化SLCT几乎无转移，网型或异源成分在中、低分化SLCT中更常见。与组织分化程度相比，肿瘤分期对预后的影响更大。20%的卵巢SLCT中可以观察到多种异源成分，其中最常见的异源成分为良性胃肠型上皮。此外，肿瘤可能包含类癌成分、内胚层细胞与间叶细胞成分，主要为不成熟的骨骼肌或软骨，似乎提示预后不良[47]。既往研究发现，虽然SLCT的恶性潜能为10%~30%，但含有异源成分的SLCT患者复发风险可达40%~50%。

本病最具特征性的临床表现为男性化和去女性化，其发生率为25%~77%。肿瘤分泌睾酮是男性化和去女性化表现的主要原因。多数学者认为，睾酮由肿瘤中sertoli细胞成分分泌，但也有研究者通过免疫组化检查发现肿瘤中的支持细胞睾酮染色为阳性，从而推测睾酮也可能由支持细胞分泌，文献报道约2/3的患者伴有雄激素或雌激素的异常升高，可作为本病的肿瘤标志物。Chang等认为血清睾酮>6.9 nmol/L时提示分泌雄激素的肿瘤。免疫组化Vimentin、CK、inhibin阳性。除男性化和去女性化以外，女性化为本病的另一主要临床表现。女性化表现与患者高雌激素水平相关，已有研究证实卵巢SLCT具有分泌雌激素功能，导致患者血清雌二醇水平异常升高。肿瘤造成雌激素升高的机制尚无统一观点。有学者认为雌激素由肿瘤中支持细胞直接分泌；也有学者认为过多雌激素也可能是由血液中高水平睾酮在外周通过芳香化酶转化而来。

本病98.5%肿瘤发生为单侧性，且97.5%的患者为Ⅰ期，预后良好。因此主张对早期、年轻患者可行生育功能保留手术，即使对复发者也主张手术切除病灶；对于无生育要求者，全子宫+双附件切除术可作为标准术式。有文献比较了Ⅰ~Ⅱ期SLCT患者行标准术式（包括子宫切除）和保守性手术（保留子宫）组的生存率，其差异无统计学意义（$P=0.38$），保留生育功能的患者能够获得较为满意的妊娠率和生育率，术后辅以规范化疗的患者妊娠率为13.3%~42.3%[48]。由于中、低分化或含有网状及异源成分者具有恶性生物学潜质，有作者主张对此类肿瘤补充全面分期手术。保留生育功能的手术包括肿瘤剔除或切除患侧附件或行分期手术，很多研究认为其妊娠率和生育率差异无统计学意义。

因此，对年轻、渴望生育的卵巢SLCT患者，凡子宫及对侧附件正常，均可行保留生育功能手术治疗。有研究认为，初次手术仅行肿瘤剔除会使术后复发率增高，但对于局限于盆腔的复发，再次手术治疗后患者仍可长期存活，因此建议行患侧附件切除以降低复发率和减少再次手术的风险。术后化疗与否对复发的作用仍不明确。对于具有肿瘤破裂、分化不好、病变超出卵巢等高危因素的初治患者及复发后再次手术的患者，推荐术后辅助化疗，但是否能够减少复发，尚缺乏大样本资料。

3.环状小管性索肿瘤 环状小管性索肿瘤（sex cord tumor with annular tubule，SCTAT）是一种罕见的性索类型（2.3%），在卵巢肿瘤中占0.06%。它的特点是环状的小管，含有颗粒细胞及支持细胞成分增生的形态学特征。1970年首先由Scully记述并收集10例，以后仅见少数零散个例。Scully认为此瘤起源于颗粒细胞，但其生长形式更倾向于支持细胞。其形态介于粒层细胞瘤和支持细胞瘤之间，超微结构表明组织学来源符合颗粒细胞或非特异性卵巢间质而支持细胞分化的表现交替存在。SCTAT有两种亚型，即Peutz-Jeghers综合征（PJS）相关型和散发型。PJS相关SCTAT占所有SCTAT的36%。PJS是罕见的常染色体显性遗传性疾病，特征性表现为胃肠道息肉病及口唇周围、口腔黏膜、面部、生殖器和手掌的黑色素沉积，而大多数PJS相关SCTAT为良性。此外，极少数伴有PJS者发生宫颈恶性腺瘤、乳腺癌、乳腺纤维腺瘤等，以及个别患者发生对侧卵巢黏液性囊腺瘤、无性细胞瘤和输卵管癌等。20%的散发亚型为恶性。SCTAT的显著特征包括细胞核内可见纤维间质和嗜酸性透明核，标志物（抑制素、钙视网膜蛋白、WT1、CK）的特异性阳性染色[49]。

SCTAT的两个亚型在发病年龄、首发症状及其发病机制上存在差异。第一，散发型SCTAT通常出现晚（平均34岁，偶发性SCTAT；PJS相关SCTAT平均27岁）。第二，更多的患者散发型SCTAT最初表现为月经异常出血（68.1% vs 40.7%）及腹部肿块（51.1% vs 14.8%），高于PJS相关组[50]。第三，散发型SCTAT，可为囊性和实性，单侧，直径>3 cm，通常有一个棕褐色的切割表面。除了分泌雌激素外，少数文献报道有孕酮分泌。相反，PJS相关SCTAT是双侧的，直径<3 cm，多灶性，还有一些显示钙化。除上述特征外，种系突变STK11基因也指向PJS相关的SCTAT。

目前SCTAT无特异性标志物，据研究发现，环状小管性索肿瘤和卵巢颗粒细胞瘤患者术前或术后有复发者血清AMH值紧随病情的变化而变化。AMH是一种由男性胎儿的性腺间质细胞产生的促使米勒管退化的糖蛋白激素，女性胎儿出生后卵巢颗粒细胞也可分泌AMH。而在卵巢浆液性上皮癌、无性细胞瘤、性母细胞瘤等患者血清AMH值无此种变化。因此，血清AMH值检测可能作为环状小管性索肿瘤诊断的一种标志物。

大多数女性出现高雌激素症状。女孩通常表现为性早熟，而成年女性通常表现为不规则月经出血。其他表现包括偶发腹部有或无疼痛。

环状小管性索肿瘤的生物学行为属低度恶性，可发生转移，但潜伏期可达几年甚至几十年。治疗同一般卵巢性索间质肿瘤，其主要转移途径为腹膜后淋巴结转移，治疗以手术为主，手术切除后可有局部复发、卵巢外扩散及转移等恶性肿瘤的生物学行为，故需加用化疗、放疗。单侧卵巢输卵管切除术是主要的手术方式，但复发是一个重要问题。对放疗有一定的敏感性。目前对于此类疾病无标准治疗方式。

（二）卵巢性索间质肿瘤保留生育功能的化疗辅助治疗

1.化疗方案 在以往指南的推荐中，恶性性索间质肿瘤的初始化疗方案可选择BEP或TC方案，两者均为2B类证据；2020年NCCN指南将TC作为首选推荐，改为2A类证据；将BEP列入"可能有效方案"，仍为2B类推荐。这个证据源自发表于2014年的一篇综述，其结论是使用TC方案患者的复发率更低。但是ESMO根据2018年文献，仍推荐BEP或TC。直接比较TC和BEP方案的临床试验有GOG0264，预计2024年出结果。若BEP和TC等效，相信大多数临床医师会选择TC。BEP方案中博来霉素对肺功能的不可逆性损害是值得关注的问题，特别是针对儿童、青少年患者。相对来说，TC的耐受性更好。TC方案虽然有紫杉醇预处理的麻烦，但1 d内可完成用药，不需要水化。BEP方案需用药5 d和水化。

对于Ⅱ~Ⅳ期晚期JGCT患者，原发肿瘤灶及远处转移灶需行肿瘤细胞减灭术。因晚期JGCT患者预后较差，故建议ⅠC~Ⅳ期年轻JGCT患者进行术后治疗，肿瘤直径大或有丝分裂指数高的患者有较高的复发率，此类患者可在术后治疗中获益，但化疗的作用仍存在争议[51]。有研究显示，目前基于铂类化疗药物的辅助治疗，总体有效率为63%~80%。对于儿童患者，如果能在早期完全切除肿瘤，辅助治疗可能不是必要的[45]。

支持-间质细胞瘤有恶性生物学潜质，有学者主张对此类肿瘤及分期较晚的患者行全面分期手术，多主张采用术后辅助化疗，推荐BEP方案为常规化疗方案。近年来，有研究表明紫杉醇及铂类联合化疗与BEP方案疗效相当，且毒性反应较小。

一些研究表明，术后化疗与改善预后、延长无病生存期及颗粒细胞瘤患者的总生存期无关。在一项化疗对颗粒细胞肿瘤患者预后生存期影响的研究中，Oseledchyk等[52]发现，无论分期如何，接受化疗的患者和未接受化疗的患者的5年疾病特异性生存率没有显著差异。Wang等[53]的一项回顾性研究包括60例ⅠC期成人颗粒细胞肿瘤患者（辅助化疗组32例，非辅助化疗组28例），提示ⅠC期成人颗粒细胞肿瘤患者的辅助化疗不能提高患者的无瘤生存期。因此，对于不同的患者是否需化疗需个体化对待。

2.不同化疗对卵巢的影响 化疗对卵巢功能的影响取决于患者接受化疗时的年龄、化疗药物、化疗剂量、化疗疗程数。烷化剂类化疗药对性腺功能的损害最为显著。此外，性腺受损程度与患者年龄及性成熟度成正比，即开始化疗时年龄越大，后期卵巢早衰的风险越高。卵巢功能低下有可能是暂时的，也可能是永久的。在性发育期间，根据性发育的不同程度，化疗可能造成性发育延迟甚至停滞。性成熟后，化疗则可导致月经量减少、停经，甚至影响妊娠结局。

ACOG关于儿童及青少年肿瘤患者的妇科相关问题中提出，对于儿童期肿瘤治愈的患者，评估卵巢储备功能的检查项目，抗米勒管激素水平测定较单纯性激素水平测定更为有价值。一项包含53名儿童期肿瘤治愈患者的研究进一步证实了抗米勒管激素水平测定评估卵巢储备功能的价值。因此在青少年女性肿瘤患者接受治疗前，应当就如何保护其今后生育功能进行详尽的探讨。对于将要接受盆腔放疗的患者，卵巢悬吊术将卵巢从放疗区域中移开可能提供一定的保护作用。如果在肿瘤治疗前有足够的时间和安全的促排卵方案，卵母细胞或胚胎的冷冻保存是可行的。另外，冷冻保存卵巢组织用于自体移植和原始卵泡促成熟已经有成功的报道。保留生育功能是近年来进展较快的研究领域，所以推荐有生殖内分泌专家参与到临床决策中。

对于已完成性发育的女性患者，促性腺激素释放激素类似物，如醋酸亮丙瑞林，可通过诱导卵巢机能静止而保护卵巢功能和避免细胞毒性药物对生育功能的影响。虽然该种临床应用的效果评价结果不一，但最近一项纳入9项回顾性研究的荟萃分析显示，366名接受环磷酰胺化疗的女性患者给予醋酸亮丙瑞林治疗，较未用组卵巢功能有轻度增高。目前虽尚无证据支持该应用，但一项多中心前瞻性随机试验已经在进行中。

（三）卵巢性索间质肿瘤保留生育功能的其他治疗方式

1.激素治疗　由于这些肿瘤的类固醇特性，激素治疗也可能是一种有前途的治疗颗粒细胞肿瘤的方法。激素治疗可能通过多种机制抑制颗粒细胞肿瘤的增殖，这些机制可归类为通过特定受体介导的对肿瘤的直接作用和通过抑制促性腺激素或内源性类固醇间接作用于肿瘤。例如，芳香化酶抑制剂是一类用于治疗颗粒细胞肿瘤的激素治疗药物，包括阿那曲唑、来曲唑等，同时芳香化酶抑制剂比其他用于治疗颗粒细胞肿瘤的激素有更好的作用。

Korach等的一项研究，包括4例复发性颗粒细胞肿瘤的患者用芳香化酶抑制剂来曲唑和阿那曲唑治疗颗粒细胞肿瘤，两种芳香化酶抑制剂均有效，

4名患者中有3名患者完全缓解。另一种可能治疗颗粒细胞瘤的激素是激活素A抑制剂。激活素A是一种转化生长因子β超家族的蛋白质，主要由卵巢颗粒细胞和卵巢上皮细胞产生。在卵泡形成过程中，这种蛋白在诱导颗粒细胞增殖中起着关键作用。一项应用激活素A抑制剂（STM434）治疗32例颗粒细胞肿瘤患者的研究表明，大部分患者产生了与药物剂量相关的代谢效应，但是没有发现直接的抗肿瘤效应[54]。

2.基因治疗和靶向治疗　有研究表明，FHL2（four and a half LIM protein 2）通过调节Akt1基因的表达，促进了GCT的进展，可作为开发针对GCT的治疗药物的潜在靶点[55]。Li等[56]认为，越来越多基础研究及临床研究都表明FOXL2（fork head box L2）突变是AGCT发生、发展的主要因素，虽然目前尚不能明确GCT发病的具体机制，FOXL2基因突变（c.C402G；p.C134W）发生在＞95%的成年型颗粒细胞瘤中，但在JCGT中的突变较少见。有研究表明，卵巢JGCT发病伴假性性早熟的表现与肿瘤细胞表达FOXL2有关[57]。但其是否适用于卵巢成年型颗粒细胞肿瘤还有待进一步的验证。Pilsworth J A等[58]验证了93例成年型颗粒细胞肿瘤是由FOXL2 C402G突变引起的一组相对同质的肿瘤，另外，少量的次要突变被发现，如10例KMT2D失活突变（10.8%）及少量TP53、CDKN2D和CDK1中错义突变，这些突变不能解释临床表现差异。由于FOXL2 C402G突变仍然是成年型颗粒细胞肿瘤的主要驱动因素，因此对该病治疗学的发展很可能来源于对FOXL2 C402G突变的研究的进展[59]。

SMAD2/3信号通路与卵巢幼年型颗粒细胞瘤的发病相关。信号通路错综复杂，互相交错形成一个

巨大的网络。对相关信号通路的研究，有助于探索卵巢幼年型颗粒细胞瘤的潜在治疗靶点，可以将相关信号通路中的关键分子作为潜在的药物治疗靶点进行研究，改善化疗或靶向治疗的疗效，如趋化因子配体5可通过增加磷酸激酶B的磷酸化水平而降低顺铂的毒性[60]。有研究表明，30%的卵巢幼年型颗粒细胞瘤病例中存在G蛋白α亚基的激活突变，在缺乏G蛋白基因突变的GCT中，蛋白激酶1基因的串联重复突变是肿瘤发生的机制之一[61]。

一项使用酪氨酸激酶抑制剂伊马替尼单药治疗复发性成人颗粒细胞肿瘤的案例研究报告，这种靶向药物耐受性良好，可维持复发性肿瘤的长期稳定，而肿瘤结节的大小没有显著增加[62]。除酪氨酸激酶抑制剂靶向治疗外，凋亡蛋白抑制剂可能是另一种有前途的颗粒细胞肿瘤靶向治疗药物[63]。

（四）卵巢性索间质肿瘤保留生育功能治疗的妊娠及生存结局

由于SCST发病率低，且高发年龄在围绝经期，故对保留生育功能手术安全的报道较少，多为小样本临床分析。目前相关研究结果提示，卵巢非上皮性恶性肿瘤的育龄期患者FSS术后具有较好的妊娠结局。Schneider等[64]的研究结果显示，一项对52例保留生育功能SCST患者保留生育功能术后辅以规范性化疗的妊娠率为13.3%~42.3%。

目前对保留生育功能手术的安全性研究较少。Nasioudis等[65]对病变局限于卵巢的SCST患者保留生育功能手术的安全性进行了回顾性研究，共纳入255例患者（年龄在18~49岁的被诊断为Ⅰ期的卵巢SCST恶性肿瘤患者），其中161例（63.1%）患者行FSS，94例（36.9%）接受确定性手术（全子宫+双

侧输卵管卵巢切除术），结果提示行FSS的患者有较差的肿瘤生存期，提示我们在行FSS时必须进行充分的评估和密切的随访观察。

三、高钙血症卵巢小细胞癌不保留生育功能的治疗

高钙血症卵巢小细胞癌（small cell carcinomas of the ovary hypercalcaemic type，SCCOHT）是40岁以下女性最常见的未分化卵巢癌，也是与高钙血症相关的最常见的卵巢肿瘤（70%）。肿瘤通常为单侧，虽然它的组织形成未知，但最近的报道表明它可能代表卵巢癌恶性横纹肌样肿瘤[66]。目前的研究发现，SWI/SNF染色质重塑基因SMARCA4编码BRG1在76%~100%的SCCOHT患者中发生了突变[67, 69]，其中超过95%的这些肿瘤细胞表现为免疫组化蛋白染色SMARCA4（BRG1）核表达缺失。同时，SMARCA4（BRG1）和SMARCA2（BRM）双表达缺失也可能是有用的诊断。因为在大部分情况下存在胚系SMARCA4突变，所以所有的卵巢高钙血症型小细胞癌患者都应该进行遗传咨询和胚系SMARCA4的测序[70]。但是定期进行腹部超声和MRI随访对SMARCA4突变携带者的疗效是不确定的。应与健康的SMARCA4突变携带者讨论是否行预防性卵巢切除术。然而，由于缺乏外显率数据，这种卵巢切除术的最佳年龄尚未确定。

作为40岁以下女性中最常见的卵巢未分化癌类型，SCCOHT预后很差。即使接受标准治疗，长期存活率不足30%~40%。潜在有利的预后因素，除了期别外（ⅠA期预后较其他分期更好），还包括年龄>30岁、术前正常血钙水平、肿瘤直径<10 cm、缺乏大细胞和已完成满意的肿瘤细胞减灭术[71, 72]。

SCCOHT预后很差，卵巢外转移风险很高，传统的手术方式为根治性手术（全子宫+双附件切除术），以及腹膜活检、全面淋巴结分期术。不建议保守性手术治疗，因为这不仅会降低患者生存率，而且术后的大剂量化疗会导致剩余卵巢功能的丧失[3]。

（一）高钙血症卵巢小细胞癌的治疗方案

针对SCCOHT的最佳治疗方案国际上尚无共识，目前已有的数据是由一些病例报告和小型回顾性分析组成，通常提出的治疗方法包括化疗、根治性手术和可能的放疗[70]。

疾病的早期诊断在病理结果明确后，常规手术包括经腹子宫切除术和双侧输卵管卵巢切除术伴腹膜活检，以及全盆腔和主动脉旁淋巴结切除术，手术方式同样也适用于Ⅰ期患者，不建议保守治疗。辅助化疗应用铂为基础的联合化疗（通常是顺铂和依托泊苷），可考虑将紫杉醇纳入铂类组合。放疗可用于化疗的联合治疗方法。然而，早期放疗的作用仍然没有明确。在初始化疗后未发现疾病证据的患者中，干细胞支持的大剂量化疗（high-dosechemotherapy，HDCT）可用于多模式巩固方法[70]。最近提出的一个观点认为，将HDCT用于经过自体干细胞移植（autologous stem cell transplantation，ASCT）后达到完全缓解的患者，可以使其获得更好的生存率和预后[73, 74]。

晚期患者同样推荐手术治疗，如果能完全切除腹膜病灶，建议切除腹膜病灶，并行根治性手术（初次手术或3~6个周期的化疗后），包括网膜切除术和盆腔及腹主动脉旁淋巴结切除术[70]。对于初次手术和化疗后完全缓解的患者，可考虑HDCT，辅以干细胞支持和盆腔放疗。

对于难治性或复发性疾病的患者没有标准的治疗方法。强烈建议进行针对肿瘤的生物学特性的新药临床试验。即使采用强化治疗方案，预后仍然很差。尽管SCCOHT对初始化疗十分敏感，但复发是很常见的，并且对二线化疗药物耐药。复发疾病的治疗往往是非常具有挑战性的，而且通常用于小细胞肺癌的二线化疗方案不会达到长期缓解。包括环磷酰胺、阿霉素和长春新碱方案；卡铂和紫杉醇，包括剂量密集方案；和拓扑替康也显示了针对小细胞肺癌的一定反应性。迄今为止，SCCOHT尚未进行靶向治疗测试。二线治疗可能达到短期缓解，除此之外，如果患者仍然表现良好，应考虑进行一期临床试验。

另外，对早期和晚期SCCOHT的管理，ESMO临床实践指南推荐[75]：①所有疑似病例都应受益于病理学专家的审查，并在专门肿瘤委员会进行讨论（ⅤA）；②多模式的最佳治疗方案包括化疗（ⅢB）、根治性手术（ⅣA）、大剂量化疗（ⅡC）及放疗（ⅣC）；③减瘤手术仍然是最有效的治疗方法（ⅣA）；④以顺铂和依托泊苷为基础的联合治疗是最适合所有分期的（ⅢB）；⑤对于手术后的患者，可以考虑同时或先后使用盆腔放疗和HDCT和ASCT（ⅣC）；⑥应努力通过国家和国际网络以更加同质化的方式治疗患者（ⅤA）。

（二）高钙血症卵巢小细胞癌不保留生育功能治疗的原因

SCCOHT预后很差，卵巢外播散风险高。迄今为止，最大的一项临床病例分析显示，保守治疗的患者生存率下降。由于手术后结合大剂量化疗和放疗的辅助治疗，即使保留一侧卵巢和子宫[76]，性腺功能的保留被认为只是概念上的。直到现在，还没有这种类型的保留生育功能手术治疗后妊娠的案例报告。

（姚勤　李梦晨）

参考文献

［1］TORRE L A, TRABERT B, DESANTIS C E, et al. Ovarian cancer statistics, 2018. CA Cancer J Clin, 2018, 68(4): 284-296.

［2］MARTINEZ F, INTERNATIONAL SOCIETY FOR FERTILITY PRESERVATION E-A E W G. Update on fertility preservation from the Barcelona International Society for Fertility Preservation-ESHRE-ASRM 2015 expert meeting: indications, results and future perspectives. Fertil Steril, 2017, 108(3): 407-415 e11.

［3］RAY-COQUARD I, MORICE P, LORUSSO D, et al. Non-epithelial ovarian cancer: ESMO Clinical Practice Guidelines for diagnosis, treatment and follow-up. Ann Oncol, 2018, 29(Suppl 4): iv1-iv18.

［4］XU W, LI Y. Is Omentectomy Mandatory Among Early Stage（Ⅰ,Ⅱ）Malignant Ovarian Germ Cell Tumor Patients? A Retrospective Study of 223 Cases. Int J Gynecol Cancer, 2017, 27(7): 1373-1378.

［5］QIN B, XU W, LI Y. The impact of lymphadenectomy on prognosis and survival of clinically apparent early-stage malignant ovarian germ cell tumors. Jpn J Clin Oncol, 2020, 50(3): 282-287.

［6］WANG J, CHEN R, LI J, et al. The individualized significance of lymphadenectomy across all age groups and histologies in malignant ovarian germ cell tumors. Arch Gynecol Obstet, 2020, 302(6): 1441-1450.

［7］GERSHENSON D M. Management of ovarian germ cell tumors. J Clin Oncol, 2007, 25(20): 2938-2943.

［8］DE LA MOTTE ROUGE T, PAUTIER P, DUVILLARD P, et al. Survival and reproductive function of 52 women treated with surgery and bleomycin, etoposide, cisplatin (BEP) chemotherapy for ovarian yolk sac tumor. Ann Oncol, 2008, 19(8): 1435-1441.

［9］SOLHEIM O, TROPE C G, ROKKONES E, et al. Fertility and gonadal function after adjuvant therapy in women diagnosed with a malignant ovarian germ cell tumor (MOGCT) during the "cisplatin era". Gynecol Oncol, 2015, 136(2): 224-229.

［10］TAMAUCHI S, KAJIYAMA H, YOSHIHARA M, et al. Reproductive outcomes of 105 malignant ovarian germ cell tumor survivors: a multicenter study. Am J Obstet Gynecol, 2018, 219(4): 385 e1- e7.

［11］ARAUJO I B, PINHEIRO M V, ZANVETTOR P H, et al. High Frequency of Malignant Transformation of Ovarian Mature Teratoma into Squamous Cell Carcinoma in Young Patients in Northeast Brazil. Int J Gynecol Pathol, 2016, 35(2): 176-184.

［12］XIN L, BEIER A, TIEDE S, et al. Laparoscopic Fertility-preserving Treatment of a Pure Nongestational Choriocarcinoma of the Ovary: Case Report and Review of Current Literature. J Minim Invasive Gynecol, 2015, 22(6): 1095-1099.

［13］JIANG F, XIANG Y, FENG F Z, et al. Clinical analysis of 13 males with primary choriocarcinoma and review of the literature. Onco Targets Ther, 2014, 7: 1135-1141.

［14］MCCUAIG J M, NOOR A, ROSEN B, et al. Case Report: Use of Tumor and Germline Y Chromosomal Analysis to Guide Surgical Management in a 46, XX Female Presenting With Gonadoblastoma With Dysgerminoma. Int J Gynecol Pathol, 2017, 36(5): 466-470.

［15］KILIC C, CAKIR C, YUKSEL D, et al. Ovarian Dysgerminoma: A Tertiary Center Experience. J Adolescent and Young Adult Oncology, 2021, 10(3): 303-308.

［16］CHEN Y, LUO Y, HAN C, et al. Ovarian dysgerminoma in pregnancy: A case report and literature review. Cancer Biol Ther, 2018, 19(8): 649-658.

［17］ZHANG X W, ZHAI L R, HUANG D W, et al. Pregnancy with giant ovarian dysgerminoma: A case report and literature review. Medicine (Baltimore), 2020, 99(41): e21214.

［18］PARK J Y, KIM D Y, SUH D S, et al. Analysis of outcomes and prognostic factors after fertility-sparing surgery in malignant ovarian germ cell tumors. Gynecol Oncol, 2017, 145(3): 513-518.

［19］LI J, WU X. Current Strategy for the Treatment of Ovarian Germ Cell Tumors: Role of Extensive Surgery. Curr Treat Options Oncol, 2016, 17(8): 44.

［20］REDDIHALLI P V, SUBBIAN A, UMADEVI K, et al. Immature teratoma of ovary-outcome following primary and secondary surgery: study of a single institution cohort. Eur J Obstet Gynecol Reprod Biol, 2015, 192: 17-21.

［21］WANG J, ZHUO X, YANG J, et al. Outcomes and prognostic factors of patients with recurrent and persistent malignant ovarian germ cell tumors. Arch Gynecol Obstet, 2020, 301(4): 1021-1026.

［22］MANGILI G, SIGISMONDI C, LORUSSO D, et al. The role of staging and adjuvant chemotherapy in stage I malignant ovarian germ cell tumors (MOGTs): the MITO-9 study. Ann Oncol, 2017, 28(2): 333-338.

［23］TALUKDAR S, KUMAR S, BHATLA N, et al. Neo-adjuvant chemotherapy in the treatment of advanced malignant germ cell tumors of ovary. Gynecol Oncol, 2014, 132(1): 28-32.

［24］UCCELLO M, BOUSSIOS S, SAMARTZIS E P, et al. Systemic anti-cancer treatment in malignant ovarian germ cell tumours (MOGCTs): current management and promising approaches. Ann Transl Med, 2020, 8(24): 1713.

［25］BEDOSCHI G, NAVARRO P A, OKTAY K. Chemotherapy-induced damage to ovary: mechanisms and clinical impact. Future Oncol, 2016, 12(20): 2333-2344.

［26］VASTA F M, DELLINO M, BERGAMINI A, et al. Reproductive Outcomes and Fertility Preservation Strategies in Women with Malignant Ovarian Germ Cell Tumors after Fertility Sparing Surgery. Biomedicines, 2020, 8(12): 554.

［27］SONIGO C, BEAU I, BINART N, et al. The Impact of Chemotherapy on the Ovaries: Molecular Aspects and the Prevention of Ovarian Damage. Int J Mol Sci, 2019, 20(21): 5342.

［28］DI TUCCI C, CASORELLI A, MORROCCHI E, et al. Fertility management for malignant ovarian germ cell tumors patients. Crit Rev Oncol Hematol, 2017, 120: 34-42.

［29］CARDOZO E R, THOMSON A P, KARMON A E, et al. Ovarian stimulation and in-vitro fertilization outcomes of cancer patients undergoing fertility preservation compared to age matched controls: a 17-year experience. J Assist Reprod Genet, 2015, 32(4): 587-596.

［30］RAJABI Z, ALIAKBARI F, YAZDEKHASTI H. Female Fertility Preservation, Clinical and Experimental Options. J Reprod Infertil, 2018, 19(3): 125-132.

［31］TOMAO F, DI PINTO A, SASSU C M, et al. Fertility preservation in ovarian tumours. Ecancermedicalscience, 2018, 12: 885.

［32］DONFACK N J, ALVES K A, ARAUJO V R, et al. Expectations and limitations of ovarian tissue transplantation. Zygote, 2017, 25(4): 391-403.

［33］LADANYI C, MOR A, CHRISTIANSON M S, et al. Recent advances in the field of ovarian tissue cryopreservation and opportunities for research. J Assist Reprod Genet, 2017, 34(6): 709-722.

［34］LAMBERTINI M, HORICKS F, DEL MASTRO L, et al. Ovarian protection with gonadotropin-releasing hormone agonists during chemotherapy in cancer patients: From biological evidence to clinical application. Cancer Treat Rev, 2019, 72: 65-77.

［35］DE GIORGI U, CASADEI C, BERGAMINI A, et al. Therapeutic Challenges for Cisplatin-Resistant Ovarian Germ Cell Tumors. Cancers (Basel), 2019, 11(10): 1584.

［36］KRAGGERUD S M, HOEI-HANSEN C E, ALAGARATNAM S, et al. Molecular characteristics of malignant ovarian germ cell tumors and comparison with testicular counterparts: implications for pathogenesis. Endocr Rev, 2013, 34(3): 339-376.

［37］NECCHI A, GIANNATEMPO P, RAGGI D, et al. An Open-label Randomized Phase 2 study of Durvalumab Alone or in Combination with Tremelimumab in Patients with Advanced Germ Cell Tumors (APACHE): Results from the First Planned Interim Analysis. Eur Urol, 2019, 75(1): 201-203.

［38］VENERIS J T, MAHAJAN P, FRAZIER A L. Contemporary management of ovarian germ cell tumors and remaining controversies. Gynecol Oncol, 2020, 158(2): 467-475.

［39］NASIOUDIS D, KANNINEN T T, HOLCOMB K, et al. Prevalence of lymph node metastasis and prognostic significance of lymphadenectomy in apparent early-stage malignant ovarian sex cord-stromal tumors. Gynecol Oncol, 2017, 145(2): 243-247.

［40］KARALOK A, UREYEN I, TASCI T, et al. Maximum surgical effort is warranted for recurrent adult granulosa cell tumors of ovary. Tumori, 2016, 102(4): 404-408.

［41］SCHNEIDER D T, CALAMINUS G, WESSALOWSKI R, et al. Ovarian sex cord-stromal tumors in children and adolescents. J Clin Oncol, 2003, 21(12): 2357-2363.

［42］MERRAS-SALMIO L, VETTENRANTA K, MOTTONEN M, et al. Ovarian granulosa cell tumors in childhood. Pediatr Hematol Oncol, 2002, 19(3): 145-156.

［43］ANANDPARA K M, ASWANI Y, THAKKAR H, et al. Juvenile Granulosa Cell Tumour of the Ovary with Unilocular Pure Cystic Presentation: A Case Report and Review of Literature. Pol J Radiol, 2016, 81: 120-124.

［44］POWELL J L, KOTWALL C A, SHIRO B C. Fertility-sparing surgery for advanced juvenile granulosa cell tumor of the ovary. J Pediatr Adolesc Gynecol, 2014, 27(4): e89-e92.

［45］WANG Y, WANG W, XU C, et al. Childhood ovarian juvenile granulosa cell tumor: a retrospective study with 3 cases including clinical features, pathologic results, and therapies. J Pediatr Hematol Oncol, 2011, 33(3): 241-245.

［46］TILL H, SCHMIDT H. Juvenile granulosa cell tumour (JGCT) of the ovary in a 6-year-old girl: laparoscopic resection achieves long-term oncological success. Eur J Pediatr Surg, 2005, 15(4): 292-294.

［47］GROVE A, VESTERGAARD V. Ovarian Sertoli-Leydig cell tumor of intermediate grade with heterologous elements of rhabdomyosarcoma. A case report and a review of the literature. Ann Diagn Pathol, 2006, 10(5): 288-293.

［48］ZHANG M, CHEUNG M K, SHIN J Y, et al. Prognostic factors responsible for survival in sex cord stromal tumors of the ovary-an analysis of 376 women. Gynecol Oncol, 2007, 104(2): 396-400.

［49］YOUNG R H. Ovarian sex cord-stromal tumours and their mimics. Pathology, 2018, 50(1): 5-15.

［50］YOUNG R H, SCULLY R E. Ovarian Sertoli-Leydig cell tumors. A clinicopathological analysis of 207 cases. Am J Surg Pathol, 1985, 9(8): 543-569.

［51］KOTTARATHIL V D, ANTONY M A, NAIR I R, et al. Recent advances in granulosa cell tumor ovary: a review. Indian J Surg Oncol, 2013, 4(1): 37-47.

［52］OSELEDCHYK A, GENNARELLI R L, LEITAO M M JR, et al. Adjuvant chemotherapy in patients with operable granulosa cell tumors of the ovary: a surveillance, epidemiology, and end results cohort study. Cancer Med, 2018, 7(6): 2280-2287.

［53］WANG D, XIANG Y, WU M, et al. Is adjuvant chemotherapy beneficial for patients with FIGO stage Ⅰ C adult granulosa cell tumor of the ovary? . J Ovarian Res, 2018, 11(1): 25.

［54］TAO J J, CANGEMI N A, MAKKER V, et al. First-in-Human Phase I Study of the Activin A Inhibitor, STM 434, in Patients with Granulosa Cell Ovarian Cancer and Other Advanced Solid Tumors. Clin Cancer Res, 2019, 25(18): 5458-5465.

［55］HUA G, HE C, LV X, et al. The four and a half LIM domains 2 (FHL2) regulates ovarian granulosa cell tumor progression via controlling AKT1 transcription. Cell Death Dis, 2016, 7:e2297.

［56］LI J, BAO R, PENG S, et al. The molecular mechanism of ovarian granulosa cell tumors. J Ovarian Res, 2018, 11(1): 13.

［57］YANAGIDA S, ANGLESIO M S, NAZERAN T M, et al. Clinical and genetic analysis of recurrent adult-type granulosa cell tumor of the ovary: Persistent preservation of heterozygous c.402C ＞ G FOXL2 mutation. PLoS One, 2017, 12(6): e0178989.

［58］PILSWORTH J A, COCHRANE D R, NEILSON S J, et al. Adult-type granulosa cell tumor of the ovary: a FOXL2-centric disease. J Pathol Clin Res, 2021, 7(3): 243-252.

［59］ROD J, RENARD C, LACREUSE I, et al. Hypercalcemia in a child with juvenile granulosa cell tumor of ovary: Report of an unusual paraneoplastic syndrome and review of the literature. Gynecol Oncol Case Rep, 2013, 5:10-12.

［60］ZHANG X, HUANG X, FANG C, et al. miR-124 Regulates the Expression of BACE1 in the Hippocampus Under Chronic Cerebral Hypoperfusion. Mol Neurobiol, 2017, 54(4): 2498-2506.

［61］AUGUSTE A, BESSIERE L, TODESCHINI A L, et al. Molecular analyses of juvenile granulosa cell tumors bearing AKT1 mutations provide insights into tumor biology and therapeutic leads. Hum Mol Genet, 2015, 24(23): 6687-6698.

［62］PODDUBSKAYA E V, BARANOVA M P, ALLINA D O, et al. Personalized prescription of imatinib in recurrent granulosa cell tumor of the ovary: case report. Cold Spring Harb Mol Case Stud, 2019, 5(2): a003434.

［63］BAGNJUK K, KAST V J, TIEFENBACHER A, et al. Inhibitor of apoptosis proteins are potential targets for treatment of granulosa cell tumors-implications from studies in KGN. J Ovarian Res, 2019, 12(1): 76.

［64］SCHNEIDER D T, CALAMINUS G, HARMS D, et al. Ovarian sex cord-stromal tumors in children and adolescents. J Reprod Med, 2005, 50(6): 439-446.

［65］NASIOUDIS D, FREY M K, CHAPMAN-DAVIS E, et al. Safety of Fertility-Sparing Surgery for Premenopausal Women With Sex Cord-Stromal Tumors Confined to the Ovary. Int J Gynecol Cancer, 2017, 27(9): 1826-1832.

［66］WILSON M K, FONG P, MESNAGE S, et al. Stage I granulosa cell tumours: A management conundrum? Results of long-term follow up. Gynecologic oncology, 2015, 138(2): 285-291.

［67］JELINIC P, MUELLER J J, OLVERA N, et al. Recurrent SMARCA4 mutations in small cell carcinoma of the ovary. Nat Genet, 2014, 46(5): 424-426.

［68］RAMOS P, KARNEZIS A N, CRAIG D W, et al. Small cell carcinoma of the ovary, hypercalcemic type, displays frequent inactivating germline and somatic mutations in SMARCA4. Nat Genet, 2014, 46(5): 427-429.

[69] KARNEZIS A N, WANG Y, RAMOS P, et al. Dual loss of the SWI/SNF complex ATPases SMARCA4/BRG1 and SMARCA2/ BRM is highly sensitive and specific for small cell carcinoma of the ovary, hypercalcaemic type. J Pathol, 2016, 238(3): 389-400.

[70] SESSA C, SCHNEIDER D T, PLANCHAMP F, et al. ESGO-SIOPE guidelines for the management of adolescents and young adults with non-epithelial ovarian cancers. Lancet Oncol, 2020, 21(7): e360-e368.

[71] BRISTOW R E, TOMACRUZ R S, ARMSTRONG D K, et al. Survival effect of maximal cytoreductive surgery for advanced ovarian carcinoma during the platinum era: a meta-analysis. J Clin Oncol, 2002, 20(5): 1248-1259.

[72] REED N S, PAUTIER P, ÅVALL-LUNDQVIST E, et al. Gynecologic Cancer InterGroup (GCIG) consensus review for ovarian small cell cancers. Int J Gynecol Cancer, 2014, 24(9 Suppl 3): S30-S34.

[73] PAUTIER P, RIBRAG V, DUVILLARD P, et al. Results of a prospective dose-intensive regimen in 27 patients with small cell carcinoma of the ovary of the hypercalcemic type. Ann Oncol, 2007, 18(12): 1985-1989.

[74] WITKOWSKI L, GOUDIE C, RAMOS P, et al. The influence of clinical and genetic factors on patient outcome in small cell carcinoma of the ovary, hypercalcemic type. Gynecol Oncol, 2016, 141(3): 454-460.

[75] RAY-COQUARD I, MORICE P, LORUSSO D, et al. Non-epithelial ovarian cancer: ESMO Clinical Practice Guidelines for diagnosis, treatment and follow-up. Ann Oncol, 2018, 29(Suppl 4): iv1-iv18.

[76] YOUNG R H, OLIVA E, SCULLY R E. Small cell carcinoma of the ovary, hypercalcemic type. A clinicopathological analysis of 150 cases. Am J Surg Pathol, 1994, 18(11): 1102-1116.

第五节 交界性及恶性卵巢肿瘤保留生育功能后的复发风险

一、卵巢交界性肿瘤保留生育功能的复发风险及危险因素

（一）卵巢交界性肿瘤保留生育功能的复发风险

2014年我国《妇科恶性肿瘤保留生育功能临床诊治指南》指出，保留生育功能的指征为对侧卵巢和子宫没有受累，且无外生乳头结构及浸润性种植。近年来，晚期及复发卵巢交界性肿瘤患者的保留生育功能手术也屡有报道。

有生育要求的早期交界性卵巢肿瘤（BOT）患者均可行保留生育功能的手术[1]。育龄期BOT患者在进行治疗前都应接受详尽的肿瘤生育咨询，在行保留生育功能手术前应权衡利弊，与患者充分沟通协商后做出临床决策。

手术方式包括单/双侧卵巢肿瘤切除术、单侧卵巢切除术联合或不联合对侧卵巢肿瘤切除术，术中应行全盆、腹腔探查和腹腔冲洗液细胞学检查，切除所有肉眼可见的可疑腹膜病变和腹膜多点活检，若存在浸润性种植，应谨慎选择保守性手术[1]。若肿瘤局限于一侧，可行保留生育功能的手术，至少保留一侧附件和子宫，首选单侧附件切除术[2-4]。应仔细检查对侧卵巢，外观无异常者不推荐行活检术或卵巢部分切除术，因为有可能会导致不必要的卵巢储备功能降低和（或）盆腔粘连[5]。若肿瘤为双侧性或患者曾行一侧附件切除术，仅余患侧附件者，首先考虑卵巢肿瘤切除术。双侧卵巢肿瘤巨大时，若保留卵巢困难，但患者有强烈的生育要求，可选择仅保留子宫，术后通过辅助生殖技术助孕。

BOT保留生育功能手术后的患者复发总体风险（0~25%）高于双侧输卵管卵巢切除术（0~5%）。与单侧输卵管卵巢切除相比，单侧卵巢囊肿切除术后的复发率更高，且复发时间更早，但两者之间总生存率无显著差异[6-10]。保守性手术后疾病的复发最常见于剩余卵巢。若复发性BOT肿瘤局限、不伴浸润种植且患者有生育要求，可再次行保留生育功能的手术；若无生育要求，可行双侧附件切除术和子宫切除术；若复发性BOT肿瘤存在卵巢外复发或浸润性种植，则推荐行肿瘤细胞减灭术[11]。NCCN指南建议，若术中未发现浸润性病灶，可随访观察（推荐等级B）；若探查发现存在潜在低度恶性浸润性种植或为低级别浸润性癌，则按照低级别浆液性上皮性癌处理（推荐等级B）；若复发为高级别浸润性癌，则按照卵巢上皮性癌处理（推荐等级B）。肿瘤残留是影响预后的最主要因素，因此，应高度重视再次手术的彻底性。

（二）卵巢交界性肿瘤保留生育功能治疗后复发的危险因素

常见的复发高危因素包括浆液性交界性卵巢肿瘤（sBOT）、双侧受累、单侧囊肿剔除、腹腔镜手

术、未行全面分期手术、存在浸润性种植、微浸润及微乳头型等。

1.病理为浆液性 根据文献报道，sBOT的复发率较黏液性交界性卵巢肿瘤（mBOT）（23.6% vs 10.9%）显著升高，其原因主要有以下两点。

（1）不到5%的mBOT患者为双侧卵巢受累，而在sBOT患者中，这一比例明显更高，其中经典型sBOT患者约为30%，微乳头型sBOT可高达75%。

（2）几乎所有的mBOT均为Ⅰ期，没有腹膜种植，而约35%的sBOT存在腹膜种植，其中有25%为浸润性种植，若sBOT合并微浸润或为微乳头亚型，腹膜种植比例可能更高。

2.卵巢肿瘤剔除术 单侧卵巢交界性肿瘤常用的保留生育功能手术术式为单侧附件切除术（UA）或卵巢囊肿剔除术（UC）。单侧卵巢囊肿剔除术的术后复发率较单侧附件切除术更高。对于mBOT患者，多项研究均不支持其行囊肿剔除术，这可能与其浸润性复发率高有关。对于mBOT患者，有专家指出仅双侧囊肿或已行对侧卵巢切除的患者可考虑行囊肿剔除术。但也有研究认为，虽然剔除后易复发，但对患者生存预后无显著影响，并且生育结局可能优于附件切除[12]。

3.双侧受累 多数研究认为双侧受累的BOT患者术后复发率较单侧受累更高。虽然国内2014年指南未将双侧受累BOT纳入保留生育功能手术指征，不过由于这些患者保留生育的复发率及妊娠率仍较为理想，其他指南及文献都支持双侧BOT患者选择保留生育功能的治疗。对于双侧受累的患者保留生育的手术方式包括双侧卵巢囊肿剔除术（BC）或受累严重侧的附件切除+对侧卵巢囊肿剔除（UA+CC）±全面分期手术。Palomba等[13]对32例双侧BOT患者行腹腔镜下BC或UA+CC，随访81个月后，虽然BC的复发率较高且无复发期要短于接受UA+CC的患者（16个月 vs 48个月），但BC组的术后累积妊娠率显著高于UA+CC组（9.3% vs 58.5%）。由此可见，双侧卵巢受累时，保留生育功能仍然不失为年轻未生育患者的最佳选择。不过双侧卵巢囊肿剔除术或单侧附件切除+对侧卵巢囊肿剔除术，两种手术方式各有利弊，如果患者生育愿望强烈、年龄较大、生育能力差时，可以选择双侧卵巢囊肿剔除术。

4.未行全面分期（包括未行淋巴结清扫） 全面分期手术包括腹膜活检、大网膜切除和淋巴结取样/清扫，mBOT患者还应切除外观异常的阑尾，缺少任何一项均为未行全面分期。Du Bois等[14]的一项队列研究显示，不全面的分期手术是患者复发的独立危险因素。目前是否应行全面分期手术争议的焦点主要体现在：

（1）是否需要行淋巴结清扫：Mckenney等[15]报道了74例行淋巴结清扫的sBOT患者随访65个月的研究结果，有淋巴结受累组的总生存率及无瘤生存率分别为91%和73%，而相应的无淋巴结受累组的总生存率及无瘤生存率分别为92%和87%，淋巴结受累对sBOT患者的总生存率无明显影响。我国专家共识仅建议微乳头型sBOT或存在浸润性种植、淋巴结肿大及不良预后因素时行淋巴结清扫术。

（2）是否需行大网膜切除：Kristensen等[16]的研究表明，在51例行大网膜切除术sBOT患者中发现6例隐匿于大网膜的病变。不过，Decker等[17]的研究共纳入74例mBOT患者，其中46例进行了分期手术，44例切除大网膜，均未发现任何镜下病灶种植，随诊过程仅2例患者复发，均未发现卵巢外转移，并提出，由于卵巢外复发罕见，也许mBOT的分期手术可以省略。指南对此也存在争议：FIGO指南和NCCN指南均强调了手术分期的必要性，NCCN指南提出手术分期可以提高24%~47%的肿瘤分期，推荐行包括大网膜在内的全面分期手术，以排除可能的隐匿性晚期疾病。我国《妇科恶性肿瘤保留生育功能临床诊治指南》指出，早期BOT患者多不主张行分期手术。虽然包括大网膜切除的分期手术能减少肿瘤复发率，但并不能改善其总生存率，而且手术范围大可能造成盆腔粘连，对保留生育的BOT患者可能影响术后妊娠率。

5.腹腔镜手术 BOT常见的手术途径包括腹腔镜手术和开腹手术。传统观点认为，腹腔镜手术虽然可以减少术后粘连，但同时增加囊肿破裂、肿瘤播散和不全分期的发生率。Jung等[18]回顾性分析了643例BOT患者，其中433例开腹、210例行腹腔镜，统计显示，开腹组与腹腔镜组的复发率（分别为5.3%、4.3%，P=0.902）、10年无病生存率（分别为96%、97%，P=0.851）均无统计学差异。一篇荟萃分析[19]共纳入32篇文献、2 691例行保留生育功能手术的BOT患者，其显示，与开腹组相比，腹腔镜组复发的OR值无统计学差异（OR，0.96；95%CI，0.57~1.6）。因此，对于腹膜种植广泛及肿瘤直径较大、术前临床判断恶性可能性大的患者，仍应遵循无瘤原则行开腹探查术。2019年《交界性卵巢肿瘤专家共识》指出，行保守性手术的BOT患者可以选择行腹腔镜手术，虽然有可能增加腹腔内肿瘤破裂、分期不全及穿刺口部位的转移等风险，但是术中标本袋的使用可以降低术中肿瘤破裂及切口部位种植转移的风险[20]。尤其是对于有生育要求的患者，腹腔镜手术可以降低盆腔粘连的发生

率，更好地保留患者的生育能力[21]。所有的腹腔镜手术都应完整切除肿瘤，并在遵循无瘤原则基础上，更好地保护生育功能，降低复发率[22]。

二、卵巢恶性肿瘤保留生育功能的复发风险及危险因素

卵巢恶性肿瘤是妇科恶性肿瘤中死亡率最高的一类肿瘤，不同病理类型的卵巢恶性肿瘤的临床表现不同，处理和预后也不尽相同。卵巢恶性肿瘤是否可行保留生育功能治疗的手术取决于患者的年龄、病理类型及手术病理分期。

不同病理类型和分期的卵巢恶性肿瘤保留生育功能治疗后的复发风险不尽相同。研究显示，卵巢上皮性恶性肿瘤保留生育功能手术后的复发率（18.52%）高于根治性手术后的复发率（4.67%），ⅠA期G1级卵巢上皮性恶性肿瘤行保留生育功能手术治疗效果较好，5年、10年生存率分别为98%、93%。卵巢恶性生殖细胞肿瘤手术类型对术后复发无显著影响，复发时间与手术是否完全切除病变有关；接受保留生育功能手术患者5年无瘤生存率为94.3%，而根治性手术组为92.3%，可见卵巢恶性生殖细胞肿瘤保留生育功能的手术患者复发风险未增加。

另外，研究显示，体外受精（IVF）治疗可导致卵巢癌的患病风险增大。对于有生育意愿的卵巢癌患者，IVF是保留生育功能、实现快速孕育的有效手段，但必须充分告知患者同时可能存在的潜在风险，并进行密切随访观察。

（一）上皮性卵巢癌保留生育功能治疗的复发风险及危险因素

近年来，上皮性卵巢癌患者FST的指征逐渐扩

大。最初，FSS仅尝试用于FIGO ⅠA期非透明细胞性、分化良好的上皮性卵巢癌患者。2006年美国临床肿瘤学会（ASCO）发布的首个肿瘤FST指南指出，尽管肿瘤患者FST存在争议，但在合理评估风险前提下或可行[23]。2008年欧洲肿瘤内科学会（ESMO）指出，ⅠA期、组织学为G1级和G2级、非透明细胞癌患者可考虑行FSS。2013年ESMO在卵巢上皮性癌临床指南中推荐，ⅠA及ⅠC期、G1级和G2级及预后较好的上皮性卵巢癌患者可行FSS，对于低分化癌或透明细胞癌患者则不推荐行FST[24]。但NCCN指南自2016年后已不再将病理类型和组织学分化程度作为FST的限制条件，指出各类病理类型的ⅠA及ⅠC期上皮性卵巢癌患者均可尝试保留生育功能的手术。2018年NCCN指南也推荐Ⅰ期上皮性卵巢癌可尝试保留生育功能。2014年中华医学会妇科肿瘤学分会发布的《妇科恶性肿瘤保留生育功能临床诊治指南》指出，对卵巢上皮性癌患者施行FSS需综合考虑患者年龄、病理类型、手术分期等谨慎抉择，需向患者及其家属充分说明利弊与风险，在其知情同意下进行。该指南还指出，卵巢癌患者行FSS需具备的条件包括：有生育要求且年龄<35岁；ⅠA期；高分化；对侧卵巢外观无异常，活检病理为阴性；腹腔细胞学检查阴性；"高危区域"探查及多点活检均阴性，其中"高危区域"包括直肠子宫陷凹、结肠侧沟、肠系膜、大网膜和腹膜后淋巴结；有随诊条件。同时，该指南推荐此类患者在完成生育后可再行子宫及对侧附件切除术。目前关于卵巢上皮性癌保留生育功能术后的最佳妊娠时机仍存在争议。术后尽早妊娠是否增加复发风险、延迟妊娠对妊娠结局是否存在负面影响、生育后是否有必要再行根治性手术等问题尚无统一认识。

意大利一项研究对比了进行FSS和根治性全面分期手术的早期卵巢上皮性癌患者的预后情况，结果显示，FSS不影响受试者的无病生存期（DFS）和总生存期（OS），多因素分析表明肿瘤分期是影响DFS的唯一因素[25]。另一项研究则表明，FSS不影响早期卵巢上皮性癌患者的无复发间期（recurrence-free interval，RFI）及肿瘤特异性生存期[26]。Bentivegna等[26]对4项相关研究共545例患者进行荟萃分析显示，早期上皮性卵巢癌患者FSS后复发率约为12%，中位复发时间为21个月。美国一项研究表明，FSS不增加早期上皮性卵巢癌患者死亡风险，其10年生存率约为88.5%；即使是透明细胞癌、G3级或ⅠC期患者，其10年生存率也可达80.5%[27]。

上皮性卵巢癌FST治疗的复发风险与手术方式有关。经腹分期手术是卵巢癌治疗的重要部分，2018年FIGO癌症报告指出，对于育龄期女性的盆腔肿块治疗，如考虑为恶性肿瘤可能性大，则推荐开腹手术[28]。随着腹腔镜技术在妇科恶性肿瘤治疗中的应用日益广泛，腹腔镜手术在FST中的安全性也成为一热议话题[29,30]。基于对术中肿瘤破裂及穿刺口转移等风险的考虑，目前多数指南尚不推荐早期上皮性卵巢癌采用腹腔镜途径进行分期手术。意大利的一项多中心研究就早期卵巢上皮性癌腹腔镜FSS的安全性进行了分析，研究共纳入65例行腹腔镜下FSS患者，结果表明，总生存率为95.4%，84.6%无复发[29]。韩国一项研究对18例行腹腔镜分期手术的卵巢癌患者进行分析，只有1例患者出现复发[30]。对于育龄期早期上皮性卵巢癌患者，腹腔镜分期手术可能是一种可行的选择，但其安全性和可行性尚需进一步研究。

目前有多项关于上皮性卵巢癌患者保留生育功能手术的预后和术后生育能力的研究。Morice等[31]报道了34例行保留生育功能手术的上皮性卵巢癌病例，包括ⅠA G1级13例，ⅠA G2级14例，ⅠA G3级3例，ⅠC 3例，ⅡA 1例；其中复发11例（32%），ⅠA期患者中仅1例复发（1/30，3.3%），10例要求妊娠中9例成功（90%）。研究者认为，对ⅠA G1级年轻EOC患者行保留生育功能手术是安全有效的。Park等[32]报道了62例接受保留生育功能手术年轻EOC患者，ⅠA期和ⅠC期患者的5年疾病无进展生存率分别为83%和78%，5年总生存率分别为91%和88%，与接受标准术式治疗的患者相近，在19例要求妊娠的患者中有15例成功，共妊娠22次，均无先天畸形发生。有研究者总结了8篇文献报道的328例上皮性卵巢癌患者保留生育功能的妊娠相关结局，其中妊娠119例次（36%），活产104例（87%），复发42例（13%），死亡20例（6%）[33, 34]。以上研究结果证实了早期EOC患者保留生育功能手术的安全性，提示ⅠA和ⅠC年轻上皮性卵巢癌患者可以考虑选择保留生育功能的治疗。

（二）卵巢恶性生殖细胞肿瘤保留生育功能治疗的复发风险及危险因素

初次治疗时标准化手术和化疗是影响卵巢恶性生殖细胞肿瘤（MOGCT）预后的关键因素。对于有生育要求的MOGCT患者均可行保留生育功能手术，行患侧附件切除手术，保留健侧卵巢和未受侵犯的子宫，并行全面分期手术[35]。MOGCT治疗效果的提高主要归功于有效化疗方案的应用，因此及时使用有效的联合化疗药物是治疗成功的关键所在。

目前PEB/PVB方案已经成为MOGCT的标准治疗方案，以铂类为基础的化疗使此类患者的存活率达到87%~98%[36, 37]。

有研究表明，复发后无进展生存中位时间为25个月（0~156个月）。复发后5年生存率和复发后无进展生存率分别为71.5%和68.7%。单因素分析结果显示，分期、复发后再次行肿瘤细胞减灭术的手术满意程度和复发后化疗方案（是否有足够的博来霉素的余量完成≥3个疗程PEB或PVB化疗）与预后相关；复发后再次行肿瘤细胞减灭术是否保留生育功能对预后无影响。多因素分析结果显示，分期和复发后再次行肿瘤细胞减灭术的手术满意程度是影响预后的独立因素[38]。

1.保留生育功能的手术对患者预后的影响 有研究表明，是否保留生育功能对患者5年无病生存率的影响无统计学意义，保留和未保留生育功能手术的5年无病生存率分别是91.5%、78.2%（$P=0.062$），差异无统计学意义，但对5年总生存率的影响有统计学意义（98.5% vs 85.4%，$P=0.041$）；因临床上保留生育功能的手术多数用于早期、年轻、肿瘤局限于一侧卵巢的患者，故多因素分析发现保留生育功能的手术对患者5年无病生存率及5年总生存率均无明显影响（$P=0.838$，$P=0.108$）。因此，有生育要求的年轻患者应尽可能进行保留生育功能的手术[39]。

2.完整分期手术对患者预后的影响 传统观念认为，卵巢恶性生殖细胞肿瘤与卵巢上皮性肿瘤一样均需接受根治性手术，但是目前已有大量研究证实，对有生育要求的患者进行保留生育功能手术对患者预后并无明显影响。但保留生育功能患者是否必须进行完整的分期手术仍存在争议。目前有研究证实FIGO分期是卵巢恶性生殖细胞瘤预后不良的危险因素。Chatchotikawong等[40]研究发现进行盆腔淋巴结清扫的患者腹膜后淋巴结转移发生率为7.4%，转移率较高，即使为早期患者淋巴结转移率依然能达10.9%（0～11.8%）[41]。甚至有研究[42]报道，在无性细胞瘤中淋巴结转移发生率高达28%，而在未成熟畸胎瘤及混合性生殖细胞肿瘤中其发生率分别为8%和16%，且认为淋巴结转移是预后不良的独立危险因素，与Chatchotikawong等的报道一致。因此，有学者提出应尽可能进行完整分期手术，进行淋巴结清扫以排除隐匿的晚期病变改善患者预后。我国《妇科恶性肿瘤临床实践指南》建议全面分期手术，但早期的儿童或青春期女性可除外，对于肉眼可见转移病灶应尽可能切除干净。

（三）卵巢恶性性索间质肿瘤保留生育功能治疗的复发风险及危险因素

卵巢性索间质肿瘤多数诊断于疾病早期，对有生育要求的患者，可行保留生育功能治疗的单侧附件切除术，保留健侧卵巢和子宫。颗粒细胞瘤是卵巢性索间质肿瘤中最常见的亚型之一，该亚型有两个关键临床特征：一是该类肿瘤多数仅累及单侧卵巢，仅有不足10%的病例累及双侧卵巢[43]；二是该类肿瘤伴发子宫内膜增生或子宫内膜癌的风险较高。基于其单侧累及为主的临床特点和现有的临床研究成果，ESMO临床实践指南建议，对ⅠA期的卵巢性索间质肿瘤年轻患者，可行保留生育功能的分期手术，除了常规手术治疗步骤外（如盆、腹腔探查，盆、腹腔多点活检，以及大网膜切除、腹水或腹腔冲洗液寻找肿瘤细胞），仅切除单侧的输卵管及卵巢，如果对侧卵巢肉眼观察无异常，不再行卵巢组织活检[44]。第二个临床特征提示，针对行保守性手术的颗粒细胞瘤患者，应重视术前子宫内膜活检结果，注意排除伴发肿瘤[45, 46]。Zhang等[47]对376例卵巢性索间质细胞瘤患者进行的回顾性研究显示，132例Ⅰ期、年龄＜50岁患者中，有54%行保留生育功能手术，其余均行切除子宫的标准手术，两组患者的5年生存率分别为98%和97%，该研究结果提示，早期性索间质细胞瘤的年轻患者行保留生育功能的手术是安全的。

由于该类肿瘤复发时间较长，中位复发时间为4～6年，约20%的Ⅰ期肿瘤复发发生于初治20年后，故应对该类肿瘤患者进行长期随访。40%的复发为多灶性，复发部位以盆腔为主（65.7%），其次为肝脏、肠管及后腹膜。目前认为复发病例应采用以手术为主的治疗，辅以化疗、放疗及激素治疗。有文献报道，初始手术时的残余病灶是影响预后的重要因素[48]。Mangili等[49]的研究显示，初始手术后有残余病灶可导致复发风险增加，二次肿瘤细胞减灭术后残留病灶将影响患者的生存率。

（姚勤 李艺）

参考文献

[1] ZANETTA G, ROTA S, CHIARI S, et al. Behavior of borderline tumors with particular interest to persistence, recurrence, and progression to invasive carcinoma: a prospective study. J Clin Oncol, 2001, 19(10): 2658-2664.

[2] UZAN C, NIKPAYAM M, RIBASSIN-MAJED L, et al. Influence of histological subtypes on the risk of an invasive recurrence in a large series of stage I borderline ovarian tumor including 191 conservative treatments. Ann Oncol, 2014, 25(7): 1312-1319.

[3] TSAI H W, KO C C, YEH C C, et al. Unilateral salpingo-oophorectomy as fertility-sparing surgery for borderline ovarian tumors. J

Chin Med Assoc, 2011, 74(6): 250-254.

[4] VASCONCELOS I, DE SOUSA MENDES M. Conservative surgery in ovarian borderline tumours: a meta-analysis with emphasis on recurrence risk. Eur J Cancer, 2015, 51(5): 620-631.

[5] MORICE P, CAMATTE S, EL HASSAN J, et al. Clinical outcomes and fertility after conservative treatment of ovarian borderline tumors. Fertil Steril, 2001, 75(1): 92-96.

[6] COLOMBO N, SESSA C, BOIS A D, et al. ESMO-ESGO consensus conference recommendations on ovarian cancer: pathology and molecular biology, early and advanced stages, borderline tumours and recurrent disease. Int J Gynecol Cancer, 2019, 30(5): 672-705.

[7] HUANG Y, ZHANG W, WANG Y. The feasibility of fertility-sparing surgery in treating advanced-stage borderline ovarian tumors: A meta-analysis. Taiwan J Obstet Gynecol, 2016, 55(3): 319-325.

[8] SHIM S H, KIM S N, JUNG P S, et al. Impact of surgical staging on prognosis in patients with borderline ovarian tumours: A meta-analysis. Eur J Cancer, 2016, 54:84-95.

[9] DARAI E, FAUVET R, UZAN C, et al. Fertility and borderline ovarian tumor: a systematic review of conservative management, risk of recurrence and alternative options. Hum Reprod Update, 2013, 19(2): 151-166.

[10] SUH-BURGMANN E. Long-term outcomes following conservative surgery for borderline tumor of the ovary: a large population-based study. Gynecol Oncol, 2006, 103(3): 841-847.

[11] FISCHEROVA D, ZIKAN M, DUNDR P, et al. Diagnosis, treatment, and follow-up of borderline ovarian tumors. Oncologist, 2012, 17(12): 1515-1533.

[12] VANCRAEYNEST E, MOERMAN P, LEUNEN K, et al. Fertility Preservation Is Safe for Serous Borderline Ovarian Tumors. Int J Gynecol Cancer, 2016, 26(8): 1399-1406.

[13] PALOMBA S, FALBO A, DEL NEGRO S, et al. Ultra-conservative fertility-sparing strategy for bilateral borderline ovarian tumours: an 11-year follow-up. Hum Reprod, 2010, 25(8): 1966-1972.

[14] DU BOIS A, EWALD-RIEGLER N, DE GREGORIO N, et al. Borderline tumours of the ovary: A cohort study of the Arbeitsgmeinschaft Gynakologische Onkologie (AGO) Study Group. Eur J Cancer, 2013, 49(8): 1905-1914.

[15] MCKENNEY J K, BALZER B L, LONGACRE T A. Lymph node involvement in ovarian serous tumors of low malignant potential (borderline tumors): pathology, prognosis, and proposed classification. Am J Surg Pathol, 2006, 30(5): 614-624.

[16] KRISTENSEN G S, SCHLEDERMANN D, MOGENSEN O, et al. The value of random biopsies, omentectomy, and hysterectomy in operations for borderline ovarian tumors. Int J Gynecol Cancer, 2014, 24(5): 874-879.

[17] DE DECKER K, SPETH S, TER BRUGGE HG, et al. Staging procedures in patients with mucinous borderline tumors of the ovary do not reveal peritoneal or omental disease. GYNECOL ONCOL,2017, 144(2): 285-289.

[18] JUNG H J, PARK J Y, KIM D Y, et al. Comparison of Laparoscopic and Open Surgery for Patients With Borderline Ovarian Tumors. Int J Gynecol Cancer, 2018, 28(9): 1657-1663.

[19] JIAO X, HU J, ZHU L. Prognostic Factors for Recurrence After Fertility-Preserving Surgery in Patients With Borderline Ovarian Tumors: A Systematic Review and Meta-analysis of Observational Studies. Int J Gynecol Cancer, 2017, 27(9): 1833-1841.

[20] FAUVET R, BOCCARA J, DUFOURNET C, et al. Laparoscopic management of borderline ovarian tumors: results of a French multicenter study. Ann Oncol, 2005, 16(3): 403-410.

[21] DEFFIEUX X, MORICE P, CAMATTE S, et al. Results after laparoscopic management of serous borderline tumor of the ovary with peritoneal implants. Gynecol Oncol, 2005, 97(1): 84-89.

[22] ROMAGNOLO C, GADDUCCI A, SARTORI E, et al. Management of borderline ovarian tumors: results of an Italian multicenter study. Gynecol Oncol, 2006, 101(2): 255-260.

[23] LEE S J, SCHOVER L R, PARTRIDGE A H, et al. American Society of Clinical Oncology recommendations on fertility preservation in cancer patients. J Clin Oncol, 2006, 24(18): 2917-2931.

[24] LEDERMANN J A, RAJA F A, FOTOPOULOU C, et al. Newly diagnosed and relapsed epithelial ovarian carcinoma: ESMO Clinical Practice Guidelines for diagnosis, treatment and follow-up. Ann Oncol, 2013, 24(Suppl 6): vi24-vi32.

[25] DITTO A, MARTINELLI F, BOGANI G, et al. Long-term safety of fertility sparing surgery in early stage ovarian cancer: comparison to standard radical surgical procedures. Gynecol Oncol, 2015, 138(1): 78-82.

[26] BENTIVEGNA E, MORICE P, UZAN C, et al. Fertility-sparing surgery in epithelial ovarian cancer. FUTURE ONCOL,2016,

12(3): 389-398.

[27] MELAMED A, RIZZO A E, NITECKI R, et al. All-Cause Mortality After Fertility-Sparing Surgery for Stage I Epithelial Ovarian Cancer. Obstet Gynecol, 2017, 130(1): 71-79.

[28] BEREK J S, KEHOE S T, KUMAR L, et al. Cancer of the ovary, fallopian tube, and peritoneum. Int J Gynaecol Obstet, 2018, 143 (Suppl 2):59-78.

[29] GHEZZI F, CROMI A, FANFANI F, et al. Laparoscopic fertility-sparing surgery for early ovarian epithelial cancer: A multi-institutional experience. Gynecol Oncol, 2016, 141(3): 461-465.

[30] PARK J Y, HEO E J, LEE J W, et al. Outcomes of laparoscopic fertility-sparing surgery in clinically early-stage epithelial ovarian cancer. J Gynecol Oncol, 2016, 27(2): e20.

[31] MORICE P, LEBLANC E, REY A, et al. Conservative treatment in epithelial ovarian cancer: results of a multicentre study of the GCCLCC (Groupe des Chirurgiens de Centre de Lutte Contre le Cancer) and SFOG (Societe Francaise d'Oncologie Gynecologique). Hum Reprod, 2005, 20(5): 1379-1385.

[32] PARK J Y, KIM D Y, SUH D S, et al. Outcomes of fertility-sparing surgery for invasive epithelial ovarian cancer: oncologic safety and reproductive outcomes. Gynecol Oncol, 2008, 110(3): 345-353.

[33] ESKANDER R N, RANDALL L M, BERMAN M L, et al. Fertility preserving options in patients with gynecologic malignancies. Am J Obstet Gynecol, 2011, 205(2): 103-110.

[34] SATOH T, HATAE M, WATANABE Y, et al. Outcomes of fertility-sparing surgery for stage I epithelial ovarian cancer: a proposal for patient selection. J Clin Oncol, 2010, 28(10): 1727-1732.

[35] PARK J Y, KIM D Y, SUH D S, et al. Outcomes of pediatric and adolescent girls with malignant ovarian germ cell tumors. Gynecol Oncol, 2015, 137(3): 418-422.

[36] MORRIS M, GERSHENSON D M, BURKE T W, et al. Treatment of fallopian tube carcinoma with cisplatin, doxorubicin, and cyclophosphamide. Obstet Gynecol, 1990, 76(6): 1020-1024.

[37] WILLIAMS S, BLESSING J A, LIAO S Y, et al. Adjuvant therapy of ovarian germ cell tumors with cisplatin, etoposide, and bleomycin: a trial of the Gynecologic Oncology Group. J Clin Oncol, 1994, 12(4): 701-706.

[38] PECTASIDES D, PECTASIDES E, KASSANOS D. Germ cell tumors of the ovary. Cancer Treat Rev, 2008, 34(5): 427-441.

[39] ROTH L M, TALERMAN A, LEVY T, et al. Ovarian yolk sac tumors in older women arising from epithelial ovarian tumors or with no detectable epithelial component. Int J Gynecol Pathol, 2011, 30(5): 442-451.

[40] CHATCHOTIKAWONG U, RUENGKHACHORN I, LEELAPHATANADIT C, et al. 8-year analysis of the prevalence of lymph nodes metastasis, oncologic and pregnancy outcomes in apparent early-stage malignant ovarian germ cell tumors. Asian Pac J Cancer Prev, 2015, 16(4): 1609-1613.

[41] KLEPPE M, AMKREUTZ L C, VAN GORP T, et al. Lymph-node metastasis in stage Ⅰ and Ⅱ sex cord stromal and malignant germ cell tumours of the ovary: a systematic review. Gynecol Oncol, 2014, 133(1): 124-127.

[42] KUMAR S, SHAH J P, BRYANT C S, et al. The prevalence and prognostic impact of lymph node metastasis in malignant germ cell tumors of the ovary. Gynecol Oncol, 2008, 110(2): 125-132.

[43] SCHUMER S T, CANNISTRA S A. Granulosa cell tumor of the ovary. J Clin Oncol, 2003, 21(6): 1180-1189.

[44] RAY-COQUARD I, MORICE P, LORUSSO D, et al. Non-epithelial ovarian cancer: ESMO Clinical Practice Guidelines for diagnosis, treatment and follow-up. Ann Oncol, 2018, 29 (Suppl 4):iv1-iv18.

[45] MORICE P, DENSCHLAG D, RODOLAKIS A, et al. Recommendations of the Fertility Task Force of the European Society of Gynecologic Oncology about the conservative management of ovarian malignant tumors. Int J Gynecol Cancer, 2011, 21(5): 951-963.

[46] MANGILI G, OTTOLINA J, GADDUCCI A, et al. Long-term follow-up is crucial after treatment for granulosa cell tumours of the ovary. Br J Cancer, 2013, 109(1): 29-34.

[47] ZHANG M, CHEUNG M K, SHIN J Y, et al. Prognostic factors responsible for survival in sex cord stromal tumors of the ovary-an analysis of 376 women. Gynecol Oncol, 2007, 104(2): 396-400.

[48] SUN H D, LIN H, JAO M S, et al. A long-term follow-up study of 176 cases with adult-type ovarian granulosa cell tumors. Gynecol Oncol, 2012, 124(2): 244-249.

[49] MANGILI G, SIGISMONDI C, FRIGERIO L, et al. Recurrent granulosa cell tumors (GCTs) of the ovary: a MITO-9 retrospective study. Gynecol Oncol, 2013, 130(1): 38-42.

第六节 交界性及恶性卵巢肿瘤保留生育功能的助孕方式

卵巢恶性肿瘤的发生趋于年轻化，恶性生殖细胞肿瘤多发于30岁以下的年轻女性，约有17%的上皮性卵巢癌及超过1/3的交界性卵巢肿瘤（BOT）在40岁以前确诊[1]。恶性肿瘤保留生育功能的手术（FSS）及术后的生育和助孕问题，属于肿瘤-生殖医学的范畴，是涉及妇科、生殖、肿瘤、产科、儿科、伦理学的一门交叉学科。其中，恶性卵巢肿瘤患者的生育力保存尤其具有挑战性，因其早期诊断难，发现较晚，并且手术涉及子宫、卵巢、输卵管等重要的生殖器官，术后常需辅助化疗，易复发。尽管FSS术后部分卵巢肿瘤患者能够通过自然受孕实现生育，但仍有30%～50%的患者需要在生殖科医师的帮助下才能成功妊娠。因此，FSS术后如何与适宜的助孕方式相衔接，使患者可以成功妊娠是亟待解决的科学问题，具有重要的临床意义。本节就交界性及恶性卵巢肿瘤保留生育功能的助孕方式予以阐述，具体分为生殖咨询、妊娠时机和助孕策略三个方面的内容。

一、生殖咨询

经历卵巢手术、放疗、化疗等治疗的女性生殖功能会有不同程度的下降，这会严重增加患者的焦虑情绪，可能造成远期生活质量的下降。及时和恰当的生殖咨询是交界性及恶性卵巢肿瘤患者临床管理工作中不可或缺的一部分，应该贯穿整个生育功能保留手术的前后，并完全融入肿瘤治疗过程中。

（一）术前生殖咨询

术前生殖咨询主要包括对患者生育力的评估和生育力保存方法的指导，使每位有生育需求的患者在开始治疗前充分了解生育力保存方法，这对患者生育力的保护至关重要。生育力评估的内容包括女方年龄、既往生育情况、卵巢储备功能、输卵管通畅度、男方精液质量等。对患者提供的生育力保存建议取决于患者年龄、婚姻状况、肿瘤的治疗方案及患者自身心理状态等诸多因素。在患者术前进行生殖咨询时，需要生殖科医师与肿瘤科医师相互配合，优化生育力保存方案，在保留生育功能的同时尽量提高患者术后的生活质量。

目前，部分肿瘤科医师考虑到生育力保存会增加患者经济负担及额外医疗带来的风险，在与患者沟通中可能会告知不充分。肿瘤治疗的紧迫性也会使患者优先考虑肿瘤的治疗，这些因素可能使患者错失保留生育功能的机会。一项调查研究显示，仅有22%的肿瘤科医师在肿瘤治疗前将育龄患者转诊至生殖中心，主要原因包括部分肿瘤科医师缺乏对生育力保存相关技术的了解，以及对肿瘤延迟治疗的担忧等[2]。近年来，随着生育力保存技术的逐步发展，越来越多的肿瘤患者开始意识到肿瘤治疗前进行生殖咨询的重要性。

（二）术后生殖咨询

FSS术后有生育要求的患者应尽早寻求生殖科医师的帮助，经过详细的生育力评估，在生殖科医师指导下选择合适的妊娠时机和助孕方式。然而一项研究表明，154名在术前接受过生殖咨询的肿瘤患者，在肿瘤治疗术后仅74人（48.1%）返回生殖中心，其中仅8人（10.8%）希望尽快妊娠，其他患者复诊主要是为了应对卵巢储备功能下降、避孕、围绝经期咨询等问题[3]。患者的妊娠率与患者年龄、手术方式、肿瘤组织类型等相关。据文献报道，大部分BOT患者术后可以自然受孕，少部分患者通过辅助生殖技术（ART）受孕。早期BOT患者自然妊娠率为54%，晚期BOT患者的自然妊娠率达34%[4]。即使晚期BOT患者也可选择多种方法保存生育力而不影响预后，如行体外受精-胚胎移植（IVF-ET）助孕，妊娠率可达80%。FSS术后，如患者因各种原因未能及时进行生殖咨询，可能会延误生育的最佳时机。

此外，Gorman等[5]对200名年轻女性肿瘤患者心理健康展开调查，发现存在生育障碍的患者更容易患抑郁症。因此，生殖科医师对患者进行FSS术后生殖指导时，不仅要评估患者的生育能力，帮助她们选择合适的妊娠时机和助孕方式，充分告知助孕风险，还应针对患者可能出现的心理问题，及时进行心理介入治疗，这对患者的生殖和心理健康至关重要。

二、妊娠时机

关于交界性及恶性卵巢肿瘤患者FSS术后的最佳妊娠时机目前尚存在争议。交界性及恶性卵巢肿瘤患者手术治疗后，女性计划妊娠时机原则上应该避开复发高峰期和化疗药物的毒性期[6]。卵巢肿瘤具有远期复发的倾向，中位复发时间为22个月，在术后1～2年较易复发。因此，有学者认为应在接受手术1～2年后再妊娠，为观察疾病是否复发提供时间窗。目前认为，早期BOT自然试孕时间越早越好，可在术后3～6个月尝试妊娠[4]。有条件者术后期待自然受孕，但对于既往有不孕病史的BOT患者，预计术后复发风险不高，建议术后尽快行辅助生殖技术助孕。

卵巢肿瘤术后患者临床妊娠率较正常人群偏低，与卵巢切除或卵巢肿瘤剥除术后降低了卵巢储备功能有关，而且受到患者年龄偏大、卵子发育潜能降低等因素影响。因此，对于术后2年自然受孕失败的患者，尤其是卵巢储备功能降低或无法自然受孕（如双输卵管缺如）的患者，不应盲目期待自然受孕，应在生殖科医师指导下进行辅助生殖等更积极的助孕治疗，以缩短手术后到妊娠的时间[7]。

三、助孕策略

（一）指导自然受孕

在选择自然受孕之前，首先应由生殖科医师对患者进行生育力评估，包括患者年龄、既往病史、卵巢储备功能、输卵管通畅度、男方精液质量等多方面因素，综合考虑患者情况，评估患者自然受孕概率。对于卵巢储备功能好、输卵管通畅、男方精液正常、肿瘤无复发迹象等条件的患者，可在生殖科医师的指导下尝试自然受孕。在自然受孕的过程中，可采用卵泡监测、促排卵治疗等措施以提高妊娠率，帮助患者尽早妊娠。为防止延误生育时机，期待自然受孕的时间不宜过长，一般以3～6个月为限。关于交界性及恶性卵巢肿瘤保留生育功能患者的生育能力评估内容详见本章第二节。

（二）辅助生殖及其衍生技术助孕

部分交界性及恶性卵巢肿瘤患者在FSS术后面临无法自然受孕的困境，这种情况可借助辅助生殖技术进行助孕治疗。辅助生殖技术主要包括人工授精（artificial insemination，AI）和IVF-ET及其衍生技术。

1.AI AI是以非性交方式将精子置入女性生殖道内，使精子与卵子自然结合，实现受孕的方法。目前AI技术主要采用的是宫腔内人工授精（intrauterine insemination，IUI）。IUI的原理是为了减少妨碍精子前进的因素，如阴道的酸性环境和宫颈黏液的干扰，并使经过浓缩的、活力高的精子尽可能地接近卵子，从而易于受孕。IUI技术可以用于自然周期也可以用于促排卵周期。鉴于IUI的成功率低（每周期15%～20%），如经历2～3个周期IUI助孕不成功，则建议改行IVF-ET助孕。但对于交界性及恶性卵巢肿瘤患者，FSS术后一般仅保留单侧输卵管，且卵巢储备功能降低，会影响IUI的成功率，因此常规不推荐IUI助孕。

2.IVF-ET IVF-ET技术是将从母体取出的卵子置于培养皿内，加入经优选诱导获能处理的精子，使精子、卵子在体外受精，并发育成胚胎后移植回母体子宫内，经妊娠后分娩婴儿的过程。目前，IVF-ET包括常规体外受精技术、卵胞浆内单精子注射技术（intracytoplasmic sperm injection，ICSI）和胚胎植入前遗传学检测技术（preimplantation genetic testing，PGT）。IVF-ET治疗过程主要包括控制性卵巢刺激（controlled ovarian stimulation，COS）、B超引导下穿刺获取卵子、精子体外获能、精子和卵子体外受精后继续培养、选择优质胚胎移植、药物黄体支持和随访。其中COS方案的选择是IVF-ET助孕治疗的关键环节。

（1）COS：COS是以药物的手段在可控制范围内诱发多卵泡的发育和成熟的药物治疗过程。常用的COS药物有克罗米芬、来曲唑（芳香化酶抑制剂）、促性腺激素、促性腺激素释放激素（GnRH）的激动剂（GnRH-a）和拮抗剂（GnRH-ant），以及人绒毛膜促性腺激素（HCG）等。其中，来曲唑能够避免COS过程中雌激素水平过高，在2.5～5 mg的剂量下，可使雌二醇水平降低97%～99%，从而降低肿瘤复发的风险[8]。临床选择COS方案要综合考虑患者年龄、体重指数、既往病史、基础内分泌水平和卵巢储备功能等因素。

有卵巢早衰家族史、卵巢手术史和放、化疗等经历的女性通常对卵巢刺激反应性较差。Devesa等[9]根据患者年龄制作诺模图，用来预测卵巢癌等激素敏感性癌症患者对COS的反应，研究中统一使用拮抗剂方案进行促排卵，应用Z评分比较癌症女性卵巢反应性，结果癌症患者的卵巢反应性符合年龄预期。但是，一项纳入7项回顾性研究的荟萃分析显示，患有恶性卵巢肿瘤的女性经过促排卵后获得卵母细胞数量明显减少[10]。有研究报道，卵巢肿瘤患者平均获卵数为7.3个，而其他恶性肿瘤患者平均获卵数为13.3个[11]。因此，卵巢肿瘤患者的单次COS周期的预期结局可能较差，在非紧急和必要情况下，可以对交界性及恶性卵巢肿瘤患者开展多次促排卵治疗，力争在最短时间获取最多数量的卵母细胞，最多可以考虑3次COS过程，目标是至少获取20个卵母细胞[8]。

1）COS的安全性：生殖科医师在选择保留生育功能的交界性及恶性卵巢肿瘤患者COS方案时，应该首先考虑两个安全性问题，即导致肿瘤治疗延迟的时间，以及COS对卵巢肿瘤产生的不利影响。

目前关于COS与卵巢肿瘤发病率的关系还存在争议。一种观点认为，COS不会增加卵巢肿瘤发生的风险，两者缺乏直接的因果关系，在实施生育力保存过程中可安全地进行COS以获取卵子[12, 13]。研究显示，不孕症本身可能就是卵巢肿瘤的高风险因素，在不孕症检查过程中易于发现可导致不孕症的卵巢肿瘤，而非不孕症的相关治疗导致卵巢肿瘤的发生[14]。此外，体外细胞实验显示雌二醇和卵泡刺激素（FSH）对BOT细胞系ML46及卵巢癌细胞系ML5细胞的增殖会产生不利影响，而且HCG能够明显抑制两种细胞系的增殖[15]。这也证实COS可安全地应用于交界性及恶性卵巢肿瘤患者的助孕治疗。

但另一种观点认为，COS可诱发新的卵巢肿瘤，增加BOT发生的风险[16]。周期性促性腺激素的使用能够增加排卵的次数和数量，"持续排卵致卵巢肿瘤发生"学说认为，卵泡破裂排卵时所产生的活性氧化剂对卵巢表面排卵孔周围的上皮细胞具有损伤作用，携带DNA损伤的卵巢上皮细胞不断增殖以填补排卵所造成的上皮不连续性，这种卵巢上皮细胞反复损伤和修复的过程均为卵巢的致癌因素[17]。一项多中心队列研究，将低生育力的女性分为IVF组和非IVF组，平均随访14.7年，结果显示，IVF组的女性患BOT的概率是非IVF组女性的2～4倍[18]。Sanner等[19]的研究结果同样表明，接受促排卵治疗的不孕症女性罹患BOT的风险较未接受促排卵治

疗的不孕症女性增加了3倍，尤其是因排卵障碍使用氯米芬治疗的患者罹患BOT的风险更高。不孕症患者中使用氯米芬≥12个月者罹患卵巢上皮性肿瘤（包括卵巢癌及BOT）的风险明显高于使用氯米芬<12个月者[19]。由此可见，COS可能增加卵巢上皮性肿瘤的发生风险，但目前大多数研究是针对COS的次数、持续时间等对卵巢肿瘤发生概率的影响，对已经有交界性及恶性卵巢肿瘤的患者进行短期1～3次COS，对肿瘤生长和复发的影响程度目前尚不明确。

目前研究普遍接受的观点是，早期交界性肿瘤保守性手术后促排卵治疗是安全的，晚期或微乳头型患者避免应用促排卵及辅助生殖技术治疗，以免加速疾病进展[6]。由于卵巢肿瘤的特殊性，关于交界性及恶性卵巢肿瘤患者促排卵方案选择的报道较少，如何选择最佳的促排卵方案目前尚无定论[20]。本节对不同COS方案在交界性及恶性卵巢肿瘤患者中的应用进行阐述。

2）COS方案：①拮抗剂方案。拮抗剂方案由于Gn治疗时间短、安全（发生卵巢过度刺激风险低）、高效（获卵数和妊娠率与激动剂方案相当）等优势，近几年被广泛应用。拮抗剂方案可以用于卵巢储备功能低下或高龄女性，同样也适用于缺乏足够时间实施激动剂长方案的情况。目前保存生育能力的肿瘤患者多首选拮抗剂方案，其主要原因是患者能够在进行放疗、化疗之前最大化获得卵母细胞，并追求最短时间开始肿瘤的治疗。具体用药方案有两种，一是固定给药方案，在使用Gn促排卵第5～6天加用拮抗剂至HCG日；二是灵活给药方案，根据卵泡的大小、数目及LH水平加用拮抗剂，一般当主导卵泡直径达14 mm或者LH≥10 U/L时加用

拮抗剂[21]。②长方案。GnRH-a长方案是临床常用的COS方案，曾被国内外医师作为COS的"金标准"方案[4]。GnRH-a长方案自月经周期第2~4天或黄体期中期开始给予GnRH-a，14~21 d后垂体达到降调节标准时（LH<5 U/L，E₂<183.5 pmol/L，内膜厚度<5 mm，无卵巢功能性囊肿），给予Gn促排卵（75~300 U/L），在用药过程中根据卵巢反应性和激素水平调整Gn用量直至HCG日[21]。有研究使用GnRH-a长方案于交界性卵巢肿瘤FSS后患者，从黄体期开始使用GnRH-a进行降调节，然后使用Gn直到HCG扳机，共计10个促排卵周期，因卵巢反应差取消2个周期，其余促排卵周期平均获卵数为5~6个，平均受精率为74.4%，胚胎植入率为31.6%，活产率为50.0%[22]。但由于GnRH-a 长方案的治疗时间长，Gn用量大，发生卵巢过度刺激的风险相对较高，不推荐作为交界性及恶性卵巢肿瘤女性COS的首选方案。③短方案。GnRH-a短方案是利用GnRH-a的激发作用，通常在月经第2天开始使用短效激动剂直至HCG日，第3天开始用Gn促排卵[23]。在卵巢反应正常人群中，短方案的临床妊娠率低于长方案。目前临床工作中短方案多应用于卵巢反应不良的患者，考虑到卵巢肿瘤患者卵巢反应性可能较差，也可以尝试应用短方案进行促排卵。④黄体期方案。当患者处于黄体期，超声发现双侧卵巢直径<10 mm的小卵泡≥2个，可使用克罗米芬或来曲唑、尿促性素促排卵，超声检查卵泡发育情况，当有1个以上卵泡直径发育到18 mm，HCG扳机，36 h后取卵。黄体期方案的主要依据是女性在经期会出现多个卵泡募集波，在黄体期生长的卵泡会慢慢发展至窦状卵泡阶段，在该阶段给予外源卵泡刺激素，可促进卵泡生长。研究表明，与从卵泡期开始促排卵的肿瘤患者（n=28）相比，黄体期促排卵组的肿瘤患者（n=12）获得的成熟卵母细胞数量相近，受精率也无差异[24]。⑤微刺激和高孕激素状态下促排卵方案。对于高龄、卵巢储备功能低下等卵巢低反应人群，可使用微刺激方案或者高孕激素状态下促排卵方案（progestin primed ovarian stimulation，PPOS）。微刺激方案具有对卵巢刺激小、经济、灵活等优点，但不进行降调节，容易出现早发LH峰和卵泡早排，周期取消率较高，这对肿瘤患者生育力保存是非常不利的。PPOS是近年新出现的COS方案，其核心是在雌激素水平上升前，外源性给予孕激素以阻断雌激素的正反馈作用，抑制早发LH峰，从而提高优质胚胎率及可移植胚胎数，降低周期取消率。目前，将微刺激方案和PPOS方案用于交界性及恶性卵巢肿瘤生育力保存中的案例未见报道，但对于部分卵巢低反应患者是一种选择。⑥自然周期方案。自然周期每个周期仅产生一个或两个卵子，并且由于过早排卵而出现不能获卵的风险较高。因此，不推荐常规应用于交界性及恶性卵巢肿瘤女性生育力保存。⑦随时启动COS方案。FSS患者术前应尽快通过COS保留生育功能，并尽早开始肿瘤治疗，随时启动COS方案也应运而生。卵巢刺激通常在自然月经周期的卵泡早期，然而现在的研究表明整个月经周期都可以使窦状卵泡持续生长，这为需要紧急治疗的肿瘤患者提供了随时启动的COS方案[4，25]。

3）COS主要并发症——卵巢过度刺激综合征：卵巢过度刺激综合征（ovarian hyperstimulation syndrome，OHSS）是COS最严重的并发症，是一种人体对促排卵药物产生的过度反应，以双侧卵巢多个卵泡发育、卵巢增大、毛细血管通透性异常、体液和蛋白外渗进入人体第三腔隙为特征而引起的一系列临床症状的并发症。OHSS可能对交界性及恶性卵巢肿瘤患者的生育力保存计划产生重大影响，因为OHSS可能会导致挽救生命的癌症治疗计划延迟或者使后续治疗复杂化。

OHSS主要的预防措施就是制定个体化的治疗方案，在交界性及恶性卵巢肿瘤患者计划实施卵母细胞/胚胎的生育力保存计划时，选择合适的COS方案十分具有挑战性，因为需要平衡预防OHSS和获取卵母细胞最大化的关系。目前推荐使用低剂量HCG（低至3 300 IU）或者GnRH-a作为扳机药物选择，可以在不影响成熟卵母细胞数量的情况下降低OHSS的风险。鉴于GnRH-a长方案需要长时间的降调节，OHSS风险较高，而拮抗剂方案应用GnRH-ant与垂体GnRH受体竞争性结合，在数小时内迅速抑制促性腺激素释放，OHSS风险较低，目前已成为肿瘤患者生育力保存的首选方案之一[25, 26]。

（2）IVF：IVF是指精子和卵子在体外自然结合并继续培养到卵裂期胚胎或囊胚，再移植回母体子宫内发育着床的过程。IVF主要适用于女性原因导致的不孕症，由于卵巢肿瘤患者不孕因素大多为女方因素，目前卵巢肿瘤患者多数通过IVF获得胚胎，并且目前子代未发现与非肿瘤患者子代存在明显差异[27]。

（3）ICSI：ICSI是借助于显微技术将一个精子直接注射到卵子胞质内形成受精卵的技术，主要适用于精子过少、不具备运动与受精能力、其他因精子穿透障碍产生的受精失败。ICSI和IVF是根据不同适应证选择的不同受精方式，ICSI主要应用于女方卵巢肿瘤同时合并男方不育症，以及冷冻卵子解冻后的受精。

（4）PGT：PGT是通过在配子阶段或胚胎阶段进行分子遗传学检查，选择没有疾病表型的胚胎移植入子宫，从而避免异常胎儿的出生。目前研究发现卵巢癌的发病存在遗传因素，研究认为，遗传性卵巢癌与BRCA1/2、BRIP1、RAD51C等抑癌基因的突变有关。例如，BRCA1和BRCA2致病性突变携带者，40岁后卵巢癌患病风险增加，50岁时卵巢癌发病风险分别达到20%和3%[28]。携带致病性基因突变的女性罹患癌症风险较高，生育之前建议接受PGT相关的遗传学咨询。目前，在荷兰等欧洲国家已将预防BRCA1/2等基因突变引起遗传性乳腺癌和卵巢癌作为PGT的常规指征[29]。

3. IVF相关衍生技术　在IVF-ET基础上衍生出众多辅助生殖技术，本节阐述了可以用于交界性及恶性卵巢肿瘤患者保留生育功能的IVF-ET相关衍生技术。

（1）胚胎冷冻：目前，胚胎冷冻技术已经成为临床最有效的生育力保存技术。2015年，一项纳入63名肿瘤患者的回顾性研究显示，采用胚胎冷冻移植的肿瘤患者与因输卵管因素接受IVF-ET治疗的不孕患者在Gn使用总量、获卵数、受精率、妊娠率、活产率等方面均无统计学差异[30]。该研究证实，通过胚胎冷冻可有效保存肿瘤患者的生育能力，但这项研究中未纳入卵巢肿瘤患者。对于交界性及恶性卵巢肿瘤患者经临床医师综合评估后，可以于手术或者化疗开始前促排卵并取卵冷冻胚胎，但该方式时间跨度大，而且要求女方已婚，不适用于未婚女性。另外，如果患者或者男方遭遇意外去世，关于胚胎的处理还涉及伦理和法律问题。

（2）卵母细胞冷冻：对于未婚女性，卵母细胞冷冻是保存生育能力的首选。冷冻保存的是配子-卵母细胞而不是胚胎，这会赋予女性患者充分的生殖自主权。美国临床肿瘤学会提出"癌症的治疗可能会对女性未来的生育能力构成严重威胁，可以将卵母细胞冷冻保存作为生育保护策略"[31]。

成熟卵母细胞具有表面积与体积比小、含水量高和存在减数分裂纺锤体等特点，是最难成功冷冻的细胞之一。目前，人卵母细胞冷冻主要有慢速程序化冷冻和快速玻璃化冷冻两种方式。早期关于卵母细胞成功冷冻的报道均使用慢速程序化冷冻，慢速冷冻使用的冷冻保护剂浓度低，对卵母细胞毒性低，但降温速度慢，冷冻时间长，易形成冰晶，导致卵母细胞损伤。随着低温冷冻技术的发展，卵母细胞的玻璃化冷冻技术获得成功。玻璃化冷冻是利用更高浓度冷冻保护剂使卵母细胞脱水，通过快速降温使细胞内、外液体达到玻璃化状态。与慢速冷冻相比，玻璃化冷冻具有操作简单、无须特殊设备等优点，但冷冻液中高浓度的冷冻保护剂可能对卵母细胞产生一定的毒性影响。近年多项研究显示，玻璃化冷冻的卵母细胞存活率、临床妊娠率和活产率均比慢速冷冻高，已经成功取代慢速冷冻成为人卵母细胞冷冻的首选[32]。

2008年，研究报道了首例卵巢癌患者通过卵母细胞冷冻技术实现了生育力保存，一位26岁未婚女性确诊为交界性恶性乳头状浆液性卵巢癌，由于无法进行胚胎冷冻，在切除右侧卵巢后使用长方案促排卵，经程序化慢速冷冻保存成熟卵母细胞7个，4年后患者要求解冻卵母细胞，经过ICSI受精后，发育成3个胚胎，全部移植，双胎活产2个女婴[33]。2014年，首次报道使用卵母细胞玻璃化冷冻技术为一名患有交界性黏液腺卵巢癌的28岁女性保留生育力，该患者使用拮抗剂方案促排卵2次后冷冻14个成熟卵

母细胞，解冻受精移植后孕38周，活产1个男婴[34]。从目前研究来看，COS后的卵母细胞冷冻保存是保存女性生育力的有效途径，但受限于目前可用的临床数据较少，关于卵巢肿瘤患者通过卵母细胞冷冻保存的长期安全性仍需要不断研究[35]。

（3）未成熟卵母细胞体外培养成熟：随着未成熟卵母细胞体外成熟培养（in vitro maturation，IVM）技术的不断发展，IVM和卵母细胞冷冻组合产生了新的治疗思路。与传统的胚胎冷冻相比，IVM无须使用促排卵药物、不用进行卵泡监测且无OHSS风险；在雌激素敏感肿瘤患者中避免使用激素；可在月经周期任何时候进行取卵；从卵巢活检组织中获取未成熟卵母细胞，不仅可以避免卵母细胞的浪费，而且避免了肿瘤细胞回移的风险[36]。2014年，首次报道一名卵巢肿瘤患者从手术切除的卵巢组织中获取未成熟卵母细胞，IVM后获得成熟卵母细胞，经受精后实现健康活产[37]。随着IVM和卵母细胞玻璃化冷冻技术不断改善，该技术可能成为交界性及恶性卵巢肿瘤患者获得健康子代的有效途径。

目前，IVM技术有两种方式应用于肿瘤患者的生育力保存，即IVM之后冷冻保存成熟卵母细胞（MⅡ期）和IVM之前冷冻保存未成熟卵母细胞（GV期）。一项前瞻性研究结果显示，GV期和MⅡ期卵母细胞玻璃化冻融后的存活率没有显著差异，且IVM前冷冻的GV期卵母细胞与IVM后冷冻的MⅡ期卵母细胞相比，正常纺锤体/染色体构型的比率没有显著差异[38]。但未成熟卵母细胞经过玻璃化冷冻后内部超微结构和生物分子会发生改变，导致基因表达谱变化，最终未成熟卵母细胞的成熟率会降低[39]。此外有研究表明，来源于IVM技术获得的胚胎，非

对称卵裂、卵裂球融合、发育阻滞等异常的发生率显著增加，且IVM组患者的累积妊娠率、活产率显著降低，胚胎发育潜能有所下降[40, 41]。

（4）卵泡的体外培养：卵泡的体外培养（follicle in vitro growth，IVG）是卵母细胞冷冻技术的一种延伸方案。在体外将卵巢组织中的卵泡分离，卵泡经过体外培养后获取成熟卵母细胞，从而避免卵巢组织移植带来的肿瘤细胞回移的风险。在小鼠中已建立完整的从原始卵泡到成熟卵泡的IVG培养体系，并已成功产生子代。但人类从原始卵泡到支持成熟卵母细胞生长的培养体系仍然未能完全建立[42]，目前还处于实验研究阶段，这将是未来生殖医学领域中的一项重要挑战。

另外，以IVG为核心的人造卵巢技术在肿瘤患者的生育力保存领域也取得一定进展。人造卵巢是指由生物材料构成的半固体三维骨架结构，在其内种植未成熟卵泡、卵巢基质细胞和上皮细胞。人造卵巢移植到体内后，不仅能够避免肿瘤细胞回移的风险，还可以发挥促进其内部未成熟卵泡发育、分泌性激素、形成成熟卵母细胞的作用。人造卵巢在小鼠实验中已经成功繁育子代，但该技术在大型哺乳动物和人类中尚处于初步研究阶段[43]。

（5）卵巢组织冷冻技术：卵巢组织冷冻技术（ovarian tissue cryopreservation，OTC）已经逐渐成熟并应用于肿瘤患者的生育力保存，目前，世界范围内已有很多成功实现活产的报道。卵巢肿瘤患者是否能进行卵巢组织冻融后的自体移植争议颇多，应排除微小残余病灶的可能，这是影响卵巢组织冻存移植的最关键因素，排除方法包括组织学切片、异体移植试验等。鉴于交界性及恶性卵巢肿瘤的特殊性，对交界性及恶性卵巢肿瘤患者必须要谨慎使用卵巢组织冷冻技术进行生育力保存，在实施之前应该充分评估患者的风险和收益。目前的研究发现，卵巢癌与白血病都属于组织移植后高转移风险疾病类型，因此建议避免恶性卵巢肿瘤患者进行卵巢组织移植[44]。

（6）供卵：供卵（oocytes donor，OD）曾经是交界性及恶性肿瘤患者丧失生育能力后生育的唯一途径。在没有选择生育力保存策略或者生育力保存无效的情况下，很多夫妇不得不面临供卵的问题，充分地进行生殖咨询能够有效提高患者对供卵的接受程度。有文献报道，41岁的交界性卵巢肿瘤患者进行2次IVF促排卵，移植未孕后，使用供卵进行体外受精胚胎移植，第2次OD周期获得妊娠并产出了健康孩子[22]。可见，OD也是满足交界性及恶性卵巢肿瘤患者生育需求的一种选择。

四、总结

随着肿瘤患者生存率的提高，年轻肿瘤患者对生育力保存的需求越来越高，这就需要妇科肿瘤学和生殖医学的相互配合，根据患者具体情况个体化选择合适的助孕方式。部分交界性及恶性卵巢肿瘤患者FSS后经过生育力评估和生育指导，可以自然受孕。无法自然受孕的患者，建议积极进行辅助生殖技术助孕治疗。需要进行COS的患者，要综合考虑患者病情、年龄、卵巢储备功能等制定个体化COS方案。目前，对于交界性及恶性卵巢肿瘤患者，胚胎冷冻保存是有效保存生育力的方法，卵母细胞冷冻保存和IVM技术也在临床上获得成功，IVG和人造卵巢技术尚处于实验阶段，而卵巢组织冷冻技术因存在肿瘤细胞高移植风险可能不适用于卵巢肿瘤患者。交界性及恶性卵巢肿瘤患者保留生育功能的助孕方式应该严格掌握指征，充分告知患者助孕相关风险与获益，坚持规范化和个体化相结合，慎重选择，以确保良好肿瘤治疗效果的同时，获得理想的生育结局。

（晁岚）

参考文献

［1］SKíRNISDóTTIR I, GARMO H, WILANDER E, et al. Borderline ovarian tumors in Sweden 1960-2005: trends in incidence and age at diagnosis compared to ovarian cancer. International journal of cancer, 2008, 123(8): 1897-1901.

［2］SALLEM A, SHORE J, RAY-COQUARD I, et al. Fertility preservation in women with cancer: a national study about French oncologists awareness, experience, and feelings. J Assist Reprod Genet, 2018, 35(10): 1843-1850.

［3］MASSAROTTI C, SCARUFFI P, LAMBERTINI M, et al. Beyond fertility preservation: role of the oncofertility unit in the reproductive and gynecological follow-up of young cancer patients. Human reproduction (Oxford, England), 2019, 34(8): 1462-1469.

［4］颜磊, 陈子江. 卵巢恶性肿瘤治疗后的生育和助孕策略. 实用妇产科杂志, 2016, 32(11): 809-811.

［5］GORMAN J R, SU H I, ROBERTS S C, et al. Experiencing reproductive concerns as a female cancer survivor is associated with depression. Cancer, 2015, 121(6): 935-942.

［6］李艺, 崔恒. 卵巢交界性肿瘤术后生育时机、妊娠率及分娩后处理. 中国实用妇科与产科杂志, 2015, 31(11): 999-1001.

［7］魏丽坤, 宋学茹, 杨文, 等. 辅助生殖技术与卵巢交界性肿瘤关系的研究进展. 中华妇产科杂志, 2017, 52(09): 640-643.

［8］MANGILI G, SOMIGLIANA E, GIORGIONE V, et al. Fertility preservation in women with borderline ovarian tumours. Cancer Treat Rev, 2016, 49:13-24.

［9］DEVESA M, MARTíNEZ F, COROLEU B, et al. Ovarian response to controlled ovarian hyperstimulation in women with cancer is as expected according to an age-specific nomogram. J Assist Reprod Genet, 2014, 31(5): 583-588.

［10］FRIEDLER S, KOC O, GIDONI Y, et al. Ovarian response to stimulation for fertility preservation in women with malignant disease: a systematic review and meta-analysis. Fertility and sterility, 2012, 97(1): 125-133.

［11］VON WOLFF M, BRUCKNER T, STROWITZKI T, et al. Fertility preservation: ovarian response to freeze oocytes is not affected by different malignant diseases-an analysis of 992 stimulations. J Assist Reprod Genet, 2018, 35(9): 1713-1719.

［12］VASSARD D, SCHMIDT L, GLAZER C H, et al. Assisted reproductive technology treatment and risk of ovarian cancer-a nationwide population-based cohort study. Human reproduction (Oxford, England), 2019, 34(11): 2290-2296.

［13］AKEL R A, GUO X M, MORAVEK M B, et al. Ovarian Stimulation Is Safe and Effective for Patients with Gynecologic Cancer. Journal of adolescent and young adult oncology, 2020, 9(3): 367-374.

［14］LUNDBERG F E, JOHANSSON A L V, RODRIGUEZ-WALLBERG K, et al. Assisted reproductive technology and risk of ovarian cancer and borderline tumors in parous women: a population-based cohort study. European journal of epidemiology, 2019, 34(11): 1093-1101.

［15］TOURGEMAN D E, LU J J, BOOSTANFAR R, et al. Human chorionic gonadotropin suppresses ovarian epithelial neoplastic cell proliferation in vitro. Fertility and sterility, 2002, 78(5): 1096-1099.

［16］VLAHOS N F, ECONOMOPOULOS K P, CREATSAS G. Fertility drugs and ovarian cancer risk: a critical review of the literature. Annals of the New York Academy of Sciences, 2010, 1205:214-219.

［17］MURDOCH W J. Metaplastic potential of p53 down-regulation in ovarian surface epithelial cells affected by ovulation. Cancer letters, 2003, 191(1): 75-81.

［18］VAN LEEUWEN F E, KLIP H, MOOIJ T M, et al. Risk of borderline and invasive ovarian tumours after ovarian stimulation for in vitro fertilization in a large Dutch cohort. Human reproduction (Oxford, England), 2011, 26(12): 3456-3465.

［19］SANNER K, CONNER P, BERGFELDT K, et al. Ovarian epithelial neoplasia after hormonal infertility treatment: long-term follow-up of a historical cohort in Sweden. Fertility and sterility, 2009, 91(4): 1152-1158.

［20］CARDOZO E R, THOMSON A P, KARMON A E, et al. Ovarian stimulation and in-vitro fertilization outcomes of cancer patients undergoing fertility preservation compared to age matched controls: a 17-year experience. J Assist Reprod Genet, 2015, 32(4): 587-596.

［21］胡琳莉，黄国宁，孙海翔，等.促排卵药物使用规范(2016).生殖医学杂志，2017，26(04)：302-307.

［22］PARK C W, YANG K M, KIM H O, et al. Outcomes of controlled ovarian hyperstimulation/in vitro fertilization for infertile patients with borderline ovarian tumor after conservative treatment. J Korean Med Sci, 2007, 22 Suppl : S134-S138.

［23］乔杰，马彩虹，刘嘉茵，等.辅助生殖促排卵药物治疗专家共识.生殖与避孕，2015，35(04)：5-17.

［24］VON WOLFF M, THALER C J, FRAMBACH T, et al. Ovarian stimulation to cryopreserve fertilized oocytes in cancer patients can be started in the luteal phase. Fertility and sterility, 2009, 92(4): 1360-1365.

［25］MUTESHI C, CHILD T, OHUMA E, et al. Ovarian response and follow-up outcomes in women diagnosed with cancer having fertility preservation: Comparison of random start and early follicular phase stimulation-cohort study. Eur J Obstet Gynecol Reprod Biol, 2018, 230:10-14.

［26］AL-INANY H G, YOUSSEF M A, AYELEKE R O, et al. Gonadotrophin-releasing hormone antagonists for assisted reproductive technology. The Cochrane database of systematic reviews, 2016, 4:Cd001750.

［27］LI S, LIN H, XIE Y, et al. Live Births after in vitro Fertilization with Fertility-Sparing Surgery for Borderline Ovarian Tumors: A Case Series and Literature Review. Gynecologic and obstetric investigation, 2019, 84(5): 445-454.

［28］HOANG L N, GILKS B C. Hereditary Breast and Ovarian Cancer Syndrome: Moving Beyond BRCA1 and BRCA2. Advances in anatomic pathology, 2018, 25(2): 85-95.

［29］GIETEL-HABETS J J G, DE DIE-SMULDERS C E M, TJAN-HEIJNEN V C G, et al. Professionals' knowledge, attitude and referral behaviour of preimplantation genetic diagnosis for hereditary breast and ovarian cancer. Reprod Biomed Online, 2018, 36(2): 137-144.

［30］CARDOZO E R, THOMSON A P, KARMON A E, et al. Ovarian stimulation and in-vitro fertilization outcomes of cancer patients undergoing fertility preservation compared to age matched controls: a 17-year experience. Journal of assisted reproduction and genetics, 2015, 32(4): 587-596.

［31］LOREN A W, MANGU P B, BECK L N, et al. Fertility preservation for patients with cancer: American Society of Clinical Oncology clinical practice guideline update. J Clin Oncol, 2013, 31(19): 2500-2510.

［32］NAGY Z P, ANDERSON R E, FEINBERG E C, et al. The Human Oocyte Preservation Experience (HOPE) Registry: evaluation of cryopreservation techniques and oocyte source on outcomes. Reproductive biology and endocrinology : RB&E, 2017, 15(1): 10.

［33］PORCU E, VENTUROLI S, DAMIANO G, et al. Healthy twins delivered after oocyte cryopreservation and bilateral ovariectomy for ovarian cancer. Reprod Biomed Online, 2008, 17(2): 265-267.

［34］ALVAREZ M, SOLé M, DEVESA M, et al. Live birth using vitrified–warmed oocytes in invasive ovarian cancer: case report and literature review. Reprod Biomed Online, 2014, 28(6): 663-668.

［35］KIM S S. Fertility preservation for women with borderline ovarian tumors: fertility-sparing surgery. Fertility and sterility, 2021,115(1) :83-84.

［36］SON W-Y, HENDERSON S, COHEN Y, et al. Immature Oocyte for Fertility Preservation. Front Endocrinol (Lausanne), 2019, 10:464.

［37］PRASATH E B, CHAN M L, WONG W H, et al. First pregnancy and live birth resulting from cryopreserved embryos obtained from in vitro matured oocytes after oophorectomy in an ovarian cancer patient. Human reproduction (Oxford, England), 2014, 29(2): 276-278.

［38］KASAPI E, ASIMAKOPOULOS B, CHATZIMELETIOU K, et al. Vitrification of Human Germinal Vesicle Oocytes: before or after In Vitro Maturation? . International journal of fertility & sterility, 2017, 11(2): 85-92.

［39］KHALILI M A, SHAHEDI A, ASHOURZADEH S, et al. Vitrification of human immature oocytes before and after in vitro maturation: a review. J Assist Reprod Genet, 2017, 34(11): 1413-1426.

［40］WALLS M L, HUNTER T, RYAN J P, et al. In vitro maturation as an alternative to standard in vitro fertilization for patients diagnosed with polycystic ovaries: a comparative analysis of fresh, frozen and cumulative cycle outcomes. Human reproduction (Oxford, England), 2015, 30(1): 88-96.

［41］FARAMARZI A, KHALILI M A, ASHOURZADEH S, et al. Does rescue in vitro maturation of germinal vesicle stage oocytes impair embryo morphokinetics development? . Zygote (Cambridge, England), 2018, 26(5): 430-434.

［42］MCLAUGHLIN M, ALBERTINI D F, WALLACE W H B, et al. Metaphase Ⅱ oocytes from human unilaminar follicles grown in a multi-step culture system. Molecular human reproduction, 2018, 24(3): 135-142.

［43］CHO E, KIM Y Y, NOH K, et al. A new possibility in fertility preservation: The artificial ovary. Journal of tissue engineering and regenerative medicine, 2019, 13(8): 1294-1315.

［44］BASTINGS L, BEERENDONK C C, WESTPHAL J R, et al. Autotransplantation of cryopreserved ovarian tissue in cancer survivors and the risk of reintroducing malignancy: a systematic review. Human reproduction update, 2013, 19(5): 483-506.

第七节 交界性及恶性卵巢肿瘤保留生育功能后的妊娠期及围产期处理

交界性及恶性卵巢肿瘤的发病率逐年升高，出现越来越多具有生育要求的年轻患者，保留生育功能治疗成为更多患者的选择，但保留生育功能治疗同时也面临着肿瘤复发的风险，如何保障患者顺利度过妊娠期及围产期并获得良好的妊娠结局成为亟待解决的问题。这类患者需妇科肿瘤学、产科学及影像学等多学科协同管理，共同制定个体化的诊疗方案，监测肿瘤复发、发展情况，给予恰当的妊娠期及围产期指导，维护母儿安全，减少不良妊娠结局的发生。本节将对交界性及恶性卵巢肿瘤保留生育功能治疗后的妊娠期及围产期管理的相关问题进行阐述。

一、妊娠与卵巢肿瘤的相互影响

（一）妊娠对卵巢肿瘤的影响

交界性及恶性卵巢肿瘤保留生育功能治疗后的妊娠期患者的肿瘤复发率增加，需在孕期加强监测肿瘤复发及生长情况，其原因可能为：①妊娠期患者子宫血运丰富，可较孕前增加4~6倍，有助于肿瘤生长及转移；②妊娠期胎盘产生免疫抑制因子及孕酮升高，导致免疫逃逸，对肿瘤侵袭抵御力减弱，可出现肿瘤细胞逃逸及全身播散；③某些胎盘源性因子可能与肿瘤生长有关；④妊娠期血液稀释及肝肾负担加重，易发生低蛋白血症，恶性肿瘤并

发症的风险增加。

（二）卵巢肿瘤对妊娠的影响

肿瘤的病理类型、大小、侵袭性及治疗方案等都可能影响妊娠结局。若肿瘤复发，其生长、扩散将与胎儿争夺营养物质，胎儿所获得的营养物质减少，可发生流产、早产、胎儿生长受限、胎儿窘迫及低出生体重儿等不良结局。多数肿瘤本身不会直接对胎儿早期的神经、心脏等重要器官的发育造成损伤，但若压迫孕妇消化道、发生蒂扭转、孕妇因肿瘤精神压力增大等，可通过影响母体对胎儿产生间接影响，可能引起胎儿发育迟缓，甚至诱发流产、早产等。如肿瘤体积较大，可发生肿瘤破裂，严重时并发腹膜炎、休克等，可导致流产、胎死宫内等并发症[1]，有研究表明，较大体积恶性卵巢肿瘤的患者早产率显著增加[2]。若患者发生肿瘤全身转移，恶病质状态不仅影响母体安全，还会增加胎儿不良结局。部分患者由于肿瘤复发或需提前终止妊娠，医疗性早产儿、低出生体重儿及新生儿黄疸的发生率增加。

二、妊娠期管理

在妊娠期管理方面，交界性及恶性卵巢肿瘤保留生育功能治疗后的患者与正常孕妇相比，更加重视产前检查，规范的产检不仅能够尽早察觉肿瘤复

发和防治妊娠期并发症及合并症，还可监测胎儿生长发育情况。在常规检查基础上，需根据肿瘤特点增加针对性的特殊检查，准确评估母胎一般状况，确定分娩时机和分娩方式，制定适宜的分娩及肿瘤治疗方案[3]。

（一）产科检查

对交界性及恶性卵巢肿瘤保留生育功能治疗后妊娠的患者应在孕前进行产科咨询，详细询问卵巢肿瘤具体诊疗过程及有无相关病史。目前推荐无合并症的孕妇分别于妊娠6~7周、11~13^{+6}周、16~17周、20~24周、25~28周、29~32周、33~36周、37~41周（每周1次）进行规范产前检查；对交界性及恶性卵巢肿瘤保留生育功能治疗后妊娠的患者需根据病情有无复发情况，在此基础上酌情增加检查次数，并行全面体格检查、产科检查、必要的辅助检查和健康教育指导。

1. 病史 应在孕前即行产科咨询，重点了解患者卵巢肿瘤的相关病史，如肿瘤的病理类型、大小、手术方式、术后放化疗药物的使用及时间等，根据患者情况或需生殖科共同指导妊娠，决定是否使用促排卵药物及辅助生殖技术等，必要时需请妇科肿瘤科、影像科等相关学科专家进行多学科诊疗。

妊娠期应询问妊娠早期有无早孕反应、病毒感染及用药史，了解既往有无高血压、心脏病、结核病、糖尿病、血液病、肝肾疾病及其他肿瘤等合并症病史，注意其发病时间及治疗情况，还需询问家族有无高血压和糖尿病等慢性病史及其他遗传相关的疾病史。仔细核对孕周，嘱咐患者注意胎动开始时间、胎动变化，并注重饮食、睡眠和运动情况，

每次产检关注有无腹胀、腹痛、阴道流血或流液、头痛、视物模糊、心悸、气短及下肢水肿等不适。

2. 体检及妊娠期检查 首次产前检查时要观察患者发育、营养及精神状态，每次产检测量血压、体重及身高，计算体重指数，身材矮小者常伴有骨盆狭窄。检查乳房发育情况，注意有无心脏及肺脏的合并症，检查脊柱及下肢有无畸形、水肿等。注重腹部查体，除常规检查外应注意有无包块，如有则检查其大小、形状、位置、活动度等。

（1）妊娠早期：首次检查时应做妇科检查及腹部查体，确定子宫大小是否与妊娠周数相符，有无盆腔包块及包块大小；超声检查最早在妊娠第6周即可查见妊娠囊和原始心管搏动，经阴道超声相较于经腹超声探及胎心时间可更早。应根据妊娠早期超声结果校正预产期，胎儿头臀长是评估孕周最准确的指标。妊娠11~13^{+6}周超声测量胎儿颈项透明层（nuchal translucency，NT）厚度和胎儿发育情况，年龄<35岁患者可行早期唐氏筛查，根据患者情况，也可行无创产前检测技术（noninvasive prenatal testing，NIPT）检查或绒毛膜穿刺术。超声检查时应同时注意卵巢大小、有无盆腔包块。

（2）妊娠中、晚期：每次产前检查常规测量血压、体重、宫底高度及腹围增长，腹部查体注意有无腹部包块。妊娠15~18周行中期唐氏筛查，高危患者也可行羊膜腔穿刺术及脐静脉穿刺术等产前诊断；妊娠24~28周进行妊娠期糖尿病筛查。每2~4周需行产科超声判断胎儿大小及是否与妊娠周数相符、胎儿结构有无异常，判定胎位、胎盘位置、羊水量和胎盘成熟度等，同时需注意有无肿瘤复发情况；检测相关肿瘤标志物，必要时可行盆腔、腹腔磁共振检查。

3. 胎儿宫内状况的监测　胎动监测可以使孕妇对胎儿宫内状况进行有效的自我评价，该方法经济性和可操作性强，可在家中进行，无地点限制。一般妊娠达16~18周时可感觉到胎动，通常在夜间和下午较为活跃。胎动常在胎儿睡眠周期消失，持续20~40 min。孕妇熟练掌握计数方法后可掌握其中规律。超过28周妊娠，胎动计数<10次/12 h或次数较正常减少超过50%提示有胎儿窘迫可能，如不能短期恢复或胎动次数持续减少甚至消失，需进一步进行其他检查。胎动过频亦应引起警惕。

（1）电子胎心监护（electronic fetal monitoring，EFM）：电子胎心监护在产前和产时发挥着不可或缺的作用，现已成为常规的重要辅助检查手段。EFM的主要作用是能连续观察并动态记录胎心率变化，同时对子宫收缩和胎动情况进行描记，并可直观地反映出三者间的关系。根据胎心电子监护的图形可有助于判断胎儿有无缺氧情况等，解读胎心监护图是每一名产科医师的必备技能。

（2）胎儿血流监测：胎儿血流动力学主要通过彩色多普勒超声进行监测，可以及时发现胎儿血流相关的异常情况，对有高危因素的胎儿状况做出客观判断，为临床决策提供依据。较常用的指标包括胎儿大脑中动脉的收缩压与舒张压的比值（systolic-diastolic ratio，S/D）、阻力指数（resistivity index，RI）、搏动指数（pulsatility index，PI），以及脐动脉、脐静脉和静脉导管的血流波形等。随着孕周变化，相应的S/D、PI与RI参考范围也相应改变。判断胎儿血流异常可以参考以下标准：①脐动脉血流指数超过各孕周的第95百分位数或超过平均值2个标准差，此时预示胎儿宫内缺氧；②胎儿大脑中动脉的S/D比值降低，表示血流在胎儿体内的再分布，

亦预示胎儿缺氧；③脐动脉的舒张末期血流频谱消失或倒置，是胎儿宫内严重缺氧的重要提示；④出现脐静脉或静脉导管搏动、静脉导管血流a波反向均预示胎儿处于濒死状态，是立即终止妊娠的指征。

（3）胎儿肺成熟度的监测：如无其他母胎并发症如妊娠期糖尿病等病理情况，一般认为妊娠满34周（孕周需核对准确）时胎儿肺发育基本成熟，临床上主要通过以下几种方法进行评估：①羊水卵磷脂/鞘磷脂（lecithin/sphingomyelin，L/S）比值，若L/S≥2提示胎儿肺成熟；②羊水振荡试验（泡沫试验）（foam stability test），可对L/S值进行间接估计；③磷脂酰甘油（phosphatidyl glycerol，PG），PG阳性提示胎儿肺已成熟。胎儿肺成熟度的监测可为终止妊娠时机的选择提供重要参考。

（二）妊娠期营养

选择保留生育功能治疗的交界性及恶性卵巢肿瘤的患者妊娠期需注意营养的摄入。恶性肿瘤患者可能因前期疾病消耗或治疗等导致营养不良，营养补充应该从孕前开始，以改善身体状况，为受孕做好准备。妊娠期每日所摄入的食物不仅要满足孕妇自身代谢的需要，还要满足体内胎儿生长发育所需的营养物质。营养物质的摄入是妊娠期最重要的环境因素，对孕妇与胎儿的近、远期健康都有至关重要的影响。营养物质摄入不良与流产、早产、低出生体重、胎儿畸形、贫血、子痫前期及产后出血等不良预后相关，也会对胎儿出生后的生长发育产生不利影响。因此，在孕期应当注意合理摄入蛋白质、脂肪、碳水化合物、维生素和矿物质等多种营养物质，保证营养均衡、全面，对改善母儿结局非

常重要。

（三）血清肿瘤标志物的检测

血清肿瘤标志物是诊断卵巢肿瘤的常用辅助检查，不仅有利于肿瘤的早期诊断，协助判断预后和复发情况，还可用于追踪和评价治疗效果[4]。但需注意由于妊娠后的生理变化，部分肿瘤标志物可在妊娠期升高，并非属于病理性变化。因此对于交界性及恶性卵巢肿瘤保留生育功能治疗者，妊娠期肿瘤标志物监测至关重要，同时结合其他辅助检查，有助于临床医师对病情进展的评估。

1. 与卵巢上皮癌相关的肿瘤标志物

（1）糖类抗原125（carbohydrate antigen125, CA125）：CA125是目前最广泛应用于诊断卵巢肿瘤的肿瘤标志物，存在于间皮细胞组织、米勒管上皮和两者的衍生物所起源的肿瘤，如卵巢上皮性癌、输卵管癌及子宫内膜癌等[5]。所以CA125的特异性较低，其升高不仅与卵巢上皮性癌有一定关系，也可以提示病变可能是米勒管衍生物的良性肿瘤、子宫内膜异位症及腹膜炎性反应等。另外，羊膜和胚胎的体腔上皮细胞也会产生CA125，因此在妊娠早期女性可检测到CA125的升高，且于停经35～60 d达到高峰，明显高于妊娠中、晚期。因此CA125虽然应用广泛，但有其局限性，目前不能单独作为卵巢肿瘤的诊断依据，仍需结合其他的辅助检查结果。

（2）糖类抗原724（carbohydrate antigen724, CA724）：有研究发现[6]CA724高表达存在于约64%进展期卵巢癌患者当中。临床上，CA724多被用于卵巢癌及胃癌的诊断和预后监测，相比于CA125，CA724对黏液性卵巢癌的监测更加敏感。

（3）人附睾蛋白4（human epididymis protein 4, HE4）：HE4作为一种新型的肿瘤标志物，对上皮性卵巢癌的早期诊断和风险评估有重要价值。在卵巢子宫内膜样癌、浆液性卵巢癌及子宫内膜癌患者的血清中，HE4存在明显高表达，但是在正常人的血清中则监测不到这种变化[7]。有研究[8]纳入了233例卵巢肿瘤患者（包括恶性67例、良性166例），检测了她们的9种肿瘤标志物，结果表明，HE4在鉴别卵巢癌方面，灵敏度最高，特别是对I期卵巢癌的鉴别。Granato等[9]的研究结果表明，联合CA125与HE4用于卵巢良性肿瘤和卵巢癌的鉴别效果要优于单独检测。因此，临床上联合检测CA125与HE4可提高卵巢癌检测率，并监测疗效。

（4）p53自身抗体：p53是抑癌基因TP53的产物，大部分卵巢癌患者可有p53基因突变。有研究显示，p53自身抗体的表达与卵巢癌的患病风险密切相关。Anderson的研究[10]纳入了120例良、恶性卵巢肿瘤及120例正常对照组患者，检测其血清中p53自身抗体的表达，发现在浆液性卵巢癌中p53自身抗体的阳性率显著高于良性肿瘤及正常对照组，且p53阳性组的整体生存率明显高于阴性组，故p53抗体可用于病情监测。

（5）其他：微RNA（microRNA, miRNA）在卵巢癌患者中存在高表达，但不同的分期并不影响表达水平。此外，miRNA与妊娠、多种妊娠相关并发症密切相关。Lewisy抗原与肿瘤的增殖、侵袭、转移、耐药和不良预后有关，研究发现，它可显著增强HE4介导的卵巢癌细胞侵袭和转移能力。溶血磷脂酸（lysophosphatidic acid, LPA）可进行细胞间的信号传导，引起生长激素样作用。LPA在卵巢肿瘤中的高表达，可促进肿瘤细胞的增殖、分化、转移。

2. 与卵巢生殖肿瘤相关的肿瘤标志物

（1）绒毛膜促性腺激素（HCG）：HCG是一种糖蛋白激素，由胎盘的滋养层细胞分泌。胚胎着床后HCG升高，在妊娠8～10周时达顶峰后逐渐降低，妊娠18～20周维持稳定直到分娩，胎盘娩出后快速降至正常。部分研究表明，HCG过表达可能与细胞迁移、侵袭有关，可促使细胞从上皮样形态转变成间叶细胞形态，黏附能力下降；而低表达则呈现相反的效果[11]。这提示HCG可能参与卵巢肿瘤细胞的侵袭转移过程，可作为新靶点监测肿瘤进展，但具体发生机制尚未明确，并且由于HCG在正常妊娠期间的变化范围较大，其临床应用受到一定的限制。

（2）甲胎蛋白（AFP）：AFP在妊娠早期由卵黄囊产生，并逐渐增高，妊娠中、晚期转由胎儿肝脏产生，并于妊娠28～32周达到相对稳定。并发胎儿神经管缺陷或唐氏综合征的孕妇血清AFP水平升高，但一般低于500 μg/L；而卵黄囊瘤、胚胎性癌及混合性肿瘤等卵巢恶性生殖细胞肿瘤患者可有AFP的明显升高，通常＞1 000 μg/L，特别是单纯卵黄囊瘤，可高达10 000 μg/L，故AFP对诊断卵黄囊瘤具有高敏感性。

3. 与卵巢性索间质肿瘤相关的肿瘤标志物

卵巢性索间质肿瘤细胞形态多样，可由不同细胞成分组合形成，也可由单一细胞构成。有些性索间质肿瘤能分泌类固醇激素，可能引起副肿瘤综合征。手术后病灶被切除，其分泌的相关激素水平下降及症状消失；当肿瘤复发时，其激素水平又再次升高。因此，临床上可利用类固醇激素来监测病情变化。

（四）影像学检查

1. 超声　超声检查已被证实对孕妇和胎儿没有不良影响，推荐作为诊断妊娠合并卵巢肿瘤首选的辅助检查手段，可以用于监测胎儿宫内情况并确定肿物大小，以及指导进一步的治疗。经阴道超声比经腹超声具有更好的准确性。超声若有以下表现，应高度怀疑卵巢恶性肿瘤复发：①实性或囊实性回声；②多样性图像表现；③肿瘤直径＞6 cm，双侧，壁厚薄不均、不规则，伴有内生的乳头或结节；④多普勒超声提示肿物局部血流丰富且血流阻力降低；⑤腹腔内液性暗区；⑥肿块在妊娠期持续存在且增大[12]。但妊娠期超声检查有其局限性。在妊娠中、晚期，孕妇子宫体积的增大、胎儿及胎盘的遮挡，以及妊娠导致卵巢形态学发生改变等影响，仅通过超声明确诊断难度增大，联合MRI检查有利于提高肿瘤检出率。另外，受妊娠影响，超声多普勒的血流参数会发生流速增加和血管阻力降低等变化，给良、恶性肿瘤的鉴别增加难度，因此，谨慎使用超声来判断卵巢肿瘤的良、恶性，应结合其他辅助检查。但也有临床数据表明，经验丰富的超声科医师通过综合B型二维超声和彩色多普勒的检查结果，对肿块良、恶性的鉴别准确度可达90%以上[13]。

2. MRI　MRI检查具有无电离辐射及高分辨率的优点，肿物的组织构成不同可表现为不同信号强度，特别是对盆腔软组织结构及淋巴结的显示，具有其他影像学检查不具备的优点。MRI在鉴别卵巢肿瘤良、恶性上比超声有明显优势，其还可同时评估肿瘤的侵袭范围及其与周围组织的关系，有利于后续制定临床治疗决策。MRI的安全性已被证实，应用于妊娠早期，不会增加不良妊娠结局的风险。

建议所有妊娠合并卵巢肿瘤患者行经阴道超声检查，同时结合MRI检查以提高诊断率。

由于造影剂可通过胎盘进入胎儿血液循环，经由胎儿泌尿系统排至羊水中，从而造成影像学上的误判，也有动物实验证明了造影剂有引起胎儿畸形的风险，妊娠期需谨慎行增强MRI。钆是最常用的MRI造影剂，动物实验中发现有少量的钆进入胎儿组织（主要为骨骼）[14]。妊娠期暴露于钆，与孕妇远期发生风湿免疫疾病及皮肤病的风险增加有关，也与发生死胎和新生儿死亡有关，但先天性异常的风险不增加[15]。

3. CT CT广泛用于非妊娠状态女性卵巢肿瘤的检查，但因其具有电离辐射，在妊娠期的使用受到限制。进行一次盆腔CT，胎儿接受电离辐射剂量为0.01～0.05 Gy，但即便是低于0.05 Gy，仍可能增加妊娠早产、胎儿畸形、胎儿生长受限、死胎、死产及儿童癌症的风险[16]。另外，增强CT所需的联合碘化造影剂有可能短暂抑制胎儿甲状腺功能[17]。

三、妊娠期肿瘤复发的处理

（一）妊娠期手术

若妊娠后卵巢肿瘤复发，是否需要行妊娠期手术目前尚无专家共识。手术治疗方案应根据患者的具体情况进行个体化处理，既需要考虑患者预后，也需要顾及胎儿发育情况。对于中、低危人群只需妊娠期间密切监测，而卵巢肿瘤生长速度过快或体积过大者有破裂、扭转的风险，需考虑行手术治疗。妊娠期增大的子宫影响手术视野，另外，要排除生理性卵巢增大的影响。通常推荐在妊娠16～20周进行手术[18]，此时手术对胎儿影响最小，创伤

造成的流产率最低。而选择经腹手术还是腹腔镜手术目前也缺乏相应研究来明确。剖腹探查术的优点在于手术视野暴露更加充分，手术难度较小，但损伤较大；而腹腔镜检查发生肿瘤破裂、种植及转移的风险较大，可导致肿瘤进展、分期改变，还需更多的研究比较两者的优劣。妊娠晚期可以综合胎儿发育情况及肿瘤进展，同时行剖宫产术及卵巢恶性肿瘤全面分期手术，术后根据病理情况辅以化疗。

（二）妊娠期化疗

1. 妊娠期化疗风险 目前对妊娠期间是否实施化疗仍存争议，化疗可帮助孕妇控制病情，但对胎儿安全性的影响证据不足，潜在风险不可估量。若妊娠期卵巢肿瘤复发并进展迅速，可考虑行化学药物治疗。妊娠期患者的特殊生理变化可能会影响药物作用及代谢，包括心排血量和血容量的显著增加、胃肠道动力减弱、肾脏和肝脏消除率增高，以及白蛋白浓度降低等，均能不同程度影响血浆中的药物浓度。部分化疗药物可通过胎盘屏障，从而对胎儿造成一定影响。

妊娠期实施化疗可能导致胎儿的畸形。药物对胎儿的致畸影响，通常受多种因素的影响，包括药物的剂量、暴露时间、暴露持续时间、胎盘转运程度和药物代谢等。其中，暴露时间很重要，取决于用药时的孕周[19]。受孕后2～8周是胎儿快速发育分化的时期，眼、耳、牙、外生殖器、造血系统和中枢神经系统等最易受化疗影响，化疗药物在此期间可导致严重的胎儿畸形，发生风险可增加10%～20%。但也有研究表明，部分化疗药物在妊娠早期使用相对安全，如烷化剂（卡铂、顺铂和环磷酰胺等）、紫杉类及蒽环类（表柔比星和多柔比

星等）。其中卡铂的安全用药范围较大，使用风险可能更低[20]。

而妊娠中期及妊娠晚期，胎儿大多数器官和系统的分化接近完成，该阶段使用化疗药物后胎儿死亡率和畸形率没有显著增加，但胎儿生长受限、低出生体重、早产、死胎和一过性骨髓抑制的风险增加，其中胎儿生长受限及早产发生率更高[21]。目前这些化疗药物对新生儿远期预后的影响不明，仍缺乏相关的临床数据，需要进一步的研究。故综合考虑，建议在妊娠中、晚期实施化疗，避开药物敏感期。

建议在妊娠35周后不应再进行化疗[22]，且末次化疗距分娩时间应间隔3周以上。基于以下原因，如新生儿早产、胎儿宫内受限的发生率可能增加，母体、新生儿骨髓抑制及可能引起的出血、感染等风险，某些药物理论上可影响大脑发育，故应谨慎决定化疗停止的时间。但目前在妊娠期间化疗药物使用剂量的研究仍有限，故可参考非妊娠患者的药物剂量。

2. 化疗对胎儿生长发育的影响 化疗对胎儿脑发育的影响备受关注，但目前长期暴露于化疗药物对胎儿的影响的研究不多。需注意的是，在妊娠中、晚期，胎儿的中枢神经系统仍处于发育阶段。现有资料未报道妊娠期化疗患者子代出现重大神经功能缺陷或心理学改变。一项研究对比了胎儿期接受化疗的儿童与未接受化疗者在发育方面的不同，平均随访时间为22.3个月，结果显示在智力和运动发育方面两者相似，化疗引起的早产对发育的影响最大，每早产1个月，智商评分平均降低11.6分，但听力及心功能评估均在正常范围内。也有研究表明，两者行为发育的结果相似，但年龄较大者比年龄较小者更易发生焦虑、抑郁等，现有证据不能确定其与化疗药物的关联，也有可能是前者对母亲病情了解相关。

3. 妊娠期化疗药物 紫杉醇联合铂类衍生物的方案在卵巢肿瘤的化疗药物上很常见，卡铂是最常用的铂类衍生物。不少报告描述了妊娠中、晚期的紫杉醇及铂类暴露，尚未发现与胎儿不良影响增高的关系，故证据虽有限，但紫杉醇与铂类衍生物可作为妊娠中、晚期孕妇的化疗方案。

目前不推荐应用免疫治疗药物[23]，因为妊娠期间单克隆抗体暴露的报道显示了潜在的风险，例如，曲妥珠单抗可能引起羊水过少，利妥昔单抗可能与中性粒细胞减少及血管发育中断有关，而贝伐珠单抗的安全性仍证据不足。虽然也有人因为曲妥珠单抗在妊娠早期的胎盘通透率低，认为其对胎儿的风险低，但这些药物的风险还需高证据的研究[24]。

4. 妊娠期化疗的不良反应及治疗对策 处理可参考非妊娠患者。止吐治疗可应用甲氧氯普胺，其不会增加致畸、早产及死产率；权衡利弊下应用昂丹司琼，研究显示使用昂丹司琼的风险很低，但仍缺乏证据证实其对胎儿的安全性。在糖皮质激素的选择上，部分糖皮质激素可通过胎盘屏障，对胎儿产生一定影响，首选泼尼松而非地塞米松，前者通过胎盘代谢。促红细胞生成素的应用理论上相对安全，其分子量大，不能通过胎盘屏障。镇痛可应用对乙酰氨基酚，其在妊娠各阶段均可使用，虽然它能通过胎盘屏障，但治疗剂量下的短期应用仍较安全，应用剂量<4 g/d。

四、围产期处理

根据患者妊娠周、胎心监护及脐动脉血流频

谱，结合肿瘤复发、转移情况及有无合并症，决定终止妊娠的时机及方式。

（一）终止妊娠时机

若无终止妊娠的产科指征，且肿瘤未复发或肿瘤即使复发但开始治疗的时间不影响预后，建议尽量接近或达到足月后终止妊娠，以免早产儿并发症发生；若肿瘤复发进展迅速，则应进行个体化考虑，综合患者安全及胎儿生存能力决定终止妊娠时机。妊娠期间应暂时避免进行放射治疗及激素治疗肿瘤；产后需密切定期随访。其间如需应用化学治疗或激素治疗，应停止母乳喂养。患者最好接受专科门诊或专科团队管理，综合性医院可成立肿瘤多学科综合治疗团队，主要涉及肿瘤科、产科、麻醉科、新生儿科、病理科、影像科和心理科等，形成妊娠期恶性肿瘤诊治中心，可以对孕妇和胎儿状态进行全面评估，提供综合治疗方案，符合个性化治疗原则。

（二）分娩方式

患者若无产科剖宫产指征，可行阴道试产，待产后6周再次进行评估。如卵巢肿瘤具备手术指征，经评估后患者可耐受，亦可在剖宫产同时行卵巢肿瘤手术；肿瘤恶性程度较高者建议剖宫产终止妊娠，可在剖宫产同时按照卵巢恶性肿瘤手术原则处理卵巢肿瘤。但由于妊娠期盆腔器官的血液供应增加，可能有盆腔、腹腔组织水肿及输尿管积水等解剖变化，如在剖宫产同时行卵巢肿瘤手术，手术难度及风险大大增高，因此建议由经验丰富的妇科肿瘤医师完成手术。

（三）产后随访

患者产后须严密随访，应仔细询问患者临床症状，有无腹部不适、肿瘤压迫症状等，动态监测相关肿瘤标志物，并进行影像学检查，如超声、盆腹腔CT、MRI等，必要时还可行PET-CT评估转移情况。卵巢恶性肿瘤推荐随访时间：术后1～2年内每2～4个月随访1次；术后第3～5年每3～6个月1次；5年后每年复查1次。卵巢交界性肿瘤推荐随访时间：术后5年内每3～6个月随访1次；5年后每年复查1次即可。需注意的是，颗粒细胞瘤因有远期复发趋势，此类患者应进行长期随访。随访过程中若肿瘤复发，经评估后仍可选择卵巢肿瘤减灭术。

综上所述，交界性及恶性卵巢肿瘤保留生育功能治疗后女性的妊娠期及围产期处理要考虑母儿两个方面，组建跨学科协作的肿瘤多学科综合治疗团队（包括妇科肿瘤科、产科、生殖科、影像科、化疗科等），对每个病例综合评估，并制定个体化诊疗方案，患者本人及其配偶、父母等其他家庭成员均应参与整个临床管理及治疗决策过程。近年来，此类患者越来越常见，针对相关病例的研究也随之增多，妊娠期间化疗药物处理经验增加，保留生育功能的手术和治疗策略日益完善。未来对此类患者的评估和处理将获得更多、更有效的基础理论研究及临床经验，以期良好的妊娠结局。

（马玉燕　张迅　池淑琦）

参考文献

[1] MALHOTRA N, SUMANA G, SINGH A,et al. Rupture of a malignant ovarian tumor in pregnancy presenting as acute abdomen. Archives of gynecology and obstetrics, 2010, 281(5): 959-961.

[2] NAZER A, CZUZOJ-SHULMAN N, ODDY L, et al.Incidence of maternal and neonatal outcomes in pregnancies complicated by ovarian masses. Archives of Gynecology & Obstetrics,2015, 292(5): 1069-1074.

[3] 谢幸, 孔北华, 段涛. 妇产科学. 9 版. 北京: 人民卫生出版社, 2018.

[4] JI Y I, KIM K T.Gynecologic malignancy in pregnancy. Obstetrics & Gynecology Science, 2013, 56(5): 289-300.

[5] FELDER M, KAPUR A, GONZALEZ-BOSQUET J,et al. MUC16 (CA125): tumor biomarker to cancer therapy, a work in progress. Mol Cancer, 2014, 13: 1-15.

[6] MARIAMPILLAI ANUSIYANTHAN ISAAC, CRUZ JOSEPHINE PINEDA DELA, SUH JASON, et al. Cancer Antigen 72-4 for the Monitoring of Advanced Tumors of the Gastrointestinal Tract, Lung, Breast and Ovaries. Anticancer research, 2017, 37(7): 3649-3656.

[7] MCKINNON B, MUELLER M D, NIRGIANAKIS K, et al. Comparison of ovarian cancer markers in endometriosis favours HE4 over CA125. Mol Med Rep, 2015, 12(4): 5179-5184.

[8] MOORE R G, BROWN A K, MILLER M C, et al. The use of multiple novel tumor biomarkers for the detection of ovarian carcinoma in patients with a pelvic mass. Gynecol Oneol, 2008, 108(2): 402-408.

[9] TERESA GRANATO, MARIA GRAZIA PORPORA, FLAVIA LONGO, et al. HE4 in the differential diagnosis of ovarian masses. Clinica chimica acta: International journal of clinical chemistry and applied molecular biology, 2015, 446: 147-155.

[10] ANDERSON KAREN S, WONG JESSICA, VITONIS ALLISON, et al. p53 autoantibodies as potential detection and prognostic biomarkers in serous ovarian cancer. Cancer epidemiology, biomarkers & prevention, 2010, 19(3): 859-868.

[11] LIU N, PENG S M, ZHAN G X,et al. Human chorionic gonadotropin β regulates epithelial-mesenchymal transition and metastasis in human ovarian cancer.Oncol Rep, 2017, 38(3): 1464-1472.

[12] COHEN-HERRIOU K, SEMAL-MICHEL S, LUCOT J P, et al. Management of ovarian cysts during pregnancy: Lille's experience and literature review. Gynecol Obstet Fertil, 2013, 41(1): 67-72.

[13] KAIJSER J, BOURNE T, VALENTIN L, et al.Improving strategies for diagnosing ovarian cancer: a summary of the International Ovarian Tumor Analysis (IOTA) studies.Ultrasound Obstet Gynecol, 2013, 41(1): 9-20.

[14] PROLA-NETTO JOAO, WOODS MARK, ROBERTS VICTORIA H J, et al. Gadolinium Chelate Safety in Pregnancy: Barely Detectable Gadolinium Levels in the Juvenile Nonhuman Primate after in Utero Exposure. Radiology, 2018, 286(1): 122-128.

[15] RAY J G, VERMEULEN M J, BHARATHA A, et al.Association between MRI exposure during pregnancy and fetal and childhood out-comes.JAMA, 2016, 316(9): 952-961.

[16] CHIRAG JAIN. ACOG Committee Opinion No. 723: Guidelines for Diagnostic Imaging During Pregnancy and Lactation. Obstetrics and gynecology, 2019, 133(1): 186.

[17] RAJARAM S, EXLEY C E, FAIRLIE F, et al. Effect of antenatal iodinated contrast agent on neonatal thyroid function. The British journal of radiology, 2012, 85(1015): e238-242.

[18] FRUSCIO R, DEHAAN J, VAN CALSTE R EN K, et al.Ovarian cancer in pregnancy. Best Practice & esearch Clinical Obstetrics & Gynaecology, 2016, 75(1): 108-117.

[19] CARDONICK E, BHAT A, GILMANDYAR D, et al. Maternal and fetal outcomes of taxane chemotherapy in breast and ovarian cancer during pregnancy: Case series and review of the literature. Ann Oncol, 2012, 23(12): 3016-3023.

[20] JOHANSSON ALV, WEIBULL C E, FREDRIKSSON I, et al. Diagnostic pathways and management in women with pregnancy-associated breast cancer(PABC): No evidence of treatment delays following a first healthcare contact. Breast Cancer Res Treat, 2019, 174(2): 489-503.

[21] VANDENBROUCKE T, VAN CALSTEREN K, AMANT F. Pediatric outcome after maternal cancer diagnosed during pregnancy. N Engl J Med, 2016, 374(7): 692-693.

[22] ZHENG X, ZHU Y, ZHAO Y, et al. Taxanes in combination with platinum derivatives for the treatment of ovarian cancer during pregnancy: A literature review.Int J Clin Pharmacol Ther, 2017, 55(9): 753-760.

[23] ALEXANDER M, KING J, BAJEL A, et al. Australian consensus guidelines for the safe handling of monoclonal antibodies for cancer treatment by healthcare personnel. Intern Med J, 2014, 44(10): 1018-1026.

[24] SARNO M A, MANCARI R, AZIM H A JR, et al. Are monoclonal antibodies a safe treatment for cancer during pregnancy?. Immunotherapy, 2013, 5(7): 733-741.

第八节 交界性及恶性卵巢肿瘤保留生育功能的子代安全性

围绕交界性及恶性卵巢肿瘤患者保留生育功能后自然妊娠的子代安全，以及采取人工助孕技术，如体外受精、胚胎/卵母细胞冷冻保存及复苏等对子代安全性的影响，已经成为卵巢肿瘤患者生育力保存领域的研究重点。

目前的研究表明，交界性及恶性卵巢肿瘤患者保留生育功能后获得的子代和健康自然受孕者子代的健康状况相似，但由于大部分研究样本量较小，且多为卵巢肿瘤患者子代出生后的早期随访，尚无权威证据揭示其对子代的远期影响，也无法证实子代安全性与采用的生育力保存技术、夫妻双方不孕原因、母体年龄、遗传等因素的相关性。本节对交界性及恶性卵巢肿瘤患者进行生育力保存后的子代安全性问题进行综述，讨论肿瘤患者的子代出生缺陷、生长发育情况、精神及心理情况等问题，为交界性及恶性卵巢肿瘤患者提供安全有效的生育力保存提供依据。

一、交界性及恶性卵巢肿瘤患者子代出生缺陷

目前多数研究仅报道交界性及恶性卵巢肿瘤患者能够成功妊娠，但对子代出生时身体状态、有无先天缺陷及后续随访情况并未详细报道。2020年的一项回顾性研究分析了2000—2010年29名接受FSS手术的Ⅰ期上皮性卵巢癌患者生育结局，FSS术后5名患者发生6例健康活产，这5名患者中有4名接受

了铂类药物化疗，其婴儿未见先天性畸形，表现出良好的子代安全性[1]。2019年，一项纳入40例早期上皮性卵巢癌患者的回顾性研究显示，67.5%的患者在术后接受化疗，8例自然妊娠，其中1例孕3个月流产，1例孕24周子宫内死亡（无确切原因），1例胎儿异常（23周终止妊娠）和5例健康活产[2]。2016年，一篇荟萃分析纳入了4项研究，共74例患者，分析了晚期交界性卵巢肿瘤患者保留生育能力的可行性，18例有妊娠意愿的患者中有11例自然妊娠，活产11例胎儿，但胎儿具体情况不详[3]。2011年，一项回顾性研究统计了晚期交界性卵巢肿瘤患者妊娠情况，4名患者成功自然妊娠，均为单胎妊娠，活产4例，没有先天异常[4]。还有一些关于交界性及恶性卵巢肿瘤患者妊娠的小样本报道，仅涉及活产，对子代安全性相关问题均未涉及[5-12]。一名34岁的孕妇被诊断患有晚期上皮性卵巢肿瘤，在分娩前进行了4个疗程化疗（多西他赛和卡铂），首次手术切除了肉眼可见的病变，第二次手术进行了剖宫产和肿瘤细胞减灭术，活产1名男婴，未见出生缺陷[13]。因此，根据目前的研究结果显示，交界性及恶性卵巢肿瘤患者保留生育功能术后获得的子代和自然妊娠子代的健康状况相似，生育力保存技术是相对安全的。

但由于目前报道数据量少，并且大部分研究无出生后远期随访数据，无法准确判断交界性及恶性卵巢肿瘤患者子代健康状况，需要后期大样本临床

随访数据。

二、交界性及恶性卵巢肿瘤患者子代遗传安全问题

卵巢癌的发病可能存在遗传因素，遗传性卵巢癌与抑癌基因的突变有关。遗传性乳腺癌-卵巢癌综合征（hereditary breast and ovarian cancer，HBOC）为常染色体显性遗传，HBOC是临床最多见的遗传性妇科肿瘤。HBOC与抑癌基因致病性突变有关，大多数HBOC为BRCA1和BRCA2基因的胚系突变，10%~25%卵巢癌由BRCA1/2等基因突变所致[15]。BRCA1和BRCA2致病性突变携带者，40岁后卵巢癌患病风险逐渐增加，50岁时卵巢癌发病风险分别达到20%和3%[15]。

（一）遗传咨询

对于所有罹患卵巢上皮性癌的患者及有卵巢癌家族史的女性，建议进行遗传咨询，充分告知子代相关疾病的发生风险。遗传咨询内容包括以下内容：详细家族史，评估风险，知情同意程序（包括就遗传检测的利弊、局限性、可能的结果，以及与测试结果有关的实际问题和伦理问题），以及对患者及其家属进行宣教[16]。携带致病性基因突变的女性罹患癌症风险较高，这类患者可接受植入前遗传学检测（PGT）相关的遗传咨询[17]。PGT首先通过体外受精技术获得胚胎，对胚胎（常在囊胚期）进行活检，通过遗传学检测筛选不携带致病性基因突变的胚胎移植。不同于产前诊断的是，PGT在妊娠前就可以识别携带致病性突变基因的胚胎，有效规避妊娠期的担忧和顾虑，避免妊娠期发现胚胎携带致病性突变终止妊娠。因此，对有卵巢癌遗传倾向的人进行生育功能保存时，应该充分告知子代相关疾病可能发生的风险。

目前初步风险评估应包括个人癌症史和家族癌症史及患者的种族背景。具有下列1种或多种情形的女性患有遗传性卵巢癌、输卵管癌或腹膜癌的可能性增加，应接受遗传咨询并进行基因检测。①卵巢上皮性癌、输卵管癌或腹膜癌。②年龄≤50岁，患有乳腺癌，并有卵巢癌家族史；有卵巢上皮性癌、输卵管癌或腹膜癌家族史。③患有胰腺癌并有2个或更多的近亲患有乳腺癌、卵巢癌、输卵管癌或腹膜癌、胰腺癌或浸润性前列腺癌（Gleason评分≥7）。

未患癌症的女性，但具有下列1种或多种情形时，患遗传性乳腺癌、卵巢癌、输卵管癌或腹膜癌的可能性会增加，应接受遗传咨询并进行基因检测。①符合上述1个或多个标准的一级或多级近亲。②1名近亲携带已知突变的BRCA1或BRCA2。③1名近亲患有男性乳腺癌[16]。

（二）遗传性妇科肿瘤的生育力保护

遗传性妇科肿瘤人群肿瘤预防与生育力保留二者的理想平衡策略是完成生育后进行预防性手术。预防性输卵管-卵巢切除术（risk-reducing salpingo-oophorectomy，RRSO）是目前降低卵巢癌风险最有效的方法，实施RRSO可降低卵巢癌发病率的70%~85%。实施RRSO的最佳年龄段是35~45岁，若直系亲属发病年龄较早，推荐手术时机适当提前。妇科肿瘤高危女性的"育龄期"时间窗相对更短，如尚未完成生育而不得不考虑接受RRSO降低风险手术时，建议借助辅助生殖技术完成生育。

（晁岚）

参考文献

［1］ WATANABE T, SOEDA S, NISHIYAMA H, et al. Clinical and reproductive outcomes of fertility-sparing surgery in stage I epithelial ovarian cancer. Molecular and clinical oncology, 2020, 12(1): 44-50.

［2］ YIN J, WANG Y, SHAN Y, et al. Pregnancy and oncologic outcomes of early stage low grade epithelial ovarian cancer after fertility sparing surgery: a retrospective study in one tertiary hospital of China. Journal of ovarian research, 2019, 12(1): 44.

［3］ HUANG Y, ZHANG W, WANG Y. The feasibility of fertility-sparing surgery in treating advanced-stage borderline ovarian tumors: A meta-analysis. Taiwanese journal of obstetrics & gynecology, 2016, 55(3): 319-325.

［4］ SONG T, CHOI C H, KIM H J, et al. Oncologic and reproductive outcomes in patients with advanced-stage borderline ovarian tumors. European journal of obstetrics, gynecology, and reproductive biology, 2011, 156(2): 204-208.

［5］ CHEN R F, LI J, ZHU T T, et al. Fertility-sparing surgery for young patients with borderline ovarian tumors (BOTs): single institution experience. Journal of ovarian research, 2016, 9:16.

［6］ YINON Y, BEINER M E, GOTLIEB W H, et al. Clinical outcome of cystectomy compared with unilateral salpingo-oophorectomy as fertility-sparing treatment of borderline ovarian tumors. Fertility and sterility, 2007, 88(2): 479-484.

［7］ DELLE MARCHETTE M, CEPPI L, ANDREANO A, et al. Oncologic and fertility impact of surgical approach for borderline ovarian tumours treated with fertility sparing surgery. European journal of cancer (Oxford, England : 1990), 2019, 111:61-68.

［8］ HELPMAN L, BEINER M E, AVIEL-RONEN S, et al. Safety of ovarian conservation and fertility preservation in advanced borderline ovarian tumors. Fertility and sterility, 2015, 104(1): 138-144.

［9］ FANG C, ZHAO L, CHEN X, et al. The impact of clinicopathologic and surgical factors on relapse and pregnancy in young patients ($\leqslant$ 40 years old) with borderline ovarian tumors. BMC cancer, 2018, 18(1): 1147.

［10］ CHEVROT A, POUGET N, BATS A S, et al. Fertility and prognosis of borderline ovarian tumor after conservative management: Results of the multicentric OPTIBOT study by the GINECO & TMRG group. Gynecologic oncology, 2020, 157(1): 29-35.

［11］ DEFFIEUX X, MORICE P, CAMATTE S, et al. Results after laparoscopic management of serous borderline tumor of the ovary with peritoneal implants. Gynecologic oncology, 2005, 97(1): 84-89.

［12］ KANE A, UZAN C, GOUY S, et al. Fertility results and outcomes after pure laparoscopic management of advanced-stage serous borderline tumors of the ovary. Fertility and sterility, 2010, 94(7): 2891-2894.

［13］ XU T, WANG L, JIA Y, et al. Long-term multidisciplinary integrative therapy management resulted in favorable outcomes for ovarian cancer during pregnancy: a case report and literature review. Journal of ovarian research, 2019, 12(1): 108.

［14］ STENSHEIM H, KLUNGSøYR K, SKJAERVEN R, et al. Birth outcomes among offspring of adult cancer survivors: a population-based study. International journal of cancer, 2013, 133(11): 2696-2705.

［15］ HOANG L N, GILKS B C. Hereditary Breast and Ovarian Cancer Syndrome: Moving Beyond BRCA1 and BRCA2. Advances in anatomic pathology, 2018, 25(2): 85-95.

［16］ 王玉东, 王颖梅, 王建东, 等. 遗传性妇科肿瘤高风险人群管理专家共识(2020). 中国实用妇科与产科杂志, 2020, 36(09): 825-834.

［17］ Practice Committee of Society for Assisted Reproductive Technology, Practive Committee of American Society for Reproductive Medicine. Preimplantation genetic testing: a Practice Committee opinion. Fertility and sterility, 2008, 90(5 Suppl): S136-S143.

第十章
滋养细胞肿瘤保留生育功能
Fertility preservation in trophoblastic tumors

第一节　滋养细胞肿瘤保留生育功能的适应证及解读

妊娠滋养细胞肿瘤（gestational trophoblastic neoplasia，GTN）是一组来源于胎盘滋养细胞的肿瘤，根据2014年WHO的分类，在组织学上将其分为绒毛膜癌（choriocarcinoma，CC）、胎盘部位滋养细胞肿瘤（placental site trophoblastic tumor，PSTT）和上皮样滋养细胞肿瘤（epithelioid trophoblastic tumor，ETT）。另外，该分类将侵蚀性葡萄胎（invasive mole，IM）列为交界性或不确定性肿瘤，但在临床诊治上仍将其归类于恶性肿瘤，在本章中将作为滋养细胞肿瘤一同讨论。GTN在亚洲发病率较高，其中绒毛膜癌在东南亚和日本的发病率分别为9.2/40 000次妊娠和3.3/40 000次妊娠，而在北美和欧洲则约为1/40 000次妊娠[1]。在20世纪中叶，滋养细胞肿瘤缺乏较好的治疗方法，国内外死亡率均居高不下。在当时，化学治疗还未开展，恶性滋养细胞肿瘤均采用子宫切除的方法，但效果很不满

意，尤其以绒毛膜癌更为突出，除少数病变局限于子宫、无转移的患者能存活外，凡有转移者几乎全部短期内死亡，死亡率高达90%左右。因此，国外曾有一位著名的病理学家Ewing称"凡是绒癌无一例能活，能活的都不是绒癌"。侵蚀性葡萄胎虽预后较好，但亦有约25%的死亡率，且幸存者经历手术治疗后丧失了生育功能，对个人和家庭生活均造成影响。自1956年起，国外研究者陆续发现了甲氨蝶呤（MTX）、放线菌素D等化疗药物在滋养细胞肿瘤治疗中可获得良好疗效。在我国，自1958年试用6-巯基嘌呤（6-MP）取得成功后，20多年来陆续找到了5-氟尿嘧啶（5-FU）等一系列化疗药物，单药或联合应用均可取得明显的疗效。研究表明，5-氟尿嘧啶联合放线菌素D治疗高危患者，完全缓解率可达80%。1984年由Bagshawe首先提出的EMA/CO方案（依托泊苷、甲氨蝶呤、放线菌素D、环磷

酰胺及长春新碱）在高危及耐药患者中完全缓解率可达62%~78%[2]。在有效化疗药物应用后，手术切除子宫已不再是滋养细胞肿瘤治疗的必要手段，青年女性可以单纯药物治疗而不切除子宫也获得痊愈，多数在治愈出院后又再次妊娠生育，且后代智力及身体发育均正常。目前认为只要治疗适当，绝大多数GTN患者可以获得长期缓解，并可以保留生育功能。

1. 侵蚀性葡萄胎和绒毛膜癌　侵蚀性葡萄胎继发于葡萄胎妊娠，其病变侵入肌层或转移至近处或远处器官，在肌层内甚至子宫外的葡萄组织继续发展。妊娠性绒毛膜癌可继发于各种正常或不正常的妊娠后，主要发生于育龄妇女，是由妊娠滋养细胞恶变所致，其特点是滋养细胞失去了原有的绒毛或葡萄胎结构，散在地侵入子宫肌层，并可转移至身体其他部位。滋养细胞肿瘤转移途径主要经血液循环转移至阴道、肺，甚至脑部；根据转移部位的不同，引起相应症状，造成不良预后。侵蚀性葡萄胎和绒毛膜癌的主要临床表现为不规则阴道流血，可表现为葡萄胎、流产或足月产后出现阴道持续不规则流血，有时也可出现一段时间正常月经后再闭经，随后发生阴道流血。子宫病灶增大明显时，可出现下腹部疼痛及腹部包块，若病灶穿出子宫浆膜层发生穿孔后，可引起腹痛加重、腹腔内出血导致休克，甚至危及生命。出现远处转移后，则因转移部位不同而产生不同的症状，如阴道转移瘤破裂可发生阴道大量流血；发生肺转移者，可出现咯血、胸痛及憋气等症状；发生脑转移后可表现为头痛、呕吐、抽搐、偏瘫、失语甚至昏迷等。

侵蚀性葡萄胎和绒毛膜癌通常对化疗较为敏感，化疗后侵蚀性葡萄胎患者基本上已无死亡病例

发生，绒毛膜癌的死亡率亦下降到20%以下。随着β-HCG敏感检测方法的发展，有效的化疗方案和对危险因素的认识，低危患者即使有转移，其肿瘤转移灶的治愈率几乎可达100%，高危患者的治愈率可达94%[3]。在化疗药物反应良好的情况下，大部分患者无须手术即可治愈，手术主要作为辅助治疗，在一些特定的情况下应用，如控制大出血等各种并发症、消除耐药病灶、减少肿瘤负荷和缩短化疗疗程等。子宫切除术一般应用于大病灶、耐药病灶或病灶穿孔出血时，且育龄妇女应保留卵巢。对于有生育要求的年轻女性，若HCG水平不高、耐药病灶为单个及子宫外转移灶已控制，可考虑行子宫病灶切除术，即保守性子宫肌层病灶切除术与子宫重建术相结合，以保留生育功能[4]。

2. 胎盘部位滋养细胞肿瘤　胎盘部位滋养细胞肿瘤是妊娠滋养细胞肿瘤中少见的类型。肿瘤由形态单一的胎盘部位中间型滋养细胞组成，可以继发于各种类型妊娠，包括足月产、流产、异位妊娠和葡萄胎等，也可以和上述各种妊娠同时合并存在。PSTT生长缓慢，长时间局限于子宫内，但仍有15%~35%的病例发生转移，多经血液或淋巴道转移，并可有相应转移灶的症状。PSTT最常见的症状是停经和不规则阴道流血。由于细胞学来源的不同，PSTT对化疗并不敏感，手术一直是PSTT治疗的主要手段，多项研究表明 Ⅰ 期患者可以通过单纯子宫切除达到完全缓解。对于那些不再希望保留生育功能且病灶局限于子宫的患者，子宫切除术是首选的治疗方法，如果术中发现卵巢外观正常且患者要求保留卵巢功能时，可予保留双侧或单侧卵巢。

近20年来，PSTT保留生育功能的治疗报道逐渐增多，化疗药物的研究进展也为此提供了支持。

目前认为，对于病变局限于子宫、有强烈生育要求的PSTT患者，手术方式包括刮宫、宫腔镜病灶切除术、子宫病灶挖除术等，辅以EMA-EP（依托泊苷、甲氨蝶呤、放线菌素D、顺铂）或TP/TE（紫杉醇、顺铂、依托泊苷）等全身化疗，以期保留生育功能。根据我国多中心研究报道[5]，108例PSTT患者中23例采用保留生育功能治疗，该组患者的治疗结局及复发率均与切除子宫患者差异无统计学意义，其中7例患者成功妊娠。PSTT保留生育功能治疗有严格的适应证，对于病变呈弥漫性且存在不良预后因素的患者，即使生育愿望强烈，也不应为追求保留生育功能而延误对肿瘤的治疗。对术后病理检查切缘阳性或有病理高危因素的患者术后还需积极进行化疗，密切监测血清学指标及影像学变化，必要时进行根治性手术治疗。

3. 上皮样滋养细胞肿瘤　上皮样滋养细胞肿瘤是GTN中最为少见的类型，组织学上来源于恶变的绒毛膜型中间型滋养细胞。尽管ETT是生长缓慢的肿瘤，但很多病例具有较强的侵袭性，临床结局常为致死性的。主要见于育龄期女性，个别见于绝经后女性。ETT可继发于各种妊娠，包括足月分娩、葡萄胎妊娠、自然流产和宫外孕或继发于前次GTN，也有一些病例并无明确的前次妊娠史。由于缺乏特异的临床表现，发病罕见，ETT的术前诊断非常困难，常常是术后病理意外发现。在ETT的治疗中，手术是目前比较公认的有效治疗方式。对于局限于子宫的病灶，全子宫切除或广泛性全子宫切除完整病灶后，疾病可完全缓解。对于有转移的患者，手术切除所有病灶仍然对改善预后有积极意义。

考虑到ETT具有较强的侵袭性及对化疗的不敏感性，目前不常规推荐保留生育功能的手术。对于子宫存在病灶但保留子宫的报道很少，有随访结局的更少，虽然有宫腔镜病灶切除后保留子宫随访16个月无复发的病例报道，但并未追踪后期生育结局[6]。另外，文献报道约30%的病例原发于子宫外，病灶的部位包括阴道、子宫阔韧带、子宫旁、肺部等。有研究报道2例于原发病灶孤立位于盆腔和阴道而子宫无病灶的病例进行了原发病灶切除，获得病理诊断后辅以化疗，最终获得完全缓解并保留了子宫，2例患者随诊过程中均无复发[7]。

（向阳）

参考文献

［1］NGAN H Y S, SECKL M J, BERKOWITZ R S, et al. Update on the diagnosis and management of gestational trophoblastic disease. Int J Gynecol Obstet, 2018, 143 (Suppl. 2): 79-85.

［2］ABU-RUSTUM N R, YASHAR C M, BEAN S, et al. Gestational Trophoblastic Neoplasia, Version 2.2019, NCCN Clinical Practice Guidelines in Oncology. J Natl Compr Canc Netw, 2019, 17(11): 1374-1391.

［3］ALIFRANGIS C, AGARWA R, SHORT D, et al. EMA/CO for high-risk gestational trophoblastic neoplasia: good outcomes with induction low-dose etoposide-cisplatin and genetic analysis. J Clin Onco, 2013, 31: 280-286.

［4］WANG X, YANG J, LI J, et al. Fertility-sparing uterine lesion resection for young women with gestational trophoblastic neoplasias: single institution experience. Oncotarget, 2017, 8(26): 43368-43375.

［5］ZHAO J, LV W, FENG F, et al. Placental site trophoblastic tumor: a review of 108 cases and their implications for prognosis and treatment. Gynecol Oncol, 2016, 142: 102-108.

［6］LI J, SHI Y, WAN X, et al. Epithelioid trophoblastic tumor: a clinicopathological and immunohistochemical study of seven cases. Med Oncol, 2011, 28(1): 294-299.

［7］李源, 杨隽钧, 向阳, 等. 10例上皮样滋养细胞肿瘤的临床诊治分析. 生殖医学杂志, 2018, 27(06): 510-514.

第二节 滋养细胞肿瘤保留生育功能患者的生育能力评估

滋养细胞肿瘤的治疗手段包括化疗、手术、放疗、免疫治疗等，在治疗过程中都有可能对患者的生育力造成影响。化疗药物可能造成卵巢储备功能下降和卵巢早衰。化疗期间患者可能出现闭经，虽然绝大部分可在化疗结束后自行恢复，但＞36岁者发生永久性闭经的比例明显增高，且远期仍存在绝经年龄提前的风险。放射线会损害各个年龄阶段患者的卵巢功能，可以破坏卵泡的DNA，导致卵泡闭锁，减少卵巢卵泡的储备。肿瘤治疗对卵巢的损伤程度与药物种类和剂量高低有关，包括化疗的药物、剂量和使用时间，放射的剂量和范围。患者的年龄也是治疗引起卵巢早衰风险及保留生育能力结果的重要决定因素。保留生育功能的手术也可能造成子宫形态、体积、功能的改变，术后形成的盆腔或宫腔粘连都有可能影响受孕。另外，盆腔放疗导致子宫纤维化、血管和子宫内膜受损，从而损伤生育力。妊娠滋养细胞肿瘤患者多发病于青年女性，大部分患者有生育要求，且随着国家计划生育政策的放开，许多患者也有生育二胎、三胎的计划。因此，对生育力保护的考量应在肿瘤治疗早期就纳入治疗计划，尤其是化疗的性腺毒性问题较为复杂，可以在化疗开始前、备孕前或出现不孕症状后对患者进行生育力的评估，以便为患者及其家人提供最广泛的选择。

1. 卵巢功能的评估 目前评估卵巢储备功能的方法主要有两种，即被动性检测法（静态检测法）和诱发性检测法（动态检测法），前者是指在同一个时间点测定相应的指标，主要包括一些生化指标和超声检测；而后者是检测卵巢受外源性刺激后的反应性，一般是通过检测用药前、后血清激素水平变化情况，包括氯米酚刺激试验、促性腺激素释放激素激动剂刺激试验和外源性卵泡雌激素试验。临床上一般采用静态检测法，目前最常用的包括基础内分泌检查、血清抗米勒管激素（anti-müllerian hormone，AMH）和抑制素B（inhibin B，INHB）浓度、超声检查[1]。

（1）基础内分泌检查：基础卵泡刺激素（FSH）是一个间接反映卵巢储备的指标，通常认为，基础FSH＞10~25 U/L提示卵巢储备功能降低（decreased ovarian reserve，DOR），＞30~40 U/L提示卵巢早衰（premature ovarian failure，POF）。基础FSH具有较好的特异性，但评估卵巢储备功能较为滞后，当基础FSH出现升高时卵巢储备已经明显下降，因此不推荐仅用基础FSH单项指标进行评估。

血清雌二醇（E_2）主要由生长的卵泡产生，其水平随着卵泡数量增多及卵泡的生长逐渐上升。当卵巢储备下降时，表现为卵泡储备减少，血清基础E_2浓度下降至73.2 pmol/L以下。由于E_2下降对下丘脑、垂体的负反馈作用减弱，使得血清基础FSH水平随之升高，由此可见，卵巢储备下降所致的基础E_2变化早于FSH。随着卵巢储备功能进一步下降，卵泡受血清FSH水平升高的影响提前募集，结果导致E_2水平升高至292.8 pmol/L以上。因此，若基础E_2水平<73.2 pmol/L，提示卵巢储备功能可能下降；若基础FSH和E_2水平均升高，提示卵巢储备功能降低[2]。但雌激素水平易受药物、月经周期等因素影响，单独预测价值也较低。

另外，随着卵巢储备功能的降低，卵泡刺激素和黄体生成素（LH）均上升，但FSH比LH上升得更显著，DOR发生时首先表现为FSH/LH比值的升高，甚至比FSH升高出现更早，因此当基础FSH/LH比值≥3时提示DOR。

（2）抗米勒管激素：AMH是由窦前卵泡和窦状卵泡颗粒细胞分泌的糖蛋白，参与卵母细胞成熟和卵泡发育的调节，抑制卵泡生长，防止卵泡过快、过早消耗，从而保护卵巢储备。自妊娠37周的胎儿中即能检出AMH，并逐渐升高，至青春期达到稳定水平。随着DOR和颗粒细胞功能减退，AMH水平逐渐降低，至围绝经期AMH降至无法检测的低值。AMH具有良好的周期内和周期间稳定性，是唯一既能在卵泡期又能在黄体期进行测定的卵巢储备标志物，评价卵巢功能具有较好的敏感性和特异性[3]。

需要强调的是，虽然有研究表明血清AMH水平与年龄呈负相关，GTN患者化疗期间AMH水平随之下降[4]，但AMH水平与随后生育能力的相关性研究甚少。Ghorani等[5]研究报告了3例GTN患者接受多药化疗4~13个月后进行AMH检测，AMH水平较化疗前降低，但进行生育咨询后2~9个月内患者均可自然受孕并产下健康婴儿，提示GTN化疗后血清AMH水平降低并非预测患者生育能力降低的可靠指标，在这种情况下针对患者的咨询应谨慎。

（3）抑制素B：卵巢抑制素是由卵巢颗粒细胞分泌的，可以反馈抑制FSH的释放，调节卵泡的生成，分为抑制素A和抑制素B，其中抑制素B由卵泡期正在发育的卵泡簇分泌，与卵巢内基础小窦状卵泡数量呈正相关，其血清水平反映卵泡数量和质量。INHB水平下降说明窦状卵泡数目减少，提示卵巢储备功能降低，生育能力下降。在卵巢储备功能减退的早期，卵巢分泌的INHB亦通过下丘脑-垂体-卵巢轴负反馈抑制垂体分泌FSH，INHB水平的下降先于FSH的升高，较FSH更能反映卵巢储备功能[6]。

（4）超声检查：对卵巢进行超声检查，评估基础窦状卵泡计数（antral follicle count，AFC）、卵巢基质收缩期血流及卵巢体积均对卵巢储备功能有评估价值。

AFC作为单一指标预测卵巢储备功能和反应性最可靠，敏感度和特异度高于其他检测手段，且其预测价值可与AMH等同。基础AFC是阴道超声测定月经第2~4天直径在2~9 mm的窦状卵泡的数量，能反映卵泡池中剩余的原始卵泡数，较直观、准确地反映卵巢储备功能。大部分学者认可育龄期女性卵巢中当基础AFC<5~7个时即可定义为卵巢储备功能下降的诊断标准。

卵巢储备功能与卵巢基质血供关系密切，充足的卵巢动脉血供是卵泡发育、成熟、排卵及激素分泌的重要保证，故超声测量卵巢血流的方法也用于评估卵巢储备功能，指标包括卵巢基质内动脉收缩期血流速度峰值（PSV）、阻力指数（RI）、搏动指数（PI）、收缩期/舒张期流速比值（S/D）等，可通过阴道超声多普勒检测。

卵巢体积大小与卵巢储备的原始卵泡数量、卵泡生长的数目多少有关，但卵巢体积测量的敏感性较差，只有当卵巢功能明显下降时才会出现卵巢体积缩小，且卵巢体积缩小也与卵子质量无关[7]。

2. 子宫功能的评估　部分保留生育功能治疗的患者在治疗期间接受了子宫原发病灶手术治疗，包括刮宫、宫腔镜治疗、腹腔镜或开腹病灶切除术等。手术操作可能对子宫的形态和功能造成影响，部分患者由于手术造成宫腔内或子宫外粘连，从而导致不孕或妊娠后反复流产。即使成功妊娠，也有异位妊娠或在妊娠晚期及分娩期发生子宫破裂的风险。

对于存在子宫手术病史的患者，应在计划妊娠前就诊，进行孕前评估，详细了解前次子宫手术情况及术后恢复情况。评估再次妊娠的风险并进行及时干预，降低再次妊娠的合并症及并发症的发生率。需要采集的信息包括前次手术时间、手术术式、术中及术后情况、手术切口瘢痕愈合情况。为便于鉴别正常妊娠与肿瘤复发，一般建议妊娠滋养细胞肿瘤患者化疗结束1年后再计划妊娠，对于存在子宫手术史的患者再次妊娠时间应再结合子宫瘢痕愈合的情况而决定。对于滋养细胞肿瘤手术后妊娠时间目前无系统研究，参考子宫肌瘤及剖宫产手术史对再妊娠时间的建议[8]，若肌层病灶未穿透宫腔者，术后1~2年可再次妊娠；若全层损伤的肌层病灶切除建议术后避孕时间延长至2年。若计划妊娠前患者存在腹痛、异常子宫出血、继发不孕等情况需孕前超声检查，必要时行宫腔镜或MRI检查，评估子宫及宫腔形态。目前研究认为，子宫局部病灶切除+子宫重建术后可获得成功足月妊娠，已有在剖宫产术中可见子宫病灶挖除术的原瘢痕仍然完整的报道。Wang X等的研究显示，子宫局部病灶切除后患者的活产、足月产、流产等妊娠结局与仅行化疗的患者相当[9]，其中24例活产均未出现

子宫破裂情况，但子宫局部病灶切除患者中，有子宫瘢痕妊娠和宫角妊娠等特殊类型妊娠各1例。因此，妊娠期要按照高危妊娠情况加强监测，且一般需选择剖宫产术终止妊娠，但文献中也有阴道分娩的报道。

3. 治疗期间患者生育力的保护

（1）卵巢功能的保护：辅助生殖技术，特别是胚胎和卵母细胞冻存，是保留生育力的标准治疗方法，后者不需要精子，适用于单身女性或女童。这两种手段都需要约2周的外源性促性腺激素控制性促排卵，而对于肿瘤患者需尽量缩短化疗推迟时间，并尽可能多地取卵，需采用特殊的周期方案。卵巢组织冷冻及移植也是保存患者卵巢功能的手段之一，在进行放、化疗前将肿瘤患者体内卵巢取出后进行冷冻保存，使卵巢免遭放、化疗造成的损伤，待肿瘤缓解后进行卵巢移植，保存和恢复患者的卵巢功能，且不需要促排卵而延误肿瘤治疗。该项技术已日趋成熟，多项研究表明，卵巢冻存移植后妊娠率为30%~40%，活产率约为23%[10]。采用辅助生殖技术保留生育功能时必须仔细考虑以下问题：所采用的治疗方案的成功率、患者的整体预后、推迟化疗的潜在危险性、激素调节对肿瘤本身的影响，以及所收集的将要冷冻的组织是否含有肿瘤细胞。对于滋养细胞肿瘤患者，一经诊断应尽早开始治疗，而卵巢转移较少发生，在通过辅助生殖技术保留生育功能的方式选择中，卵巢冻存或许更有前景。

有研究发现，注射促性腺激素释放激素激动剂（GnRH-a）可能对性腺毒性化疗后卵巢早衰的发展具有一定保护作用[11]，但这些研究大多方法上存在问题或相互矛盾，亦有研究应用AMH和AFC

作为主要研究指标的临床试验证实用GnRH-a保护卵巢功能无效[12]。鉴于证据不足，不常规建议GnRH-a治疗作为放、化疗中生育力的保护。

接受盆腔放疗患者为了保留生育功能可考虑行卵巢移位术以减少放射线对卵巢的影响，此手术可在行肿瘤手术同时进行或放疗前施行。

（2）子宫功能的保护：

1）手术方案：保留生育功能的手术方式是子宫局部肿瘤病灶挖除+子宫重建术，它极大地减少了对子宫解剖上的破坏，从而保留了患者的生育功能。手术指征如下：①经过多疗程化疗后血清HCG水平仍维持在正常值上限以上，并且排除假阳性的可能；②CT或超声等影像学检查提示子宫有局限性病灶存在，子宫外病灶少或无；③无法再耐受多疗程化疗，并要求保留生育功能。术前应充分进行影像学评估，必须行经阴道超声检查、磁共振或PET等检查，明确病灶部位和范围，排除子宫弥漫性病变及远处转移。术中应仔细探查盆、腹腔脏器，再次明确病灶数目、部位和范围，病灶呈弥漫性或存在多个病灶则为手术禁忌。此外，为充分探查、避免对病灶的挤压，手术切口应充分，轻柔操作，尽量锐性解剖。切除病灶时应包括肿瘤及其周边组织0.5～1 cm，其后在子宫肌层多点注入5-Fu或MTX，缝合时勿留死腔。手术以一期缝合（对合缝合或"8"字缝合）为宜，以免二次手术导致剩余的子宫过小，再次妊娠时易发生流产或早产，不足以完成生育功能[13]。

部分患者发病时由于肿瘤组织生长快速并易向子宫肌层侵犯，穿透肌层继发子宫穿孔或子宫破裂，需急诊手术治疗。此类患者通常肿瘤体积较大，无法在保留生育功能的基础上完全切除肿瘤。此时对于子宫肿瘤较大而破裂口相对较小的患者，手术时可切除部分肿瘤组织进行冰冻病理检查，如病理类型为对化疗较敏感的侵蚀性葡萄胎或绒毛膜癌，不必强调一次切除全部肿瘤，止血可采取单针或"8"字缝合，术后再辅以强有力的化疗，以期保留生育功能。

2）介入治疗：妊娠滋养细胞肿瘤具有亲血管性，合并或继发子宫动静脉畸形（如子宫动静脉瘘）时可发生突发的、致命性的大出血。这种情况下不推荐行清宫术控制出血，因为清宫术可能会加重出血，传统的治疗方法主要是急诊行全子宫切除术或子宫动脉结扎术，除可能丧失生育功能外，二者还存在手术和麻醉的双重风险。随着介入技术的发展，通过对盆腔肿瘤主要供血血管进行选择性栓塞，有针对性地进行止血，既可保留患者的生育功能，又可减少对子宫正常组织血供的影响。患者可以在有意识的状态下接受治疗而无须特殊麻醉，尤其适合无法承受手术或麻醉的大出血患者。研究表明，选择性子宫动脉栓塞术对患者的月经及妊娠均无明显不良影响，是治疗子宫大出血安全、有效的保守治疗方法。目前已有子宫动脉栓塞后患者仍对全身化疗有较好反应，并有治疗完成后成功足月妊娠的报道[14]。

（向阳）

参考文献

［1］TOMASI-CONT N, LAMBERTINI M, HULSBOSCH S, et al. Strategies for fertility preservation in young early breast cancer patients. Breast, 2014, 23(5): 503-510.

［2］廖旖欣, 全松. 卵巢储备功能的评估与控制性卵巢刺激方案的选择. 实用妇产科杂志, 2019, 35(05): 324-326.

［3］SU HI, SAMMEL MD, GREEN J, et al. Antimullerian hormone and inhibin B are hormone measures of ovarian function in late reproductive-aged breast cancer survivors. Cancer, 2010, 116(3): 592-599.

［4］OVERBEEK A, VAN DEN BERGMH, VAN LEEUWEN F E, et al. Chemotherapy-related late adverse effects on ovarian function in female survivors of childhood and young adult cancer: A systematic review. Cancer Treat Rev, 2017, 53: 10-24.

［5］GHORANI E, RAMASWAMI R, SMITH R J, et al. Anti-müllerian hormone in patients treated with chemotherapy for gestational trophoblastic neoplasia does not predict short-term fertility. J Reprod Med, 2016, 61(5-6): 205-209.

［6］NELSON S M, KLEIN B M, ARCE J C. Comparison of antimüllerian hormone levels and antral follicle count as predictor of ovarian response to controlled ovarian stimulation in good-prognosis patients at individual fertility clinics in two multicenter trials. Fertil Steril, 2015, 103(4): 923-930.

［7］汪华, 汪龙霞. 卵巢储备功能检测指标的研究进展. 解放军医学院学报, 2017, 38(03): 270-273.

［8］中国医师协会生殖医学专业委员会. 高龄女性不孕诊治指南. 中华生殖与避孕杂志, 2017, 37(02): 87-100.

［9］WANG X, YANG J, LI J, et al. Fertility-sparing uterine lesion resection for young women with gestational trophoblastic neoplasias: single institution experience. Oncotarget, 2017, 8(26): 43368-43375.

［10］OKTAY K, TAYLAN E, KAWAHARA T, et al. Robot-assisted orthotopic and heterotopic ovarian tissue transplantation techniques: surgical advances since our first success in 2000. Fertil Steril, 2019, 11(3): 604-606.

［11］HICKMAN L C, LLARENA N C, VALENTINE L N, et al. Preservation of gonadal function in women undergoing chemotherapy: a systematic review and meta-analysis of the potential role for gonadotropin-releasing hormone agonists. J Assist Reprod Genet, 2018, 35(4): 571-581.

［12］DEMEESTERE I, BRICE P, PECCATORI FA, et al. No evidence for the benefit of gonadotropin-releasing hormone agonist in preserving ovarian function and fertility in lymphoma survivors treated with chemotherapy: final long-term report of a prospective randomized trial. J Clin Oncol, 2016, 34: 2568-2574.

［13］蒋诗阳, 赵峻. 妊娠滋养细胞肿瘤保留生育功能治疗的研究进展. 中国癌症防治杂志, 2020, 12(02): 149-154.

［14］WANG Z, LI X, PAN J, et al. Bleeding from gestational trophoblastic neoplasia: embolotherapy efficacy and tumour response to chemotherapy. Clin Radiol, 2017, 72(11): 992.e7-992.e11.

第三节 滋养细胞肿瘤保留生育功能的化疗药物的选择

侵蚀性葡萄胎及绒毛膜癌对化疗的敏感性很高，因为滋养细胞的增殖周期和倍增时间短，大部分细胞处于增殖周期，增殖比率高，其DNA合成十分活跃，大多数细胞处于化疗敏感的增殖周期。根据FIGO分期及预后评分系统选择单药或联合化疗，患者的整体生存率可达到95%以上[1]。

1. 滋养细胞肿瘤常用化疗药物及对生育功能的影响

（1）抗代谢药物：为生理代谢物（嘌呤、嘧啶、叶酸等）的结构类似物，其作用是通过抑制与正常代谢物合成有关的酶类，干扰正常代谢物的功能而影响核酸合成，属于细胞周期特异性药物。GTN化疗中常见的抗代谢药物包括6-巯基嘌呤（6-MP）、5-氟尿嘧啶（5-FU）、甲氨蝶呤（MTX）等。5-FU主要作用于细胞周期S期，影响DNA生物合成，从而导致细胞损伤和死亡。氟脱氧尿苷（FUDR）是根据5-FU在体内的转变原理而制成，与5-FU有相同的作用机制，二者在我国研究的化疗方案中占有重要地位。MTX是当前国外主要用以治疗GTN的药物，是一种二氢叶酸还原酶和叶酸还原酶的抑制剂，其作用通过影响四氢叶酸的合成使人体不能合成嘌呤核苷酸和嘧啶核苷酸，从而影响DNA和RNA的合成与复制，主要作用于细胞周期S期和G1/S交界。抗代谢药物常作用于分裂增殖的细胞，而卵巢中大量原始卵泡的细胞处于静止期，故对卵巢的损害很小或几乎没有损害。有报道

显示[2]，MTX单药化疗方案对卵巢功能损害最小。

（2）抗癌抗生素：作用于DNA-RNA-蛋白质合成过程的不同环节而起作用，属于细胞周期非特异性药物，包括放线菌素D/更生霉素（KSM）等。放线菌素D最早于1960年在国外应用于滋养细胞肿瘤的治疗，随后在MTX耐药的患者中发挥了良好的作用，并逐渐成为GTN治疗的重要药物。更生霉素是我国研究人员发现的，并于1964年试用于绒毛膜癌，取得了良好的效果，但此后发现其与放线菌素D具有相似的结构。放线菌素D作用主要在于干扰RNA和蛋白质的合成，更生霉素亦可以抑制DNA聚合酶而干扰DNA复制。目前尚无临床证据证明这类药物存在卵巢功能损害的风险。

（3）烷化剂：烷化基团与细胞内生物大分子共价结合，使这些成分不能在细胞代谢中起作用，影响细胞分裂并引起细胞死亡，属于细胞周期非特异性药物。主要包括环磷酰胺（CTX）、异环磷酰胺（IFO）、消瘤芥（AT-1258）等。研究表明，烷化剂会对卵巢功能造成不可逆的损害，因其毒性作用不仅作用于分裂增殖期的细胞，也可作用于未发育的卵母细胞或原始卵泡中的前颗粒细胞，颗粒细胞的破坏还可通过颗粒细胞与卵母细胞间的缝隙连接来影响卵母细胞。研究发现，使用烷化剂的患者与不使用者相比原始卵泡计数明显减少。烷化剂对卵巢功能的损害与剂量相关，但其安全剂量没有统一的阈值[3]。

（4）植物碱类：作用于微管蛋白，破坏纺锤体的形成，干扰核分裂，属于细胞周期特异性药物，包括长春新碱（VCR）、依托泊苷（VP-16）等。长春新碱可抑制细胞中微管蛋白的聚合而影响纺锤体的功能，使细胞分裂停止于有丝分裂中期，为肿瘤细胞同步化提供了条件，对G1期细胞有选择性杀灭作用，因此常应用于联合化疗方案。依托泊苷可阻止断裂的DNA再连接，造成DNA双链断裂，作用于细胞周期较早阶段，对G2及S期细胞具有最大杀伤作用。植物碱类也会对卵巢功能造成轻度损害，有研究提示，依托泊苷的使用与更高的绝经前风险相关[4]。另有研究发现[5]，与使用不含依托泊苷化疗方案的患者相比，使用含依托泊苷方案患者在化疗期间的AMH下降幅度较高，这种影响与依托泊苷的总剂量呈正相关。

（5）铂类化合物：与DNA产生链间交联，破坏DNA的模板信息复制，抑制DNA合成，大剂量时也可抑制RNA及蛋白质的合成，为细胞周期非特异性药物。在GTN化疗方案中主要应用的铂类药物为顺铂（DDP）。顺铂不但可抑制颗粒细胞生长、诱导其凋亡，还可导致本应发育成生长卵泡和成熟卵泡的原始卵泡停止发育，从而导致排卵下降、激素水平低下。可见，铂类化疗药物对卵巢功能的影响较大。

（6）紫杉醇类：其作用靶点是微管，通过促使微管形成稳定的微管束而影响其正常功能，从而影响纺锤体功能而使细胞周期停止于G2和M期。紫杉醇主要在成熟卵泡中诱导凋亡，对年轻女性卵巢损伤可逆，而在高龄育龄女性中则增加了永久闭经的风险[6]。

2. 保留生育功能的化疗药物选择及常用方案

（1）全身化疗：目前GTN常用的化疗方案如下[1, 7]。甲氨蝶呤（MTX）单药8 d方案、甲氨蝶呤单药5 d方案、放线菌素D单药脉冲方案、放线菌素D 5 d方案、EMA/CO（依托泊苷+甲氨蝶呤+放线菌素D/长春新碱+环磷酰胺）方案、FAV（长春新碱+氟尿嘧啶+放线菌素D）方案、FAEV（长春新碱+氟尿嘧啶+放线菌素D+依托泊苷）方案、EMA/EP（依托泊苷+甲氨蝶呤+放线菌素-D/依托泊苷+顺铂）方案、TP/TE（紫杉醇+顺铂/紫杉醇+依托泊苷）方案等。

对于有生育要求的患者，应选择对卵巢损伤较小的化疗药物。联合化疗方案中，EMA/CO方案则显著增加了患者提前绝经的风险[8]。我国亦有报道，使用EMA/CO方案化疗的患者出现闭经的概率较单药化疗或FAV方案的患者高[9]。基于以上因素，对于有生育要求的年轻患者，应根据疾病分期及危险分级合理选择化疗方案；有单药化疗指征者尽量避免多药联合化疗；在符合治疗原则的情况下，尽量避免选择含有环磷酰胺、铂类、依托泊苷的方案。在此基础上，仍应在治疗前向患者交代，保留生育功能的治疗方案是建立在对疾病治疗符合原则的基础之上，在治疗过程中肿瘤可能发生耐药，此时应根据病情更改必要的化疗方案；化疗有导致卵巢功能障碍或卵巢早衰的潜在风险，并可在接受化疗前请生殖内分泌医师会诊，对其化疗前的基础生育力进行评估。

（2）动脉插管化疗：动脉插管化疗突出的优点在于，通过提高肿瘤局部的药物浓度从而降低了化疗药物的总剂量，既提高了疗效，又降低了化疗毒副反应程度和发生率。对于影像学提示子宫内血供丰富的病灶或有肝转移者，可根据肿瘤位置的不同选择不同的动脉进行插管化疗。对于盆腔肿瘤的治疗，可将导管经股动脉插入髂内动脉，或者超选择至子宫动脉及其下行支。常用的药物有甲氨蝶呤和5-氟尿嘧啶/氟脱氧尿苷。临床实践中，动脉置管或灌注化疗联合全身静脉化疗可取得较满意的疗效[10]。

（向阳）

参考文献

[1] NGAN H Y S, SECKL M J, BERKOWITZ R S, et al. Update on the diagnosis and management of gestational trophoblastic disease. Int J Gynecol Obstet, 2018, 143 (Suppl 2): 79-85.

[2] PHILIP S, ROSIE C, JENNY O, et al. Effects of Single-Agent and Combination Chemotherapy for Gestational Trophoblastic Tumors on Risks of Second Malignancy and Early Menopause. J Clin Oncol, 2015, 33: 472-478.

[3] WENDY V D, RICCARDO H, RICHARD A A, et al. Reproductive Function and Outcomes in Female Survivors of Childhood, Adolescent, and Young Adult Cancer: A Review. J Clin Oncol, 2018, 36: 2169-2180.

[4] OVERBEEK A, VAN DEN BERGMH, VAN LEEUWEN F E, et al. Chemotherapy-related late adverse effects on ovarian function in female survivors of childhood and young adult cancer: A systematic review. Cancer Treat Rev, 2017, 53: 10-24.

[5] BI X, ZHANG J, CAO D, et al. Anti-müllerian hormone levels in patients with gestational trophoblastic neoplasia treated with different chemotherapy regimens: a prospective cohort study. Oncotarget, 2017, 8 (69): 113920-113927.

[6] BEN-AHARON I, SHALGI R. What lies behind chemotherapy-induced ovarian toxicity?. Reproduction, 2012, 144(2): 153-163.

[7] FENG F, XIANG Y, WAN X, et al. Salvage combination chemotherapy with floxuridine, dactinomycin, etoposide, and vincristine (FAEV) for patients with relapsed/chemoresistant gestational trophoblastic neoplasia. Ann of Oncol, 2011, 22(7): 1588-1594.

[8] PHILIP S, ROSIE C, JENNY O, et al. Effects of Single-Agent and Combination Chemotherapy for Gestational Trophoblastic Tumors on Risks of Second Malignancy and Early Menopause. J Clin Oncol, 2015, 33: 472-478.

[9] 薛薇, 杨隽钧, 赵峻, 等. 化疗对妊娠滋养细胞肿瘤患者卵巢功能与生命质量的影响. 中华妇产科杂志, 2018, 53(6): 377-383.

[10] 赵峻, 向阳. 滋养细胞肿瘤动脉介入治疗的价值和注意事项. 中国实用妇科与产科杂志, 2015, 31(10): 898-901.

第四节　滋养细胞肿瘤保留生育功能患者的随访

1. 检验及检查　人绒毛膜促性腺激素（HCG）由滋养细胞分泌，增生的滋养细胞可比正常的滋养细胞产生更多的HCG，因此，这类患者血清HCG的浓度或尿内的排出量常比一般妊娠患者高，且持续较久。在滋养细胞疾病患者的血清中，HCG的含量可以反映体内生长活跃的滋养细胞的含量，是滋养细胞疾病的诊断、鉴别诊断、疗效评价和治疗后随访中敏感有效的指标。滋养细胞肿瘤患者血清中很少有α-游离亚单位，但血清游离β-亚单位的比例却很高，若血清中游离β-亚单位的值大于HCG水平的3%，则提示为滋养细胞疾病。另有研究发现，高糖化HCG在滋养细胞肿瘤患者中含量极高，它是绒毛膜癌细胞分泌的主要HCG相关分子，因此又称为侵蚀性滋养细胞抗原（ITA），可作为鉴别正常与异常妊娠的重要指标[1]。因细胞学类型不同，侵蚀性葡萄胎和绒毛膜癌的血清HCG水平发病时往往很高，最高可达几百万，与肿瘤负荷显著相关。而中间型滋养细胞肿瘤仅能分泌少量HCG，因此血清HCG的水平一般较其他类型GTN低，大多数PSTT患者在治疗前的HCG水平低于1 000 U/L，因此血清HCG的水平并不能作为反映肿瘤负荷及良、恶性的肿瘤唯一指标，但对其进行动态监测可判断各种治疗的疗效，以及随访过程中肿瘤的复发和进展情况。

所有滋养细胞肿瘤患者HCG的随访原则基本相同，治疗期间应每周检测1次。在采用有效的化疗后，滋养细胞生长受到抑制，即可反映在HCG降低的表现上，一般以下降一个对数为有效。如连续化疗2个疗程仍不能达到此效果，则说明药物无效或用量、用法不当，应及时评估并更改方案。监测要求检查必须有准确数值，且最好用同一种检测仪器以减少误差，这样更能准确反映其变化趋势。滋养细胞肿瘤完全缓解标准为血清HCG每周检测1次，连续3次正常，临床症状消失。一般达到完全缓解标准后仍需继续进行巩固化疗。治疗结束后应严密随访血清HCG，一般第1年每个月随访1次，1年后每3个月随访1次至满3年，以后每年随防1次，共随访5年[2]。当血清HCG又上升时提示疾病复发，需再予治疗。

对于保留生育功能患者，随访期间应严格避孕至少1年。当出现HCG水平升高时，先进行盆腔超声检查，以鉴别是再次正常妊娠还是疾病复发。除外正常妊娠后，根据相应的症状及体征进行相应的影像学检查，如胸部CT、头颅MRI等。

妊娠期要按照高危妊娠情况加强监测，妊娠期监测血清HCG水平，正常妊娠女性HCG呈双峰曲线，第一个峰值出现在末次月经起第71~80天，此后逐渐下降并维持一定水平，于妊娠33~36周达到第二个峰值并明显低于第一个峰值，此后下降至低水平直至分娩。正常分娩后HCG急剧下降，一般在产后1~3周降至正常。妊娠期定期随诊血清HCG，出现异常升高应与疾病复发进展鉴别。分娩后应对胎盘进行病理检查，HCG水平应监测至产后6个月。

2. 生活及心理状态评估 对GTN患者的生活质量研究发现，与生育相关的疑问（如担心解除避孕后复发、不孕、妊娠异常、丧失对生育力的控制等）给患者造成了显著的痛苦，甚至出现抑郁症等心理疾病[3]。这类问题可能造成治疗期间患者的依从性下降，以及对治疗相关不良反应的耐受力下降，影响患者治疗期间及治愈后的生活质量，并降低治愈后的妊娠率。这些心理问题可能与患者对疾病的认识不足有关，因此，在给患者进行保留生育功能的治疗外，医师在治疗前、后均应对患者进行生育相关的宣教及指导，为患者完成生育愿望提供帮助。

（向阳）

参考文献

[1] FAN J, WANG M, WANG C, et al. Advances in human chorionic gonadotropin detection technologies: a review. Bioanalysis, 2017, 9(19): 1509-1529.

[2] 向阳. 宋鸿钊滋养细胞肿瘤学. 4版. 北京: 人民卫生出版社, 2020.

[3] IRESON J, JONES G, WINTER MC, et al. Systematic review of health-related quality of life and patient-reported outcome measures in gestational trophoblastic disease: a parallel synthesis approach. Lancet Oncol, 2018, 19: e56-e64.

第五节　妊娠滋养细胞肿瘤患者保留生育功能后的妊娠时机

妊娠滋养细胞肿瘤（gestational trophoblastic neoplasia，GTN）患者的生育能力一直是妇科肿瘤学关注的主要问题，因为大多数患者都是育龄妇女。从20世纪五六十年代开始，以化疗为主的综合治疗手段使得GTN的治愈率得到了极大的提高，而随着医疗技术和医学观念的进步，越来越多的患者可以获得长期生存，并渴望生育。如何通过制定合理有效的治疗方案保护女性生殖生理健康显得尤为重要。

一、妊娠滋养细胞肿瘤化疗对生育的影响

化疗是GTN最有效和最基础的治疗手段，GTN在治疗前充分评估的基础上，根据现有分期系统，采取分层和个体化治疗的原则。对于低危的GTN，单一药物化疗是首选的治疗方案，完全缓解率高达80%～90%，如果出现对单一药物化疗耐药，则可改用联合方案，也能获得完全缓解[1]；高危GTN则推荐采用联合化疗的方式进行治疗，完全缓解率可达70%～80%，长期生存率为85%～94%[2,3]。

（一）化疗引起的卵巢功能减退

化疗药物是一把双刃剑，化疗药物对GTN患者的肿瘤细胞具有杀伤作用，但不可忽略药物的致畸效应和生殖毒性问题。化疗药物对卵巢的毒性作用，最直接的表现就是卵巢功能的减退。虽然目前仍然没有可以用于评估卵巢功能的公认指标，但

最直接的影响就是月经周期的恢复情况，这也是影响患者妊娠能力和妊娠时机的重要因素。Cioffi等探讨[4]、比较了单药与多药化疗方案治疗妊娠滋养细胞肿瘤患者的月经周期变化，纳入75例保留子宫、年龄不超过45岁、非PSTT或ETT的患者进行了研究，其中42例低危的患者接受单药化疗，33例高危患者接受联合方案化疗，发现单药组有33%的患者发生暂时性闭经，多药联合化疗组为66.7%（P=0.01），且多药联合化疗组3例患者出现围绝经期提前，尽管如此，在接受化疗的GTN患者中，约95%的患者月经最终可恢复正常；虽然未显示出显著性的统计学差异，但有研究表明，接受化疗的GTN女性比未接受化疗的GTN女性绝经平均年龄提前约3年[5-7]。上述相关研究显示出化疗对卵巢功能可产生影响，主要表现为卵巢功能下降、闭经或卵巢功能衰竭提前，这些均属于不利于生育的因素。在GTN治疗的化学药物中，包括抗代谢药物、多种烷化剂等，不同药物对卵巢功能的影响程度并不一致。烷化剂（特别是环磷酰胺）对卵巢功能具有损害作用，且与使用的剂量相关，但其安全剂量仍没有统一的阈值。相比之下，抗代谢药物对卵巢的毒性相对较小，而甲氨蝶呤单药化疗方案对卵巢功能损害最小。有研究发现，依托泊苷也与更高的绝经提前有关，使用含依托泊苷方案患者的抗米勒管激素在化疗期间下降幅度较不含依托泊苷方案的患者更为明显，这种影响与依托泊苷的总剂量呈正

相关。我国也有报道，使用EMA-CO方案化疗出现闭经的概率较单药化疗或FAV方案患者相对升高。基于此，对于有生育要求的年轻患者，在符合治疗原则的情况下尽量避免选择含有环磷酰胺、依托泊苷的方案。治疗前还应向患者充分告知化疗致卵巢功能障碍或减退的潜在风险，并在化疗前请生殖内分泌医师会诊，评估化疗前的基础生育力。

（二）化疗药物蓄积对胎儿的影响

化疗药物蓄积对胎儿的影响与卵子成熟的周期有关。细胞毒性药物主要影响卵泡的生长和成熟过程，导致卵巢破坏和卵巢纤维化，虽然原始卵泡在化疗过程中被破坏，卵泡数目的减少可能会导致绝经提前，但通常仍有足够的卵泡维持正常卵巢周期的排卵。在次级卵泡形成前60～70 d，初级卵母细胞已被招募，虽然化疗药物对初级卵母细胞等休眠细胞的影响很小，但这些初级卵母细胞一旦"苏醒"进入减数分裂过程，即可受到化疗药物的影响，如5-Fu可以合成氟尿嘧啶脱氧核苷二磷酸（FdUMP），FdUMP主要作为胸苷酸合酶抑制剂，可以导致细胞在脱氧核糖核酸（DNA）复制过程中出现脱氧胸苷酸（dTMP）缺陷，或在RNA转录过程中并入核糖核酸（RNA）[8]。放线菌素D进入细胞后可以与DNA转录起始复合物结合，抑制RNA转录[6]。这两种药物既能抑制蛋白质合成，也会影响卵子发生过程和减数分裂过程，异常的排卵或存在DNA或RNA缺陷的卵子就有致胎儿染色体异常的可能。

（三）制定化疗方案时需考虑药物毒性对生育功能的影响

无论是化疗对月经周期的影响还是对卵子成熟的影响，都有助于我们深入了解化疗对GTN患者治疗后妊娠的影响。对临床决策而言，在保障治疗效果的前提下，应选择对生育功能影响相对小的化疗药物和方案，探索减少化疗疗程的可行性，同时把握合适的后续妊娠时机，提高妊娠率和改善围产期妊娠结局，兼顾疗效和生育功能的保护。这已成为GTN患者全程管理的重要原则。

二、GTN 患者的后续生育能力

GTN患者发病年龄小，主要的治疗手段为化疗，且化疗敏感等基本特点为GTN治疗后的再生育创造了有利的条件，化疗是否切实影响后续生育能力也是关注的热点问题。已有研究发现，GTN患者化疗后的生育能力与正常人群无明显差异。Cioffi等[4]的研究不仅关注了化疗对卵巢功能的影响，同时也比较了单药与多药联合化疗治疗妊娠滋养细胞肿瘤后对生殖结局的影响。研究发现，除去部分高危患者在治疗过程中因治疗效果不佳进行了挽救性子宫切除，保留了子宫的高危GTN组和低危GTN组在妊娠意愿没有差异（P=0.555）的情况下，妊娠率相近（57.1% vs 52.2%，P=0.449），流产（P=0.479）和早产（P=0.615）也未发现存在显著差异，而年龄和妊娠意愿则是影响妊娠成功率最重要的因素。因此，对于有生育意愿的患者，单药和多药联合化疗均可以安全地实施。相较而言，高危GTN患者的总体生殖结局相对较差，其主要原因可能是高危GTN患者与低危患者相比，在疾病治疗过程中需要接受子宫切除的频率更高。

三、GTN 化疗结束后安全的妊娠时机

1.GTN化疗结束后间隔1年妊娠是相对比较安全的妊娠时机 对于结束治疗且有生育意愿的GTN患者，选择合适的时间妊娠是一个重要的临床问题，化疗结束后间隔一定的时间再妊娠也是为了减少不良妊娠的发生。目前，尽管对妊娠时机的研究结果并不一致，但较为推荐的是在GTN化疗结束1年后再考虑妊娠是相对比较安全的时间间隔。根据以往的相关报道，化疗后GTN患者的复发风险约为3%，而大多数复发于第一年内，对于12个月的间隔时间，迄今为止仍尚未有大样本前瞻性的高级别循证医学证据。

2.停止化疗1年内意外妊娠者不建议终止妊娠 虽然有回顾性研究发现化疗结束后不足1年受孕者，其不良妊娠发生率可能随化疗结束至妊娠间隔时间增加而增加，但有如Williams等学者[9]的更多研究提示，在化疗结束后12个月内妊娠的患者，妊娠相关的流产率、异位妊娠率、重复性葡萄胎发生率、死产率等均与普通人群相当。因此，虽然一般建议化疗结束后需避孕1年，但对于停止化疗后1年内或者6个月内意外妊娠者，也不建议立即实施终止妊娠。当然如果避孕时间间隔不足，导致不良妊娠引起流产，会增加对生殖器官的损伤，对再次生育和最终成功完成生育可造成不利影响。

以停止化疗后12个月为间隔的回顾性研究中，有学者[10]回顾性评估了1969—1998年1 532例GTN患者治疗结束后的随访结果，探讨关于化疗后妊娠的安全性、完成单药和多药化疗的GTN患者复发率和胎儿结局，并对其中230名在完成化疗后12个月内的妊娠患者复发率和胎儿结局进行了总结，发现在单药治疗组中，691名患者中有153名（22%）

妊娠，3例复发；在联合化疗组，779名患者中有77人（10%）妊娠，2例复发，妊娠患者的复发率为2%~2.5%，而非妊娠组的复发率为5%~5.6%，结果显示妊娠者并未增加GTN的复发。在230例完成化疗后12个月内妊娠的患者中，回顾性分析发现164例（71%）足月分娩，35例（15%）终止妊娠，26例（11%）发生自然流产，3例（1.3%）发生葡萄胎，2例（1%）死产；同时研究结果发现，单药组患者相比多药组更容易妊娠（$P<0.001$），而在多药组更容易发生自然流产和终止妊娠（P分别为0.04和0.03），在足月妊娠中有3名（1.8%）婴儿出生时患有先天性畸形，两组化疗结束后12个月内妊娠的患者与未妊娠的患者相比，复发风险均未增加。而在另一项来自英国学者有关GTN的临床研究中[9]，同样总结了化疗结束后12个月内妊娠的观察结果，得出了相似的结论。该研究总结了1998—2012年1 204名GTN患者接受单药化疗（61.9%）或多药化疗（38.1%）治疗后的妊娠情况，结果发现23%的单药治疗组和15.4%的多药治疗组在化疗后12个月内受孕，共有255例早孕，其中73.3%活产，与普通英国人群相比，化疗后间隔12个月内妊娠未显著增加流产、异位妊娠、重复葡萄胎和死产的风险，同时也发现妊娠组的GTN复发率仅为1.7%，而未妊娠组复发率为5.2%，与之前的回顾性研究结果相似。国内也有类似探讨GTN患者化疗后间隔1年内妊娠相关风险的研究，Zhu等[11]回顾性总结了1966—1996年22例化疗结束后1年内受孕的患者，足月分娩9例，早产1例，应患者要求人工流产6例，治疗性流产6例，其中重复葡萄胎1例、宫内死亡1例、难免流产1例、先兆流产3例，胎儿总的丢失率为27.1%（6/22），GTN的复发率为4.5%（1/22）。

上述相关研究提示，虽然推荐化疗后间隔12个月是合理的妊娠时机，但化疗结束1年内妊娠，有限的数据显示其异常妊娠率与正常人群相仿，若无特殊情况可不终止妊娠，仍能获得相对较好的妊娠结局。

3.间隔<6个月及以内妊娠增加妊娠相关围产期不良结局 为进一步细化探究妊娠时机的合理选择，有学者进一步分析总结了GTN患者化疗结束后间隔时间<6个月的妊娠结局情况，发现异常妊娠发生率（包括流产、死产、重复葡萄胎等）的风险较正常人群增加。Braga[12]汇总了1960—2005年252例接受化疗的GTN患者，发现化疗结束后6个月内妊娠的妇女比间隔6~12个月或者间隔大于12个月者的不良结局显著增加（三组分别为76.2%、19.6%、21.7%，$P<0.000\,1$，$OR=11.56$，95%CI= 3.98~33.55）；自发流产发生率在妊娠间隔<6个月组为71.4%，显著高于间隔为6~12个月（17.6%，$P<0.000\,1$）及间隔大于12个月的患者（9.4%，$P<0.000\,1$），该风险与采用单药还是多药联合化疗无明显相关性，因此在化疗完成后6个月内妊娠的患者中，孕妇自身不良结局和自然流产的发生率更高。Matsui等[17]的研究也显示，化疗结束后6个月内妊娠的患者，妊娠异常率高于化疗结束后12个月以后妊娠的患者。也有学者总结[13]日本千叶大学医院1974—2000年接受了化疗的393例GTN患者的相关数据，其中87例为高危患者，306例为低危GTN患者，137例（高危患者19例，低危患者118例）达到初次缓解且化疗后至少有1次妊娠的情况，在这接受化疗的137名妇女中，其后第一次妊娠的总体结果与普通日本人群相当，但是，在完成化疗后6个月内妊娠的妇女，自然流产、死产等不良妊娠结

局的发生率明显高于间隔大于12个月妊娠的妇女。综合上述相关研究，学者们认为，通过化疗实现初次缓解的患者大多数可以获得正常生殖结果，但鉴于化疗缓解后6个月内发生不良妊娠结局的比率增高，因此，对于有生育需求的GTN患者，妊娠时机建议在GTN化疗后至少间隔6个月及以上。也有研究关注GTN患者在化疗结束后间隔更短时间的妊娠结局，病例数量很少，主要是一些个案报道，甚至有报道[14]一例33岁女性患者，经5-Fu+放线菌素D化疗后，于最后一个疗程后1个月即妊娠，最终出生一例正常的足月婴儿，未发现存在畸形和其他生长发育异常。

总体而言，无论选择何种治疗方案，治疗结束后90%以上的患者能妊娠，接受GTN化疗的女性足月活产率高于70%，且无明确证据表明会增加先天性异常的风险[5,6,15-17]，主要并发症为重复葡萄胎和流产，GTN患者与一般人群相比，并发症发生率的数据也并无显著差异。关于化疗结束后受孕导致胎儿畸形的回顾性研究报道较少，且样本量均较小，此外，没有证据表明人工避孕时间与胎儿畸形率之间的关系，因此，需要更多的临床高质量证据以更精准地指导临床实践。目前建议停止化疗1年以内应严格避孕，1年后如无复发迹象可解除避孕，若终止化疗后1年内意外妊娠不建议终止妊娠。GTN再次妊娠虽然死产风险略有增加，为1.3%（一般人群为0.8%）[16]，但其他的风险与普通人群相当。综合上述相关研究和报道，从高质量临床循证依据的角度，对于GTN患者终止化疗后的确切安全妊娠时机，仍有待今后更多、更大样本数据加以明晰。

四、手术治疗对妊娠时机选择的影响

尽管手术在GTN的治疗中并非占主要地位，但对于存在化疗耐药病灶或病灶持续存在者，实施辅助性手术治疗仍可使患者获益（包括子宫病灶切除术或子宫切除术）。对于有生育要求的患者，在有手术指征的情况下，可考虑行子宫病灶切除术及子宫重建术，以达到去除耐药病灶、减少化疗药物使用剂量、缩短化疗疗程、提高治愈率的目的，同时又可保留患者的生育功能。目前研究认为，子宫局部病灶切除及子宫重建术后可获得成功足月妊娠；也有研究显示，子宫局部病灶切除后患者的活产、足月产、流产等妊娠结局与仅行化疗的患者相当，部分患者由于手术造成宫腔内或子宫外粘连可导致不孕或妊娠后反复流产。子宫病灶切除术的患者肿瘤复发率为3.85%，与GTN总体的复发率相似。对于治疗过程中实施了病灶切除的GTN患者，其后妊娠的时机不仅要考虑化疗对妊娠的影响，同时也要兼顾手术创伤的恢复和子宫瘢痕对妊娠的影响。虽然对于该类患者并无大样本高级别的循证医学证据及明确的指南推荐，但一般认为妊娠时间应选择治疗结束且距手术时间1年及以上，以减少手术造成的子宫瘢痕在妊娠后引起子宫破裂的风险。

五、心理干预对妊娠时机的影响

对GTN患者的生活质量研究发现，与生育相关的疑虑（如担忧复发、不孕、妊娠异常、丧失对生育力的控制等）均可造成患者出现明显的心理问题，甚至出现抑郁等心理疾病，这类心理问题或疾病的存在可能造成治疗期间患者的依从性下降，甚至降低治愈后的妊娠率。因此，GTN治疗前、后均应对患者进行生育相关的宣教及指导，必要时由心理科医师进行专业性评估和干预，为患者完成生育愿望提供帮助，以达到减轻焦虑，有效把握合适的妊娠时机，改善患者生育结局的目的。

综上所述，GTN对化疗反应良好，多数患者通过化疗即可治愈，在保留患者生育功能方面具有独特的优势。GTN治疗中保留生育功能已成为常规性治疗目的之一，治疗后患者的妊娠率、围产结局等均可以取得满意的效果。虽然终止化疗后的安全妊娠时机仍有待大样本研究以获得高质量的临床证据，但依据已有的、以回顾性研究为主的相关证据，目前多数学者建议停止化疗1年以上妊娠是相对最合理的妊娠时间，可获得良好的妊娠结局；若终止化疗后1年内意外妊娠也不建议终止妊娠，可以继续随访观察胎儿发育情况。展望未来，在精准医学理念的不断推动下，今后对GTN保留生育功能的治疗还需更个体化、全面化，对卵巢功能实施更精准的有效保护，通过多学科协助为GTN患者保留生育功能治疗及改善妊娠结局提供更多全方位的保障。

（王芬芬　程晓东）

参考文献

[1] CHAPMAN-DAVIS E, HOEKSTRA A V, RADEMAKER A W, et al. Treatment of nonmetastatic and metastatic low-risk gestational trophoblastic neoplasia: factors associated with resistance to single-agent methotrexate chemotherapy. Gynecol Oncol, 2012, 125(3): 572-575.

[2] LURAIN J R, SINGH D K, SCHINK J C. Primary treatment of metastatic high-risk gestational trophoblastic neoplasia with EMA-CO chemotherapy. J Reprod Med, 2006, 51(10): 767-772.

[3] ALIFRANGIS C, AGARWAL R, SHORT D, et al. EMA/CO for high-risk gestational trophoblastic neoplasia: good outcomes with induction low-dose etoposide-cisplatin and genetic analysis. J Clin Oncol, 2013, 31(2): 280-286.

[4] CIOFFI R, BERGAMINI A, GADDUCCI A, et al. Reproductive Outcomes After Gestational Trophoblastic Neoplasia. A Comparison Between Single-Agent and Multiagent Chemotherapy: Retrospective Analysis From the MITO-9 Group. Int J Gynecol Cancer, 2018, 28(2): 332-337.

[5] EVEN C, PAUTIER P, DUVILLARD P, et al. Actinomycin D, cisplatin, and etoposide regimen is associated with almost universal cure in patients with high-risk gestational trophoblastic neoplasia. Eur J Cancer, 2014, 50(12): 2082-2089.

[6] WONG J M, LIU D, LURAIN J R. Reproductive outcomes after multiagent chemotherapy for high-risk gestational trophoblastic neoplasia.J Reprod Med, 2014, 59(5-6): 204-208.

[7] GADDUCCI A, LANFREDINI N, COSIO S. Reproductive outcomes after hydatiform mole and gestational trophoblastic neoplasia. Gynecol Endocrinol, 2015, 31(9): 673-678.

[8] LONGLEY D B, HARKIN D P, JOHNSTON P G. 5-fluorouracil: mechanisms of action and clinical strategies. Nat Rev Cancer, 2003, 3(5):330-338.

[9] WILLIAMS J, SHORT D, DAYAL L, et al. Effect of early pregnancy following chemotherapy on disease relapse and fetal outcome in women treated for gestational trophoblastic neoplasia. J Reprod Med, 2014, 59(5-6): 248-254.

[10] BLAGDEN S P, FOSKETT M A, FISHER R A, et al. The effect of early pregnancy following chemotherapy on disease relapse and foetal outcome in women treated for gestational trophoblastic tumours. Br J Cancer, 2002, 86(1): 26-30.

[11] ZHU L, SONG H Z, YANG X Y, et al. Pregnancy outcomes of patients who conceived within 1 year after chemotherapy for gestational trophoblastic tumor: a clinical report of 22 patients. Gynecol Oncol, 2001, 83(1): 146-148.

[12] BRAGA A, MAESTA I, MICHELIN O C, et al. Maternal and perinatal outcomes of first pregnancy after chemotherapy for gestational trophoblastic neoplasia in Brazilian women. Gynecol Oncol, 2009, 112(3): 568-571.

[13] MATSUI H, IITSUKA Y, SUZUKA K, et al. Early pregnancy outcomes after chemotherapy for gestational trophoblastic tumor. J Reprod Med, 2004, 49(7): 531-534.

[14] NIU G, YUAN L J, GONG F Q, et al. Early pregnancy following multidrug regimen chemotherapy in a gestational trophoblastic neoplasia patient: A case report. Medicine (Baltimore), 2017, 96(51): e9221.

[15] KIM J H, PARK D C, BAE S N, et al. Subsequent reproductive experience after treatment for gestational trophoblastic disease. Gynecol Oncol, 1998, 71(1): 108-112.

[16] VARGAS R, BARROILHET L M, ESSELEN K, et al. Subsequent pregnancy outcomes after complete and partial molar pregnancy, recurrent molar pregnancy, and gestational trophoblastic neoplasia: an update from the New England Trophoblastic Disease Center.J Reprod Med, 2014, 59(5-6): 188-194.

[17] MATSUI H, IITSUKA Y, SUZUKA K, et al. Risk of abnormal pregnancy completing chemotherapy for gestational trophoblastic tumor.Gynecol Oncol, 2003, 88(2): 104-107.

第六节 妊娠滋养细胞肿瘤患者再妊娠管理

妊娠滋养细胞肿瘤（gestational trophoblastic neoplasms，GTN）多发生于15~49岁有生育要求的高龄期女性，其治疗原则为，以化疗为主，结合手术、放疗等其他治疗，在充分治疗前评估的基础上，根据解剖学分期和预后评分，实施分层个体化治疗[1]。研究发现，GTN治愈后再次妊娠率可高达86.7%，足月活产率也可达75%以上[2]，但妊娠后流产、早产、死胎、死产、胎儿畸形及其妊娠期合并症或并发症的发生风险在部分患者中可能增加，再次妊娠葡萄胎或GTN的发生率也显著上升[3]。此外，GTN患者经受的药物或手术治疗都可能对生育功能造成影响，如烷化剂环磷酰胺和细胞周期特异性抗肿瘤药物依托泊苷等可导致卵巢早衰、不孕症、生殖细胞突变或畸变，手术治疗也可导致宫腔粘连、子宫内膜损伤、子宫内膜瘢痕等[4]。当前，对于妊娠滋养细胞肿瘤患者再妊娠孕产妇的管理尚无统一规范，其诊治策略更是参差不齐，本节将详细讨论如何通过合理有效的孕产妇管理，改善该类人群的妊娠结局和围产期母儿预后。

一、妊娠前准备

妊娠滋养细胞肿瘤再妊娠的不良生育结局，如不孕、葡萄胎、流产、早产、死胎、死产、胎儿畸形等都与治疗期间使用的化疗方案、药物剂量或再次妊娠与化疗间隔的时间等存在一定的相关性。因此，妊娠滋养细胞肿瘤有再妊娠意愿的患者，建议

妊娠前进行全面的健康状况评估，了解治疗期间使用的化疗方案、化疗疗程和再次妊娠与化疗间隔的时间，充分评估是否适宜妊娠及推荐个体化的合理妊娠时机，并对其进行全面的备孕指导。备孕期间可通过抗米勒管激素测定等方法评估化疗后患者的卵巢功能，对于生育困难的女性，也可以通过辅助生育技术助孕[5]。

（一）再妊娠时机

化疗后1年之内妊娠的患者，多药联合化疗组流产率高于单药化疗组，妊娠率低于单药化疗组；化疗1年后再妊娠的患者其妊娠率、流产率与正常妊娠女性无显著差异[6]。大多数GTN患者治疗后的复发时间发生在化疗结束后1年之内，因此随访期间应严格避孕。多数学者的建议是选择停止化疗12个月后再考虑妊娠，同时妊娠期注意监测化疗药物对围产儿可能产生的不良影响[7]。

如果在随访期间1年内妊娠的，应先完善相关检查，包括超声、MRI、胎儿染色体核型分析及基因检测，严密监测血HCG动态变化，未发现复发征象或其他需要终止妊娠的畸形或者相应妊娠合并症或并发症，可考虑继续妊娠。

（二）叶酸补充

甲氨蝶呤是妊娠滋养细胞肿瘤化疗中最常用的药物之一，主要通过对二氢叶酸还原酶的抑制而达

到阻碍肿瘤细胞叶酸的合成和代谢，产生抑制肿瘤细胞生长的作用，而叶酸是胎儿发育所必需的微量元素。因此，建议甲氨蝶呤化疗后准备妊娠的女性至少从妊娠前3个月即开始补充叶酸，每日增补叶酸0.8~1.0 mg，直至妊娠满3个月；若甲氨蝶呤化疗不满1年的，建议酌情增加叶酸补充量，可以每周补充7.5 mg，持续补充至妊娠后5个月。相关研究表明，上述措施可有效减少甲氨蝶呤暴露对胎儿神经系统发育的影响[8]。

（三）加强营养和健康指导

营养状况不良或低社会经济水平可能是妊娠滋养细胞疾病发生的高危因素之一，尤其是缺乏维生素A及前体胡萝卜素和动物脂肪等[9]。化疗期间常见的对造血系统的毒性之一就是引起贫血，并且肿瘤本身也是一种消耗性疾病[10]，因此GTN患者治疗后易存在营养不良或贫血等情况，对于治疗后备孕者，若存在贫血或低蛋白血症时，可先用铁剂纠正贫血或补充高蛋白饮食。同时，备孕期间应加强营养，均衡膳食结构，建议备孕期间的膳食结构应多种多样，常吃含铁和维生素A丰富的食物，多进食奶制品和大豆制品，补充优质蛋白和钙、鱼、禽、蛋和瘦肉等，这些均可提供人体所需要的优质蛋白质，维持正常免疫力和促进组织细胞修复；建议补充膳食纤维、维生素及矿物质，优先选择营养价值较高的深色蔬菜[11]，预防便秘。在备孕阶段，应听取专业医师的健康指导，必要时营养科的医师可同时参与评估和指导。

（四）健康教育与心理咨询

有研究表明，妊娠滋养细胞肿瘤治愈后，因担心疾病复发或对再次妊娠母儿不良结局的恐惧，更易出现临床显著的焦虑、抑郁、失眠及性功能障碍等症状，而这些症状都与再生育相关[12]。因此，要加强在治疗期间及治疗后对这类患者的心理健康教育，注意心理疏导，使患者正确了解自身情况及相关风险的防治措施，树立其再次妊娠的信心。

二、妊娠期管理

（一） 妊娠早期管理

（1）建档：应在妊娠早期建立孕产妇保健手册，仔细核对孕周，对妊娠滋养细胞肿瘤史、生育史及其他高危因素史进行详细登记，并使用"高危孕产妇五色管理流程"进行系统分类，便于妊娠期间进行全程化科学分层管理。

（2）警惕复发：有妊娠滋养细胞肿瘤史的患者，再次妊娠时发生GTN的风险高于一般妊娠人群。为防止复发，建议对于育龄期未避孕且有性生活的妊娠滋养细胞疾病患者，一旦停经，应连续测定血HCG值，若血HCG水平异常升高，需高度警惕复发可能，应结合其他辅助检查手段加以综合判断。妊娠后应重视妊娠早期是否出现相关症状，如阴道流血、腹痛及腹部包块、咳嗽咯血、胸痛、头痛、呕吐、抽搐、偏瘫等，一旦发现上述症状之一应警惕复发，并及时进行影像学等相关辅助检查，包括B超、MRI、胸片，必要时可行CT检查，以进一步明确病情。

（3）关注全身重要脏器功能：化疗药物常见的毒副作用有骨髓抑制、肝肾毒性、消化道反应等，虽然这些副作用大多可逆，但对于有GTN史的女性，妊娠早期仍应及时进行血常规、尿常规、肝肾功能等检查，以便尽早发现不可逆或隐匿的凝血功能异常或肝肾功能损伤，一经发现，应给予及时处理。

（4）及时进行超声检查：妊娠6~8周行B型超声检查，明确是否宫内或宫外妊娠、胚胎数量（多胎妊娠应了解其绒毛膜性）、胎芽大小、胎心是否存在，有宫腔手术史或瘢痕子宫史的患者应注意受精卵的着床位置等，及时发现剖宫产术后子宫瘢痕妊娠或凶险性前置胎盘等异常情况。妊娠11~13^{+6}周应行系统超声筛查，包括筛查NT厚度、鼻骨是否缺失、脐膨出和其他结构畸形等。

（二）妊娠中、晚期管理

对于GTN患者再妊娠者，虽然一些妊娠合并症如妊娠期糖尿病、妊娠期高血压疾病或妊娠期抗磷脂综合征的发病率未见明显升高，但仍有一些研究提示其流产、早产和死胎等发生率可能高于正常妊娠人群[8]。对于这类患者的妊娠，妊娠中、晚期是妊娠期全程管理中非常重要的阶段，除参照国家《孕前和孕期保健指南（2018）》规定的常规检查进行定期产检外，还应重视以下几个方面的情况。

（1）胎儿畸形的筛查：GTN患者多药联合化疗及化疗后不满1年再妊娠者，胎儿畸形发生率可能高于普通妊娠女性[13]，因此对于多药联合化疗及化疗后不满1年再妊娠的孕妇建议行产前诊断，即胎儿染色体核型分析及基因检测，并充分告知孕妇行侵入性产前诊断的必要性，以及侵入性产前诊断过程中可能存在0.5%~1.0%的流产、感染、出血、羊水渗漏等风险。对于单药化疗及化疗后严格避孕1年以上妊娠的孕妇，建议行无创产前检测技术（NIPT）检查，以提高筛出率，对于NIPT结果为高

风险的孕妇，再推荐行胎儿染色体核型分析及基因检测[14]。妊娠20~24周通过系统超声对胎儿各器官进行全面筛查，以排除胎儿结构异常及了解胎儿发育情况，必要时可行MRI检查以进一步排除畸形。

（2）加强胎儿监测：GTN患者再妊娠时死胎发生率可能高于正常妊娠，妊娠期应注意胎动、加强胎心监护及超声检查。胎动减少与胎盘低灌注和胎儿酸中毒相关，妊娠20周后应该让孕妇掌握胎动监测方法，并记录每日胎动情况，如有异常需及时就诊，进一步行胎儿宫内状况的详细评估。

超声多普勒血流检测是妊娠期胎儿监护的重要手段之一，主要包括脐动脉血流、脐静脉血流、大脑中动脉血流和静脉导管血流等。对于GTN治疗后再妊娠者，建议于妊娠19~23周进行子宫动脉多普勒超声检查和胎盘超声（包括胎盘大小、厚度等）以明确是否存在由于胎盘疾病引起的死胎、死产风险。妊娠24周后B超行脐动脉和脐静脉血流检测，以及羊水量和胎儿体重评估，及早发现相关异常而采取相应措施，以降低围产期死亡率。妊娠26周后，每月行胎儿生物物理评分，定期行胎儿生长测量。如有合并其他方面异常，可进一步行胎儿大脑中动脉血流、胎儿心超和静脉导管等相关检查，并加强孕期监测。

胎心监护作为一种评估胎儿宫内状态的手段，其目的在于及时发现胎儿宫内缺氧。推荐GTN再妊娠患者于妊娠32周起每周1次胎心监护，合并其他异常情况可根据母胎情况酌情增加胎心监护频率，以便及时采取进一步防护措施。

（3）早产的预防和监测：GTN患者再妊娠时流产或早产的发生率可能增加，且在GTN诊断中，有时需使用宫腔镜、腹腔镜等联合方式检查确诊，

宫腔镜对宫颈功能的影响也增加了患者流产和早产的发生机会。目前认为超声测量子宫颈管长度是预测流产、早产的重要临床指标之一，妊娠24周前经超声测量发现子宫颈管长度<2.5 cm已被证实会显著增加流产、早产的发生[15]。建议对GTN患者再妊娠者，妊娠16周后动态监测子宫颈管长度，对于子宫颈管进行性缩短或长度<2.5 cm者给予卧床休息、预防便秘等对症处理，必要时行预防性宫颈环扎术。

（4）警惕胎盘异常：多次清宫术史及行保留生育功能局部病灶切除术史是妊娠后胎盘植入的危险因素，因此，在GTN诊治过程中有上述病史的患者应警惕胎盘植入的风险。对于B超提示低置胎盘的患者，建议妊娠中、晚期行超声及盆腔MRI检查进一步明确诊断。

（5）妊娠期宣教：教会孕妇对妊娠期常见合并症、并发症的自我监测。若出现胎动异常、阴道流血或流液、头痛、头晕、肝区疼痛、恶心、呕吐、下腹痛等不适症状，应立即就诊[16]。

三、分娩期管理

GTN患者再妊娠者死胎、死产率可能增加，且化疗药物对造血系统和肝肾功能均具有毒副作用，虽然其副作用与药物剂量有关，但这些因素均增加产后出血的风险，加之部分GTN患者曾行保留生育功能的部分子宫病灶切除术或有多次清宫术史，这些都是发生前置胎盘、胎盘植入、先兆子宫破裂的高危因素，因此，在分娩期管理中，合适的终止妊娠时机和方式的选择及预防产时出血显得十分重要。

（一）终止妊娠时机和分娩方式的选择

对于有GTN史的孕妇，若诊断为妊娠合并前置胎盘或胎盘植入，终止妊娠时机及分娩方式的选择可参照相应疾病的相关诊治指南；妊娠合并其他疾病的患者，在参考相应疾病诊治指南的前提下，可适当放宽剖宫产指征；若无其他合并症或并发症者，推荐妊娠39~40周时计划分娩。分娩期可参照国内《高龄妇女妊娠前、妊娠期及分娩期管理专家共识》实施管理，应警惕产后出血。阴道试产者推荐实施分娩镇痛，在分娩过程中监测发现胎心率异常或出现母体并发症时，建议持续电子胎心监护，若产妇强烈要求改变分娩方式，在充分知情同意的前提下，也可适当放宽剖宫产术的指征。

（二）防治产时出血

胎儿娩出后可预防性使用宫缩剂，如缩宫素或前列腺素类等药物预防产时出血的发生。若无胎儿窒息或其他需要及时娩出并抢救的情况下，建议胎儿娩出后延迟脐带结扎。延迟脐带结扎是指在新生儿出生后至少60 s后或等待脐带血管搏动停止后再结扎脐带。接生者应该在产后常规触摸宫底，了解子宫收缩情况，如诊断为胎盘植入、前置胎盘、先兆子宫破裂的患者，须充分评估患者情况，术前联合麻醉科、ICU、检验科、输血科及新生儿科等进行多学科共同救治，手术由有经验的产科医师和麻醉科医师共同实施，必要时术前开展自体血回输或行髂总动脉球囊预置。

四、产后管理

GTN治疗后再妊娠者，产后4 h内是发生产后出血的高危时段，早期发现并及时对症处理是降低其所导致的孕产妇死亡的关键。另外，10%的GTN继发于足月妊娠，因此产后仍应严格避孕，须警惕复发可能。

（一）胎儿附属物的病理组织学检查

胎儿附属物包括胎盘、胎膜、脐带和羊水。GTN患者再妊娠分娩后建议其胎儿附属物送病理组织学检查，以排除胎盘、脐带发育异常或妊娠滋养细胞疾病发生的可能。

（二）警惕产后出血

GTN患者再妊娠分娩后，产后4 h内是其发生产后出血的高危时段，应密切观察子宫收缩情况和阴道出血量变化，产妇应及时排空膀胱。一旦出血量或子宫收缩异常，应及时采取相应措施，并根据病因积极处理。成分输血在治疗严重产后出血中起着非常重要的作用，应结合临床实际情况掌握好输血的指征。

（三）警惕复发

应该常规在分娩或手术后检查胎盘组织，对于有GTN病史者，建议将胎盘送病理组织学检查。产后须密切关注阴道流血和腹腔、肺、脑等脏器出血以及肺部等相关体征，如有异常应考虑复发可能，及时行血HCG检测及相应的影像学检查。

（四）避孕

年龄＞40岁，以及与前次妊娠的间隔时间＞4年皆是GTN的高危因素[1]，因此对于年龄＞40岁的产妇，产后不建议再次妊娠，应严格避孕。避孕方式首选工具避孕或口服短效避孕药。年龄＜40岁且有二胎要求的产妇，阴道顺产者建议避孕1年，剖宫产者建议避孕2年，同时不建议再次妊娠的间隔时间＞4年。

（五）产后随访

对于有GTN病史者，产后应严密随访，建议分别于产后1个月、3个月、6个月随访1次，之后每6个月随访1次至满3年，此后每年随访1次至满5年。随访期间应警惕是否有病情复发的情况，产后科学指导产妇母乳喂养和产后康复，保持良好心态，为有需要的患者做好下次妊娠的准备。

（栗宝华　程晓东）

参考文献

[1] SMITH H O, QUALLS C R, PRAIRIE B A, et al. Trends in gestational choriocarcinoma: a 27-year perspective. Obstet Gynecol, 2003, 102 (5 Pt 1): 978-987.

[2] Anastasios Tranoulis, Dimitra Georgiou, Ahmad Sayasneh, et al. Gestational trophoblastic neoplasia: a meta-analysis evaluating reproductive and obstetrical outcomes after administration of chemotherapy. Int J Gynecol Cancer, 2019, 29(6): 1021-1031.

[3] GADDUCCI A, LANFREDINI N, Cosio S. Reproductive outcomes after hydatiform mole and gestational trophoblastic neoplasia. Gynecol Endocrinol, 2015, 31 (9): 673-678.

[4] CIOFFI R, BERGAMINI A, GADDUCCI A, et al. Reproductive Outcomes After Gestational Trophoblastic Neoplasia. A Comparison Between Single-Agent and Multiagent Chemotherapy: Retrospective Analysis From the MITO-9 Group. Int J Gynecol Cancer, 2018, 28 (2): 332-337.

［5］RONESS H，KALICH-PHILOSOPH L，MEIROW D. Prevention of chemotherapy-induced ovarian damage: possible roles for hormonal and non-hormonal attenuating agents. Hum Reprod Update, 2014, 20 (5): 759-774.

［6］IRESON J，JONES G，WINTER M C, et al. Systematic review of health-related quality of life and patient-reported outcome measures in gestational trophoblastic disease: a parallel synthesis approach. Lancet Oncol, 2018, 19 (1): e56-e64.

［7］HORN LC，KOWALZIK J，BILEK K, et al. Clinicopathologic characteristics and subsequent pregnancy outcome in 139 complete hydatidiform moles. Eur J Obstet Gynecol Reprod Biol, 2006, 128 (1-2): 10-14.

［8］GARCIA M T，LIN L H，FUSHIDA K, et al. Pregnancy outcomes after chemotherapy for trophoblastic neoplasia. Rev Assoc Med Bras (1992), 2016, 62 (9): 837-842.

［9］ANDRIJONO A，MUHILAL M. Prevention of post-mole malignant trophoblastic disease with vitamin A. Asian Pac J Cancer Prev, 2010, 11 (2): 567-570.

［10］ABDEL-RAZEQ H，HASHEM H. Recent update in the pathogenesis and treatment of chemotherapy and cancer induced anemia. Crit Rev Oncol Hematol, 2020, 145: 102837.

［11］杨月欣，苏宜香，汪之顼，等. 备孕妇女膳食指南. 临床儿科杂志, 2016, (34): 798-800.

［12］GARNER E，GOLDSTEIN D P，BERKOWITZ R S, et al. Psychosocial and reproductive outcomes of gestational trophoblastic diseases. Best Pract Res Clin Obstet Gynaecol, 2003, 17 (6): 959-968.

［13］GOTO S，INO K，MITSUI T, et al. Survival rates of patients with choriocarcinoma treated with chemotherapy without hysterectomy: effects of anticancer agents on subsequent births. Gynecol Oncol, 2004, 93 (2): 529-535.

［14］FISHER R A，NEWLANDS E S，JEFFREYS A J, et al. Gestational and nongestational trophoblastic tumors distinguished by DNA analysis. Cancer, 1992, 69 (3): 839-845.

［15］BERGHELLA V，RAFAEL T J，SZYCHOWSKI J M, et al. Cerclage for short cervix on ultrasonography in women with singleton gestations and previous preterm birth: a meta-analysis. Obstet Gynecol, 2011, 117: 663-671.

［16］GERSTL B，SULLIVAN E，VALLEJO M, et al. Reproductive outcomes following treatment for a gynecological cancer diagnosis: a systematic review. J Cancer Surviv, 2019, 13 (2): 269-281.

第七节 妊娠滋养细胞肿瘤患者妊娠后的子代安全问题

我们已经了解了GTN患者化疗对女性生育能力和生育结局的可能影响情况，并且通过多个回顾性研究数据证实，无论是低危的GTN还是高危的GTN，无论是单药化疗方案还是联合化疗方案，大多数GTN患者在保留生育功能的基础上具有和普通女性人群相似的生育力，化疗阶段化疗药物的暴露，在经过避孕半年到一年以后，总体而言对后续再次妊娠的影响相对比较小，妊娠率、流产率、早产率等妊娠结局与普通女性人群的发生率基本相似[1]。

一、充分了解子代风险利于改善 GTN 患者治疗后的生育

GTN是一类通过治疗多数患者可以达到治愈的疾病，并且通过化疗和（或）结合必要手术等治疗可以成功保留多数患者的生育能力。在疾病缓解后，妊娠的可能性和安全性成为医患最关心的主题之一，如何实现和完成生育，是医患需要共同面对的现实问题。面对生育，GTN患者及其伴侣可能经常表现出与疾病复发风险或妊娠滋养细胞疾病治疗后的妊娠结局有关的焦虑和恐惧，这些心理社会后遗症可能会持续数年[2]。因此，充分地了解GTN治疗后对子代的影响，有助于改善患者的焦虑情绪，有助于推进和改善生育结局，提高该类患者的生活质量。

二、GTN 患者治疗后再次妊娠子代安全性

目前关于化疗后妊娠及子代安全性的文献很少。化疗药物虽然具有杀伤肿瘤细胞功能，化疗期间也会对正常组织细胞造成损伤，对卵巢功能也会造成暂时性的损伤，甚至会导致部分患者提前绝经，但对于有生育要求的年轻患者，观察性研究发现约90%患者仍能受孕，而且不良妊娠结局与普通女性人群基本相似，多药化疗似乎也并未增加畸形发生率。但总体上，就临床研究所获结论的可靠性而言，其依据的病例数量及循证级别均相对较低。

（一）GTN 患者化疗后生育力及子代安全性

早在1988年，我国学者[3]就总结了从1959—1980年265例GTN年轻患者接受化疗保留生育力后的妊娠相关风险，发现成功受孕的患者有205人，总妊娠次数为355人次。其中，因各种原因终止妊娠53例、死产3例、303个活产儿（包括4对双胎）、6名新生儿死亡，其中3人被发现患有先天性异常，2人在婴儿期死亡。所有剩下的295名儿童均经随访，其生长和发育未发现异常，随访最大的年龄为25岁。对上述病例的分析数据显示，该类人群的不孕率、畸形率、双胎妊娠率、新生儿和婴儿死亡率均未偏离普通人群的相应数值，与接受子宫切除术的患者相比，这些患者的疾病复发率和由疾病复发率引起的死亡并未增加。进一步对其中94例儿童进行外周血淋巴细胞遗传学检测，未发现染色体畸变

增加，这也是为数不多的对GTN化疗后患者子代进行遗传学检测的研究报道。该项回顾性研究初步表明，GTN化疗后患者的生育力与大多数普通女性的生育力基本保持一致，对于GTN患者而言，化疗既没有降低患者的生育力，也没有导致胎儿畸形率的增加，同时用客观的数据表明子代的遗传染色体畸变发生率也没有增加。

（二）GTN 患者实施子宫病变切除术对妊娠结局的影响

在GTN的综合治疗中，针对化疗不敏感或者耐药的年轻患者，适时实施子宫病灶的切除是综合治疗中的主要辅助性治疗手段之一，可有利于减少肿瘤负荷、切除耐药病灶、减少化疗总剂量，减少对生育功能、卵巢功能的损害程度。我国学者[4]通过对1995年1月至2014年12月北京协和医院行保留生育子宫病变切除术的78例妊娠滋养细胞肿瘤患者进行回顾性分析，经手术治疗及化疗，患者病情完全缓解，中位随访时间44个月（6～188个月）。37例患者有妊娠意愿，32例实现妊娠，妊娠率和活产率分别为83.8%和77.4%，未发生子宫破裂，在活产婴儿中无先天性异常的报告。对于有适应证的GTN患者，保留生育功能的子宫病变切除术是年轻女性妊娠滋养细胞肿瘤综合治疗策略的一种安全、合理选择，也是对耐药患者实施保留生育功能的重要手段之一，同时没有数据报道显示其对子代安全有影响。

（三）GTN 化疗后再次妊娠子代畸形发生情况

Tranoulis等[5]在2019年对既往27个有关GTN化疗后妊娠结局进行了荟萃分析，探讨GTN患者化疗后的生育能力和产科结局，对受孕率/妊娠率、足月活产率，以及妊娠早期和中晚期自然流产率、死产率、早产率和胎儿/新生儿畸形率分别进行了总结分析，一共纳入1 329名妇女，中位年龄在25.5～33.1岁，结果显示，1 192例成功受孕，总体妊娠率为86.7%（80.8%～91.6%）。总结分析，上述研究中，足月活产率为75.84%（73.4%～78.2%），不良妊娠结局似乎与普通人群相当，合并畸形率的比例为1.76%（1.3%～2.2%）。无论是多药化疗还是化疗后12个月内受孕均没有增加不良产科事件风险或胎儿畸形，该结论与既往的多项研究结果相类似。

三、GTN 化疗可能相关的子代安全风险

（一）GTN 化疗后再次妊娠者发生胎儿宫内死亡的可能相关因素

对于完成治疗后的GTN患者而言，虽然该类女性其后的总体生殖结局相对乐观，但与正常人群相比，也有一些研究发现仍然存在妊娠24周后的死胎率升高的现象[5-7]。Woolas等学者[6]的研究中显示，其发生率为1.4%（19/1313），Garner[8]的研究中为1.5%（9/581），Garrett[9]的研究中为1.4%（9/631）。虽然对死胎的原因并未加以分析或阐述，但也提醒产科医师对这类孕妇加强临床观察非常重要。Matsui等学者[10]则认为升高的宫内死胎率和难免流产的发生原因相似，都和化疗后至妊娠间隔＜6个月有关。国内学者[11]总结了北京协和医院的464例采用氟尿嘧啶治疗的GTN患者，发现治疗结束后12个月内即妊娠的女性中，有55.6%女性选择通过人工流产终止妊娠，间隔时间是妊娠意愿的独立因素，因此，适当地延长化疗后避孕时间也是GTN患者保留生育功能管理的重要方面。

（二）GTN 化疗后再次妊娠子代发生先天性心脏畸形的可能相关因素

多数的回顾性研究认为，GTN化疗后再次妊娠相对安全，发生新生儿先天性畸形的比例很低，无论是单药化疗还是联合化疗，均未发现先天性畸形发生率升高的现象。Newlands等学者[12]报道接受EMA/CO联合化疗的GTN患者，在完全缓解后的2年内，56%（112例）有生育要求的女性成功妊娠，其中新生儿先天性异常的发生率为2.6%（3/112）；而在Blagden等[13]的研究中，161例足月妊娠中有1.8%（3例）的婴儿出生时患有先天性畸形；Berkowitz等[14]的研究中因GTN接受化疗的患者其后成功妊娠522次，68.6%（358例）足月活产中，有10例出现先天性异常，占2.5%。上述这些观察性研究中，子代先天性畸形的发生率均与普通人群的发生率基本相似，未偏离正常范围。但也有研究显示GTN患者治疗后，出生的新生儿先天性畸形的发生率可能与普通人群存在差异，在Goto等[15]的研究中发现先天性畸形率升高，该研究分析了50例经过化疗保留生育功能的GTN患者，23人共妊娠43次，有3例新生儿出现先天性心脏异常，2例患儿为室间隔缺损（VSD），1例为法洛四联症（TOF）（8.8%），这3名新生儿均为母亲接受联合化疗后出生的第2个孩子。与其他没有心脏异常的新生儿相比，患者曾接受甲氨蝶呤（MTX）的总剂量显著增高（$P<0.02$），由此认为，接受联合化疗的患者出现子代先天性心脏异常的发生率高于一般人群。虽然该研究限于样本量相对局限，且系回顾性分析，未能提供其他更多的证据加以支持，但仍值得我们注意的是，对于希望生育的患者，制定治疗方案时应考虑抗肿瘤药物对卵母细胞可能的影响。

（三）GTN 化疗后发生孕母白血病合并胎儿先天性畸形个案报道

Sreenivasan等学者[16]在2014年报道了一例GTN患者，在接受化疗4年后发现孕妇发生白血病，同时胎儿也存在畸形。该例患者在分娩前4年被诊断为GTN，接受EMA/CO方案化疗，化疗有效，治疗前血清β-HCG高达60 331 mIU/mL，治疗后每年复测β-HCG均在正常范围，妊娠前β-HCG<5 mIU/mL。在妊娠29周时，超声检查发现胎儿软组织肿瘤；随后妊娠33周时孕妇被诊断为急性淋巴细胞白血病，给予化疗；妊娠36周时经阴道自然分娩一男婴，发现婴儿右臀和下肢存在大片不规则蓝紫色肿块，被诊断为Klippel-Trenaunay综合征，这是一类血管畸形类病变，随访到8个月时仍未见好转。作者推测该例罕见病例发生的原因可能与GTN分泌高糖基化人绒毛膜促性腺激素从而刺激血管生成有关，抑或是因为EMA/CO方案化疗的长期药物毒性依然存在的关系，孕妇同时发生急性髓系白血病也从侧面支持了这个推测。该病例为个案报道，也是首次使用EMA/CO化疗方案后发现胎儿血管畸形的报道，尚未有足够的证据证实发生畸形的原因是否与化疗直接相关。

综上所述，GTN患者化疗治愈后再次妊娠，大多数可以获得较好的结局，发生不良妊娠结局的比例与普通人群基本相似，但是仍然要加强疾病宣教和生育指导，对再次妊娠进行科学化、个体化管理，尤其是针对妊娠时机，避免由于短时间内意外妊娠导致流产或胎死宫内等不良事件的发生，减少对患者生殖器官和功能的损害，同时在初治制定化疗方案时需要充分考虑患者对生育的需求，在保证疗效的同时尽量采用毒副作用小、对生殖功能影响小的化疗方案。在治疗有效后积极进行心理干预和支持，减少焦虑、担忧、抑郁等状态，通过综合评估和管理，达到改善生育结局的目的，保障母儿健康。

（王芬芬　程晓东）

参考文献

［1］WILLIAMS J, SHORT D, DAYAL L, et al. Effect of early pregnancy following chemotherapy on disease relapse and fetal outcome in women treated for gestational trophoblastic neoplasia. J Reprod Med, 2014, 59(5-6): 248-254.

［2］DI MATTEI VE, CARNELLI L, BERNARDI M, et al. An investigative study into psychological and fertility sequelae of gestational trophoblastic disease: the impact on patients' perceived fertility, anxiety and depression. PLoS One, 2015, 10(6): e0128354.

［3］SONG H Z, WU P C, WANG Y E, et al. Pregnancy outcomes after successful chemotherapy for choriocarcinoma and invasive mole: long-term follow-up. Am J Obstet Gynecol, 1988, 158(3 Pt 1): 538-545.

［4］WANG X, YANG J, LI J, et al. Fertility-sparing uterine lesion resection for young women with gestational trophoblastic neoplasias: single institution experience. Oncotarget, 2017, 8(26): 43368-43375.

［5］TRANOULIS A, GEORGIOU D, SAYASNEH A, et al. Gestational trophoblastic neoplasia: a meta-analysis evaluating reproductive and obstetrical outcomes after administration of chemotherapy. Int J Gynecol Cancer, 2019, 29(6): 1021-1031.

［6］WOOLAS R P, BOWER M, NEWLANDS E S, et al. Influence of chemotherapy for gestational trophoblastic disease on subsequent pregnancy outcome. Br J Obstet Gynaecol, 1998, 105(9): 1032-1035.

［7］VARGAS R, BARROILHET L M, ESSELEN K, et al. Subsequent pregnancy outcomes after complete and partial molar pregnancy, recurrent molar pregnancy, and gestational trophoblastic neoplasia: an update from the New England Trophoblastic Disease Center. J Reprod Med, 2014, 59(5-6): 188-194.

［8］GARNER E I, LIPSON E, BERNSTEIN M R, et al. Subsequent pregnancy experience in patients with molar pregnancy and gestational trophoblastic tumor. J Reprod Med, 2002, 47(5): 380-386.

［9］GARRETT L A, GARNER E I, FELTMATE C M, et al. Subsequent pregnancy outcomes in patients with molar pregnancy and persistent gestational trophoblastic neoplasia. J Reprod Med, 2008, 53(7): 481-486.

［10］MATSUI H, IITSUKA Y, SUZUKA K, et al. Early pregnancy outcomes after chemotherapy for gestational trophoblastic tumor. J Reprod Med, 2004, 49(7): 531-534.

［11］JIANG F, YANG K, WAN X R, et al. Reproductive outcomes after floxuridine-based regimens for gestational trophoblastic neoplasia: A retrospective cohort study in a national referral center in China. Gynecol Oncol, 2020, 159(2): 464-469.

［12］NEWLANDS E S, BOWER M, HOLDEN L, et al. The management of high-risk gestational trophoblastic tumours (GTT). Int J Gynaecol Obstet, 1998, 60 Suppl 1: S65-S70.

［13］BLAGDEN S P, FOSKETT M A, FISHER R A, et al. The effect of early pregnancy following chemotherapy on disease relapse and foetal outcome in women treated for gestational trophoblastic tumours. Br J Cancer, 2002, 86(1): 26-30.

［14］BERKOWITZ R S, TUNCER Z S, BERNSTEIN M R, et al. Management of gestational trophoblastic diseases: subsequent pregnancy experience. Semin Oncol, 2000, 27(6): 678-685.

［15］GOTO S, INO K, Mitsui T, et al. Survival rates of patients with choriocarcinoma treated with chemotherapy without hysterectomy: effects of anticancer agents on subsequent births. Gynecol Oncol, 2004, 93(2): 529-535.

［16］SREENIVASAN P, KUMAR S, KUMAR K K. Klippel-Trenaunay syndrome and gestational trophoblastic neoplasm. Indian Pediatr, 2014, 51(9):745-746.